Am Ende jeder Lerneinheit finden Sie Arbeitsaufträge, mit deren Hilfe Sie Ihren Lernerfolg überprüfen können.

Lernen lernen

1 Lernen und Lerntechniken

1. Beschreiben Sie verschiedene Situationen, in denen Menschen lernen.
2. Nennen Sie Faktoren, die sich positiv oder negativ auf das Lernen auswirken.
3. Beschreiben Sie, wie Ihre persönliche „lernförderliche Umgebung" aussieht.
4. Geben Sie drei Beispiele für Gedächtnistechniken.

2 Soziales Lernen

5. Zählen Sie die Fähigkeiten auf, die Sie beim sozialen Lernen erwerben.
6. Begründen Sie, warum soziales Lernen gerade für Pflegeberufe so bedeutsam ist.
7. Benennen Sie drei Kompetenzen und Beispiele dafür.
8. Beschreiben Sie die Grundlagen für eine gute Gruppenarbeit.
9. Erklären Sie den Begriff „Gruppe".
10. Nennen Sie die Phasen des Gruppenbildungsprozesses und ihre Bedeutung.
11. Erklären Sie den Begriff „Interaktion".
12. Beschreiben Sie den Ablauf einer Entscheidungsfindung.
13. Erklären Sie, was ein Konflikt ist und welche Formen von Konflikten es gibt.
14. Beschreiben Sie, wie Konflikte bewältigt werden können.

3 Lebenslanges Lernen

15. Erklären Sie, was lebenslanges Lernen ist und warum heute so viel Wert darauf gelegt wird.
16. Erläutern Sie den Aufbau des allgemeinbildenden Schulsystems in Deutschland.
17. Zählen Sie die Ausbildungsberufe in der Pflege auf.
18. Beschreiben Sie den Unterschied zwischen Fort- und Weiterbildung

Strukturdaten

In der Pflegestatistik werden die Personen erfasst, die Geld-, Sach- oder Kombinationsleistungen aus der Pflegeversicherung ↗S.170 erhalten. Pflegebedürftig ist danach ein Mensch, der „wegen einer körperlichen, geistigen oder seelischen Krankheit oder Behinderung für die gewöhnlichen und regelmäßig wiederkehrenden Verrichtungen im Ablauf des täglichen Lebens auf Dauer, voraussichtlich für mindestens sechs Monate, in erheblichem oder höherem Maße der Hilfe bedarf" (§ 14, Abs. 1, SGB XI ↗S.169). Danach gab es 2007 2,25 Millionen Pflegebedürftige, von denen 1,5 Millionen Menschen zu Hause versorgt wurden. Man spricht bei dieser Form der Betreuung auch von ambulanter Versorgung oder häuslicher Pflege. Davon wurde eine Million von ihren **Angehörigen** gepflegt, die dafür Geldleistungen aus der Pflegeversicherung bezogen. Diese so genannte Laienpflege entlastet die Pflegeversicherung finanziell enorm. Eine halbe Million wurde von einem ambulanten Pflegedienst betreut. Von den ambulant versorgten Pflegebedürftigen sind ungefähr

- zwei Drittel **Frauen**,
- drei Viertel unter 85 Jahre alt und
- zwei Drittel erheblich pflegebedürftig (Pflegestufe 1 ↗S.171).

Die Ursachen der Pflegebedürftigkeit sind vielfält… was mehr als die Hälfte aller Pflegebedürftigen le… ter folgenden Krankheiten:

- Herz-Kreislauf-Erkrankungen, am häufigster Schlaganfall ↗S.510
- Krankheiten des Bewegungsapparats, am hä… ten Gelenkerkrankungen (z. B. Arthrose ↗S.…
- psychische Störungen und kognitive Beeintr… gungen, am häufigsten Demenz ↗S.484
- Folgen von Unfällen

Hinweis Die Zahl der Pflegebedürftigen nimmt seit … rung der Pflegeversicherung im Jahr 1995 kontinuier… Für das Jahr 2020 werden 2,91 Millionen Pflegebedü… erwartet.

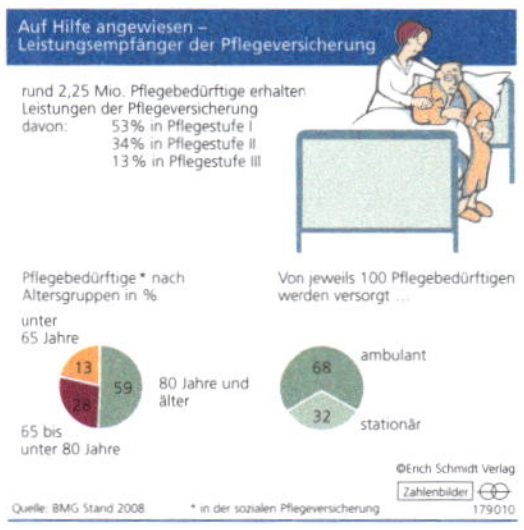

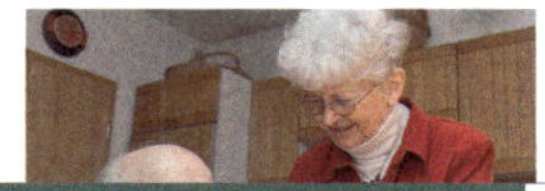

Ein Pfeil ↗ mit einer Seitenzahl hinter einem Begriff verweist auf eine Buchseite mit vertiefenden Informationen.

Von der Zelle zum Organ

Die Zelle – kleinste Baueinheit

Zellen sind selbstständige Lebenseinheiten. Sie können sich teilen, bewegen, wachsen, auf Reize reagieren. Dafür besitzen sie einen eigenen Stoffwechsel ↗ S. 187. Es gibt sie in zahlreichen Formen, Größen und Funktionen (z. B. Haut-, Knochen- oder Leberzellen). Gemeinsam ist allen der **Grundaufbau** aus

- Zellmembran (Zellhaut), sie umgibt die Zelle, schützt sie und regelt Ein- und Austritt der für sie wichtigen Stoffe (z. B. Glukose),
- Zellplasma (Zellflüssigkeit), es füllt die Zelle aus und besteht hauptsächlich aus Wasser und Salzen,
- Zellkern, er enthält die Erbinformation der Zelle (DNS), und
- Zellorganellen („kleine Organe"), sie halten das Leben aufrecht, indem sie Energie gewinnen, Stoffe auf- und abbauen.

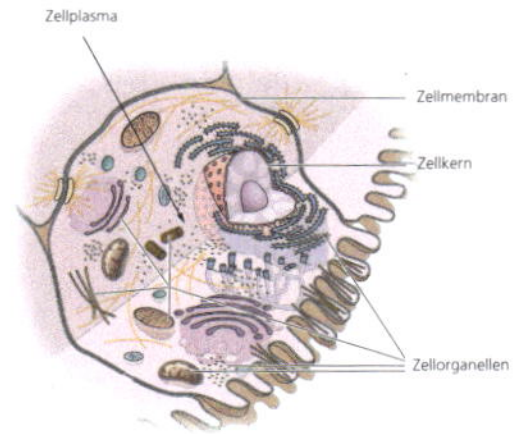

Alle Zellen sind mehr oder weniger gleich aufgebaut.

Das Gewebe – Lebensgemeinschaft mit fester Aufgabe

Gewebe besteht aus Zellen mit gleichem oder ähnlichem Aufbau und ähnlicher Funktion. Die Zellen eines Gewebes werden durch die Interzellularsubstanz zusammengehalten. Diese besteht aus Fasern und einer eiweißhaltigen Grundsubstanz und ist u. a. für den Stoffaustausch zwischen den Zellen zuständig. Jedes Gewebe hat eine **typische Zusammensetzung** aus Zellen und Interzellularsubstanz, die man unter dem Mikroskop gut erkennen kann. Man unterscheidet:

- Epithelgewebe
- Binde- und Stützgewebe ↗ S. 220 in und zwischen den Organen
- Muskelgewebe ↗ S. 226
- Nervengewebe ↗ S. 306

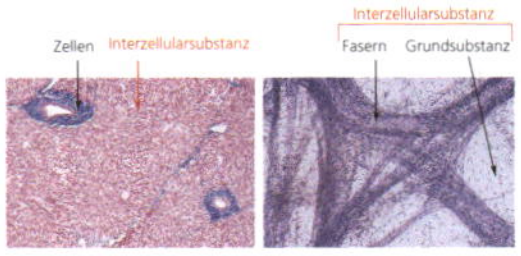

Jedes Gewebe besteht aus Zellen und Interzellularsubstanz.

Mehrere Zellen der gleichen Art bilden ein Gewebe. Mehrere Gewebe bilden ein **Organ**, eine Funktionseinheit des Körpers.

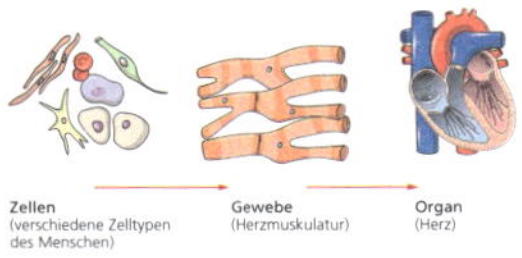

Aus Zellen werden Gewebe und aus Geweben werden Organe gebildet.

Epithel Deck- und Drüsengewebe, z. B. Haut, Darmschleimhaut, Schweißdrüsen

Blau hervorgehobene Fremdwörter oder Fachbegriffe sind in den blauen Kästen erklärt.

In guten Händen

herausgegeben von
Prof. Dr. Uta Oelke

Pflegebasiswissen

Autorinnen und Autoren:
Heike Jacobi-Wanke
Irmgard Hofmann
Anja Lull
Volker Schmieden
Julia Vogelsang

unter Mitarbeit
der Verlagsredaktion

Cornelsen

Wichtiger Hinweis
Der Inhalt dieses Buches wurde genauestens überprüft. Weder der Verlag noch die Herausgeberin sowie Autorinnen und Autoren können für dennoch bestehen gebliebene Fehler oder Konsequenzen nach Nutzung der nachstehenden Informationen verantwortlich gemacht werden. Ebensowenig können direkt oder indirekt Berechtigungen aus dem Inhalt dieser Ausgabe abgeleitet werden.
Die Wiedergabe von Gebrauchsnamen, Handelsnamen, Warenbezeichnungen, Eigennamen und medizinischen Produkten in diesem Buch berechtigt auch ohne besondere Kennzeichnung nicht zu der Annahme, dass solche Namen im Sinne der Warenzeichen- und Markenschutz-Gesetze als frei zu betrachten sind und daher von jedermann benutzt werden dürfen.

Kritische Durchsicht: Prof. Dr. Jeanne Nicklas-Faust
Verlagsredaktion: Franz Schaller
Redaktionelle Mitarbeit: Stefan Schiefer
Außenredaktion: Martin Regenbrecht, Berlin
Bildredaktion: Gertha Maly
Umschlaggestaltung und Layoutkonzept: Michael Heimann, groenland.berlin
Layout und technische Umsetzung: Renate Huth, groenland.berlin
Titelfoto: Werner Krüper, Bielefeld
Illustration/Cartoons: Natascha Welz, Berlin

Für die Erstellung dieses Werkes wurden zum Teil Tabellen modifiziert übernommen aus:
In guten Händen, Gesundheits- und Krankenpflege, Gesundheits- und Kinderkrankenpflege, Band 1–3. Herausgeberin: Prof. Dr. phil. Uta Oelke.
In guten Händen, Altenpflege, Band 1–2.

www.cornelsen.de

1. Auflage, 3. Druck 2012

Alle Drucke dieser Auflage können im Unterricht nebeneinander verwendet werden.

Druck: Stürtz GmbH, Würzburg

ISBN 978-3-06-450245-1

Inhalt gedruckt auf säurefreiem Papier aus nachhaltiger Forstwirtschaft.

Lernen und arbeiten

Menschen pflegen

Menschen in ihrem Lebensalltag unterstützen und begleiten

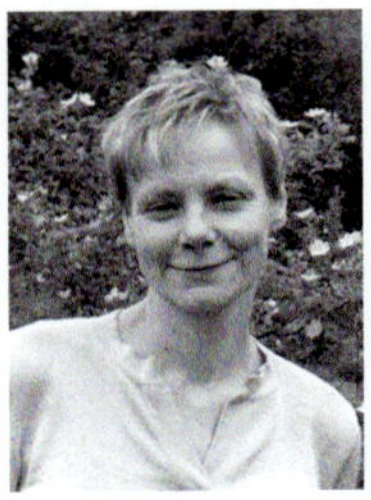
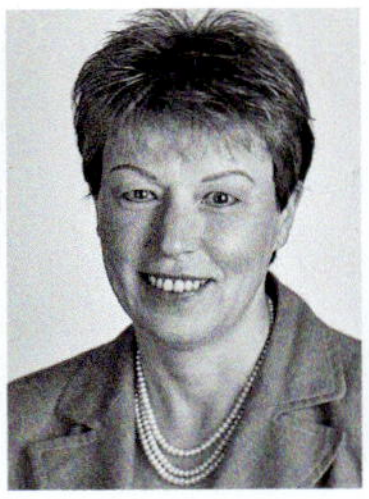
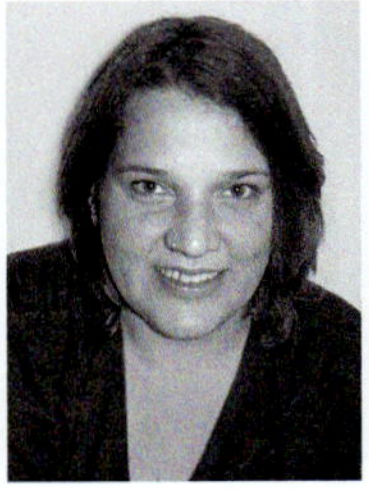
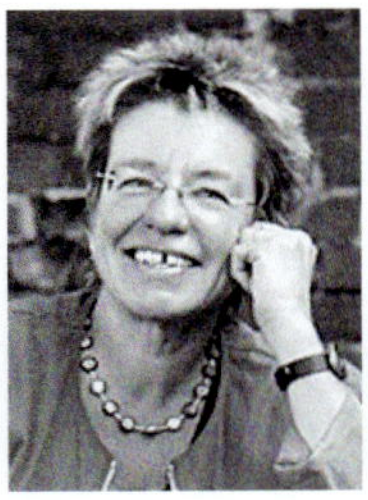
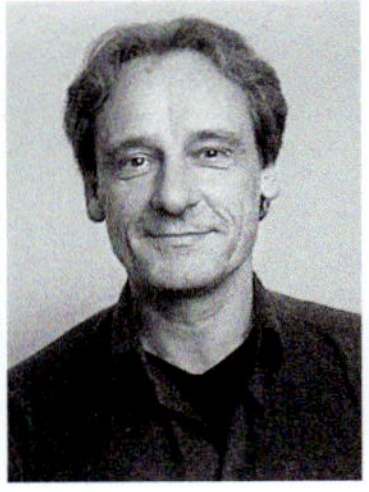
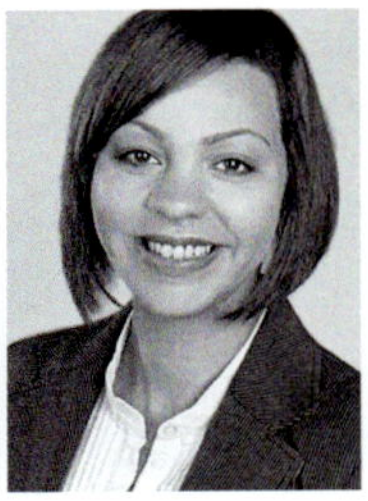

1 2 3 4 5 6

1 Heike Jacobi-Wanke, Jg. 1965
Diplom-Pflegepädagogin, European Master in Intercultural Education, Krankenschwester, RN, arbeitete nach ihrer Ausbildung als Krankenschwester in den Rettungsstellen etlicher deutscher und einer US-amerikanischen Pflegeeinrichtung, bevor sie sich für die Vermittlung von Pflegewissen zu interessieren begann. Ist seit 1997 als Lehrerin einer Krankenpflegeschule in Berlin tätig. Hat als Autorin bereits an einigen Lehrwerken für den Cornelsen Verlag mitgewirkt. Engagiert sich zudem berufspolitisch in der BAG Pflegebildung des DBfK. Kap. **1**, **4**, **6**, **7**, **9**, **2**

2 Irmgard Hofmann, Jg. 1959
Philosophin M.A., Gesundheits- und Krankenpflegerin, Supervisorin (DGSv). Arbeitete viele Jahre in der Pflege, bevor sie Philosophie, Theologie sowie Management in Gesundheits- und Sozialeinrichtungen studierte. Heute arbeitet sie freiberuflich als Dozentin für Ethik in der Pflege in der Aus-, Fort- und Weiterbildung und als Supervisorin. Verfasste zahlreiche Publikationen zu ethischen Fragen und sozial schwierigen Situationen in der Pflege. www.hsve.de. Kap. **4**, **2**, **3**, **5**, **2**

3 Anja Lull, Jg. 1976
Diplom-Pflegepädagogin, Krankenschwester, arbeitete vor ihrer Ausbildung mehrere Jahre als Pflegehelferin in verschiedenen Pflegeeinrichtungen, nach ihrer Ausbildung zur Krankenschwester im Intensivpflegebereich. Unterrichtete angehende Pflegehelferinnen in einem EU-geförderten Migrantinnenprojekt. Ist heute als Redakteurin im Cornelsen-Verlag tätig. Kap. **1**, **2**, **3**, **4**, **5**, **1**, **7**, **8**, **1**

4 Uta Oelke, Jg. 1957
Prof. Dr. phil., Diplom-Pädagogin, Professorin für Didaktik und Methodik an der FH Hannover, Fakultät V, Abteilung Pflege und Gesundheit

5 Volker Schmieden, Jg.1955
Privatdozent Dr. rer. nat., Krankenpfleger und freiberuflicher Dozent für Physiologie und medizinische Grundlagen. Studierte nach der Krankenpflegeausbildung Biologie. Danach folgte die Promotion in den Neurowissenschaften, gefolgt von der Habilitation in Physiologie an der Charité, Berlin. Seine praktischen Erfahrungen in Alten- und Krankenpflege, aus wissenschaftlichen Publikationen und jahrelanger Dozententätigkeit sind Grundlage für seine aktuelle Tätigkeit in der Aus- und Weiterbildung mit Schwerpunkt Pflegehilfe und Pflegeassistenz. Kap. **8**

6 Julia Vogelsang, Jg. 1978
B sc. Gesundheits- und Pflegemanagement, MA sc. Management im Gesundheitswesen, Krankenschwester, Case Managerin. Arbeitete vor und während ihrer Ausbildung mehrere Jahre als Pflegehelferin in der ambulanten Pflege, nach ihrer Ausbildung im Anästhesiebereich und in der ambulanten Pflege. Unterrichtete angehende Pflegehelferinnen. Ist heute als Vertriebsmitarbeiterin und Case Managerin für Lohmann & Birkner in Berlin tätig. Kap. **5**

Vorwort

Das Buch, das Sie jetzt in den Händen halten, hat eine lange Entstehungsgeschichte. Vor gut drei Jahren mehrten sich die Stimmen, die nach einem Buch riefen, das ganz speziell auf die Ausbildung von Pflegeassistentinnen und Pflegehelferinnen oder auf andere Bildungsgänge mit pflegerischen Inhalten zugeschnitten ist. Damit war die Idee für „Pflegebasiswissen" geboren. Ein Jahr später kam dann ein „runder Tisch" zusammen, bei dem Vertreter und Vertreterinnen aus den Bereichen Bildung, Politik und Wissenschaft darüber diskutierten, welche Ziele, Inhalte und welchen Aufbau ein solches Buch haben sollte.

Das Ergebnis dieser Expertenrunde war: Es soll ein Buch sein, das sowohl auf persönliche Bildung als auch auf berufliche Qualifizierung abzielt. Im Sinne der Persönlichkeitsbildung soll es die Leserinnen und Leser darüber informieren bzw. dabei unterstützten, das Lernen zu lernen, sich selbst gesund zu erhalten, ein eigenes berufliches Selbstverständnis zu entwickeln, im Team klarzukommen und sich in wichtigen rechtlichen Fragen auszukennen. Hinsichtlich der beruflichen Qualifizierung soll die Aufgabenvielfalt von Pflege im Mittelpunkt stehen – also pflegerische Leistungen, die von körpernaher Unterstützung, Gesprächsführung und Beziehungsgestaltung, Emotions- und Gefühlsarbeit über die Assistenz im medizinischen Bereich bis hin zur Begleitung von Menschen in besonderen gesundheitlichen Problemlagen und Krisensituationen reichen. Darüber hinaus sollen aber auch Fragen der Unterstützung insbesondere älterer Menschen, sei es im häuslichen oder stationären Bereich, bearbeitet werden.

Nachdem diese Ziel- und Themenschwerpunkte festgelegt waren, folgten zwei Jahre intensiver Arbeit. Texte wurden geschrieben, korrigiert und neu geschrieben. Bilder wurden fotografiert oder gezeichnet, verworfen und neu gestaltet. Es wurde immer wieder über Fragen diskutiert wie: „Wie erreiche ich die Leserinnen und Leser am besten?", „Wann ist eine Buchseite wirklich verständlich?". Und so hat jede Seite, die Sie im Folgenden lesen bzw. betrachten, ihre ganz eigene „Biografie".

Das Ergebnis dieser Intensivarbeit ist ein „Meisterstück", das seinesgleichen sucht. Allen Beteiligten gemeinsam – Autorinnen und Autoren, Fotografen und Illustratorinnen sowie der Redaktion des Cornelsen Verlages – ist es gelungen, auf rund 600 Seiten ein „Pflegebasiswissen" zu bündeln, das in herausragender Weise informativ und verständlich zugleich ist, das viele konkrete, hilfreiche Tipps enthält, ohne den Zeigefinger zu erheben, das zum Nachdenken anregt und für schwierige Themen sensibilisiert.

Ich danke allen an der Erstellung dieses Buches Beteiligten für ihr enormes Engagement, ihre Fachkompetenz, ihren Ideenreichtum und dafür, dass sie während der gesamten Entwicklungszeit ihre Gelassenheit und ihren Humor behalten haben. Kompliment!

Ihnen als Leserinnen und Lesern wünsche ich, dass Ihnen dieses Buch ein wichtiger, hilfreicher Wegbegleiter während Ihrer Ausbildung ist, auf das Sie auch später bei Ihrer Berufstätigkeit oder in anderen pflegerischen Zusammenhängen immer wieder gerne zurückgreifen.

Prof. Dr. Uta Oelke
Hannover/Göttingen, September 2010

Hinweis Im vorliegenden Buch bezeichnet der Begriff „Pflegende" alle beruflich Pflegenden mit einer Pflegeassistenz- oder Pflegehilfeausbildung. „Pflegefachkraft" umfasst Personen mit einer dreijährigen Ausbildung als Altenpfleger, Gesundheits- und Krankenpfleger, Gesundheits- und Kinderkrankenpfleger oder Heilerziehungspfleger.
In den Bundesländern existieren unterschiedliche Regelungen zu den Ausbildungs- und Aufgabenbereichen von Pflegehelferinnen und Pflegehelfern bzw. Pflegeassistentinnen und Pflegeassistenten.
Daher bedürfen die in diesem Buch beschriebenen Pflegemaßnahmen grundsätzlich der Rücksprache mit oder der Delegation durch eine Pflegefachkraft. Dies gilt insbesondere für behandlungspflegerische Maßnahmen.
Grundsätzlich nutzen die Autoren eine neutrale Sprachform. Ist dies sprachlich nicht möglich oder schwer umsetzbar, finden Sie die männliche Anredeform. Dabei ist – wenn nicht ausdrücklich erwähnt – immer auch das andere Geschlecht mit angesprochen.

Menschen in ihrem Lebensalltag unterstützen und begleiten

Lernen lernen

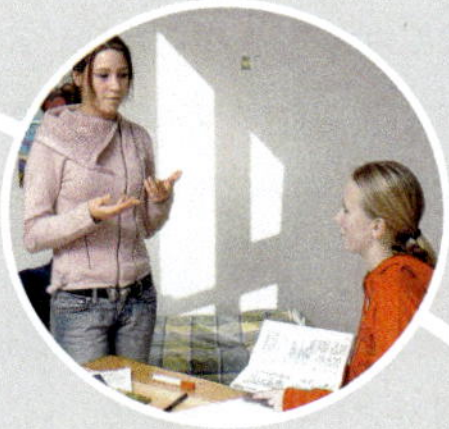

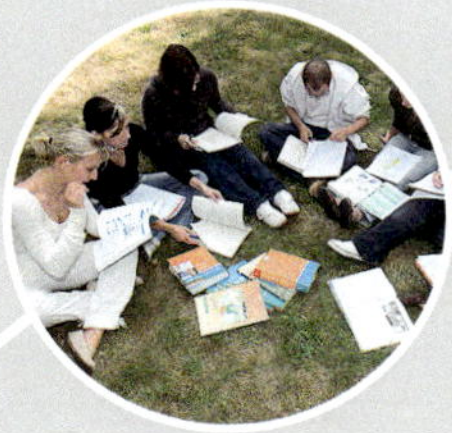

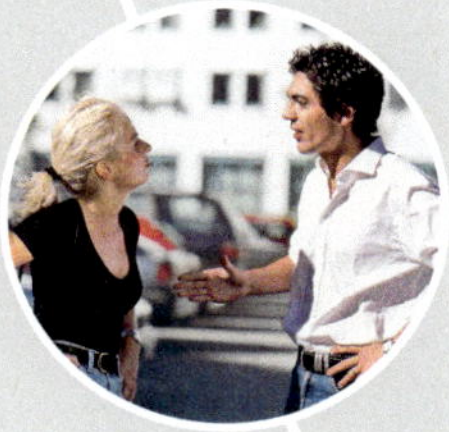

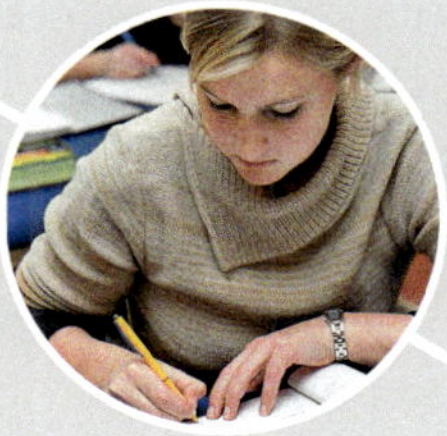

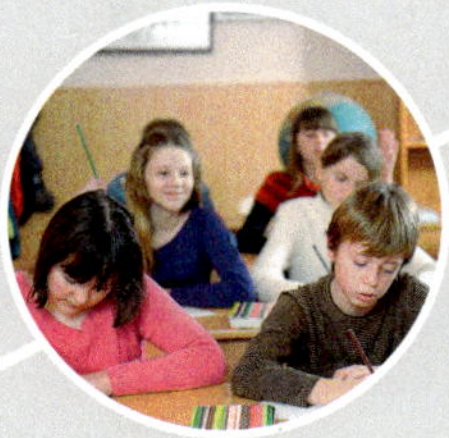

Lernen und Gedächtnis

Lernen ist mehr als Pauken in der Schule

Viele Menschen setzen Lernen mit Schule oder Ausbildung gleich. Dabei vergessen sie, dass Menschen auch in vielen anderen Situationen lernen: Kinder lernen, indem sie das Verhalten ihrer Eltern nachahmen, Jugendliche lernen von Freunden, wie sie Musik aus dem Internet herunterladen können, Erwachsene lernen, wenn sie im Fernsehen einen Tierfilm anschauen, alte Menschen lernen, mit körperlichen Einschränkungen umzugehen.

Durch Lernen erwerben Menschen Kenntnisse (z. B. über den Aufbau und die Funktion des Körpers) und Fertigkeiten (z. B. die Bedienung der neuen Mikrowelle). Lernen geschieht dabei entweder absichtlich oder beiläufig.

Beispiel

Frau Matic besucht die Fahrschule, um den Führerschein zu erwerben. Abends lernt sie aus einem Buch Verkehrsregeln und technische Besonderheiten des Autos (absichtlicher Kenntniserwerb). Während der Fahrstunden übt der Fahrlehrer mit ihr das Anfahren am Berg (absichtlicher Fertigkeitserwerb). Als Beifahrerin im Auto ihrer Freundin schaut sie sich unbewusst ab, wie sich die Freundin im Straßenverkehr verhält (beiläufiger Erwerb von Fertigkeiten).

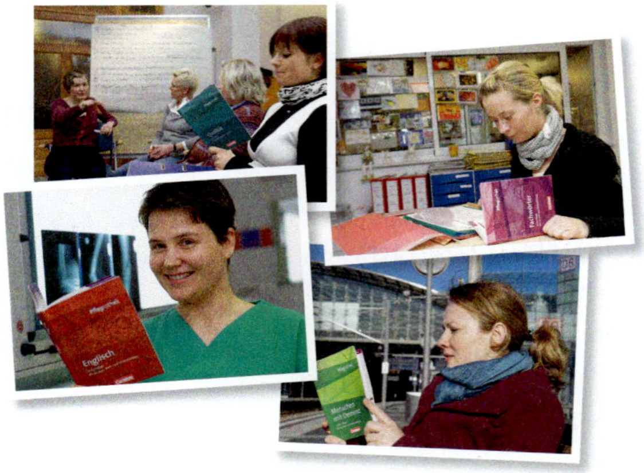

Menschen lernen in vielen verschiedenen Situationen.

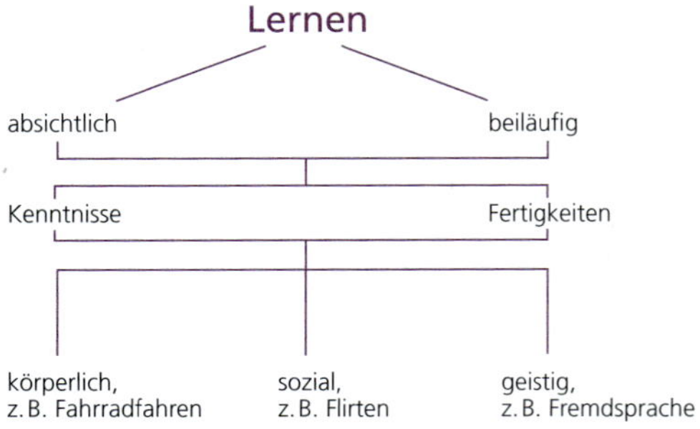

Durch Lernen werden unterschiedliche Kenntnisse und Fertigkeiten absichtlich oder beiläufig erworben.

Lernen als psychologischer Prozess

Aus psychologischer Sicht ist Lernen ein Prozess, der auf Erfahrungen aufbaut und zu Veränderungen im Verhalten oder im Verhaltenspotenzial führt. Eine Veränderung im Verhalten kann die Verbesserung einer bestimmten Leistung oder Fähigkeit sein (z. B. Autofahren). Andere Fähigkeiten kommen erst dann zum Tragen, wenn sie benötigt werden (z. B. Erste-Hilfe-Kenntnisse). In diesem Fall spricht man von der Veränderung im Verhaltenspotenzial.

Hinweis Lernen ist ein lebenslanger Prozess. Gelernt wird eigentlich immer und in jedem Alter. Was Personen lernen und wie es sich einprägt, hängt von Emotionen und Motivationen genauso ab wie vom Lernumfeld und von der Struktur des Gedächtnisses.

Emotion körperlicher und seelischer Prozess, der durch Wahrnehmung und Deutung von bestimmten Situationen oder Gegenständen ausgelöst wird und zu einem bestimmten Verhalten und Erleben führt

Motivation Bereitschaft zu einem bestimmten Verhalten

Wie funktioniert das Gedächtnis?

Das Gedächtnis ist in verschiedenen Strukturen im Gehirn ↗ S. 308 angesiedelt, die Informationen verarbeiten und speichern. Das Dreispeichermodell ist eine Möglichkeit, das Gedächtnis zu beschreiben. Das Modell unterscheidet zwischen:

- Ultrakurzzeitgedächtnis
- Kurzzeitgedächtnis
- Langzeitgedächtnis

Das **Ultrakurzzeitgedächtnis** (UKZ) registriert für extrem kurze Zeit alle Informationen, die wir mit unseren Sinnen ↗ S. 56 wahrnehmen. Es filtert unnütze Informationen, die gar nicht erst abgespeichert werden.
Im **Kurzzeitgedächtnis** werden die Informationen aus dem UKZ aufgenommen, die für die Person relevant sind. Die Relevanz einer Information ergibt sich aus

- bereits vorhandenen Anknüpfungspunkten (z. B. ich registriere den Verlauf der Straße, auf der ich gerade fahre),
- häufiger Wiederholung,
- Einsicht (z. B. eine Prüfung steht bevor) und
- Interesse (z. B. Neuigkeiten über meine Lieblingsband).

Stellt sich eine Information als nicht relevant heraus, wird sie durch neue, wichtigere Informationen aus dem UKZ ersetzt. Ist eine Information relevant genug, wird sie im **Langzeitgedächtnis** gespeichert. Das Langzeitgedächtnis wird in ein Wissensgedächtnis und ein Verhaltensgedächtnis unterschieden. Beide zusammen verfügen über eine fast unbegrenzte Speicherkapazität. Um einen Lernstoff dauerhaft im Langzeitgedächtnis zu verankern, muss es durch Training gepflegt werden, und zwar durch

- regelmäßiges Wiederholen,
- selbst mehrfach durchgeführte Fertigkeiten und
- die Entwicklung emotional besetzter Gedankenbilder zu Informationen.

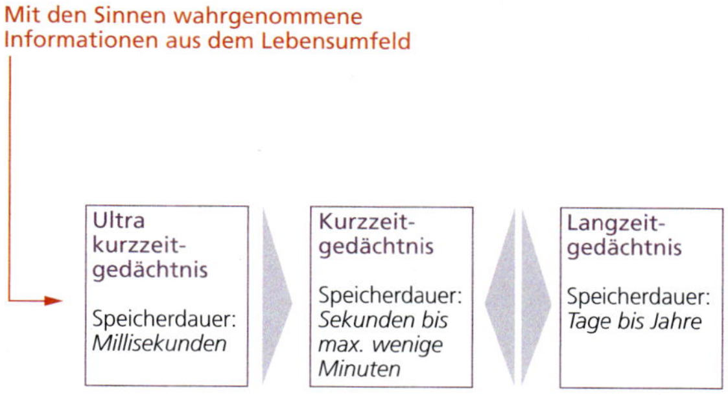

Das Gehirn speichert Informationen durch biochemische Vorgänge und Strukturveränderungen. Das Dreispeichermodell dient als bildhafte Erklärung für diese Vorgänge.

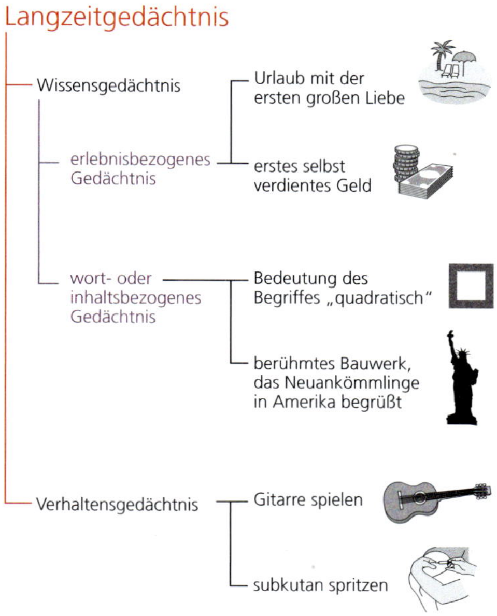

Das Wissens- und das Verhaltensgedächtnis speichern unterschiedliche Informationen.

Hinweis Damit das Gedächtnis Informationen langfristig speichert, muss das Gelernte regelmäßig wiederholt werden, mit bereits bekannten Informationen verknüpft oder an Emotionen gebunden sein. Der Name einer im Frühling bei Sonnenschein gepflückten Blume prägt sich leichter ein, als wenn die Blume lediglich in einem Lehrbuch abgebildet ist. Die Information ist an die vom Frühling geweckten Emotionen geknüpft.

relevant wichtig, von Belang

Wie lerne ich am besten?

Zeitmanagement

Damit Lernergebnisse lange vorhalten, müssen Lerninhalte über einen längeren Zeitraum erworben werden (Lernen durch Wiederholung). Für ein gutes Zeitmanagement empfiehlt es sich, Lernzeiten bestmöglich zu planen.

Dazu wird ein **Zeitplan** erstellt, in dem alle fixen Termine (z. B. Arbeitszeit, Sport, Zeit für Familie und Haushalt) wie in einem Stundenplan eingetragen werden. Im zweiten Schritt werden realistische Zeiträume zum Lernen geplant und ebenfalls schriftlich festgehalten. Dieser Plan sollte an gut sichtbarer Stelle aufgehängt und Familienangehörige oder Mitbewohner darauf hingewiesen werden, damit es nicht zu Störungen während der Lernzeiten kommt.

Zum Zeitmanagement gehört auch die Planung von **Pausen**, um die Konzentration aufrechtzuerhalten. Folgende Pausen sind möglich:

- Minipausen, um den Gedanken für ein paar Sekunden freien Lauf zu lassen
- kleine Pausen von 3–5 Minuten nach ca. 30 Minuten
- Entspannungspausen möglichst außerhalb des Arbeitszimmers von 15–20 Minuten nach 90 Minuten
- ausführliche Erholungspausen mit einer völlig anderen Tätigkeit im Zeitrahmen von 1–3 Stunden nach ca. 4 Stunden Lernarbeit.

Beispiel

Frau Hönig macht berufsbegleitend eine Ausbildung zur Altenpflegehelferin. Für die Schulzeiten ist sie einen Tag pro Woche von ihrem Arbeitgeber freigestellt. Zu Hause kümmert sie sich gemeinsam mit ihrem Mann um den Haushalt und um ihre 7-jährige Tochter. Ein **Lernplan** zur Vorbereitung auf die Abschlussprüfung könnte für sie wie folgt aussehen:

	Montag	Dienstag	Mittwoch
6:00 – 8:00			
8:00 – 10:00			
10:00 – 12:00			
12:00 – 14:00			
14:00 – 16:00			
16:00 – 18:00			
18.00 – 20.00			
20:00 – 22:00			
Σ möglicher Lernzeiten			

Zeitplan zur Erfassung möglicher Lernzeiten (bei genauerer Planung einstündig anzulegen); Inhalte: feste Termine (wie Unterricht, Arbeitszeit), bevorzugte Pausenzeiten, Freizeitbeschäftigung usw.

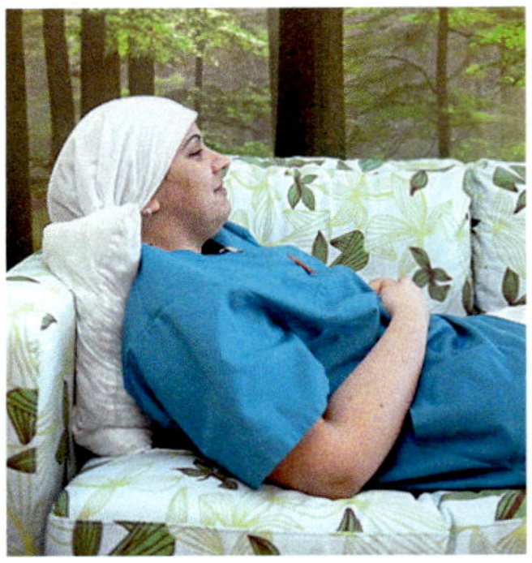

10% bis 30% der Lernzeit sollten für Pausen verwendet werden.

Hinweis Am effektivsten sind Lernzeiten, die aus einer Mischung von neuem Lernstoff und der Wiederholung von bereits Gelerntem bestehen. So bleiben Lerninhalte bestmöglich im Langzeitgedächtnis haften.

	Montag	Dienstag	Mittwoch
6:00 – 8:00	Lisa zur Schule	Frühdienst	Lisa zur Schule
8:00 – 10:00	Schule	Frühdienst	Haushalt
10:00 – 12:00	Schule	Frühdienst	Einkaufen
12:00 – 14:00	Schule	Frühdienst	Lernen
14:00 – 16:00	Schule	Lernen	Spätdienst
16:00 – 18:00	Lisa vom Hort	Lisa vom Hort	Spätdienst
18.00 – 20.00	Abendbrot	Abendbrot	Spätdienst
20:00 – 22:00	Lernen	Lernen	Spätdienst
Σ möglicher Lernzeiten	2	4	2

Lernplan von Frau Hönig

Konzentrationsfähigkeit fördern

Für das Lernen ist die Konzentrationsfähigkeit entscheidend. Sie wird beeinflusst von

- Interesse,
- Bereitschaft und Notwendigkeit zu lernen,
- Stimmungslage und Gefühlen,
- gesundheitlichem Befinden und
- Lernumgebung.

Eine **lernförderliche Umgebung** schaut für jeden anders aus. Der eine benötigt einen völlig ruhigen und aufgeräumten Arbeitsplatz, der andere bevorzugt die Couch in seinem gewohnten, leicht chaotischen Wohnumfeld, ein Dritter den Lesesaal der Stadtbibliothek. Unabhängig von den persönlichen Vorlieben wirken sich ein übersichtlich organisierter Arbeitsplatz grundsätzlich eher förderlich und Lärm sowie Müdigkeit oder gesundheitliche Probleme eher hinderlich auf das Lernergebnis aus.

Bei großer zu lernender Stoffmenge ist es hilfreich, sich **Teilziele** zu stecken und aus einem großen Themenbereich einzelne Kapitel herauszuziehen. Diese sollten in Einzeletappen von ca. 60–90 Minuten gelernt werden.

Die Abwechslung der **Lernkanäle** kann die Konzentrationsfähigkeit erhöhen. Lernkanäle sind die Zuflüsse zu unserem Gehirn, durch die die Informationen in unser Gedächtnis gelangen. Sie unterscheiden sich in ihrer Eignung, Wissen zu speichern:

- Über den Lernkanal „Hören" behalten wir ca. 10 % des dargebotenen Lernstoffs,
- über den Lernkanal „Lesen" ca. 20 %,
- über den Lernkanal „Sehen" ca. 30 %,
- über die Kombination der Lernkanäle „Sehen und Hören" ca. 50 %,
- über den Lernkanal „Selbersagen" ca. 80 % und
- über den Lernkanal „Handeln" (selber etwas tun) ca. 90 %.

Hinweis Die Konzentrationsfähigkeit kann durch verschiedene Techniken erhöht werden. Hierzu gehören das Schaffen einer angemessenen Lernumgebung, das Aufteilen von Lernstoff und das Abwechseln und Kombinieren von Lernkanälen.

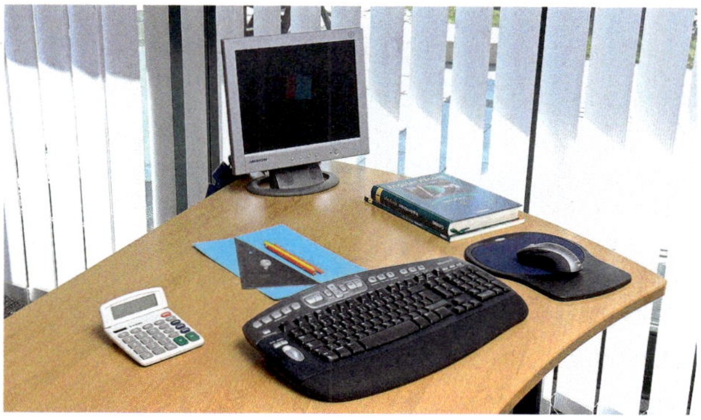

Ein heller, aufgeräumter und möglichst lärmarmer Arbeitsplatz unterstützt die Konzentrationsfähigkeit.

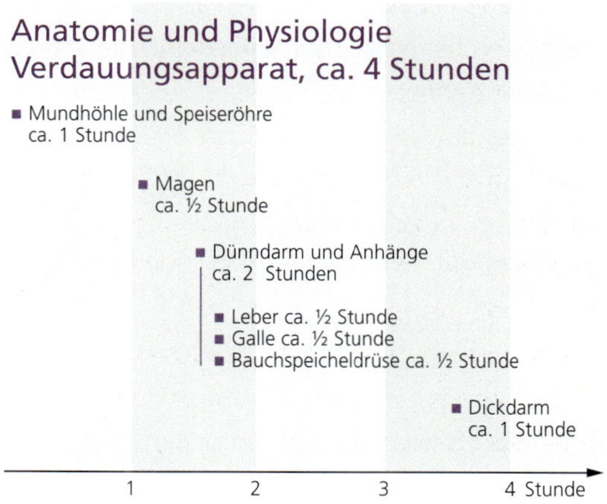

Unüberwindbar scheinende Stofffülle sollte zur besseren Motivation und Konzentrationsfähigkeit „zerteilt" und in Einzeletappen angegangen werden.

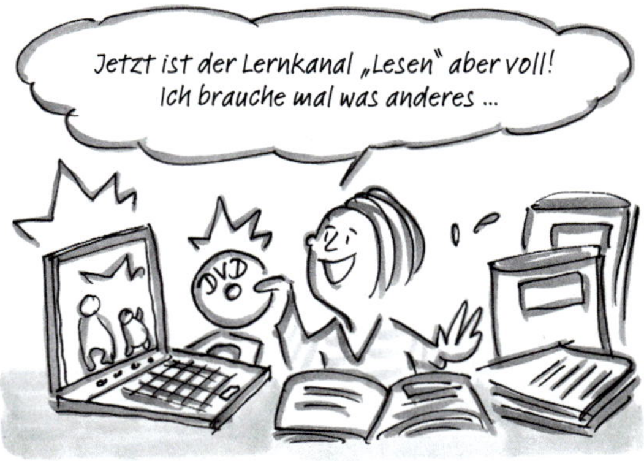

Lernkanäle sind die Zugangswege zu unserem Gedächtnis. Wie bei einem guten Essen kommt es auf die Zusammenstellung und Abwechslung an.

Konzentration im psychologischen Sinne ist die willentliche Ausrichtung der Aufmerksamkeit auf eine bestimmte Tätigkeit, auf das Erreichen eines kurzfristig erreichbaren Ziels oder auf das Lösen einer gestellten Aufgabe.

Gedächtnistechniken

Gedächtnistechniken helfen, Lernstoff in eine logische Struktur zu bringen und damit das Lernen zu erleichtern.

Eselsbrücken

Eselsbrücken sind Merkhilfen in Form von Reimen, Merksätzen oder Merkworten. Gerade wenn die Reime oder Sätze witzig oder irrsinnig sind, bleiben sie im Gedächtnis haften. Da Anatomie zu den Fächern gehört, die ein großes Faktenwissen erfordern, helfen hier **Eselsbrücken** besonders gut beim Lernen. Aber Vorsicht ist geboten: Wie die meisten anderen Gedächtnistechniken helfen sie nicht unbedingt, das Gelernte auch zu verstehen.

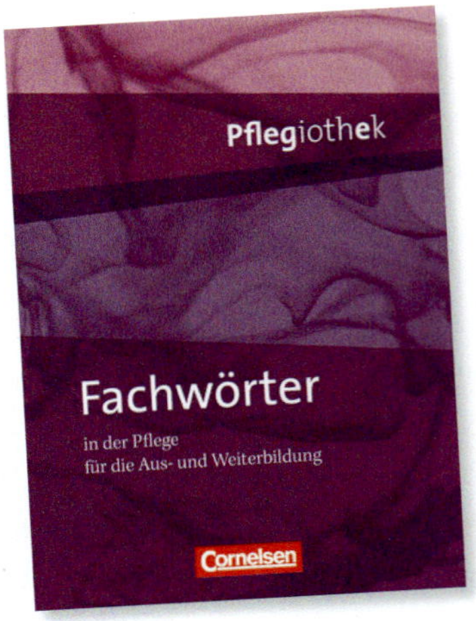

In der Reihe Pflegiothek finden Sie im Band „Fachwörter in der Pflege" eine Vielzahl von Eselsbrücken, die Ihnen das Lernen erleichtern.

Hinweis Folgender Merkreim hilft, die Handwurzelknochen zu lernen: „Ein Kahn (Kahnbein) fährt im Mondenschein (Mondbein) ums Dreiecks- (Dreiecksbein) und ums Erbsenbein (Erbsenbein), Vieleck groß (großes Vielecksbein) und Vieleck klein (kleines Vielecksbein), am Kopf (Kopfbein) da muss ein Haken (Hakenbein) sein."

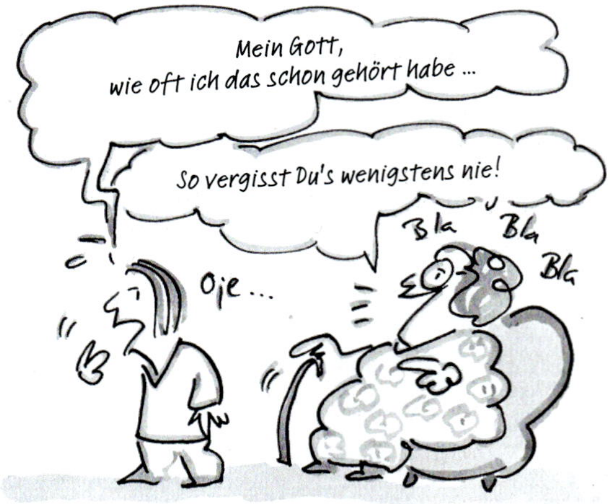

Wie bereits oft wiederholt, sind Wiederholungen dem Lernen sehr förderlich. Folgender Wiederholungsrhythmus ist besonders erfolgversprechend:

- Wiederholung schon kurz nach der ersten Aufnahme der neuen Information
- Wiederholung am darauffolgenden Tag für wenige Minuten
- Wiederholung nach etwa einer Woche
- Wiederholung nach etwa einem Monat

Wiederholung sollte nicht langweilig sein, sondern in verschiedene Zusammenhänge eingebettet werden. Hat man z. B. einmal das Prinzip der Ressourcenförderung ↑ S. 71 gelernt und verstanden, lässt es sich auf andere Pflegesituationen anwenden und damit im Gedächtnis verankern.

Hinweis Wiederholung kann Spaß machen oder ungezielt geschehen, z. B. beim **Frage-Antwort-Spiel** mit der besten Freundin oder beim Anschauen der Folge einer Krankenhausserie.

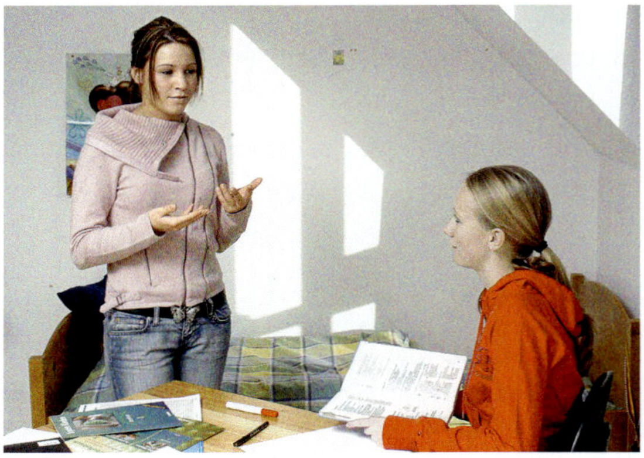

Zwei Schülerinnen, die sich gegenseitig Prüfungsstoff abfragen

Lernkartei

Das Anlegen einer **Lernkartei** ist ein hilfreiches System, um Lerninhalte zu systematisieren und zu memorieren. Eine Lernkartei kann man mit einfachen Mitteln selbst erstellen:

- Kleine Karteikarten in verschiedenen Farben kaufen,
- bestimmte Farben für ein Thema nutzen,
- Begriffe im Unterricht und beim Lernen auf die Vorderseite der Karteikarte schreiben und schließlich
- auf die Rückseite die Übersetzung des Begriffs, dessen Zusammenhang und Zusatzinformationen sowie die Seitenzahl im Fachbuch notieren.

Lerntagebuch

Ein Lerntagebuch kann zu einem treuen **Ausbildungsbegleiter** werden. In ihm wird der Lernstand möglichst täglich aufgezeichnet. In Kürze wird der gelernte Stoff dargestellt, außerdem offenstehende Fragen und Unklarheiten. Die Einträge können kurzgehalten und aufs Wesentliche beschränkt werden. Ein Zeitrahmen von fünf bis zehn Minuten reicht für die Eintragungen zumeist aus. Ein Heft oder ein fester Ordner garantieren, dass die Notizen wiedergefunden werden können.

Wie das Tagebuch angelegt wird, entscheidet der Lernende nach den eigenen Bedürfnissen und Ideen. Fragen wie die folgenden können als Mittel zur Strukturierung genutzt werden:

- Was habe ich heute getan und was habe ich dabei gelernt?
- Was fiel mir beim Lernen leicht, was schwer?
- Welche Fragen stehen noch offen, was muss ich noch nachschlagen?
- Welche nächsten Lernziele habe ich?

In vielen Ausbildungseinrichtungen werden Lerntagebücher auch Portfolios genannt. Portfolios sind stärker strukturiert und enthalten neben verschiedenen Lerndokumenten Aussagen über die Entwicklung eigener Kompetenzen ↗ S. 40.

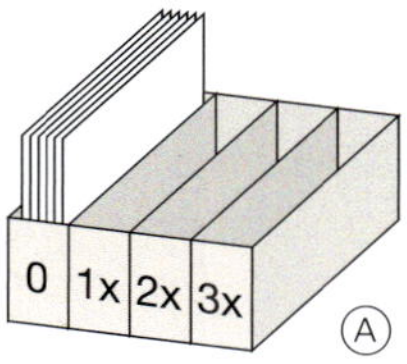

Alle Karten mit neuen Informationen werden in das hinterste Fach (Fach 0) gesteckt.

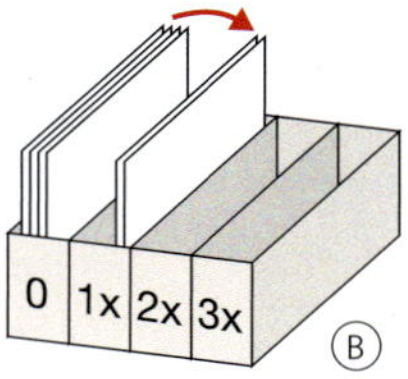

Sobald der Inhalt der Karteikarte gewusst wird, kommt sie in das davor liegende Fach.

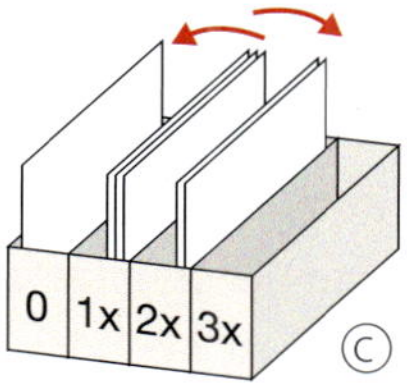

Wenn die Inhalte aus dem Fach 1 wiederholt werden, wandern diejenigen Karteikarten, deren Inhalte gewusst wurden, ein Fach weiter. Diejenigen Inhalte, die nicht gewusst wurden, kommen zurück in das Fach 0.

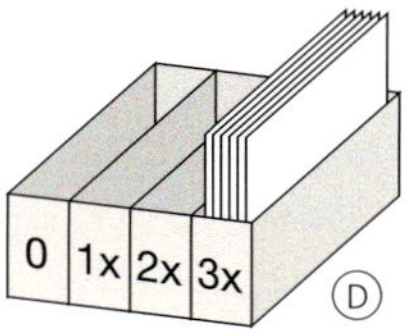

Dieser Vorgang wird so lange wiederholt, bis alle Karten im letzten Fach liegen.

Das Lernen mit Lernkarteien bedeutet Lernen mit System. Es erhöht den Lernerfolg durch systematisches Üben und Wiederholen. Auch das Aufschreiben und systematische Erarbeiten der Lerninhalte in der Vorbereitungsphase erhöht den Lernerfolg.

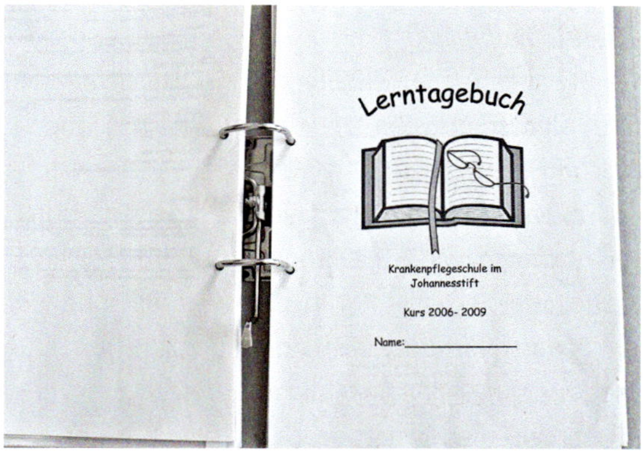

Lerntagebuch

Hinweis Das Lerntagebuch eignet sich besonders gut für das Lernen in Praxisphasen. Gerade zu Beginn der Ausbildung begegnen die Schüler und Praktikanten vielen neuen Inhalten. Mit dem Lerntagebuch können sie diese zu Hause nachschlagen oder während der Schulphasen mit den Lehrenden oder Mitschülern klären.

memorieren im Gedächtnis behalten

Lernen im Klassenverband

Was ist soziales Lernen?

Lernen ist eine Änderung des Verhaltens, des Denkens oder Fühlens. Das soziale Lernen zielt auf die Veränderung des sozialen Verhaltens ab, also des Verhaltens innerhalb von Gruppen ↗ S. 42. Dazu gehören Fähigkeiten wie:

- mit anderen zusammenarbeiten,
- eigene Gefühle auszudrücken und Interessen wahrzunehmen sowie
- Kritik ↗ S. 335 zu üben und auszuhalten.

Soziales Lernen beginnt schon am ersten Tag des menschlichen Lebens. Es ist für die Entwicklung eines jeden notwendig. Dies gilt für das private wie auch für das berufliche Leben. Es ist immer dann von Bedeutung, wenn mehrere Menschen an einem Ort zusammen sind. Anders gesagt: Ohne soziales Lernen funktioniert eine Gesellschaft nicht.

In Pflegeberufen arbeiten wir mit vielen verschiedenen Menschen zusammen. Daher ist es besonders wichtig, bereits in der Ausbildung das soziale Lernen zu fördern. Dazu gehören auch verschiedene Unterrichtsformen, wie z. B. Gruppenarbeit, Kommunikationstraining oder Rollenspiele. Häufig empfinden Lernende diese Unterrichtsformen als anstrengend und unnütz, weil „ihnen nichts beigebracht wird". Mit Sicherheit ist es anstrengender, in einer Gruppenarbeit eine Frage zu bearbeiten, als sich vom Lehrer berieseln zu lassen. Allerdings ist Lernen eben mehr als reiner Wissenserwerb: Es geht um den Erwerb von Kompetenzen. Dazu gehören die

- persönliche Kompetenz, z. B. sich selbst zu reflektieren,
- soziale Kompetenz ↗ S. 326, z. B. einen Streit zu schlichten,
- methodische Kompetenz, z. B. einen Text zu lesen und die
- fachliche Kompetenz, z. B. Mundpflege ↗ S. 217 richtig durchzuführen.

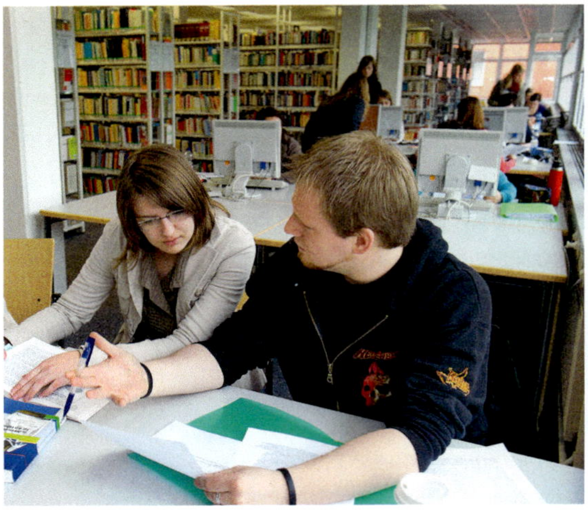

Soziales Lernen erfolgt z. B. bei der gemeinsamen Nutzung der Bibliothek.

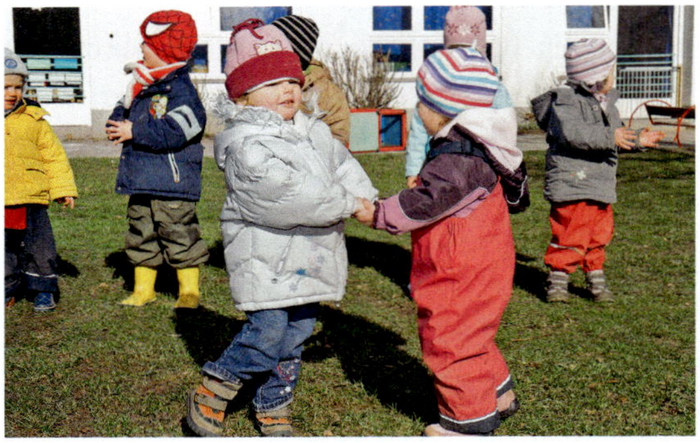

Unsere Gesellschaft ist darauf angewiesen, dass wir unsere Gefühle und Interessen gegenseitig wahrnehmen. Kinder lernen dies bereits im Kindergarten.

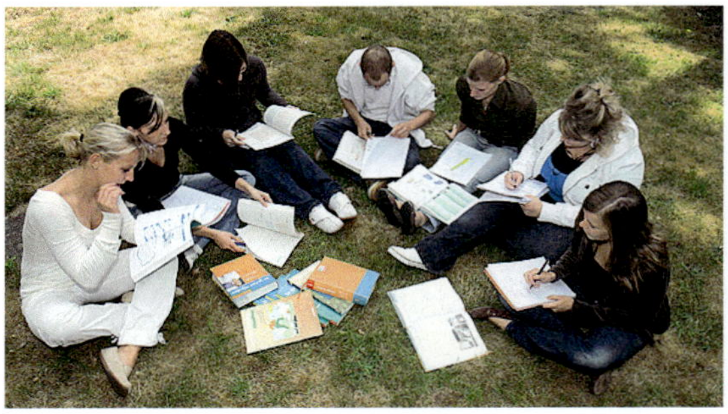

Durch verschiedene Unterrichtsformen wird in der Ausbildung das soziale Lernen gefördert.

Hinweis Lernen ist mehr als Wissenserwerb. Es soll dem Lösen von Problemen und Erledigen von Anforderungen dienen. Um dies zu verdeutlichen, spricht man heute auch von Kompetenzerwerb.

Kompetenz Möglichkeiten einer Person, bestimmte Probleme zu lösen oder Anforderungen gerecht zu werden.

Wie funktioniert Gruppenarbeit?

Gruppenarbeit fördert soziales Lernen. Gleichzeitig bleiben Lernergebnisse länger im Gedächtnis, wenn sie selbst erarbeitet wurden. Aus diesen Gründen gilt die Gruppenarbeit als effektive Unterrichtsmethode. Damit Gruppenarbeit nicht als „Hühnerhaufen" endet, sollten **geeignete Rahmenbedingungen** und eine gute Planung vorliegen. Geeignete Rahmenbedingungen für die Gruppenarbeit sind:

- Offenheit
- gegenseitige Akzeptanz
- Arbeitsdisziplin
- geeignete Räumlichkeiten und Sitzgelegenheiten

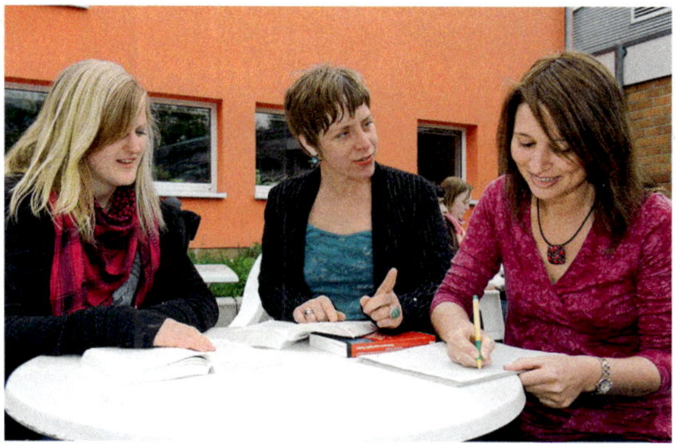

Eine entspannte und ruhige Umgebung ist besonders wichtig für das Gelingen einer Gruppenarbeit.

Eine gute Planung umfasst:

- Lesen der Arbeitsaufgabe und ggf. Klärung von Fragen
- Aufgabenverteilung, z. B. Wer liest was?, Wer beantwortet welche Fragen?, Wer präsentiert die Ergebnisse?

Während der Gruppenarbeit werden idealerweise **Rollen für bestimmte Aufgaben** verteilt:

- Der Moderator führt das Gespräch und bleibt selbst neutral.
- Der Protokollant sichert die Arbeitsergebnisse, z. B. an der Tafel.
- Der Zeitwächter achtet darauf, dass die zur Verfügung stehende Zeit nicht überschritten wird.
- Der Präsentierende trägt die Ergebnisse im Plenum vor.

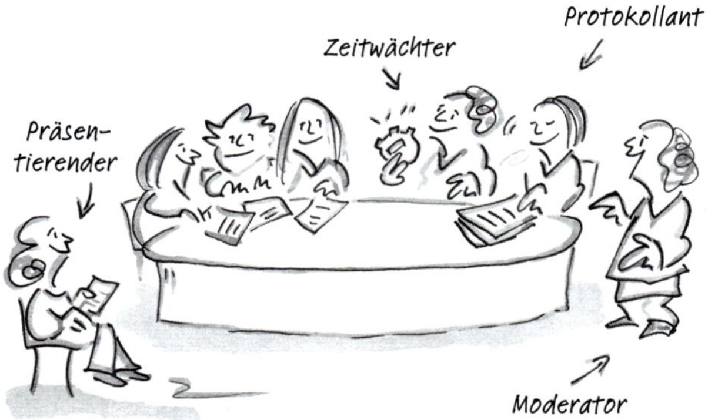

Bei der Gruppenarbeit nehmen verschiedene Personen bestimmte Rollen ein.

Besonders wichtig ist, dass eine Gruppenarbeit richtig abgeschlossen wird. Dazu gehören:

- **Sammeln der Ergebnisse**, ggf. Vorbereiten einer Präsentation
- Präsentieren und Diskutieren der Ergebnisse im Plenum
- Feedback ↗ S. 334 geben, Auswertung der Gruppenarbeit

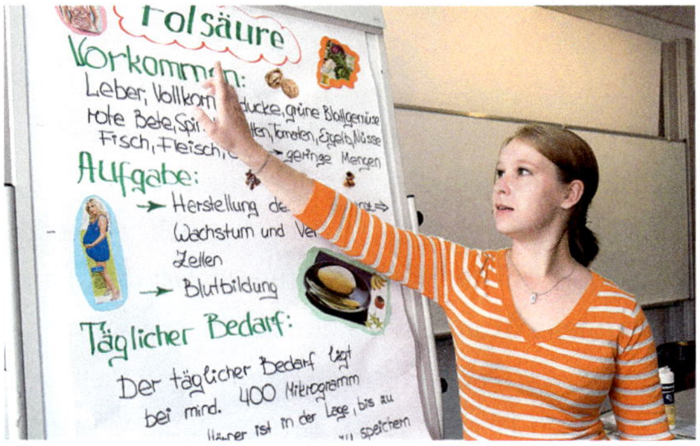

Lernergebnisse sollten in schriftlicher Form gesammelt werden und allen Mitschülern zur Verfügung stehen.

Hinweis Gruppenarbeit scheint erst einmal aufwändig zu sein. Sie ist aber für eine umfassende Kompetenzentwicklung wichtig. Sie dient nicht nur dem Wissenserwerb, sondern auch der Förderung persönlicher, sozialer und methodischer Kompetenzen.

effektiv wirksam

Plenum Im eigentlichen Wortsinn: Vollversammlung; hier ist der gesamte Klassenverband oder Kurs gemeint.

Lernen in der Gruppe

Was ist eine Gruppe?

Eine Gruppe ist eine Ansammlung von mehr als zwei Menschen, die aufeinander einwirken. Dies tun sie, indem sie miteinander reden, zusammenarbeiten oder handeln.

Beispiel

Gleich nach Ausbildungsbeginn fanden sich Sonja, Lara und Joy zusammen. Sie verbringen jede Pause miteinander und lernen zusammen für Tests. Seit fast zwei Jahren sind sie Freundinnen und bilden eine eingeschworene Gemeinschaft.

In jeder Gruppe haben die Gruppenmitglieder unterschiedliche **Funktionen**. Diese Funktionen sind nicht immer auf den ersten Blick sichtbar, beeinflussen aber, ob und wie eine Gruppe wirkt. Abhängig vom Status entstehen Beziehungen zwischen den Gruppenmitgliedern. Das Ausmaß von Distanz und Wechselhäufigkeit bestimmt die Art der Gruppe.

Beispiel

Während Joy mit ihrer großen MP3-Sammlung beim Musikgeschmack der Freundinnen den Ton angibt, wirkt Lara mit ihrer ruhigen Art ausgleichend auf alle. Sonja ist die unangefochtene Stilikone.

Man unterscheidet verschiedene **Gruppentypen**:

- Informelle Gruppen: Die Zuordnung geschieht durch soziale Kontakte. Regeln und Ziele werden gemeinsam entwickelt. Ein Beispiel ist die Clique.
- Formelle Gruppen: Die Zuordnung geschieht von außen durch eine formale Handlung. Regeln und Ziele sind festgelegt. Ein Beispiel ist die Klasse oder die Fußballmannschaft.
- **Peergroups:** Dies sind Gruppen von Gleichaltrigen, meist mit ähnlichem Geschmack bezüglich Musik oder Kleidung.
- **Bezugsgruppen:** Eine Gruppe, z. B. der eigene Berufsstand, die Religionsgemeinschaft oder die Familie, die einen Maßstab vorgibt; sie vermittelt Werte ↗ S. 125 und Normen.

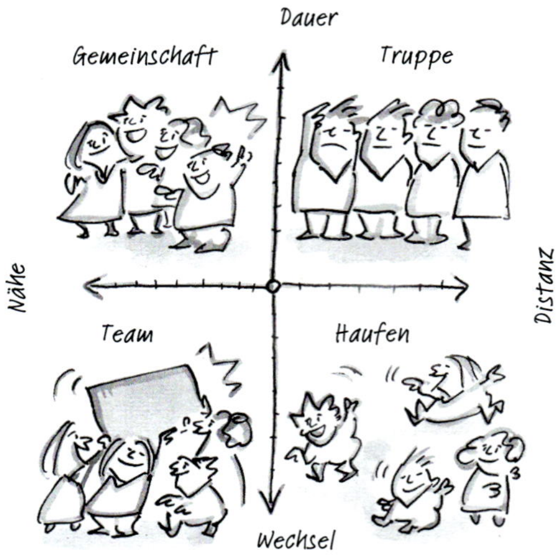

Die Art der Gruppe wird bestimmt vom Ausmaß der Distanz und der Wechselhäufigkeit.

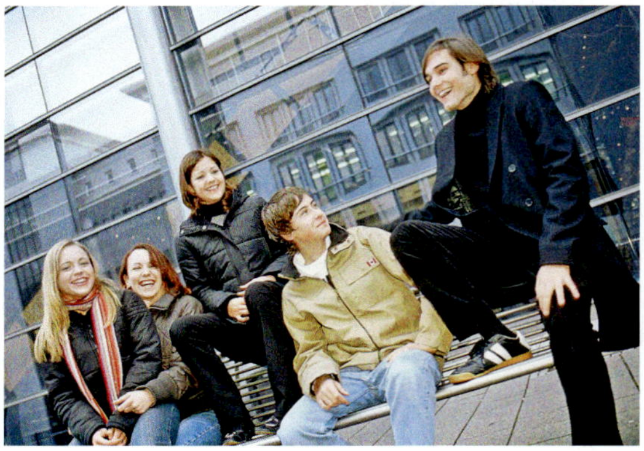

Eine informelle Gruppe entwickelt Regeln und Ziele miteinander.

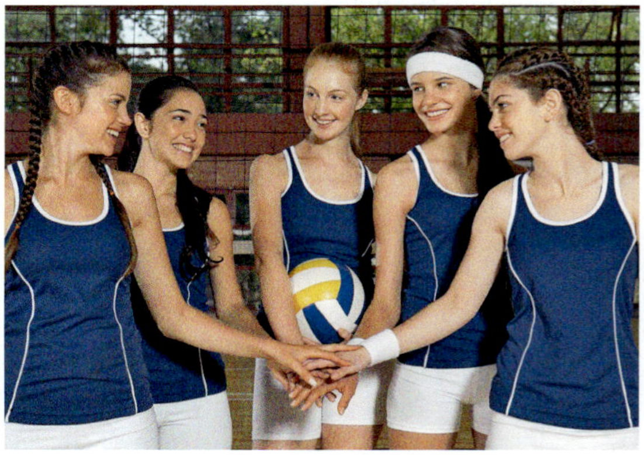

Eine formelle Gruppe hat festgelegte Regeln und Ziele.

Hinweis Alle Gruppen haben mehr oder weniger feste Regeln und verfolgen gemeinsame Ziele.

peer der Gleichaltrige, Gleichgestellte

Wie entsteht eine Gruppe?

Bis aus einer Menschenansammlung eine Gruppe entsteht, verläuft ein mehrstufiger Prozess aus verschiedenen Phasen. Die verschiedenen Phasen laufen unterschiedlich lang und intensiv ab, aber immer in ähnlicher Form. Die Phasen lassen sich mit ihren englischen Namen einfacher merken, da sie sich so aufeinander reimen (Eselsbrücke ↗ S. 38): Forming – Storming – Norming – Performing – Mourning.

- **Forming**: In der Formierungsphase treffen sich die Gruppenmitglieder und lernen sich kennen. Dabei bemerken sie Gemeinsamkeiten und Unterschiede und entwickeln gemeinsame Regeln.
- **Storming**: In der Konfliktphase werden Uneinigkeiten geklärt. Die Gruppenmitglieder suchen ihre Funktionen, dabei kann es zu mehr oder weniger offenen Konflikten ↗ S. 46 kommen. In der Folge bilden sich bei großen Gruppen Untergruppen.
- **Norming**: In der Normierungsphase kehrt wieder Ruhe ein. Die Funktionen sind eindeutig verteilt und alle Gruppenmitglieder akzeptieren die Regeln.
- **Performing**: Die Leistungsphase ist sehr produktiv. Die Gruppenmitglieder empfinden ein Wir-Gefühl. Sie übernehmen gemeinsame Verantwortung und können Konflikte gut bearbeiten.
- **Mourning**: Die Abschieds- oder Auflösungsphase erfolgt, wenn einzelne Gruppenmitglieder ausbrechen und der Gruppenzusammenhalt sich lockert. An dieser Stelle kann sich die Gruppe entweder auflösen oder neu bilden. Dies gelingt dann, wenn einzelne Gruppenmitglieder aus der Gruppe austreten und neue wieder hinzukommen. In diesem Fall beginnt der Gruppenprozess von vorne.

Hinweis Es ist hilfreich, die Entwicklungsphasen einer Gruppe zu kennen, um mögliche Konflikte besser einschätzen zu können.

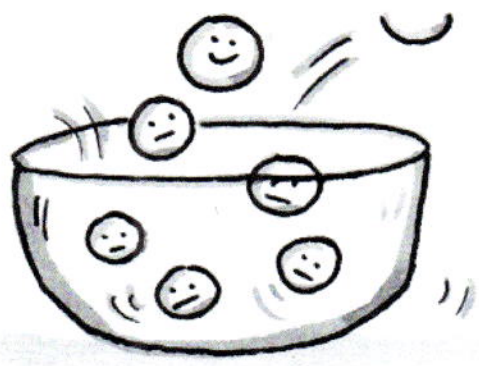

Forming

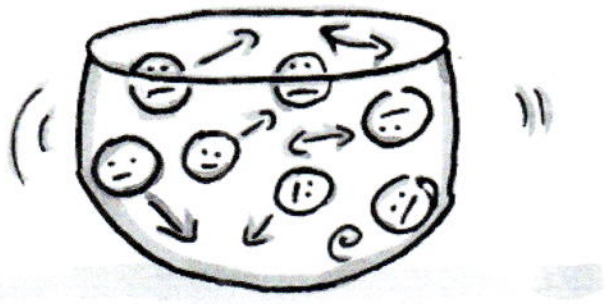

Storming

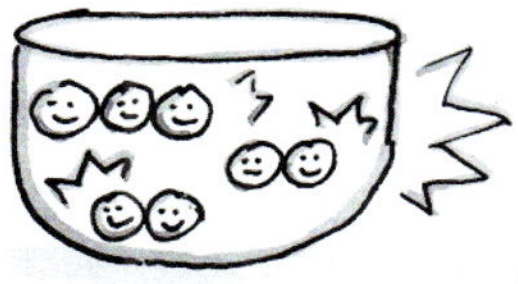

Norming

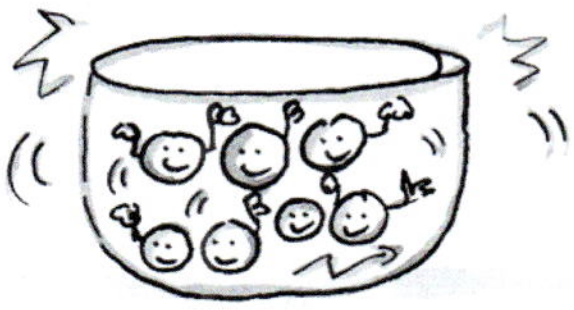

Performing

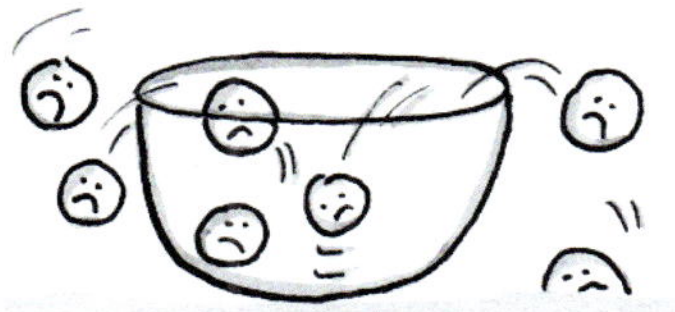

Mourning

Prozess Verlauf oder Entwicklung, in der Rechtssprache auch im Sinne von Gerichtsverhandlung verwendet

Verständigung in der Gruppe

Arbeiten Gruppen an einem gemeinsamen Thema, ist es wichtig, dass alle Gruppenmitglieder sich miteinander verständigen. Dabei spielt es keine Rolle, ob es eine zwanglose Plauderei in einem Café ist oder ein Arbeitstreffen im Qualitätszirkel ↗ S. 137. Hören sich die Gruppenmitglieder nicht zu oder machen gar verletzende Bemerkungen übereinander, entsteht schnell eine Missstimmung, die zu ernsthaften Konflikten ↗ S. 46 führen kann.

Die folgenden Regeln sollen zur Verständigung in Gruppen beitragen. Sie sind eine Auswahl aus dem Modell der „Themenzentrierten Interaktion". Sie werden deshalb auch TZI-Regeln genannt.

- Sage das, was DU denkst, also „ich" statt „wir" oder „man": „Ich persönlich mag rot gefärbte Haare nicht."
- Sage, warum Dich etwas interessiert, wenn Du eine Frage stellst: „Ich überlege auch gerade, mir die Haare zu tönen – welches Produkt hast Du denn benutzt?"
- Sage, was Du persönlich empfindest und vermeide dabei, das Handeln anderer zu interpretieren: „Ich denke immer sofort an meine Mutter, wenn ich getönte Haare sehe."
- Sei zurückhaltend mit Verallgemeinerungen: „Das soll jetzt nicht heißen, dass nur alte Frauen sich die Haare tönen."
- Sage, was Dir eine Eigenschaft Deines Gegenübers bedeutet, wenn Du sie im Gespräch erwähnst: „Ich bewundere auf jeden Fall Deinen Mut, immer was Neues auszuprobieren."
- Es redet immer nur einer zur selben Zeit: „Bitte lass mich meinen Satz noch aussprechen, sonst vergesse ich wieder, was ich sagen wollte."

Hinweis Umgangsregeln erscheinen auf den ersten Blick häufig abstrakt. Versuchen Sie, in Ihrem Kurs eigene Regeln zum Umgang miteinander aufzustellen. Gestalten Sie daraus ein Plakat und hängen Sie dies im Kursraum auf.

Vertrete dich selbst in deinen Aussagen; sprich per „ich" und nicht per „wir" oder „man"!

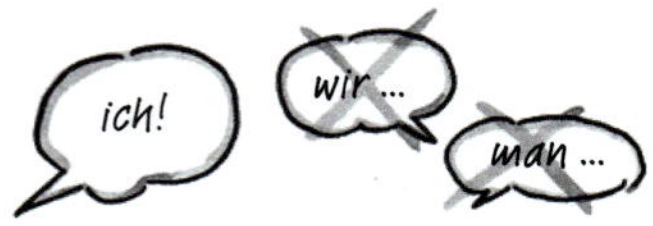

Wenn du eine Frage stellst, sage, warum du fragst und was deine Frage für dich bedeutet! Sage etwas über dich selbst aus und vermeide das Interview!

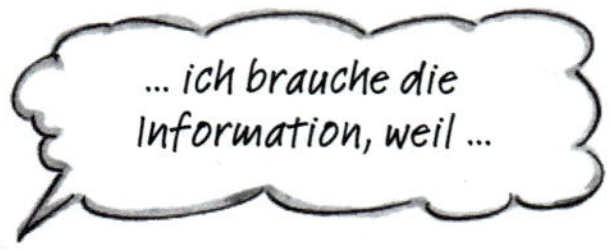

Halte dich mit Interpretationen über andere so lange wie möglich zurück. Sprich stattdessen deine persönlichen Reaktionen aus!

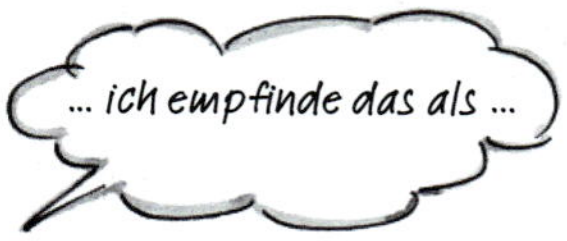

Sei zurückhaltend mit Verallgemeinerungen!

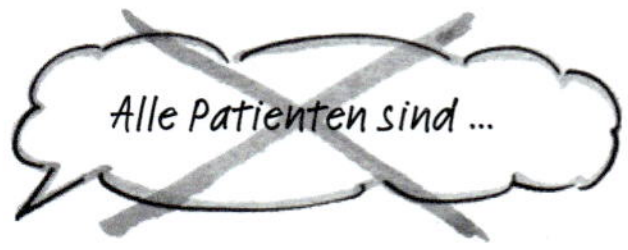

Wenn du etwas über die Eigenschaften einer anderen Person aussagst, sage auch, was es dir bedeutet, dass sie so ist, wie sie ist!

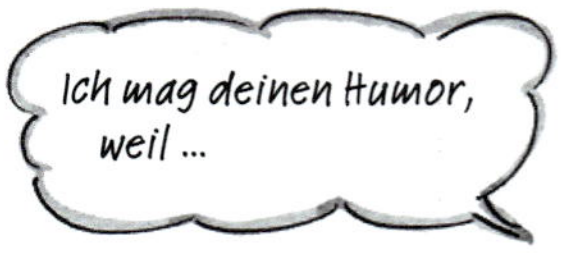

Nur ein Redebeitrag zur gleichen Zeit, bitte.

Interaktion gegenseitiges Aufeinanderwirken von Menschen oder Systemen; das dazugehörige Verb heißt „interagieren"

abstrakt nur im Gedanklichen, ohne Bezug auf eine konkrete Sache

Entscheidungen in der Gruppe

Gruppen müssen sich für bestimmte Dinge entscheiden. Dieser Entscheidungsprozess läuft mehr oder weniger bewusst ab.

Beispiel

Lara, Sonja und Joy wollen nach der Schule noch gemeinsam etwas unternehmen. Da es ein ziemlich heißer Sommertag ist, sind alle sofort einverstanden, als Lara vorschlägt, ins Freibad zu gehen.

Auch wenn die Freundinnen sich schnell einig waren, lief „im Hintergrund" ein umfangreicher Prozess der Entscheidungsfindung ab:

1 Erkennen, dass eine Entscheidung gefällt werden muss: „Wir wollen nach der Schule gemeinsam etwas unternehmen."

2 Klären, was die Voraussetzungen für die Entscheidung sind: „Es ist ziemlich heiß draußen."

3 Ermitteln möglicher Alternativen: „Wir könnten entweder ins Freibad gehen, ins Center zum Shoppen oder bei Joy zu Hause abhängen."

4 Feststellen, was die Alternativen für Folgen hätten: „Im Freibad ist es schön frisch, allerdings kostet es Eintritt; im Center ist es auch schön kühl, aber nachmittags ist es immer so voll; bei Joy zu Hause könnten wir Musik hören, dafür nervt aber ihr Bruder immer so."

5 Abwägen der Vor- und Nachteile und Fällen der Entscheidung: „Wir gehen ins Freibad. Wenn wir uns ein wenig Zeit lassen, können wir das billigere Feierabendticket nehmen."

6 Beobachten ↗ S. 58 und Beurteilen, ob die Entscheidung richtig war: „Gut, dass wir ins Freibad gegangen sind. So haben wir Svetlana und Malika getroffen."

Aber nicht immer laufen Entscheidungsfindungen so einmütig ab. Man unterscheidet:

- Konsensentscheidungen: Alle Gruppenmitglieder sind mit der Lösung einverstanden.
- Kompromisslösung: Alle Gruppenmitglieder stehen hinter einer Lösung, nachdem sie sich von einem Vorschlag überzeugt haben.
- Mehrheitsentscheidung: Die Mehrheit der Gruppenmitglieder hat sich für eine Lösung entschieden, die Minderheit trägt die Lösung mit.

① + ②

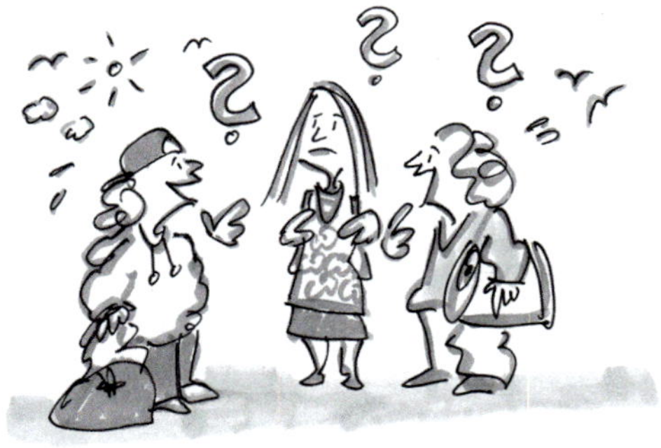

③ – ⑤

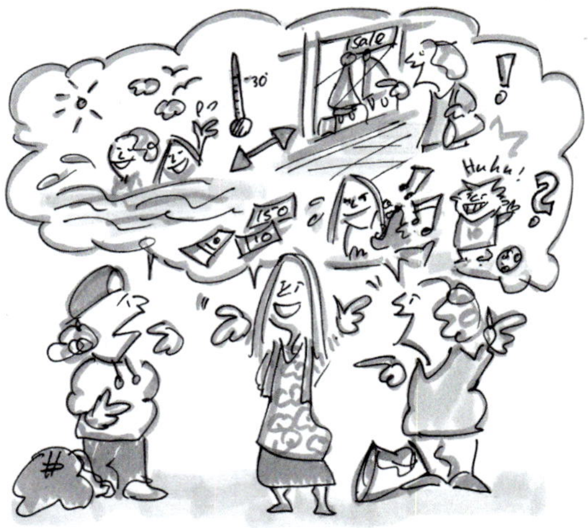

⑥

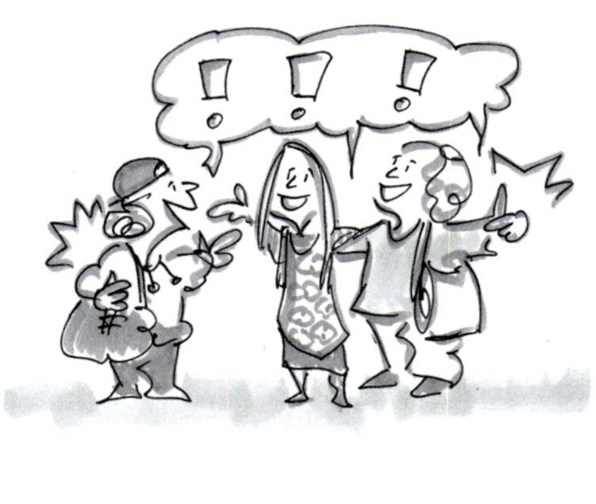

Konsens Übereinstimmung

Lernen in und aus Konflikten

Was ist ein Konflikt?

Ein Konflikt besteht, wenn gegensätzliche Interessen nicht vereinbar sind. Beispiele für Konflikte sind Auseinandersetzungen mit Arbeitskollegen über die „richtige" Waschtechnik, Kriege auf Grund unterschiedlicher Glaubensrichtungen, Streit mit den Geschwistern um die Nutzung der einzigen Playstation im Haus.

Grundsätzlich unterscheidet man zwischen zwei Konfliktformen, dem intrapersonalen Konflikt und dem interpersonalen Konflikt.

- Ein intrapersonaler oder individueller Konflikt besteht innerhalb einer Person, z. B. wenn man einerseits gerne noch mit seinen Freundinnen shoppen möchte (Rolle als Freundin), andererseits aber weiß, dass man zu Hause vom Ehepartner erwartet wird (Rolle des Ehepartners).
- Ein interpersonaler oder sozialer Konflikt besteht zwischen zwei oder mehr Personen, z. B. wenn ein Pärchen gemeinsam mit dem Auto zu einer Party gekommen ist und der eine Partner gerne länger bleiben möchte, der andere aber am nächsten Morgen früh aufstehen muss.

Konflikte sind nicht nur negativ. Sie können auch positive Auswirkungen auf das soziale Miteinander haben:

- Stabilität: Ist ein Konflikt erst ausgestanden, ist die Beziehung stabiler als zuvor.
- Gemeinsamkeit: Durch das Austragen von Konflikten sind Menschen gezwungen, miteinander zu kommunizieren ↑ S. 322.
- Veränderung: Konflikte sind für die Weiterentwicklung unerlässlich.

Kurzum: Mit jedem Konflikt erfolgt soziales Lernen. Daher sollten Konflikte in einer Gruppe immer zugelassen werden, solange sie fair ausgetragen werden.

Hinweis In und aus Konflikten können wir viel lernen. Dies erfolgt nicht nur durch den Austausch von Meinungen, sondern auch durch die Entwicklung immer neuer Lösungsansätze.

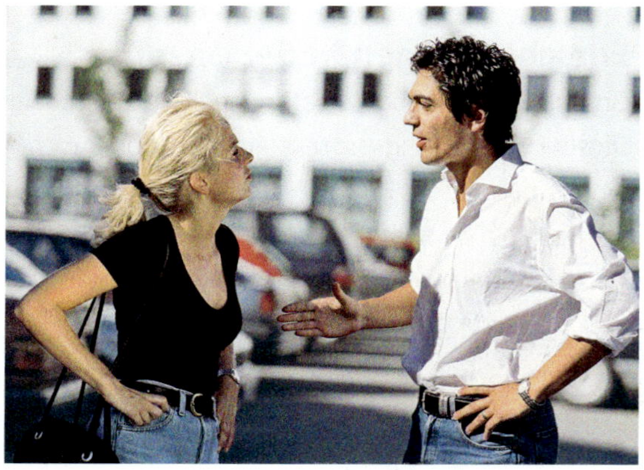

Ein häufiger Konflikt ist der Beziehungsstreit. Es gibt keine Beziehung ohne Konflikte.

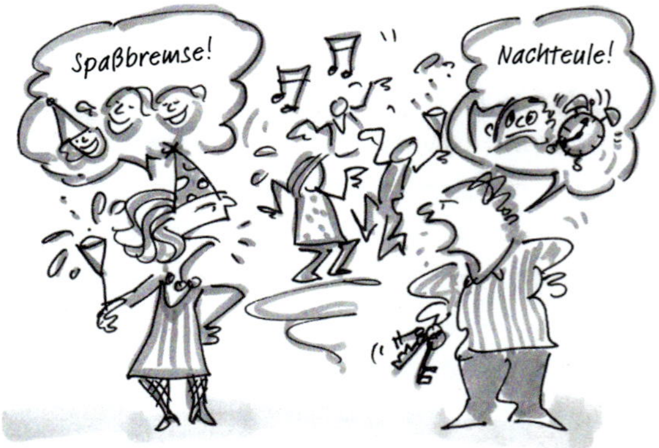

Die beteiligten Personen bestimmen die Formen des Konflikts.

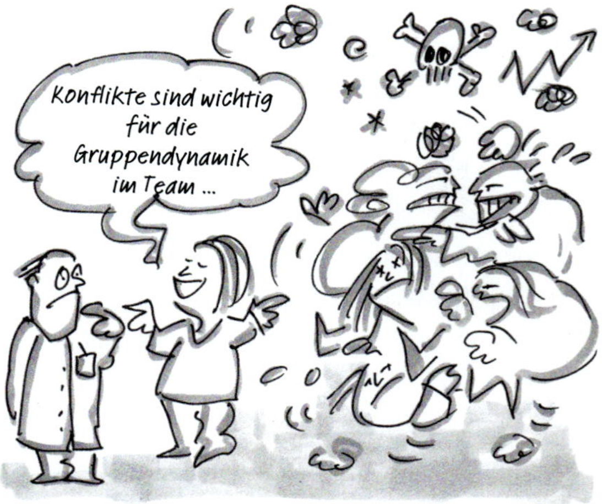

„Streite Dich nie mit einem Dummkopf, es könnte sein, dass die Zuschauer den Unterschied nicht bemerken."
(Mark Twain)

Wie geht man mit einem Konflikt um?

Kinder lernen sehr früh, mit Konflikten umzugehen. Erziehung und direkte Vorbilder spielen eine große Rolle dabei, wie sie später Konfliktsituationen meistern. Während einige Menschen bei einem Konflikt immer gleich eine Lösung im Auge haben, reagieren andere mit Abwehr und Aggression ↑ S. 364. Wieder andere versuchen, allen Konflikten aus dem Weg zu gehen.

Man kann nicht eine richtige von einer falschen Art der Konfliktbewältigung trennen. Man unterscheidet aber zwei verschiedene Verhaltensmuster:

- Verhaltensmuster, die einen Konflikt verschärfen
- Verhaltensmuster, die zur Lösung eines Konflikts beitragen (auch Konfliktlösungsstrategien genannt)

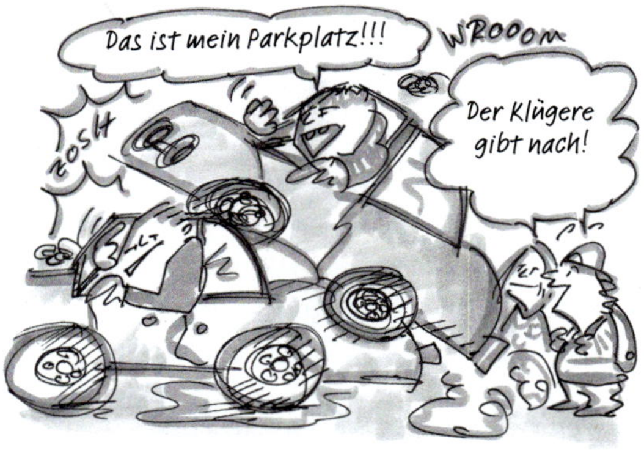

Konflikte zu lösen ist nicht einfach, kann aber gelernt werden.

Konfliktverschärfende Verhaltensmuster sind:

- Herausstellen der eigenen Person: „Ich habe immer recht und Du hast keine Ahnung."
- Verallgemeinerung: „Immer wenn ich mal was will, machst Du mir einen Strich durch die Rechnung."
- Ersatzbefriedigung: „Das ist mir hier zu stressig, ich geh' lieber ein Bier trinken."
- Verwendung von Killerphrasen: „Sie wissen ja gar nicht, was hier los ist!" oder „Das funktioniert eh nicht."

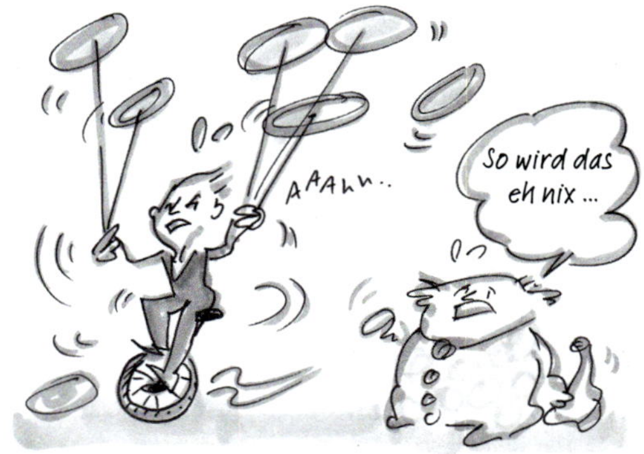

Mit Killerphrasen wird jemand „mundtot" gemacht.

Zu den **konfliktlösenden Strategien** gehören:

- emotionale Wahrnehmung des Konflikts
- Erkennen des Konflikthintergrunds
- Suche nach einer Aussprache
- Aussprache mit dem Ziel, einen Kompromiss oder Konsens zu finden

Beim Konfliktgespräch wird entweder ausschließlich mit den Konfliktparteien oder mit einer zusätzlichen neutralen Person versucht, eine gemeinsame Lösung für das Problem zu erarbeiten. Der Einsatz von Gesprächstechniken ↑ S. 332 ist dabei hilfreich.

Hinweis Das Gespräch ist das wichtigste Instrument zum Konfliktlösen und sollte in Rollenspielen immer wieder geübt werden.

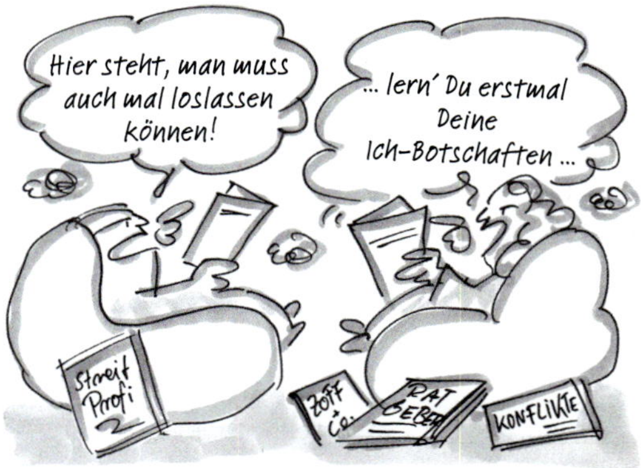

Anleitung zum Konfliktlösen

Killerphrase Totschlagargument

Ein Leben lang lernen

Lernen dürfen

In Deutschland gibt es seit Ende des 19. Jahrhunderts eine allgemeine Schulpflicht. Alle Kinder sollten die Chance bekommen, mindestens Lesen, Schreiben und Rechnen zu lernen. Bis zu diesem Zeitpunkt war dies einer privilegierten Oberschicht vorbehalten.

In der so genannten Volksschule lernten die Kinder anfangs sechs Jahre, später acht Jahre lang die wichtigsten Grundlagen. Wenige von ihnen (und fast ausschließlich Jungen) besuchten so genannte höhere Schulen. Hier erwarben sie die Grundlagen für eine spätere Ausbildung oder ein Studium an der Universität.

Im Anschluss an die allgemeine Schulpflicht folgte für Männer das berufliche Lernen in einer Lehre. Da die Berufsausbildung Geld kostete („Lehrgeld"), erlernten viele junge Menschen aus armen Familien keinen Beruf und mussten als ungelernte Arbeiter und Tagelöhner zu sehr niedrigen Löhnen und unter äußerst schlechten Bedingungen arbeiten.

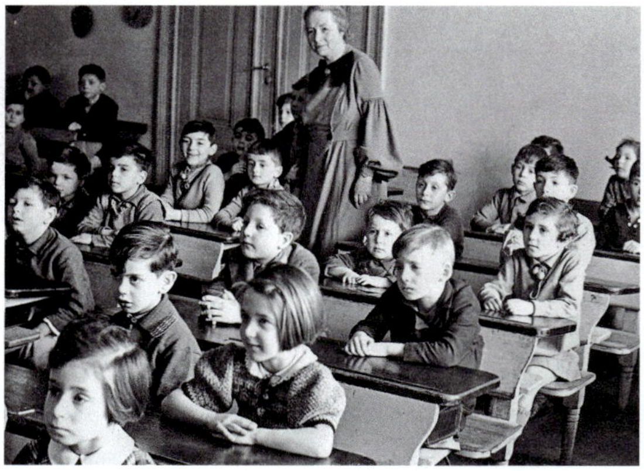

Eine allgemeine Schulpflicht für Jungen und Mädchen war nicht selbstverständlich. Gerade in ländlichen Gebieten vertraten Eltern die Meinung, dass die Arbeitskraft der Kinder auf dem Feld wichtiger als Schulbildung sei. Ferienzeiten wurden so gelegt, dass die Kinder mitarbeiten konnten („Kartoffelferien"). In manchen Ländern ist das heute noch so.

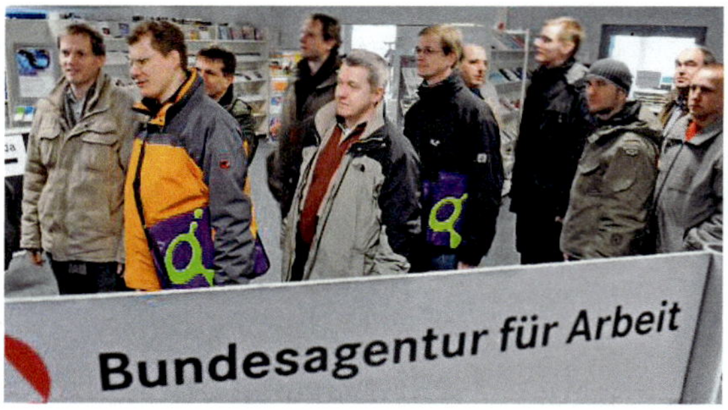

Eine fehlende Berufsausbildung war und ist das größte Risiko für schlecht bezahlte Arbeit, schlechte Arbeitsumstände und Arbeitslosigkeit.

„Nicht für die Schule lernen wir, sondern für das Leben."

Bis vor wenigen Jahrzehnten ging man davon aus, dass das in der Schule und während der Ausbildung erworbene Wissen für das gesamte Leben ausreicht. Aber schnelle Veränderungen in der Gesellschaft wie auch im beruflichen Alltag machen es erforderlich, ein Leben lang dazuzulernen. (Berufliches) Wissen ist heute schnell veraltet.

Aus diesem Grund werden in der Schule und in der Berufsausbildung zunehmend Methoden vermittelt, *wie* gelernt werden kann. So sollen Menschen befähigt werden, sich ihr Leben lang an neue Bedingungen anzupassen.

Hinweis Lebenslanges Lernen beinhaltet, Techniken zu lernen und Strategien zu entwickeln, sich möglichst selbstständig neues Wissen anzueignen und neue Kompetenzen zu erwerben.

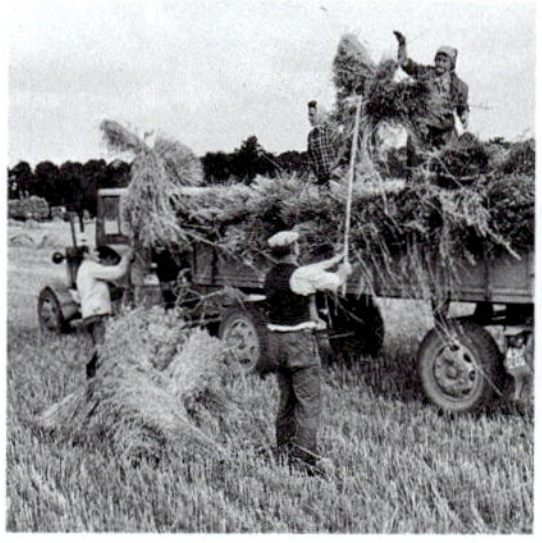

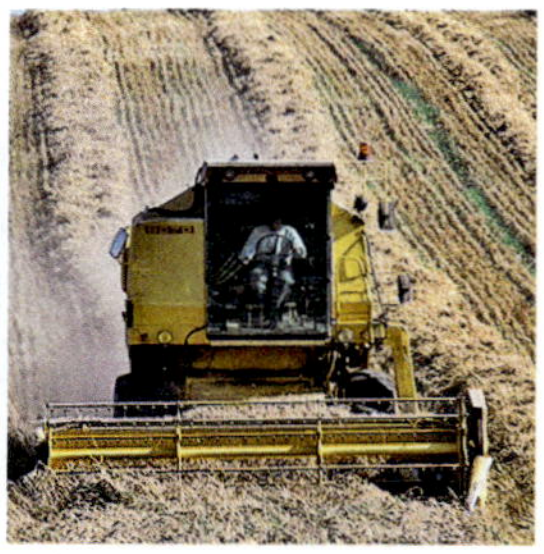

Am Beispiel der Landwirtschaft erkennt man, wie sich innerhalb weniger Jahrzehnte eine Berufstätigkeit vollständig verändert hat.

privilegiert bevorzugt

Schulische Bildung

Allgemeinbildung soll Menschen befähigen, sich im Alltag zurechtzufinden und eine berufliche Ausbildung zu durchlaufen. Daher bezeichnet man die Schulformen vor der beruflichen Ausbildung auch als **allgemeinbildende Schulen.**

Früh übt sich

Seit einigen Jahren ist die vorschulische Bildung (wieder) in den Vordergrund gerückt. Bildung beginnt bereits im Kindergarten. Kinder lernen spielerisch z. B. Formen, Farben oder die Zahlen von 1 bis 10 und werden in ihren Sprachfähigkeiten gefördert.

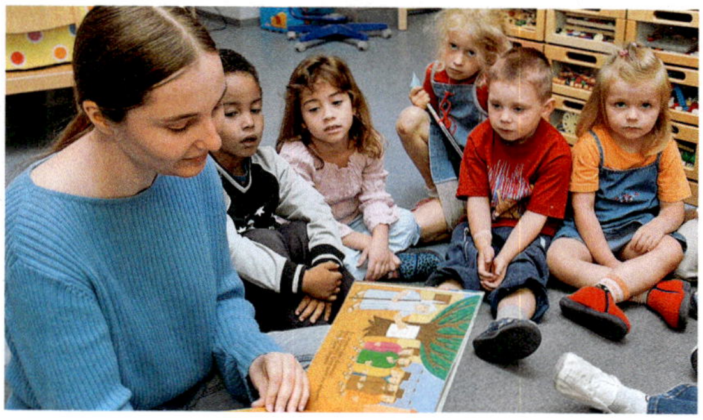

Im Kindergarten wird viel Wert auf Sprachförderung gelegt. Durch Vorlesen und gemeinsames Anschauen von Bilderbüchern lernen die Kinder, Sprache zu verstehen und sich sprachlich auszudrücken.

Was Hänschen nicht lernt

Die erste bis vierte Klasse wird im deutschen Schulsystem Grundschule genannt (in Berlin und Brandenburg bis zur sechsten Klasse). Hier lernen die Kinder Lesen, Schreiben und Rechnen. Es werden aber auch erste naturwissenschaftliche Grundlagen im Sachunterricht vermittelt, und es können Grundlagen einer Fremdsprache erworben werden.

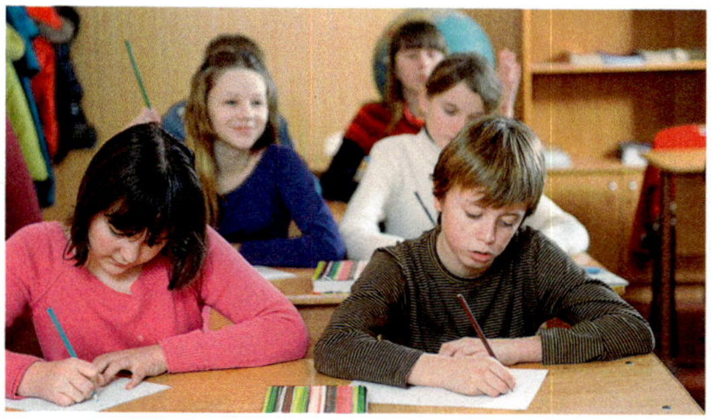

In der Grundschule lernen alle Kinder zusammen grundlegende Kulturtechniken. Die Grundschule endet nicht mit einem Schulabschluss.

Hinweis Schüler mit besonderem Förderbedarf besuchen häufig eine Sonder- oder Förderschule.

Ein Kessel Buntes

Schulpolitik ist in Deutschland Ländersache. Das Schulsystem der Sekundarstufe ist in jedem Bundesland anders ausgerichtet, auch die Schulformen haben unterschiedliche Namen. Die Sekundarstufe I führt zu Schulabschlüssen, die zu beruflichen Ausbildungen befähigen, z. B. Haupt- und Realschulabschluss oder Mittlerer Schulabschluss.

Die Sekundarstufe II führt zu Schulabschlüssen, die im allgemeinbildenden Bereich den Zugang zum Hochschulstudium ermöglichen, z. B. Abitur oder Fachabitur.

Hinweis Schulabschlüsse können auch nachträglich erworben werden, z. B. nach einer beruflichen Ausbildung. Hier spricht man vom zweiten Bildungsweg.

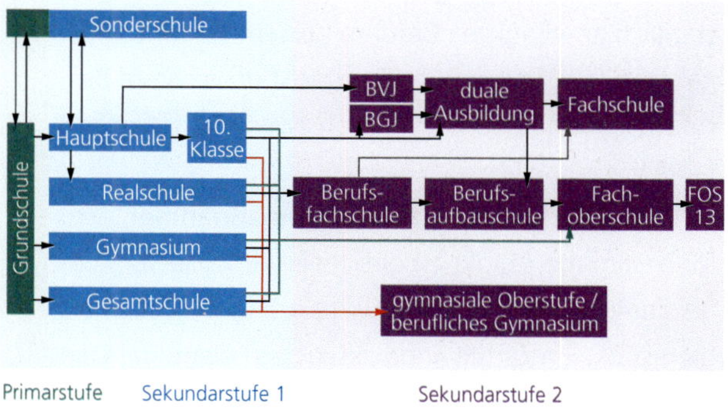

Die Sekundarstufe ist in jedem Bundesland anders untergliedert. Erkundigen Sie sich, wie die Schulformen in Ihrem Bundesland heißen.

www.ksdev.de
>Zahlen und Fakten
>Schulstruktur in den Bundesländern
Hier finden Sie eine Übersicht über die Schulstruktur der einzelnen Bundesländer.

www.bildungsserver.de
Hier finden Sie Informationen rund um das Thema Bildung, z. B. auch zum zweiten Bildungsweg.

Berufliche Bildung

Ein Beruf ist nach der Definition der Bundesagentur für Arbeit ↗ S. 174 ein Bündel von Tätigkeiten, die fachspezifische Kenntnisse und Fähigkeiten erfordern.
In Deutschland ist die Berufsausbildung streng reglementiert. Um einen Beruf ausüben zu dürfen, benötigt man einen Berufsabschluss.

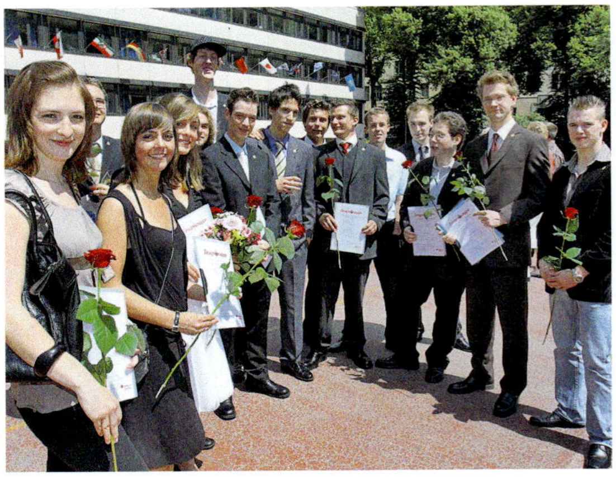

Berufsabschlüsse sind staatlich geregelt. Sie garantieren die Befähigung, einen Beruf auszuüben.

Lehrling, Azubi oder Schüler?

Früher erlernte der Lehrling einen Beruf im Lehrbetrieb. Heute spricht man von einer dualen Ausbildung, in der der Auszubildende (Azubi abgekürzt) eher theoretische Inhalte in der Berufsschule lernt und praktische Inhalte im Ausbildungsbetrieb. Andere Berufe werden fast ausschließlich in Berufsfachschulen erlernt, wie z. B. der Beruf des Physiotherapeuten. Hierbei erwerben die Schüler die praktischen Fähigkeiten im Rahmen von Praktika in verschiedenen Betrieben.

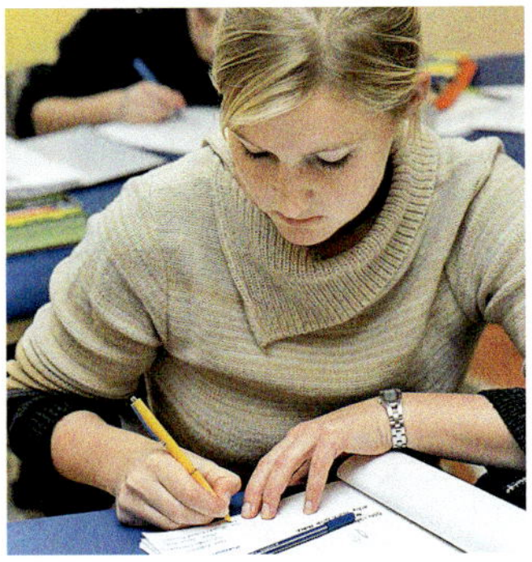

In der Berufsschule werden verschiedene allgemein- und berufsbildende Fächer unterrichtet.

Berufsausbildung, berufliche Qualifizierung oder Berufsvorbereitung?

Eine **Berufsausbildung** ist die Ausbildung zu einem staatlich anerkannten Beruf mit einem staatlich anerkannten Berufsabschluss. Eine nicht universitäre Berufsausbildung dauert zwischen zwei und dreieinhalb Jahren.

In **beruflichen Qualifizierungsmaßnahmen** wird für bestimmte Tätigkeitsbereiche im Arbeitsalltag ausgebildet. Die Dauer einer Qualifizierungsmaßnahme variiert stark. Ein Zertifikat oder Zeugnis belegt, dass die Teilnehmer die Maßnahme erfolgreich beendet haben.

Berufsvorbereitende Maßnahmen vermitteln grundlegende Kenntnisse, die für die Berufsausübung erforderlich sind. Allerdings führen sie zu keinem Berufsabschluss. Grundsätzlich kann durch sie ein allgemeinbildender Schulabschluss erworben werden.

Hinweis Dauer und Inhalte einer Berufsausbildung sind staatlich geregelt. Dies soll eine einheitliche Ausbildungsqualität gewährleisten.

www.berufenet.arbeitsagentur.de
Hier finden Sie die Beschreibungen und Zulassungsvoraussetzungen für alle in Deutschland geregelten Berufe.

dual eine Einheit aus zwei Teilen bildend
Praktika Mehrzahl von Praktikum, einer praktischen Übung oder eines praktischen Trainings
Zertifikat (amtliche) Bescheinigung
Qualifizierung Vorgang zur Erlangung von Fähigkeiten

Berufsausbildung in der Pflege

Die Vielfalt macht's

In Deutschland gibt es verschiedene Pflegeberufe, die nach ihrer Zielgruppe unterschieden werden:

- Gesundheits- und Krankenpflege: Pflege von kranken, pflegebedürftigen oder von Krankheit gefährdeten erwachsenen Menschen
- Gesundheits- und Kinderkrankenpflege: Pflege von kranken, pflegebedürftigen oder von Krankheit gefährdeten Kindern und Jugendlichen
- Altenpflege: Pflege von pflegebedürftigen alten Menschen
- Heilerziehungspflege: Pflege und Betreuung von Menschen mit Behinderung

Außer der Heilerziehungspflege werden alle Berufe nach Bundesrecht ausgebildet. Die Ausbildung dauert drei Jahre und findet in Schulen des Gesundheitswesens oder Berufsfachschulen statt.

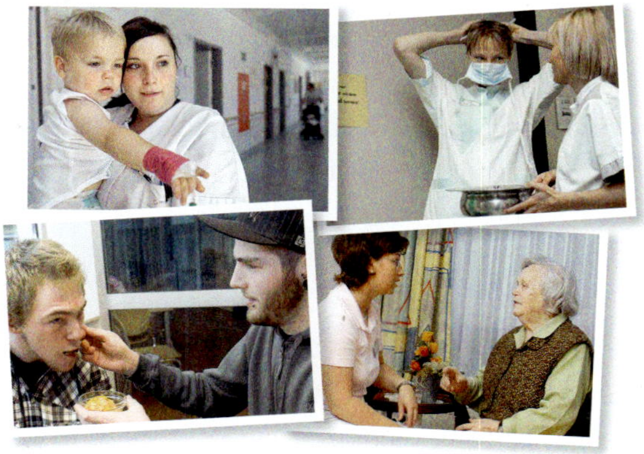

Die Pflegeausbildungen in Deutschland sind auf Zielgruppen spezialisiert.

Hinweis Wer als Pflegehelferin eine Ausbildung zur examinierten Altenpflegerin machen will, kann sich in vielen Fällen die schon geleistete Ausbildungszeit ganz oder teilweise anrechnen lassen.

Pflege, Pflegehilfe, Pflegeassistenz

Unterschied man in der Pflege früher zwischen Schwestern und Schwesternhelferinnen, ist die Unterteilung heute schwieriger. Bundesweit einheitlich geregelt sind die dreijährigen Ausbildungen zur Altenpflegerin sowie Gesundheits- und (Kinder-)Krankenpflegerin. Allerdings gibt es in den Bundesländern verschiedene Hilfs- und Assistenzausbildungen, die sich durch ihre Zielgruppen (kranke oder alte Menschen) und Dauer (ein oder zwei Jahre) unterscheiden. Ihre Absolventen erhalten einen staatlich anerkannten Abschluss und werden als Pflegehelfer/-innen oder Pflegeassistent/-innen bezeichnet. Auch Absolventen von Qualifizierungsmaßnahmen mit Pflegeschwerpunkt werden umgangssprachlich Pflegehelferinnen genannt, ebenso sind andere Bezeichnungen wie Fachkraft oder Pflegekraft geläufig, aber rechtlich nicht geschützt.

Berufsbezeichung	Bundesland
Altenpflegehelfer/-in	Baden-Württemberg, Rheinland-Pfalz, Nordrhein-Westfalen, Hessen, Thüringen
Gesundheits- und Krankenpflegeassistent/-in	Nordrhein-Westfalen
Gesundheits- und Krankenpflegehelfer/-in	Baden-Württemberg, Rheinland-Pfalz, Thüringen
Gesundheits- und Pflegeassistent/-in	Hamburg
Kranken- und Altenpflegehelfer/-in	Mecklenburg-Vorpommern
Krankenpflegehelfer/-in	Hessen, Saarland
Pflegeassistent/-in	Schleswig-Holstein, Niedersachsen
Pflegefachhelfer/-in (Krankenpflege /Altenpflege)	Bayern

Die Berufsbezeichnungen in der Pflegehilfe unterscheiden sich je nach Bundesland; hier eine Auswahl.

Fort- und Weiterbildung

Fort- und Weiterbildung dient der Erweiterung oder Festigung der beruflichen Qualifikation. Dies kann berufsspezifisch (z. B. Kommunikation mit Demenzkranken) oder berufsübergreifend (z. B. Umgang mit Office 2007) sein.

Wer lernt, der bleibt

Fortbildungen erweitern, vertiefen oder erneuern bereits vorhandene Kenntnisse und Fähigkeiten. Pflegende sind vom Gesetzgeber verpflichtet, sich regelmäßig fortzubilden. Man unterscheidet

- interne Fortbildungen, auch In-House-Schulungen oder innerbetriebliche Fortbildung genannt (werden vom Arbeitgeber angeboten)
- externe Fortbildungen, die meist den Besuch einer vom Betrieb unabhängigen Bildungseinrichtung erfordern, und
- selbstständige Fortbildung durch Lesen von Fachzeitschriften und Fachliteratur.

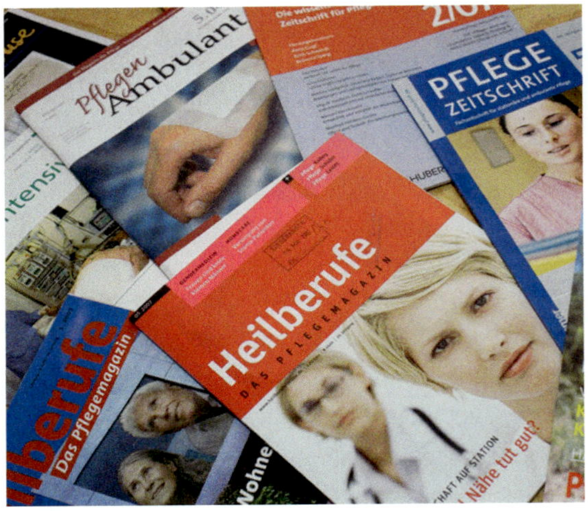

Pflegefachzeitschriften bieten wertvolle Informationen für die persönliche Fortbildung.

Einmal Pflegerin, immer Pflegerin?

Weiterbildungen dienen dem beruflichen Weiterkommen. Sie umfassen Maßnahmen, die für neue oder erweiterte berufliche Tätigkeiten qualifizieren. Sie sind häufig mit einem höher qualifizierenden Abschluss verbunden. Im Pflegesektor sind Weiterbildungen häufig Fachausbildungen, die dreijährig examinierten Pflegekräften vorbehalten sind. Dazu gehören z. B. die Weiterbildung zur Qualitätsbeauftragten sowie Fachausbildungen für spezielle Pflegebereiche (z. B. Fachpfleger für Gerontopsychiatrie).

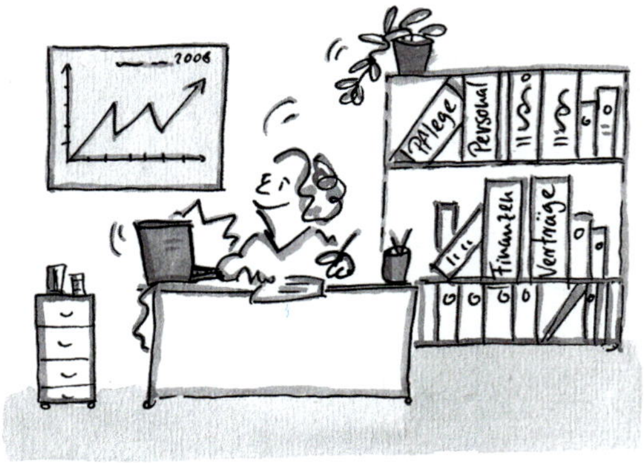

Qualitätsbeauftragte lernen in einer Weiterbildung die wichtigsten gesetzlichen Grundlagen zur Qualitätssicherung.

Hinweis Seit den 1990er Jahren gibt es eine Vielzahl pflegebezogener Studiengänge. In der Regel sind sie auf einen der drei Schwerpunkte Pflegewissenschaft oder Pflegepädagogik oder Pflegemanagement ausgerichtet. In vielen Bundesländern ist es mittlerweile möglich, allein auf Grund der Berufsausbildung und mehrjähriger Berufserfahrung – also ohne Abitur – zum Studium zugelassen zu werden („offene Hochschule").

www.dbfk.de
>Bildung
>Fortbildung
Der Berufsverband DBfK bietet auf seiner Internetseite einen Überblick über Fortbildungsveranstaltungen nach Regionen unterteilt.

www.pflegestudium.de
Diese Internetseite bietet einen Überblick über die in Deutschland angebotenen Pflegestudiengänge.

Gerontopsychiatrie Fachgebiet der Psychiatrie, das sich mit seelischen (*psychischen*) Erkrankungen bei älteren Menschen beschäftigt.

Wer hat Anspruch auf Fort- und Weiterbildung?

In den meisten Bundesländern ist in den Weiterbildungsgesetzen festgehalten, dass jeder Mensch das Recht hat, die zur freien Entfaltung der Persönlichkeit und die zur freien Wahl des Berufs erforderlichen Kenntnisse und Qualifikationen zu erwerben und zu vertiefen. Das gilt für die Fort- und Weiterbildung. Weiterhin schaffen diese Weiterbildungsgesetze den Rahmen für die Einrichtungen, die Fort- bzw. Weiterbildungen anbieten (z. B. Bildungszentren, Volkshochschulen). Nicht geregelt ist, wer für die Kosten der Fort- bzw. Weiterbildung sowie die Freistellung von der Arbeit aufkommt.

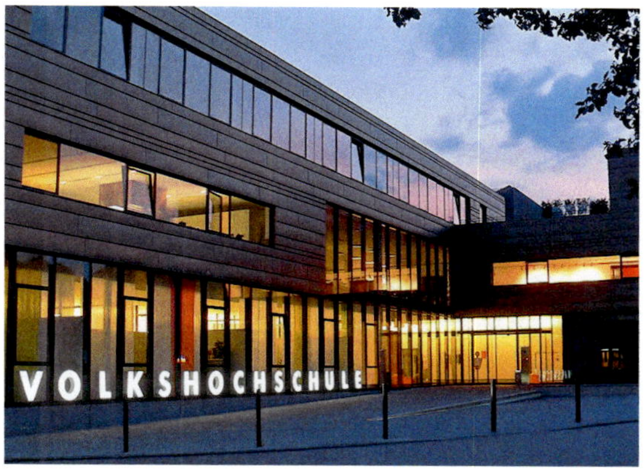

Volkshochschulen setzen seit Beginn des 20. Jahrhunderts die Idee des lebenslangen Lernens um. Das ursprüngliche Ziel war es, Menschen, die während ihrer Schulzeit wenig Zugang zu Bildung hatten, die Möglichkeit zur Fort- und Weiterbildung zu geben. Noch heute bieten sie ein umfangreiches und kostengünstiges Programm zur persönlichen und beruflichen Fort- und Weiterbildung an.

Wer zahlt?

Fort- und Weiterbildungsmaßnahmen müssen i. d. R. selbst bezahlt werden. Unter besonderen Umständen können Förderungen beantragt werden, z. B.

- Förderprogramme von Berufsverbänden und Gewerkschaften (bei Mitgliedschaft),
- Bildungsgutscheine der Bundesagentur für Arbeit (z. B. bei drohender Arbeitslosigkeit) sowie
- BAföG bei schulischen Ausbildungen und Studium.

Häufig hat aber auch der Arbeitgeber ein Interesse an der Fort- und Weiterbildung seiner Beschäftigten. So kann eine Freistellung von der Arbeit und manchmal eine teilweise oder sogar vollständige Kostenübernahme verhandelt werden.

Hinweis Sehen mehrere Kollegen einen Fortbildungsbedarf zu einem bestimmten Thema, können sie ihrem Arbeitgeber die Durchführung einer internen Fortbildung vorschlagen.

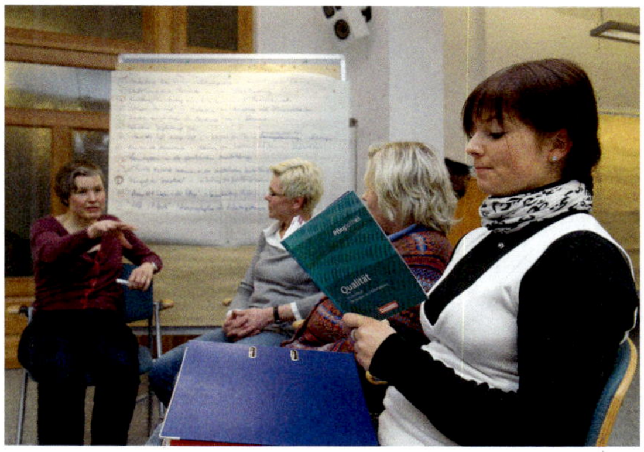

Viele Einrichtungen bieten regelmäßige interne Fortbildungen für ihre Arbeitnehmer an. Damit wollen sie die Qualität der Arbeit sichern. Daher verpflichten manche Arbeitgeber ihre Arbeitnehmer auch zur Teilnahme an Fortbildungen. Die Teilnahme an diesen Fortbildungen ist i. d. R. kostenfrei.

In den meisten Bundesländern besteht Anspruch auf Bildungsurlaub. Die Landesgesetze sehen in diesen Fällen eine Freistellung von fünf Arbeitstagen im Jahr für die politische und berufliche Fort- und Weiterbildung vor.

Hinweis Kosten für berufliche Fortbildung, auch für Fachzeitschriften und Fachliteratur, können Sie als Werbungskosten von der Steuer absetzen. Dazu gehören auch Fahrt- und ggf. Übernachtungskosten vor Ort.

www.bafoeg.bmbf.de
Auf der Seite des Bundesministeriums finden Sie vielseitige Informationen und Hilfestellungen zum Thema „BAföG", z. B. Berechnungsgrundlagen, Förderungsbeispiele, Antragsformulare u. Ä.

Lernen lernen

1 Lernen und Lerntechniken

1. Beschreiben Sie verschiedene Situationen, in denen Menschen lernen.
2. Nennen Sie Faktoren, die sich positiv oder negativ auf das Lernen auswirken.
3. Beschreiben Sie, wie Ihre persönliche „lernförderliche Umgebung" aussieht.
4. Geben Sie drei Beispiele für Gedächtnistechniken.

2 Soziales Lernen

5. Zählen Sie die Fähigkeiten auf, die Sie beim sozialen Lernen erwerben.
6. Begründen Sie, warum soziales Lernen gerade für Pflegeberufe so bedeutsam ist.
7. Benennen Sie drei Kompetenzen und Beispiele dafür.
8. Beschreiben Sie die Grundlagen für eine gute Gruppenarbeit.
9. Erklären Sie den Begriff „Gruppe".
10. Nennen Sie die Phasen des Gruppenbildungsprozesses und ihre Bedeutung.
11. Erklären Sie den Begriff „Interaktion".
12. Beschreiben Sie den Ablauf einer Entscheidungsfindung.
13. Erklären Sie, was ein Konflikt ist und welche Formen von Konflikten es gibt.
14. Beschreiben Sie, wie Konflikte bewältigt werden können.

3 Lebenslanges Lernen

15. Erklären Sie, was lebenslanges Lernen ist und warum heute so viel Wert darauf gelegt wird.
16. Erläutern Sie den Aufbau des allgemeinbildenden Schulsystems in Deutschland.
17. Zählen Sie die Ausbildungsberufe in der Pflege auf.
18. Beschreiben Sie den Unterschied zwischen Fort- und Weiterbildung

Kapitelübersicht

Beobachten, informieren, planen und dokumentieren

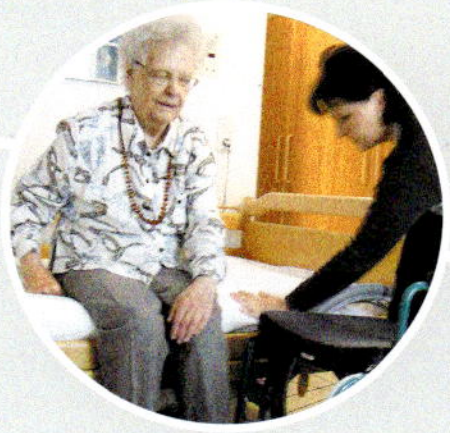

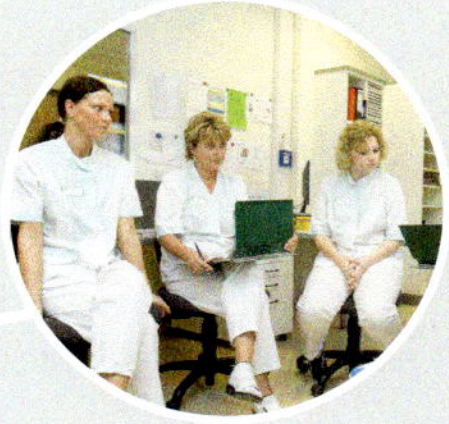

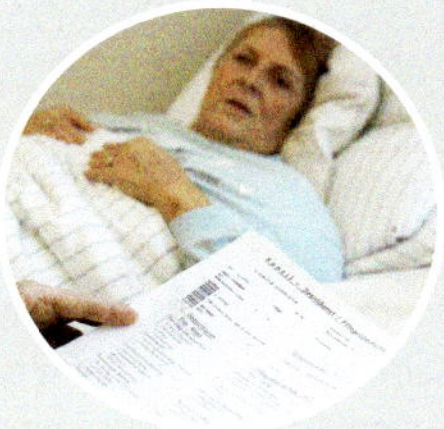

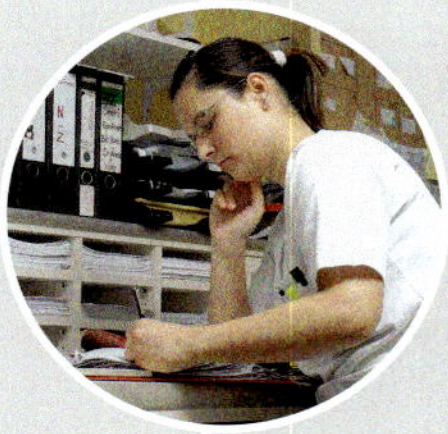

Wahrnehmungsprozess

Jeder Mensch nimmt seine Umwelt wahr und konstruiert daraus seine eigene Realität. Wir gehen davon aus, dass unsere Wahrnehmung uns ein richtiges Bild von der Umwelt vermittelt. Doch wie funktioniert Wahrnehmung? Um dies zu beschreiben, spricht man vom **Wahrnehmungsprozess**. Er beginnt mit der Empfindung eines Reizes (z. B. Sehen, Ertasten, Schmecken) und endet mit dem Bild unserer Wahrnehmung im Kopf.

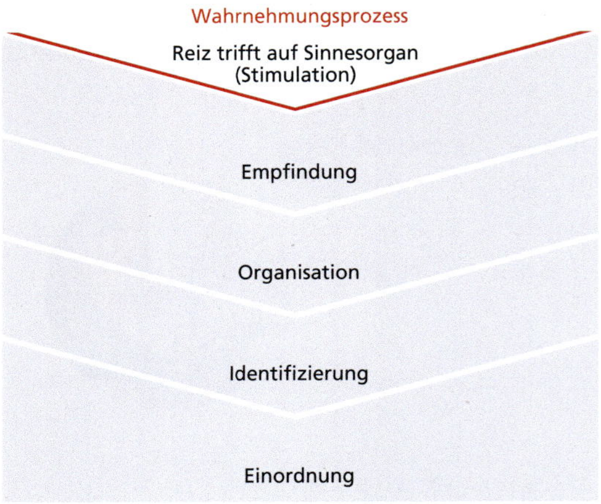

Der Wahrnehmungsprozess besteht aus fünf Teilen.

Empfinden

Wir empfinden die **Stimulation**, also die Anregung unserer Sinnesorgane, durch einen bestimmten Reiz.

Beispiel

Ein Lichtstrahl trifft auf einen Gegenstand, z. B. einen Hund, wird von da auf unser Auge ↑ S. 246 abgelenkt und hier in einen Nervenimpuls umgewandelt. Durch den Nervenimpuls gelangt die Information ins Gehirn und wird dort verarbeitet. Diesen Vorgang nennen wir Sehen.

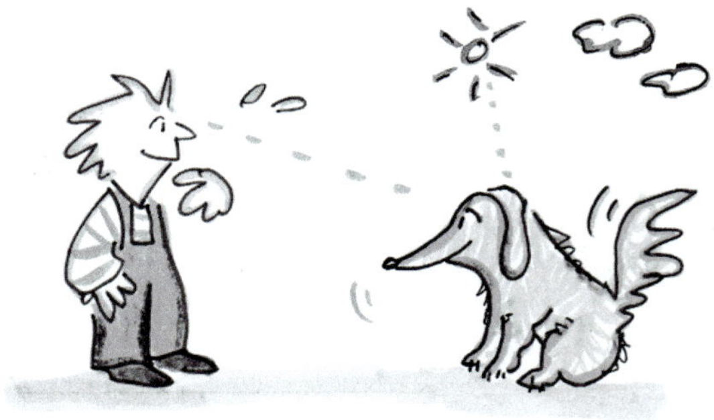

Trifft ein Reiz auf ein Sinnesorgan, spricht man von Stimulation.

Hinweis Der Mensch hat sieben Sinne, mit denen er Reize empfinden kann: Sehen, Hören, Tasten, Geruch, Geschmack, Gleichgewicht, Bewegung.

Sinn	Reiz	Sinnesorgan	Empfindung
Sehen	Lichtwellen	Auge	Farben, Helligkeit, Muster, Oberflächenbeschaffenheit
Hören	Schallwellen	Ohr	Lautstärke, Töne, Geräusche
Tasten	Berührungen jeder Art, äußerer Kontakt	Haut	Schmerz, Berührung, Wärme, Kälte
Geruch	Geruchsstoffe, z. B. Parfüm, Nahrung, Blumen	Nase	Düfte
Geschmack	Geschmacksstoffe, z. B. Zucker, Salz, Säure	Zunge	Geschmacksempfindungen
Gleichgewicht	Schwerkraft, mechanische Kraft	Innenohr	Bewegung im Raum
Bewegung	Bewegung	Muskeln, Sehnen, Gelenke	Bewegung und Orientierung von Körperteilen im Raum, z. B. das Bewegungsspiel der Beine beim Laufen

[Tab. 1] Sinne und ihre Strukturen sowie Funktionen

Organisieren

Das Gehirn verarbeitet die Information, indem es das Gesehene mit den Eigenschaften früherer Informationen vergleicht, also mit gemachten Erfahrungen, z. B. nach Farbe, Form oder Größe. In diesem Schritt werden die passenden Informationen anhand von Erfahrungen herausgefiltert und zu einem Ganzen organisiert.

Beispiel

Sieht eine Person einen Hund, strömen vielerlei Informationen über das „Ding" Hund in das Gehirn: Kopf, vier Beine, Fell, Schwanz, weißer Punkt am rechten Bein. Aber auch Informationen über die Umwelt werden aufgenommen und mit verarbeitet, z. B.: „steht auf der Straße".

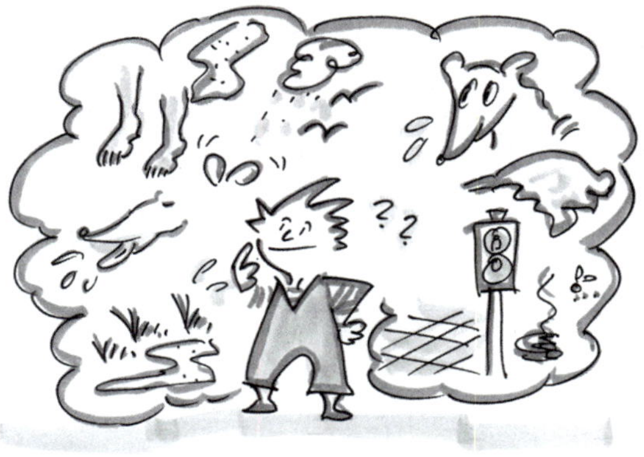

Das Gehirn organisiert die zahlreichen aufgenommenen Informationen zu einem Ganzen.

Identifizieren

Nun sucht das Gehirn nach einer Schublade, in die die organisierten Informationen hineinpassen, es identifiziert das „Ding".

Beispiel

Das Gehirn steckt die Informationen in die Schublade „Hund". „Wolf" hätte evtl. auch gepasst, die Erfahrung lehrt aber, dass Wölfe nicht auf der Straße stehen.

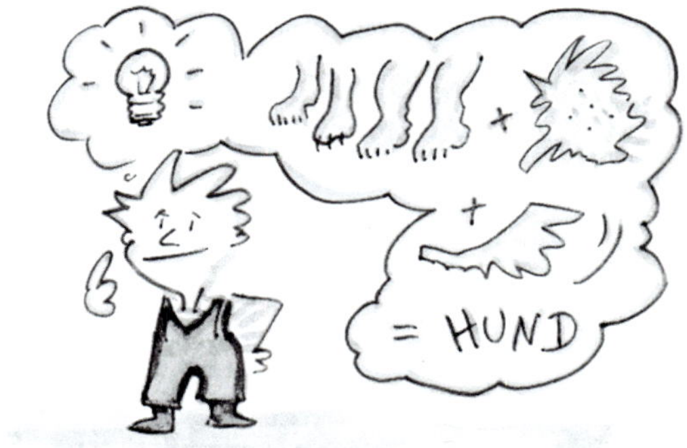

Das Gehirn identifiziert mit Hilfe der gesammelten Erfahrungen das Gesehene als Hund.

Einordnen

Im letzten Schritt ordnet das Gehirn dem identifizierten „Ding" eine Funktion zu. Dadurch wird die Bedeutung oder das Wesen der Information bestimmt.

Beispiel

Wedelt der Hund mit dem Schwanz, assoziiert das Gehirn: „freundlicher Hund". Knurrt der Hund und hat den Schwanz eingezogen, sind wir gewarnt: Der Hund könnte uns gefährlich werden.

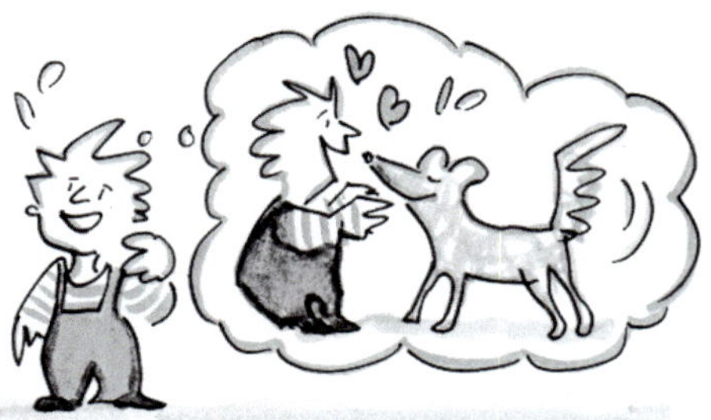

Der Hund wedelt mit dem Schwanz. Dadurch wissen wir, dass er uns wohlgesonnen ist.

Hinweis Der Wahrnehmungsprozess läuft in kürzester Zeit ab und geschieht unbewusst. Er basiert auf unseren persönlichen Erfahrungen. Daher kann es passieren, dass zwei Menschen beim gleichen Sinnesreiz zu unterschiedlichen Wahrnehmungen kommen. Auch bei Menschen mit Bewusstseinsstörungen ↗ S. 311 (z. B. durch Alkohol- oder Drogeneinfluss, psychische Erkrankungen) kann die Wahrnehmung verändert sein. Wahrnehmungsstörungen können ihre Ursache in allen Schritten des Wahrnehmungsprozesses haben.

Beobachtungsprozess

Findet der Wahrnehmungsprozess größtenteils unbewusst statt, ist dagegen die **Beobachtung** von etwas oder jemandem i. d. R. eine bewusste Handlung. Auch hier spricht man von einem Prozess, der aus mehreren Schritten besteht, von denen allerdings nicht jeder einzelne bewusst durchgeführt werden muss.

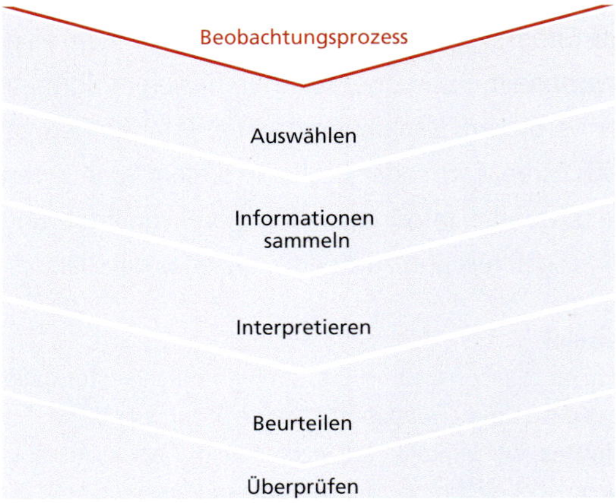

Der Beobachtungsprozess besteht aus fünf Schritten.

Auswählen

Der Beobachter wählt das Beobachtungsobjekt aus. Bei einer unbewussten Beobachtung kann der Blick an etwas „hängen bleiben". Bei einer bewussten Beobachtung ist das Objekt und auch der Beobachtungsschwerpunkt vorgegeben. Das **Beobachtungsziel** wird festgelegt.

Beispiel

Im Sportunterricht werden Zwischennoten für den Volleyballaufschlag vergeben. Der Lehrer beobachtet den einzelnen Schüler (Beobachtungsobjekt) auf die richtige Technik des Aufschlags hin (Beobachtungsschwerpunkt).

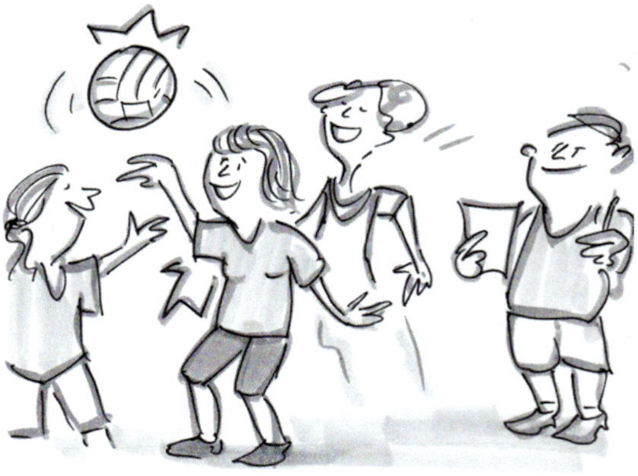

Das Beobachtungsziel besteht aus Beobachtungsobjekt und Beobachtungsschwerpunkt.

Informationen sammeln

Die Informationssammlung entspricht dem allgemeinen Wahrnehmungsprozess ↗ S. 56. Er erfolgt **wertfrei**, d. h., zu diesem Zeitpunkt wird das Beobachtete noch nicht bewertet.

Beispiel

Der Lehrer beobachtet Jenny, wie sie sich in leichter Schrittstellung hinstellt, mit der linken Hand den Ball hochwirft, den rechten Arm nach hinten, dann nach oben zieht und schließlich den Ball schmettert. Der Ball fliegt über das Volleyballnetz in das gegnerische Feld.

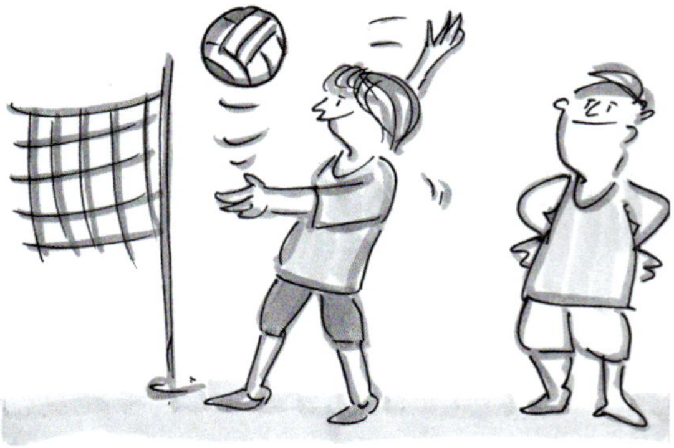

Die Informationssammlung erfolgt wertfrei.

Interpretieren

Die gesammelten Informationen werden **gedeutet** (*interpretiert*) und durch Erklärungen ergänzt.

Beispiel

Jenny benutzt den rechten Arm zum Aufschlag, da sie Rechtshänderin ist. Die Schrittfolge ihrer Beine ist darauf abgestimmt.

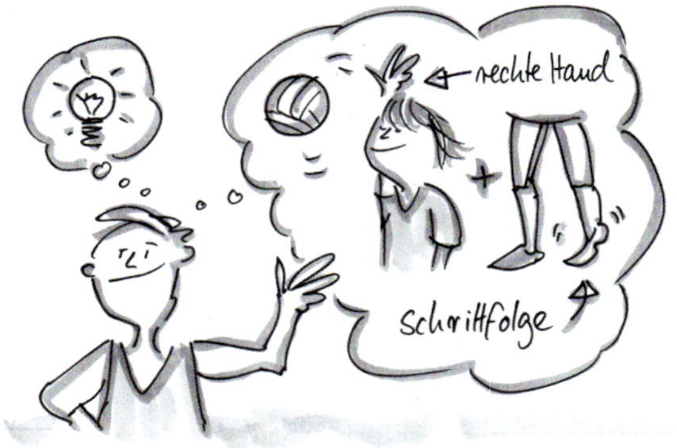

Bei einer fachlichen Beobachtung sollte die Deutung von Informationen für Außenstehende nachvollziehbar sein.

Beurteilen

In diesem Schritt verdichtet der Beobachter die Informationen und die Interpretation zu einem **Urteil**.

Beispiel

Der Lehrer beurteilt Jennys Leistung und kommt zu dem Urteil, dass Jenny die Technik des Volleyballaufschlags beherrscht. Sie bekommt die Note „Sehr gut".

Hinweis Bei einer professionellen Beurteilung ist es besonders wichtig, erst zu diesem Zeitpunkt zu bewerten. Die vorangegangene Informationssammlung ist hingegen urteilsfrei.

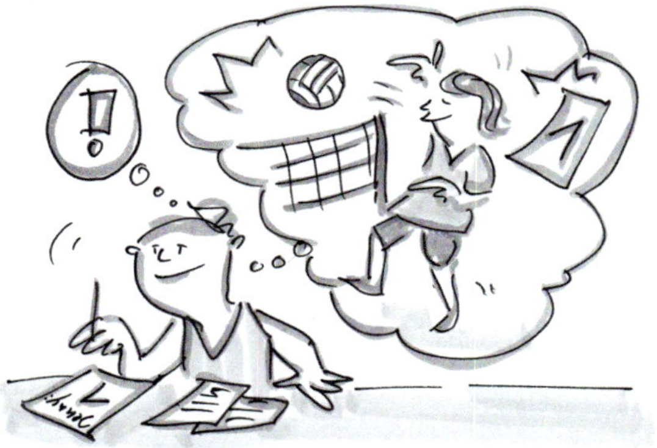

Das Urteil erfolgt im Anschluss an Informationssammlung und Interpretation.

Überprüfen

Ist der Beobachter sich nicht hundertprozentig sicher, dass er das Beobachtete richtig eingeschätzt hat, kann er seine Beurteilung noch einmal **überprüfen**.

Beispiel

Damit die Leistungen der Schüler genauer erfasst werden können, zeichnet der Lehrer die Prüfung mit einer Kamera auf. Am Ende der Prüfung schauen sich alle gemeinsam die Aufschläge in Zeitlupe an und überprüfen, ob die Technik korrekt ist.

Hinweis Ziel einer bewussten Beobachtung ist eine möglichst neutrale Einschätzung des Beobachtungsschwerpunkts. Letztlich ist eine Beobachtung jedoch immer auch subjektiv, d. h. durch die beobachtende Person beeinflusst. Eine Überprüfung z. B. durch Assessmentinstrumente ↗ S. 65 kann diesen Einfluss verringern.

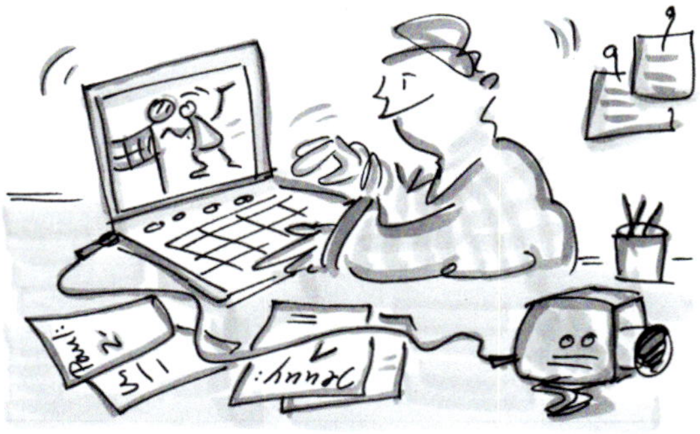

Eine Überprüfung des Urteils dient der Richtigkeit der fachlichen Einschätzung, ist aber nicht immer notwendig.

Störungen und Verzerrungen von Wahrnehmung und Beobachtung

Unsere Wahrnehmung und damit auch unsere Beobachtungsgabe wird von zahlreichen Faktoren beeinflusst, z. B.:

- Vorwissen
- Vorerfahrung
- Umwelteinflüsse
- Erwartungshaltungen

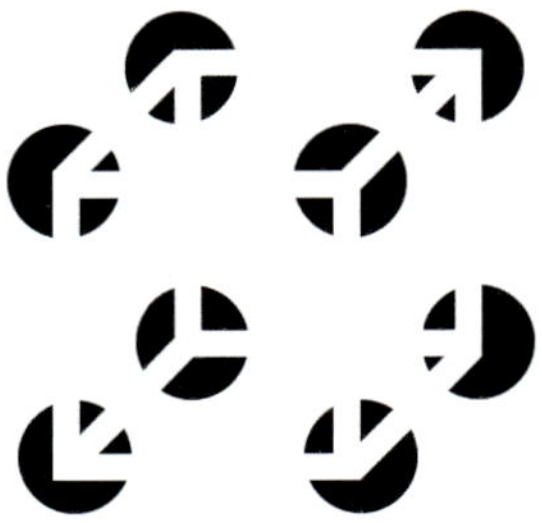

Hier sind eigentlich nur dunkle Kreise mit einigen weißen Pfeilen abgebildet.
Trotzdem meinen wir einen Würfel zu sehen.

Optische Täuschungen

Beim Wahrnehmungsprozess kann eine Vielzahl von Störungen auftreten. Aber auch bei einem „normalen" Ablauf des Prozesses können Verzerrungen entstehen. Die bekannteste Form sind optische Täuschungen. Diese Bilder lassen unterschiedliche Auslegungen zu. Häufig kann man in diesen Bildern vorgetäuschte Sachverhalte erkennen.

Optische Täuschungen spielen mit unserem Vorwissen. Dies erkennt man besonders gut bei Verzerrungen der Perspektiven. Durch einfache perspektivische Techniken können die Ausmaße in einem Bild verzerrt sein. Misst man den Sachverhalt nach, erkennt man die Täuschung.

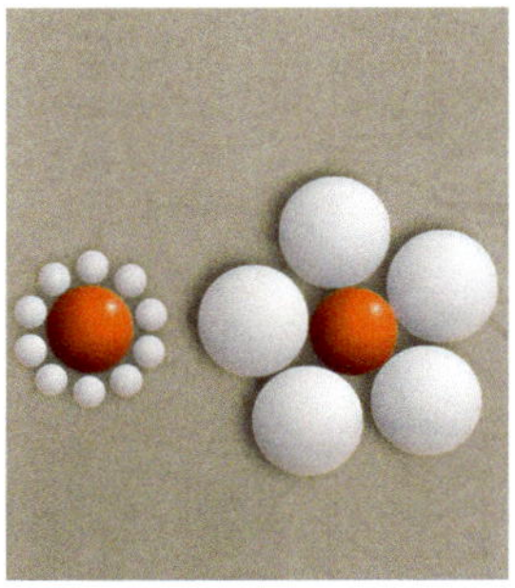

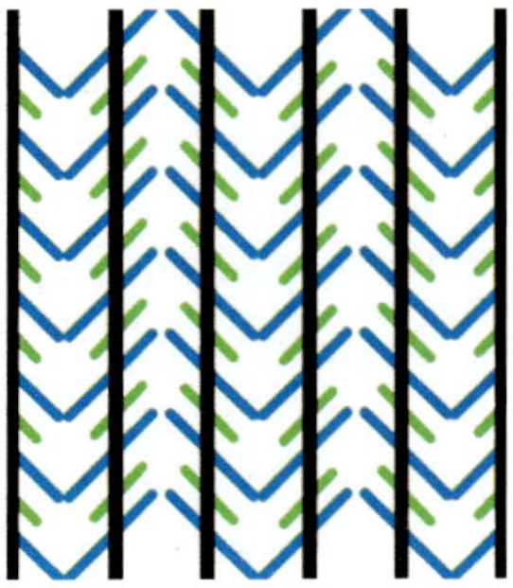

Im linken Bild erscheint die linke Kugel größer als die rechte, obwohl die Größe identisch ist. Im rechten Bild erkennt man erst durch Nachmessen, dass die schwarzen Linien parallel zueinander verlaufen.

Erwartungseinflüsse

Im Rahmen des Wahrnehmungsprozesses ↗ S. 56 beeinflusst unsere Erwartung das, was wir wahrnehmen. Daher ist die Wahrnehmung immer ein subjektiver Prozess.

Beispiel

Betrachten Sie die linke der nebenstehenden Abbildungen. Was sehen Sie? Mit großer Wahrscheinlichkeit sehen Sie eine alte Frau.
Sehen Sie sich nun die rechte Abbildung an. Obwohl es die gleiche Abbildung wie die linke ist, besteht eine sehr große Wahrscheinlichkeit, dass Sie nun eine junge Frau gesehen haben. Die Bildunterschrift hat Ihnen eine andere Erwartungshaltung vermittelt, sodass Sie das doppeldeutige Bild unterschiedlich organisiert und eingeordnet haben.

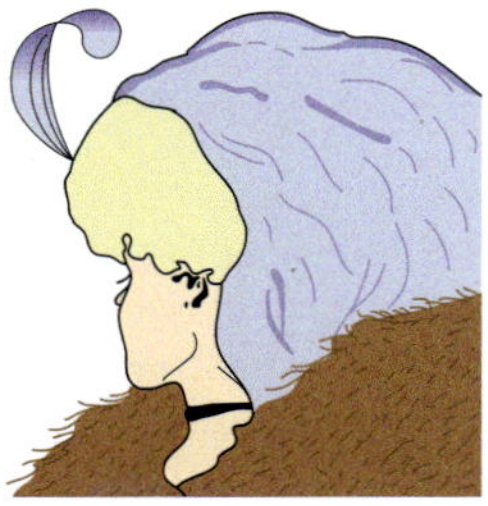

Eine alte Frau

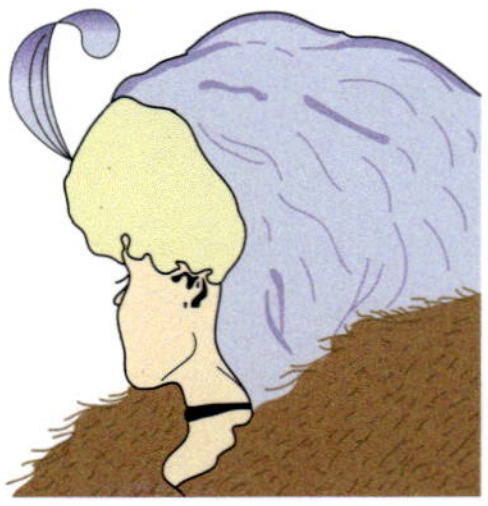

Eine junge Frau

Beobachtungsfehler

Auch bei der bewussten Beobachtung können durch unsere Erwartungshaltung oder Vorerfahrung Fehler in der Beurteilung einer Situation auftauchen.

Überstrahlungsfehler

Eine einzelne Eigenschaft der Person überstrahlt alle anderen Eigenschaften. Dies geschieht v. a. dann, wenn diese Eigenschaft als besonders positiv oder negativ empfunden wird: „So wie der aussieht …"

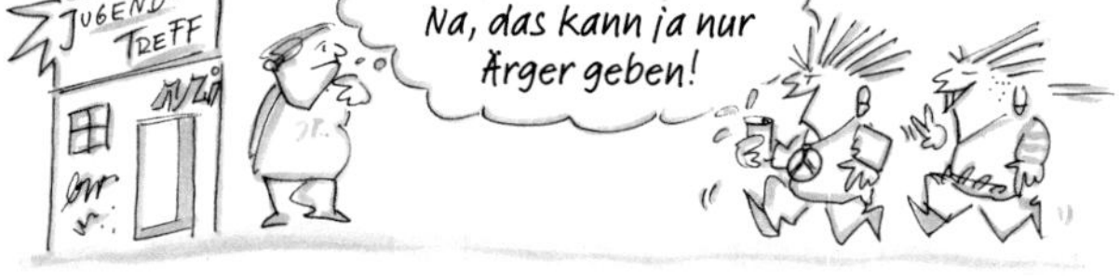

Logikfehler

Aus beobachtbaren Merkmalen wird „logischerweise" auf nicht beobachtbare Kriterien geschlossen. So mag man von einem fleißigen Schüler eher gute Noten erwarten, auch wenn dies in der Realität nicht zutreffen muss. „Kopfnoten gut – alle Noten gut".

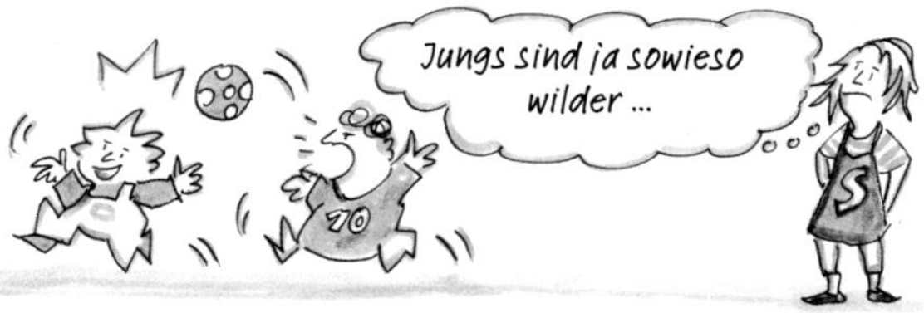

Klebeeffekt

Ein früheres Urteil „klebt" an einem fest. Das kann sowohl das Urteil eines anderen als auch das eigene Urteil sein. „Wer einmal lügt, dem glaubt man nicht, auch wenn er nun die Wahrheit spricht."

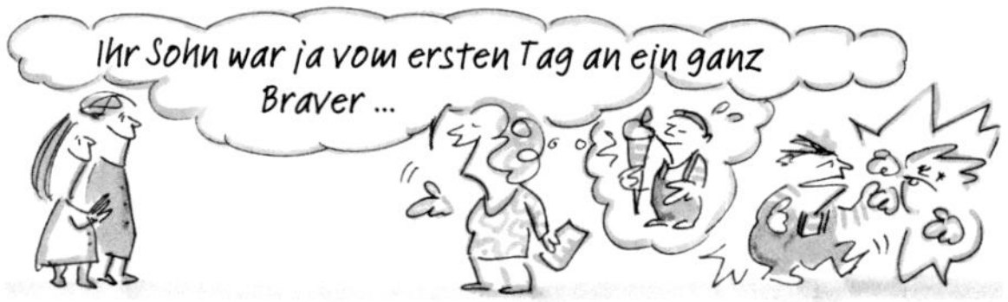

Der letzte Eindruck

Im Gegensatz zum Klebeeffekt bleibt hier der letzte Eindruck haften. Viele Schüler versuchen diesen Effekt auszunutzen, indem sie kurz vor der Vergabe der mündlichen Noten sich noch einmal besonders intensiv am Unterricht beteiligen. „Was interessiert mich sein Geschwätz von gestern …"

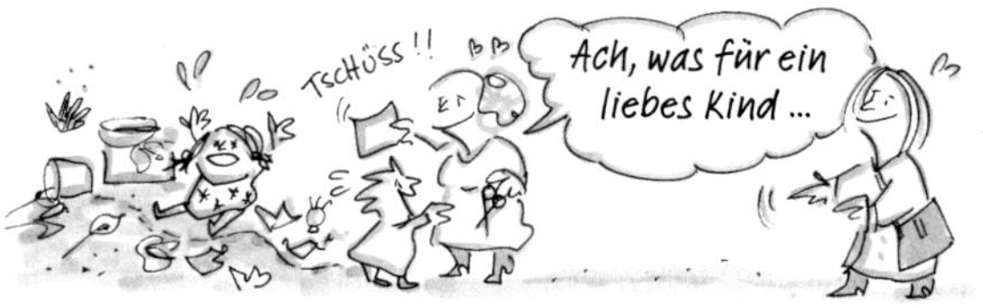

Selbsterfüllende Prophezeiung

Bei diesem Effekt entspricht die Person der Erwartung der anderen. Traut ein Lehrer z. B. einem Schüler eine besonders gute Leistung zu, kann sich dies auch tatsächlich positiv auf die Leistung des Schülers auswirken. Umgekehrt kann eine negative Erwartungshaltung das Verhalten zum Schlechten wenden. So haben Versuche gezeigt, dass blonde Frauen, denen besonders viele „Blondinenwitze" erzählt wurden, in nachfolgenden Intelligenztests schlechter abschnitten als blonde Frauen, die diese Witze nicht gehört hatten.

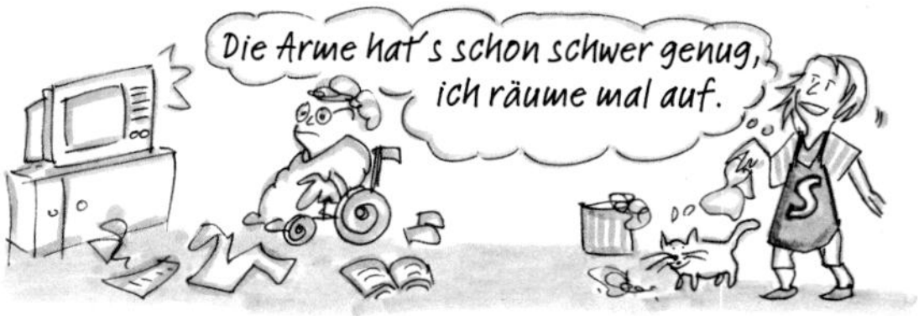

Beobachtung in der Pflege

Die Beobachtung von Patienten, Pflegebedürftigen und ihren Angehörigen ist eine wesentliche Tätigkeit in der Pflege. Früher wurde sie Krankenbeobachtung genannt. Sie erfolgt bei der täglichen Arbeit sowohl ungeplant als auch systematisch.

Hinweis In diesem Buch finden Sie zu allen pflegerischen Themen die jeweils wichtigsten **Beobachtungsschwerpunkte**.

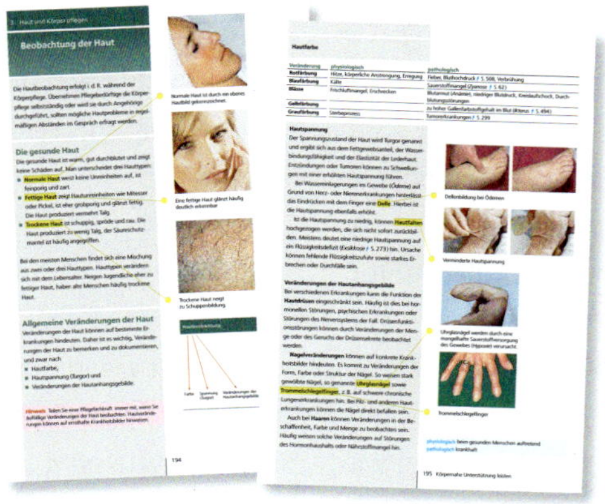

Die Beobachtungsschwerpunkte unterstützen Sie bei der täglichen Arbeit.

Beobachtung im pflegerischen Alltag

Bei jedem Kontakt nehmen Pflegende bewusst und teilweise unbewusst sehr vielfältige Gesichtspunkte an den Patienten oder Pflegebedürftigen wahr:

- körperliche Merkmale, z. B. Hautfarbe, Zittern
- sprachliche Äußerungen, z. B. „Ich habe Schmerzen"
- nonverbale ↑ S. 322 Reaktionen, z. B. Mimik, Gestik, Körpersprache und Haltung
- Handlungen, z. B. ständiges Kratzen
- soziale Merkmale, z. B. Kleidung, Rituale, Symbole

Körperliche Merkmale können sowohl durch Betrachtung des **äußeren Erscheinungsbilds** erfasst werden (z. B. Veränderung der Hautfarbe) als auch durch Messungen des körperlichen Zustands (z. B. Blutdruckmessen ↑ S. 438). Auch die Beobachtung der Ausscheidungen ↑ S. 282 (z. B. Urin, Erbrochenes) kann Aufschluss über den gesundheitlichen Zustand geben.

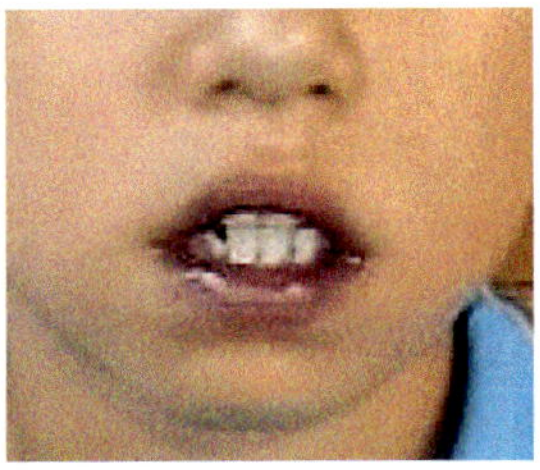

Sie beobachten eine Blaufärbung der Lippen. In der Ausbildung lernen Sie, dass der Fachausdruck hierfür „Zyanose" heißt und die Folge von Sauerstoffmangel ist.

Beobachtung von Veränderungen

Betreut man pflegebedürftige Personen über einen längeren Zeitraum, kommt der Beobachtung von **Veränderungen** eine besondere Bedeutung zu. Denn sie deuten möglicherweise auf eine Verbesserung oder Verschlechterung des Gesundheitszustandes hin.

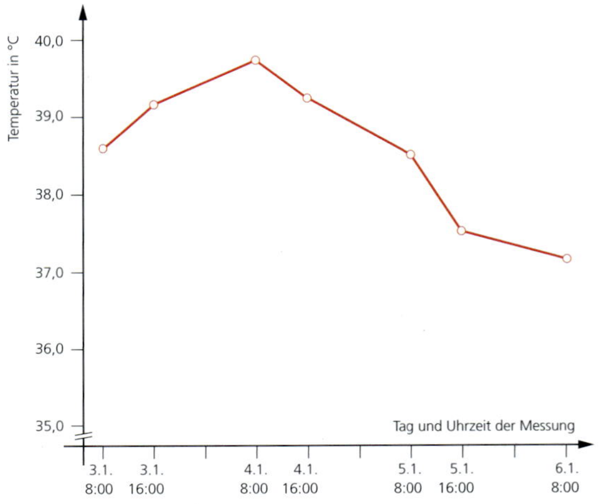

Hat ein Pflegebedürftiger Fieber, wird die Körpertemperatur regelmäßig gemessen. Anhand der Veränderung kann eine Pflegefachkraft oder ein Arzt Rückschlüsse auf den Verlauf der Krankheit ziehen.

Beobachtung mit System

Die systematische Beobachtung ist geplant und zielgerichtet. Sie ist eine grundlegende und alltägliche Arbeitstechnik von Menschen in sozialen Berufen. Aber auch Wissenschaftler bedienen sich dieser Methode, um möglichst exakte Informationen zu sammeln.

In der Pflege erfolgt die systematische Beobachtung regelmäßig. Im Idealfall ist sie so verinnerlicht, dass sie bei jedem Kontakt mit Pflegebedürftigen oder ihren Angehörigen automatisch erfolgt.

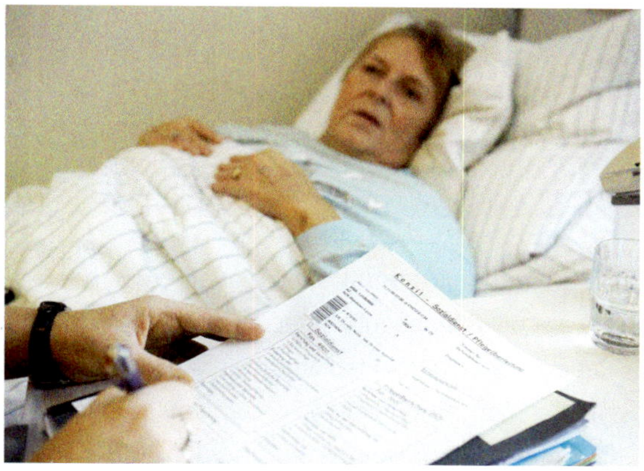

Bei jeder Neuaufnahme muss eine Vielzahl von Informationen gesammelt werden, um eine gute Pflege planen zu können.

Der systematische Beobachtungsprozess besteht aus fünf Schritten:

1. Planung der Beobachtung
- Wen will ich beobachten?
- Was will ich beobachten?
- Gibt es für meine Zwecke ein Hilfsmittel, also ein Beobachtungsinstrument, wie z. B. einen Anamnesebogen ↑ S. 69 oder ein Assessmentinstrument ↑ S. 65?

2. Durchführung der Beobachtung
- möglichst objektiv
- möglichst wertfrei
- möglichst vollständig

3. Auswertung der Beobachtung
- Überprüfen der Beobachtungsergebnisse, z. B. durch Rückfragen „Ihre Haut ist heute so trocken. Haben Sie genug getrunken?"
- Austausch mit Kollegen „Ist Dir das auch schon aufgefallen?"
- Was könnte das Beobachtete bedeuten, muss ich eine Pflegefachkraft oder einen Arzt informieren?

4. Dokumentation der Beobachtung im Dokumentationssystem

5. Beurteilung der Beobachtungsergebnisse: Müssen Pflegemaßnahmen angepasst oder neu geplant werden?

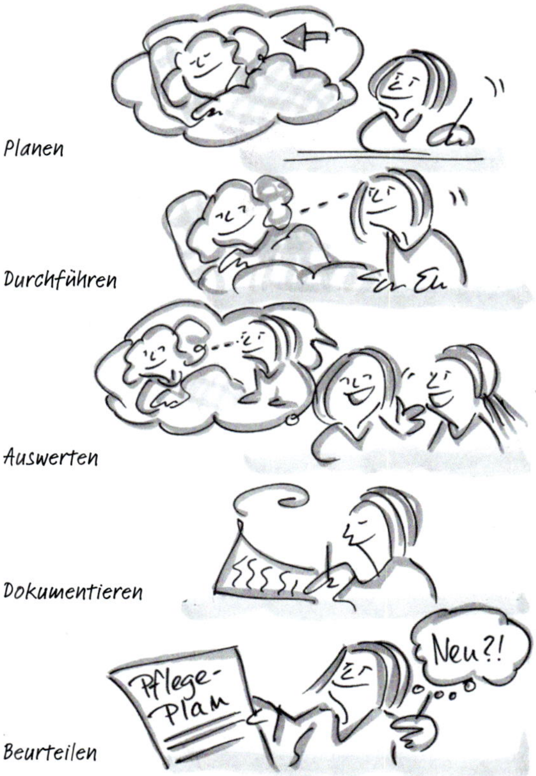

Hinweis Üben Sie die systematische Beobachtung während Ihrer Ausbildung, damit der Prozess in der Praxis automatisch ablaufen kann.

Ziel und Vorgehen bei der Informationssammlung

Alle greifbaren Informationen dienen Pflegenden dazu, eine auf die Pflegebedürftigen abgestimmte individuelle Pflege zu planen (Pflegeplanung ↗ S. 69). Dabei unterscheidet man verschiedene Formen von Informationen:

- **Subjektive Informationen** sind den Äußerungen des Pflegebedürftigen selbst entnommen, z. B. „Ich bin den ganzen Tag über müde."
- **Objektive Informationen** sind das Ergebnis wiederholbarer Messungen oder Beobachtungen, z. B. Messen der Körpertemperatur.

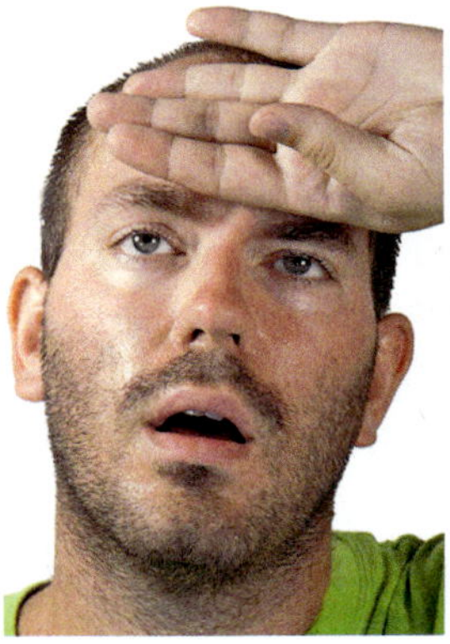

Subjektiv:
„Mir ist so heiß."

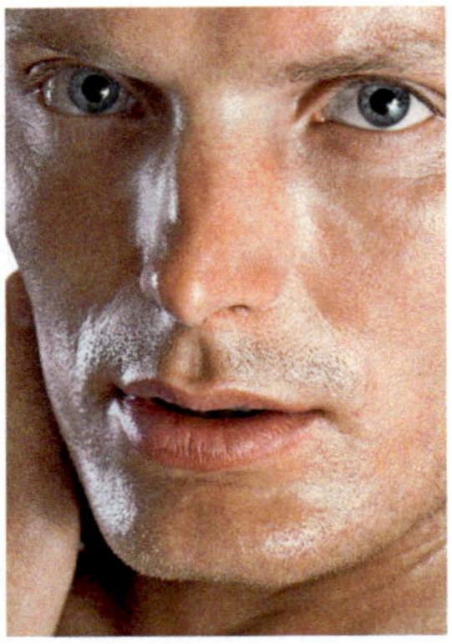

Objektiv:
„Person hat feuchtes, rotes Gesicht."

Informationen können auf verschiedene Art und Weise ermittelt werden:

- im Gespräch mit dem Pflegebedürftigen
- im Gespräch mit den Angehörigen
- im Gespräch mit Dritten, z. B. Kolleginnen, oder bei der Übergabe
- durch Beobachtung
- durch Messen oder die Anwendung von Assessmentinstrumenten
- durch Unterlagen von Dritten, z. B. Arztbrief, Überleitungsbogen

Hinweis Für eine optimale Pflege sind subjektive und objektive Informationen gleichermaßen von hoher Bedeutung.

Grundsätzlich sind Informationen kein „Geheimwissen" und sollten offen mit den Pflegebedürftigen ausgetauscht werden. Bestehen unklare oder widersprüchliche Informationen zu einem Thema, kann dies in den meisten Fällen offen besprochen werden.

Beispiel
„Frau Majowski, Sie sagten, dass Ihr Arzt diese Tabletten verschrieben hat. Im Arztbrief finde ich aber keinen Hinweis darauf."

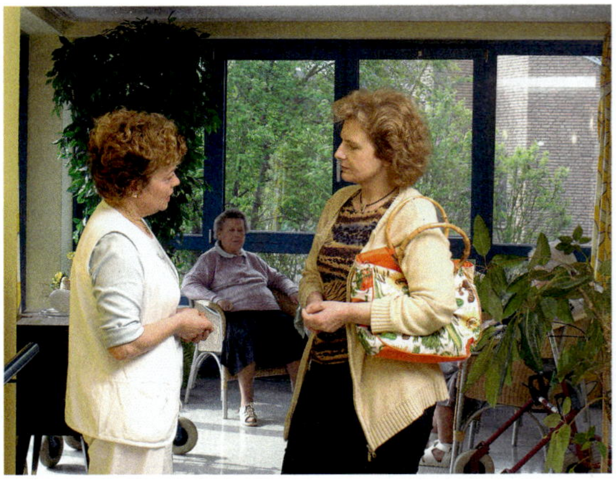

Sammeln Sie Informationen nicht hinter dem Rücken des Pflegebedürftigen – es sei denn, es ist nicht zu vermeiden.

Benötigen Sie zusätzliche Informationen z. B. durch **Angehörige**, sollte dies dem Pflegebedürftigen erläutert werden.

Beispiel
„Frau Majowski, ich werde Ihrer Tochter noch ein paar Fragen zu Ihrer Diabetesdiät stellen – Sie sagten ja bereits, dass Sie sich da nicht so gut auskennen."

Arztbrief auch Epikrise genannt, häufig nach einem Krankenhausaufenthalt oder Facharztbesuch erstellter Bericht über den Gesundheitszustand eines Patienten

Informationen mit Hilfe von Assessmentinstrumenten sammeln

Assessmentinstrumente sind für bestimmte Fragestellungen entwickelte Erhebungsverfahren, auch Messinstrumente genannt. Sie erlauben eine systematische Erfassung von Informationen.

Stellen Sie sich Assessmentinstrumente wie ein Fieberthermometer vor: Um Fieber messen zu können, benötigen Sie ein Thermometer. Aber nicht jedes Thermometer ist geeignet, um Fieber zu messen. Sie brauchen zum Fiebermessen ein Thermometer, das genau den Bereich der Körpertemperatur messen kann (34 °C – 42 °C). Ein Thermometer, welches die Wettertemperatur angibt, ist genauso untauglich wie ein Thermometer, das nicht geeicht ist, also nicht die richtige Temperatur anzeigt. Aus diesem Grund werden Assessmentinstrumente überprüft, ob sie genau das gewünschte Pflegephänomen messen und ob die Messung zuverlässig ist. Erst dann werden Assessmentinstrumente für die Praxis empfohlen.

Assessmentinstrumente erfassen den aktuellen Zustand der Pflegebedürftigen. Dazu wird meistens ein Zahlenwert (*Score*) ermittelt. Dieser Zahlenwert steht für einen bestimmten (Pflege-)Zustand, z. B. „erheblich dekubitusgefährdet". Assessmentinstrumente können aber auch in Intervallen zur Ermittlung von Veränderungen eingesetzt werden. So kann festgestellt werden, ob sich ein Zustand verbessert oder verschlechtert hat.

Man unterscheidet Messinstrumente, die

- die Gefahr des Auftretens konkreter Pflegeprobleme messen (Risikoerfassung), z. B. die Braden-Skala zur Erfassung des Dekubitusrisikos und
- einen Überblick über den Allgemeinzustand des Menschen geben (Overview-Instrument), z. B. die Pflegeabhängigkeitsskala oder der Barthel-Index.

Assessmentinstrumente unterstützen die systematische Beobachtung und die Einschätzung der Beobachtungsergebnisse. Sie ersetzen aber nicht das Erfahrungswissen der Pflegenden.

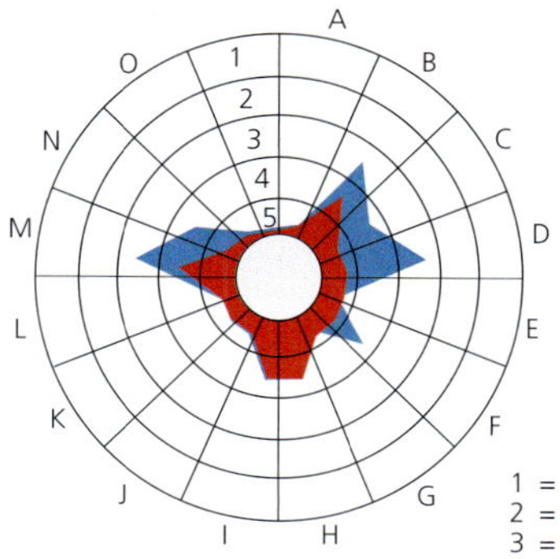

1 = völlig abhängig
2 = überwiegend abhängig
3 = teilweise abhängig
4 = überwiegend unabhängig
5 = völlig unabhängig

	Beurteilung des Schweregrades der Pflegeabhängigkeit von Patienten*	Einschätzung 1	Einschätzung 2
A	Essen und Trinken	5	5
B	Kontinenz	3	4
C	Körperhaltung	4	5
D	Mobilität	3	5
E	Tag- und Nachtrhythmus	5	5
F	An- und Auskleiden	4	5
G	Körpertemperatur	5	5
H	Körperpflege	4	4
I	Vermeiden von Gefahren	4	4
J	Kommunikation	5	5
K	Kontakte mit anderen	5	5
L	Sinn für Normen und Werte	5	5
M	Alltagsaktivitäten	3	4
N	Aktivitäten zur sinnvollen Beschäftigung	4	5
O	Lernfähigkeit	5	5
	Gesamt: Pflegeabhängigkeit	**64**	**71**

* Hierbei handelt es sich um eine so genannte Kurzform der PAS. Bei der umfassenden Version werden die Einschätzungskriterien genauer beschrieben.

Auswertung
- Gesamtwerte liegen zwischen 15 und 75
- Je niedriger der Wert, desto abhängiger ist der Patient bzw. Heimbewohner.

Quelle: Institut für Medizin-/Pflegepädagogik und Pflegewissenschaft, Universitätsmedizin Berlin Charité

Pflegeabhängigkeitsskala (PAS)

Hinweis In der Regel ist der Umgang mit Assessmentinstrumenten Pflegefachkräften vorbehalten. Nach einer eingehenden Einarbeitung kann aber auch jeder andere Informationen mit Hilfe von Assessmentinstrumenten gewinnen.

www.dimdi.de
>Geben Sie in das Suchfeld ein: Barthel
>Hamburger Einstufungsmanual zum Barthel-Index
Hier finden Sie eine ausführliche Beschreibung des Barthel-Index.

www.adservio.de
>Tipps & Tricks
>Download
>Braden-Skala.pdf
Formular zur Braden-Skala zum Ausdrucken

Phänomen mit den Sinnen wahrnehmbares Ereignis
Intervall ein bestimmter Zeitabstand

Informationen im Rahmen der Übergabe beschaffen und weitergeben

Bei der Dienstübergabe werden die wichtigsten Informationen über einen Pflegebedürftigen an die nächste Schicht übergeben. Die Dienstübergabe kann entweder im Dienstraum („Schwesternzimmer") als bewohner- bzw. klientenferne Übergabe oder am Bett gemeinsam mit dem Pflegebedürftigen stattfinden. Zu Beginn oder am Ende der Dienstübergabe können noch arbeitsorganisatorische Belange angesprochen werden, wie z. B. Materialbestellungen, noch offene Aufgaben wie Aufräumen des Wäschewagens oder Dienstplanänderungen.

Die Informationen über die Pflegebedürftigen sollten strukturiert weitergegeben werden und sich an der Pflegedokumentation ↗ S. 74 orientieren. Gerade in der Langzeitpflege sollte sich die Übergabe an Veränderungen des (Allgemein-)Zustandes orientieren. Gibt es keine Veränderungen, können Sie dies kurz erwähnen und zum nächsten Pflegebedürftigen übergehen, um unnötige Längen zu verhindern. Eine mögliche Informationsreihenfolge ist:

- Name, ggf. Wohnort oder Zimmernummer
- Allgemeinzustand
- Pflegeprobleme und -ressourcen
- Arztbesuch, medikamentöse oder therapeutische Maßnahmen
- Besucher, soziale Situation, Beschäftigung

Bei neu eingezogenen bzw. aufgenommenen Pflegebedürftigen erfolgt eine ausführliche Schilderung inkl. bestehender Krankheiten, psychosozialer Situation, Einbindung der Angehörigen oder Besonderheiten bei der Ernährung.

Eine feste Reihenfolge z. B. nach Tourenplan in der ambulanten Pflege oder der Raumbelegung in der stationären Pflege bietet sich an.

Hinweis Eignen Sie sich ein Kürzelsystem an, mit Hilfe dessen Sie während der Übergabe die wichtigsten Informationen in einem kleinen Notizblock festhalten können. Gängige Abkürzungen sind z. B. „AZ" für Allgemeinzustand, „ab" für ein abgesetztes Medikament oder „Dm" für Diabetes mellitus.

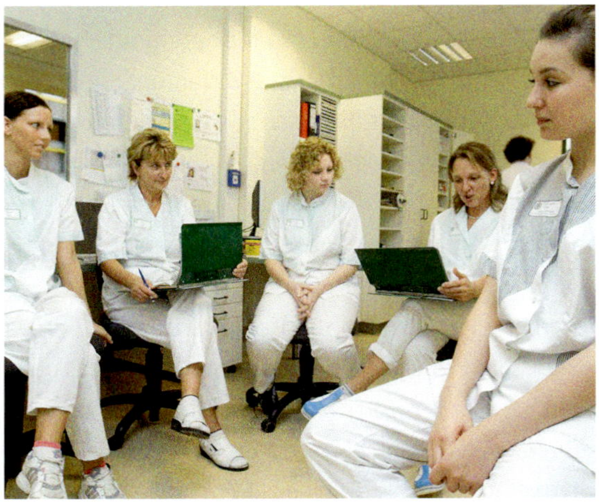

Im Rahmen der Dienstübergabe werden Informationen weitergegeben.

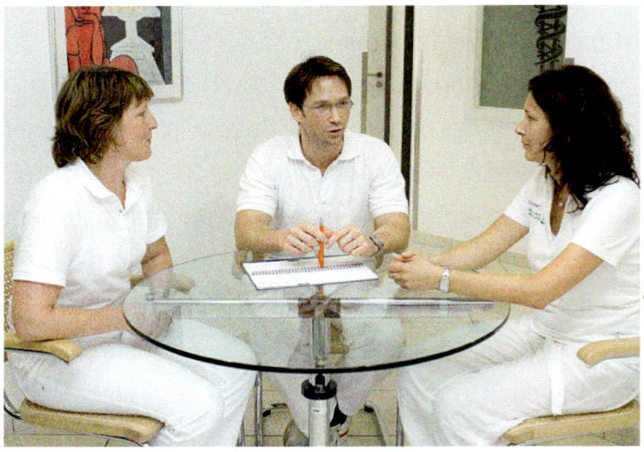

Bei Dienstübergaben bietet es sich an, Informationen schriftlich festzuhalten.

Informationen im Rahmen einer Pflegevisite beschaffen und weitergeben

Eine Pflegevisite ist der Besuch und das Gespräch im Zimmer bzw. am Bett des Pflegebedürftigen. In der Regel sind neben dem Pflegebedürftigen und evtl. einem Angehörigen noch eine Leitungsperson (Pflegedienst-, Einsatz- oder Wohnbereichsleitung) sowie die Bezugspflegeperson (Bezugspflege ↗ S. 141) anwesend.

Ziel der Pflegevisite ist die Auswertung der im Rahmen des Pflegeprozesses ↗ S. 68 geplanten Pflegeziele und pflegerischen Maßnahmen sowie die Erfassung von neuen oder veränderten Pflegeproblemen und -ressourcen oder Wünschen und Bedürfnissen des Pflegebedürftigen.

Pflegevisiten finden i. d. R. kurz nach der Aufnahme eines Pflegebedürftigen sowie im Anschluss in regelmäßigen Abständen statt. Dabei sollten im ambulanten Bereich die Abstände zwischen den Pflegevisiten bei allen Klienten sechs Monate nicht überschreiten, während im stationären Bereich Pflegevisiten v. a. beim Pflegebedürftigen mit Pflegestufen 2 oder 3 vier- bis sechswöchentlich anberaumt sein sollten.

Auch bei der Pflegevisite ist es sinnvoll, den Informationsaustausch am Dokumentationssystem oder einer anderen festen Struktur (z. B. einem **Pflegevisitenprotokoll**) auszurichten. Neben dem Informationsaustausch im Gespräch erfolgt ergänzend die körperliche Inspektion z. B. der Haut, der Mundhöhle oder evtl. vorhandener Wunden. Veränderungen können mit Hilfe einer Fotokamera festgehalten werden.

Hinweis Auch wenn die Pflegevisite ein Instrument der Qualitätssicherung ↗ S. 136 ist, darf sie keine Kontrolle oder Überprüfung der pflegerischen Arbeit im Sinne einer Mängelerhebung oder eines erneuten „Pflegeexamens" sein. Im Vordergrund der Pflegevisite sollte immer das Befinden bzw. die Empfindungen des Pflegebedürftigen und ggf. seiner Angehörigen stehen. Die in der Pflegevisite erhobenen Informationen fließen in die Evaluation und Aktualisierung der Pflegeplanung ↗ S. 69 ein und bedürfen einer Nachbesprechung.

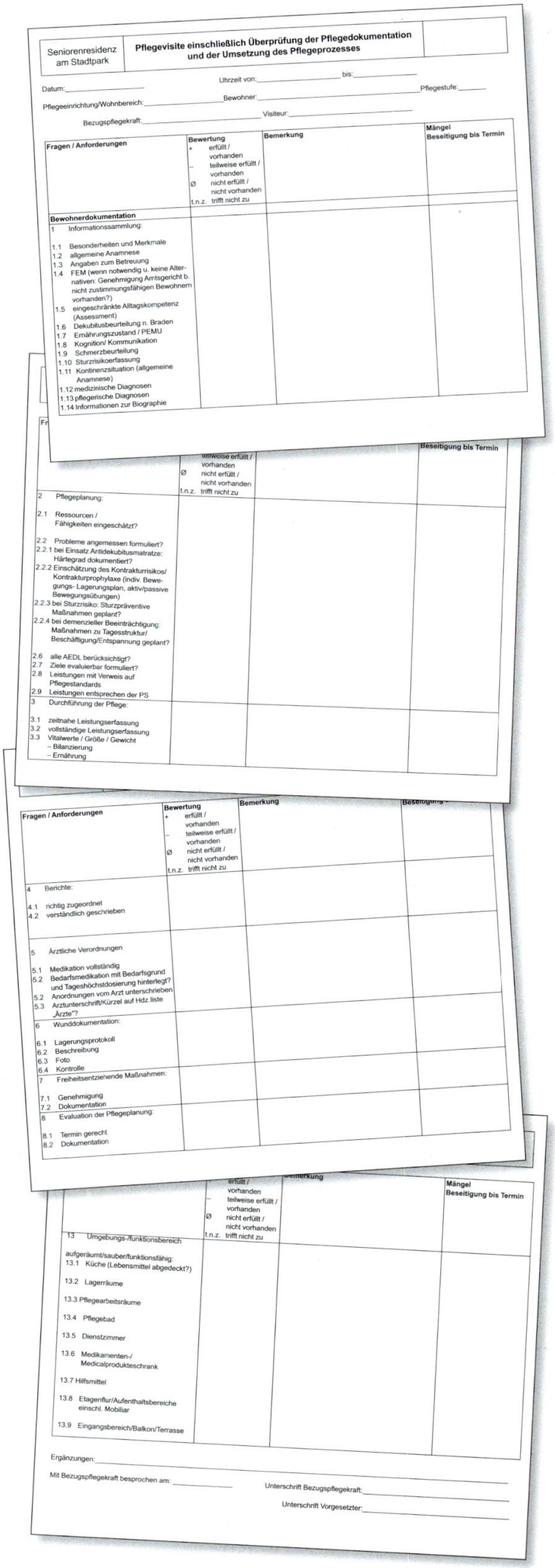

Pflegevisitenprotokoll (Auszug)

Handlungs- und Pflegeprozess

Handlungsprozess

Jede von uns vollzogene Handlung läuft nach einem bestimmten Schema ab, das als Prozess dargestellt werden kann. Dabei sind uns die einzelnen Schritte dieses Prozesses nicht immer bewusst. Sollen Handlungen jedoch, z. B. im Rahmen des beruflichen Handelns, systematisch oder geplant stattfinden, ist es sinnvoll, sich diesen Prozess zu vergegenwärtigen. Die Schritte des Handlungsprozesses sind:

- Handlungssituation erfassen bzw. analysieren
- Handlung planen
- Handlung durchführen
- Handlung überprüfen bzw. auswerten

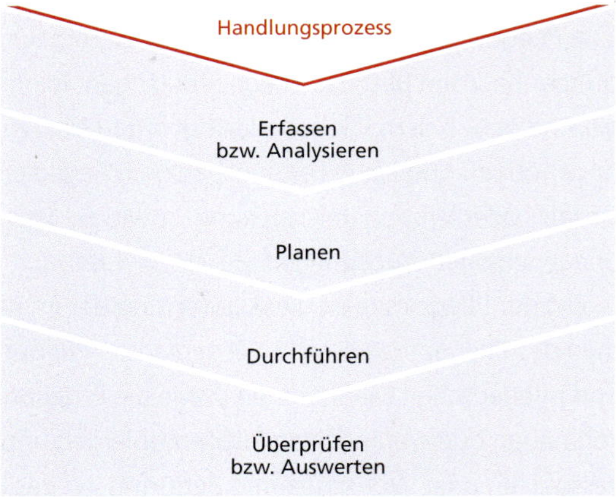

Schritte des Handlungsprozeses

Beispiel

Selina erwartet heute Abend Besuch und stellt fest, dass sie kaum noch Lebensmittel oder Getränke im Haus hat – also muss sie heute noch einkaufen gehen (Erfassen der Handlungssituation). Sie kontrolliert Kühl- und Vorratsschrank und erstellt eine Einkaufsliste, schaut im Internet nach, wann der nächste Bus in die Stadt fährt und wählt eine geeignete Einkaufstasche aus (Handlung planen). Nun fährt sie in die Stadt und kauft ein (Handlung durchführen). Zu Hause angekommen, vergleicht Sie ihren Einkauf mit der Einkaufsliste und stellt fest, dass sie Salzstangen vergessen hat. Sie ruft eine der erwarteten Besucherinnen an und bittet sie, Salzstangen mitzubringen (Handlung überprüfen und auswerten).

Pflegeprozess

Nach dem Muster des Handlungsprozesses kann auch jede berufliche Handlung geplant werden. Im Rahmen der Pflege geschieht dies mit Hilfe des Pflegeprozesses. Es gibt verschiedene Modelle des Pflegeprozesses, die alle einem Regelkreis entsprechen, aber in der Anzahl ihrer Schritte variieren. Das 3-Stufen-Modell wird in Zusammenhang mit Pflegediagnosen ↗ S. 70 eingesetzt, während das 6-Stufen-Modell im deutschsprachigen Raum sehr verbreitet ist.

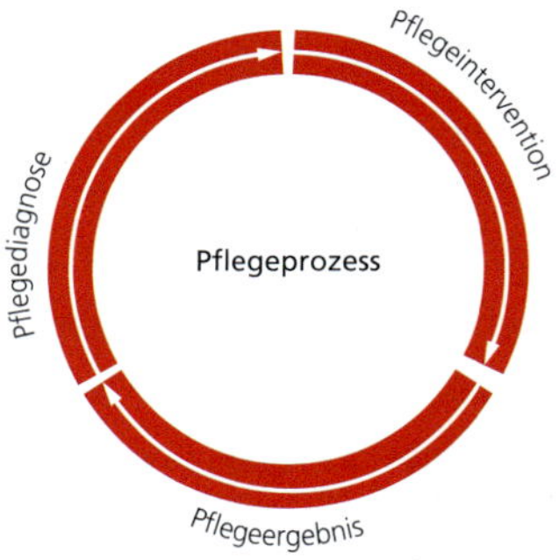

Pflegeprozess nach dem 3-Stufen-Modell

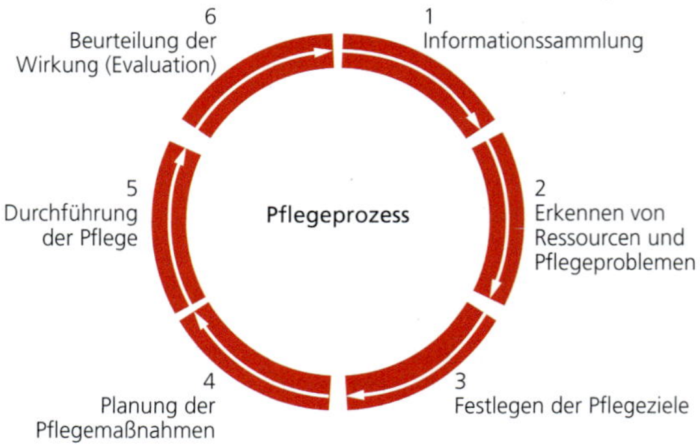

Pflegeprozess nach dem 6-Stufen-Modell

Regelkreis Steuerungssystem, das als geschlossene Wirkungskette von Abläufen aufgebaut ist

Pflegeplanung

Ziel und Zweck der Pflegeplanung

Die Pflegeplanung ist der Teil des Pflegeprozesses, der nach der Informationssammlung (Pflegeanamnese) einsetzt. Sie ist Voraussetzung für eine professionelle Durchführung pflegerischer Maßnahmen. Die Pflegeplanung wird im Pflegeplan schriftlich festgehalten, der i. d. R. Teil des Pflegedokumentationssystems ist.

Hinweis Die Pflegeplanung ist kein Selbstzweck, sondern ein Instrument, um zielgerichtet professionelles pflegerisches Handeln zu strukturieren und damit die Vorgaben des Gesetzgebers zu erfüllen.

In diesem Sinne sind Erstellung und regelmäßige Überarbeitung von Pflegeplanungen Teil der Qualitätsplanung ↑ S. 134, welche in das Aufgabengebiet von Pflegefachkräften fällt.

Pflegeplanung anhand eines Pflegemodells

In den meisten pflegerischen Einrichtungen erfolgt die Pflege nach einem Pflegemodell bzw. einer Pflegetheorie, also auf einer theoretischen Grundlage für das pflegerische Handeln. Im Rahmen der Pflegeplanung strukturiert die Pflegetheorie Pflegeanamnese und Pflegemaßnahmen, wie z. B. der ABEDL® (Aktivitäten, Beziehungen, soziale Bereiche und existenzielle Erfahrungen des Lebens) von Monika Krohwinkel. Ihr „System fördernder Prozesspflege" ist die in Deutschland im stationären und ambulanten Pflegebereich wohl am häufigsten eingesetzte Pflegetheorie.

I Aktivitäten des Lebens realisieren und hierbei mit existenziellen Erfahrungen umgehen können

- kommunizieren können
- sich bewegen können
- vitale Funktionen aufrecht erhalten können
- sich pflegen können
- sich kleiden können
- ausscheiden können
- essen und trinken können
- ruhen, schlafen und sich entspannen können
- sich beschäftigen, lernen, sich entwickeln können
- die eigene Sexualität leben können
- für eine sichere und fördernde Umgebung sorgen können

II Soziale Beziehungen sichern und gestalten und dabei mit existenziellen Erfahrungen umgehen zu können

- im Kontakt sein und bleiben können (mit sich und mit anderen)
- fördernde Beziehungen erhalten, erlangen wiedererlangen können
- mit Belastungen in Beziehungen umgehen können

III Mit existenziellen Erfahrungen umgehen und sich hierbei entwickeln können

- fördernde Erfahrungen machen
- mit belastenden und gefährdenden Erfahrungen umgehen können
- Erfahrungen, welche die Existenz fördern oder gefährden, unterscheiden können
- lebensgeschichtliche Erfahrungen einbeziehen können
- Sinn finden können

ABEDL®-bezogene Konzepte im System fördernder Prozesspflege nach M. Krohwinkel

Pflegeanamnese

Die Pflegeanamnese ist die jeder Pflegeplanung vorausgehende Informationssammlung. Sie wird als systematische Durchführung zu bestimmten Schwerpunkten auch Assessment genannt. Die meisten Pflegedokumentationssysteme ↑ S. 74 bieten einen Anamnesebogen an, in dem alle wichtigen Informationen festgehalten werden können. Dazu gehören z. B.:

- Vorgeschichte: Allgemeinbefinden, Erkrankungen, Gewohnheiten, Biografie ↑ S. 585
- aktuelle Anamnese: Aufnahmegrund, aktuelle Beschwerden, soziale Situation
- medikamentöse und therapeutische Behandlung
- Erkenntnisse nach einer ersten körperlichen Untersuchung (z. B. Hautzustand, Mobilität)

existenziell das Dasein betreffend

Pflegeressourcen, -probleme und -diagnosen

Pflegeressourcen sind die Möglichkeiten, die ein Pflegebedürftiger zum Ausgleich bestehender Pflegeprobleme besitzt. Sie sind nicht immer auf den ersten Blick erkennbar und können sich im Laufe kürzester Zeit verändern. Mögliche Ressourcen sind

- Motivation der Pflegebedürftigen, z. B. die eigene Selbstständigkeit so weit wie möglich zu erhalten,
- Können und Wissen der Pflegebedürftigen, z. B. Kenntnisse über Diäten,
- Unterstützung durch Angehörige und andere soziale Netzwerke sowie
- Nutzung von Hilfsmitteln, z. B. eines Rollators bei Gangunsicherheit.

Pflegeprobleme sind die Defizite von Pflegebedürftigen in einem oder mehreren Lebensbereichen. Sie werden ihrer Form nach unterschieden in

- aktuelle Pflegeprobleme: Aspekte, die durch direkte Beobachtung, Messung oder durch Äußerungen der Pflegebedürftigen erfasst werden können, z. B. trockene Haut oder geäußerte Schmerzen,
- potenzielle Pflegeprobleme: Aspekte, die sich aus aktuellen Pflegeproblemen ergeben können z. B. Dekubitusrisiko ↗ S. 242 bei Immobilität und
- verdeckte oder vermutete Pflegeprobleme: Aspekte, die sich aus dem Verhalten des Pflegebedürftigen oder aus Aussagen der Angehörigen begründen, z. B. Vermutung des Ehepartners, dass seine Frau zu wenig trinkt. Verdeckte oder vermutete Pflegeprobleme müssten im weiteren Verlauf überprüft werden.

Pflegediagnosen sind eine alternative Form der Erfassung von Pflegeproblemen und -ressourcen. Sie umfassen standardisierte Aussagen zu aktuellen oder potenziellen pflegerischen Problemen. Sie sind i. d. R. klar definiert und beinhalten das Problem, dessen Ursache und die Symptome, z. B. „Gefahr eines Flüssigkeitsdefizits auf Grund vermehrten Schwitzens bei Fieber".

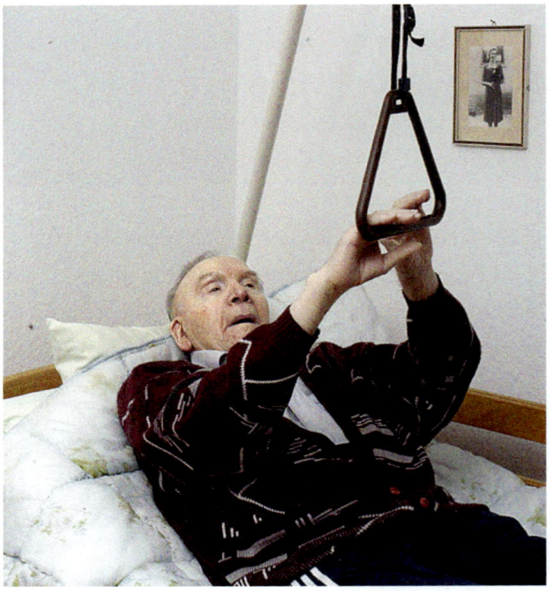

Sich selbstständig zu bewegen und …

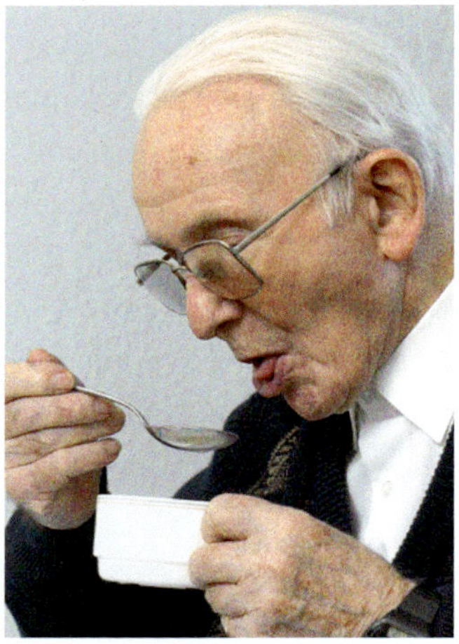

… selbstständig zu essen, sind wichtige Ressourcen, die es nach Möglichkeit zu erhalten gilt.

Pflegeziele

Pflegeziele sind das Ergebnis, das Pflegende gemeinsam mit Pflegebedürftigen und evtl. ihren Angehörigen erreichen möchten. Dabei kann sowohl ein Zustand beschrieben werden (z. B. Kontinenz ↗ S. 277) als auch die Fähigkeit, eine Tätigkeit selbstständig durchzuführen (z. B. Frau Meier führt Mikrobewegungen ↗ S. 243 selbstständig durch). Alle Pflegeziele sollten erreichbar sein. Generell unterteilt man Pflegeziele in Nahziele (in absehbarer Zeit erreichbar) und Fernziele (im Laufe eines längeren Zeitintervalls erreichbar). Ein Fernziel (z. B. selbstständige Körperpflege) kann in Nahziele unterteilt werden (z. B. selbstständiges Waschen des Gesichts, selbstständiges Waschen des Oberkörpers, selbstständiges Waschen von Oberkörper, Intimbereich und Beinen).

Grundprinzipien pflegerischen Handelns

Bei der Planung aller Pflegemaßnahmen gilt es, gewisse pflegerische Grundprinzipien abhängig vom Pflegebedürftigen und seiner individuellen Situation zu berücksichtigen. Die wichtigsten Prinzipien lauten:

- **Subjektorientierung:** Jeder Mensch ist anders und einzigartig.
- **Leiborientierung:** Der einzelne Mensch ist eine leibliche Ganzheit, eine Einheit von Körper, Geist und Seele.
- **Biografieorientierung:** Die Identität eines Menschen basiert auf seiner Biografie (biografieorientierte Pflege ↗ S. 585).
- **Lebensweltorientierung:** Die aktuelle Lebensgestaltung des Pflegebedürftigen fußt auf seinen kulturellen, religiösen oder politischen Überzeugungen.
- **Ressourcenorientierung:** Pflege nutzt die Ressourcen der Pflegebedürftigen.
- **Aktivierung und Schonung:** Eine aktivierende Pflege fördert das Wohlbefinden. Im Fall bestimmter Erkrankungen steht die Schonung von Pflegebedürftigen im Vordergrund.
- **Transparenz:** Die geplanten Pflegemaßnahmen müssen für alle nachvollziehbar sein.
- **Kontinuität:** Alle an der Pflege beteiligten Personen verfolgen dieselben Pflegeziele mit Hilfe der gleichen Maßnahmen.

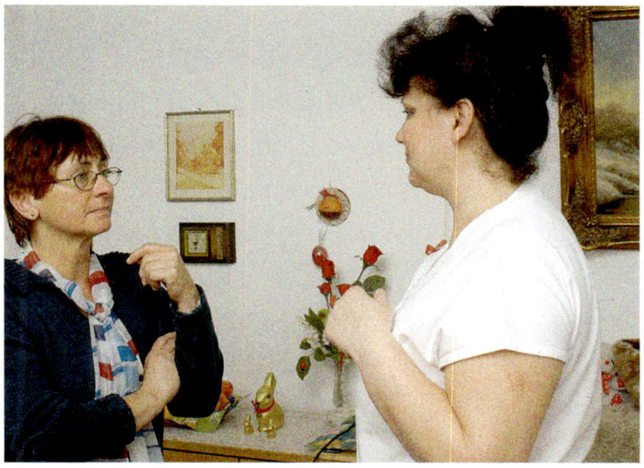

Pflegeziele werden auch mit den Angehörigen besprochen.

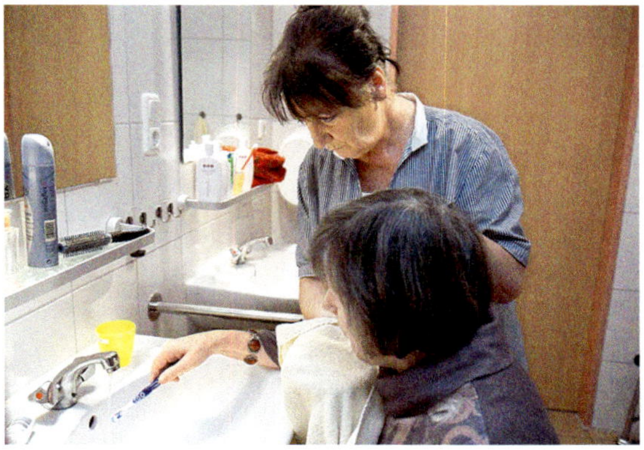

Das Pflegeziel Körperpflege kann unterteilt werden in mehrere Nahziele.

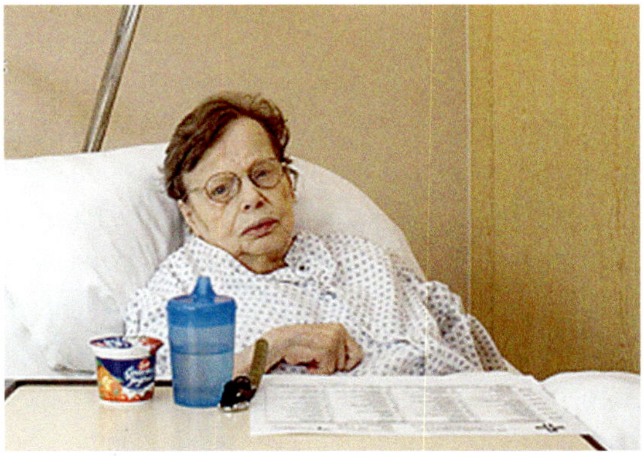

In bestimmten Krankheitsphasen ist eine aktivierende Pflege nicht angebracht.

Transparenz Durchsichtigkeit, Überschaubarkeit, Nachvollziehbarkeit

Pflegemaßnahmen planen

Abhängig von den Pflegezielen und den Pflegediagnosen bzw. Pflegeproblemen und -ressourcen werden die Pflegemaßnahmen auf Basis des aktuellen fachwissenschaftlichen Standes und in Einverständnis mit dem Pflegebedürftigen geplant. Jede Maßnahme wird mit einem zeitlichen Rahmen versehen, der den Zeitpunkt der Durchführung festsetzt (z. B. Unterstützung bei der Körperpflege: morgens). Pflegemaßnahmen können wie folgt geplant werden:

- beratend
- unterstützend
- teilweise kompensierend
- vollständig kompensierend

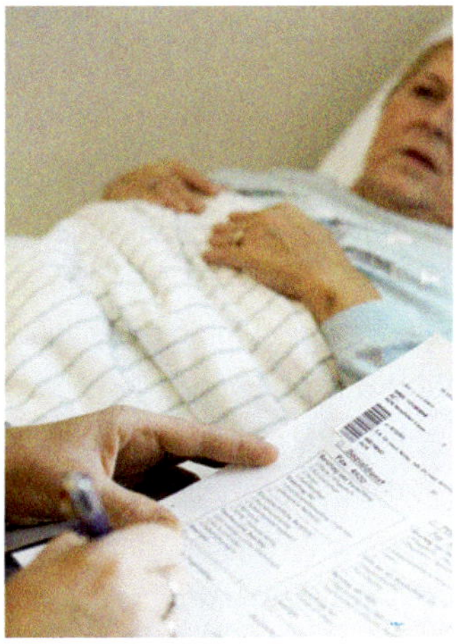

Planen der Pflege

Beispiel

Herr Konrad wird beim Laufen begleitet (teilweise kompensierend). Das Spritzen von Insulin wird auf Grund seiner Sehstörung vom Pflegepersonal übernommen (vollständig kompensierend). Er versteht die Bedeutung der Diäteinhaltung für seine Erkrankung (Diabetes mellitus) nicht und benötigt daher bei der Menüauswahl Beratung durch Pflegefachkräfte (beratend).

Hinweis Die umfassende Planung von Pflegemaßnahmen ist Pflegefachkräften vorbehalten.

In vielen Einrichtungen sind die gängigen Pflegehandlungen in Form von Pflegestandards erfasst. Pflegestandards geben z. B. die zu nutzenden Materialien sowie den Pflegemaßnahmen entsprechende Pflegeziele und Pflegeprobleme vor. Häufig sind sie nach Qualitätsdimensionen ↗ S. 133 strukturiert und sollen eine transparente und kontinuierliche Pflege ermöglichen. Liegen in einer Einrichtung Pflegestandards vor, sind sie für die Durchführung der Pflegemaßnahmen bindend. Für einige (präventive) Maßnahmen, wie z. B. die Dekubitusprophylaxe, hat das DNQP ↗ S. 161 Expertenstandards entwickelt. Sie basieren auf wissenschaftlichen Erkenntnissen und sind (bei Dokumentation als Nachweis in haftungsrechtlichen Angelegenheiten) nach § 113 Abs. 3 SGB XI für alle Einrichtungen bindend.

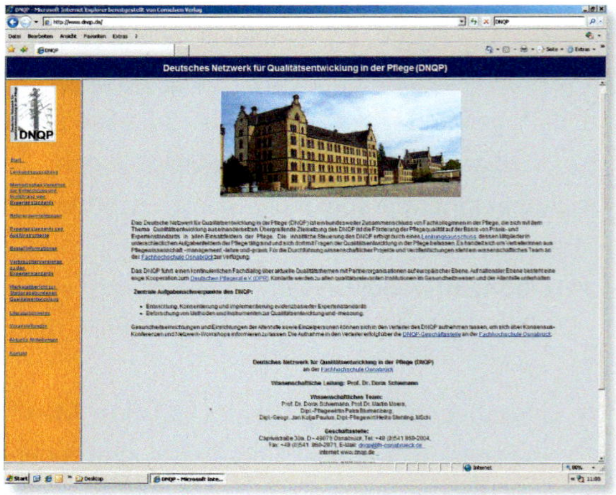

Das deutsche Netzwerk für Qualitätsentwicklung in der Pflege (DNQP) entwickelt Expertenstandards für die Pflege.

Hinweis Pflegestandards müssen an die individuelle Situation des Pflegebedürftigen angepasst werden.

kompensieren ausgleichen
präventiv vorbeugend

Geplante Pflege durchführen

Das Durchführen der Pflege erfolgt nach Fachwissen der Pflegenden und hauseigenen Pflegestandards. Gleichzeitig müssen die Wünsche und Bedürfnisse der Pflegebedürftigen mit einbezogen werden. Lehnt ein Pflegebedürftiger eine Pflegemaßnahme ab, so müssen Pflegende dies akzeptieren. Auch andere Gründe, wie z. B. eine Verschlechterung des Allgemeinzustands, können dazu führen, dass die Durchführung der Pflegemaßnahmen vom Pflegeplan abweicht. In diesen Fällen muss die Begründung für die Abweichungen dokumentiert werden.

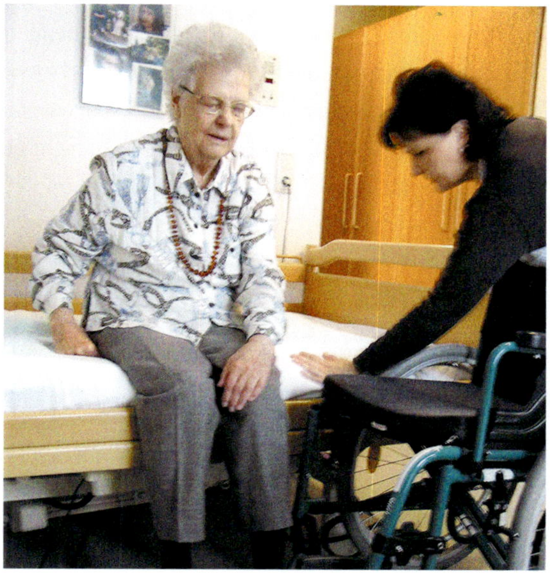

Durchführen einer Pflegemaßnahme, hier der Transfer aus dem Bett in den Rollstuhl (Mobilisation ↗ S. 234)

Pflege auswerten

Die Auswertung der Pflegeplanung geschieht anhand der festgelegten Pflegeziele z. B. im Rahmen einer Pflegevisite ↗ S. 67. Ist das Pflegeziel erreicht, können Pflegeproblem und zugehörige Pflegeziele bzw. -maßnahmen möglicherweise entfallen.

Beispiel

Herr Sander war nach einem Krankenhausaufenthalt so geschwächt, dass er nicht alleine zur Toilette gehen konnte. Pflegeziele waren sowohl der Erhalt der Kontinenz sowie die Wiederherstellung seiner Mobilität. Die geplanten Pflegemaßnahmen umfassten ein gezieltes Mobilitätstraining, die Begleitung zur Toilette am Tag sowie die Bereitstellung einer Urinflasche in der Nacht. Nach drei Monaten kann Herr Sander wieder selbstständig laufen: Die alten Pflegeziele und geplante Maßnahmen können entfallen.

Ist ein Pflegeziel nicht erreicht worden, müssen die geplanten Pflegemaßnahmen sowie die Pflegeziele überprüft und ggf. angepasst werden.

Pflegeziel

erreicht	nicht erreicht
Neuerfassung der ■ Pflegeprobleme/-ressourcen oder ■ Pflegediagnosen	Überprüfung und Anpassung von ■ Pflegediagnosen ■ Pflegezielen ■ Pflegemaßnahmen

Schema zur Auswertung der Pflegeplanung

Beispiel

Variante zu obigem Beispiel: Herr Sander kann nach drei Monaten immer noch nicht selbstständig laufen, geht jedoch mit Unterstützung zur Toilette und nutzt die Urinflasche. Er bemerkt, dass er kaum noch Muskeln an den Beinen hat und auch weiterhin Körpergewicht verliert. Als zusätzliche Pflegemaßnahme wird nun eine eiweiß- und kalorienangereicherte Kost geplant, um den Muskelaufbau zu unterstützen.

Pflegedokumentation

Ziel und Zweck

Die Pflegedokumentation dient der Qualitätssicherung, der Transparenz und Kontinuität der Pflege sowie der Darstellung und ggf. auch Abrechnung der erbrachten Pflegeleistung. Sie muss einheitlich, gut lesbar, verständlich, dokumentenecht, nicht verfälscht (z. B. nicht ausradiert oder überklebt), übersichtlich, aktuell und kontinuierlich geführt sein.

Die Dokumentation erfolgt zeitnah zur erbrachten Leistung. Nur tatsächlich erbrachte Leistungen dürfen auch dokumentiert werden (sonst Straftatbestand ↗ S. 153 „Betrug"). Alle Informationen der Pflegedokumentation unterliegen dem Datenschutz. Daher darf die Pflegedokumentation nicht öffentlich zugängig gemacht werden. Dies gilt sowohl für die stationäre als auch die ambulante Pflege. Im stationären Bereich sollte die Dokumentation im Stationszimmer aufbewahrt werden.

Im ambulanten Bereich sollten Pflegende auf die Einhaltung des Datenschutzes achten. Die Pflegedokumentation soll weder im Auto noch in der Bahn für Fremde lesbar sein. Auch sollte sie nicht offen im Zimmer liegen und Besuchern zugänglich sein.

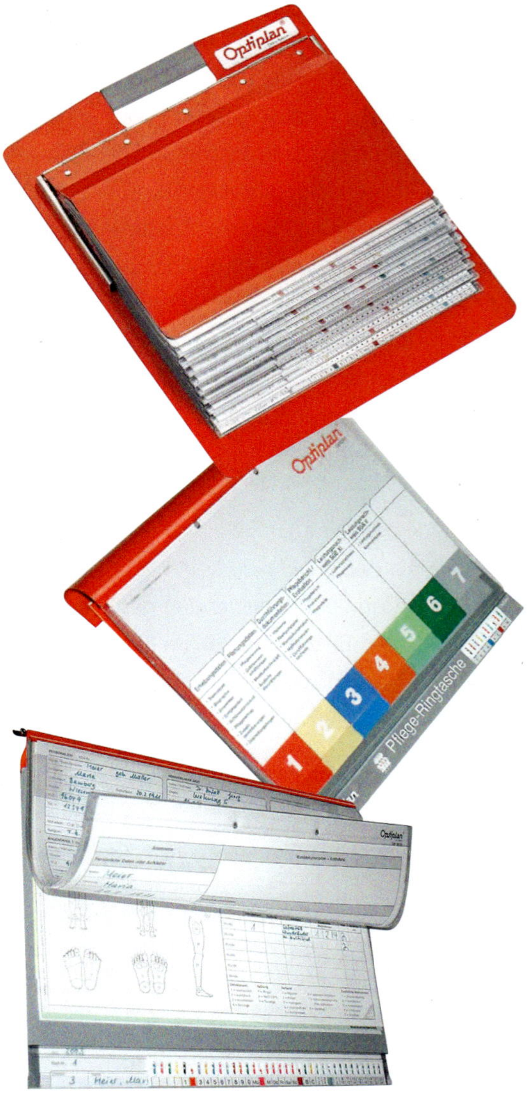

Beispiel für eine Pflegedokumentation

Rechtliche Grundlagen

In Deutschland ist die Dokumentationspflicht im Bereich der Pflege in verschiedenen Gesetzen und Richtlinien, wie z. B. Sozialgesetzbuch und Länderheimgesetze ↗ S. 153, verankert. Hinzu kommt eine zivil- und strafrechtliche ↗ S. 153 Bedeutung: Auch wenn es weder im Zivil- noch im Strafrecht eine Verpflichtung zur Pflegedokumentation gibt, belegt sie die von Pflegenden geleistete Arbeit. Das bedeutet umgekehrt: Was nicht dokumentiert ist, wurde auch nicht durchgeführt. Diese Tatsache kann in Prozessen, in denen es um so genannte Pflegefehler geht, von erheblicher Bedeutung sein.

www.menschen-pflegen.de
>Fachkräfte der Pflege
>Service
>Infothek Pflege
>Berichte, Publikationen, Arbeitshilfen
Das Rheinland-Pfälzische Ministerium für Arbeit, Soziales, Gesundheit, Familie und Frauen bietet Musterdokumentationen für die ambulante und die stationäre Pflege kostenlos als PDF-Datei oder Word-Formular zum Download an.

Pflegedokumentationsformulare

Dokumentationssysteme können entweder von der Einrichtung selbst erstellt oder bei professionellen Anbietern käuflich erworben werden. Sie unterscheiden sich in ihrem Aufbau und Umfang je nach pflegerischem Tätigkeitsfeld (z. B. Intensivpflege oder ambulante Pflege).

Bestimmte Dokumentationsformulare finden sich i. d. R. überall wieder. Hierzu gehören:

- Stammdatenformular mit allgemeinen Daten wie Name, Alter, Angehörige und Patientenverfügung
- Pflegeanamnesebogen
- Biografiebogen
- Pflegeplanung mit Pflegeproblemen und -ressourcen, Pflegezielen und Pflegemaßnahmen
- Anordnungsnachweis mit verordneter medizinischer Behandlungspflege mit genauer Bezeichnung der Medikamente, Dosis, Zeit und Unterschrift des behandelnden Arztes
- Anordnungsnachweis mit Gabe verordneter Medikamente, diese muss sich aus der Verordnung erschließen und wird von Pflegenden verabreicht sowie exakt dokumentiert.
- Durchführungsnachweis bzw. Leistungsnachweis: Abzeichnen der geplanten Pflegemaßnahmen mit Namenskürzel nach der Durchführung durch den Pflegenden, der die Pflegemaßnahme umgesetzt hat. Zeitpunkt und ggf. Dauer der Maßnahme müssen erkennbar sein.
- Pflegeberichtsformular: Hier trägt jede Schicht einen kurzen Bericht über den Zustand und mögliche Komplikationen ein. Es ist hilfreich, wenn jede Schicht eine bestimmte Schreibfarbe (z. B. Frühdienst blau, Spätdienst grün, Nachtdienst rot) nutzt.
- Lagerungsplan, jede Form der Lagerung oder Mobilisation muss erfasst werden.
- Trink- bzw. Bilanzierungsbogen

Hinweis Auch wenn für alle Pflegebedürftigen ein komplettes Dokumentationssystem vorliegt, müssen nur die Formulare genutzt werden, die der individuellen Pflegesituation des Pflegebedürftigen entsprechen. Eine Pflegemaßnahme, welche sich nicht aus Pflegediagnose oder -problem ergibt, kann nicht abgerechnet werden.

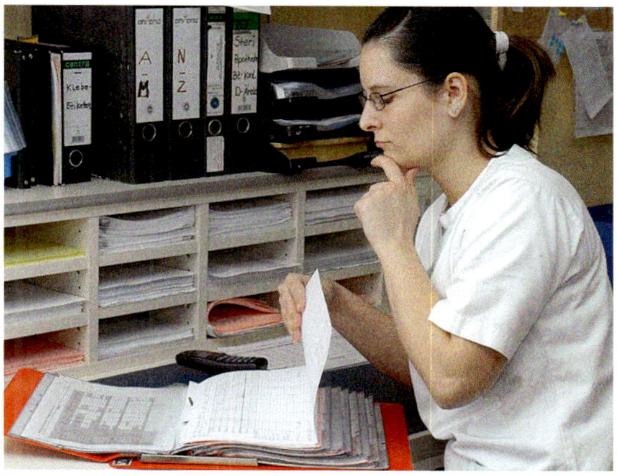

Die Dokumentationsformulare werden in die Pflegedokumentation eingeordnet.

Name und Datum

	Zeit der Lagerung			
Art der Lagerung	Uhr	Uhr	Uhr	U
30° links				
30° rechts				
schiefe Ebene links				
schiefe Ebene rechts				
V-Lagerung				
A-Lagerung				
T-Lagerung				
135° links				
135° rechts				
3-Kissen-Lagerung				
5-Kissen-Lagerung				
Mikrolagerung				

Ein Lagerungsplan ist ein Beispiel für ein häufig vorkommendes Dokumentationsformular.

Pflegeanamnese

Optiplan® ges. gesch. OP 9625

Pflegeplan-Nr.

Name: Vorname:

Erhebungssymbolik: 1. Erhebung = × 2. Erhebung = ○ 3. Erhebung = △

1.0 – 6.0 HAUTZUSTAND UND KÖRPERPFLEGE

Kommentar – Gewohnheiten, Rhythmen, Hilfsmittel

○ **Intakt**
○ trocken
○ feucht
○ schuppig
○ Dekubitus ◻
○ Allergie ▨
○ Ulcera ⊞
○ Hämatom △

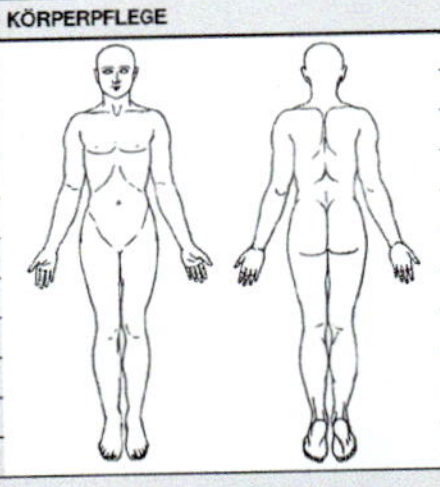

Einschränkungen / Defizite

Hilfsmittel / benutzte Pflegemittel

○ med. Fußpflege erwünscht
○ Friseur
○ Kosmetik

Voraussichtlich Hilfe bei

○ Ganzkörperwäsche
○ Teilwäsche Oberkörper
○ Teilwäsche Unterkörper
○ Intimpflege
○ Duschen
○ Baden
○ Zahnpflege
○ Mundpflege
○ Kämmen
○ Rasieren
○ Hautpflege

Bisherige Lebensgewohnheiten:

Gesamtbeurteilung
Selbständige und situationsgerechte Entscheidung über und Ausführung von Körperpflege ○ Selbständig
Benötigt mehr Zeit und/oder ist mit Hilfsmitteln fähig zur Körperpflege ○ bedingt selbständig
Benötigt zeit-/teilweise Hilfe, kann Erforderlichkeit nicht erkennen ○ Teilweise unselbständig
Kann nicht selbständig Körperpflege durchführen, ständige personelle Hilfe ○ unselbständig

7.0 AUSSCHEIDUNGEN

Kommentar – Gewohnheiten, Rhythmen, Hilfsmittel

○ **selbständig**
○ Kann Toilette benutzen ○ Benötigt Toilettenstuhl
○ Urinflasche ○ Steckbecken
○ Harninkontinenz ○ nein ○ gelegentlich
○ Benötigt Einlagen Bisheriges Produkt:
○ Blasenkatheter Typ: Größe: Char.
○ Harnableitendes System gelegt am:
○ Stuhlinkontinenz ○ nein ○ gelegentlich
○ regelmäßige Stuhlentleerung ○ Abführmittel
○ Obstipationsneigung ○ Neigung z. Diarrhoe
○ Anus praeter

Einschränkungen / Voraussichtlich Hilfe bei

○ Toilettengang ○ Steckbecken
○ Toilettentraining ○ Einlagenwechsel
○ Intimtoilette ○ Richten der Bekleidung
○ Katheterismus ○ Wechsel Stomabeutel

Bisherige Lebensgewohnheiten:

Gesamtbeurteilung
Kann Ausscheidungen selbständig kontrollieren und realisieren ○ Selbständig
Benötigt Hilfe zur selbständigen Ausscheidung ○ bedingt selbständig
Benötigt zeit-/teilweise personelle Hilfe bei Ausscheidung und Intimhygiene ○ Teilweise unselbständig
Ständige personelle Hilfe bei Miktion / Defäkation erforderlich ○ unselbständig

8.0 / 9.0 ERNÄHRUNG

Kommentar

○ **Isst selbständig** ○ benötigt Hilfe
○ portionsgerechte Vorgabe ○ zerkleinern
○ passierte Kost ○ PEG-Sonde
Bevorzugte Kost
lehnt ab:
○ Diätkost erforderlich:
○ **trinkt selbständig** ○ benötigt Hilfe
○ trinkt genügend ○ zu wenig
Trinkmenge: L/Tag
Lieblingsgetränke:
Ernährungszustand bei Aufnahme ○ gut
○ kachektisch ○ adipös ○ exsikkiert

Bisherige Lebensgewohnheiten:
Häufigkeit:
große/kleine Portion?

Hilfsmittel ○ Antirutsch-Unterlage
○ Reha-Besteck ○ Trinkhalm

Gesamtbeurteilung
Essen und Trinken bedarfsgerecht und selbständig ○ Selbständig
braucht mehr Zeit, selbständig mit Hilfsmitteln ○ bedingt selbständig
zeit-/teilweise personelle Hilfe erforderlich ○ Teilweise unselbständig
Ständige Aufforderung, Erinnern, Anleiten, Führen der Hand, Eingeben ○ unselbständig

20.0 ORIENTIERUNG / KOMMUNIKATION

Kommentar – Bemerkungen, Ergänzungen

Örtliches Orientierungsvermögen
○ findet sich noch gut zurecht ○ hat Probleme
○ findet sich in vertrauer Umgebung nicht zurecht

zeitliches Orientierungsvermögen
○ gut ○ teil-/zeitweise Orientierungsstörungen
○ Keine Orientierung

Personenbezogenes Orientierungsvermögen
○ gut ○ Verkennt zeitweise auch vertraute Personen
○ erkennt Angehörige nicht

Situatives Orientierungsvermögen
○ kann gegenwärtige Situation realistisch einschätzen
○ kann gegenwärtige Situation zeitweise einschätzen
○ verkennt Situation meistens / ständig

Bewusstseinslage
○ geistig rege ○ ängstlich ○ verstimmt
○ verlangsamt ○ somnolent ○ komatös

Kooperationsfähigkeit
○ ja ○ eingeschränkt ○ nein

Sprache und Sprechvermögen
○ normal ○ Wortfindungsstörungen
○ eingeschränkt ○ kann sich nicht mitteilen

Hilfsmittel
○ Sprechhilfen
○ elektronische Hilfen

Gedächtnis und Konzentration
○ normal ○ Kurzzeitgedächtnis gestört
○ Langzeitgedächtnisinhalte bereits verschwommen
○ kann keine neuen Informationen aufnehmen
○ gute Konzentrationsfähigkeit ○ leichte Konzentrationsschwächen
○ deutliche Konzentrationsschwäche ○ Konzentrationsfähigkeit nicht vorhanden

Hörvermögen
○ nicht eingeschränkt ○ eingeschränkt ○ Hörgeräte ○ rechts ○ links
Welche Einschränkungen:

Sehvermögen
○ nicht eingeschränkt ○ eingeschränkt ○ Brillen ○ Lesegerät ○ Lupe

Gesamtbeurteilung
Kommunikation uneingeschränkt möglich ○ Selbständig
Komm. teilweise eingeschränkt, braucht Hilfsmittel ○ bedingt selbständig
Kommunikation mit zeit-/teilweise personeller Hilfe möglich ○ Teilweise unselbständig
Kommunikation nicht/nur mit intensivem personellen Aufwand möglich ○ unselbständig

21.0 VITALFUNKTIONEN / MEDIZINISCHE BEHANDLUNG

Kommentar – Bemerkungen, Ergänzungen

Vitalfunktionen (bei Aufnahme)
Blutdruck: Puls: BZ: mg %:
Gewicht kg Größe:
Atmung: ○ normal ○ eingeschränkt
○ Raucher ○ Zyanose
Wärme-/Kälteempfinden
○ normal ○ gestört
Wünsche bez. Zimmertemperatur:

Hilfsmittel
○ Inhalator
○ O_2-Therapie
○ Absauggerät
○ Vibrax

Medikamentöse Versorgung
○ selbständig ○ durch Pflegeperson ○ Sonde
○ Einnahmekontrolle ○ Medikamente richten ○ PEG-Pumpe
○ Medikamente verabreichen ○ Venöser Zugang
○ oral ○ zerkleinern ○ andere Verabr.form: ○ Infusomat
○ Injektionen / Infusionen ○ Perfusor

Hinweise zu medizinischer Versorgung / ärztlicher Betreuung

Gesamtbeurteilung
Keine Hilfsmittel und keine Behandlungspflege erforderlich ○ Selbständig
Aufrechterhaltung der Vitalfunktionen erfordert mehr Zeit, auch bei selbständiger Hilfsmittelnutzung ○ bedingt selbständig
Aufrechterhaltung der Vitalwerte bereitet Beschwerden, daher personelle Hilfe erforderlich ○ Teilweise unselbständig
Ständige Abhängigkeit von personeller / maschineller Hilfe ○ unselbständig

22.0 RUHE UND SCHLAF

Kommentar – Bemerkungen, Ergänzungen

○ **Keine Störungen**
Bisherige Schlafgewohnheiten
Schlafengehen abends: Uhr
Aufstehen morgens: Uhr
○ Mittagsschlaf von: bis:
○ Schlafstörungen welche:
○ Was tun Sie, wenn Sie nicht schlafen können?
○ Schlafmittel? welche:

Gesamtbeurteilung
Tag-/Nachtrhythmus vorhanden, nur gelegentliche Störungen ○ Selbständig
überwiegend Nachtruhe durch Einschlaf- und Durchschlafhilfen ○ bedingt selbständig
Tags und / oder nachts Unruhe, Schläfrigkeit, zeit-/teilweise personelle Hilfe ○ Teilweise unselbständig
Tag-/Nachtrhythmus stark beeinträchtigt (Unruhe, Somnolenz) ○ unselbständig

Pflegeanamnese als Bestandteil eines Pflegedokumentationssystems

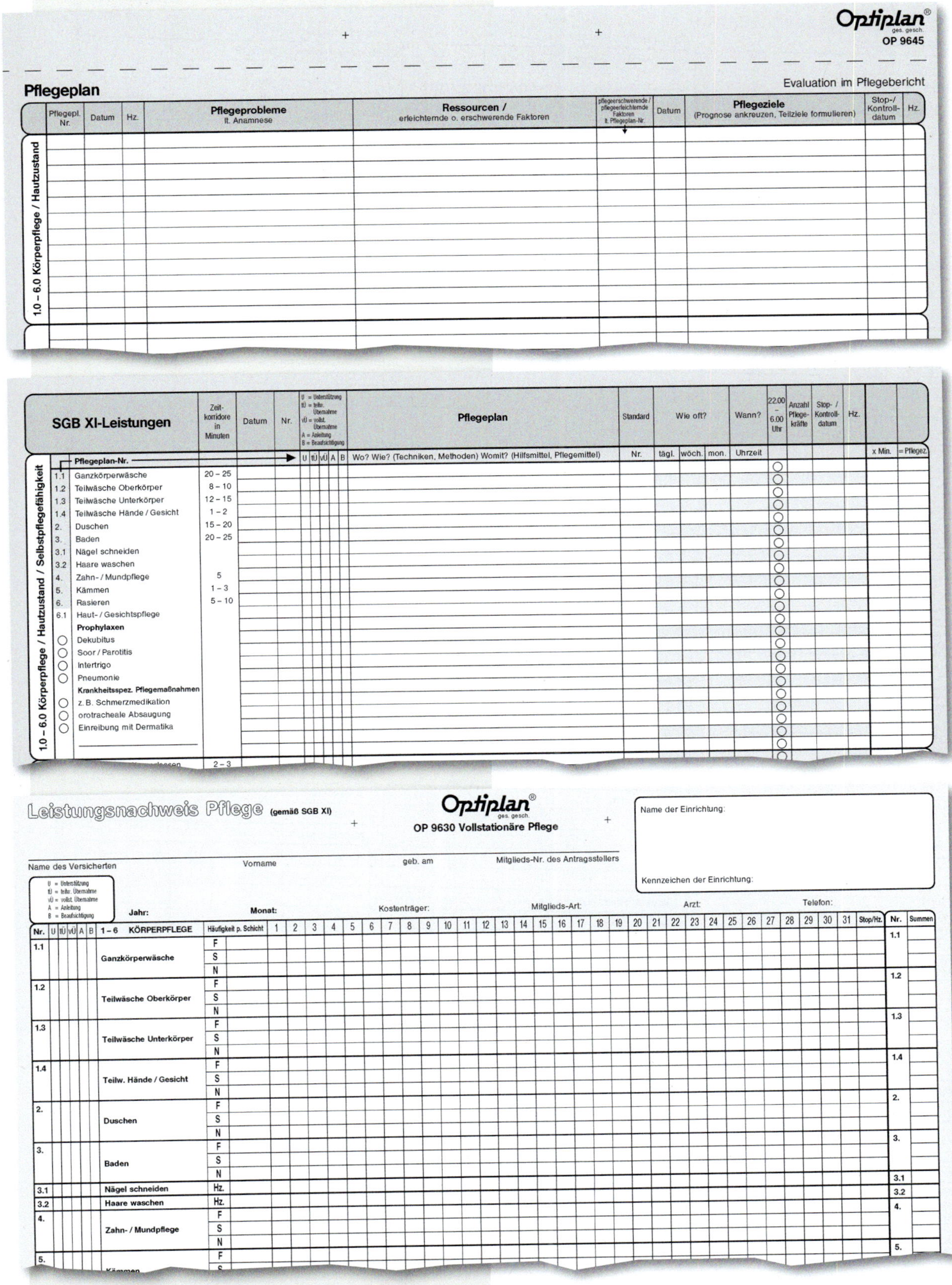

Optiplan® ges. gesch. OP 9645

Pflegeplan

Evaluation im Pflegebericht

Pflegepl. Nr. | Datum | Hz. | Pflegeprobleme lt. Anamnese | Ressourcen / erleichternde o. erschwerende Faktoren | pflegeerschwerende / pflegeerleichternde Faktoren lt. Pflegeplan-Nr. | Datum | Pflegeziele (Prognose ankreuzen, Teilziele formulieren) | Stop-/ Kontroll-datum | Hz.

1.0 – 6.0 Körperpflege / Hautzustand

SGB XI-Leistungen | Zeit-korridore in Minuten | Datum | Nr. | U = Unterstützung, tÜ = teilw. Übernahme, vÜ = vollst. Übernahme, A = Anleitung, B = Beaufsichtigung | Pflegeplan | Standard | Wie oft? | Wann? | 22.00 – 6.00 Uhr | Anzahl Pflege-kräfte | Stop- / Kontroll-datum | Hz.

Pflegeplan-Nr. → U tÜ vÜ A B | Wo? Wie? (Techniken, Methoden) Womit? (Hilfsmittel, Pflegemittel) | Nr. | tägl. | wöch. | mon. | Uhrzeit | x Min. | = Pflegez.

1.1 Ganzkörperwäsche 20 – 25
1.2 Teilwäsche Oberkörper 8 – 10
1.3 Teilwäsche Unterkörper 12 – 15
1.4 Teilwäsche Hände / Gesicht 1 – 2
2. Duschen 15 – 20
3. Baden 20 – 25
3.1 Nägel schneiden
3.2 Haare waschen
4. Zahn- / Mundpflege 5
5. Kämmen 1 – 3
6. Rasieren 5 – 10
6.1 Haut- / Gesichtspflege
Prophylaxen
Dekubitus
Soor / Parotitis
Intertrigo
Pneumonie
Krankheitsspez. Pflegemaßnahmen
z. B. Schmerzmedikation
orotracheale Absaugung
Einreibung mit Dermatika

1.0 – 6.0 Körperpflege / Hautzustand / Selbstpflegefähigkeit

Leistungsnachweis Pflege (gemäß SGB XI)

Optiplan® ges. gesch. OP 9630 Vollstationäre Pflege

Name der Einrichtung:

Kennzeichen der Einrichtung:

Name des Versicherten | Vorname | geb. am | Mitglieds-Nr. des Antragsstellers

U = Unterstützung, tÜ = teilw. Übernahme, vÜ = vollst. Übernahme, A = Anleitung, B = Beaufsichtigung

Jahr: | Monat: | Kostenträger: | Mitglieds-Art: | Arzt: | Telefon:

Nr. | U | tÜ | vÜ | A | B | 1 – 6 KÖRPERPFLEGE | Häufigkeit p. Schicht | 1 … 31 | Stop/Hz. | Nr. | Summen

1.1 Ganzkörperwäsche F S N
1.2 Teilwäsche Oberkörper F S N
1.3 Teilwäsche Unterkörper F S N
1.4 Teilw. Hände / Gesicht F S N
2. Duschen F S N
3. Baden F S N
3.1 Nägel schneiden Hz.
3.2 Haare waschen Hz.
4. Zahn- / Mundpflege F S N
5. Kämmen F S

Pflegeplan mit Durchführungsnachweis für die ambulante Pflege bzw. stationäre Pflegeeinrichtungen

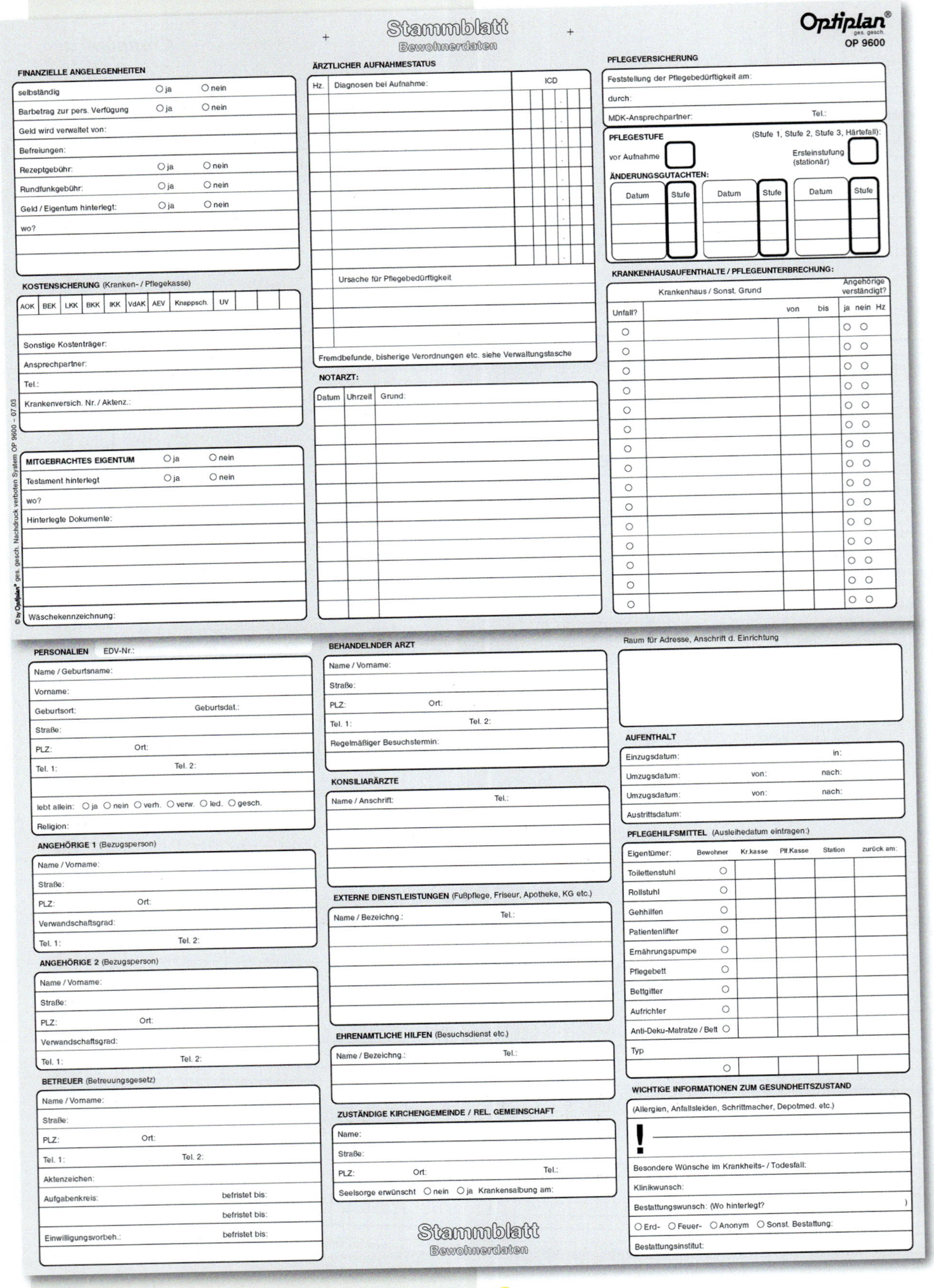

Stammblatt
Bewohnerdaten

Optiplan® ges. gesch.
OP 9600

FINANZIELLE ANGELEGENHEITEN

selbständig O ja O nein
Barbetrag zur pers. Verfügung O ja O nein
Geld wird verwaltet von:
Befreiungen:
Rezeptgebühr: O ja O nein
Rundfunkgebühr: O ja O nein
Geld / Eigentum hinterlegt: O ja O nein
wo?

KOSTENSICHERUNG (Kranken- / Pflegekasse)

AOK | BEK | LKK | BKK | IKK | VdAK | AEV | Knappsch. | UV

Sonstige Kostenträger:
Ansprechpartner:
Tel.:
Krankenversich. Nr. / Aktenz.:

MITGEBRACHTES EIGENTUM O ja O nein
Testament hinterlegt O ja O nein
wo?
Hinterlegte Dokumente:
Wäschekennzeichnung:

© by Optiplan® ges. gesch. Nachdruck verboten System OP 9600 – 07.03

ÄRZTLICHER AUFNAHMESTATUS

Hz. | Diagnosen bei Aufnahme: | ICD

Ursache für Pflegebedürftigkeit

Fremdbefunde, bisherige Verordnungen etc. siehe Verwaltungstasche

NOTARZT:

Datum | Uhrzeit | Grund:

PFLEGEVERSICHERUNG

Feststellung der Pflegebedürftigkeit am:
durch:
MDK-Ansprechpartner: Tel.:

PFLEGESTUFE (Stufe 1, Stufe 2, Stufe 3, Härtefall):
vor Aufnahme
Ersteinstufung (stationär)

ÄNDERUNGSGUTACHTEN:

Datum | Stufe | Datum | Stufe | Datum | Stufe

KRANKENHAUSAUFENTHALTE / PFLEGEUNTERBRECHUNG:

Unfall? | Krankenhaus / Sonst. Grund | von | bis | Angehörige verständigt? ja | nein | Hz

PERSONALIEN EDV-Nr.:

Name / Geburtsname:
Vorname:
Geburtsort: Geburtsdat.:
Straße:
PLZ: Ort:
Tel. 1: Tel. 2:
lebt allein: O ja O nein O verh. O verw. O led. O gesch.
Religion:

ANGEHÖRIGE 1 (Bezugsperson)

Name / Vorname:
Straße:
PLZ: Ort:
Verwandschaftsgrad:
Tel. 1: Tel. 2:

ANGEHÖRIGE 2 (Bezugsperson)

Name / Vorname:
Straße:
PLZ: Ort:
Verwandschaftsgrad:
Tel. 1: Tel. 2:

BETREUER (Betreuungsgesetz)

Name / Vorname:
Straße:
PLZ: Ort:
Tel. 1: Tel. 2:
Aktenzeichen:
Aufgabenkreis: befristet bis:
befristet bis:
Einwilligungsvorbeh.: befristet bis:

BEHANDELNDER ARZT

Name / Vorname:
Straße:
PLZ: Ort:
Tel. 1: Tel. 2:
Regelmäßiger Besuchstermin:

KONSILIARÄRZTE

Name / Anschrift: Tel.:

EXTERNE DIENSTLEISTUNGEN (Fußpflege, Friseur, Apotheke, KG etc.)

Name / Bezeichng.: Tel.:

EHRENAMTLICHE HILFEN (Besuchsdienst etc.)

Name / Bezeichng.: Tel.:

ZUSTÄNDIGE KIRCHENGEMEINDE / REL. GEMEINSCHAFT

Name:
Straße:
PLZ: Ort: Tel.:
Seelsorge erwünscht O nein O ja Krankensalbung am:

Stammblatt
Bewohnerdaten

Raum für Adresse, Anschrift d. Einrichtung

AUFENTHALT

Einzugsdatum: in:
Umzugsdatum: von: nach:
Umzugsdatum: von: nach:
Austrittsdatum:

PFLEGEHILFSMITTEL (Ausleihedatum eintragen:)

Eigentümer:	Bewohner	Kr.kasse	Pfl.Kasse	Station	zurück am:
Toilettenstuhl	O				
Rollstuhl	O				
Gehhilfen	O				
Patientenlifter	O				
Ernährungspumpe	O				
Pflegebett	O				
Bettgitter	O				
Aufrichter	O				
Anti-Deku-Matratze / Bett	O				
Typ	O				

WICHTIGE INFORMATIONEN ZUM GESUNDHEITSZUSTAND

(Allergien, Anfallsleiden, Schrittmacher, Depotmed. etc.)
!
Besondere Wünsche im Krankheits- / Todesfall:
Klinikwunsch:
Bestattungswunsch: (Wo hinterlegt?)
O Erd- O Feuer- O Anonym O Sonst. Bestattung:
Bestattungsinstitut:

Stammblatt zur Erfassung von allgemeinen Daten der Bewohner in einer stationären Pflegeeinrichtung

Ärztl. Verordnungen

Datum	Uhr-zeit	Nr.	Hz. A	Ärztl. Verordnung (Behandlungspflege)	Häufigkeit tägl.	Häufigkeit wöch.	Ende Datum	Ende Arzt	Hz. Pfl.

Name:		Vorname:
geb.:	Pflegebereich:	Blatt-Nr.:

Leistungsnachweis

Psychosoziale Hilfen / Med. Behandlung
(Anlage z. Leistungsnachweis SGB XI)

Nr.		MED. BEHANDLUNG	Häufigkeit p. Schicht		1	2	3	4	5	6	7	8	9	10	11	12	13	14	15	16	17	18	19	20	21
	Siehe Pläne und Verordnungen!	Medikamente richten	F																						
			M																						
			S																						
			N																						
		Medikamente verabreichen	F																						
			M																						
			S																						
			N																						
		Tropfen richten	F																						
			M																						
			S																						
			N																						
		Tropfen verabreichen	F																						
			M																						
			S																						
			N																						
		Injektionen richten	F																						
			M																						
			S																						
			N																						
		Injektionen verabreichen	F																						
			M																						
			S																						
			N																						

Pflegeplan mit Durchführungsnachweis für die ambulante Pflege bzw. stationäre Pflegeeinrichtungen

Schriftlich formulieren im Rahmen der Pflegedokumentation

Grundlegende Prinzipien

Die Formulierungen in der Pflegedokumentation sollen es jedem ermöglichen, den lückenlosen Pflegeverlauf nachvollziehen zu können. Daher muss ersichtlich sein, wer, was, wann, wie (oft), wo und wozu bzw. warum durchgeführt hat. Folgende Prinzipien gelten bei der Dokumentation:

- Objektivität: Möglichst frei von persönlichen Empfindungen; nicht „Bewohner nervt mit ständigem Klingeln", sondern „Bewohner suchte den häufigen Kontakt zum Pflegepersonal".
- Verständlichkeit: Klare und präzise Sprache, korrekte Nutzung von Fachbegriffen; nicht „Bewohner ging nachts ständig zur Toilette", sondern „Bewohner leidet unter Nykturie".
- Eindeutigkeit: aussagekräftige Formulierung, die eindeutige Rückschlüsse zulässt; nicht „Klient hat gut geschlafen", sondern „Klient äußert, gut geschlafen zu haben."
- Übersichtlichkeit: kurze, schnell zu erfassende Texte; kein zweiseitiger Bericht, sondern „Allgemeinzustand verschlechtert, Hausarzt und Tochter verständigt, Tochter traf kurz vor Verlassen der Wohnung ein und wird bei Klient bleiben".
- Pflegeorientierung: Pflegerische Gesichtspunkte sowie der Pflegebedürftige stehen im Mittelpunkt; nicht „Entlassung nach Schlaganfall", sondern „Klient wurde heute aus dem Krankenhaus Waldesruh entlassen und leidet unter einer Halbseitenlähmung in Folge seines Schlaganfalls".

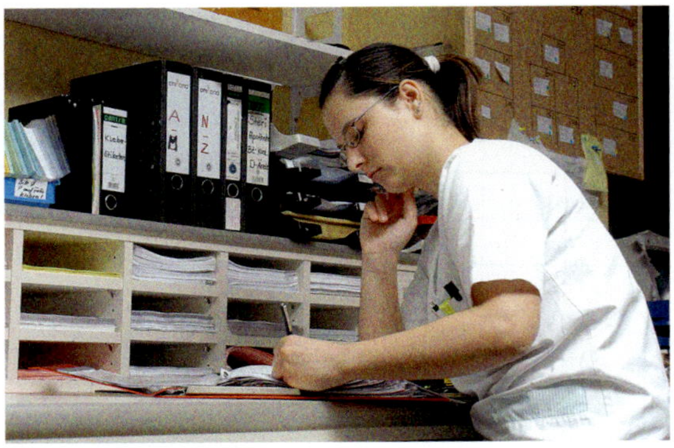

Die Pflegedokumentation sollte sorgfältig und zeitnah erfolgen.

Prinzipien der Pflegedokumentation

- Objektivität
- Verständlichkeit
- Eindeutigkeit
- Übersichtlichkeit
- Pflegeorientierung

Dokumentationsprinzipien

Formulierung von Pflegeressourcen

Aus der Formulierung muss die Art der Ressource deutlich werden. Mögliche Formulierungen sind:

- „Der Klient ist in der Lage ..."
- „Der Klient ist motiviert ..."
- „Die Angehörigen unterstützen den Klienten ..."
- „Der Klient nutzt ..."

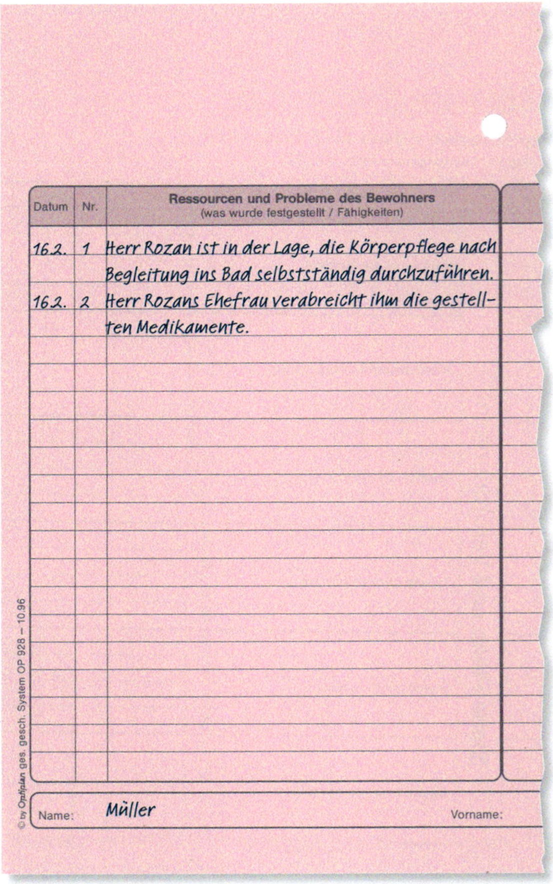

Datum	Nr.	Ressourcen und Probleme des Bewohners (was wurde festgestellt / Fähigkeiten)
16.2.	1	Herr Rozan ist in der Lage, die Körperpflege nach Begleitung ins Bad selbstständig durchzuführen.
16.2.	2	Herr Rozans Ehefrau verabreicht ihm die gestellten Medikamente.

Name: Müller Vorname:

© by Optiplan ges. gesch. System OP 928 – 10.96

Mögliche Formulierungen von Pflegeressourcen

Formulierung von Pflegeproblemen

Wichtig bei der Formulierung von Pflegeproblemen ist, dass nicht nur allgemeine Tatsachen, sondern tatsächlich vorhandene, pflegerisch zu kompensierende Probleme beschrieben werden. So ist das Vorhandensein eines Blasenverweilkatheters ↑ S. 288 allein genauso wenig ein Pflegeproblem wie der Zustand nach einem Schlaganfall ↑ S. 510. Ist der Bewohner jedoch auf Grund des Schlaganfalls nicht in der Lage, die Katheterpflege selbstständig durchzuführen, ist dies ein Pflegeproblem. Pflegeprobleme sollten gebündelt formuliert sein. So genügt: „Bewohner ist nicht in der Lage, die Körperpflege durchzuführen.“ Es müssen nicht alle Details der Körperpflege aufgelistet werden.

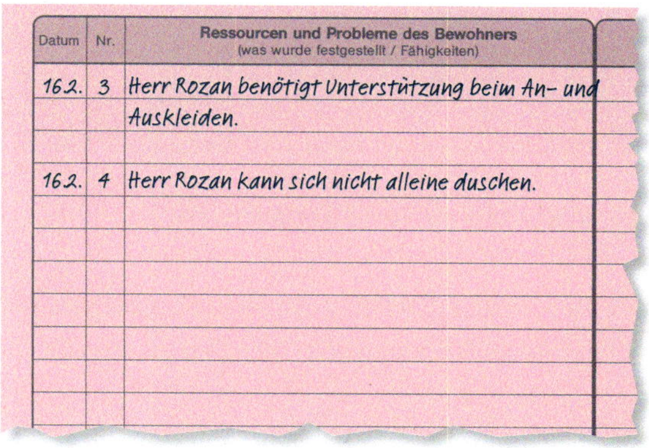

Datum	Nr.	Ressourcen und Probleme des Bewohners (was wurde festgestellt / Fähigkeiten)
16.2.	3	Herr Rozan benötigt Unterstützung beim An- und Auskleiden.
16.2.	4	Herr Rozan kann sich nicht alleine duschen.

Mögliche Formulierungen von Pflegeproblemen …

Formulierung von Pflegezielen

Pflegeziele sind immer auf den Pflegebedürftigen und nicht auf die Pflegehandlung bezogen. Und sie sind immer positiv formuliert. Sie bestehen i. d. R. aus drei Teilen:

- genau benanntes, zu erreichendes Verhalten oder Zustand
- Evaluationskriterien ↑ S. 68, mit denen dieses Verhalten oder der Zustand gemessen werden können
- Zeitpunkt, zu welchem das Ziel erreicht werden soll

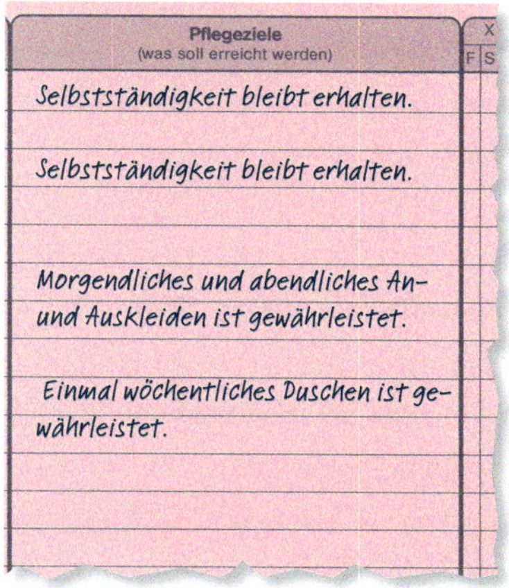

Pflegeziele (was soll erreicht werden)	X F	S
Selbstständigkeit bleibt erhalten.		
Selbstständigkeit bleibt erhalten.		
Morgendliches und abendliches An- und Auskleiden ist gewährleistet.		
Einmal wöchentliches Duschen ist gewährleistet.		

… Pflegezielen …

Formulierung von Pflegemaßnahmen

Beachten Sie bei der Formulierung der Pflegemaßnahme die Ursache des Pflegeproblems. Ist eine Ursachenbeseitigung möglich, sollte diese an erster Stelle stehen. Verfügt Ihre Einrichtung über Pflegestandards, nutzen Sie diese und verkürzen Sie dementsprechend die Dokumentation. Die Formulierung der Pflegemaßnahme muss eine Beschreibung der Tätigkeit, der eingesetzten Materialien und Hilfsmittel sowie der Häufigkeit und der Zeitpunkte der Durchführung umfassen.

Hinweis Vergewissern Sie sich, dass der Pflegebedürftige und ggf. dessen Angehörigen Sinn und Zweck der Pflegeziele verstehen.

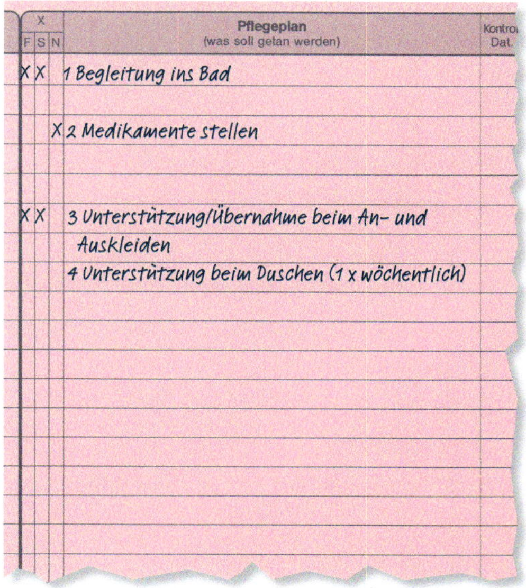

X F	S	N	Pflegeplan (was soll getan werden)	Kontro Dat.
X	X		1 Begleitung ins Bad	
		X	2 Medikamente stellen	
X	X		3 Unterstützung/Übernahme beim An- und Auskleiden	
			4 Unterstützung beim Duschen (1 x wöchentlich)	

… und Pflegemaßnahmen

Beobachten, informieren, planen und dokumentieren

1 Wahrnehmen und beobachten

1. Beschreiben Sie den Wahrnehmungsprozess und spielen Sie ihn an einem selbst gewählten Beispiel durch.
2. Beschreiben Sie den Beobachtungsprozess und spielen Sie ihn an einem selbst gewählten Beispiel durch.
3. Benennen Sie mögliche Störungen und Verzerrungen von Wahrnehmung und Beobachtung.
4. Nennen Sie Merkmale, die Sie bei der pflegerischen Arbeit beobachten.

2 Informationen beschaffen und verarbeiten

5. Beschreiben Sie das Vorgehen bei der Informationssammlung.
6. Erläutern Sie die Bedeutung und Funktion von Assessmentinstrumenten.
7. Nennen Sie drei Beispiele für Informationen, die während einer Übergabe ausgetauscht werden.
8. Nennen Sie drei Beispiele für Informationen, die während einer Pflegevisite ausgetauscht werden.

3 Handlungen planen, durchführen und auswerten

9. Benennen Sie die Schritte des Handlungsprozesses und spielen Sie ihn an einem selbst gewählten Beispiel durch.
10. Benennen Sie die Schritte des 6-Stufen-Modells (Pflegeprozess).
11. Erklären Sie Ziel und Zweck einer Pflegeplanung.

4 Schriftlich formulieren und dokumentieren

12. Erklären Sie Ziel und Zweck der Pflegedokumentation.
13. Zählen Sie die rechtlichen Grundlagen der Pflegedokumentation auf.

Sich gesund erhalten

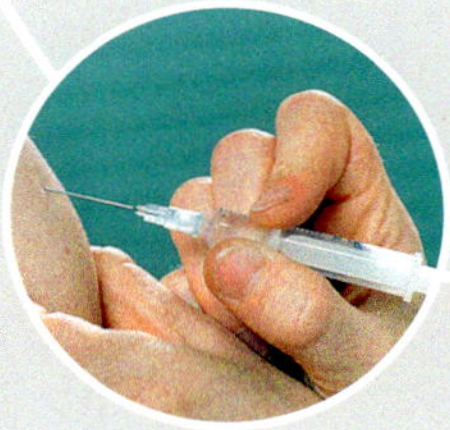

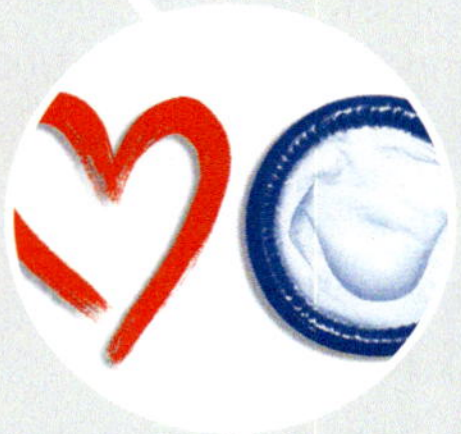

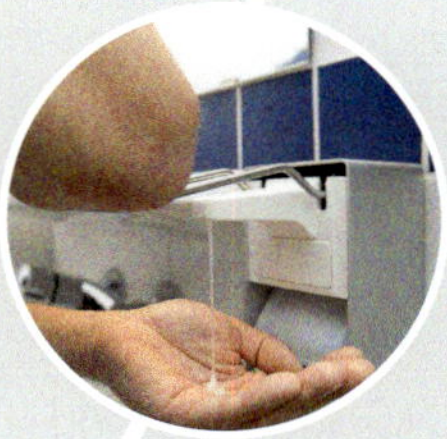

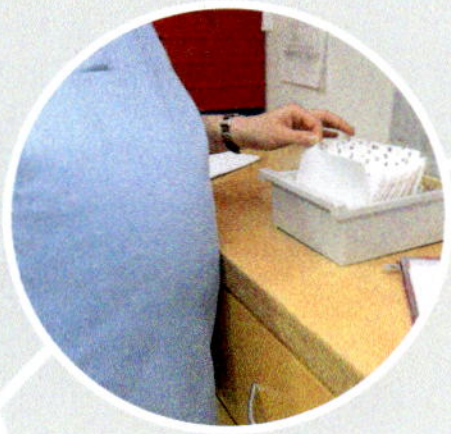

Gesundheitsverständnis

Was ist Gesundheit?

Wenn Sie im Freundes- oder Kollegenkreis fragen, was Gesundheit ist, werden die meisten sich auf die Aussage einigen können: „Gesund ist, wer nicht krank ist". Der Weltgesundheitsorganisation (World Health Organization, WHO) war diese Sichtweise zu einseitig. Sie entwarf 1946 eine Definition, die den gesamten Menschen im Auge hat: „Gesundheit ist der Zustand völligen körperlichen, geistigen und sozialen Wohlbefindens und nicht nur die Abwesenheit von Krankheit."

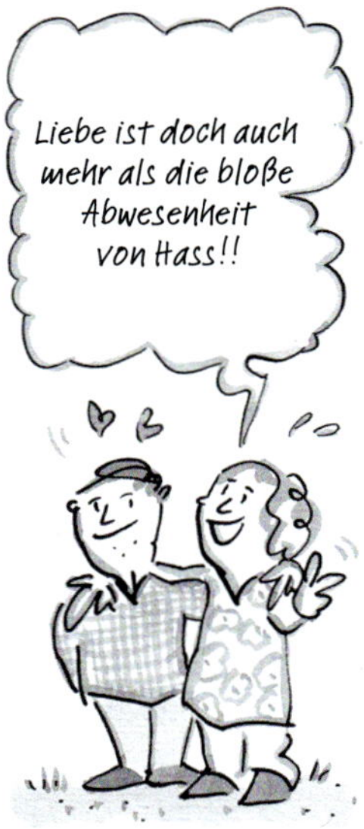

Man spricht auch von einer defizitären Sichtweise, wenn man nur das Fehlende (das *Defizit*) betrachtet. Eine solche Sichtweise betont das Negative und übersieht leicht das Positive.

Was ist Krankheit?

Eine Krankheit ist aus medizinischer Sicht ein Zustand, der durch bestimmte Verfahren (*Diagnose*) nachgewiesen werden kann. Dies kann auch dann der Fall sein, wenn ein Mensch keine Krankheitsanzeichen (*Symptome*) verspürt.

Beispiel
Bei einer Krebsfrüherkennungsuntersuchung stellt die Frauenärztin bei Frau Raacke ein positives Ergebnis des Gebärmutterhalsabstrichs fest. Bei einer anschließenden Gewebeentnahme wird ein frühes Stadium von Gebärmutterhalskrebs festgestellt. Obwohl sie bisher keine Beschwerden verspürt, leidet Frau Raacke unter medizinischen Gesichtspunkten an einer Krankheit.

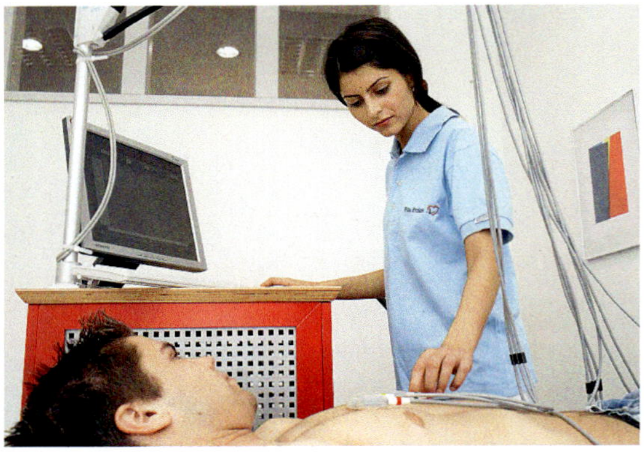

Viele Krankheiten, die man nicht von außen erkennen kann und möglicherweise auch keine Beschwerden verursachen, können durch moderne diagnostische Verfahren, wie hier dem EKG, nachgewiesen werden.

Menschen können sich aber auch krank fühlen, ohne dass eine Diagnose für eine Krankheit vorliegt. „Krank zu sein" ist im Gegensatz zu „Krankheit" eine subjektive Empfindung.

Beispiel
Herr Prochnow verspürt seit vielen Jahren Schmerzen in seinem rechten Hüftgelenk. Er hat schon viele Ärzte aufgesucht, doch niemand konnte bislang etwas finden. Durch die Schmerzen hat er keine Freude mehr am Leben. Er fühlt sich einfach nur krank.

Hinweis Ob sich ein Mensch gesund oder krank fühlt, ist von vielen Faktoren abhängig und individuell sehr unterschiedlich.

Wie entsteht Krankheit?

Aus medizinischer Sicht entsteht eine **Krankheit** dann, wenn ein schädlicher Einfluss auf den Körper trifft und dort eine Krankheit auslöst.

Beispiel
Grippeviren werden durch Körperflüssigkeiten übertragen. Treffen die Grippeviren auf die Schleimhaut einer Person, so werden sie im Körper aufgenommen, vermehren sich dort und lösen eine Grippe aus.

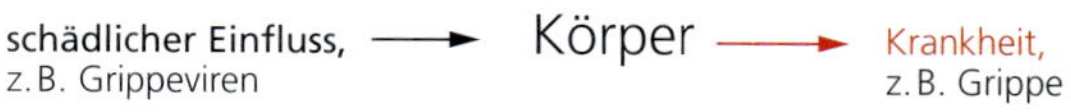

Entstehung von Krankheit aus medizinisch-biologischer Sicht

Diese Erklärung greift v. a. für akute Krankheiten. Doch bei der Entstehung chronischer Krankheiten stehen die Mediziner immer noch vor vielen Rätseln. Sicher ist, dass neben rein biologischen auch **persönliche und soziale Faktoren** die Entstehung von Krankheit beeinflussen.

Beispiel
Studien über Kindergesundheit zeigen immer wieder Zusammenhänge zwischen der Häufigkeit bestimmter Krankheiten, wie z. B. Diabetes mellitus Typ 2 ↑ S. 502, und dem sozialen Hintergrund der erkrankten Kinder.

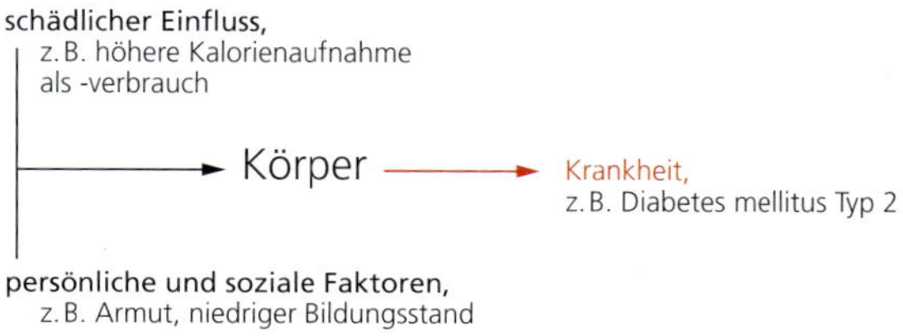

Entstehung von Krankheit aus gesundheitswissenschaftlich-soziologischer Sicht

Wie entsteht Gesundheit?

Wir alle kennen das: Manche Menschen werden einfach nicht krank. Andere kränkeln ständig vor sich hin. Erklärungen, wie z. B. „Die hat einfach ein besseres Immunsystem.“, greifen nicht immer. Eine bessere Erklärung liefert das Salutogenese-Modell. Es macht deutlich, dass auch andere, v. a. psychosoziale, Faktoren für den Erhalt der Gesundheit von enormer Bedeutung sind. Dazu gehören u. a.

- die Fähigkeit, Probleme einzuordnen und an die Möglichkeit zu glauben, sie zu bewältigen (*Kohärenzsinn*),
- die Fähigkeit, mit Spannungen und Stresssituationen (*Stressoren*) ↑ S. 94 umzugehen sowie
- die Lebenserfahrung.

Modell der Salutogenese (vereinfachte Darstellung)

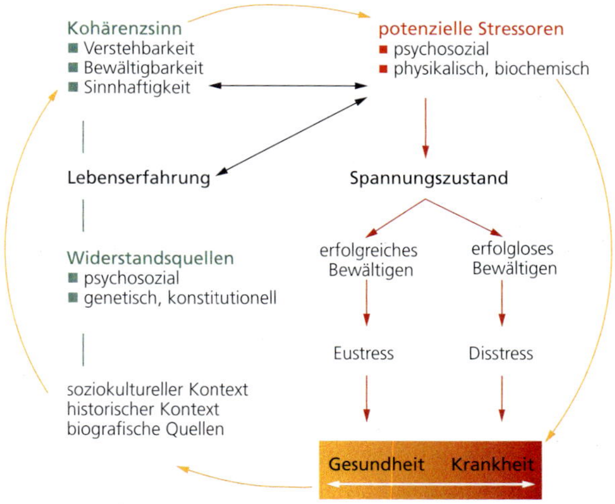

Hinweis Gesundheit und Krankheit bilden einen fließenden Übergang.

akut plötzlich, heftig, stark
chronisch anhaltend, lang andauernd

Gesundheitsförderung und Prävention

Neben der Behandlung von Krankheiten wird heute vermehrt Wert auf die Förderung von Gesundheit sowie die Vermeidung von Krankheiten gelegt. Auch wenn die beiden Begriffe Gesundheitsförderung und Prävention häufig synonym benutzt werden, gibt es Unterschiede in den Zielen, Zielgruppen und Maßnahmen.

	Gesundheitsförderung	Prävention
Ziel	gesundheitliche Ressourcen und Lebensweisen stärken oder aufbauen	Krankheitsrisiken vermeiden oder abbauen
Zielgruppe	alle Menschen	von Krankheitsrisiken betroffene Personengruppen, z. B. alle Menschen über 50 Jahre
Maßnahmen	Information, Aufklärung und Beratung	gesetzliche Maßnahmen (z. B. Rauchverbot), Früherkennungsuntersuchungen

Gesundheitsförderung und Prävention nehmen verschiedene Perspektiven auf den (gesunden oder möglicherweise kranken) Menschen ein.

Gesundheitsförderung – „fit for fun"

Das Grundprinzip der Gesundheitsförderung basiert auf der Stärkung gesundheitlicher Ressourcen und Lebensweisen. Die Zielgruppe sind alle Menschen, ob gesund oder krank. Zur Gesundheitsförderung gehören z. B.:

- Stärkung von körperlicher Fitness und Körperbewusstsein
- Förderung von Kompetenzen zur Gesunderhaltung und Krankheitsbewältigung
- Aufbau sozialer Netzwerke
- Unterstützung in der Arbeitswelt
- gesellschaftliche Anerkennung und Integration
- finanzielle Sicherheit
- Erhalt einer erholsamen Umwelt

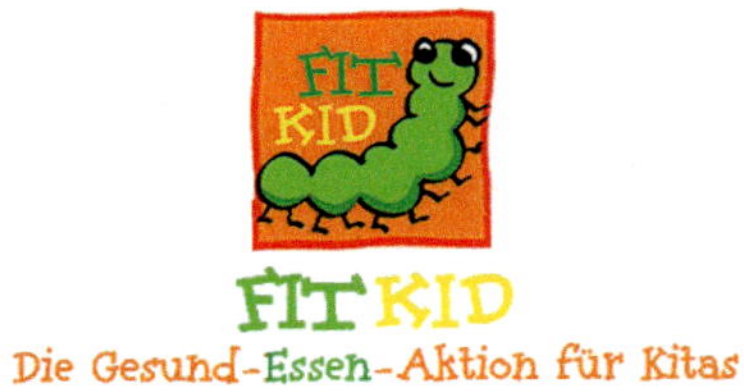

Verschiedene Ernährungs- und Bewegungsprogramme sollen bereits Kindergartenkindern die Bedeutung von gesunder Ernährung und körperlicher Fitness vermitteln.

Gesundheitsförderung geschieht auf vielen verschiedenen Ebenen. Dazu ist natürlich die einzelne Person angehalten, aber auch in Kitas, Schulen oder Einrichtungen des Gesundheitswesens soll zielgerichtete Gesundheitsförderung stattfinden.

Gesundheitsbildung, früher auch Gesundheitserziehung genannt, spielt bei der Gesundheitsförderung eine wichtige Rolle. Informationen und Aufklärung sollen Menschen zu einem gesundheitsbewussten Verhalten anregen. Ein bekanntes Beispiel ist die AIDS-Kampagne der Bundeszentrale für gesundheitliche Aufklärung.

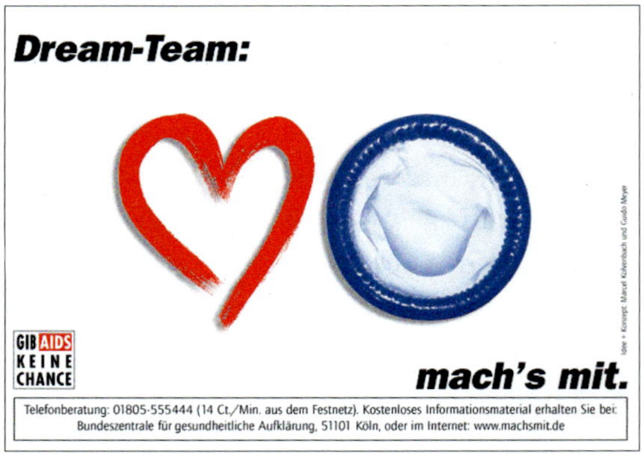

Durch die AIDS-Aufklärungskampagne konnte die HIV-Infektionsrate in Deutschland verhältnismäßig niedrig gehalten werden.

Hinweis Gesundheitsförderung und Prävention sind zentrale Aufgaben von Pflegenden.

Prävention – „Vorsorge ist besser“

Das Grundprinzip von Prävention ist die Vermeidung bzw. der Abbau von Krankheitsrisiken. Prävention basiert auf der Früherkennung von Krankheiten und der Vermeidung von krankheitsauslösenden Faktoren. Zielgruppe von Prävention sind alle Menschen, die von Krankheit bedroht sind. Zur Prävention gehören z. B.:

- Impfungen
- Krankheitsfrüherkennung (umgangssprachlich „Vorsorge“, z. B. „Krebsvorsorge“)
- Vermeidung von gesundheitsschädlichen Arbeits- und Umweltbedingungen
- Umweltschutz

Man unterteilt die Maßnahmen der Prävention in drei Stadien:

- **Primäre Prävention** dient der Krankheitsverhütung von gesunden, aber von Krankheit bedrohten Menschen, z. B. Gurtpflicht beim Autofahren.
- **Sekundäre Prävention** dient der Krankheitsfrüherkennung bei Risikogruppen, z. B. Krebs-Früherkennungsuntersuchungen.
- **Tertiäre Prävention** dient der Verzögerung von Folgeschäden bei chronischen Erkrankungen und Pflegebedürftigkeit, z. B. Dekubitusprophylaxe.

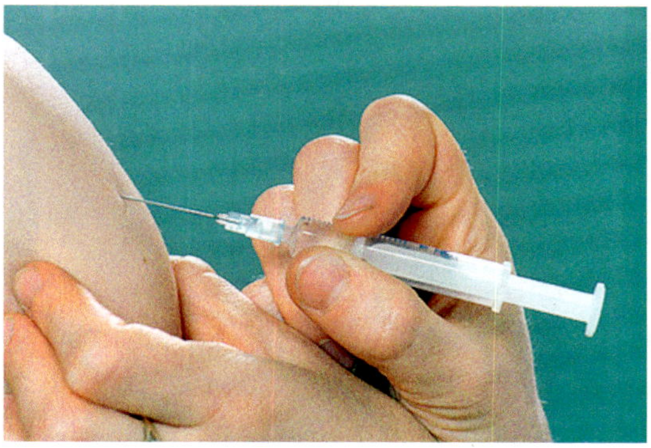

Impfungen verhindern weltweit den Ausbruch von Infektionskrankheiten.

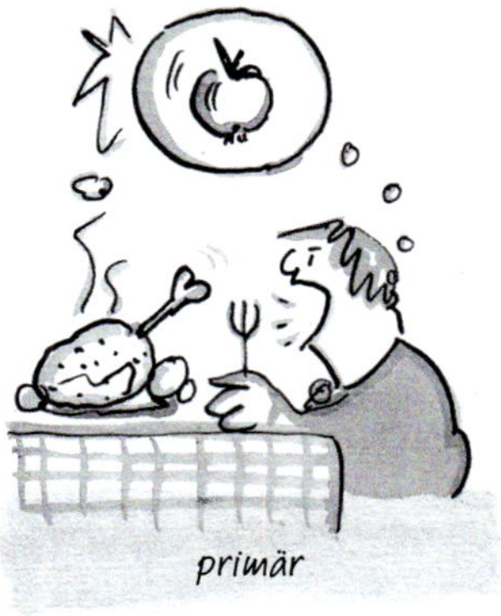

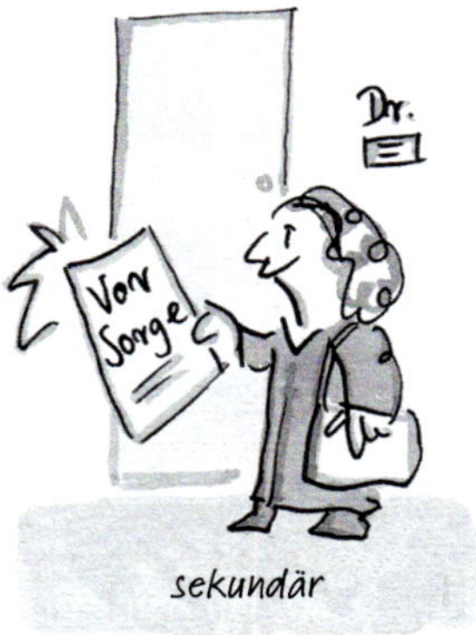

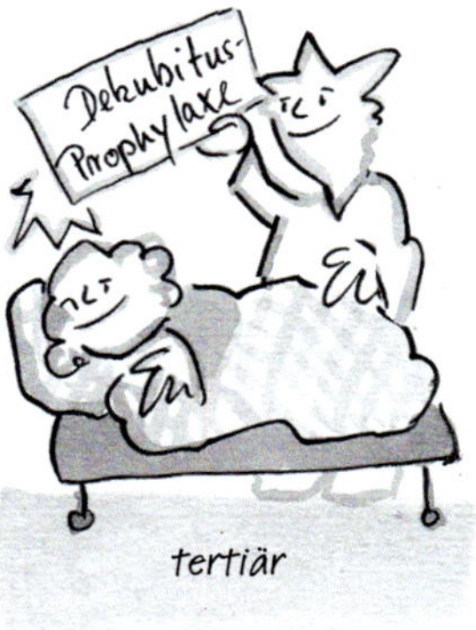

Prophylaxe – „Immer dran gedacht“

Gleichbedeutend mit dem Begriff Prävention wird das Wort Prophylaxe genutzt. Vor allem in der Pflege wird immer wieder von „den Prophylaxen“ gesprochen. Damit sind all die pflegerischen Maßnahmen gemeint, die Folgeschäden oder Krankheiten vermeiden sollen, die aus Pflegebedürftigkeit oder fehlender Beweglichkeit folgen können. Die Prophylaxen werden gezielt eingesetzt und in die alltäglichen pflegerischen Handlungen mit einbezogen. Zu den gängigen präventiven Pflegemaßnahmen gehören z. B.:

- Dekubitusprophylaxe ↗ S. 242
- Thromboseprophylaxe ↗ S. 244
- Kontrakturprophylaxe ↗ S. 240

Gesundheitsförderliche Bewegung

Bewegung als Grundbedürfnis

Sich körperlich zu bewegen ist ein menschliches Grundbedürfnis. Besonders deutlich wird dies bei Kindern: Sie zeigen sehr häufig ihren natürlichen Bewegungsdrang. Körperliche Aktivität steht für Vitalität und Lebensfreude. Sie ist lebensnotwendig. Nur durch Bewegung werden Muskeln und Knochen aufgebaut, Kalorien abgebaut und der Stoffwechsel ↗ S. 187 in Gang gehalten. Im Gegenzug führt ein Mangel an Bewegung zu zahlreichen Störungen und Krankheiten, wie z. B. Übergewicht, Bandscheibenleiden oder auch psychischen Erkrankungen.

Hinweis Körperliche Bewegung ist ein menschliches Grundbedürfnis und hat viele positive Auswirkungen aufs Leben.

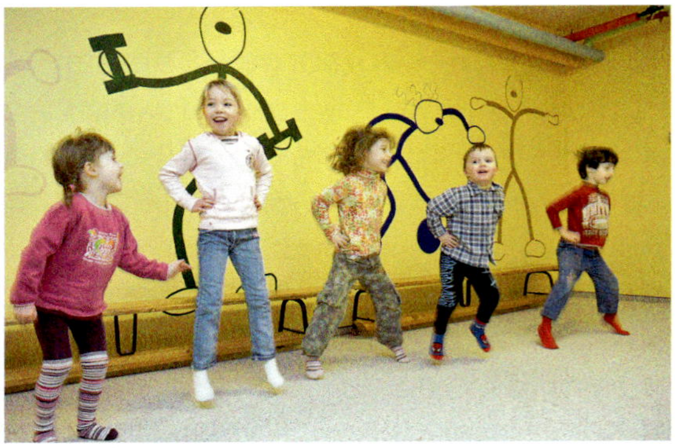

Kinder haben einen natürlichen Bewegungsdrang und erlernen erst im Laufe der Erziehung, still zu sitzen.

Sport als Ausgleich

Sport ist in vielerlei Hinsicht gesund. Als besonders gesundheitsförderlich gelten Ausdauersportarten wie Laufen, Schwimmen, Radfahren. Sportarten in Gruppen und mit Musik (z. B. Tanzen) motivieren in besonderer Weise. Sport kann einen Ausgleich zum beruflichen Alltag schaffen. Grundsätzlich gilt:

- Wählen Sie eine Sportart, die für Sie gut zugängig ist und Spaß macht.
- Beziehen Sie Bewegung in Ihren Alltag mit ein, fahren Sie z. B. mit dem Fahrrad zur Arbeit.

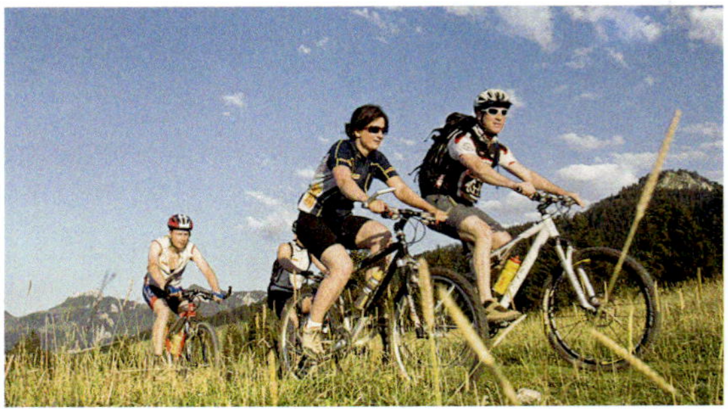

Fahrradfahren ist ein sehr gesunder Ausdauersport. Wenn Sie die tägliche Fahrt mit dem Auto oder Bus durch Fahrradfahren ersetzen (können), haben Sie schon viel für Ihre Gesundheit getan.

Bewegungs- und Haltungsmuster

Jeder Mensch hat seine eigene Art, sich zu bewegen. Man spricht von Bewegungs- und Haltungsmustern. Sie laufen unbewusst und automatisch ab.

Möchte man ungesunde Haltungsmuster ablegen und neue, gesündere Muster wie in nebenstehender Tabelle erlernen, müssen diese so lange geübt werden, bis sie automatisch ablaufen, ohne dass man sich darauf konzentrieren muss.

Gesunde Haltungsmuster	Gesunde Bewegungsmuster
auf dem ganzen Fuß schulterbreit und mit parallelen Füßen stehen	Schritte schulterbreit aufsetzen. Das erhöht die Standfestigkeit.
die Knie beweglich und weich halten, also leicht gebeugt	Drehungen aus dem Becken heraus einleiten. Verdrehungen der Lendenwirbelsäule werden so vermieden.
Das Gesäß nach unten fallen lassen. Das Becken richtet sich dadurch auf und die Lendenwirbelsäule streckt sich.	Lasten nahe an den Körper heranbringen
Den Kopf in den Himmel strecken. Dadurch richten sich Brust- und Halswirbelsäule auf.	Beim Anheben eines Menschen oder einer Last das Becken senken. Der Schwerpunkt des eigenen Körpers wird so als Gegengewicht eingesetzt.
Das Brustbein mit einem gedachten Knopf herausziehen. Hierdurch weitet sich der Atemraum.	bei allen Bewegungen in den Knien nachgeben

Gesunde Haltungs- und Bewegungsmuster

Ein starker Rücken

Die menschliche Wirbelsäule ist ein Wunder der Natur:

- Sie ist stabil, dadurch können wir aufrecht gehen.
- Sie ist elastisch, dadurch werden Erschütterungen beim Gehen oder Sitzen aufgefangen.
- Sie ist flexibel, dadurch können wir uns nach vorne oder hinten beugen.

Allerdings kann die Wirbelsäule diese ganze Arbeit nicht ohne Hilfe verrichten. Sie ist auf die Rückenmuskulatur angewiesen. Ist die Rückenmuskulatur untrainiert, können **Fehlhaltungen** zu zahlreichen Beschwerden führen.

Die Beschwerden entstehen dann, wenn regelmäßig oder dauerhaft auf die Wirbelkörper und die dazwischen liegenden Bandscheiben eine ungünstige **Kräfteverteilung** wirkt. Im Folgenden finden Sie Empfehlungen für rückengerechte Techniken.

Sitzen

Beim längeren vornübergebeugten Sitzen werden nicht nur die Bandscheiben stark belastet, auch kann z. B. eine angespannte Nackenmuskulatur zu Kopfschmerzen und Konzentrationsschwäche führen. Eine **angemessene Sitzhaltung** erfordert geeignete Bedingungen.

Heben, Ziehen und Schieben

Das Heben, Ziehen und Schieben – gerade auch von schweren Lasten – gehört zu den großen Herausforderungen für unsere Wirbelsäule. Bestimmte Techniken helfen unserem Rücken, diese Herausforderungen ohne Schäden zu meistern. So werden die Bandscheiben dann geschädigt, wenn ihr Kern dauerhaft nach außen gedrängt wird. Es kommt zum Bandscheibenvorfall ↗ S. 224. Die nebenstehenden Abbildungen verdeutlichen die **Prinzipien rückengerechten Arbeitens** beim Beugen, Ziehen und Heben.

Hinweis Bei der täglichen pflegerischen Arbeit stehen Ihnen verschiedene Hilfsmittel (z. B. Rollbrett, Badewannenlift ↗ S. 205) zur Verfügung. Nutzen Sie diese genauso wie die vorhandenen Ressourcen der Pflegebedürftigen.

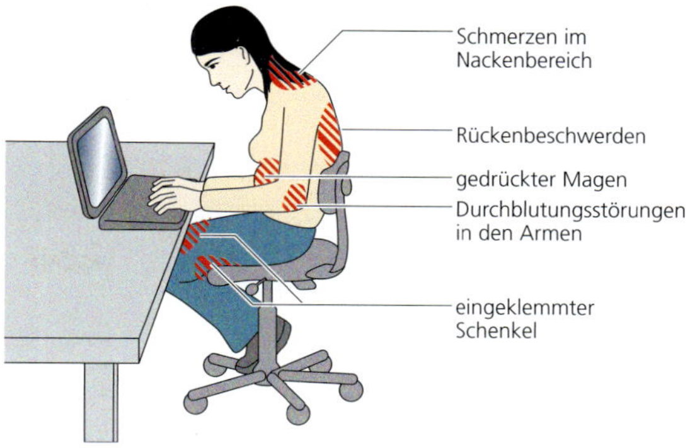

Fehlhaltungen können zu zahlreichen Beschwerden führen.

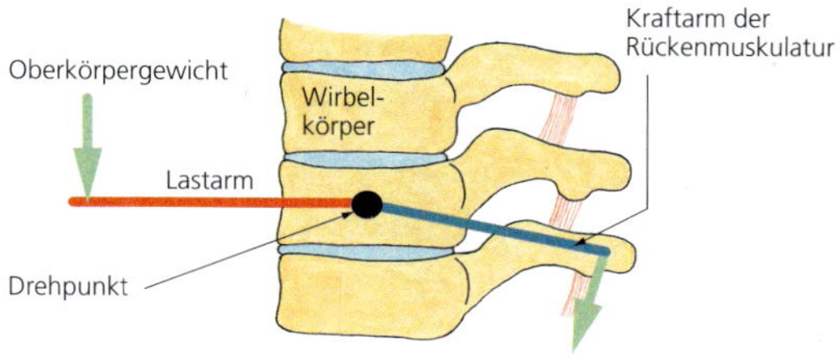

Die Kräfte an der Wirbelsäule wirken wie bei einer Wippe: Die beiden Schenkel der Wippe entsprechen dem Lastarm (Gewicht des Oberkörpers) und dem Kraftarm (Arbeit der Rückenmuskulatur). Der Drehpunkt ist in der Mitte des Wirbelkörpers.

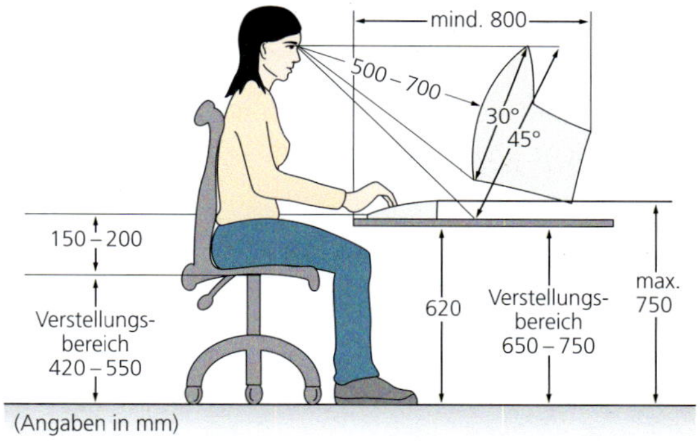

Empfohlene Maße für einen Bildschirmarbeitsplatz

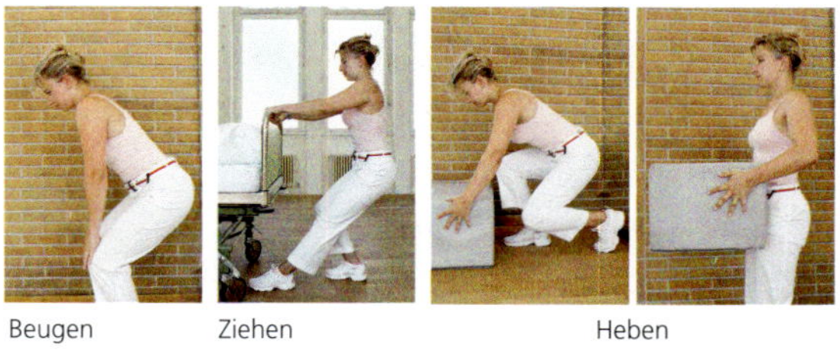

Die alltägliche Belastung der Wirbelsäule kann leicht durch die richtige Körperhaltung und Bewegungstechnik vermindert werden.

Ernährung und Kleidung

Der Mensch ist, was er isst

Genau wie die Bewegung ist Essen und Trinken lebensnotwendig. Unser Körper benötigt die mit den Nahrungsmitteln aufgenommene Energie und Flüssigkeit. Aber Essen ist weit mehr als nur Nahrungsaufnahme, es ist in hohem Maße auch Genuss. Wir nehmen eine Mahlzeit mit allen Sinnen wahr: Wir sehen sie, riechen sie, fühlen sie und zuletzt: Wir schmecken sie.

Die Ernährung ist darüber hinaus auch ein Spiegel unserer Kultur und Religion sowie in der modernen Gesellschaft ein Spiegel von Nahrungsmittelindustrie und Ernährungswissenschaft (Essen und Trinken ↗ S. 256). Diese Rahmenbedingungen beeinflussen, was und wie wir essen. Der richtigen Ernährung wird heute große Bedeutung beigemessen. Gleichzeitig nehmen aber ernährungsbedingte Krankheiten zu:

- Bestimmte Schönheitsideale führen v. a. bei Mädchen und jungen Frauen zu Essstörungen.
- Eine höhere Kalorienaufnahme als der körperliche Kalorienbedarf führt zu Übergewicht.
- Industriell stark veränderte Lebensmittel stehen im Verdacht, Krebserkrankungen auszulösen.
- Eine einseitige Ernährung begünstigt die Entstehung bestimmter Krankheitsbilder (z. B. Diabetes mellitus Typ 2 ↗ S. 502, Fettstoffwechselstörungen).

Neben den ernährungswissenschaftlichen Leitsätzen ↗ S. 264 gehen die Empfehlungen für eine gesunde Ernährung zunehmend in diese Richtung:

- Kaufen Sie möglichst unverarbeitete Lebensmittel, z. B. frisches Obst und Gemüse, und nehmen Sie sich für die Zubereitung Ihrer Speisen Zeit.
- Essen Sie mit Genuss, möglichst zu festen Zeiten und mit anderen zusammen.
- Fühlen Sie sich in ihrem Körper wohl – „Modelmaße" gehören zu einer Berufsgruppe, nicht zur Norm.
- Essen und Bewegung gehören zusammen: Ein ausgedehnter Spaziergang macht ein kalorienreiches Festessen wieder wett.

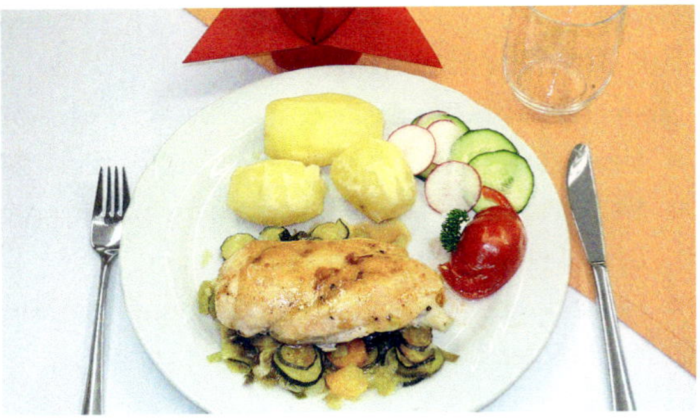

Schon beim Anblick dieser Speisen läuft uns das Wasser im Mund zusammen. Auch den Duft solcher Speisen können wir uns vorstellen und schwelgen in Gedanken an dieses Essen.

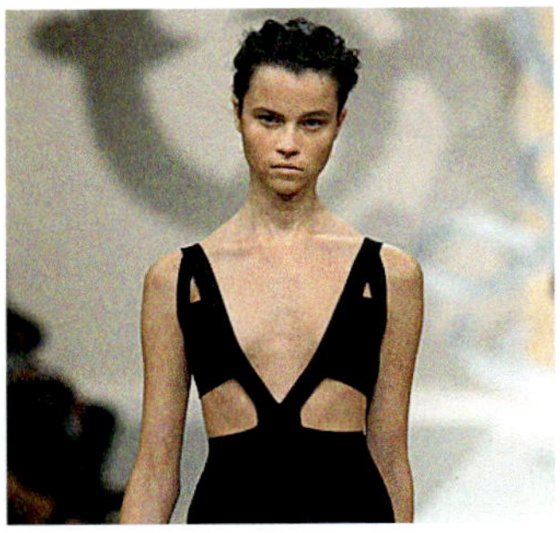

So genannte Magermodels stellen ein problematisches Schönheitsideal junger Frauen dar.

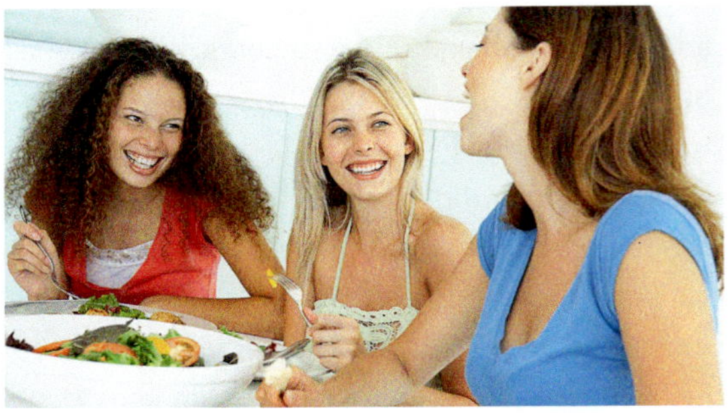

Gemeinsame, frisch zubereitete Mahlzeiten sind ein guter Schutz gegen ernährungsbedingte Krankheiten.

www.leben-hat-gewicht.de
Homepage einer Initiative verschiedener Bundesministerien gegen Schlankheitswahn und Essstörungen.

www.dge.de
Seite der Deutschen Gesellschaft für Ernährung e. V. mit zahlreichen Verweisen auf Projekte zur gesunden Ernährung, Lebensmittelinformationen und Veranstaltungsempfehlungen.

www.gesunde-rezepte.net
Hier finden Sie zahlreiche Rezepte aus frischen Zutaten für den Alltag oder zum Experimentieren.

Kleidung – „Kleider machen Leute"

Kleidung erfüllt viele Aufgaben:

- Schutz vor Kälte, Hitze oder Strahlen
- Zeichen von Zugehörigkeit zu bestimmten Gruppen, z. B. Jugendgruppen, Berufsgruppen
- Verdecken bestimmter, schambesetzter Körperbereiche, z. B. Genitalbereich, weibliche Brust

Was wir anziehen, ist von verschiedenen Faktoren abhängig. So spielen der persönliche Geschmack, die aktuelle Mode, aber auch die finanziellen Möglichkeiten eine große Rolle. Kleidung kann etwas darüber aussagen, wer wir sind bzw. für wen wir uns halten. Dies trifft insbesondere für die Jugendmode zu. Hier entscheiden teilweise kleine Details, welcher **Jugendbewegung** man sich zugehörig fühlt oder von welcher Schulhofclique man akzeptiert wird.

Eine Sonderrolle nimmt die Berufsbekleidung ein. Sie war immer schon funktional ausgerichtet. Das heißt, die Kleidung sollte bei der beruflichen Tätigkeit nützlich sein und nicht stören. Hieraus entstanden zahlreiche Berufstrachten und -uniformen, z. B. die Zimmermannshose mit vielen Schlaufen für Werkzeug. Mit der weißen **Berufsbekleidung in der Pflege** soll gezeigt werden, dass man den Heilberufen zugehört. Hier spielt Hygiene eine große Rolle – auf weißer Kleidung ist Schmutz sofort zu erkennen.

Kleidung beeinflusst aber auch unsere Gesundheit. Folgende Empfehlungen fördern die Gesundheit:

- Textilien aus **Naturmaterialien** sind angenehm auf der Haut und regulieren die Körpertemperatur.
- Baumwolle und bestimmte Mikrofasern nehmen Schweiß auf und fördern damit eine gesunde Haut.
- Mit Hilfe der „Zwiebelschalentechnik" kann man sich wechselnden Außentemperaturen besser anpassen. Hierbei werden verschiedene Lagen von Kleidung übereinander angezogen. Der Vorteil liegt nicht nur in den dazwischenliegenden Luftschichten, die ideal gegen Kälte isolieren, sondern auch darin, dass man sich durch lagenweises An- bzw. Ausziehen leicht der Umgebungstemperatur anpassen kann.

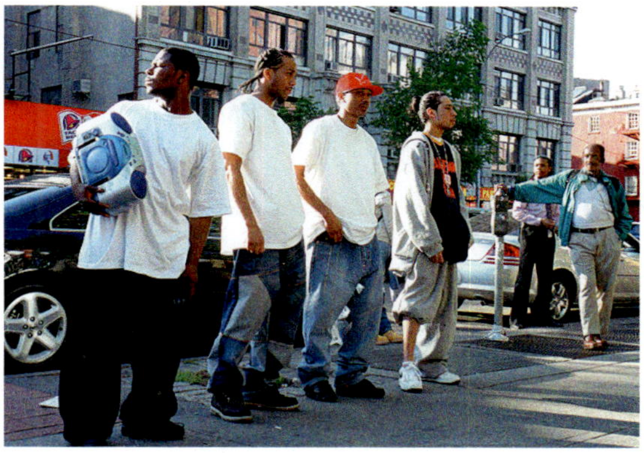

Hip-Hopper deuteten ursprünglich mit ihren hängenden Hosen die gedankliche Nähe zu Gefängnisinsassen an, denen auf Grund der abgenommenen Gürtel immer die Hosen rutschten.

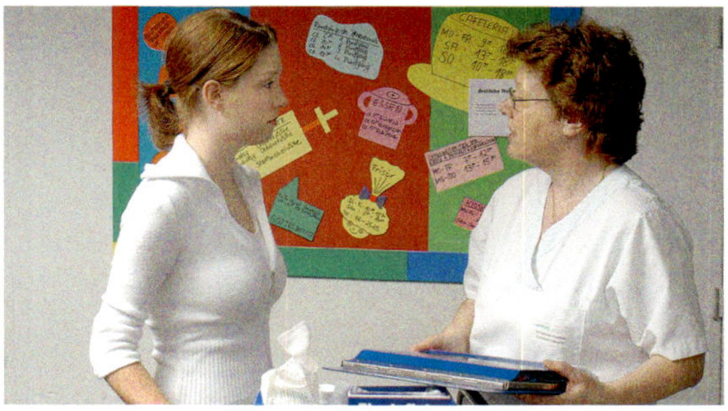

Berufsbekleidung von Pflegenden

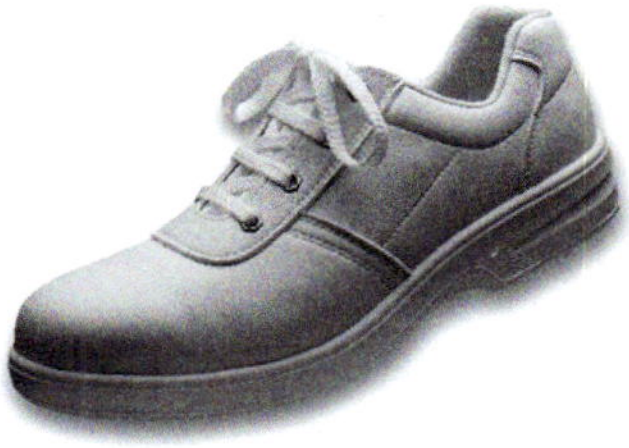

Schuhe sollten aus Naturmaterialien, wie z. B. Leder, bestehen, um „Schweißfüßen" vorzubeugen. Auch Socken aus Baumwolle oder Mikrofasern unterstützen ein gesundes Fußklima.

Hinweis Ernährung und Kleidung nehmen entscheidenden Einfluss auf unsere Gesundheit.

Sucht und Suchtprävention

Was ist Sucht?

Sucht ist ein Zustand, in dem der Körper nach einer bestimmten Substanz oder Handlung verlangt. Bekommt er dies nicht, leidet er unter Entzugserscheinungen. Sucht entsteht, wenn ein berauschendes Mittel dem Körper häufiger zugeführt wird. In der Folge verringert sich die berauschende Wirkung (Toleranz) und der Körper gewöhnt sich an diesen Zustand (Abhängigkeit).

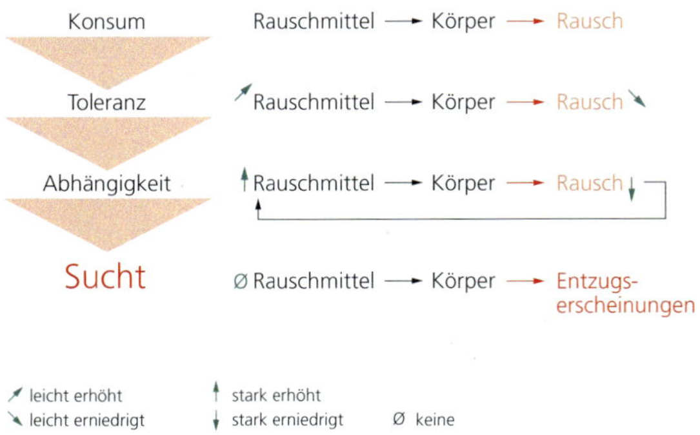

Sucht entsteht aus Toleranz und Abhängigkeit.

Suchtmittel – „Süchtig nach Schokolade?"

Alle Kulturen kennen berauschende Substanzen, sie gehören in gewisser Weise zum Dasein dazu.

Legal oder illegal

Allen Suchtmitteln ist gemeinsam, dass sie nicht automatisch süchtig machen. Je höher das Suchtpotenzial einer Substanz oder Tätigkeit, desto höher ist die Wahrscheinlichkeit, dass sie verboten oder nur in engen Grenzen erlaubt ist (z. B. erst ab 18 Jahren oder nur im Spielkasino).

Beispiel

Morphium war noch im 19. Jh. eine legale, in jeder Apotheke erhältliche Droge. Erst als die Folgen des Morphiumkonsums erkannt wurden, wurde der Zugang zu Morphium beschränkt. Es unterliegt heute dem Betäubungsmittelgesetz.

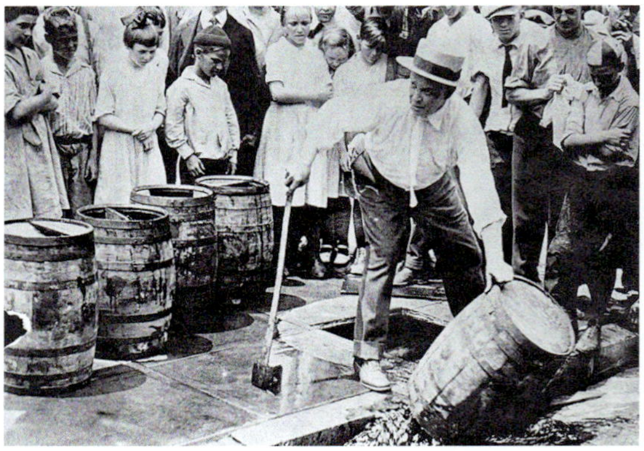

Ob ein Suchtmittel verboten wird, ist immer auch von politischen Entscheidungen und kulturellen bzw. religiösen Faktoren abhängig. So war der Konsum von Alkohol in den USA von 1919–1932 verboten. Auch in vielen muslimisch geprägten Ländern ist der Alkoholkonsum verboten.

Auch legale Substanzen können ein gefährliches Suchtpotenzial haben, wie z. B. Alkohol.

Stoff oder Tat

Forscher haben herausgefunden, dass bestimmte Substanzen in der Schokolade eine stimulierende Wirkung auf unser Gehirn haben. Ob dadurch eine Sucht entstehen kann, ist fraglich. Wäre dies der Fall, würde man von einer stofflichen Sucht sprechen. Diese Süchte basieren auf der direkten Wirkung einer Substanz auf das Nervensystem (z. B. Cannabis, Alkohol, Nikotin). Nicht stoffliche Süchte sind hingegen tätigkeitsbezogen, z. B. Esssucht, Spielsucht oder Internetsucht.

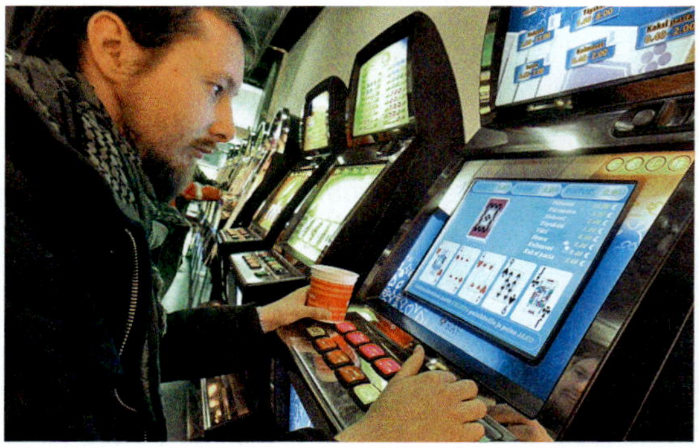

Nicht stoffliche Süchte wie die Spielsucht werden häufig später erkannt und sind schwieriger zu therapieren als stoffliche Süchte.

Suchtprävention – „Das Ich stärken"

Lange Zeit galt ein staatliches Verbot von süchtig machenden Substanzen und Tätigkeiten als beste Vorbeugung gegen Sucht. Heute weiß man, dass die Illegalität vieler Suchtmittel die Probleme von Süchtigen häufig noch verstärkt und die abschreckende Wirkung verhältnismäßig gering ist.

Erwiesen ist auch, dass die meisten Menschen ihre erste Erfahrung mit Suchtmitteln während der Pubertät machen. In einer Zeit also, in der sich die Jugendlichen von ihren Eltern und deren Kontrolle lösen. Eltern und andere Erwachsene verlieren in dieser Phase häufig den Zugang zu den Jugendlichen, was die drogenpräventive Arbeit erschwert.

So hatten die in den 1980er Jahren weit verbreiteten Abschreckungsversuche wenig Erfolg: Die Jugendlichen glaubten den Erwachsenen die negativen Folgen des Drogenkonsums einfach nicht. Sie nahmen lediglich das „Coole" am Drogenkonsum wahr. Im Moment des Drogenkonsums standen Rausch und Spaß im Vordergrund.

Aus diesem Grund fängt Suchtprävention heute im Kindergarten an. Es geht darum, Kinder so weit zu stärken, dass sie als Jugendliche in der Lage sind, einfach „Nein" zu sagen. Das Ich soll gestärkt werden. Dazu gehört z. B. auch, dass das „Nein" eines Kindes respektiert wird.

Weiterhin werden drogenpräventive Strategien heute differenzierter, d. h. abhängig von der jeweiligen Droge und den (möglichen) Konsumenten, entwickelt. Dies erfolgt u. a. anhand folgender Fragestellungen:

- Welche Gefühlserlebnisse soll diese Droge, diese Praktik vermitteln und welche Funktion hat sie für den Einzelnen?
- Wie wird die Droge gehandelt, welcher Art ist die süchtige Handlung?
- Welche Gruppe konsumiert die Droge und welche Funktion hat diese für die Gruppe?

Hinweis Nicht jeder Konsument von Suchtmitteln ist süchtig, sehr wohl aber suchtgefährdet.

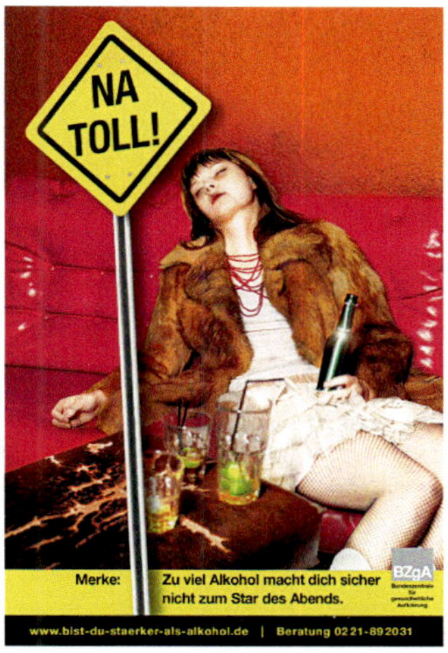

Viele Jugendliche lehnen Hinweise und Ratschläge von Erwachsenen ab. Es ist eine Herausforderung, sie von den negativen Folgen des Drogenkonsums zu überzeugen.

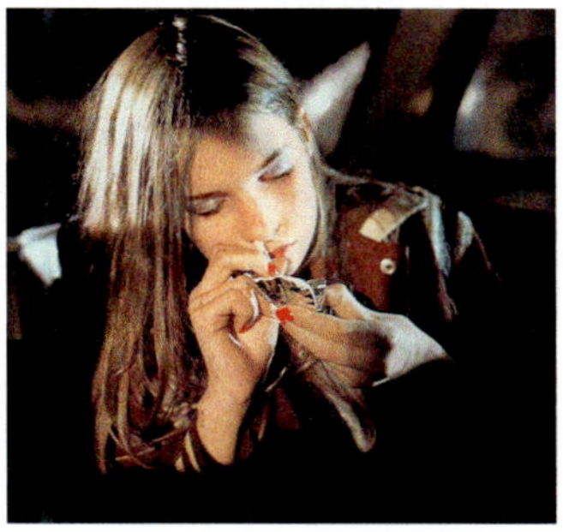

Der autobiografische Bericht „Wir Kinder vom Bahnhof Zoo" zeigt sehr drastisch die Situation drogenabhängiger Kinder und Jugendlicher im Berlin der 1970er Jahre.

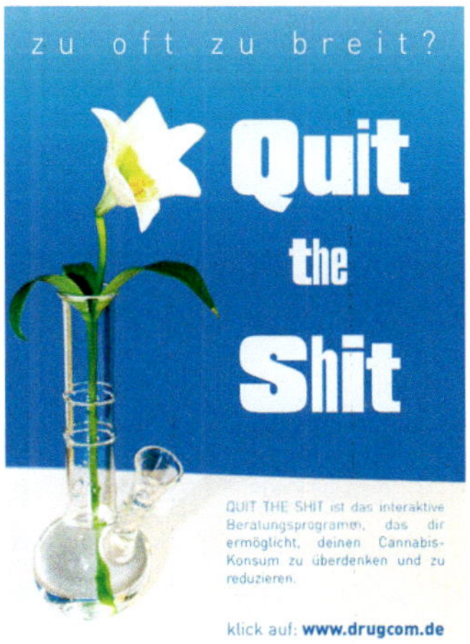

Diese Kampagne richtet sich an Cannabiskonsumenten. Durch Sprache und Gestaltung des Plakats wird versucht, mit den Konsumenten auf Augenhöhe zu kommunizieren.

www.bzga.de
>Themen
>Suchtprävention
Hier finden Sie zahlreiche Hinweise und Links zum Thema.

Stress und Stressbewältigung

Was ist Stress?

Stress ist eine Reaktion unseres Körpers auf Belastung. Dabei wird eine Reihe von Prozessen im Körper angestoßen, um die Reaktionsbereitschaft zu erhöhen. So steigt der Blutdruck an, damit die Muskulatur mit mehr Sauerstoff und Nährstoffen versorgt und somit zu schnelleren Bewegungen fähig ist.

Auch wenn umgangssprachlich Stress negativ besetzt ist, ist er im biologischen Sinne wertfrei. Nimmt man die Stress auslösenden Faktoren (*Stressoren*) als negativ wahr, spricht man von Disstress, werden sie positiv betrachtet, spricht man von Eustress. Die gleiche Aufgabe kann in unterschiedlichen Situationen als negative Belastung (*Disstress*) oder als als positive Herausforderung (*Eustress*) wahrgenommen werden.

Beispiel
Marie hat ihre Freundin Alexa zum Essen eingeladen. Alexa war ein Jahr als Au-pair in England, daher freut sich Marie besonders, sie wiederzusehen. Die Vorbereitungen zum Essen gehen ihr mit Leichtigkeit von der Hand. Am nächsten Tag hat sich Maries Mutter zum Essen angekündigt. Sie will endlich die neue Wohnung von Marie sehen. Marie ist total genervt, weil sie weiß, wie pingelig ihre Mutter ist. Die Zubereitung des Essens „stresst" sie.

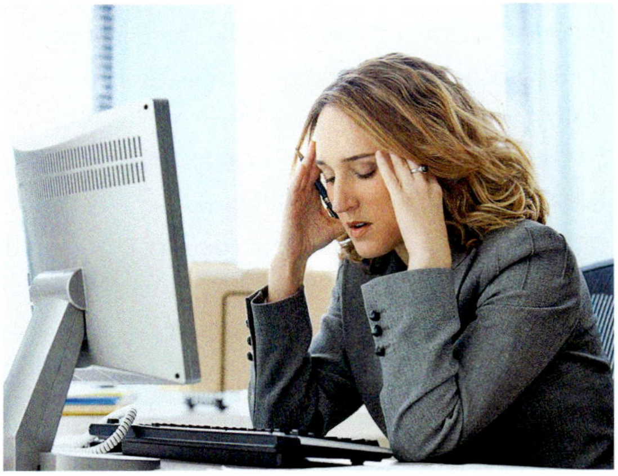

Hohe Arbeitsanforderungen können, ...

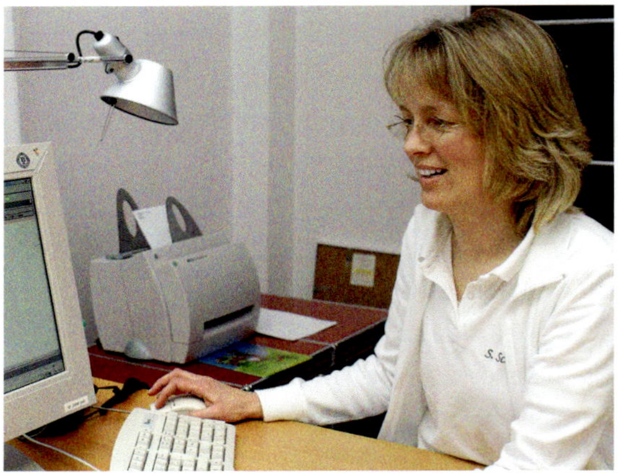

... müssen aber nicht als Belastung wahrgenommen werden.

Macht Stress krank?

Lange Zeit ging man davon aus, dass Stress krank macht. Man machte die durch Stress ausgeschütteten Hormone z. B. für Bluthochdruck und Herzerkrankungen verantwortlich. Inzwischen hat sich herausgestellt, dass es für die Entstehung von Krankheiten bedeutsam ist, ob die Stressoren positiv oder negativ besetzt sind. So ist nachgewiesen, dass lang anhaltender oder häufig wiederkehrender Disstress z. B. ein Burnout-Syndrom ↗ S. 360 begünstigen oder Depressionen ↗ S. 480 auslösen kann.

Hinweis Eustress ist lebensnotwendig, Disstress kann der Gesundheit schaden.

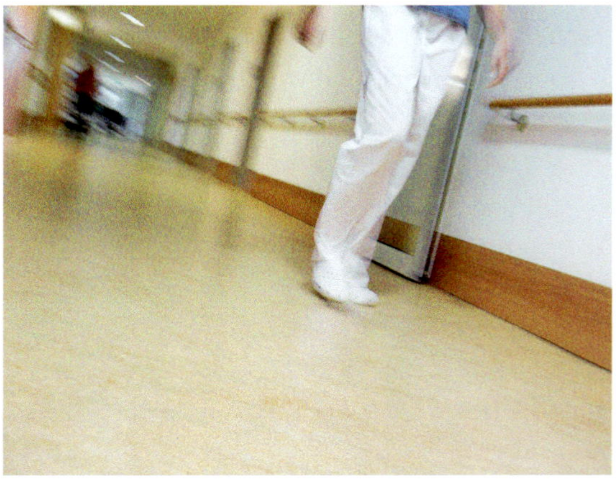

Wenn der pflegerische Alltag häufig und immer wiederkehrend von Eile und Hektik geprägt ist, kann die Anspannung in Disstress umschlagen und die Entstehung eines Burnout-Syndroms begünstigen.

Stressbewältigung – „Bleib locker!"

Stress ist im Arbeitsleben unbestritten vorhanden. Vor allem in den Pflegeberufen entstehen durch die äußeren Umstände immer wieder stressige Situationen, wenn z. B. nur ein bestimmtes Zeitkontingent für die Körperpflege vorgesehen ist, die pflegebedürftige Person jedoch viel mehr Zeit beansprucht. Doch ein Großteil des Stresses entsteht im Kopf: Erst wenn ich während der Körperpflege an das begrenzte Zeitkontingent denke, stehe ich unter Druck. Es ist durchaus möglich, unsere Gedanken so zu beeinflussen, dass wir uns auf das Wesentliche konzentrieren und eins nach dem anderen erledigen. Diese gedankliche Abgrenzung gelingt aber nicht jedem. Hilfreiche Strategien für die Stressbewältigung sind auch:

- **Abgrenzung:** Erkennen Sie Ihre eigenen Belastungsgrenzen und sagen Sie auch einmal „Nein". Nehmen Sie sich bewusst Zeit für Ihre Hobbys und Interessen.
- **Gespräche:** Behalten Sie belastende Situationen nicht für sich, sondern tauschen Sie sich mit anderen aus. Neben Gesprächen mit Kollegen oder Freunden bietet Supervision ↗ S. 108 ein gutes Unterstützungsangebot.
- **Entspannung:** Nehmen Sie sich ganz bewusst Zeit für sich selbst, Zeit zur Entspannung. Hierzu eignen sich Sport- und Wellnessangebote, spezielle Entspannungsangebote (z. B. autogenes Training), aber auch ein Spaziergang nach der Arbeit oder ein gutes Buch vor dem Schlafengehen.
- **Meditation:** In allen Kulturen gibt es Techniken der geistigen Sammlung, des Versenkens in geistige oder spirituelle Welten. Durch das Erlernen und Praktizieren von Meditation kann sich der Geist entspannen, beruhigen und erfrischt neue Kräfte sammeln.

Zu konkreten Situationen gibt es auch die Möglichkeit, über eine Kollegiale Beratung ↗ S. 109 Rückmeldung und Hilfestellung zu bekommen.

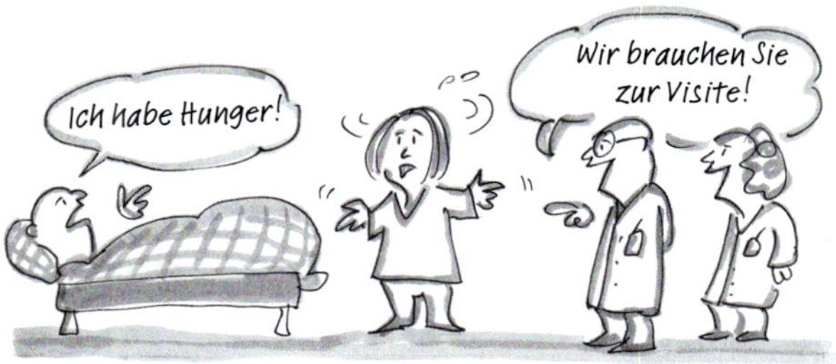

Pflegende fühlen sich häufig zwischen den Bedürfnissen der Pflegebedürftigen und den Anforderungen durch andere Berufsgruppen oder durch Vorgaben des Arbeitgebers überfordert.

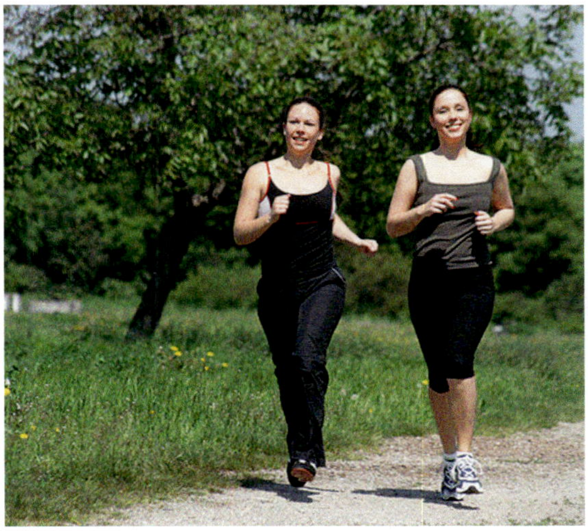

Sport und Bewegung sind nicht nur gesund für den Körper, sie tragen auch erheblich zu Entspannung und Wohlbefinden bei.

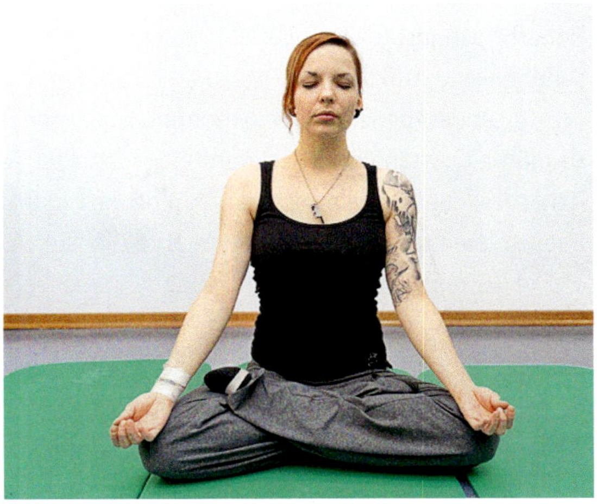

Yoga ist eine inzwischen sehr beliebte Form des meditativen Stressabbaus.

Öffentlicher Gesundheitsdienst

Ziele und Aufgaben

Der öffentliche Gesundheitsdienst (ÖGD) ist eine wichtige Säule des Gesundheitswesens. Seine Ziele sind

- Gesundheitsschutz,
- Gesundheitshilfe sowie
- Aufsicht über Berufe und Einrichtungen des Gesundheitswesens.

Zu den Aufgabenbereichen des ÖGD gehören z. B.

- schulärztliche Untersuchungen durch die Jugendgesundheitspflege,
- Beratung und Unterstützung durch den sozialmedizinischen Dienst,
- Erstellung und Überarbeitung von Impfempfehlungen durch das Robert Koch-Institut oder
- AIDS-Prävention durch die Bundeszentrale für gesundheitliche Aufklärung.

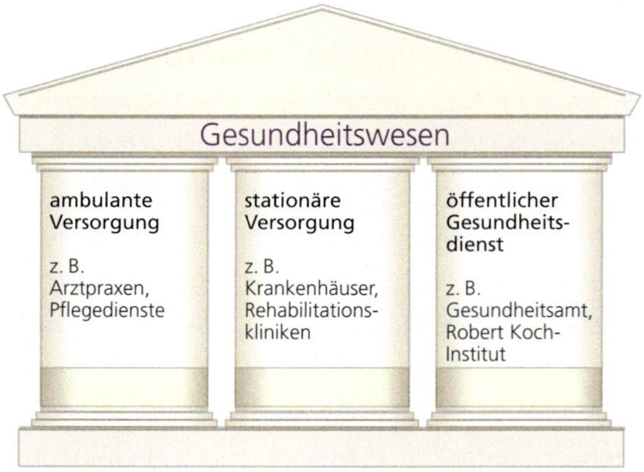

Der öffentliche Gesundheitsdienst ist eine von drei großen Säulen des Gesundheitswesens.

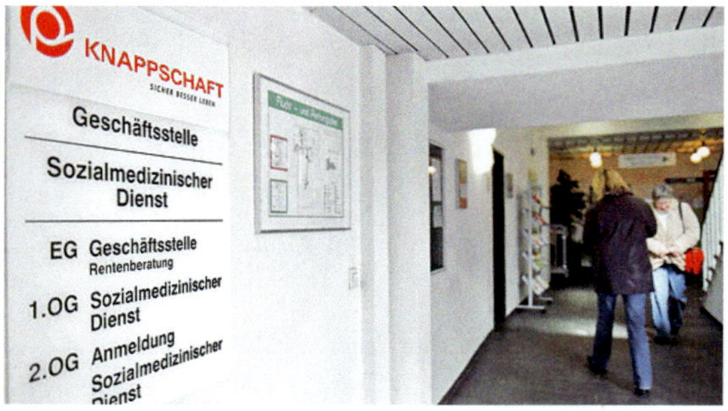

Der sozialmedizinische Dienst berät und unterstützt z. B. junge Eltern.

Aufbau

Der öffentliche Gesundheitsdienst untergliedert sich wie die gesamte deutsche Verwaltung in Bundes-, Landes- und kommunale Ebene. Auf Bundesebene überwacht das Bundesministerium für Gesundheit (BMG) die Bundesoberbehörden. Zu ihnen gehören z. B. das Robert Koch-Institut oder die Bundeszentrale für gesundheitliche Aufklärung.

Auf Landesebene sind die Gesundheitsministerien der Länder zuständig, in bestimmten Fragen aber auch die Arbeits- und Sozialministerien. Auf der kommunalen Ebene bieten die Gesundheitsämter ihre Dienste an.

Die Gesundheitsämter sind direkte Ansprechpartner z. B. für Fragen der Hygiene oder des Infektionsschutzes. So überwachen sie die Einhaltung von Hygienerichtlinien in Pflegeeinrichtungen oder Restaurants. Zudem müssen bestimmte, meldepflichtige Infektionskrankheiten ↗S. 418 beim Gesundheitsamt gemeldet werden.

Gliederung des öffentlichen Gesundheitsdienstes

Bundesebene	Bundesministerium für Gesundheit mit Bundesoberbehörden: ■ Robert Koch-Institut ■ Bundesinstitut für gesundheitlichen Verbraucherschutz & Veterinärmedizin ■ Bundesinstitut für Arzneimittel und Medizinprodukte ■ Paul-Ehrlich-Institut (Bundesinstitut für Sera und Impfstoffe) ■ Bundeszentrale für gesundheitliche Aufklärung
Länderebene	oberste Landesgesundheitsbehörden: ■ Gesundheits-, Arbeits- und Sozialministerien der Bundesländer
kommunale Ebene	untere Landesgesundheitsbehörden: ■ Gesundheitsämter

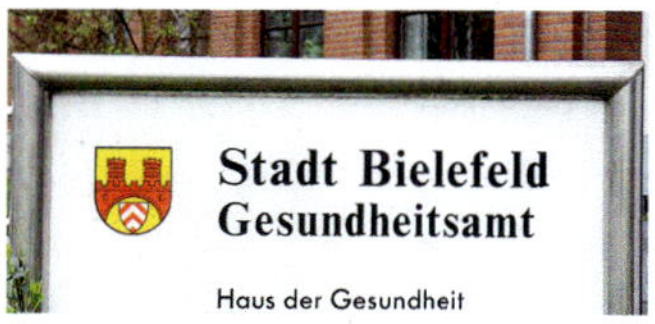

Gesundheitsämter heißen in manchen Bundesländern auch Abteilung für Gesundheit oder Fachdienst Gesundheit.

Ausgewählte Einrichtungen

Für das Funktionieren des ÖGD ist es besonders wichtig, dass alle Einrichtungen Hand in Hand arbeiten. Beispielhaft sollen hier die beiden Einrichtungen näher beschrieben werden, die für die Gesundheitsförderung und Prävention besonders wichtig sind: das Robert Koch-Institut und die Bundeszentrale für gesundheitliche Aufklärung.

Robert Koch-Institut

Das Robert Koch-Institut mit Sitz in Berlin ist das Bundesinstitut für Infektionskrankheiten und nicht übertragbare Krankheiten. Zu seinen Aufgaben gehören:

- Erkennung, Verhütung und Bekämpfung von übertragbaren und nicht übertragbaren Krankheiten, z. B. durch Hygiene- oder Impfempfehlungen
- Forschung im Bereich übertragbarer und nicht übertragbarer Krankheiten
- Berichterstattung über gesundheitsbezogene Forschungsergebnisse

Hinweis Die Auswahl der von den gesetzlichen Krankenkassen finanzierten Impfungen im Kindes- und Erwachsenenalter basiert auf den Empfehlungen der Ständigen Impfkommission des Robert Koch-Instituts.

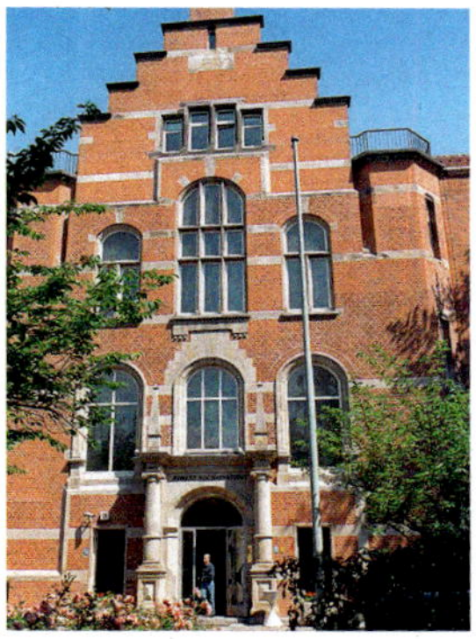

Das Robert Koch-Institut hieß früher Bundesgesundheitsamt. Sein heutiger Name ehrt den Gründer des Instituts Robert Koch, einen berühmten Arzt und Nobelpreisträger, der bewies, dass Krankheitserreger Infektionskrankheiten hervorrufen.

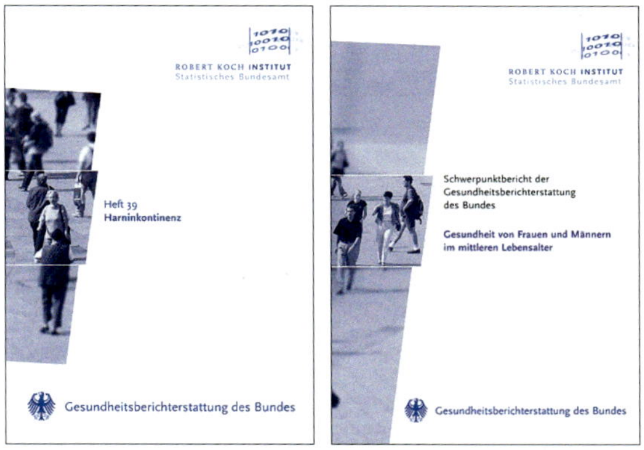

Die Themenhefte der Gesundheitsberichterstattung bieten interessante Informationen zu pflege- und krankheitsbezogenen Themen.

Bundeszentrale für gesundheitliche Aufklärung

Die Bundeszentrale für gesundheitliche Aufklärung (BZgA) gibt es seit 1967. Zu ihren Aufgaben gehören:

- **Gesundheitserziehung:** Entwicklung von Konzepten und Methoden, von Materialien wie Broschüren oder Filmen sowie die Ausbildung von Fachpersonal
- **gesundheitliche Aufklärung:** Koordination und Verstärkung deutschlandweiter und internationaler Maßnahmen

BZgA

Logo der Bundeszentrale für gesundheitliche Aufklärung

Hinweis Stöbern Sie einfach mal auf der Internetseite der BZgA. Dort finden Sie zahlreiche Broschüren zu interessanten Themen rund um die Gesundheit. Viele Broschüren liegen inzwischen auch in Fremdsprachen wie Türkisch oder Russisch vor.

`www.rki.de`
Dies ist die Homepage des Robert Koch-Instituts. Sie finden hier zahlreiche wissenschaftliche Veröffentlichungen zu verschiedenen Krankheitsthemen, aber auch Impfempfehlungen für Kinder oder für Auslandsreisen.

`www.gba-bund.de`
Unter dieser Adresse finden Sie die Internetseite der Gesundheitsberichterstattung des Bundes mit Zugang zu Themenheften, Onlinedatenbank und Schwerpunktberichten zu gesundheitsbezogenen Fragestellungen.

`www.bzga.de`
Dies ist die Internetadresse der Bundeszentrale für gesundheitliche Aufklärung.

Arbeitsschutz und Unfallverhütung

Arbeitsschutz und unfallverhütende Maßnahmen sollen die Gesundheit der Mitarbeiter schützen.

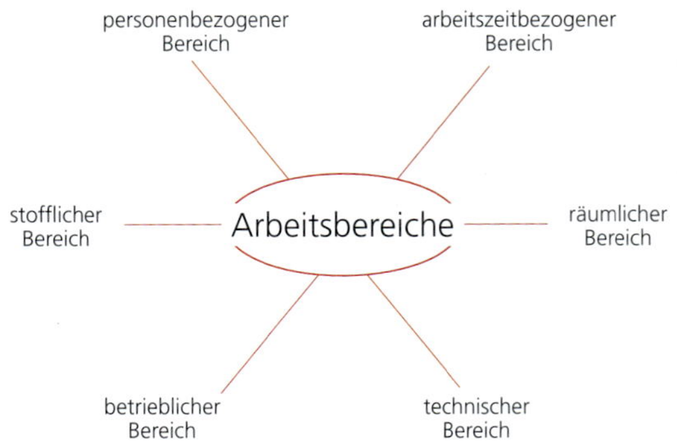

Arbeitsschutzbereiche

Bereiche des Arbeitsschutzes

Der Arbeitsschutz wird nach Zielgruppen oder Arbeitsbereichen eingeteilt:

- personenbezogener Bereich, z. B. Arbeitsplatzgestaltung bei Schwangerschaft
- arbeitszeitbezogener Bereich, z. B. Dauer und Länge von Arbeitszeiten
- räumlicher Bereich, z. B. ergonomische Gestaltung des Arbeitsplatzes
- technischer Bereich, z. B. Vorschriften im technischen Arbeitsschutz
- betrieblicher Bereich, z. B. betriebliche Arbeitsschutzmaßnahmen
- stofflicher Bereich, z. B. chemikalienrechtliche Vorschriften

Rechtliche Grundlagen

Zahlreiche Gesetze und Verordnungen regeln die Rechte und Pflichten von Arbeitgebern und Arbeitnehmern in Bezug auf Arbeitsschutz und Unfallverhütung. Einige Rechtsvorschriften dienen ausschließlich dem Arbeitsschutz (z. B. Arbeitssicherheitsgesetz), andere beinhalten einzelne Arbeitsschutzaspekte (z. B. Mutterschutzgesetz).

Arbeitsgerichtsgesetz	(ArbGG)
Arbeitsschutzgesetz	(ArbSchG)
Arbeitssicherheitsgesetz	(ASiG)
Arbeitsstättenverordnung	(ArbStättV)
Arbeitszeitgesetz	(ArbZG)
Arzneimittelgesetz	(AMG)
Berufskrankheitenverordnung	(BKV)
Beschäftigtenschutzgesetz	(BSchG)
Betriebssicherheitsverordnung	(BetrSichV)
Biostoffverordnung	(BiostoffV)
Bürgerliches Gesetzbuch	(BGB)
Gefahrstoffverordnung	(GefStoffV)
Geräte- und Produktsicherheitsgesetz	(GPSG)
Infektionsschutzgesetz	(IfSG)
Jugendarbeitsschutzgesetz	(JArbSchG)
Jugendarbeitsschutzuntersuchungsverordnung	(JarbSchUV)
Medizinprodukte-Betreiberverordnung	(MPBetreibV)
Medizinproduktegesetz	(MPG)
Mutterschutzgesetz	(MuSchG)
Röntgenverordnung	(RöV)
Strahlenschutzverordnung	(StrlSchV)
Technische Regeln Gefahrstoffe	(TRGS)
Technische Regeln biologische Arbeitsstoffe	(TRBA)

Eine Auswahl der zahlreichen, für den Arbeitsschutz bedeutsamen Gesetze und Verordnungen

Arbeitsschutzgesetz (ArbSchG)

Hauptziel des ArbSchG ist der Gesundheitsschutz aller Beschäftigten durch betriebliche Maßnahmen. Wichtige Inhalte des Arbeitsschutzgesetzes sind:

- Gefahren müssen an der Quelle beseitigt werden.
- Mitarbeiter müssen regelmäßig in Arbeitsschutzmaßnahmen unterwiesen werden und sind verpflichtet, die entsprechenden Anweisungen einzuhalten.
- Mitarbeiter sind verpflichtet, dem Arbeitgeber Mängel und Gefahrenquellen mitzuteilen.

www.bundesrecht.juris.de
>Gesetze
>ArbSchG
Hier finden Sie das Arbeitsschutzgesetz im Originaltext.

Unfallverhütungsvorschriften (UVV)

Unfallverhütungsvorschriften werden von den jeweils zuständigen Berufsgenossenschaften erlassen und vom Bundesministerium für Arbeit und Soziales genehmigt. Sie sind für jedes Unternehmen und jeden Versicherten der gesetzlichen Unfallversicherung ↗ S. 174 verbindlich und sollen den Schutz der Versicherten garantieren. Für Arbeitnehmer in Pflegeberufen, die bei privaten oder freien Trägern beschäftigt sind, ist die Berufsgenossenschaft Gesundheit und Wohlfahrt zuständig, für Arbeitnehmer im öffentlichen Dienst die Unfallkasse.

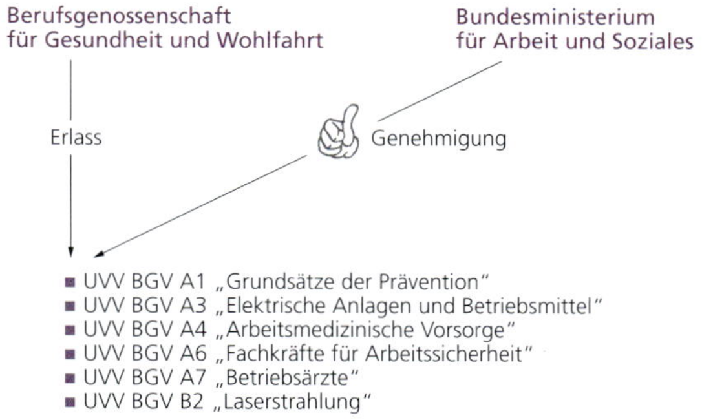

Zuständigkeiten im Rahmen der Unfallverhütungsvorschriften

Hinweis Nur wenn die Unfallverhütungsschriften eingehalten wurden, übernimmt im Falle eines Unfalls am Arbeitsplatz die gesetzliche Unfallversicherung die Kosten für entstandene Schäden.

Mutterschutzgesetz

Werdende oder stillende Mütter in einem Arbeitsverhältnis erhalten einen besonderen Schutz vor Gefahren und Überforderung.

Werdenden Müttern ist es u. a. untersagt, schwere körperliche Arbeiten zu übernehmen oder solche, bei denen sie schädlichen Einwirkungen (z. B. Röntgenstrahlen, Krankheitserreger) ausgesetzt sind.

In der Stillzeit können Mütter während der Arbeitszeit Zeit zum Stillen ihres Kindes einfordern, mindestens zweimal täglich eine halbe Stunde oder einmal täglich eine Stunde.

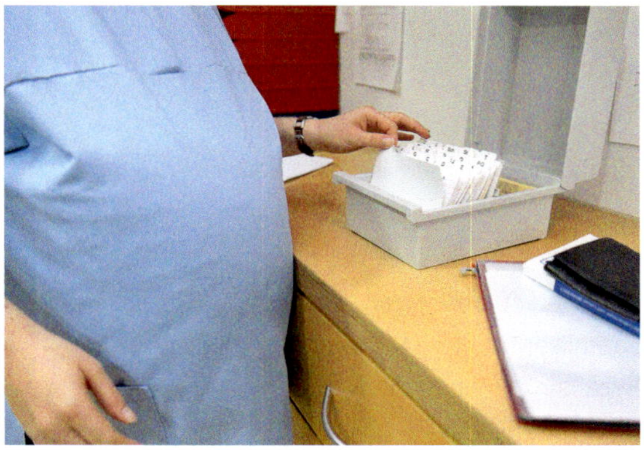

Da Schwangere nicht schwer heben dürfen, übernehmen sie im Rahmen des Mutterschutzes häufig patientenferne Tätigkeiten.

Hinweis Viele Aspekte des Mutterschutzes können in der Pflegearbeit kaum umgesetzt werden. Daher ist es in vielen Einrichtungen üblich, dass werdende Mütter nicht mehr „am Bett" arbeiten und patientenferne Tätigkeiten übernehmen.

Jugendarbeitsschutz

Jugendliche dürfen nach dem Jugendarbeitsschutz nicht mit gefährlichen Arbeiten betraut werden, die

- ihre Leistungsfähigkeit übersteigen,
- mit besonderen Unfallgefahren verbunden,
- sie gefährlichen Strahlen oder Arbeitsstoffen aussetzen.

---

www.arbeitssicherheit.de
>Online-Bibliothek
>Vorschriften
>Gesetze
>SGB VII
>Zweites Kapitel Prävention
>§ 15 Unfallverhütungsvorschriften
Hier finden Sie eine Übersicht über die Bereiche der Unfallverhütungsvorschriften.

---

www.dguv.de
Dies ist die Seite des Spitzenverbands der gewerblichen Berufsgenossenschaften und der Unfallversicherungsträger der öffentlichen Hand.

---

www.bmfsfj.de
>Publikationen
>Geben Sie in das Suchfeld den Begriff „Mutterschutz" ein.
Hier können Sie einen Leitfaden zum Mutterschutzgesetz herunterladen.

---

www.bundesrecht.juris.de
>Gesetze
>JarbSchG
Hier finden Sie den Originaltext des Jugendarbeitsschutzgesetzes.

Unfallverhütung

Wie entstehen Unfälle?

Unfälle entstehen dann, wenn verschiedene **Faktoren** zusammenwirken: dazu gehören eine Gefahrenquelle, eine Person, die auf diese Gefahrenquelle trifft, sowie begünstigende Bedingungen, die die Unfallgefahr noch erhöhen.

Beispiel

- Gefahrenquelle: frisch geputzter Boden
- Gefahr bringende Bedingung: fehlendes Warnschild
- begünstigende Bedingung: Stress und Hektik, bei denen der feuchte Boden nicht bemerkt wird

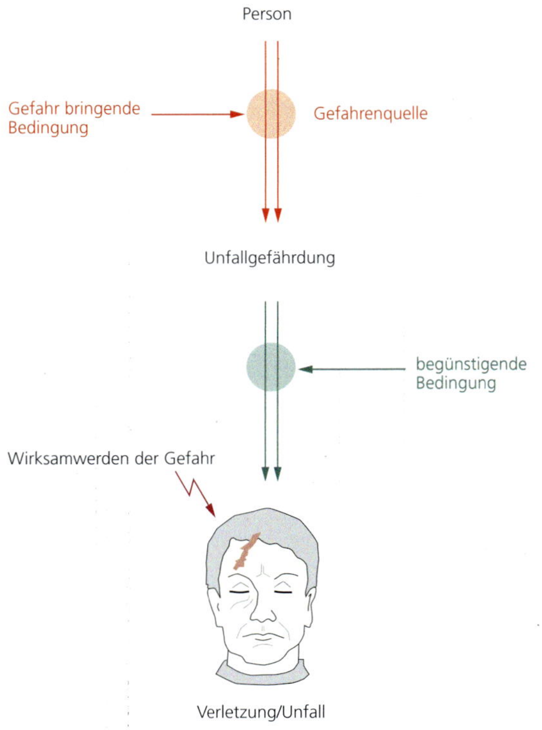

Faktoren der Unfallentstehung

Was ist Unfallverhütung?

Gefahrenquelle sowie Gefahr bringende und begünstigende Bedingungen sind vor jedem Unfallereignis vorhanden. Unfallverhütung hat zum Ziel, diese zu erkennen und zu beseitigen, bevor ein Unfall passiert. Unfallverhütung ist Primärprävention ↗ S. 87.

Hinweis Arbeitnehmer sind verpflichtet, der Entstehung von Gefahrenquellen vorzubeugen, sie zu beseitigen oder ihren Arbeitgeber auf mögliche Gefahrenquellen hinzuweisen.

Unfallgefahren in der Pflege

In den Pflegeberufen passieren im Vergleich zu anderen Branchen wenige Arbeitsunfälle. Typisch sind jedoch die Stolper-, Rutsch- und Sturzunfälle (SRS-Unfälle). Sie sind besonders folgenschwer, wenn zusätzlich Pflegebedürftige gestützt oder schwere Geräte getragen werden. Aus diesem Grund sollten Pflegende viel Wert auf **geschlossenes, stabiles Schuhwerk** mit rutschfesten Sohlen legen. **Stolperfallen** sollten – wenn möglich – immer sofort beseitigt werden.

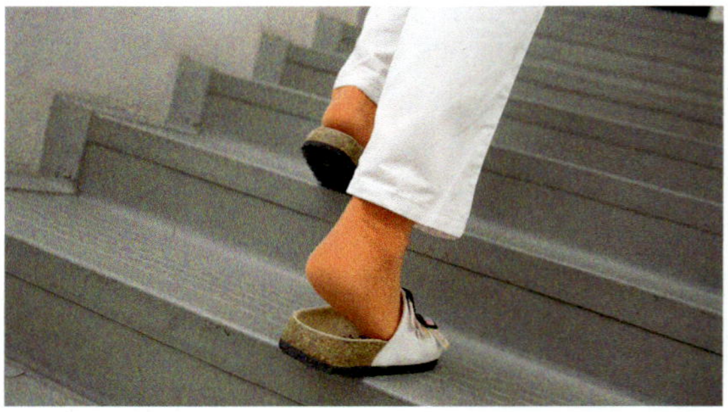

Offene Schuhe stellen eine Gefährdung für Pflegende, aber auch für von ihnen betreute Pflegebedürftige dar.

Hinweis Die meisten Unfälle geschehen durch Unachtsamkeit. Verschieben Sie unfallpräventive Maßnahmen nie auf später („Ach, den Karton räume ich nach der Pause weg.") da es dann schon zu spät sein kann.

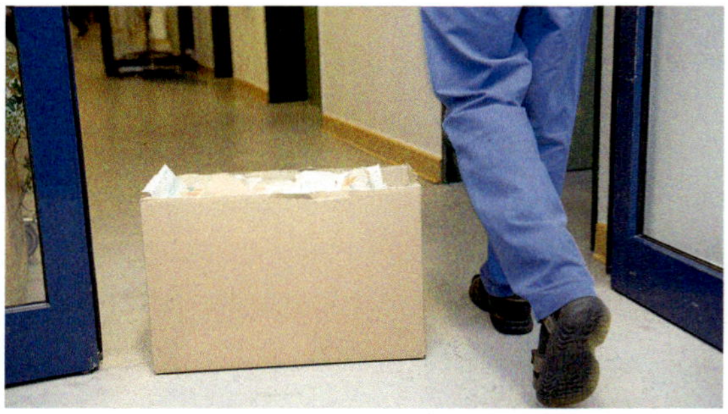

Stolperfallen sind eine der häufigsten Auslöser für Arbeitsunfälle.

Arbeits- und Wegeunfälle

Arbeitsunfälle sind Unfälle, die während einer versicherten Tätigkeit (bei der Arbeit) geschehen und nicht absichtlich herbeigeführt wurden. **Wegeunfälle** sind Unfälle auf dem Weg nach oder von dem Ort der versicherten Tätigkeit (Arbeit). Arbeits- und Wegeunfälle sind durch die gesetzliche Unfallversicherung ↗ S. 174 versichert. Daher gilt bei Arbeits- und Wegeunfällen ein anderes Vorgehen als bei Unfällen, die in der Freizeit geschehen.

Durchgangsarzt

Nach einem Arbeits- oder Wegeunfall, der zu einer Arbeitsunfähigkeit von voraussichtlich mehr als drei Tagen führt, muss ein so genannter Durchgangsarzt (D-Arzt) aufgesucht werden. Durchgangsärzte sind von der Berufsgenossenschaft damit beauftragt, Arbeitsunfälle zu diagnostizieren und ihre Behandlung zu koordinieren. Sie verfügen meist über eine besondere unfallmedizinische Ausbildung. Durchgangsärzte sind entweder mit einer Praxis niedergelassen oder in Krankenhäusern mit Unfallschwerpunkt angestellt.

Hinweis Auch wenn erst einige Zeit nach dem Arbeitsunfall Folgeschäden auftreten, ist der Durchgangsarzt für Sie Ansprechpartner.

Meldepflicht

Arbeits- und Wegeunfälle, die zu mehr als drei Tagen Arbeitsunfähigkeit oder zum Tod führen, müssen der Berufsgenossenschaft oder Unfallkasse gemeldet werden. Die Unfallmeldung sollte zeitnah und detailliert erfolgen, um künftige Unfälle vermeiden zu können und um eine fachgerechte Behandlung der Unfallfolgen zu gewährleisten.

Hinweis Halten Sie Arbeits- und Wegeunfälle auch dann schriftlich fest (z. B. im Erste-Hilfe-Handbuch oder in Formularen der Berufsgenossenschaft), wenn Sie nur geringe Beschwerden haben und nicht zum Arzt gehen. So können Sie mögliche Spätschäden besser belegen.

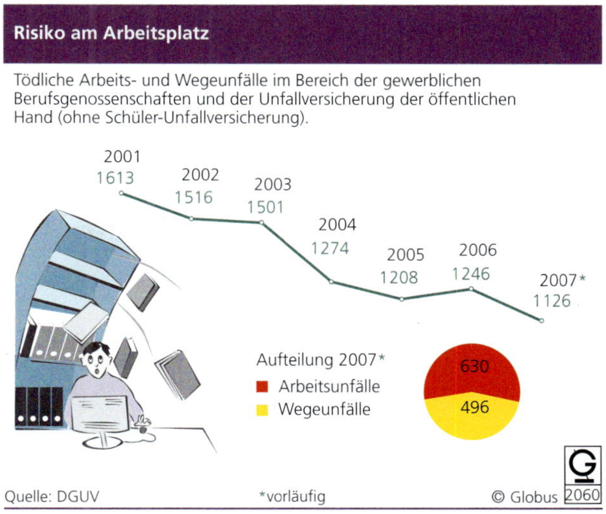

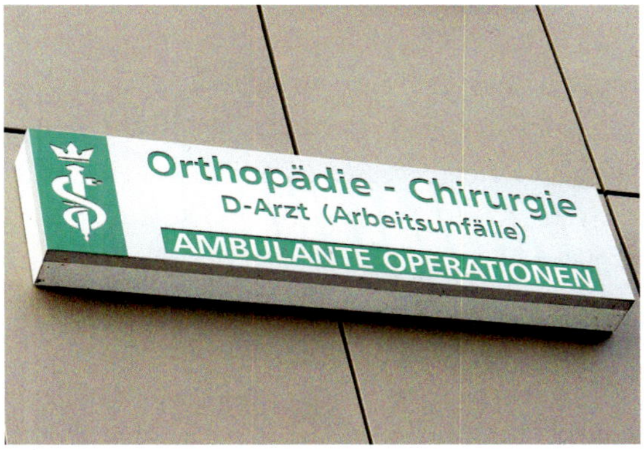

Nach einem Arbeits- oder Wegeunfall ist ein D-Arzt aufzusuchen, da dieser häufig über zusätzliche Möglichkeiten der Behandlung und Rehabilitation verfügt.

www.bgw-online.de
>Unfallanzeige online senden
Hier können Sie Unfallanzeigen direkt online aufgeben oder sich unter
>Kundenzentrum
>Formulare
ein Formular herunterladen.

www.dguv.de
>Medien/Datenbanken
>Datenbanken
In der Datenbank „Suche nach D-Arzt" können Sie nach einem D-Arzt in Ihrer Nähe suchen.

Umgang mit Gefahrstoffen

Was sind Gefahrstoffe?

Gefahrstoffe sind Stoffe und Stoffgemische mit gefährlichen Eigenschaften für Menschen oder ihre Umwelt. Gefahrstoffe können

- fest, z. B. Scheuermittel,
- flüssig, z. B. Reinigungsmittel,
- gasförmig, z. B. Chlorgas, oder
- staubförmig, z. B. Kohlestaub, sein.

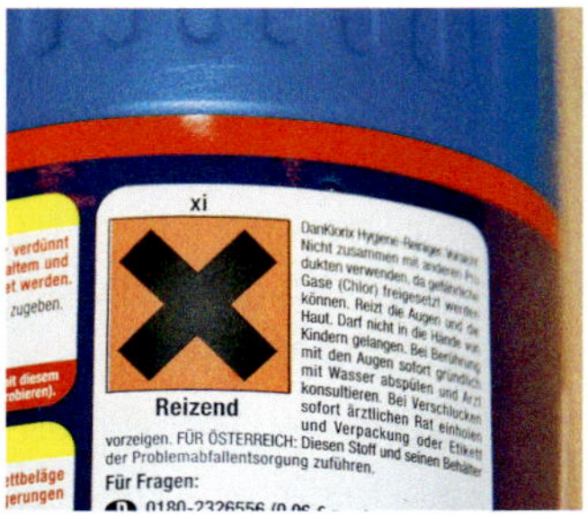

In Pflegeeinrichtungen finden sich Gefahrstoffe häufig in Desinfektions- und Reinigungsmitteln.

Rechtliche Grundlagen

Der Umgang mit Gefahrstoffen ist in der Gefahrstoffverordnung geregelt. In ihr ist festgehalten, wer wann und wo mit Gefahrstoffen arbeiten darf, wie Gefahrstoffe gelagert und entsorgt werden müssen. In Einrichtungen, in denen Gefahrenstoffe vorkommen und gelagert werden, müssen die Mitarbeiter regelmäßig in Schulungen über den richtigen Umgang mit Gefahrstoffen sowie über Maßnahmen im Gefahrenfall aufgeklärt werden. Die Gefährlichkeit von Gefahrstoffen können Sie anhand der Gefahrensymbole erkennen. Derzeit werden neue, international einheitliche Symbole eingeführt, die mit einer Übergangsfrist bis 2015 die bisherigen orangefarbigen Symbole ersetzen werden.

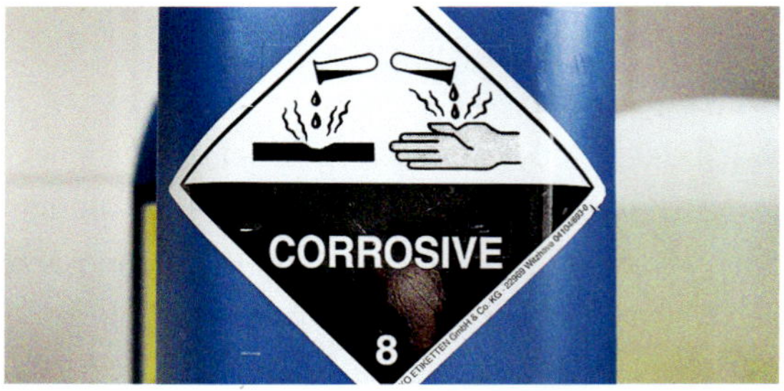

Im Privathaushalt finden Sie Gefahrstoffe häufig in Pflanzendüngern. Auf den Etiketten sind die Gefahrensymbole abgebildet.

www.baua.de
> Informationen für die Praxis
> Rechtsgrundlagen und Vorschriften
> Rechtstexte Gefahrstoffe
Hier finden Sie den gesamten Text der Gefahrstoffverordnung.

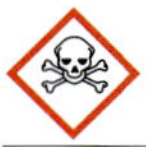 **T** giftig	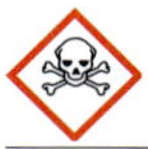 **T+** sehr giftig	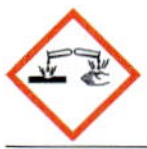 **C** ätzend	 **Xi** reizend	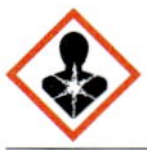 **Xn** gesundheitsschädlich
Giftige Stoffe, z. B. Chlor, rufen bereits in geringen Mengen Gesundheitsschäden hervor.	Sehr giftige Stoffe, z. B. Nikotin, rufen bereits in sehr geringen Mengen Gesundheitsschäden hervor.	Ätzende Stoffe, z. B. Natronlauge, führen bei Berührung mit Haut oder Schleimhaut zur Zerstörung des Körpergewebes.	Reizende Stoffe, z. B. Natriumcarbonat, rufen bei Berührung mit Haut oder Schleimhaut lokale Entzündungsreaktionen hervor.	Gesundheitsschädliche Stoffe, z. B. Jod, Koffein, führen in größeren Mengen zu Gesundheitsschäden.

 **N** umweltgefährlich	 **F** leicht entzündlich	 **F+** hochentzündlich	 **O** brandfördernd	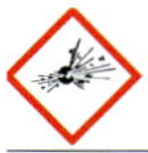 **E** explosionsfördernd
Umweltgefährliche Stoffe, z. B. Kaliumpermanganat, stellen eine unmittelbare oder längerfristige Gefahr für die Struktur und das Funktionieren natürlicher Ökosysteme dar.	Die Dämpfe leicht entzündlicher Stoffe, z. B. Azeton, bilden mit der Umgebungsluft explosionsfähige Gemische, die bei Anwesenheit einer Zündquelle leicht entzündet werden können (Flammpunkt unter 21 °C).	Die Dämpfe hochentzündlicher Stoffe oder Gase (z. B. Wasserstoff) bilden mit der Umgebungsluft explosionsfähige Gemische, die bei Anwesenheit einer Zündquelle sehr leicht entzündet werden können (Flammpunkt unter 0 °C).	Brandfördernde Stoffe, z. B. reiner Sauerstoff, können einen Brand ohne Luftzufuhr unterhalten.	Explosionsgefährliche Stoffe, z. B. Glycerolnitrat, können z. B. durch Reibung, Hitze, Schlag oder Initialzündung zur Explosion gebracht werden.

Umgang mit Desinfektionsmitteln

Desinfektionsmittel ↗ S. 429 sollen Krankheitserreger beseitigen oder ihre Anzahl vermindern. Sie wirken aber nicht nur auf Krankheitserreger schädlich, sondern – insbesondere in hoher Konzentration – auch auf den menschlichen Körper. Viele früher verwendete Desinfektionsmittel, wie z. B. Formaldehyd, werden heute auf Grund ihrer gesundheitsschädlichen Wirkung nicht mehr eingesetzt.

Um die Gesundheit zu schützen, sollten Sie folgende Hinweise im Umgang mit Desinfektionsmitteln beachten:

- Viele Desinfektionsmittel enthalten Alkohol und sind daher leicht entflammbar. Vermeiden Sie offene Flammen.
- Vermeiden Sie bei ätzenden oder reizenden Wirkstoffen Kontakt mit Haut und Schleimhaut, indem Sie **Handschuhe**, Mundschutz und ggf. Schutzbrille tragen.
- Lüften Sie Räume nach der Anwendung von Desinfektionsmitteln ausreichend.

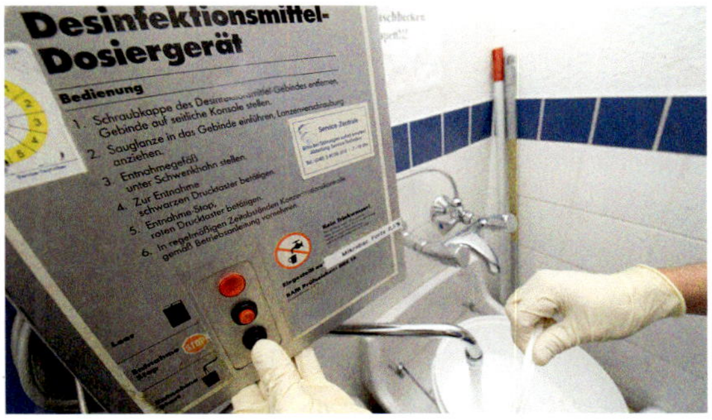

Der Umgang mit Desinfektionsmitteln, insbesondere in hochkonzentrierter Form, erfordert geeignete Schutzmaßnahmen. Beachten Sie die hausinternen Vorschriften.

Umgang mit Reinigungsmitteln

Viele Reinigungsmittel enthalten Gefahrstoffe, meistens Tenside und Lösungsmittel. Diese entfetten die Haut und führen dadurch zu Hautreaktionen. Lösungsmittel können, wenn sie eingeatmet werden, Kopfschmerzen, Müdigkeit oder Konzentrationsstörungen auslösen. Daher sollten Sie beim Umgang mit Reinigungsmitteln folgende Hinweise beachten:

- Wählen Sie wenn möglich hautschonende, rückfettende Produkte und tragen Sie nach dem Kontakt Hautpflegeprodukte auf.
- Dosieren Sie die Reinigungsmittel **sparsam und nach Herstellerhinweis**.
- Tragen Sie bei stark hautreizenden Stoffen Handschuhe und vermeiden Sie Haut- und Schleimhautkontakt.
- In Privathaushalten sollten Sie die **mechanische Reinigung** der chemischen vorziehen (Haushaltsführung, ↗ S. 560).

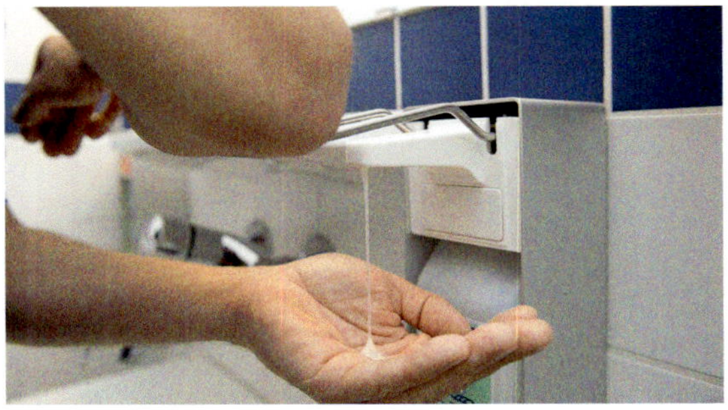

Dosierhilfen, wie z. B. Dosierspender für Hautreinigungsmittel, unterstützen deren sparsamen Einsatz.

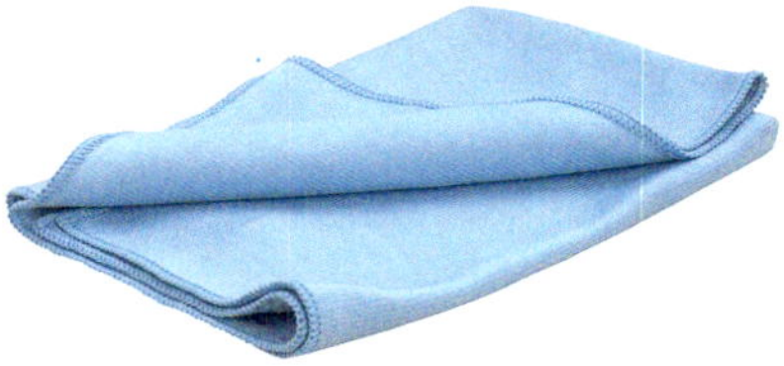

Moderne Reinigungshilfen, wie z. B. Mikrofasertücher, ermöglichen eine rein mechanische Reinigung ohne aggressive chemische Reinigungsmittel.

Hinweis Bedenken Sie bei jedem Einsatz von Gefahrstoffen die mögliche Gefährdung von Mensch und Umwelt.

Berufskrankheiten und ihre Prävention

Was ist eine Berufskrankheit?

Berufskrankheiten sind Krankheiten, die im Zusammenhang mit der versicherten beruflichen Tätigkeit auftreten und in der Berufskrankheitenverordnung aufgeführt sind. Im Krankheitsfall tritt die gesetzliche Unfallversicherung ein.

  Krankheit
\+ versicherte berufliche Tätigkeit
\+ Berufskrankheitenverordnung

= Berufskrankheit

Definition von Berufskrankheiten in Deutschland

Beispiel

Frau Reincke arbeitet für einen ambulanten Pflegedienst. Vor zwei Monaten hat sie sich bei einem Klienten mit Tuberkulose angesteckt, dessen Erkrankung nicht bekannt war. Ihre Behandlung, der Arbeitsausfall sowie die anschließenden Rehabilitationsmaßnahmen werden von der Unfallversicherung getragen.

Anerkennung von Berufskrankheiten

Ob eine Krankheit als Berufskrankheit anerkannt wird, ist davon abhängig, ob sie in direktem Zusammenhang mit der versicherten Tätigkeit aufgetreten ist und ob alle vorbeugenden Maßnahmen zu ihrer Vermeidung eingehalten wurden.

Beispiel

In den letzten Jahren hat die Anzahl der als Berufserkrankung anerkannten Bandscheibenvorfälle drastisch abgenommen, da die Mitarbeiter dazu angehalten und geschult werden, rückenschonend zu arbeiten. Dies bedeutet jedoch leider nicht, dass die Anzahl der Bandscheibenvorfälle bei Pflegenden generell zurückgegangen ist.

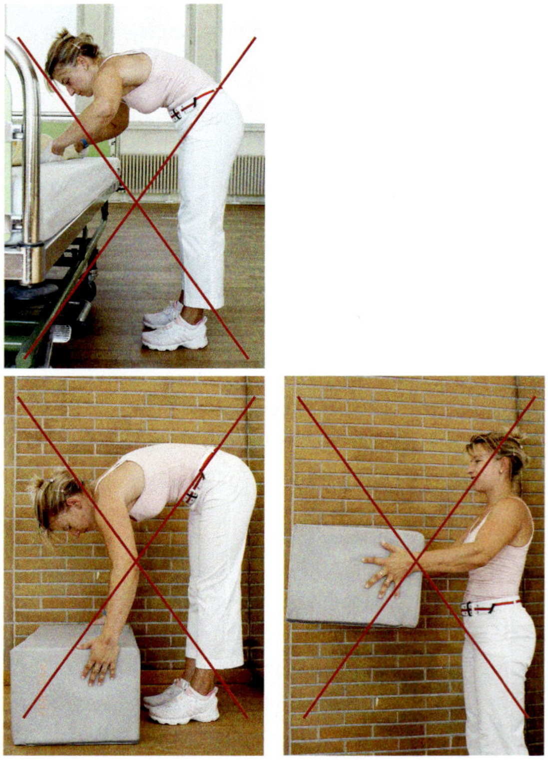

Sind falsche Arbeitstechniken Ursache für eine Krankheit, wird sie meist nicht als Berufskrankheit anerkannt.

Liegt ein begründeter Verdacht auf eine Berufskrankheit vor, müssen der Unfallversicherungsträger sowie der Arbeitgeber informiert werden. Mit Hilfe eines Gutachterverfahrens entscheidet der Unfallversicherungsträger, ob eine Berufskrankheit vorliegt.

Hinweis Jeder Arbeitnehmer ist verpflichtet, Berufskrankheiten vorzubeugen (z. B. durch eine rückengerechte Arbeitsweise). Der Arbeitgeber ist verpflichtet, präventive Maßnahmen zu unterstützen (z. B. durch Einsatz von höhenverstellbaren Betten).

www.bgw-online.de
\>Kundenzentrum
\>Formulare
Die Berufsgenossenschaft für Gesundheitsdienst und Wohlfahrtspflege (BGW) bietet die Liste mit anerkannten Berufskrankheiten aus der Berufskrankheitenverordnung (BKV) zum Download an.

Prävention von häufigen Berufskrankheiten in der Pflege

Zu den in der Pflege am häufigsten vorkommenden anerkannten Berufskrankheiten gehören

- Hautkrankheiten,
- Infektionskrankheiten sowie
- bandscheibenbedingte Erkrankungen der Lendenwirbelsäule.

Häufiges Waschen und Desinfizieren der Hände sowie regelmäßiges Tragen von Handschuhen können die Haut vor allem im Bereich der Hände schädigen und in der Folge die Entstehung von **Hautkrankheiten** fördern. Zur Prävention sind die Arbeitgeber verpflichtet, hautschonende Präparate und Arbeitsmittel vorzuhalten. Arbeitnehmer müssen auf ausreichenden Hautschutz (durch allergenfreie, puderlose Schutzhandschuhe) und Hautpflege (mit rückfettenden Substanzen) achten.

Bei **Infektionskrankheiten** besteht für Pflegende ein besonderes Ansteckungsrisiko. Krankheitserreger befinden sich häufig im Blut oder anderen Körperflüssigkeiten. Da Menschen auch unbemerkt erkrankt sein können, sollte gerade in der Kurzzeitpflege von einer möglichen Infektionsgefahr ausgegangen werden und ein direkter Kontakt mit Körperflüssigkeiten vermieden werden. Im Falle einer bekannten Erkrankung sind spezielle Maßnahmen, wie z. B. das Tragen von Schutzkleidung, anzuwenden. Ein besonderes Risiko in Pflegeberufen besteht durch Nadelstichverletzungen. Folgende präventive Maßnahmen sind erforderlich:

- kein Wiederaufsetzen der Schutzhülle auf die Kanüle (*Recapping*)
- wenn möglich Einsatz von Sicherheitssystemen
- fachgerechte Entsorgung

Das häufige schwere Tragen und Heben von Gegenständen und Personen im Pflegebereich kann **Bandscheibenerkrankungen** auslösen. Allerdings können Pflegende durch rückengerechtes Arbeiten sowie durch regelmäßiges Training der Rückenmuskulatur diesen Erkrankungen vorbeugen.

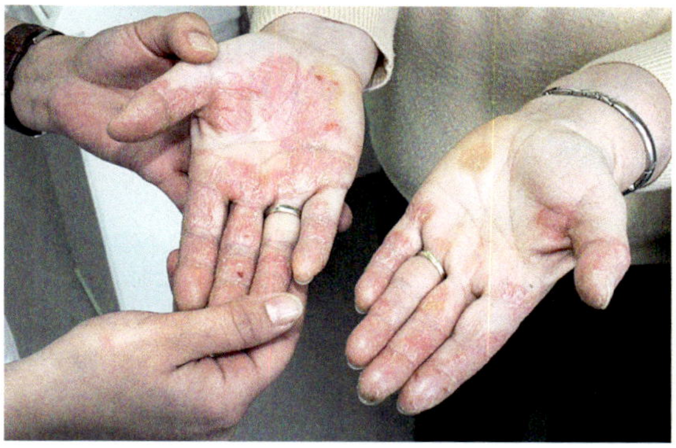

Eine häufige Hautkrankheit ist das so genannte Kontaktekzem, bei dem die Haut bei Kontakt mit bestimmten Substanzen mit unangenehmen Ausschlägen reagiert.

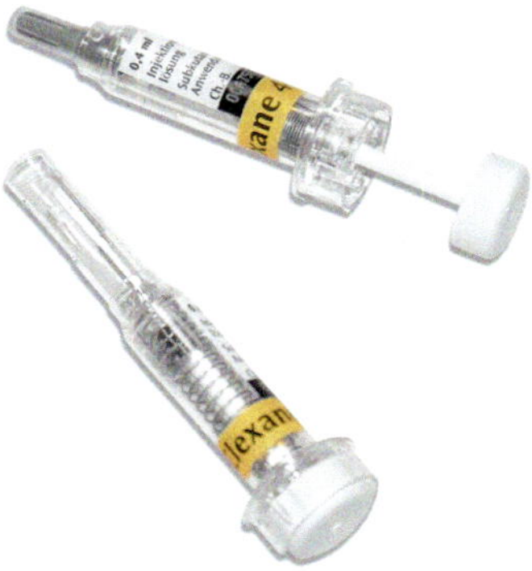

Moderne Sicherheitssysteme bei Spritzen minimieren die Verletzungsgefahr.

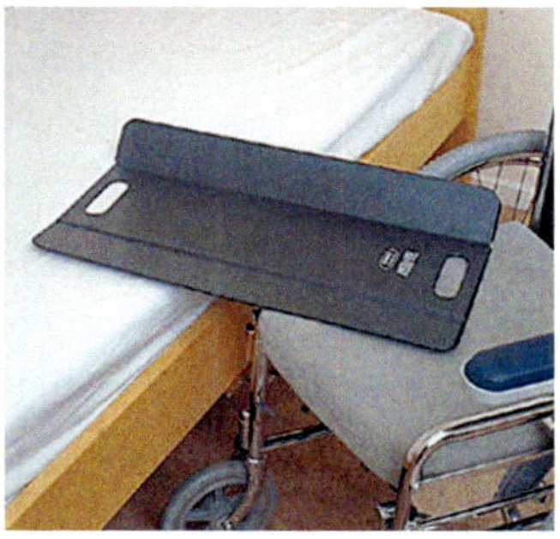

Pflegende sollten alle verfügbaren Hilfsmittel einsetzen, um ihren Rücken zu schonen, z. B. hier ein Rutschbrett.

www.bgw-online.de
>Kundenzentrum
>Gesundheitsmanagement
>Rückenberatung
oder
>Kundenzentrum
>Gesundheitsmanagement
>Hauptsache Hautschutz
Hier finden Sie eine Broschüre der BGW zum Hautschutz.

Soziale Unterstützung und Supervision

Arbeitsklima, räumliche Gestaltung und Materialausstattung

Ein hoher Krankenstand ist häufig ein Anzeichen für ein schlechtes Betriebsklima. Anders herum: Je besser das **Arbeitsklima**, desto zufriedener und gesünder sind oft die Mitarbeiter. Das Arbeitsklima wird von vielen Faktoren bestimmt, die häufig von der Leitungsebene abhängen, weniger von den Mitarbeitern zu beeinflussen sind. Häufig lohnt es sich, bei „schlechter Stimmung" auch einmal die Rahmenbedingungen unter die Lupe zu nehmen und ggf. mit kleinen Änderungen Großes zu erreichen.

Die **räumliche Gestaltung** unseres Arbeitsbereiches wirkt sich vielfältig auf das Wohlbefinden aus. Viele Pflegeeinrichtungen haben in den letzten Jahren an einer freundlichen Umgebung gearbeitet, wenn auch häufiger im Sinne der Bewohner als der Pflegenden. Aber auch in ambulanten Pflegediensten sollte darauf geachtet werden, dass der Raum für die Mitarbeiter nicht zum Lagerraum verkommt. Ein freundlicher Anstrich, ein lichtdimmender Lampenschirm sowie das eine oder andere Bild an der Wand können die Frühbesprechung in einem angenehmeren Licht erscheinen lassen.

Die **Materialausstattung** in stationären Einrichtungen sollte den täglichen Anforderungen entsprechen. Hierzu gehören auch alle Hilfsmittel, die Ihre Gesundheit schützen (z. B. Patientenlifter, höhenverstellbare Pflegebetten). Im ambulanten Pflegebereich müssen solche Hilfsmittel für jeden Klienten einzeln beantragt werden. Sprechen Sie mit der zuständigen Pflegekraft, damit die Finanzierung geklärt und die Hilfsmittel angeschafft werden können.

Hinweis Nicht zuletzt trägt jeder einzelne Mitarbeiter zu einem angenehmen Arbeitsklima bei. Ein freundlicher Umgangston sollte genauso selbstverständlich sein wie der respektvolle Umgang mit allen Kollegen. Dies gilt insbesondere dann, wenn man sich über die Schwächen eines Kollegen ärgert.

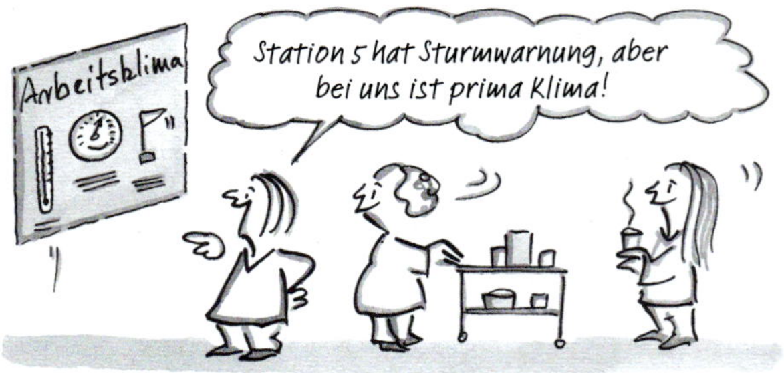

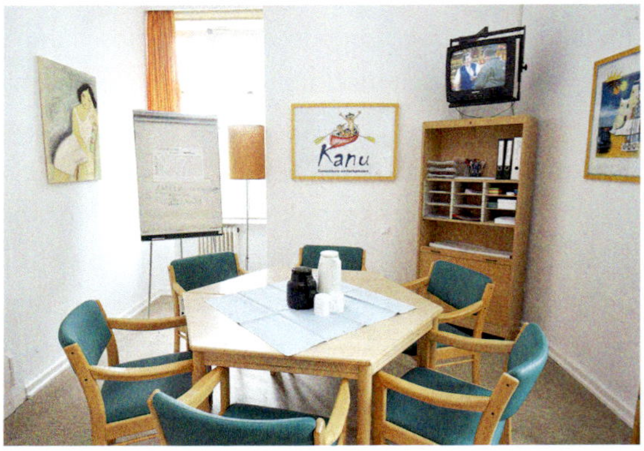

Erholsame Pausenzeiten benötigen einen „arbeitsfreien" Aufenthaltsbereich.

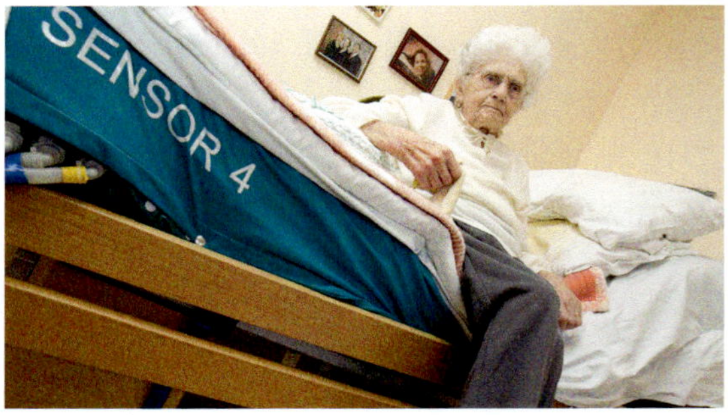

Auch der häusliche Bereich sollte – nach Absprache mit Pflegebedürftigem und Angehörigen – angemessen mit pflegerischen Hilfsmitteln ausgestattet sein.

Selbsterfahrung

Selbsterfahrung bedeutet, sich selbst zu entdecken und weiterzuentwickeln. Dies erfolgt durch die intensive Auseinandersetzung mit dem eigenen Selbst. Hauptziele der Selbsterfahrung sind die Sensibilisierung gegenüber der eigenen Person, aber auch das daraus folgende bessere Einfühlungsvermögen in die Gefühlswelt anderer. So ist es z. B. üblich, in Pflegeausbildungen sich gegenseitig Nahrung anzureichen oder zu waschen, um nachzuempfinden, wie Pflegebedürftige dies erleben.

Selbsterfahrung ist eine Methode für Einzelpersonen, Paare und Teams. Es gibt viele verschiedene Methoden und Ansätze. Häufig werden Wahrnehmungsübungen und meditative Verfahren eingesetzt.

Beispiel

Eine häufige Übung in der Pflegeausbildung ist die Simulation körperlicher **Einschränkungen**, um sich später besser in Menschen mit Körperbehinderungen hineinversetzen zu können. Versuchen Sie es selbst:

- Bandagieren Sie Ihre Hand- und Ellenbogengelenke. Versuchen Sie nun zu essen. So ergeht es Menschen, die unter starker Steifigkeit der Gelenke leiden.
- **Stecken Sie sich Ohropax® in die Ohren** und versuchen Sie, ein Gespräch zu führen. Wenn Sie nun noch ein Radio einschalten, können Sie nachempfinden, wie sich mancher schwerhörige Mensch im Aufenthaltsraum eines Altenheims fühlt.
- Verbinden Sie die Augen und lassen Sie sich von einem Mitschüler durch die Schule oder Stadt begleiten. Sie werden die Sorgen und Nöte blinder Menschen aus einem ganz anderen Winkel wahrnehmen.

Zentraler Bestandteil der Selbsterfahrung ist die **Reflexion des Erlebten**. Damit können Rückschlüsse auf das eigene Verhalten gezogen werden. Gleichzeitig können sich neue Wege für Probleme im privaten wie beruflichen Bereich aufzeigen.

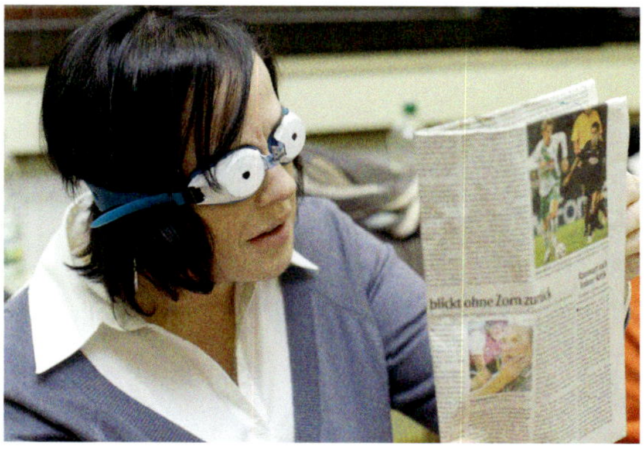

Selbsterfahrungsübung zur Einschränkung des Gesichtsfeldes (z. B. beim Grünen Star ↗ S. 250)

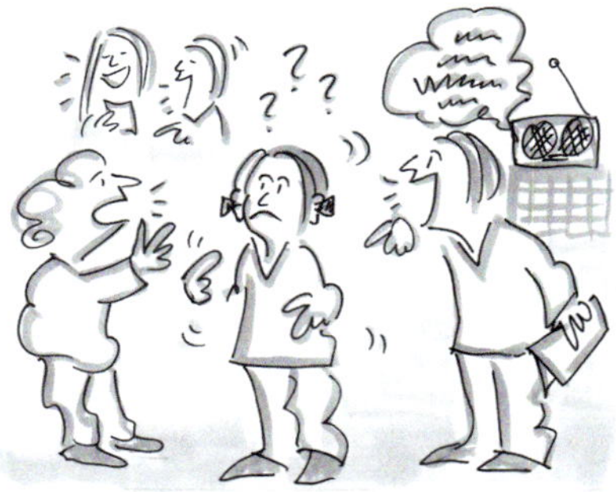

Selbsterfahrungsübung zur Einschränkung des Hörvermögens

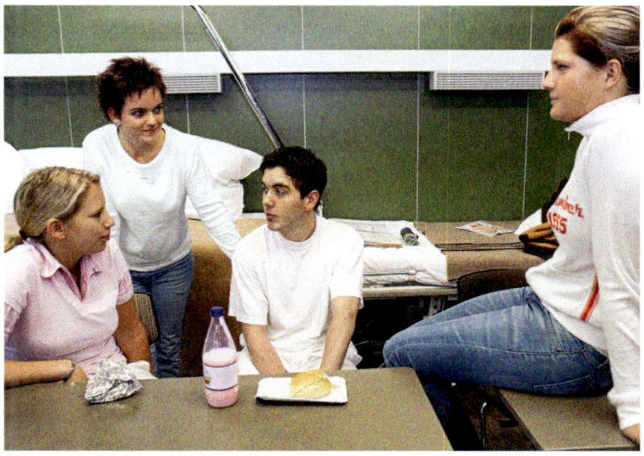

Wichtig ist, dass im Anschluss an Selbsterfahrungsübungen das Erlebte reflektiert wird.

Methode Verfahren, Art und Weise, wie etwas getan wird
Reflexion vergleichendes, prüfendes Nachdenken

Supervision

Supervision ist eine besondere Form der Beratung, die speziell für soziale Berufe entwickelt wurde. Sie wird zur Verbesserung und Sicherung der Arbeitsqualität im beruflichen Alltag eingesetzt. Ziel ist, die eigene berufliche Tätigkeit zu reflektieren. Man unterscheidet abhängig von der Teilnehmerzusammensetzung

- Einzelsupervision,
- Gruppensupervision,
- Teamsupervision,
- Leitungssupervision und
- Ausbildungssupervision.

Der Supervisor, der die Supervision begleitet, verfügt über eine spezielle Ausbildung mit Kenntnissen aus Psychologie, Soziologie, Philosophie und Kommunikationswissenschaften. Die Teilnehmer einer Supervision werden Supervisanden genannt.

Während die Supervision in sozialpädagogischen Berufen eine weite Verbreitung hat und bereits in die Ausbildung integriert ist, stehen Pflegende der Supervision wie auch anderen Beratungsformen eher kritisch gegenüber. Die Haltung, „das schaffe ich schon alleine", ist weit verbreitet. Dabei bietet Supervision die Chance, den beruflichen Alltag mit all seinen Problemen kritisch zu beleuchten und damit Unzufriedenheit und Erschöpfungszuständen vorzubeugen (Burnout ↗ S. 360).

Supervisionen können mit unterschiedlichem Schwerpunkt stattfinden. Dazu gehören

- die Fallbesprechung, in der z. B. ein „schwieriger" Bewohner vorgestellt wird,
- die Bearbeitung von Konflikten oder deren Vermeidung im Team,
- die Bearbeitung belastender Situationen im Arbeitsalltag, z. B. dramatische Krankheitsverläufe, sowie
- die Bearbeitung organisatorischer Fragen, z. B. im Rahmen der Neuorganisation einer Einrichtung.

Hinweis Bei einer Supervision werden keine Lösungen vorgegeben, sondern es wird den Teilnehmern ermöglicht, eigene Lösungswege zu entwickeln.

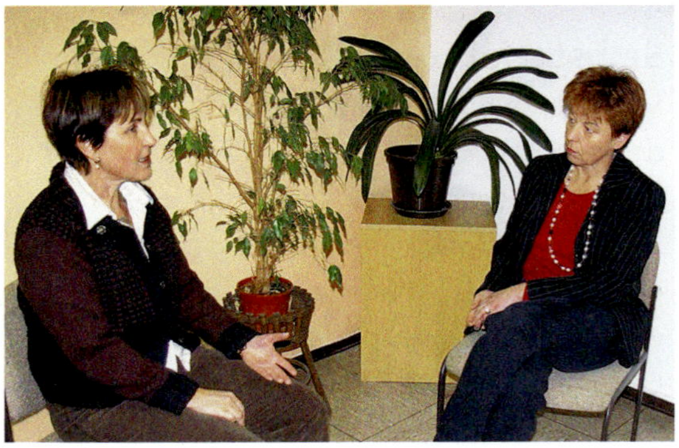

Einzelsupervisionen werden häufig von Leitungspersonal in Anspruch genommen, um das eigene Führungsverhalten zu beleuchten.

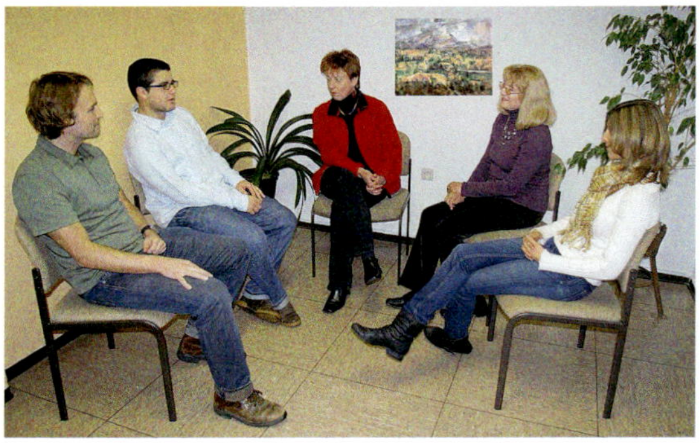

Teamsupervisionen können das Team stärken und in schwierigen Situationen Lösungen den Weg bereiten.

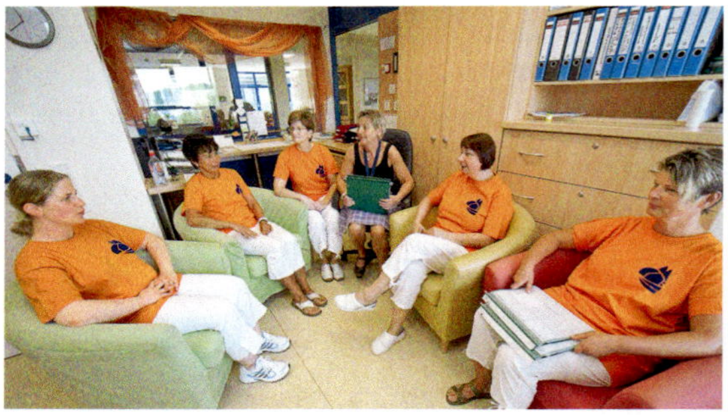

In der Fallbesprechung werden Umgangsweisen mit einem „schwierigen" Bewohner erörtert.

www.dgsv.de
Die Deutsche Gesellschaft für Supervision e. V. bietet zahlreiche Informationen zur Methode der Supervision und zur Ausbildung von Supervisoren an.

Kollegiale Beratung

Der Austausch mit Kollegen ist als soziale Unterstützung äußerst wichtig. Dies gilt gerade für die Arbeitsbereiche, in denen man nicht direkt mit den Kollegen zusammenarbeitet, wie das in der ambulanten Pflege der Fall ist. Zu einem gesunden Arbeitsklima tragen sowohl fest organisierte Zusammenkünfte bei (z. B. Dienstbesprechungen, Qualitätszirkel), als auch informelle Treffen innerhalb (Pausengespräch) oder außerhalb der Dienstzeiten (Stammtisch). Gleichzeitig können sich die Kollegen bei diesen Treffen über fachliche Fragen austauschen oder um Rat fragen. Kollegiale Beratung ist ein Instrument, mit dem Schwierigkeiten gezielt und strukturiert besprochen werden können.

Hinweis Erfahrene Mitarbeiter können gut mit Rat und Tat zur Seite stehen. Jüngere Kollegen wiederum bringen „frisches Wissen" aus ihrer Ausbildung mit.

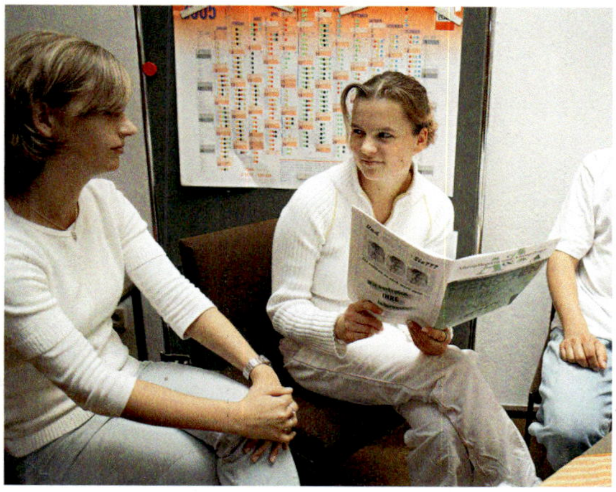

Fest organisierte Zusammenkünfte, z. B. zum Austausch über die Inhalte von Fachzeitschriften, dienen sowohl dem Arbeitsklima als auch der Qualitätssicherung.

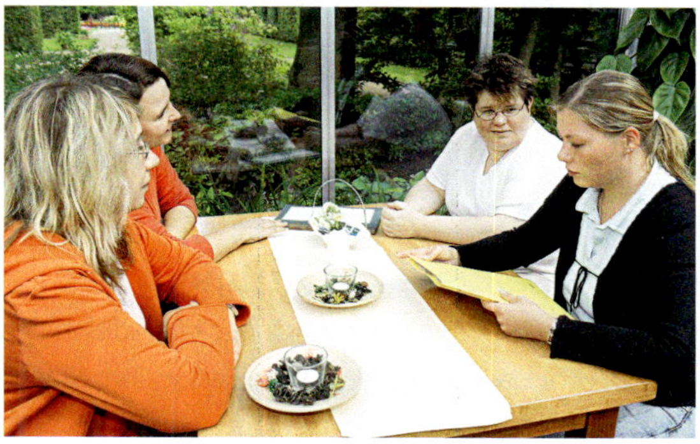

Informelle Treffen im Kollegenkreis können das Arbeitsklima verbessern.

Professionelle Beratung und Unterstützung

So wertvoll die Unterstützung durch Kollegen sein kann, so notwendig ist manchmal auch ein Blick „von draußen". Speziell ausgebildete Berater oder Therapeuten können sowohl für Einzelne als auch für ganze Gruppen von Mitarbeitern hilfreiche Ansprechpartner sein. Beispiele neben der Supervision sind:

- Balintgruppe, hier treffen sich Menschen aus verschiedenen Einrichtungen, um unter Anleitung für sie schwierige Fälle aus der Praxis zu besprechen.
- Psychotherapie für Pflegende, denen die psychischen Belastungen des Berufs oder des Alltags „über den Kopf wachsen" und weitere Folgen (z. B. Schlafstörungen, chronische Erschöpfung) drohen.
- Ethikberatung in Ethikkomitees oder durch externe Ethikberater bei moralischen Konflikt- oder Entscheidungssituationen (Ethik ↗ S. 125)

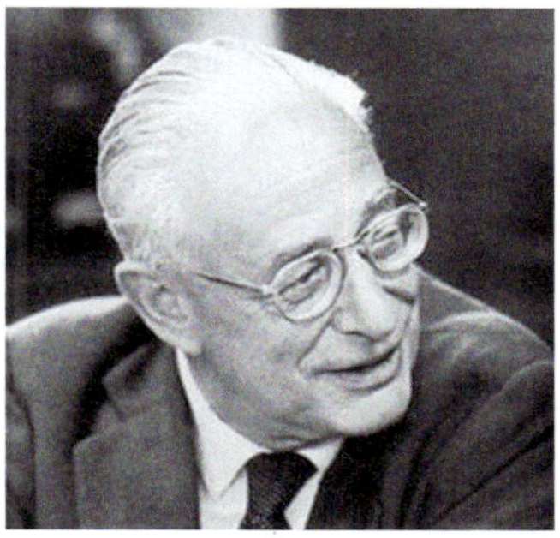

Michael Balint (1896–1970), ungarisch-britischer Psychoanalytiker

Hinweis Um professionelle Unterstützung und Beratung in Anspruch zu nehmen, ist Eigeninitiative gefragt. Informieren Sie sich im Internet, in Fachzeitschriften oder im Bekanntenkreis über für Sie passende Unterstützungsformen.

Balintgruppen eine nach dem Psychoanalytiker Michael Balint benannte spezielle Form der Gruppensupervision

Prävention von sexueller Belästigung

Was ist sexuelle Belästigung?

Sexuelle Belästigung ist jedes mit Absicht herbeigeführte, sexuell bestimmte Verhalten, das vom Betroffenen als sehr unangenehm empfunden wird. Dazu gehören

- anzügliche oder sexistische Bemerkungen und Witze,
- als belästigend empfundene körperliche Berührungen,
- Zeigen und sichtbares Anbringen von pornografischen Darstellungen sowie
- strafrechtlich ↗ S. 153 relevante sexuelle Handlungen und Verhaltensweisen, wie z. B. sexuelle Nötigung und Vergewaltigung.

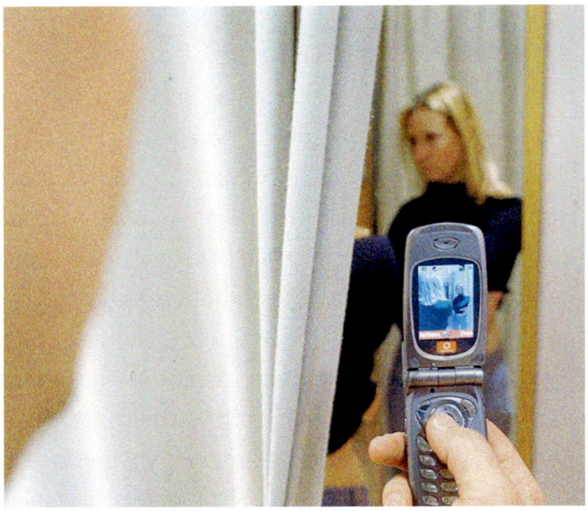

Sexuelle Belästigung kann sich in vielen Formen zeigen. Auch das penetrante Beobachten oder unerwünschte Fotografieren einer Person kann sexuelle Belästigung sein.

Folgen sexueller Belästigung

Sexuelle Belästigung unterscheidet sich dadurch von einem Flirt, dass die belästigende Person ihre Macht und Geringschätzung dem Betroffenen gegenüber zum Ausdruck bringt. Es ist ein einseitiges Verhalten mit dem Ziel, die betroffene Person bloßzustellen und zu benutzen. In der Folge fühlt sich die belästigte Person zunehmend verunsichert und zieht sich zurück, es kann zu körperlichen und psychischen Beschwerden kommen. Auch Versuche der Betroffenen, die Taten zu ignorieren oder scherzhaft zu übergehen, führen eher zum Ausbau der Machtposition des Täters. Es kommt zu Wiederholungstaten.

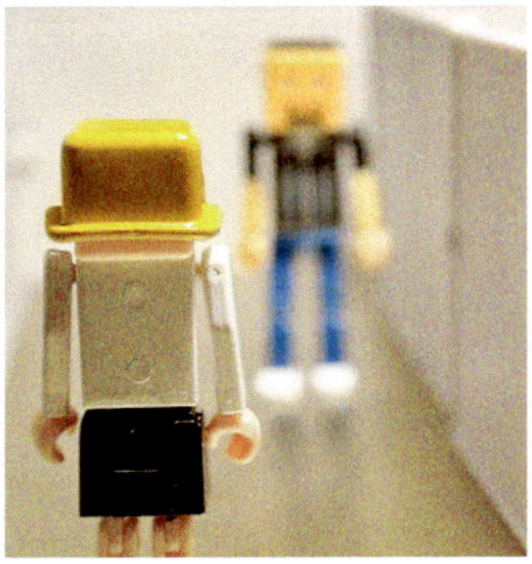

Häufig nutzen die Täter Verunsicherung und soziale Zurückgezogenheit der Opfer bei Wiederholungstaten aus.

Rechtliche Konsequenzen

Werden Mitarbeiter in einem Betrieb sexuell belästigt, greift das Allgemeine Gleichbehandlungsgesetz ↗ S. 166 bzw das Beschäftigtenschutzgesetz. Betroffene Personen müssen sich dazu an die entsprechenden Stellen im Betrieb wenden. Daraufhin ist der Arbeitgeber verpflichtet, den Sachverhalt zu prüfen und arbeitsrechtliche Konsequenzen zu ziehen (Arbeitsrecht ↗ S. 164).

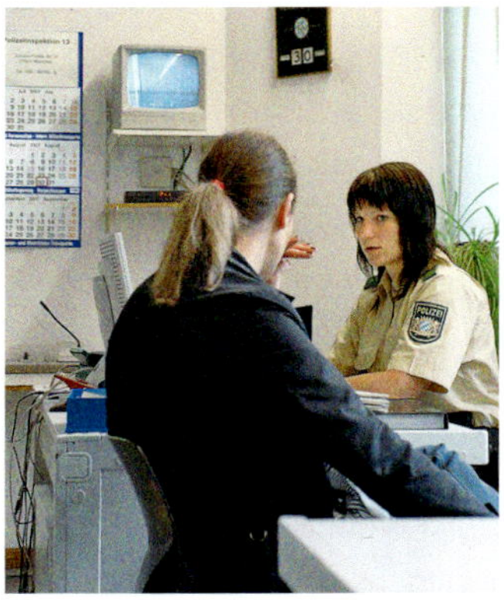

Strafrechtlich relevante Handlungen wie Beleidigung, Verbreitung pornografischer Schriften, sexuelle Nötigung oder Vergewaltigung werden von der Staatsanwaltschaft verfolgt. Die Anzeige wird bei der Polizei gestellt.

Hinweis Reagiert der Arbeitgeber nicht auf die Beschwerde, hat der Angestellte das Recht, bei vollem Arbeitsentgelt der Arbeitsstelle fernzubleiben.

Prävention von sexueller Belästigung

Der Arbeitgeber ist gefordert, sich ausdrücklich gegen sexuelle Belästigung am Arbeitsplatz auszusprechen. Hilfreich können Fortbildungen für Führungskräfte und Angestellte zum Thema sein. Hier können Angestellte lernen, selbstbewusst jede sexuell anzügliche Handlung – auch sexistische Witze – zurückzuweisen.

Was tun bei sexueller Belästigung?

Es ist zu empfehlen, bei sexueller Belästigung **aktiv und offensiv** vorzugehen. Dazu gehört

- laute und deutliche Zurückweisung der sexuellen Annäherung,
- Androhung von Konsequenzen, z. B. Weitererzählen der Tat, Anzeige der Tat, sowie
- spätestens im Wiederholungsfall Wahrmachen der Drohung.

Eine besondere Situation ist die sexuelle Belästigung durch Pflegebedürftige. Weisen Sie alle sexuellen Annäherungen durch Pflegebedürftige deutlich zurück und dokumentieren Sie diese. Verschweigen Sie die Vorfälle nicht und suchen Sie im Team nach gemeinsamen Lösungswegen. Vergessen Sie nicht, dass Sie eine Fürsorgepflicht Ihren Klienten gegenüber haben. Lassen Sie daher trotz aller verständlichen Wut und Verletzung die pflegebedürftige Person nicht schutzlos allein. Eine Ausnahme kann die häusliche Pflege darstellen, in der Pflegende häufig völlig auf sich selbst gestellt sind. Verspürt die Pflegende körperliche Gefahr, sollte sie sich entweder in Sicherheit bringen und Hilfe rufen oder im absoluten Notfall körperliche Abwehrmaßnahmen zum Eigenschutz ergreifen.

Hinweis Gerade im Rahmen von Körperpflegehandlungen kommt es zu Situationen, die insbesondere von kognitiv beeinträchtigten Personen als sexuelle Handlungen missverstanden werden können. Kündigen Sie daher solche Pflegehandlungen an. Auch bestimmte Krankheiten oder Medikamente können zu sexueller Enthemmung führen. Hier sollten Sie mit dem Fachpersonal oder Arzt Rücksprache halten.

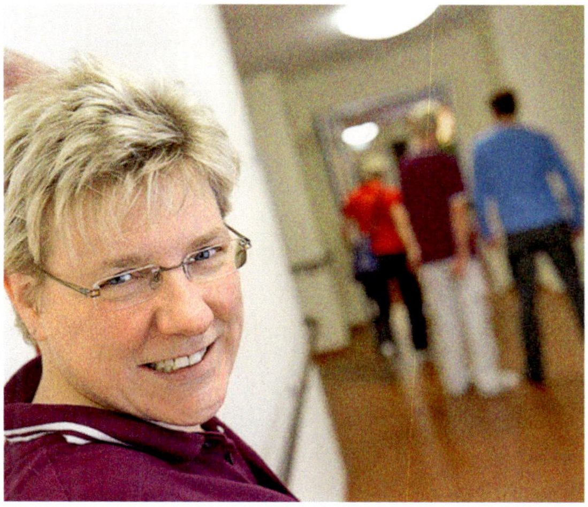

Das Lachen bei anzüglichen Witzen ist meist eher das Zeichen von fehlendem Selbstvertrauen als von angeblicher Akzeptanz. Werden solche verbalen Ausrutscher in einem Betrieb toleriert, sinkt erfahrungsgemäß die Schwelle für sexuelle Übergriffe.

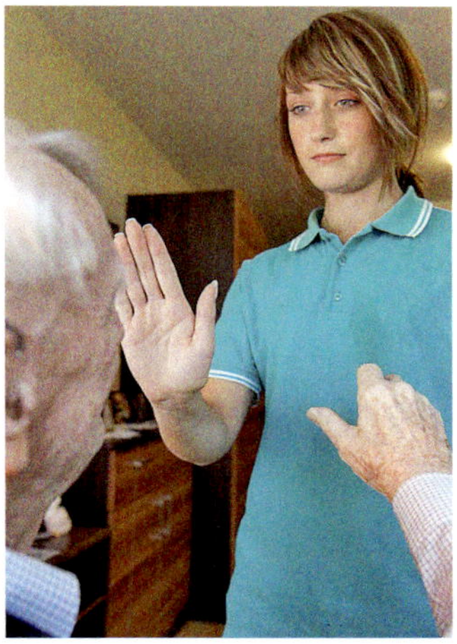

Betroffene sexueller Belästigung sollten immer deutlich und unmissverständlich die Handlung zurückweisen.

www.mit-mir-nicht.de
Auf dieser Seite finden Sie viele wichtige Informationen zum Thema „Sexuelle Belästigung am Arbeitsplatz".

Sich gesund erhalten

1 Gesundheitsförderung und Prävention

1. Erklären Sie, was Gesundheit und Krankheit sind und wie sie entstehen.
2. Beschreiben Sie die Gemeinsamkeiten und Unterschiede von Gesundheitsförderung, Prävention und Prophylaxe.

2 Persönliche Gesunderhaltung

3. Erläutern Sie die Bedeutung von Bewegung und Sport für die Gesunderhaltung.
4. Geben Sie jeweils drei Beispiele für gesundheitsförderliche Ernährungs- und Kleidungsempfehlungen.
5. Erklären Sie die Entstehung von Sucht.
6. Beschreiben Sie die Einflussfaktoren auf Suchtentstehung.
7. Beschreiben Sie Möglichkeiten der Suchtprävention.
8. Erklären Sie die Entstehung von Stress.
9. Beschreiben Sie Möglichkeiten der Stressbewältigung.

3 Institutionelle Gesundheitsförderung

10. Beschreiben Sie die Ziele, Aufgaben und Aufbau des öffentlichen Gesundheitsdienstes.
11. Nennen Sie drei Beispiele für Einrichtungen des öffentlichen Gesundheitsdienstes und ihre Aufgaben.
12. Zählen Sie die Bereiche des Arbeitsschutzes auf.
13. Benennen Sie die rechtlichen Grundlagen des Arbeitsschutzes.
14. Beschreiben Sie die Entstehung von Unfällen und Möglichkeiten zu ihrer Verhütung.
15. Erläutern Sie das Vorgehen nach einem Arbeits- oder Wegeunfall.
16. Erklären Sie, was Gefahrstoffe sind und wo sie auftreten können.
17. Beschreiben Sie die Vorgaben im Umgang mit Gefahrstoffen.

Berufliches Selbstverständnis entwickeln und im Team arbeiten

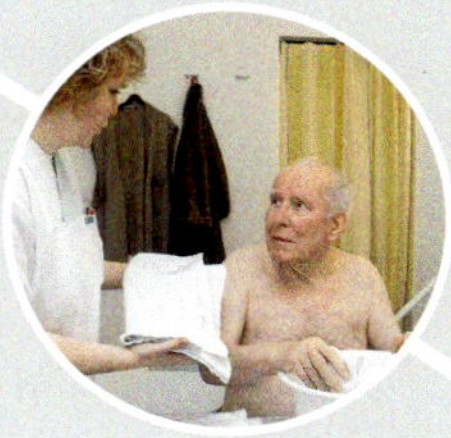

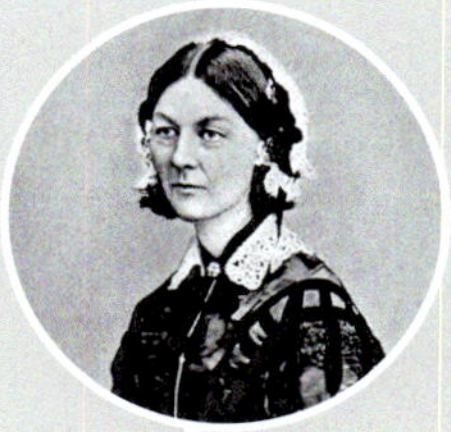

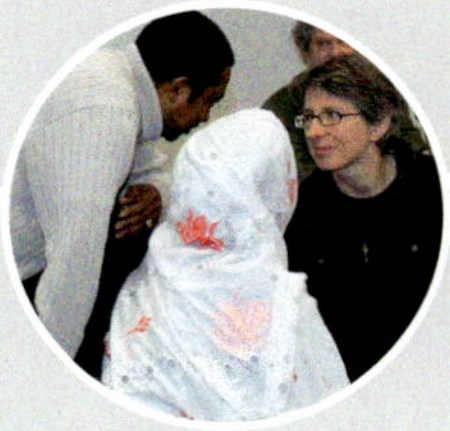

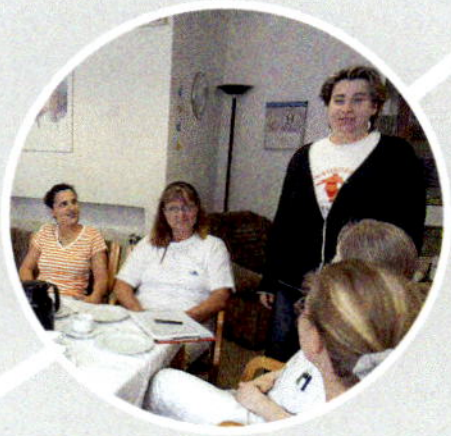

Pflege vom Altertum bis zur Neuzeit

Familienpflege und Heilkunde

Zu allen Zeiten gab es kranke, verwundete oder alte Menschen. Bis vor relativ kurzer Zeit wurden diese Menschen ausschließlich in und von der Familie gepflegt. Auch Heilkundige gab es überall, z. B. Frauen, die in ihrer Umgebung dafür bekannt waren, dass sie besondere Erfahrungen im Umgang mit Kräutern und Wundversorgung hatten.

Pflege in Klöstern

Die Entwicklung der Pflege in Europa ist eng mit dem Christentum verbunden. In der Pflege der Armen, Schwachen und Kranken zeigte sich christliche Nächstenliebe. Insbesondere Nonnen und Mönche in den Klöstern wurden zu Helfern in der Not. Neben der praktischen Versorgung der Menschen bauten sie Heilkräuter an, sammelten und überlieferten pflegerisches und medizinisches Wissen durch die Jahrhunderte. Heute wieder aktuell sind viele heilkundige Maßnahmen der im 12. Jahrhundert lebenden Hildegard von Bingen, die das damals vorhandene medizinische Wissen systematisch sammelte und ordnete.

Erste pflegerische Unterweisungen

Früher arbeiteten neben Ordensleuten nur ungelernte und oft von der Gesellschaft Ausgestoßene in den so genannten Siechenhäusern. Die Eheleute Fliedner änderten das im 19. Jahrhundert. Sie ermöglichten es alleinstehenden bürgerlichen Frauen, außerhalb ihrer Familien in Gemeinschaftseinrichtungen der Kaiserswerther Diakonie zu leben und zu arbeiten. Diese betreuten Kinder, Alte, Kranke und Obdachlose und erhielten dafür eine Grundausbildung in Hauswirtschaft und Pflege. Diese Unterweisung wurde zum Grundstock der Pflegeausbildung in Deutschland.

Aus den Ordensregeln des Hl. Benedikt von Nursia:

„1. Die Sorge für die Kranken muss vor und über allem stehen: Man soll ihnen so dienen, als wären sie wirklich Christus.
2. Hat er doch gesagt: „Ich war krank und ihr habt mich besucht",
3. und: „Was ihr einem dieser Geringsten getan habt, das habt ihr mir getan."
4. Aber auch die Kranken mögen bedenken, dass man ihnen dient, um Gott zu ehren, sie sollen ihre Brüder, die ihnen dienen, nicht durch übertriebene Ansprüche traurig machen.
5. Doch auch solche Kranke müssen in Geduld ertragen werden; denn durch sie erlangt man größeren Lohn."

Nächstenliebe ist eines der wichtigsten Gebote im Christentum. Sie zeigt sich auch in der tätigen Fürsorge für andere Menschen, wie dieses Beispiel der Ordensregeln verdeutlicht.

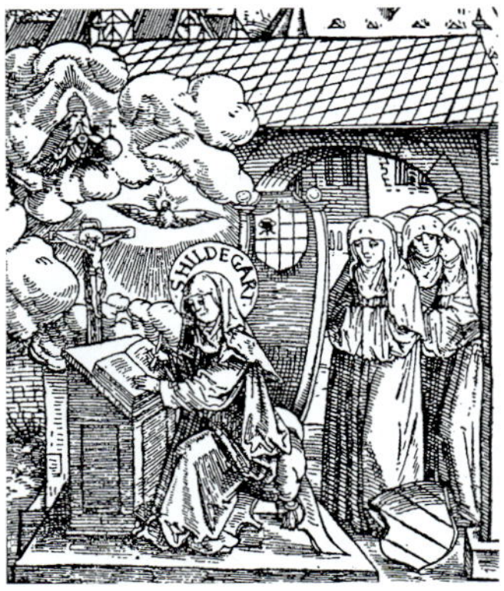

Hildegard von Bingen, Äbtissin und Heilerin (1098–1157)

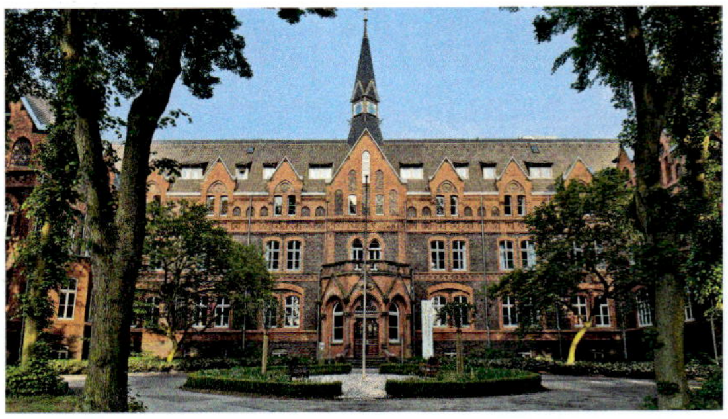

Friederike und Theodor Fliedner gründeten 1836 die Diakonissenanstalt in Kaiserswerth.

www.kaiserswertherdiakonie.de
Die Diakonie in Kaiserswerth bei Düsseldorf ist heute noch ein großes soziales Zentrum mit vielen Einrichtungen auch in der Kranken- und Altenpflege.

Lazarettpflege

Im 19. Jahrhundert wurden in Europa viele Kriege geführt und es gab zahllose Verwundete. Die so genannte Lazarettpflege war auf ein Minimum an pflegerischen Kenntnissen angewiesen. Die Engländerin Florence Nightingale organisierte 1854 erfolgreich die Verwundetenpflege im Krimkrieg und baute anschließend eine nicht klösterliche Pflegeausbildung in England auf. Für sie umfasste die Pflege drei wesentliche Dimensionen:

- die handwerkliche Dimension
- die wissenschaftliche Dimension
- die Beziehungsdimension

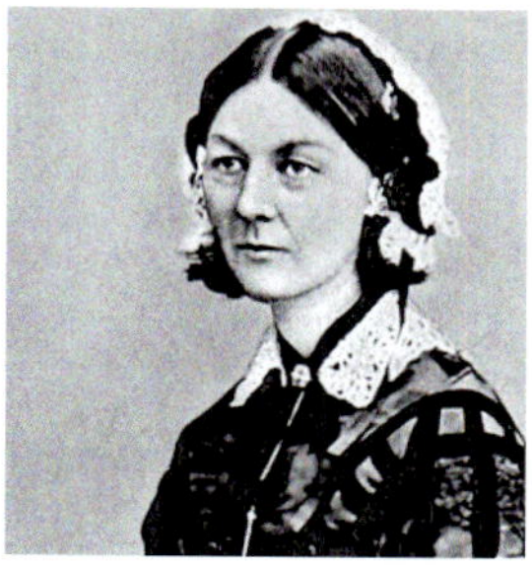

Florence Nightingale (1820–1910) baute auf ein professionelles Verständnis von Pflege, das weit über die in Deutschland geforderte Nächstenliebe hinausging.

Rotes Kreuz

Henry Dunant gründete nach der schrecklichen Erfahrung auf einem Schlachtfeld das Rote Kreuz, das zunächst die Ausbildung von Männern und Frauen für die Pflege im Kriegsfall zum Ziel hatte. Das Internationale Rote Kreuz und der islamische Partner Roter Halbmond arbeiten heute weltweit im Katastrophenschutz, beim Flüchtlingsdienst und in der Verwundetenversorgung zusammen.

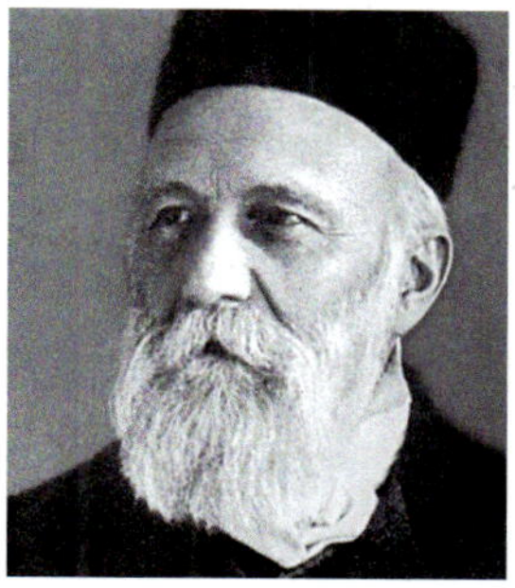

Henry Dunant (1828–1919), Schweizer Geschäftsmann, gründete 1864 das Rote Kreuz.

Beginn der „freien" Pflege

Im Gegensatz zu anderen Ländern war die Pflege in Deutschland bis zum Beginn des 20. Jahrhunderts an Klöster und Diakonieeinrichtungen (so genannte Mutterhäuser) gebunden. Das bedeutet, die Frauen lebten dort in Gemeinschaft, durften nicht heiraten und mussten ihr Geld an die Oberin abtreten. Erst nach und nach versuchten Einzelne, aus diesen strengen Regeln auszubrechen, sich ihre Arbeit selbst zu suchen und das verdiente Geld zu behalten. Die „Freien" standen als „Abtrünnige" in einem schlechten Ruf, wurden vielfach ausgenutzt und bekamen im Krankheitsfall kein Geld.

Um das zu ändern, gründete Agnes Karll 1903 die Berufsorganisation der Krankenpflegerinnen Deutschlands (BO). Bis zu ihrer Zwangsauflösung 1938 setzte sich die BO dafür ein, die Pflege als freien und bezahlten Beruf zu fordern. Nach dem Krieg wurde die Verbandsarbeit unter dem Namen DBfK wieder aufgenommen.

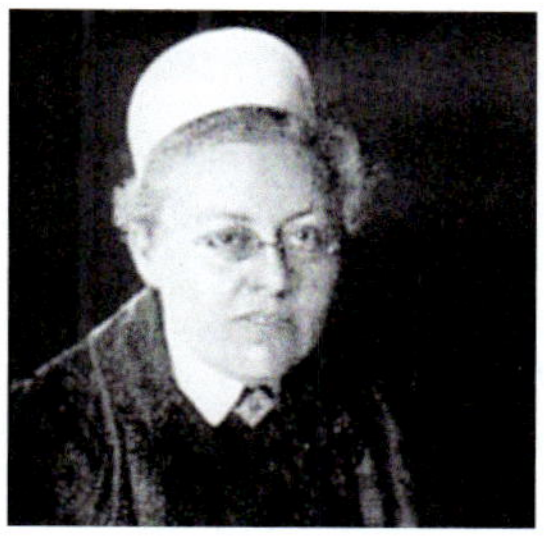

Agnes Karll (1868–1927) reformierte die deutsche Krankenpflege.

Hinweis Die Aufgabe von Berufsverbänden besteht darin, die Interessen ihrer Mitglieder nach innen und außen zu vertreten. In Deutschland gibt es neben dem DBfK noch eine Reihe weiterer Berufsverbände. Um auch politisch gehört zu werden, haben sich die meisten mittlerweile im Deutschen Pflegerat e. V. zusammengeschlossen. Der Deutsche Berufsverband für Altenpflege (DBVA) ist nicht Mitglied.

Die Webseiten www.dbva.de, www.dbfk.de und www.bildungsrat-pflege.de vermitteln einen ersten Überblick über die Berufsverbände in der Pflege.

Lazarett militärisches Krankenhaus für Kriegsverwundete
DBfK Deutscher Berufsverband für Pflegeberufe

Zeit des Nationalsozialismus

Von der Machtergreifung zum Zweiten Weltkrieg

1933 übernahmen die Nationalsozialisten unter Hitler die Macht in Deutschland. Damit begann eine Zeit der Verfolgung und Tötung von Menschen, die nicht dem Idealbild der Nazis entsprachen. Besonders brutal ging man gegen Juden vor, das Ziel war deren Vernichtung. 1939 begannen Hitler und seine Helfer den Zweiten Weltkrieg. Bis zu dessen Ende 1945 starben weltweit ca. 60 Millionen Menschen. Es ist das finsterste Kapitel in der deutschen Geschichte.

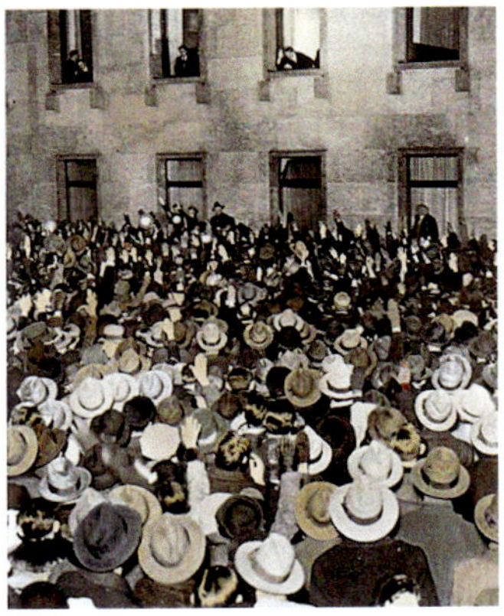

Machtergreifung durch Adolf Hitler und seine Partei am 30. Januar 1933

„Braune" Schwestern

Krankenschwestern waren in Krankenhäusern tätig, aber auch in den Gemeinden. Nach ihrer blauen Tracht wurden sie die „Blauen" genannt.

Als „braune" Schwestern oder kurz „Braune" bezeichnete man jene Pflegerinnen, die dem Nationalsozialismus besonders nahe standen. Sie legten nach der Ausbildung einen Eid auf Treue und Gehorsam gegenüber Hitler ab. Einer der ersten Aufträge lautete, alle Menschen mit einer Behinderung oder einer Erbkrankheit zu erfassen und zentral zu melden. 1938 wurde die Berufsorganisation der Krankenpflegerinnen in Deutschland verboten, die „Blauen" wurden den „Braunen" unterstellt. Damit war die freie Pflege in Deutschland ausgeschaltet. Pflege sollte nun ausschließlich den Interessen des Nazi-Regimes dienen.

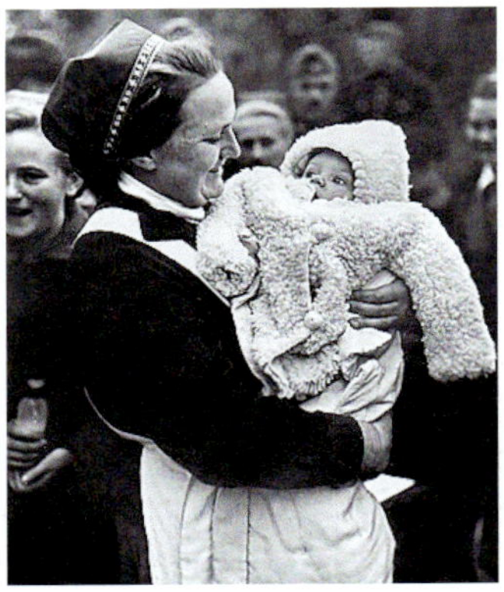

„Braune Schwestern": Gemeindeschwester, die sich um die Betreuung „erbgesunder" Mütter und Kinder kümmerte.

Hinweis Schon 1933 wurde das „Gesetz zur Verhütung erbkranken Nachwuchses" verabschiedet. Es sollte der „Reinigung des Volkskörpers" dienen. Behinderte Menschen, Menschen mit Epilepsie und „erblichem Schwachsinn" sowie Alkoholismus wurden systematisch erfasst und zwangssterilisiert bzw. bei bestehender Schwangerschaft zur Abtreibung gezwungen.

Dienerinnen der Macht

Aufgabe der Pflege ist es, allen Menschen, unabhängig von ihrem Status oder Leid, zu helfen. Viele Krankenschwestern dagegen übernahmen die Ideen des Nationalsozialismus und verrieten damit das eigene humanitäre Berufsethos. Statt die Pflegebedürftigen zu schützen, beteiligten sich auch Krankenschwestern aktiv an den gezielten Tötungen im Rahmen des Euthanasieprogrammes.

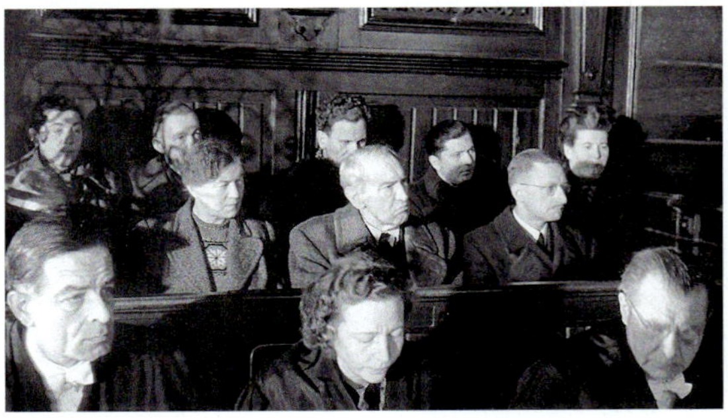

Hauptangeklagte des Euthanasieprozesses (1947) aus der Heil- und Pflegeanstalt Hadamar: Darunter befanden sich mehrere Krankenschwestern, die bei der Tötung behinderter Menschen mitgeholfen haben bzw. die Tötung durchführten.

Status hier: gesellschaftlicher Stand, Herkunft

Euthanasie

Der Begriff Euthanasie kommt aus dem Griechischen und heißt wörtlich übersetzt „guter Tod". Dieser Name wurde im Nationalsozialismus zur Tarnung des Mordprogramms an Menschen mit Behinderung benutzt.

Da die betroffenen Menschen seit 1933 systematisch erfasst worden waren, gab es kaum eine Fluchtmöglichkeit für sie. 1940 begann die Massentötung (ca. 70 000 behinderte Menschen) durch Vergasung. Die Tötungsaktionen gingen auf einen Befehl Hitlers zurück, der unter dem Namen „T4" bekannt wurde, benannt nach der Adresse Tiergartenstraße 4 in Berlin, dem Sitz der zuständigen Behörde.

Zwar wurde die Massentötung nach einem halben Jahr wegen massiver Proteste aus der Bevölkerung ausgesetzt, aber bis zum Ende der Schreckensherrschaft 1945 wurden im Rahmen des Euthanasieprogramms noch etwa 230 000 Menschen getötet. Dies geschah durch medizinische Versuche und Einzeltötungen durch gespritzte Medikamente.

Auch Verhungern lassen gehörte dazu. So bestimmte 1942 das Bayerische Staatsministerium des Innern im so genannten Hungerkost-Erlass: Nicht arbeitsfähige Patienten sollen eine völlig fettlose Kost erhalten. Die Wirkung sollte ein langsamer, nach etwa drei Monaten eintretender Tod sein. Jeder der Kranken erhielt lediglich einen halben Schöpflöffel Suppe täglich.

Pflegende ähnelten in ihrer Haltung dem Rest der Bevölkerung. Manche waren Mitläufer, sie fürchteten Nachteile oder Repressalien, wenn sie eigene Positionen vertreten würden. Andere waren überzeugte Nazis und von der Notwendigkeit der „Rassenhygiene" überzeugt. Einige wenige lehnten die Beteiligung an den Tötungen ab. Entgegen anderslautender Behauptungen hatte diese Ablehnung keine negativen Konsequenzen für sie. Einzelne gingen auch in den Widerstand gegen die Nationalsozialisten.

Mitte der 1960er Jahre kam es zu Prozessen gegen mörderische Krankenpflegerinnen. Viele wurden sehr milde oder gar nicht bestraft, u. a. auch deswegen, weil ihnen zugutegehalten wurde, dass der Gehorsam gegenüber den Ärzten zu ihrem Berufsbild gehörte. Das strikte Verbot aktiver Sterbehilfe in Deutschland hängt eng mit unserer Geschichte zusammen.

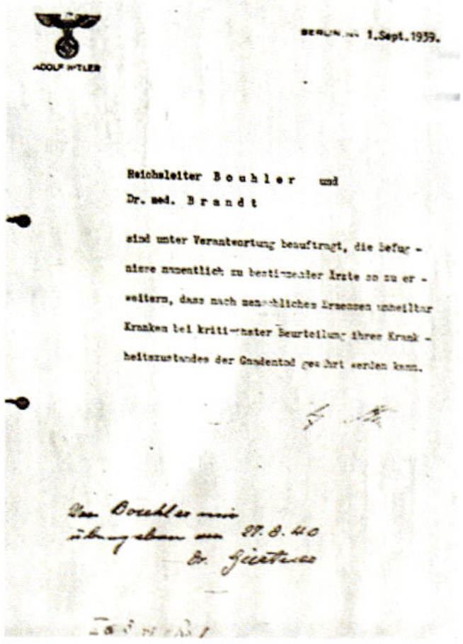

ADOLF HITLER

Berlin, den 1. Sept. 1939.

Reichsleiter Bouhler und
Dr. med. Brandt

sind unter Verantwortung beauftragt, die Befugnisse namentlich zu bestimmender Ärzte so zu erweitern, dass nach menschlichem Ermessen unheilbar Kranken bei kritischster Beurteilung ihres Krankheitszustandes der Gnadentod gewährt werden kann.

Dokument „Erlass zur Durchführung der Euthanasie" von 1939

„Wünschenswerte, zum Teil unabweisbare Eigenschaften einer guten Krankenpflegerin sind Selbstlosigkeit, Diensttreue, Folgsamkeit, Ordnungs- und Wahrheitsliebe, … Sie ist die unentbehrliche Hilfskraft des behandelnden Arztes und seiner Stellvertreter … Er muss von der Pflegerin verlangen, dass sie seine Verfügungen kritiklos und unbedenklich nach den Regeln der Wissenschaft und der Schule präzis durchführt und sich durch nichts [auch nicht durch die Patienten] in der Durchführung beirren lässt."

Auszug aus dem „Handbuch der Krankenpflege" von 1917

Hinweis Die heutige (Schul-)Ausbildung ist demokratisch orientiert. Sie hat die Mündigkeit der Bürger zum Ziel, auch in der Berufswelt. Kein blinder Gehorsam, sondern selbstverantwortliches Handeln im Rahmen von vorgegebenen Richtlinien und Gesetzen ist das Ziel.

Repressalie Vergeltung, Druckmittel

Unter „Rassenhygiene" verstanden die Nationalsozialisten, dass das deutsche Volk gesund und stark sein sollte. Behinderungen oder „fremdes" Blut würde die „Herrenrasse" der Deutschen verunreinigen.

Entwicklung in der zweiten Hälfte des 20. Jahrhunderts bis heute

1949, vier Jahre nach Beendigung der Herrschaft der Nationalsozialisten, gründeten sich zwei deutsche Staaten, die bis zur Wiedervereinigung 1990 getrennte Wege gingen. Im von der Sowjetunion besetzten Ostteil des Landes entstand die **Deutsche Demokratische Republik** (DDR) und in dem von den USA, Großbritannien und Frankreich besetzten Westteil die **Bundesrepublik Deutschland** (BRD). Die Staatssysteme unterschieden sich in vielen Punkten stark voneinander. Das gilt auch für die Entwicklung der Pflegeberufe.

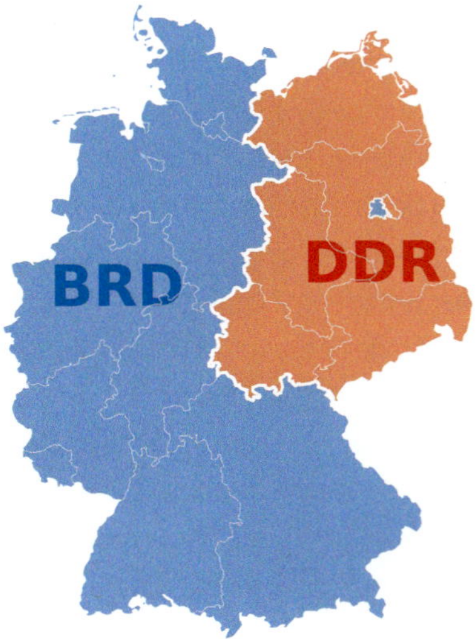

Von 1949 bis 1990 war Deutschland in zwei deutsche Staaten geteilt.

Pflegeausbildung in der DDR

1951 wurde die **Pflegeausbildung in der DDR** neu geregelt und an zentralen Fachschulen angesiedelt. Schon ab 1982 wurde für alle Lehrkräfte ein Hochschulstudium verlangt – ein großer Vorsprung gegenüber der BRD. Dort wurde bis zum neuen Kranken- und Altenpflegegesetz 2003/04 von den Lehrenden lediglich eine zweijährige Weiterbildung gefordert.

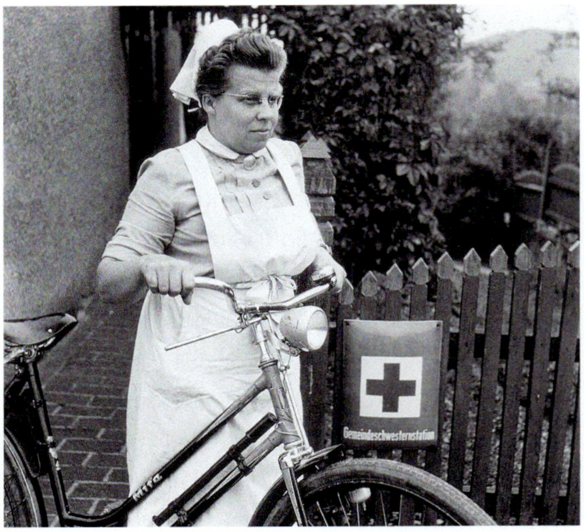

Eine Gemeindeschwester in den 1950er Jahren, damals waren Ausbildung und Tätigkeit in DDR und BRD noch ziemlich gleich.

Pflegeausbildung in der BRD

In der Bundesrepublik lag die die Ausbildung für Pflegefachkräfte zunächst wieder in den Händen der Schwesternverbände. Erst 1957 wurde ein bundesweit einheitliches Ausbildungsgesetz für die Krankenpflege und die Kinderkrankenpflege durchgesetzt.

Die Altenpflege wurde ab den 1950er Jahren von ungelernten Frauen ausgeübt, die ihre Kenntnisse aus der eigenen Familie bezogen. Erste Ausbildungskurse begannen mit den 1960er Jahren, ein bundeseinheitliches Gesetz gibt es erst seit 2003.

Die neuen Pflegegesetze gehen weg von der Orientierung an Krankheiten hin zur Förderung der noch vorhandenen Fähigkeiten und Ressourcen.

Hinweis Die Ausbildungsinhalte glichen sich in beiden deutschen Staaten, allerdings gab es verschiedene Ausbildungsformen und -abschlüsse.

Auch gab es immer wieder einen Mangel an Pflegenden. In der BRD sollte das behoben werden, indem Arbeitslose oder Hausfrauen in der Pflege eingesetzt werden sollten.

Krankenpflegegesetz

Das Gesetz über die Berufe der Krankenpflege (KrPflG), in Kraft seit 01.01.2004, ist auf ein professionelles Selbstverständnis der Pflege ausgerichtet. Das zeigt auch die neue Berufsbezeichnung „Gesundheits- und Krankenpflegerin" oder "Gesundheits- und Krankenpfleger" bzw. „Gesundheits- und Kinderkrankenpflegerin" oder „Gesundheits- und Kinderkrankenpfleger". Die Ausbildung soll „fachliche, personale, soziale und methodische Kompetenzen zur verantwortlichen Mitwirkung insbesondere bei der Heilung, Erkennung und Verhütung von Krankheiten vermitteln" (§ 3). Dabei sind verschiedene Aufgaben **eigenverantwortlich** durchzuführen.

Eigenverantwortliche Aufgaben der Gesundheits- und Krankenpflege:

- Erhebung und Feststellung des Pflegebedarfs, Planung, Organisation, Durchführung und Dokumentation der Pflege
- Evaluation der Pflege, Sicherung und Entwicklung der Qualität der Pflege
- Beratung, Anleitung und Unterstützung der zu pflegenden Menschen und ihrer Bezugspersonen in der individuellen Auseinandersetzung mit Gesundheit und Krankheit
- Einleitung lebenserhaltender Sofortmaßnahmen bis zum Eintreffen der Ärztin, des Arztes

Auszug aus dem Ausbildungsziel (§ 3) des Gesetzes über die Berufe in der Krankenpflege.

Altenpflegegesetz

Das erste bundeseinheitliche Altenpflegegesetz (AltPflG) ist am 01.08.2003 in Kraft gesetzt worden. Es regelt die seither verpflichtende dreijährige Ausbildungszeit und die Berufsbezeichnung „Altenpflegerin/Altenpfleger". Die Ausbildung soll die Pflegefachkräfte dazu befähigen, eine selbstständige und eigenverantwortliche Pflege einschließlich Beratung, Betreuung und Begleitung alter Menschen durchzuführen.

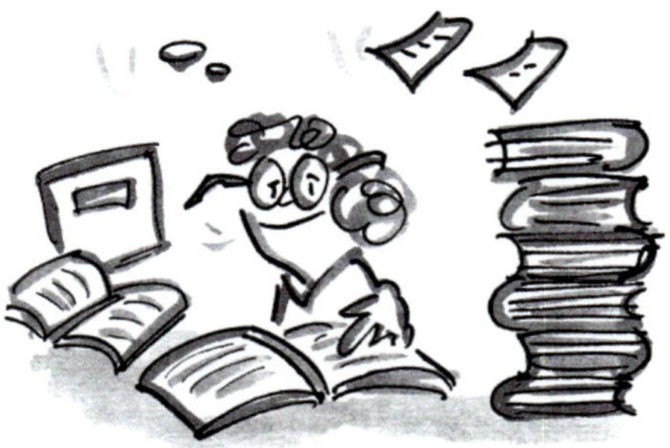

„Und für welches Bundesland entscheide ich mich nun? Bayern? Hamburg? Hessen? Oder doch lieber Sachsen …"

Regelung der Ausbildung zur Pflegehilfe bzw. Pflegeassistenz

Die Ausbildung zu Pflegeassistenz bzw. Pflegehilfe wird von dem **jeweiligen Bundesland** geregelt. Es gibt also so viele verschiedene Regelungen ↗ S. 51 wie es Bundesländer gibt. Die Anerkennung der Abschlüsse in den jeweils anderen Bundesländern unterliegt der Einzelfallentscheidung, das gilt auch für andere EU-Länder. Arbeitsmöglichkeiten im Sinne „ungelernter" Tätigkeit sind allerdings überall vorhanden.

Heilerziehungspflege

Die Ausbildung zur Heilerziehungspflege wird von den Bundesländern geregelt. Inhaltlicher Schwerpunkt ist die Förderung der Betroffenen zu einer möglichst selbstständigen Lebensweise. **Heilerziehungspfleger** arbeiten mit Menschen mit Behinderungen und Unterstützungsbedarf in allen Altersgruppen.

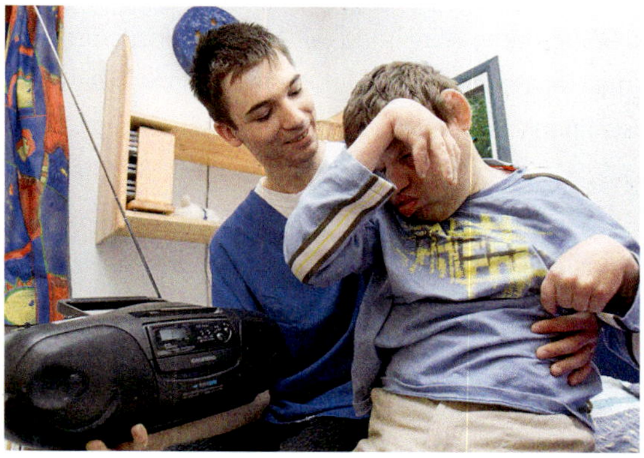

Partnerschaftliche Betreuung und Begleitung durch Heilerziehungspfleger

Berufsrolle und Arbeitsfelder

Berufliche Aufgaben

Pflegeassistentinnen und Pflegehelferinnen arbeiten in enger Absprache mit Pflegefachkräften und unterstützen diese in der Pflege und Betreuung von pflegebedürftigen Menschen aller Altersgruppen. Sie leisten körpernahe Unterstützung ↗ S. 177 und sind in der Lage, Beziehungen selbstständig zu gestalten ↗ S. 319.

Zunehmend werden Pflegeassistentinnen für so genannte Serviceleistungen eingesetzt. Abhängig vom Einsatzgebiet und den Klientenwünschen gehören hierzu ganz oder teilweise:

- Haushaltsführung und Essenszubereitung
- Alltagsbegleitung, z. B. Botengänge, Arztbesuche, Einkäufe
- Tagesplanung, Schaffen von Freizeitangeboten, Begleitung bei Spaziergängen, Gesprächsführung

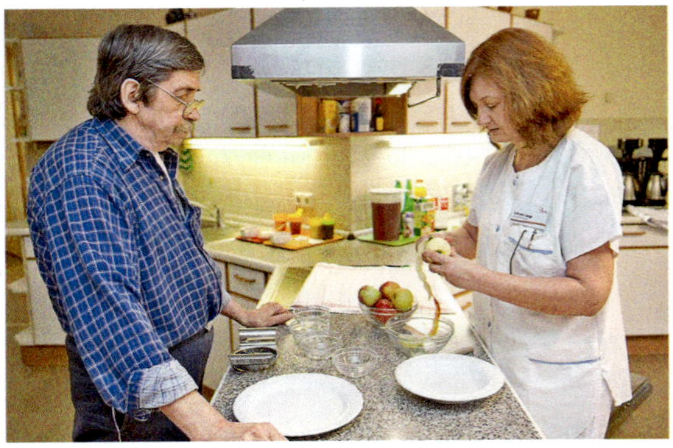

Zubereitung appetitlicher und abwechslungsreicher Mahlzeiten

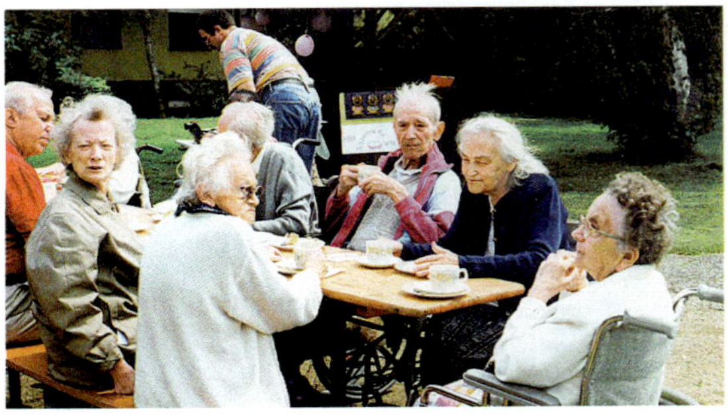

Unterstützung bei gemeinsamen Aktivitäten

Ein breites Einsatzspektrum

Pflege ist durch die Veränderungen in der Gesellschaft ↗ S. 378 zu einer öffentlichen Aufgabe und einem großen Beschäftigungssektor geworden. In Pflegeheimen und Krankenhäusern wurden pflegerische Arbeiten schon immer auch von Pflegehelferinnen übernommen. Durch die Einführung der Pflegeversicherung ↗ S. 170 1994 und durch die Erneuerung des Behindertenrechts im Sozialgesetzbuch (SGB) Neuntes Buch (IX) im Jahr 2002 ist ein großer Tätigkeitsbereich hinzugekommen: die Unterstützung von Pflegebedürftigen oder Menschen mit Behinderungen in ihrem häuslichen Umfeld ↗ S. 548. In diesem Arbeitsgebiet steht die Alltagsbegleitung im Vordergrund, ein Tätigkeitsfeld, auf das die Pflegeassistenzausbildung besonders gut vorbereitet.

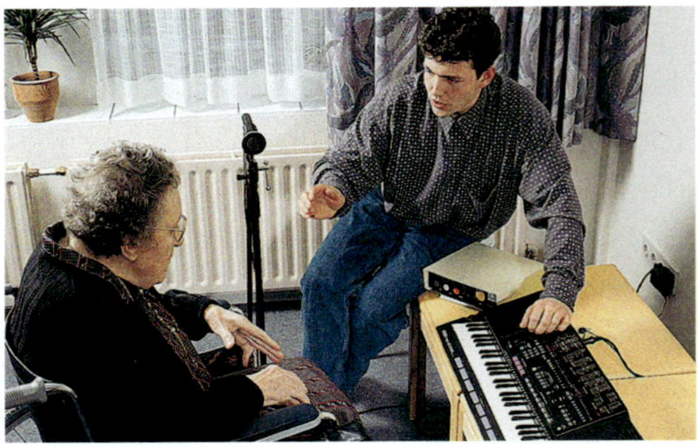

Zur Alltagsbegleitung zählt auch die Unterstützung bei der Pflege von Hobbys.

Hinweis Die Übernahme von medizinischen Assistenztätigkeiten ist in den Bundesländern, aber auch den einzelnen Einrichtungen sehr unterschiedlich geregelt. Gehört die Kreislaufkontrolle ↗ S. 436 durchaus zu den gängigen von Pflegeassistentinnen geleisteten Tätigkeiten, muss die Verabreichung von Medikamenten im Rahmen der Delegation ↗ S. 159 eindeutig geregelt sein. Sie ist nicht in allen Arbeitsbereichen als Aufgabe für Pflegeassistentinnen vorgesehen.

Sektor Gebiet, Gebietsteil

Konkrete Einsatzmöglichkeiten

In **Krankenhäusern und Rehabilitationseinrichtungen** werden Menschen mit akuten und chronischen Erkrankungen versorgt. Pflegeassistentinnen erbringen hier überwiegend Serviceleistungen und in Absprache mit den Pflegefachkräften auch körpernahe Unterstützungsleistungen.

Bei der Arbeit in **stationären Pflegeeinrichtungen** (Pflegeheim, Kurzzeitpflege) stehen ebenfalls Serviceleistungen im Vordergrund. In diesem Bereich übernehmen Pflegeassistentinnen häufiger auch selbstständig körpernahe Unterstützungsleistungen.

Viele Pflegeassistentinnen sind im **ambulanten Pflegebereich** angestellt und arbeiten bei den Menschen zu Hause weitgehend selbstständig. Sie übernehmen die Haushaltsführung und andere Serviceleistungen, auch die körpernahe Unterstützung. Da keine Pflegefachkräfte bei den Pflegebedürftigen vor Ort sind, ist gerade hier eine enge Absprache von großer Bedeutung, um auf Komplikationen schnell reagieren zu können.

In manchen Bundesländern übernehmen Pflegeassistentinnen auch die **Familienpflege**, also die Betreuung der Kinder, wenn ein Elternteil erkrankt ist.

Die **Rund-um-die-Uhr-Betreuung zu Hause** ist ein Aufgabenfeld, das in den letzten Jahren immer wichtiger geworden ist. Viele pflegebedürftige Menschen wollen weiter zu Hause leben, brauchen aber Unterstützung bei der Haushaltsführung, der Körperpflege und als Begleitung. Die Pflegebedürftigen werden entweder selbst zu Arbeitgebern und stellen Pflegeassistentinnen direkt ein oder sie wenden sich an eine entsprechende Agentur. Es gelten die gleichen arbeitsrechtlichen Bedingungen wie für alle anderen Angestellten. Die Pflegehelferinnen leben oft mehrere Wochen im Haushalt. Die Ablösung erfolgt nach Absprache durch eine ebenfalls angestellte Kollegin.

Pflegeassistentinnen sind für dieses Einsatzfeld gut vorbereitet, müssen aber bereit sein, wochen- oder monatsweise in der Wohnung der pflegebedürftigen Person zu leben.

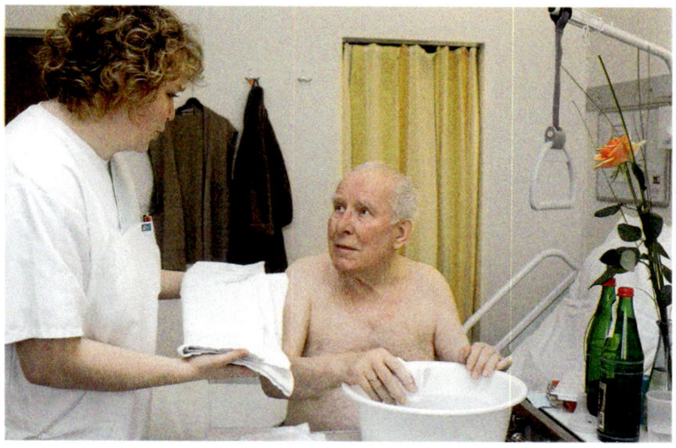

Unterstützung bei der eigenständigen Körperpflege

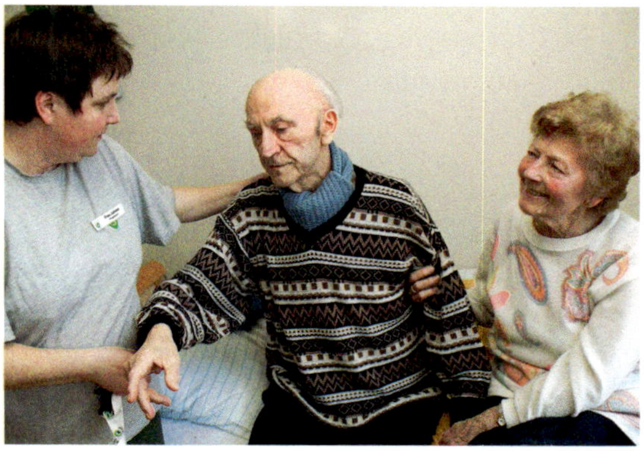

Im häuslichen Bereich ist die gute Zusammenarbeit mit den Angehörigen im Interesse des Pflegebedürftigen besonders wichtig.

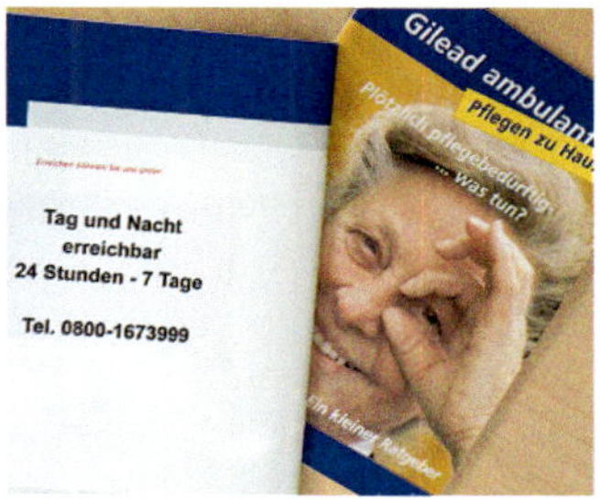

Im Internet und über Prospekte bieten inzwischen viele Organisationen eine 24-Stunden-Betreuung an, insbesondere mit Haushalts- und Pflegehilfen aus osteuropäischen Ländern.

Hinweis Die Rund-um-die-Uhr-Betreuung erfordert ein hohes Maß an sozialer und kommunikativer Kompetenz. Auch wenn die Helferinnen oft die Rolle von Ersatzangehörigen annehmen, sind sie im Haushalt doch fremde Angestellte und nicht zu Hause.

Viele arbeiten zusammen ...

Berufe im Gesundheitswesen

Im Berufsfeld Gesundheit gibt es viele Berufe, die gemeinsam das Gesundheitswesen aufrechterhalten. Ihre Tätigkeitsbereiche überschneiden sich zum Teil. Für Menschen, die Pflege und Unterstützung im Alltag brauchen, ist es sehr wichtig, dass diese Berufsgruppen gut zusammenarbeiten.

Die folgende Übersicht zeigt einige zentrale Berufe und ihre Aufgabenfelder.

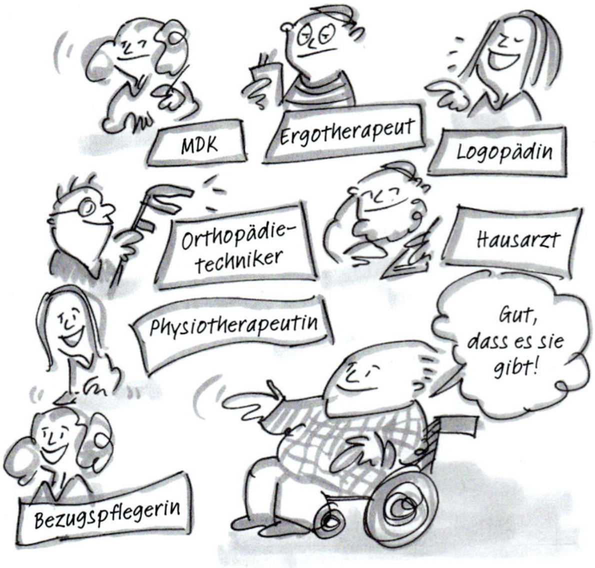

Berufsfeld	Ausbildungsdauer	Berufliche Tätigkeit	Arbeitsfeld
Gesundheits- und Krankenpflege	3 Jahre	Pflege, Betreuung und Beratung Erwachsener, Mitwirkung bei medizinischer Diagnostik und Therapie, Gesundheitsförderung	Krankenhaus, Rehabilitationseinrichtung, ambulanter Pflegedienst, Betriebe
Gesundheits- und Kinderkrankenpflege	3 Jahre	Pflege, Beratung und Betreuung von Kindern und Jugendlichen, sonst wie Gesundheits- und Krankenpflege	Kinderkrankenhaus, ambulanter Pflegedienst, Gesundheitsamt (aufsuchende Familien- und Kleinkindbetreuung)
Altenpflege	3 Jahre	Pflege, Beratung und Betreuung alter Menschen	Alten- und Pflegeheime, Kurzzeitpflege, häusliche Versorgung
Entbindungspflege/ Hebamme	3 Jahre	Geburtsvorbereitung, -hilfe und -nachsorge	Geburtshaus, Krankenhaus, häusliche Versorgung
Heilerziehungspflege	3 Jahre	Förderung, Pflege, Unterstützung und Begleitung von Menschen mit Behinderung	Behinderteneinrichtungen, Förderschulen, Werkstätten
Physiotherapie	3 Jahre	vorbeugende und rehabilitative Unterstützung des Bewegungsapparates, physikalische Therapie	Krankenhaus, Rehabilitationseinrichtung, physiotherapeutische Praxis
Ergotherapie	3 Jahre	Beratung und Unterstützung zur Bewältigung des praktischen Alltags, Anpassung von Hilfsgeräten	Rehabilitationszentren, Behinderteneinrichtungen, Förderschulen, ergotherapeutische Praxis
Logopädie	3 Jahre	Beratung und Therapie bei Stimm-, Sprech-, Sprach- und Schluckstörungen	Krankenhaus, Rehabilitationseinrichtung, Logopädische Praxis, Kindergarten
Diätassistenz	3 Jahre	Beratung und Anleitung in Ernährungsfragen, Erstellung von Diätplänen, Zubereitung von Diätkost	Krankenhaus, Rehabilitation, Beratungsstellen
Podologie	2 Jahre	Pflege und Behandlung von Füßen	Pflegeeinrichtung, podologische Praxis

Differenzierung und Spezialisierung

Unter Differenzierung versteht man die Weiterentwicklung aus einem Beruf zu verschiedenen neuen Berufen mit eigenen Tätigkeitsprofilen. So hat sich z. B. in Deutschland der allgemeine Pflegeberuf zunehmend nach seiner Klientel (Alten-, Kranken- und Kinderkrankenpflege, Heilerziehungspflege) ausdifferenziert.

Spezialisierung bedeutet die zunehmende Weiterentwicklung innerhalb eines eigenständigen Berufes. So gibt es im Bereich der Altenpflege z. B. die Weiterbildung zur gerontopsychiatrischen Fachpflegekraft. Spezialisierung bedeutet auch den Erwerb erweiterter Kenntnisse für pflegerische Alltagsprobleme. Manche haben eine kinästhetische Zusatzausbildung, andere haben Erfahrung mit Aromatherapie, wieder andere sind besonders bewandert in der Kontinenzförderung ↗ S. 290.

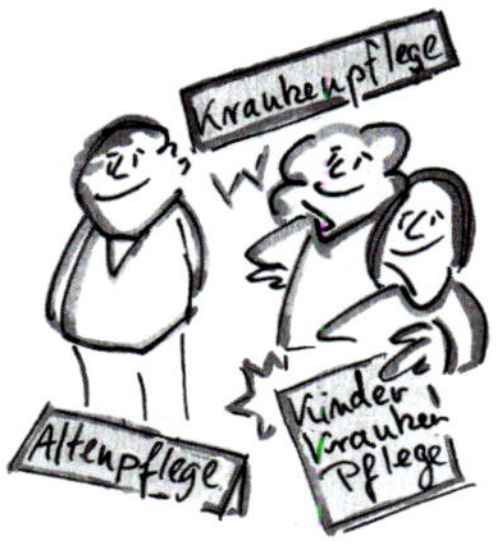

Differenzierung

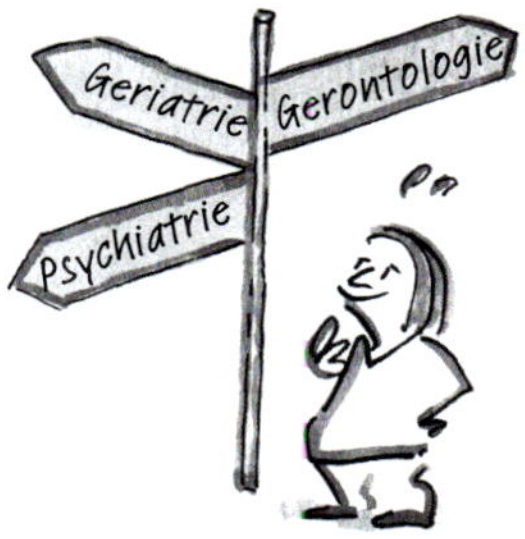

Spezialisierung

Interdisziplinäre Zusammenarbeit

Interdisziplinäre Zusammenarbeit bedeutet, dass man die eigene Tätigkeit mit der Arbeit der anderen Berufsgruppen abstimmt. Grundlage ist das gemeinsame Ziel: die möglichst optimale Betreuung von Menschen mit Unterstützungsbedarf. Die berufsübergreifende Zusammenarbeit schließt alle Berufsgruppen ein, die an der Betreuung, Pflege und Begleitung von pflegebedürftigen Menschen beteiligt sind, auch die ehrenamtlich Tätigen.

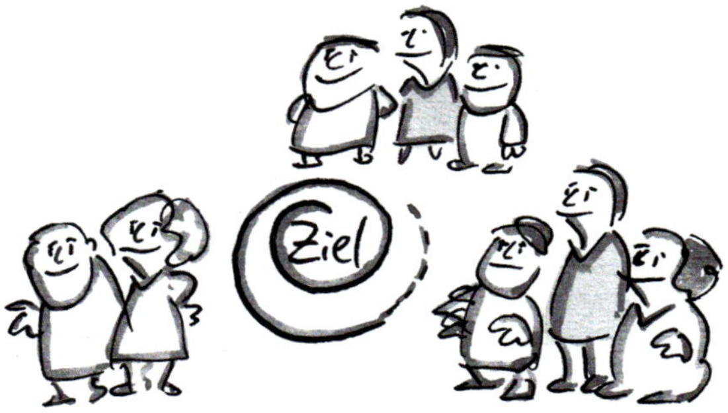

interdisziplinäre Zusammenarbeit

Nutzen für die Pflegebedürftigen

Die Aufgabe der verschiedenen Berufsgruppen besteht darin, ein gemeinsames Pflege- und Rehabilitationskonzept für den Betroffenen zu erstellen. Dabei werden alle Maßnahmen aufeinander abgestimmt und von allen eingehalten.

Hinweis Durch die Zunahme von Differenzierung und Spezialisierung in den Pflege- und Gesundheitsberufen rückt die interdisziplinäre Zusammenarbeit immer mehr in den Vordergrund.

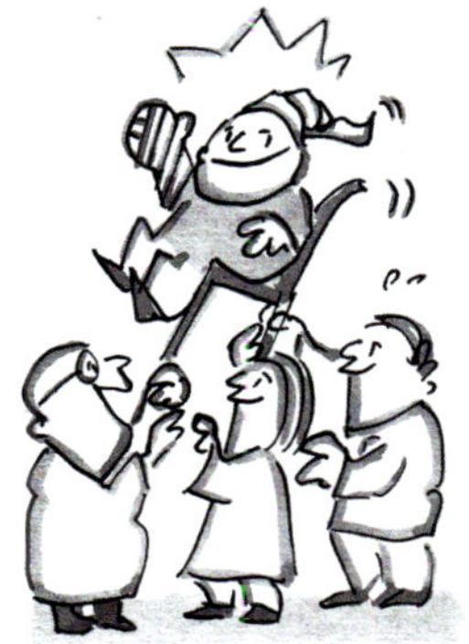

Eine gute Zusammenarbeit zwischen den verschiedenen Berufsgruppen trägt dazu bei, dass ein Pflegebedürftiger möglichst schnell rehabilitiert werden kann. Das steigert die Zufriedenheit und senkt die Kosten.

Kinästhetik Ansatz, bei dem besonders schonende und natürliche Bewegungsabläufe im Zentrum stehen.

Grundfragen des Menschseins

Ist der Mensch …?

In der Pflege arbeiten wir mit Menschen. Wie wir diesen Menschen begegnen, hängt davon ab, welches innere Bild wir uns von Menschen überhaupt machen. Oft wissen wir das selbst nicht so genau. Folgende Fragen helfen, sich darüber klar zu werden:

- Ist der Mensch von Natur aus gut oder schlecht?
- Wann beginnt Menschsein? Bei der Zeugung? Nach der Geburt?
- Wird der Mensch durch seine Gene festgelegt oder von seiner Erziehung und Umwelt geprägt?
- Gibt es ein Weiterleben nach dem Tod?

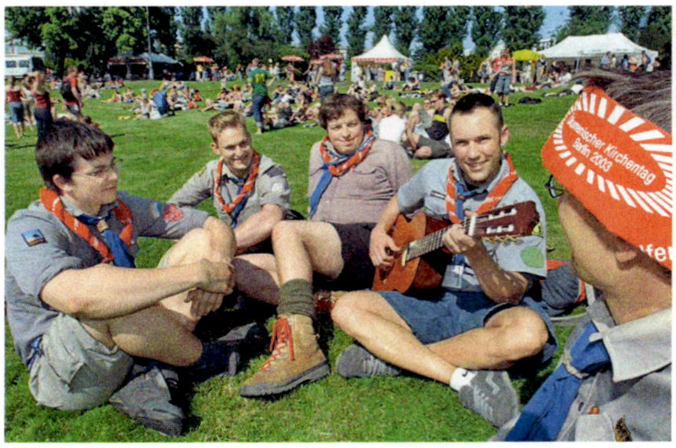

Wie viel Einfluss haben Freunde und Familie auf unsere Entwicklung?

Menschenbilder

Ein Menschenbild ist die Auffassung über den Menschen bzw. sein „Sein". Menschen haben je nach ihren Erfahrungen sehr unterschiedliche Menschenbilder, die sich im Laufe des Lebens auch ändern können. In unserem Kulturkreis neigen die meisten Menschen zu einer der folgenden Auffassungen:

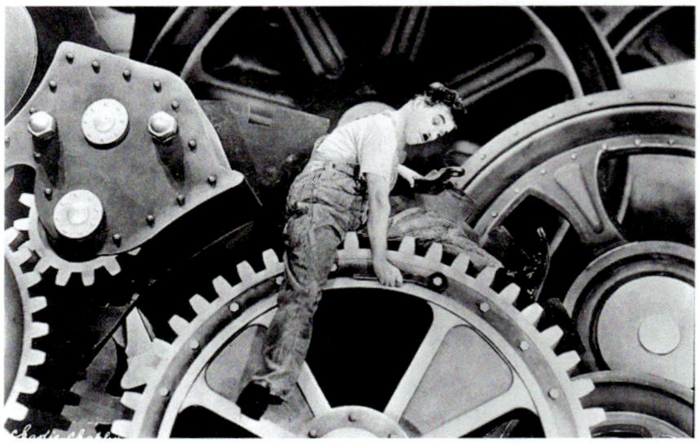

Charlie Chaplin ironisiert in dem Film „Modern Times" das Menschenbild der modernen Arbeitsgesellschaft, wonach der Mensch nach dem Takt der Maschinen zu funktionieren hat.

Christliches Menschenbild	Humanistisches Menschenbild	Naturwissenschaftlich-medizinisches Menschenbild	Muslimisches Menschenbild
Der Mensch ist Abbild Gottes. Das verleiht ihm Würde in jeder Phase seines Lebens, auch in Krankheit und Alter. Die Liebe zum Nächsten ist zentrales Gebot.	Der Mensch hat einen Verstand und kann die Welt gestalten. Aber er lebt nicht allein, sondern braucht die anderen Menschen. Daher ist Solidarität mit anderen ein hohes Gut.	Der Mensch kann die Welt verändern, sein Drang nach Wissen entspricht seiner Natur. Krankheit ist eine Störung der Körperfunktion, sie kann festgestellt und repariert werden.	Der Mensch ist Diener Gottes auf Erden, er ist Teil der Gemeinschaft mit anderen. Der Körper ist dem Menschen anvertraut, er soll verantwortungsvoll damit umgehen.

Was gehört zum Menschsein?

Jeder Einzelne von uns ist eine Einheit aus Körper, Geist und Seele. Wir sind auf Gemeinschaft angewiesen und wissen, dass wir nur begrenzt leben werden und sterben müssen. Wir verfügen über eine Sprache, die es uns möglich macht zu denken, denn Denken braucht im Gegensatz zum Fühlen die Wortsprache.

Hinweis Unser inneres Bild vom Menschen beeinflusst unsere Haltung gegenüber anderen Menschen unbewusst sehr stark. Nachdenken über die eigenen Vorstellungen hilft, andere besser zu verstehen.

Ethik – Hat das mit mir zu tun?

Was ist Ethik?

Die Ethik ist ein Teilgebiet der Philosophie und fragt danach, wie das gute und richtige Leben aussieht. Was macht den einzelnen Menschen gut? Wie muss das Zusammenleben gestaltet werden, damit es für alle gut wird? Diese Fragen treffen jeden von uns, weil wir alle ein „gutes Leben" führen wollen, wie immer das im Einzelfall aussehen mag.

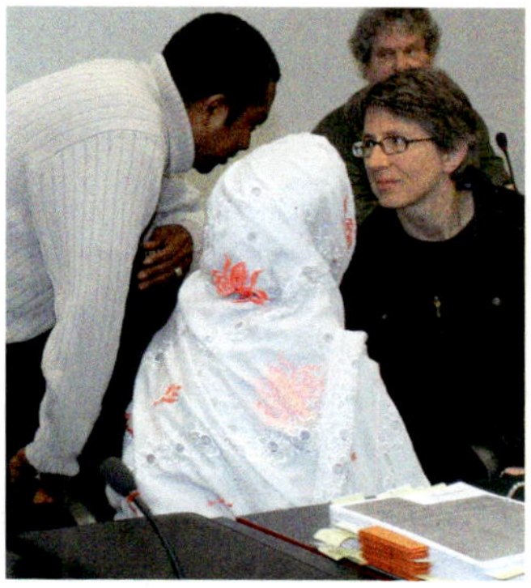

Jeder Mensch hat – unabhängig von Aussehen, Status oder Herkunft – ein Recht auf respektvolle und freundliche Unterstützung.

Werte und Normen

Jeder Mensch gestaltet sein Leben nach bestimmten Vorstellungen vom Leben, nach dem, was ihm wertvoll und somit gut erscheint. Das ist seine Moral, die gelebten Werte geben ihm Orientierung. Das gilt auch für Gruppen und Gesellschaften. Ein besonders hoher Wert in der deutschen Gesellschaft ist die Gesundheit.

Werte zeigen auch die Moral einer Gesellschaft; was ihr sehr wichtig ist, wird in Normen umgesetzt. „Du darfst nicht töten", ist weltweit eine der wichtigsten Normen und sie zu übertreten, wird fast überall bestraft.

Es gibt aber auch Normen und Gesetze, die ungerecht sind, die manche Menschen benachteiligen (*diskriminieren*). So wurde bis vor Kurzem in den Gesetzen wenig Rücksicht auf das Leben von Menschen mit Behinderung genommen. Zu den Aufgaben der Ethik zählt also auch die Überprüfung von Normen und Gesetzen, um Ungerechtigkeiten zu verändern.

Hinweis „Die Würde des Menschen ist unantastbar", so lautet der erste Artikel unseres Grundgesetzes und ist das oberste Menschenrecht. Alle europäischen Staaten haben sich verpflichtet, weltweit für den Schutz der Menschenwürde einzutreten und auch selbst nicht dagegen zu verstoßen.

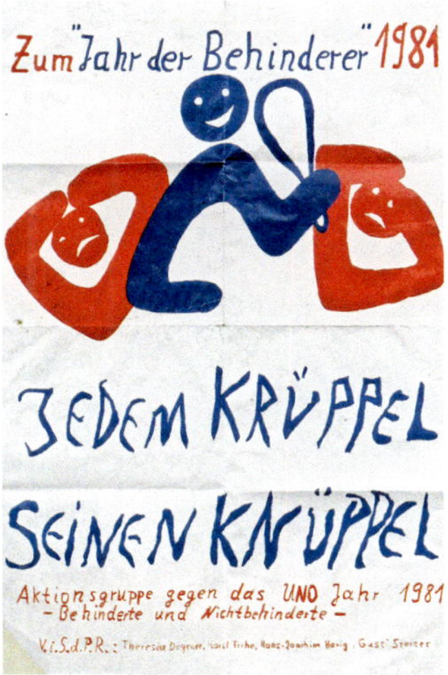

Plakat von Kritikern des „Jahres der Behinderten" 1981

„Die Würde des Menschen ist unantastbar."

Beispiel

Ilona betreut Herrn Meier sehr gerne. Er ist freundlich und bescheiden. Irgendwie wird bekannt, dass Herr Meier in jüngeren Jahren ein Kind sexuell missbraucht hat; in Ilonas Augen das schlimmste Verbrechen. Sie will nichts mehr mit ihm zu tun haben.

Hat auch Herr Meier eine unantastbare Würde? Oder hat er seine Würde selbst zerstört, weil er ein Kind missbraucht hat? Hat er trotzdem einen Anspruch auf respektvolles Verhalten von Seiten Ilonas?

Philosophie („Liebe zur Weisheit") Lehre vom Sein und Wesen der Menschen und Dinge
Ethik Wissenschaft von der Moral; sie reflektiert, prüft und kritisiert die bestehenden Werte und Normen anhand ethischer Prinzipien.
Moral Summe der Wertvorstellungen und Normen eines Menschen bzw. einer Gesellschaft
Werte Orientierungshilfen für unser Handeln und Unterlassen; Menschen sind von Werten geprägt (z. B. Freiheit) und prägen selbst neue Werte (z. B. Umweltschutz).
Normen verbindlich einzuhaltende Regeln, Richtlinien und Gesetze

Ethische Prinzipien

Eine Aufgabe der Ethik ist die Überprüfung der Moral. Immer, wenn etwas überprüft werden soll, braucht es dafür einen Maßstab. Der Maßstab in der Ethik sind ethische Prinzipien. Allerdings sind diese Prinzipien abstrakt. Um sie anwenden zu können, braucht es konkrete Geschichten. Im Folgenden werden sechs Prinzipien vorgestellt, die für den Alltag in der Pflege und Betreuung besonders wichtig sind.

Würde

Die Würde ist das höchste Prinzip des Menschseins.

Es besagt, dass jeder Mensch einzigartig und unverwechselbar ist. Das heißt, jeder Mensch hat eine unverlierbare Würde, einfach weil er Mensch ist. Die Würde kann aber verletzt werden. Um dies zu vermeiden, darf kein Mensch körperlich oder seelisch missachtet oder gar misshandelt werden.

Hinweis In Menschen nur das Pflegeproblem zu sehen, missachtet die individuelle Persönlichkeit und verletzt damit seine Würde.

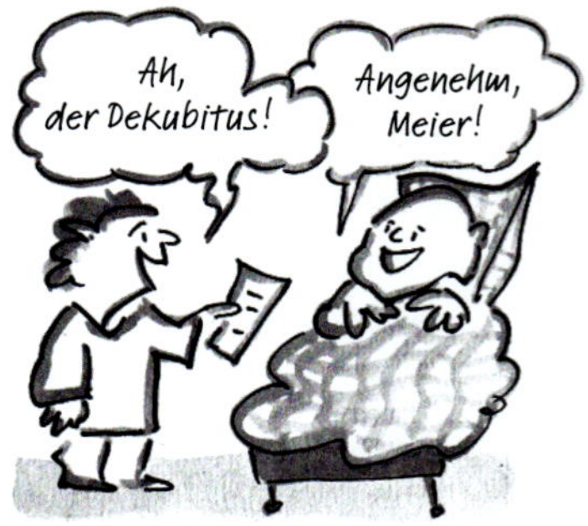

Jeder Pflegebedürftige ist in erster Linie Mensch.

Autonomie

Autonomie ist eine wichtige Ausdrucksform menschlicher Würde. Es bedeutet das Recht auf Selbstbestimmung und körperliche Unversehrtheit. Autonom leben heißt aber nicht, schrankenlos frei zu sein, sondern sich an frei gewählte moralische Grundsätze zu binden.

Hinweis Wer für sich Autonomie in Anspruch nimmt, muss sie zugleich auch bei anderen akzeptieren.

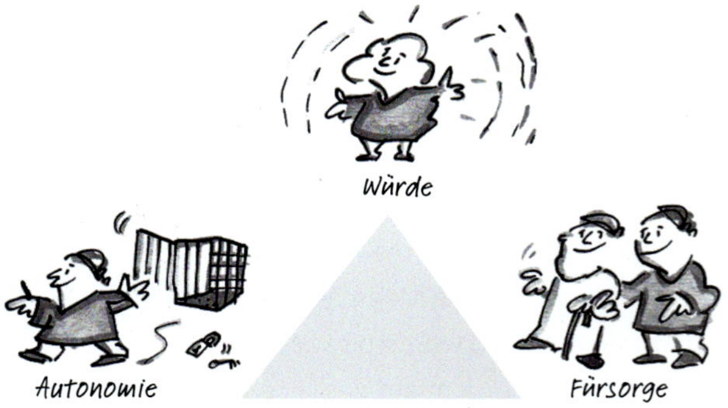

Würde, Autonomie und Fürsorge gehören zusammen. Die Förderung der Autonomie durch richtig verstandene Fürsorge schützt die Würde des Menschen.

Fürsorge

Pflegearbeit besteht zum großen Teil in der Fürsorge für andere Menschen. Ziel einer angemessenen Fürsorge ist es, die Autonomie des Hilfsbedürftigen zu erhalten und zu stützen.

Hinweis Es ist hilfreicher, einen Menschen in seinen Möglichkeiten zu fördern, als ihm alles abzunehmen.

Prinzip Grundsatz
abstrakt unanschaulich, rein gedanklich, theoretisch
autonom nach eigenem Gesetz, selbstbestimmt

Verantwortung

Verantwortung übernehmen heißt: Rechenschaft ablegen über das eigene Tun und Lassen, für sich und seine Tätigkeit. Pflegende sind rechenschaftspflichtig gegenüber der zu betreuenden Person, den Kollegen und Vorgesetzten und auch sich selbst gegenüber.

Hinweis Wer einen Fehler gemacht hat, sollte ihn zugeben und nicht zu vertuschen suchen.

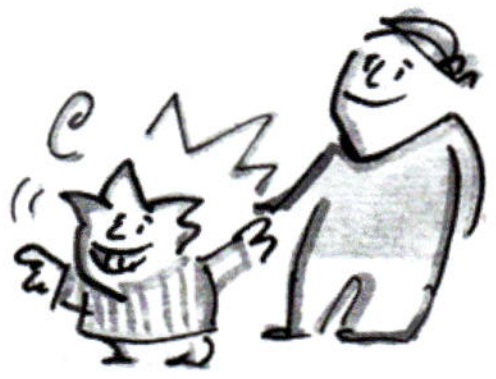

Verantwortung

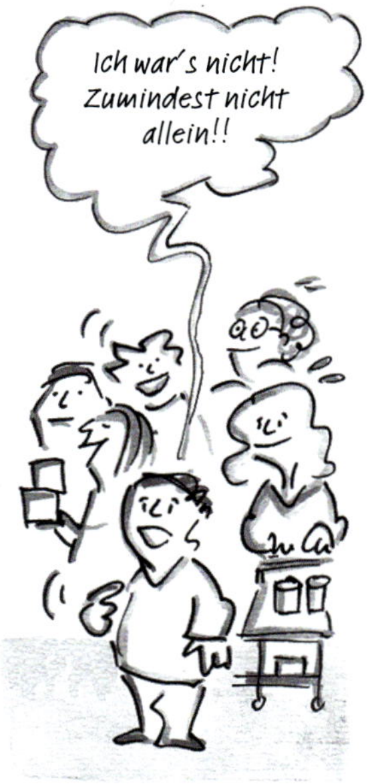

Dialog

Im Dialog wird mit gleichberechtigten Partnern über ein gemeinsames Thema oder Problem gesprochen. Respekt, Offenheit, Zuhören und sich selbst einzubringen sind wichtige Grundlagen. Ethische Probleme sind nicht durch Anordnung zu lösen. Sie brauchen das Gespräch. Viele Konflikte entstehen nur, weil zu wenig miteinander gesprochen und diskutiert wird.

Hinweis Im Dialog erkenne ich den anderen Menschen als gleichberechtigte Person an. Die dialogische Haltung kann erlernt und eingeübt werden. Sie verzichtet auf Unterstellungen, Vorurteile und Streitsucht.

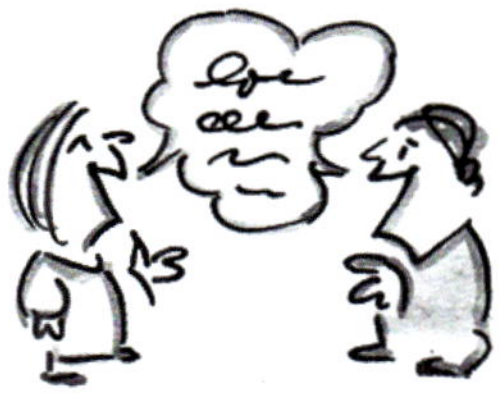

Dialog

Gerechtigkeit

Gerechtigkeit gilt in allen Völkern als hohes ethisches Gut. Sie ist ein Prinzip des Zusammenlebens. Aber was ist gerecht? Dafür gab und gibt es verschiedene Antworten. Zwei Hauptaspekte lassen sich hervorheben:

- Gleichheitsgrundsatz: Grundsätzlich sind alle Menschen gleich – niemand steht über oder unter einem anderen Menschen.
- Verteilungsgerechtigkeit: Bedeutet aber der Gleichheitsgrundsatz, dass jedem auch das Gleiche zusteht? Oder soll jeder so viel bekommen, wie er benötigt? Wie sollen knappe Güter verteilt werden?

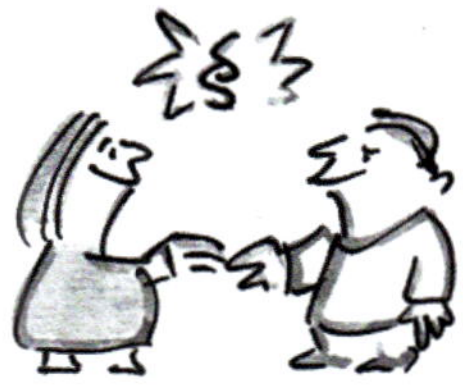

Gerechtigkeit

Hinweis Im Pflegealltag stellt sich immer wieder die Frage, wie viel Zuwendung unterschiedliche Pflegebedürftige erhalten. Bekommen alle Pflegebedürftigen das gleiche Maß an Zuwendung oder schwerkranke oder einsame Pflegebedürftige mehr als andere? Welche Rolle spielt dabei, ob mir ein Pflegebedürftiger sympathisch ist?

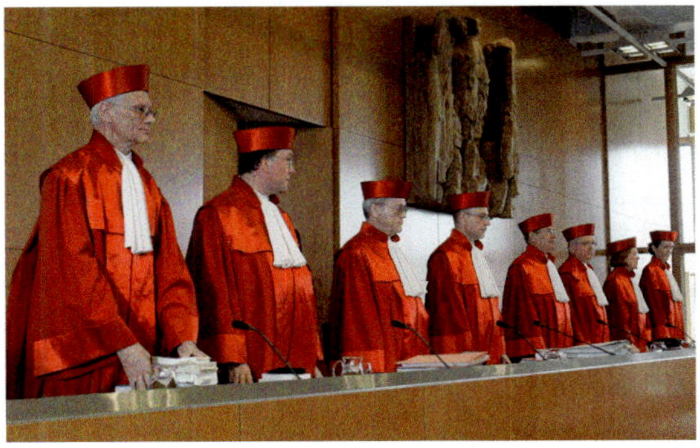

Das Bundesverfassungsgericht in Karlsruhe sorgt durch seine Rechtsprechung für die Einhaltung des Grundgesetzes und damit für die Garantie der Grundrechte jedes einzelnen.

Ethische Konflikte

Ein Konflikt ↗ S. 46 entsteht dann, wenn verschiedene Meinungen aufeinanderprallen. Bei einem ethischen Konflikt ist immer wenigstens eines der ethischen Prinzipien betroffen, oft auch mehrere.

Beispiel

Frau Demag, 87 Jahre, isst und trinkt nicht mehr ausreichend. Einige Kollegen sind der Meinung, sie brauche eine Magensonde zur künstlichen Ernährung. Andere sagen, man solle dem Sterben seinen Lauf lassen und das Leiden nicht unnötig verlängern.

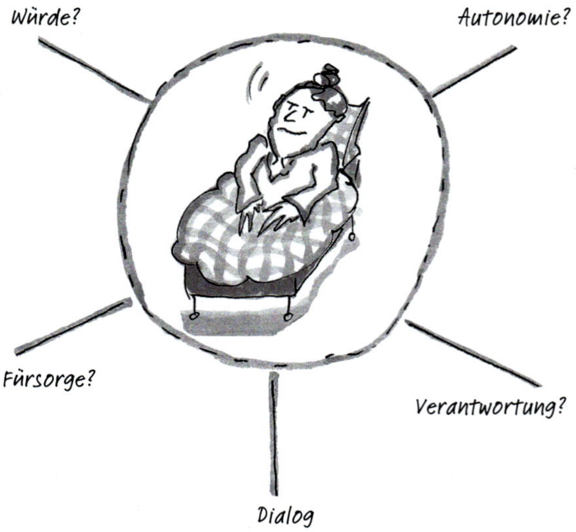

In diesem Beispiel gibt es unterschiedliche Auffassungen zu den Prinzipien Würde und Fürsorge. Die einen sagen, die Würde zu schützen bedeute, sie zu ernähren. Die anderen meinen, ihre Würde bestünde im Gegenteil darin, sie in Ruhe sterben zu lassen.

Wie finde ich heraus, was richtig ist?

Beide Meinungen sind nicht falsch. Sie basieren auf dem jeweiligen Menschenbild der Helfenden. Aber wichtiger ist herauszufinden, was Frau Demag selbst will. Dazu braucht es den Dialog zwischen allen Beteiligten, bei dem folgende Fragen geklärt werden:

- Was sagt Frau Demag selbst? Kann sie noch sprechen? Versucht sie zu essen und kann aber nicht? Oder dreht sie den Kopf weg und lehnt es ab? Was sagte sie früher dazu, was sie möchte?
- Wie erleben die anderen Beteiligten die Situation? Welche Sichtweise haben sie?
- Welche Möglichkeiten zu handeln gibt es überhaupt (anderes Essen anbieten, mehr Zeit bei der Essensunterstützung, Medikamente ändern, Prothese richten lassen, Magensonde legen, sie einfach in Ruhe lassen)?
- Welche Folgen hat welche Vorgehensweise für Frau Demag?
- Welche ethischen Prinzipien ↗ S. 126 sind aus wessen Sicht betroffen? (Frau Demag, Angehörige, Pflegende, Arzt, evtl. Betreuer)

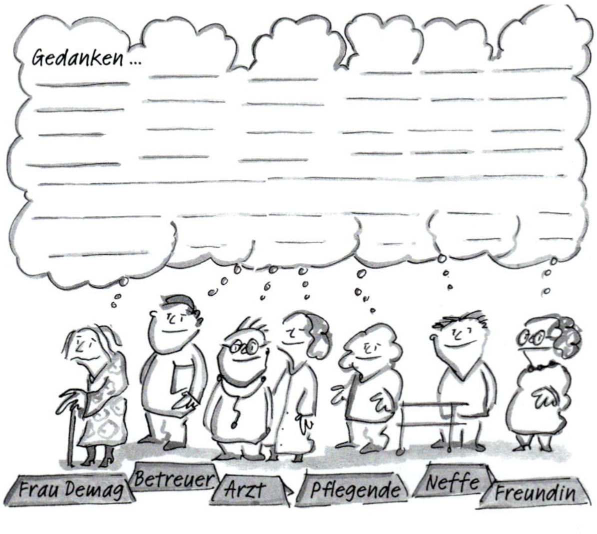

Erst wenn diese Fragen geklärt sind, kann eine begründete und verantwortbare Entscheidung im Sinne von Frau Demag getroffen werden.

Hinweis Das wichtigste ethische Leitmotiv ist immer die Förderung der Autonomie und damit der Würde.

„Ich sehe da kein Problem!“

Manchmal tut man sich schwer zu erkennen, ob und wann etwas überhaupt ein ethisches Problem ist. Oder wir wollen es nicht sehen, weil wir nicht wissen, wie wir damit umgehen sollen. Manchmal hat man ein komisches Gefühl im Bauch und denkt, das kann doch nicht sein, aber die Pflegefachkräfte sehen das anscheinend anders.

Es gibt Untersuchungen, die zeigen, dass die ethische Sensibilität, die Bereitschaft, etwas als ethisch fragwürdig wahrzunehmen, im Laufe der Berufsjahre eher sinkt. Dem liegt Routine und damit ein Gewöhnungseffekt zu Grunde.

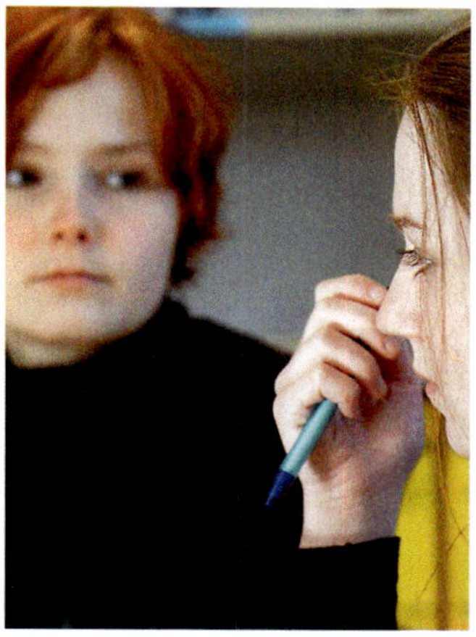

Nicht immer ist die Antwort einfach zu finden.

Beispiele

- Eine Kollegin schreit öfter einen Bewohner an, er soll endlich still sein. – *Soll ich das der Leitung melden?*
- Eine Dame wird tagsüber vom Pflegedienst und nachts von ihrem Sohn versorgt. Eines Morgens hat sie eigenartige blaue Flecken an den Handgelenken und Kratzer an den Armen. – *Soll ich mich da einmischen?*
- Einige Kolleginnen machen sich regelmäßig über eine Kollegin aus der anderen Schicht lustig. – *Darf ich da mitlachen?*
- Ein Bewohner klingelt sehr oft, die Pflegefachkraft ordnet an, die Klingel auszustecken. – *Darf sie das?*
- Herr Braun liegt im Sterben und möchte, dass jemand im Zimmer bleibt. Aber es sind nur zwei Pflegende für zwanzig Bewohner da. – *Darf man für einen Bewohner andere Bewohner vernachlässigen?*
- Frau Mitter nimmt ihre Tabletten nicht, es wird angeordnet, die Medikamente unter das Essen mischen. – *Darf man das?*
- Die Tochter und Betreuerin will, dass die Mutter jeden zweiten Tag geduscht wird, sie mag das aber nicht und schreit immer um Hilfe. – *Muss man sie zwingen?*

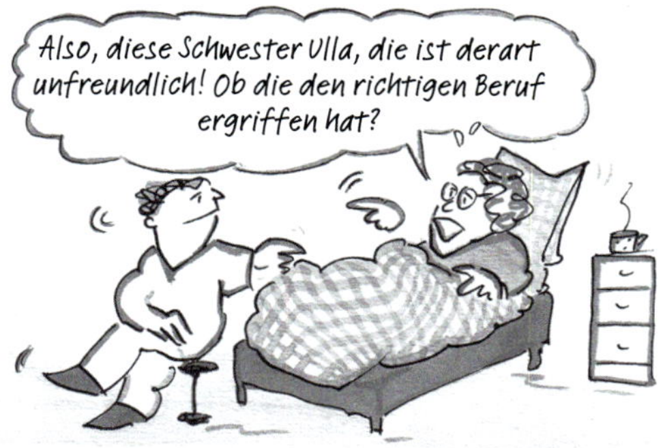

Wie kann ich mit Beschwerden über Kollegen umgehen?

Hinweis Kein Mensch kann gezwungen werden, sich mit ethischen Fragen zu beschäftigen, das ist immer eine Entscheidung der einzelnen Person. Aber man sollte nie vergessen, dass man auch selbst in einer hilflosen Lage sein könnte – was würden wir uns dann wünschen?

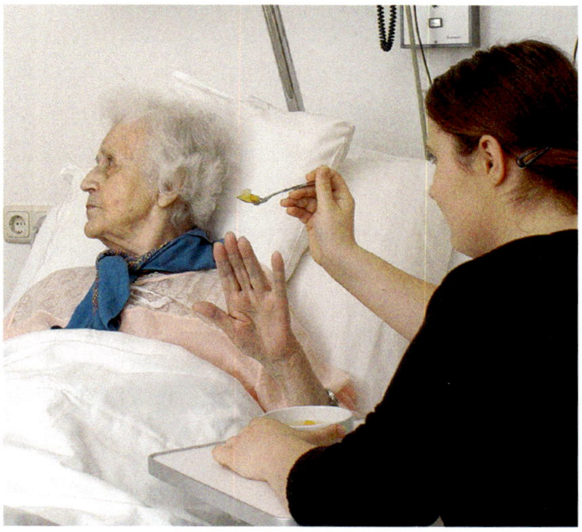

„Was mache ich nur? Der Arzt hat doch gesagt, dass Frau Mitter die Tabletten unbedingt nehmen muss. Aber sie gegen ihren Willen einfach unter das Essen mischen? Und wenn sie das merkt? Was ist mit dem Vertrauen?“

Rechtliche Grundlagen

Insbesondere in den vergangenen 20 Jahren wurden in Deutschland verschiedene rechtliche Grundlagen zur Sicherung der Pflegequalität geschaffen. Die Formulierungen in den Gesetzen sind teilweise sehr vage, ihre Umsetzung in der Praxis mit Schwierigkeiten verbunden. Im Folgenden werden die wichtigsten rechtlichen Grundlagen kurz erläutert.

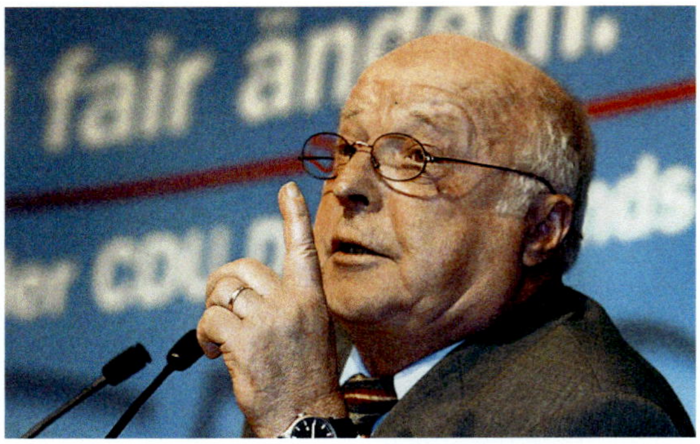

Norbert Blüm war von 1982 – 1998 Bundesminister für Arbeit und Sozialordnung und trug maßgeblich zur Einführung der Pflegeversicherung bei.

Soziale Pflegeversicherung

Im **Sozialgesetzbuch (SGB) Elftes Buch (XI) – Soziale Pflegeversicherung** sind „Maßstäbe zur Sicherung und Weiterentwicklung der Pflegequalität" festgehalten. Diese bilden die Grundlage für alle Maßnahmen der **Qualität**sentwicklung und -sicherung in Pflegeeinrichtungen. Ebenso wird im SGB XI dargelegt, dass mit den Trägern der Einrichtungen Leistungs- und Qualitätsvereinbarungen getroffen werden müssen, die u. a. die Ausstattung der Einrichtungen sowie die Qualifizierung der Mitarbeiter regeln.

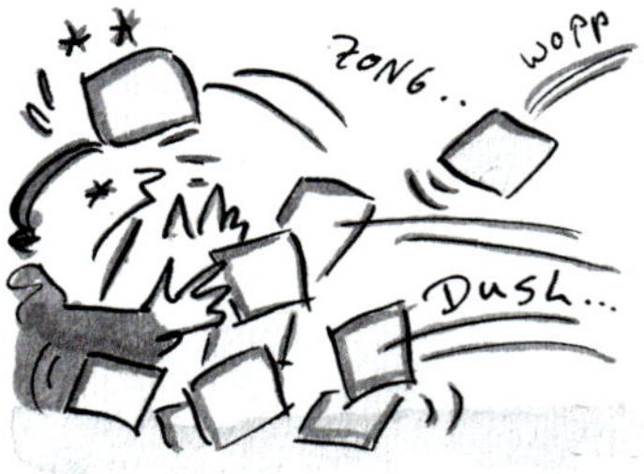

„Qualität ist, wenn die Kunden zurückkommen und nicht die Produkte." Brian Rothery

Pflegequalitätssicherungsgesetz

Das umgangssprachlich Pflegequalitätssicherungsgesetz genannte „Gesetz zur Qualitätssicherung und zur Stärkung des Verbraucherschutzes in der Pflege" von 2001 nahm wesentliche Änderungen und Ergänzungen im SGB XI vor. Vor allem die Verbraucherrechte wurden durch dieses Gesetz gestärkt.

Hinweis Der Qualitätsbegriff aus dem SGB XI und dem Pflegequalitätssicherungsgesetz bezieht sich ausschließlich auf die Pflege in ambulanten und stationären Pflegeeinrichtungen, nicht jedoch in Krankenhäusern, Behinderteneinrichtungen oder Rehabilitationsstätten.

www.dejure.org
> SGB XI
> Elftes Kapitel
Hier finden Sie die gesetzlichen Regelungen zur Qualitätssicherung.

vage unbestimmt, uneindeutig

Gesetzliche Krankenversicherung

Im Sozialgesetzbuch (SGB) Fünftes Buch (V) – Gesetzliche Krankenversicherung werden die Leistungserbringer zur Qualitätssicherung und -weiterentwicklung verpflichtet. Dies bezieht alle im Rahmen des SGB V erbrachten Dienstleistungen mit ein (z. B. ärztliche Tätigkeiten). Dem Gesetz entsprechend müssen die Leistungen dem jeweiligen Stand der wissenschaftlichen Erkenntnis entsprechen und in der fachlich gebotenen Qualität erbracht werden. Krankenhäuser sind verpflichtet, ein einrichtungsinternes Qualitätsmanagement zu betreiben.

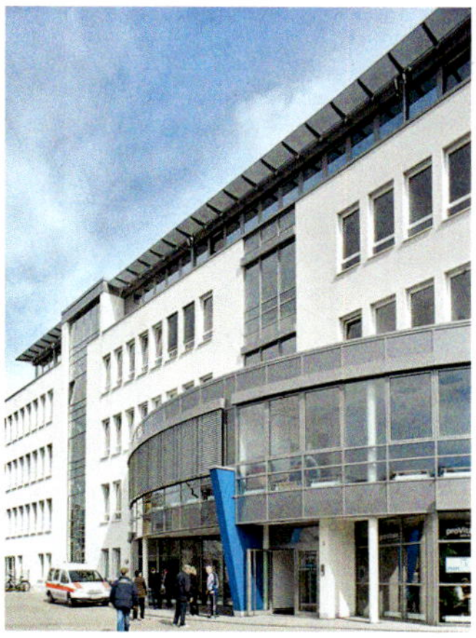

Die Qualitätsdefinition des SGB V bezieht sich auf alle erbrachten Leistungen, z. B. Pflegeleistungen, ärztliche und therapeutische Leistungen.

Rehabilitation und Teilhabe behinderter Menschen

Das Sozialgesetzbuch (SGB) Neuntes Buch (IX) – Rehabilitation und Teilhabe behinderter Menschen verpflichtet die Träger von Rehabilitations- und Behinderteneinrichtungen zur Sicherung und Weiterentwicklung der Qualität ihrer Leistungen, insbesondere zur barrierefreien Leistungserbringung und zur Gestaltung eines wirksamen Qualitätsmanagements.

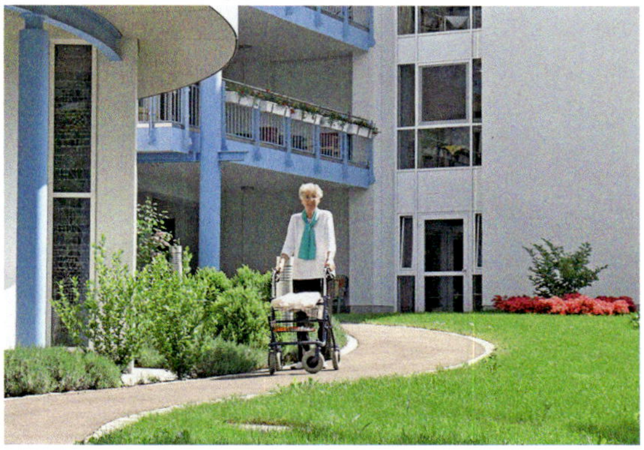

Eine Besonderheit des Qualitätsbegriffs im SGB IX ist die Verpflichtung der Träger zur barrierefreien Leistungserbringung.

Länderheimgesetze

Seit 2006 ergänzen Länderheimgesetze das bundesweit geltende Heimgesetz. Allen Länderheimgesetzen ist gemeinsam, dass sie von den Heimträgern eine Leistungserbringung nach dem allgemein anerkannten Stand fachlicher Erkenntnisse erwarten.

Wohn- und Betreuungsvertragsgesetz

In ihm ist seit dem 1. Oktober 2009 die Ausgestaltung des Heimvertrags geregelt. Dieser ist die Grundlage für das Geschäftsverhältnis zwischen Heimbewohner und Heim. Es gilt als modernes Verbraucherschutzgesetz, das den Anspruch auf Selbstbestimmung sichern soll. Auf seiner Basis können Bewohner Qualitätsansprüche geltend machen.

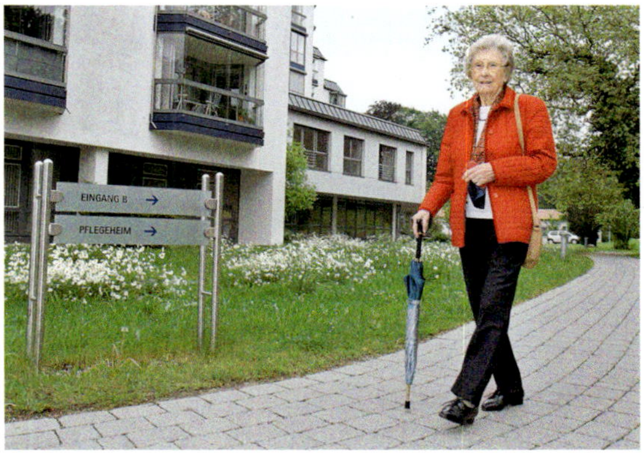

Seit 2006 werden die Heimgesetze auf Länderebene geregelt.

Grundlegende Begriffe der Qualitätssicherung

Pflegequalität – Gut ist, was guttut?

Grundsätzlich wird die Qualität eines Produkts (z. B. eines Fahrrads) oder einer Dienstleistung (wie Pflege) an seinen bzw. ihren Eigenschaften und Merkmalen (so genannten Qualitätskriterien) gemessen. Bei Produkten können z. B. die Haltbarkeit, die Funktionstüchtigkeit, die Zusammensetzung oder das Aussehen beurteilt werden. Bei Dienstleistungen spielt sowohl der Ablauf von Tätigkeiten als auch das Arbeitsergebnis eine Rolle. Hinzu kommen wirtschaftliche Aspekte sowie persönliche Erwartungshaltungen der Personen, die die Dienstleistung in Anspruch nehmen.

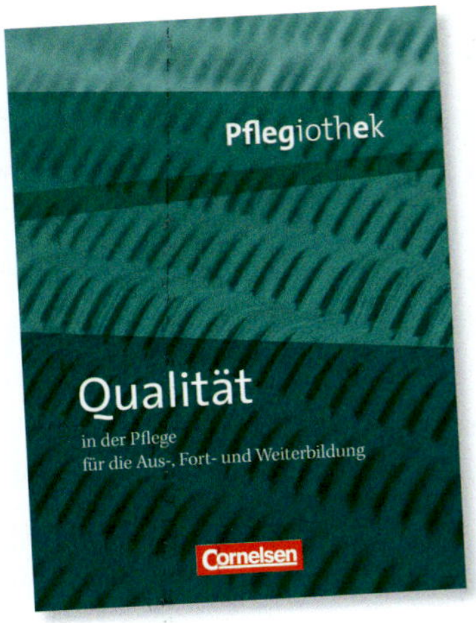

In der Reihe Pflegiothek beschreibt der Titel „Qualität in der Pflege" ausführlich alle Grundlagen des Qualitätsmanagements.

Beispiel

Wenn Sie zum Friseur gehen, möchten Sie, dass der Schnitt und die Farbe Ihrer Frisur Ihren Erwartungen oder ggf. den aktuellen modischen Trends entspricht (Arbeitsergebnis). Sie können aber trotz perfekt sitzender Frisur unzufrieden sein, weil die Kopfmassage nicht zufrieden stellend war oder der Friseur ständig an Ihren Haaren gezogen hat (Arbeitsablauf).

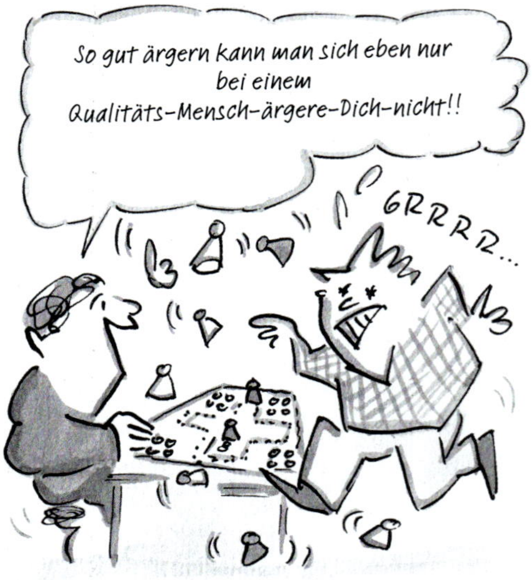

Bei der Dienstleistung Pflege kommt hinzu, dass der Tätigkeitsbereich der Pflegenden äußerst komplex und vielschichtig ist und es keine allgemeingültige und umfassende Definition für Pflege gibt. Aus diesem Grund gibt es verschiedene Möglichkeiten, Pflegequalität zu bewerten. Diese werden im Rahmen dieses Kapitels vorgestellt.

Qualitätsmanagement

Das Qualitätsmanagement hat zum Ziel, die Qualität einer Einrichtung zu erfassen, weiterzuentwickeln und zu kontrollieren. Zu diesem Zweck werden in einem Leitbild Qualitätsziele formuliert, an denen sich alle Maßnahmen der Qualitätssicherung orientieren. In Pflegeeinrichtungen ist das Qualitätsmanagement meistens in die Leitungsebene integriert (z. B. als Qualitätsmanagementbeauftragter) und mit besonderen Anforderungen an die Ausbildung (z. B. Weiterbildung oder Studium) verbunden.

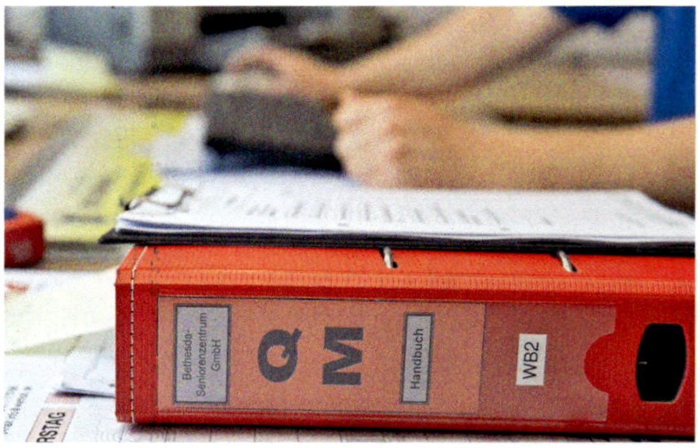

In einem Qualitätsmanagementhandbuch werden u. a. wichtige Arbeitsabläufe einer Pflegeeinrichtung beschrieben.

Qualitätsmanagementmodelle

Qualtitätsmanagementmodelle (QM-Modelle) stammen ursprünglich aus Wirtschaft und Industrie und haben daher häufig einen sehr technischen Charakter. Sie spielen für die alltägliche Arbeit der Pflegenden eine nicht immer sichtbare Rolle, bestimmen aber den Handlungsprozess der für die Pflegequalität Verantwortlichen. In der Pflege gängige Modelle sind:

- DIN EN ISO 9000 ff.: Normenreihe zur Festlegung von Qualitätskriterien
- TQM: umfassendes QM-Modell mit den Schwerpunkten Kundenzufriedenheit und Einbindung von Mitarbeitern
- EFQM-Modell: QM-Modell zur Überprüfung von Qualitätskriterien, um Stärken und Verbesserungsmöglichkeiten zu erkennen und zu nutzen

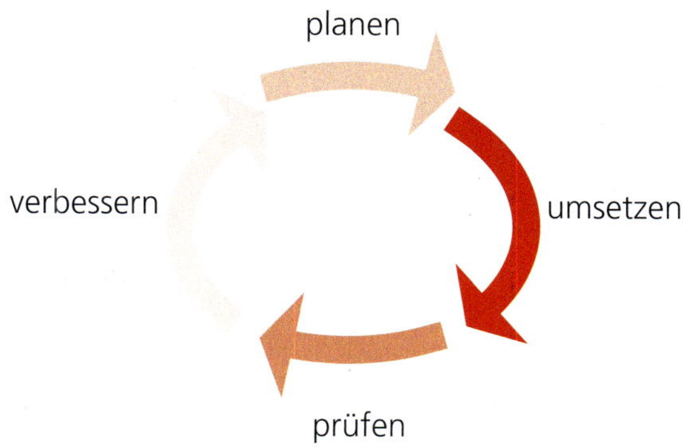

Der nach dem Physiker William Edward Deming benannte Deming-Zyklus beschreibt den Handlungsprozess des Qualitätsmanangements.

Qualitätsdimensionen

Qualitätsdimensionen erfassen und beschreiben grundsätzlich drei Aspekte, die hier am Beispiel der Pflege dargestellt werden:

- **Strukturqualität**: Rahmenbedingungen für pflegerische Arbeit, z. B. Personalschlüssel oder Materialien und Hilfsmittel
- **Prozessqualität**: durchgeführte Arbeitsprozesse, z. B. Ablauf der Körperpflege oder Mobilisation sowie die Durchführung von Beschäftigungsangeboten
- **Ergebnisqualität**: beschreibt das erreichte Pflegeziel ↗ S. 71, z. B. ein verbesserter Hautzustand oder die Kundenzufriedenheit

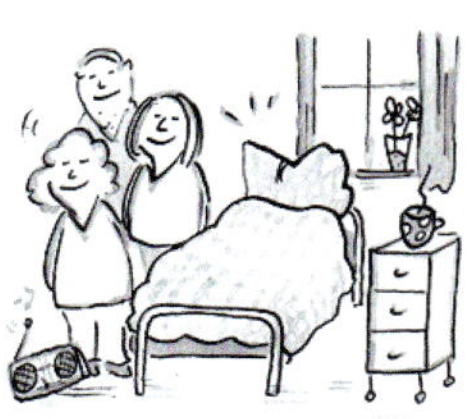

Strukturqualität

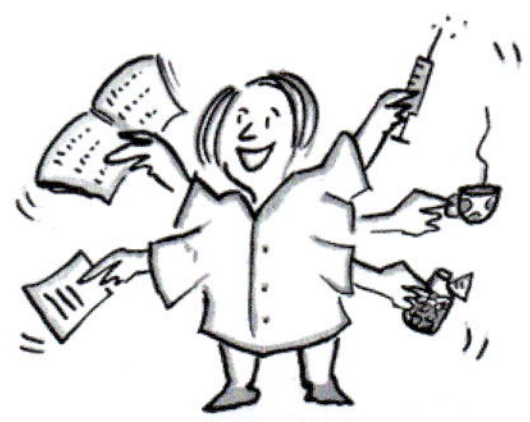

Prozessqualität

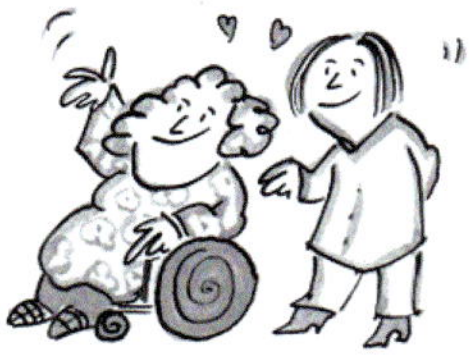

Ergebnisqualität

Qualitätsstufen

In der Pflege werden folgende Qualitätsstufen unterschieden, die in ihren Kriterien recht fließend sind:

- optimale Pflege – **Stufe 3**: erstklassige Pflege, Klienten werden bei Entscheidungen mit einbezogen und können selbstbestimmt handeln
- angemessene Pflege – **Stufe 2**: gute Pflege, Klienten werden individuell versorgt
- Routinepflege – **Stufe 1**: ausreichende Pflege, Klienten werden routinemäßig versorgt
- gefährliche Pflege – **Stufe 0**: mangelhafte Pflege, Klienten erleiden Schaden

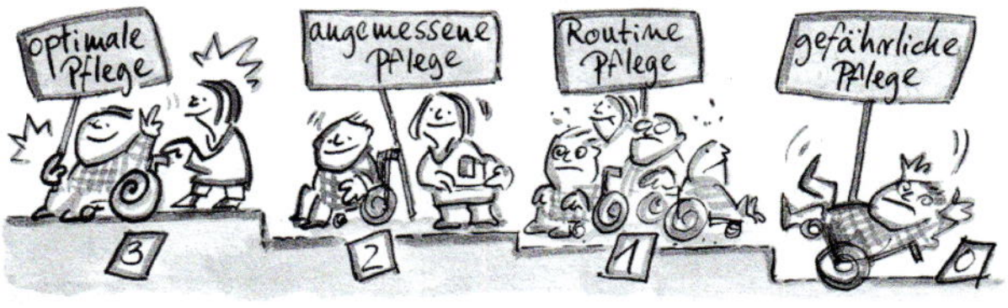

DIN EN ISO Normenreihe des **D**eutschen **I**nstituts für **N**ormung e. V., **E**uropäische **N**orm, **I**nternational **O**rganization for **S**tandardization

TQM **T**otal **Q**uality **M**anagement, umfassendes Qualitätsmanagement

EFQM-Modell Modell der **E**uropean **F**oundation for **Q**uality **M**anagement (Europäische Stiftung für Qualitätsmanagement)

Qualitätsentwicklung

Das Qualitätsmanagement einer Einrichtung stimmt alle Maßnahmen der Qualitätsentwicklung ab. Alle Mitarbeiter sind daran beteiligt.

Die **Schritte der Qualitätsentwicklung** werden im Folgenden am Beispiel der Pflege verdeutlicht.

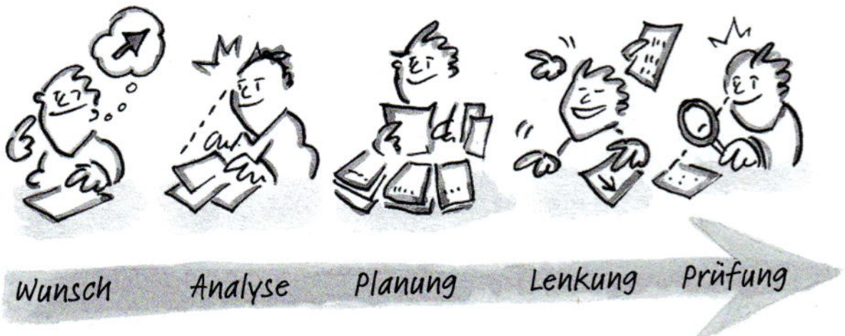

Schritte der Qualitätsentwicklung vom Wunsch nach Qualitätsverbesserung bis zur Qualitätsprüfung.

Qualitätsanalyse

Bei Qualitätsanalysen wird mit Hilfe von Fragebögen oder Checklisten der Ist-Zustand der Pflegequalität ermittelt. Sie sind keine Kontrolle, sondern Voraussetzung für die Qualitätsentwicklung. In den so genannten Audits werden u. a. erfasst:

- allgemeine Standortbeschreibung (Lage, Name und Art der Einrichtung)
- Pflege (Pflegemodell ↑ S. 69, Pflegeleitbild ↑ S. 132)
- Dokumentationssystem (Formulare, Umsetzung und Vollständigkeit)
- Organisation (Personalschlüssel, Dienstplangestaltung, Stellenbeschreibung)
- **Kommunikationsstrukturen**
- Kundenanalyse (Einbeziehung von Bewohnern und Angehörigen, Ressourcenförderung, individuelle Wünsche und Bedürfnisse)

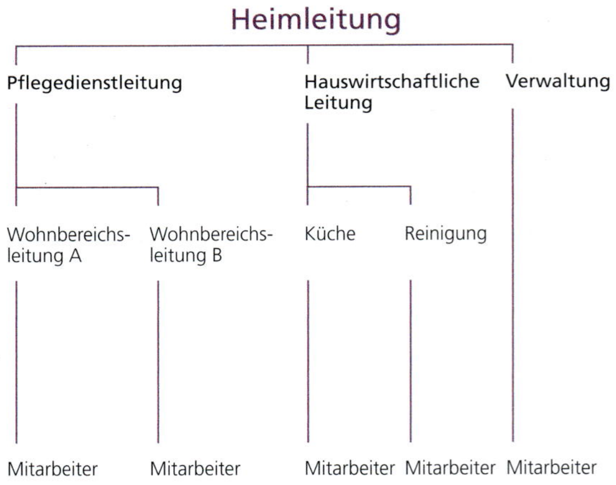

Anhand eines solchen Organigramms können Kommunikationsstrukturen erfasst werden: Wer kommuniziert wann und zu welchem Anlass mit wem und warum?

Qualitätsplanung

Im Rahmen der Qualitätsplanung müssen in einem Qualitätshandbuch Standards und Leitlinien für die optimale Ausführung der pflegerischen Dienstleistungen festgehalten werden. Diese Standards und Leitlinien sind für die Mitarbeiter bindend und müssen in der täglichen Praxis umgesetzt werden. Die Pflegestandards sollten alle pflegerischen Handlungen umfassen, wenn möglich durch die Qualitätsdimensionen ↑ S. 133 gegliedert sein und dem Pflegeleitbild entsprechen.

Audit Untersuchungsverfahren, das der Analyse von Handlungsprozessen dient (ausgesprochen „ohdit“, mit einem „O“ wie Ohr)

Qualitätslenkung

Die Qualitätslenkung ist ein fortwährendes (*kontinuierliches*) Verfahren. Dabei werden u. a. die folgenden Gesichtspunkte berücksichtigt:

- **Einhaltung des Informationsflusses in der Einrichtung:** Informationen sind für alle Mitarbeiter zugängig, z. B. feste Termine für Teambesprechungen, Alltagskommunikation, Rahmenbedingungen für Dienstübergaben.
- **Dienstplangestaltung:** Pflegebedarf und Personalangebot sind aufeinander abgestimmt, das Verfahren ist für die Mitarbeiter nachvollziehbar und kann von ihnen mit beeinflusst werden.
- **Stellenbeschreibung:** Zwischen Arbeitgeber und Arbeitnehmer ist verbindlich festgelegt, welche Aufgabenbereiche der Arbeitnehmer übernimmt.
- **Einarbeitungskonzepte** für neue Mitarbeiter

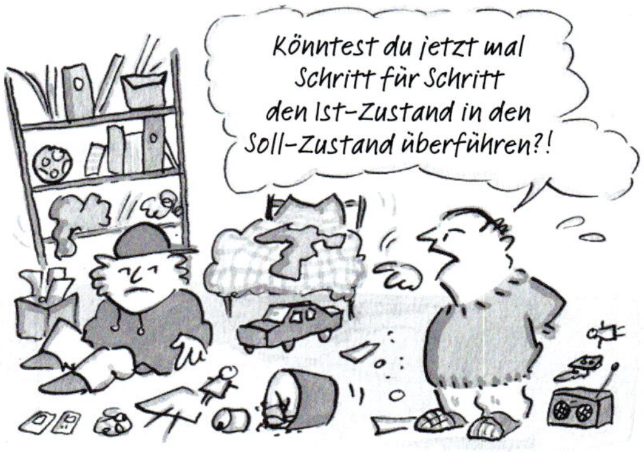

Qualitätslenkung „Zimmer aufräumen"

Qualitätsprüfung

Die Qualitätsprüfung findet entweder intern (innerhalb der Einrichtung) oder durch externe Organisationen statt (z. B. durch den MDK ↑ S. 136 oder Zertifizierungsorganisationen ↑ S. 136, Pflege-TÜV). Die **interne Qualitätsprüfung** wird auch Qualitätskontrolle genannt und liefert Erkenntnisse über die Wirksamkeit der Instrumente und Maßnahmen, die zur Qualitätsplanung und -lenkung eingesetzt werden. Die **externe Qualitätsprüfung** findet in regelmäßigen Abständen statt.

Eine Zertifizierung ist eine besondere Form der externen Qualitätsprüfung. Sie erfolgt freiwillig und zusätzlich zu den Qualitätsprüfungen durch offizielle Stellen (z. B. MDK), häufig im Rahmen der Einführung eines QM-Modells. Besteht die Einrichtung die externe Qualitätsprüfung, erhält sie ein Zertifikat oder Gütesiegel, das eine besonders gute Pflege verspricht. Viele Einrichtungen werben mit ihren Zertifizierungen, machen aber auch Ergebnisse anderer externer Qualitätsprüfungen öffentlich. Damit dienen sie Pflegebedürftigen und ihren Angehörigen als Entscheidungskriterium bei der Wahl einer geeigneten Einrichtung.

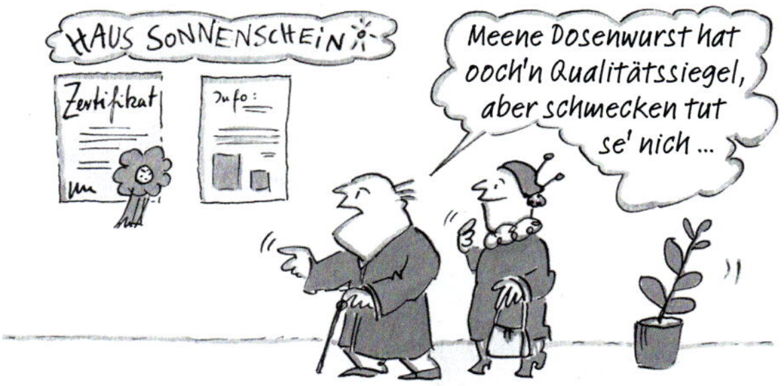

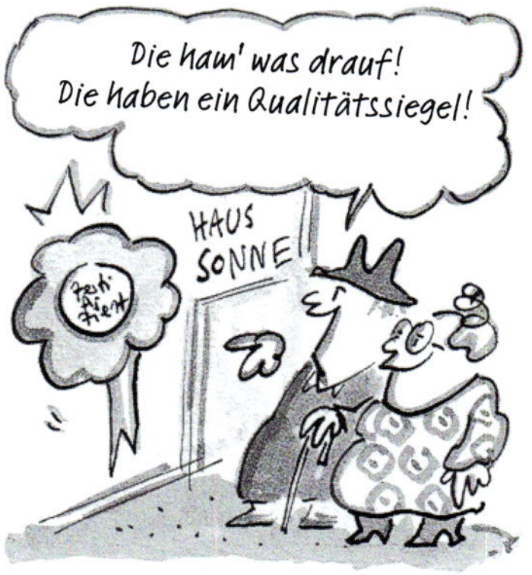

Qualitätssiegel treffen immer nur eine Aussage über die von ihnen gemessenen Kriterien.

Qualitätssicherung

Grundsätzlich kann man die Institutionen und auch die Maßnahmen der Qualitätssicherung unterscheiden in interne (in der Einrichtung) und externe (außerhalb der Einrichtung). In der Praxis nehmen die verschiedenen Institutionen unterschiedliche Aufgaben wahr, während sich die Maßnahmen gegenseitig ergänzen.

Institutionen

Die **internen Institutionen** der Qualitätssicherung sind Pflegedienstleitung und Qualitätsmanagement. Auch der Heimbeirat ↗ S. 571 nimmt eine gewisse Qualitätssicherung vor, indem er Informationen über die Bewohnerzufriedenheit weiterleitet und bei bestimmten Maßnahmen ein Mitbestimmungsrecht hat.

Verschiedene **externe Institutionen** nehmen unterschiedliche Aufgaben wahr:

- **TÜV:** Die verschiedenen TÜV-Gruppen bieten Qualitätsprüfsysteme für Pflegeeinrichtungen an.
- **Zertifizierungsstellen:** Sie überprüfen die Einhaltung bestimmter Standards im Rahmen von QM-Systemen, z. B. DIN EN ISO oder KTQ®.
- **Verbraucherschutzzentralen:** Sie bieten eine Anlaufstelle für Angehörige und Pflegebedürftige bei Fragen, Anregungen oder Kritik an in einer Einrichtung.
- **Medizinischer Dienst der Krankenversicherung (MDK):** Er prüft jährlich die Einhaltung der Qualitätskriterien in Pflegeeinrichtungen. Der MDK ist eine unabhängige Institution, die im Auftrag der Kranken- und Pflegekassen handelt.
- **Heimaufsicht:** Die Heimaufsichtsbehörde überprüft die Einhaltung des Heimgesetzes ↗ S. 131.
- **Kuratorium Deutsche Altershilfe (KDA):** Das KDA entwickelt und fördert neue Konzepte und Modelle für die Altenhilfe. Es informiert, berät, forscht und entwickelt in allen Bereichen der Altenhilfe und ihrer Qualitätssicherung.
- **Deutsches Netzwerk für Qualitätsentwicklung in der Pflege (DNQP):** Es entwickelt Expertenstandards für die tägliche Pflegearbeit.

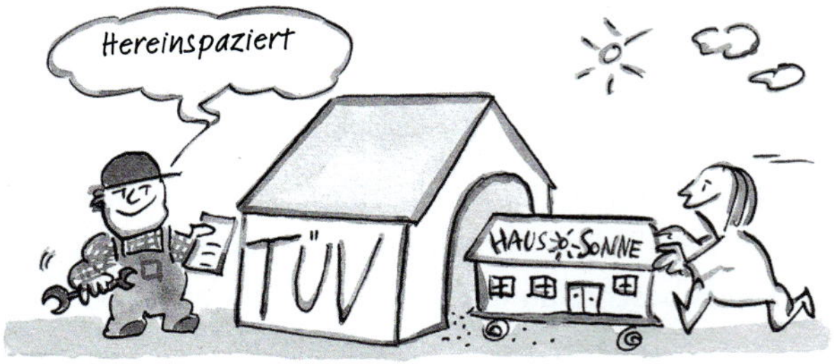

Die TÜV-Gruppen testen auch Pflegeeinrichtungen.

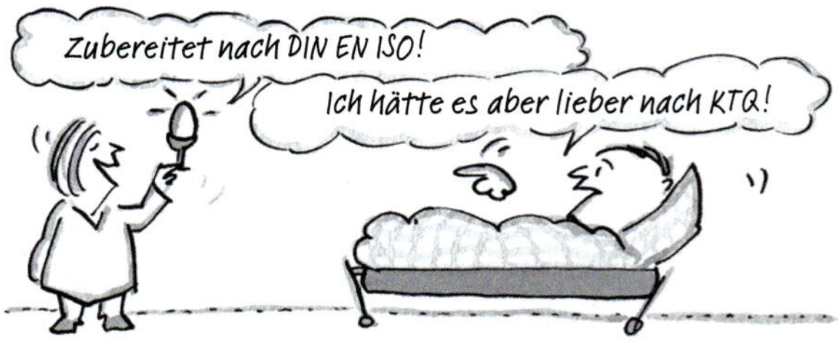

Qualitätsmanagementsysteme können durch Zertifizierungsstellen überprüft werden.

www.ktq.de
Diese Seite informiert über die Entwicklung und Durchführung der Zertifizierung nach KTQ®, einem weiteren Qualitätsmanagementsystem.

www.vzbv.de
Seite der Verbraucherzentrale Bundesverband e. V. auch mit pflegespezifischen Informationen zu Verbraucherschutz, Verbraucherpolitik und Verbraucherrecht

www.mdk.de
> Leistungserbringer
> Pflege
Informationen zu Begutachtungsverfahren, Qualitätsprüfung und -sicherung durch den MDK

www.heimaufsicht.de

www.kda.de

www.dnqp.de

Maßnahmen

Folgende Maßnahmen dienen der Qualitätssicherung:

- **Pflegedokumentation** ↑ S. 74: Sie ist das Herzstück der Information und Kommunikation einer Einrichtung. Die Einrichtungen sind durch den Gesetzgeber zur Pflegedokumentation verpflichtet. Eine sachgemäße Dokumentation kann die Pflegequalität (v. a. Prozess- und Ergebnisqualität) belegen.
- **Kommunikation und Besprechungswesen:** Ein wesentliches Merkmal guter Pflege ist ein funktionierender Informationsfluss in der Einrichtung. Dieser benötigt gute Kommunikationswege (mündlich, per E-Mail oder Telefon/Telefax), auch Besprechungswesen genannt.
- **Mitarbeiterführung und -gespräche:** Mitarbeitergespräche ↑ S. 341 dienen der Personalentwicklung und geben Aufschluss über die Möglichkeiten der einzelnen Mitarbeiter, aber auch über deren Arbeitszufriedenheit und mögliche Mängel im Betriebsablauf.
- **Fort- und Weiterbildung** ↑ S. 52
- **Qualitätszirkel:** Im Qualitätszirkel erarbeiten Mitarbeiter Maßnahmen zur Qualitätssicherung. Damit können bestehende Probleme aufgedeckt und Lösungen gefunden werden.
- **Innerbetriebliches Vorschlagswesen** (IBV): Möglichkeit, die (Verbesserungs)Vorschläge von Mitarbeitern zu sammeln, auszuwerten und umzusetzen.
- **Fehlermanagement:** „Aus Fehlern lernen" ist das Motto einer offenen Fehlerkultur in einer Einrichtung, die sich positiv auf die Qualitätsentwicklung auswirkt.
- **Supervision** ↑ S. 108
- **Pflegevisite:** Instrument zur regelmäßigen Begutachtung von Pflegebedürftigen, um Pflegeziele zu überprüfen und die Pflegeplanung anzupassen ↑ S. 67.
- **Befragungen:** Sie dienen der Ermittlung der Kundenzufriedenheit, z. B. der Bewohner oder ihrer Angehörigen.
- **Qualitätsprüfung** ↑ S. 135

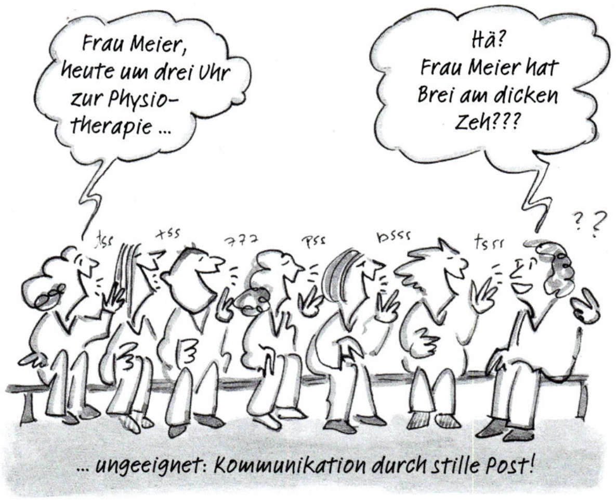

Kommunikationswege sollten möglichst transparent sein, damit keine Informationen verloren gehen.

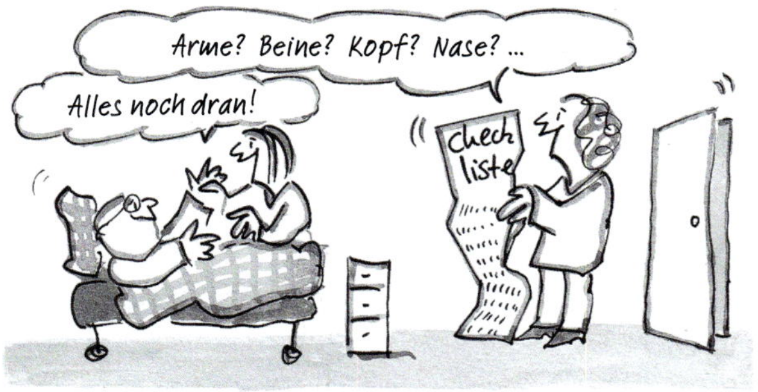

Bei der Pflegevisite werden Pflegebedürftige mit ihren Ressourcen und Problemen begutachtet. Im gemeinsamen Gespräch werden Pflegeziele geklärt und Wünsche und Bedürfnisse erfragt.

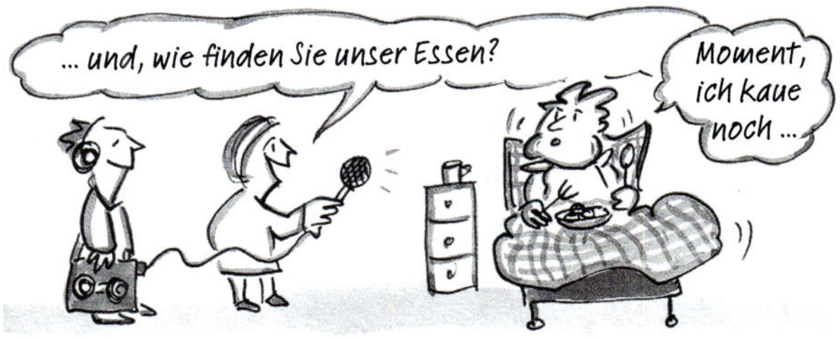

Befragungen werden häufig zu Serviceangeboten der Einrichtung durchgeführt, z. B. zum Essen oder zur Ausgestaltung von medizinischen oder Freizeitangeboten.

Gemeinsam sind wir stark

Was ist ein Team?

Der Begriff **Team** steht für eine Gruppe ↗ S. 42 von Personen, die gemeinsam an einer Aufgabe arbeiten. Er stammt aus dem Sport und bedeutet das Gleiche wie Mannschaft. Teammitglieder

- sind durch eine dauerhafte Arbeitsbeziehung miteinander verbunden,
- haben einen gemeinsamen Arbeitsort,
- verfolgen gemeinsame Ziele,
- tragen gemeinsam Verantwortung,
- ergänzen sich in ihren Fähigkeiten,
- regeln die Aufgabenverteilung im Rahmen ihrer Möglichkeiten selbstverantwortlich und
- haben (meistens) eine Leitung.

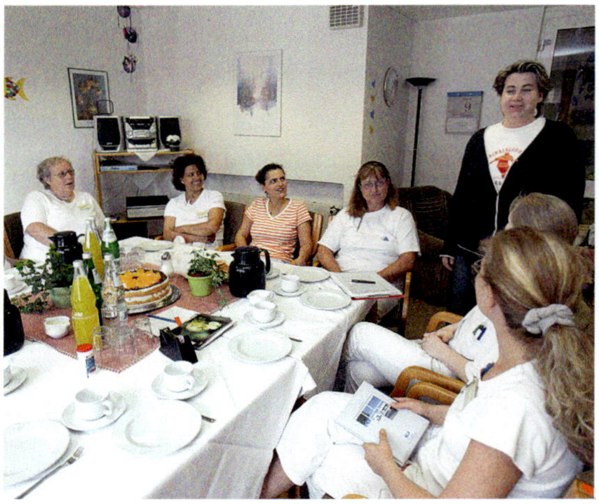

Gute Teams entwickeln ein Gefühl von Zusammengehörigkeit und gegenseitiger Verantwortung.

Hinweis Eine Gruppe von Menschen, die mehr oder weniger zufällig in der gleichen Abteilung arbeitet, ist noch kein Team.

Teamarbeit

Teamarbeit heißt, die Mitglieder arbeiten intensiv zusammen und ergänzen sich in ihren jeweiligen Stärken. Ihr Zusammengehörigkeitsgefühl ist stark entwickelt und alle fühlen sich gemeinsam für das Gelingen des Arbeitsauftrags verantwortlich. Die Zusammenarbeit ist geprägt von gegenseitiger Wertschätzung und Anerkennung.

Ein wertschätzendes **Arbeitsklima**, in dem sich alle gegenseitig stützen und positiv zusammenarbeiten, entsteht nicht von selbst. Leider arbeiten Pflegende in manchen Pflegebereichen eher nebeneinander oder gegeneinander. Damit sich aus einer Gruppe von Menschen ein Team entwickeln kann, braucht es Zeit.

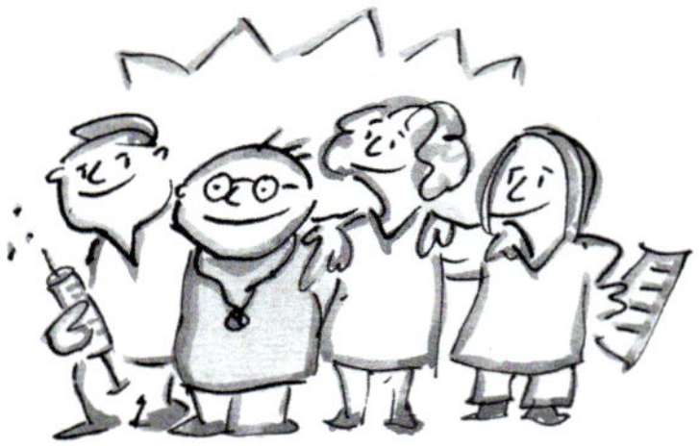

Teamarbeit

Ein gutes Arbeitsklima fördert die Freude an der Arbeit.

Hinweis Bei echter Teamarbeit akzeptieren sich die Teammitglieder untereinander mit ihren jeweiligen Besonderheiten und schätzen einander.

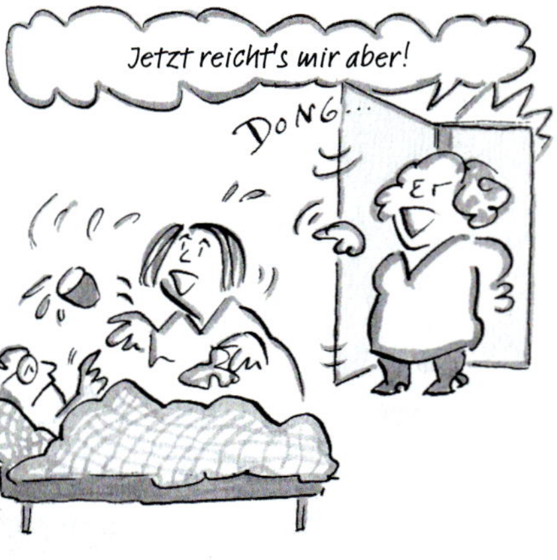

Ein unfreundlicher Umgangston schafft ein schlechtes Arbeitsklima.

Teamentwicklung

Die Teamentwicklung ist im Gegensatz zum Gruppenprozess ↗ S. 43 ein gesteuerter Prozess. Zur Teamentwicklung gehören folgende Aspekte:

Konkrete Formulierung des gemeinsamen Ziels:
- im Hinblick auf die Pflege von Bewohnern
- im Hinblick auf den Umgang untereinander

Gemeinsam entwickeltes Regelwerk: Aus der Zielformulierung ergeben sich bestimmte Regeln, wie die Mitarbeitenden mit den Bewohnern einerseits und den Kollegen andererseits umgehen sollen. Dazu gehört auch die Aufgabenverteilung, die entsprechend der Ausbildungen unterschiedlich ist.

Regelmäßige Teambesprechung: Alle nehmen teil, die Themen werden gemeinsam gesammelt, auch die Pflegeassistentinnen bringen ihre Anliegen und Sichtweisen ohne Angst vor Abwertung ein.

Entscheidungen werden getroffen: Es gibt verschiedene Möglichkeiten, eine Entscheidung zu treffen, wie Anordnung, Befolgung von gesetzlichen Vorgaben, Mehrheitsbeschluss usw. Die Art hängt stark vom zu entscheidenden Thema ab.

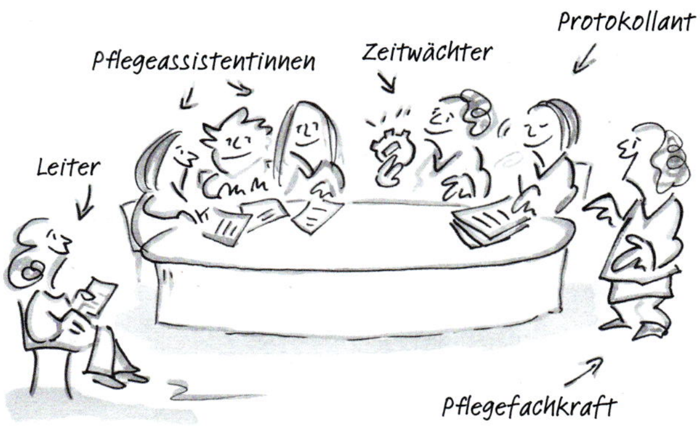

Bei der Teambesprechung tragen alle dazu bei, dass wichtige Fragen angesprochen und geklärt werden. Die Zeitbegrenzung ist wichtig, um sich nicht zu sehr in Einzelheiten zu verlieren. Ein Protokoll ist notwendig, damit alle die Entscheidungen auch nachlesen können.

Hinweis Für die Teamentwicklung sind Pflegeassistentinnen genauso verantwortlich wie Pflegefachkräfte.

Teamleitung

Formelle Gruppen ↗ S. 42 und Teams verfügen meistens über eine **Gruppen- bzw. Teamleitung**. Um ein Team leiten und führen zu können, sollte diese über folgende Kompetenzen verfügen:
- Fachkompetenz
- Entschlussfähigkeit
- Verantwortungsbewusstsein
- Kontaktfähigkeit
- Empathiefähigkeit ↗ S. 321
- Vorbildlichkeit
- Sachlichkeit und Gerechtigkeit

Die Teamleitung befindet sich in einer manchmal schwierigen **Doppelrolle**: Auf der einen Seite ist sie Mitglied des Teams, auf der anderen Seite trägt sie eine besondere Verantwortung.

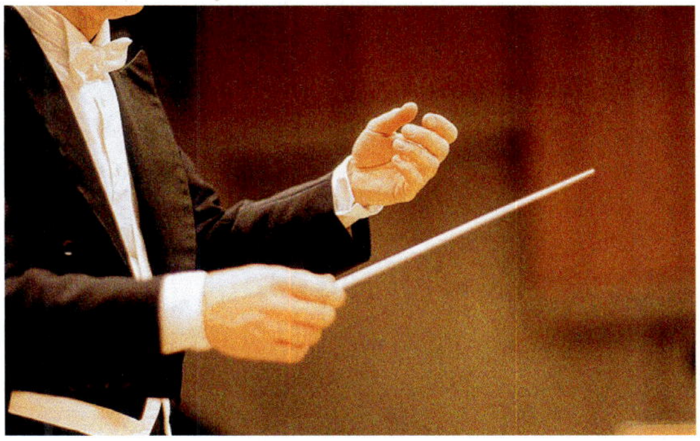

Die meisten Teams verfügen über eine Leitung, in diesem Fall leitet der Dirigent das Orchester.

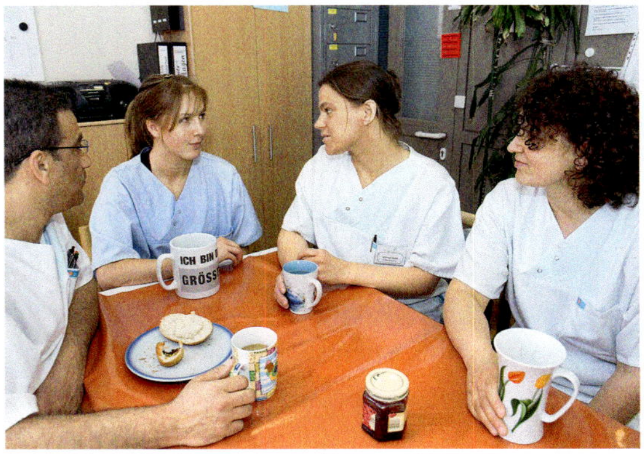

Gerade in sozialen Berufen ist die Doppelrolle der Teamleitung zwischen Teammitglied und Führungsverantwortung häufig schwierig. Die Teammitglieder arbeiten sehr eng miteinander und die psychische Belastung ist hoch.

Wie sind die Arbeitsabläufe organisiert?

Funktionspflege

In der Pflege gibt es ältere und neuere Formen der Pflegeorganisation. Früher wurde die Arbeit im Krankenhaus um die ärztlichen Maßnahmen herum organisiert. Daraus entwickelte sich die so genannte Funktionspflege, die auch im stationären Pflegebereich Einzug nahm.

Bei diesem System werden alle Aufgaben von der Leitung an einzelne Personen delegiert. Jede Pflegende hat Verantwortung für die verrichteten Tätigkeiten, die Leitung behält die Gesamtverantwortung.

Der Vorteil liegt darin, dass Menschen mit unterschiedlichen Qualifikationen gut eingesetzt werden können. Nachteile für die Pflegebedürftigen bestehen darin, dass sie keine konkreten Ansprechpartner haben. Die Pflegenden sind wegen der Zerstückelung der Arbeitsprozesse eher unzufrieden.

Zimmer- oder Bereichspflege

Bei der Bereichspflege übernimmt eine Pflegeperson einen Bereich mit einer begrenzten Anzahl von Pflegebedürftigen mit allen anfallenden pflegerischen Aufgaben. Bei größeren Bereichen teilen sich mehrere Pflegende die Zimmer in diesem Bereich auf (Zimmerpflege).

Vorteil für die Pflegebedürftigen ist eine kontinuierliche Versorgung durch eine Person, die auch konkret verantwortlich ist. Pflegenden ermöglicht diese Form mehr Eigenverantwortlichkeit und damit höhere Arbeitszufriedenheit.

Da Bereichspflege mehr ausgebildetes Personal erfordert, ist sie vielen Einrichtungen zu teuer. Ein nicht unerheblicher Nachteil sind die aufwändigere Kommunikation und Informationsweitergabe, weil nicht mehr alle Informationen automatisch in einer Hand sind.

Hinweis In der Praxis zeigt sich häufig, dass innerhalb einzelner Bereiche doch wieder nach Funktionspflege gearbeitet wird. Oft ist, wo Bereichspflege draufsteht, Funktionspflege drin.

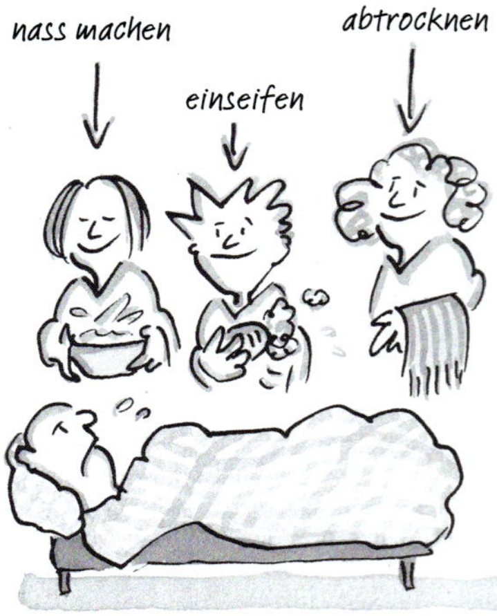

Hinweis Die Funktionspflege wird gerne mit der Fließbandarbeit verglichen, weil einer immer das Gleiche macht.

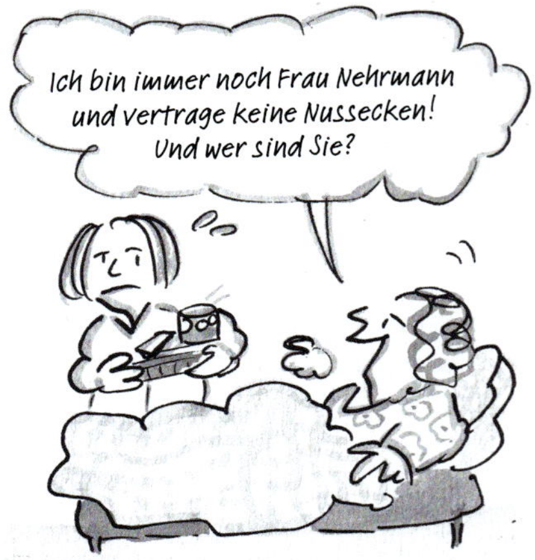

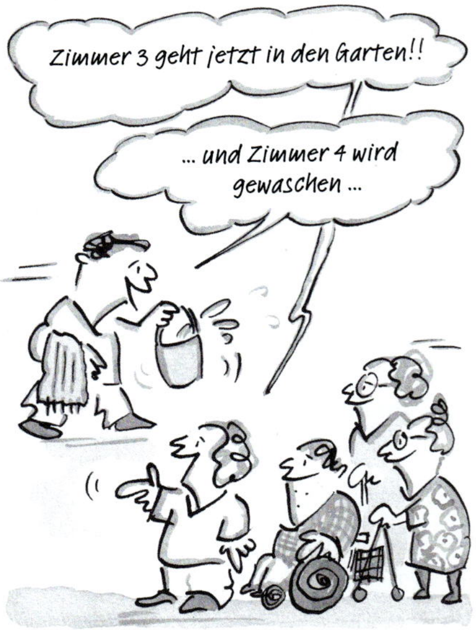

Bezugspflege

Bei der Bezugspflege übernimmt eine Pflegefachkraft einen Pflegebedürftigen und betreut ihn von der Aufnahme bis zur Entlassung. Sie ist Ansprechpartner in allen Fragen für ihn und seine Angehörigen ebenso wie für Ärzte und andere Berufsgruppen. Sie ist verantwortlich für die Pflegeplanung und deren Durchführung sowie deren Ergebnisse. In ihrer Abwesenheit übernimmt ihre Vertretung alle anfallenden Tätigkeiten, hält sich aber an die Planung der Hauptbezugsperson.

Vorteil ist eine sehr kontinuierliche Betreuung und Begleitung der Pflegebedürftigen. Außerdem steigert die Bezugspflege die Arbeitszufriedenheit, da die Bezugsperson selbstständig und verantwortlich handeln kann. Die Kommunikationsstruktur ist transparent und übersichtlich.

Nachteilig ist, dass die Bezugspflege im Akutkrankenhaus spezielle Arbeitsstrukturen braucht. Vor allem bedarf es einer genauen Abstimmung zwischen den Arbeitsabläufen der Pflegenden und den Arbeitsabläufen anderer Berufsgruppen. In der Langzeitpflege dagegen kann diese Form der Versorgung gut eingeführt werden. Nachteilig ist der organisatorische Mehraufwand und dass der Pflegende immer Ansprechpartner ist. Bei einer kontinuierlichen Versorgung eines chronisch Pflegebedürftigen kann dies auch sehr anstrengend sein – dann braucht es eine Auszeit.

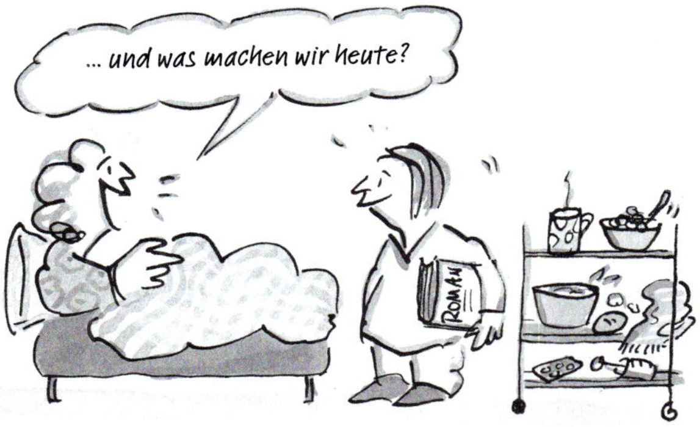

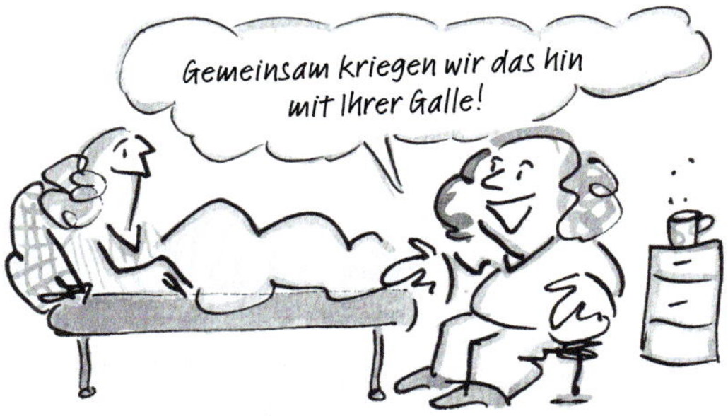

Kollegial und umsichtig pflegen

Egal welche Arbeitsorganisation eingeführt ist, für alle Pflegenden gilt immer auch, dass sie nicht allein auf ihre Tätigkeit schauen sollen. Kollegiale Pflege zeigt sich in wechselseitiger Unterstützung auch über Bereichsgrenzen hinaus.

Umsichtige Pflege ist daran zu erkennen, dass Pflegende einen Blick und ein Gespür dafür entwickeln, was ein Mensch braucht (z. B. Zimmer lüften, die Getränke in Reichweite stellen, zeitliche und räumliche Orientierung anbieten, ohne dass es einer konkreten Aufforderung bedarf).

Umsichtige Pflege erspürt und erkennt aber auch, wenn etwas nicht stimmt (z. B. ein Bewohner hatte Besuch und wirkt jetzt traurig und niedergeschlagen).

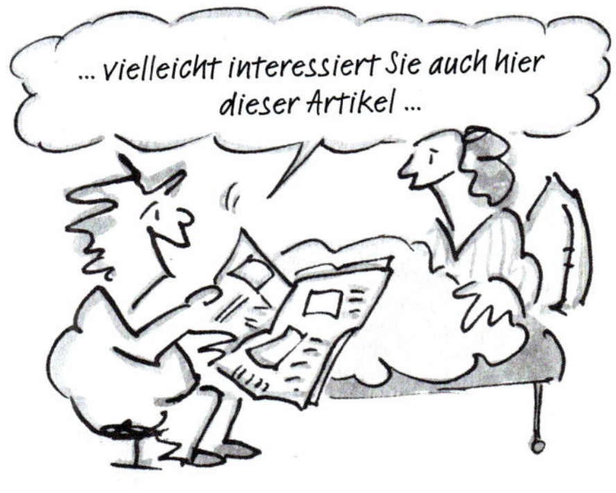

Hinweis Kollegiale und umsichtige Pflege ist in jeder Form der Arbeitsorganisation wichtig.

Macht und Machtausübung

Macht und Ohnmacht

Macht haben bedeutet, etwas machen, durchsetzen zu können. Sie ist nicht von vornherein gut oder schlecht. Dies hängt ganz davon ab, wie sie eingesetzt wird. Wer Macht ablehnt, sollte überlegen, was es heißt, ohnmächtig zu sein. Ohnmacht ist die Unfähigkeit zu handeln. Opfer fühlen sich häufig so ohnmächtig.

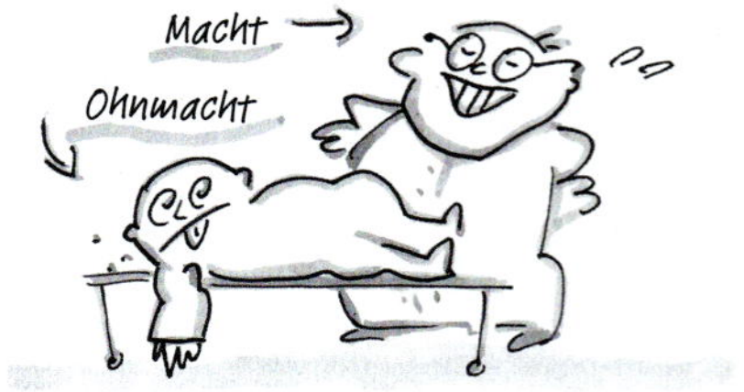

Macht – Ohnmacht

Die Macht der Sprache

Menschen verfügen über zwei verschiedene Sprachformen, die Wortsprache (*verbal*) und die Körpersprache (*nonverbal*). Beides setzen wir ein, wenn wir uns anderen mitteilen. Mit der **Wortsprache** können wir trösten, ermutigen, verletzen, erklären, loben, eine Beziehung herstellen oder auch zerstören.

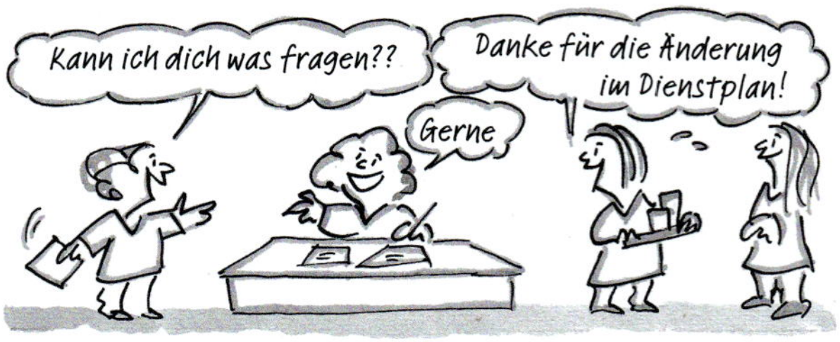

Eine höflich-freundliche Ansprache wirkt ermutigend.

Beispiel

Frau Mare soll sich waschen, fühlt sich aber nicht gut.
Reaktion 1: „Stellen Sie sich nicht so an!"
Reaktion 2: „Geht es Ihnen nicht so gut heute?"

Mit unserer **Körpersprache** drücken wir ebenfalls Machtverhältnisse aus. „Auf Augenhöhe" wirkt anders, als wenn man von unten nach oben schauen muss. Der Blick „von oben herab" wirkt oft distanziert, daher sollten Pflegende mit den Pflegebedürftigen auf gleicher Augenhöhe kommunizieren.

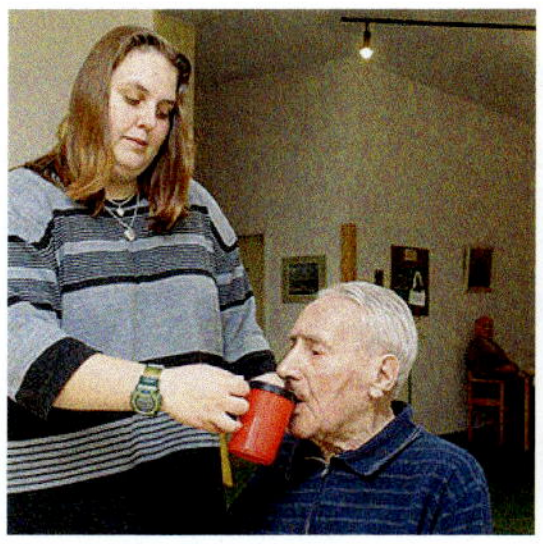

„von oben herab"

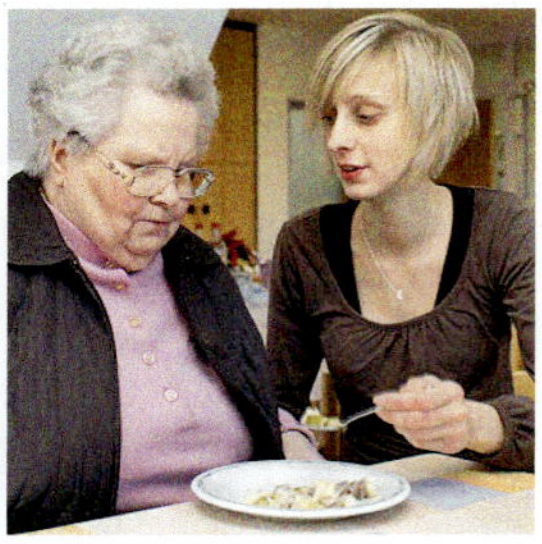

„auf Augenhöhe"

Die Macht des Wissens

Auch Wissen ist eine Form von Macht, die hilfreich oder abwertend eingesetzt werden kann. Pflegende setzen ihr Wissen ein, um mit den Pflegebedürftigen gemeinsam die jeweils beste Lösung zu suchen. Sie nehmen das Erleben und Verhalten der Pflegebedürftigen ernst und unterstützen es mit ihrem Wissen.

Hinweis Die Macht der Pflegenden besteht darin, dass pflegebedürftige Menschen grundsätzlich abhängig sind und nicht einfach gehen können.

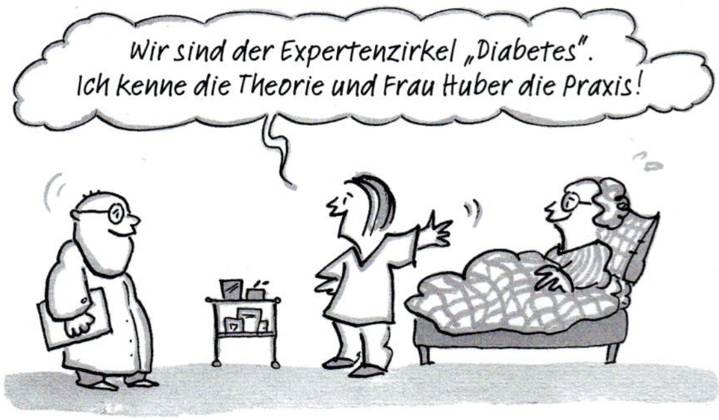

Die bekannteste Definition von Macht lautet: „Macht ist jede Chance, innerhalb einer sozialen Beziehung den eigenen Willen auch gegen den Willen anderer durchzusetzen, egal worauf diese Chance beruht." (Max Weber)

Um Macht ausüben zu können, braucht es also mindestens zwei Menschen.

Instrumente der Macht

Jeder Mensch möchte zeitweilig, dass andere seinem Willen folgen. Wir setzen dabei – je nach Situation – folgende Mittel ein:

- **Überzeugung**: Jemand will mit guten Gründen (Argumenten) erreichen, dass ein anderer aus Einsicht gehorcht.
- **Überredung**: Jemand redet so lange auf den anderen ein, bis dieser nachgibt.
- **Manipulation**: Jemand beeinflusst den anderen so geschickt, dass dieser glaubt, er würde dem eigenen Willen folgen (so funktioniert z. B. Werbung).
- **Zwang**: Jemand hat verschiedene Möglichkeiten, den anderen zu bestrafen. Dieser folgt aus Angst vor den Folgen.

Macht durch Gruppendruck

Gruppen sind soziale Gebilde; alle Gruppenmitglieder stehen in wechselseitiger Beziehung zueinander. Sie haben im Gruppenprozess ↑ S. 42 bestimmte Normen entwickelt. Um nicht aus der Gemeinschaft herauszufallen, beugt man sich oft der Mehrheitsmeinung oder dem **Gruppendruck**.

Macht von Vorgesetzten

Wenn Menschen den Anweisungen ihrer Vorgesetzten folgen, tun sie dies z. B. aus Angst vor Zwang oder Bestrafung. Weitere Gründe sind:

- **Legitimation:** „Sie ist meine Vorgesetzte, die das Recht hat, mir zu sagen, was ich tun soll."
- **Sachkenntnis:** „Ich schätze ihr Können und Wissen, ich kann viel von ihr lernen."
- **Sympathie:** „Ich mag sie, sie ist nett."

Formen von Machtmissbrauch

Macht wird oft missbraucht, insbesondere in der Beziehung gegenüber Schwächeren. Häufige Vorgehensweisen bei Machtmissbrauch sind:

- **Abwertung:** „Was kannst du denn überhaupt?"
- **Mobbing** ↑ S. 370: „Wir wollen dich nicht!"
- **Verunsicherung:** „Glauben Sie nur nicht, dass Ihre Stelle hier sicher ist!"

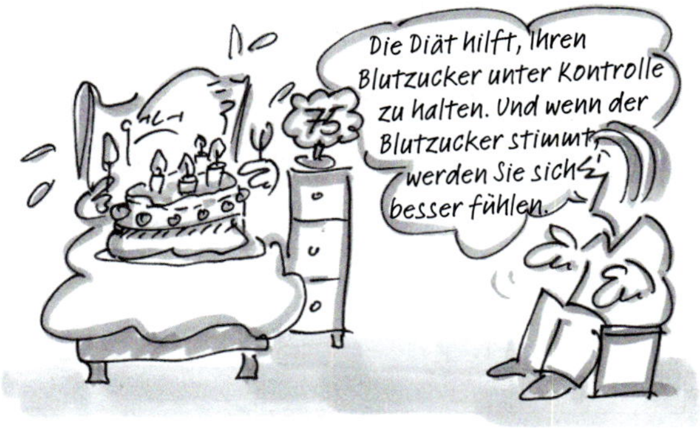

Überzeugung

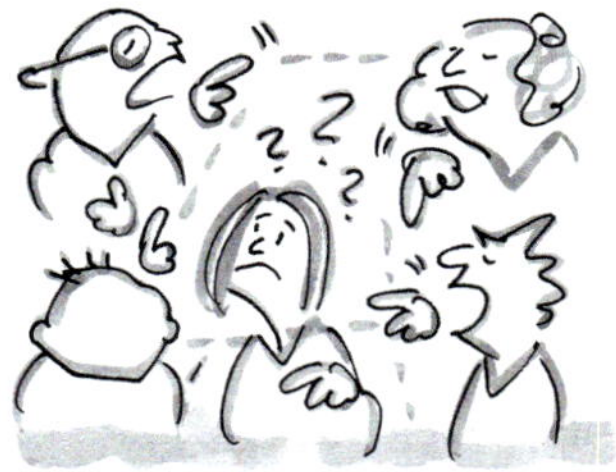

Überredung

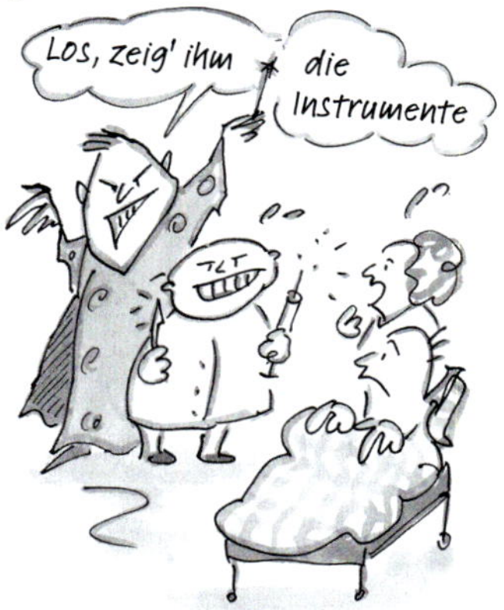

Zwang

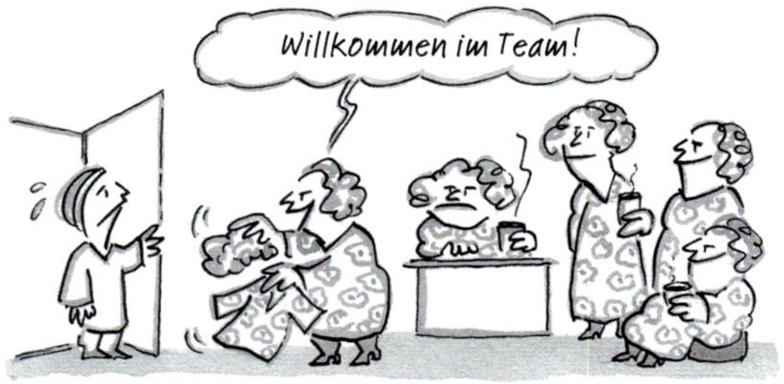

Gruppendruck

Hinweis Es ist Aufgabe von Pflegenden, andere vor Machtmissbrauch zu schützen.

Legitimation Rechtfertigung

Hierarchie

Was ist eine Hierarchie?

Hierarchien sind Machtstrukturen, meistens offizielle Machtstrukturen in einer Organisation. Das Verhältnis der Menschen zueinander ist durch Über- und Unterordnung gekennzeichnet. Es gibt auf jeder Ebene eine Leitung, die ihrerseits wiederum einer anderen Leitung unterstellt ist. Hierarchien können steil oder flach organisiert sein.

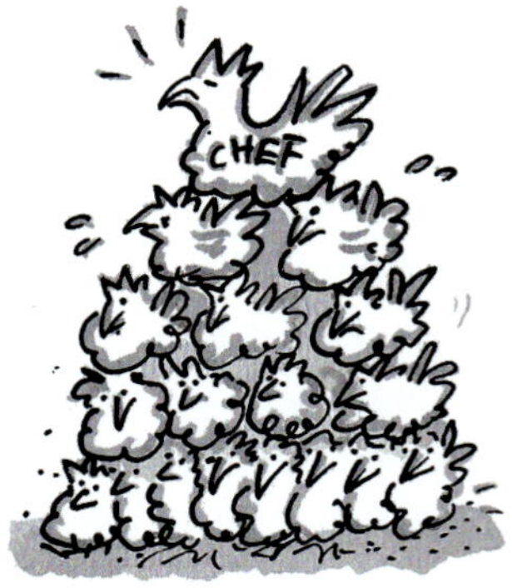

Steile und flache Hierarchien

Wie eine Hierarchie gestaltet wird, hängt eng mit dem zu Grunde liegenden Menschenbild ↗ S. 124 zusammen. In steilen Hierarchien steht über allem der Chef und entscheidet alles. Mitarbeiter dürfen nur ausführen, was er angeordnet hat. Sie haben keine eigene Entscheidungsfreiheit, werden aber dennoch für Fehler verantwortlich gemacht.

Flache Hierarchien sind in der Pflege heute eher die Regel. Es werden allgemeine Rahmenbedingungen vorgegeben, innerhalb derer die einzelnen Pflegenden – entsprechend ihrer Ausbildung – weitgehend selbstständig handeln können. Damit können sie besser auf die Bedürfnisse der Pflegebedürftigen eingehen, die Zufriedenheit beider steigt. Das Bereichs- und Bezugspflegesystem ↗ S. 140 benötigt flache Hierarchien.

Hinweis Menschenbild und Hierarchievorstellung hängen eng zusammen. In steilen Hierarchen wird unterstellt, Menschen seien unfähig, selbstständig zu entscheiden, in flachen Hierarchien dagegen wird an die autonomen Fähigkeiten des Einzelnen appelliert.

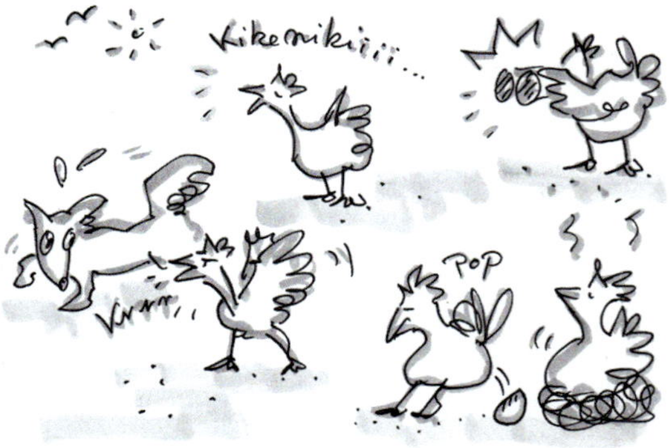

Vor- und Nachteile hierarchischer Strukturen

Nicht alle Menschen möchten immer selbstständig arbeiten, manche finden es leichter, wenn es klare Arbeitsanweisungen gibt. Bei sich wiederholenden Arbeitsabläufen vermitteln ihnen hierarchische Strukturen das Gefühl von Stabilität und Sicherheit.

Andere Pflegende wiederum möchten gerne selbstständig arbeiten können, sie wollen Verantwortung übernehmen. Steile Hierarchien erleben sie als Zwang und Bevormundung, sie werden unzufrieden.

Hinweis Rein partnerschaftlich organisierte Teams gibt es kaum. Wenn es keine offizielle Leitung gibt, dann übernimmt fast automatisch ein Teammitglied die „heimliche" Leitung oder Verantwortung.

Hierarchie in der Pflege

Im Pflegedienst stehen obenan die Einrichtungsleitungen (Direktion, Heimleitung), es folgen Pflegedienstleitung, Abteilungs- und Gruppenleitung, zuletzt die Teammitglieder. Auch diese sind hierarchisch strukturiert: Pflegefachkräfte (3-jährige Ausbildung), Pflegeassistentinnen bzw. Pflegefachhelferinnen (meistens 1- bis 2-jährige Ausbildung) und Hilfskräfte ohne Ausbildung. Pflegeschüler oder Auszubildende finden sich je nach Ausbildungsstand irgendwo dazwischen.

Pflegende im Krankenhaus sind außerdem verpflichtet, Anweisungen zu Diagnostik und Therapie der Ärzte zu befolgen ↗ S. 159 – allerdings nicht gegen den ausdrücklichen Willen der Pflegebedürftigen.

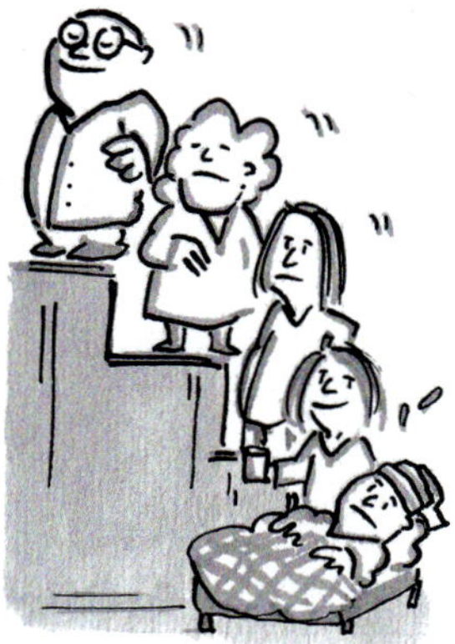

Hinweis Wenn ein Pflegebedürftiger es ablehnt, vom Arzt verordnete Medikamente einzunehmen, darf die Pflegende ihn dazu nicht zwingen. Sie muss nur den Arzt informieren.

Führungsstile und ihre Merkmale

Ob eine hierarchische Struktur als hilfreich oder blockierend empfunden wird, hängt in erster Linie davon ab, wie eine Führungsperson ihre Leitungsaufgabe wahrnimmt. Die drei folgenden Führungsstile sind weit verbreitet und es gibt auch Mischformen.

Merkmal	autoritärer Führungsstil	kooperativer Führungssstil	Laissez-faire Führungsstil
Art der Willensbildung	entscheidet allein	entscheidet mit dem Team	entscheidet so wenig wie möglich
Willensdurchsetzung	mit jedem Mitarbeiter (MA) allein, keine Gruppengespräche	informiert Team und berät gemeinsam über den besten Weg	„lässt den Laden laufen", „Hauptsache, das Geld stimmt"
Aufgabenverteilung	konkret an jeden Einzelnen	gibt Rahmen vor und überlässt MA die genaue Verteilung	gibt keine Orientierung, „sollen die Leute untereinander ausmachen"
Art der Kontrolle	kontrolliert alles selbst	verlässt sich auf Selbstkontrolle der MA	ist am liebsten abwesend oder hat keine Zeit
Kontakthäufigkeit	selten	häufige Gespräche	häufig, aber sehr oberflächlich, „nur keine Probleme"
Einstellung zum Mitarbeiter	misstrauisch	offen	kumpelhaft
Handlungsmotiv Mitarbeiter	Sicherheit, Zwang	Selbstständigkeit, Einsicht	Unsicherheit, Kampf um eigene Rolle
Einstellung zum Vorgesetzten	Respekt, Abwehr	Vertrauen, Achtung	„Den kann man nicht ernst nehmen."

Laissez-faire aus dem Französischen, bedeutet „machen lassen", ausgesprochen: lässeh-fähr

Berufliches Selbstverständnis entwickeln und im Team arbeiten

1 Geschichtliche Entwicklung und Selbstverständnis der Pflege

1. Schildern Sie das Anliegen des Ehepaares Fliedner.
2. Nennen Sie die drei Dimensionen professioneller Pflege nach Florence Nightingale.
3. Benennen Sie den Verband, den Agnes Karll 1903 gründete, um die Situation der „freien" Schwestern zu verbessern.
4. Beschreiben Sie, welchen Zweck das Euthanasieprogramm im sog. „Dritten Reich" verfolgte.
5. Schildern Sie die Kompetenzen, die laut Gesetz von der
   a) Krankenpflegeausbildung
   b) Altenpflegeausbildung
   vermittelt werden sollen.

2 Aufgabenprofil und Arbeitsfelder von Pflegeassistentinnen/-helferinnen

6. Geben Sie fünf Beispiele für das berufliche Einsatzspektrum von Pflegeassistentinnen.
7. Erläutern Sie das Besondere an der Rund-um-die-Uhr-Betreuung zu Hause.

3 Aufgabenprofile und Arbeitsfelder von Angehörigen anderer Pflegeberufe

8. Umschreiben Sie die beruflichen Tätigkeitsfelder der Gesundheits- und Krankenpflege, Altenpflege, Heilerziehungspflege und Physiotherapie.
9. Erklären Sie die Begriffe „Differenzierung", „Spezialisierung" und „interdisziplinäre Zusammenarbeit".

4 Ethische Herausforderungen für Pflegeassistentinnen/-helferinnen

10. Erläutern Sie die Begriffe „Ethik" und „Moral".
11. Kennzeichnen Sie die sechs zentralen ethischen Prinzipien.
12. Legen Sie dar, was pflegerische Fürsorge beachten muss, damit das oberste Gebot, die Würde, geschützt wird.
13. Reflektieren Sie mit zwei Kollegen darüber, welche Werte Ihr Leben bestimmen.

5 Pflegequalität sichern

14. Benennen Sie die gesetzlichen Grundlagen zur Qualitätssicherung.
15. Beschreiben Sie die drei Aspekte der Qualitätsdimensionen und nennen Sie jeweils ein selbstgewähltes Beispiel.

6 Aufgabenverteilung und Arbeitsorganisation im Team

16. Erläutern Sie den Begriff „Team".
17. Führen Sie vier Elemente der Teamentwicklung an.
18. Benennen Sie verschiedene Formen der Arbeitsorganisation.

7 Macht und Hierarchie im Team

19. Zeigen Sie auf, was es bedeutet, Macht zu haben.
20. Beschreiben Sie die vier „Instrumente der Macht".
21. Nennen Sie drei Formen von Machtmissbrauch.
22. Beurteilen Sie Vorteile eines kooperativen Führungsstils.

Arbeitnehmer sein

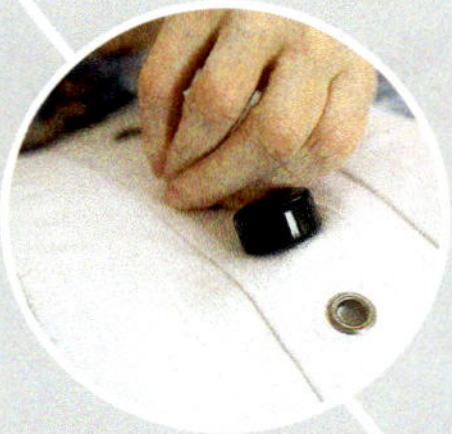

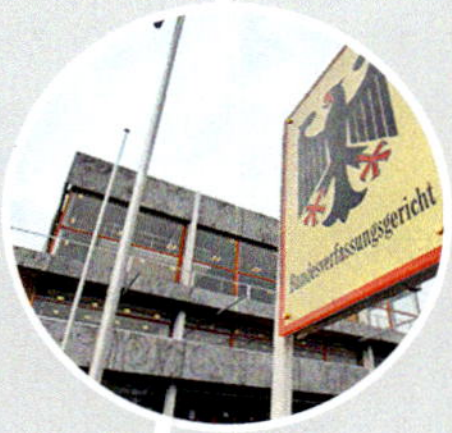

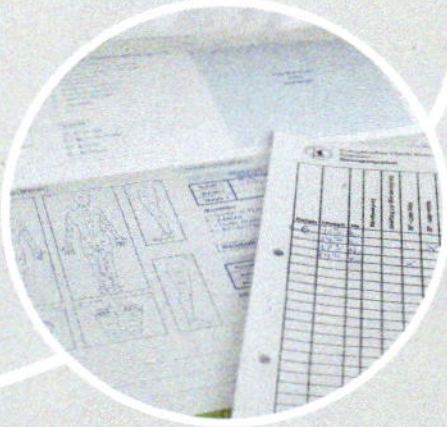

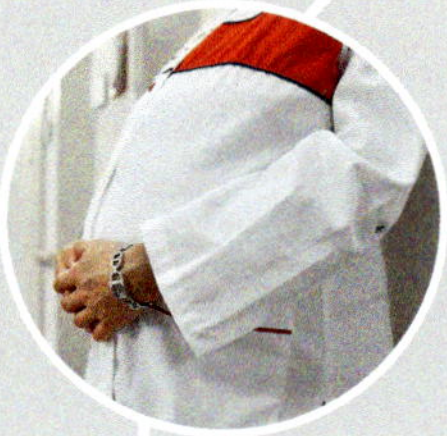

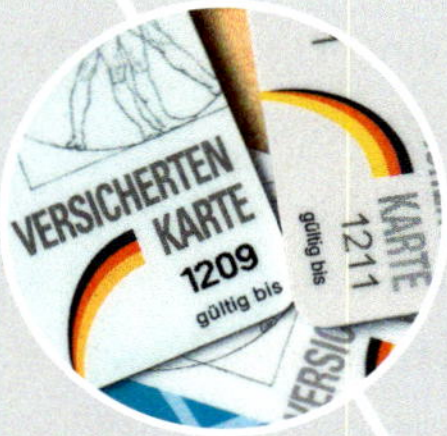

Politische Grundlagen

Der Staat

Merkmale eines Staates

Ein Staat ist ein Zusammenschluss von Menschen (Staatsvolk), die in einem abgegrenzten Territorium (Staatsgebiet) unter einer bestimmten Herrschaftsform (Staatsgewalt) organisiert sind.

Beispiel

Die Bundesrepublik Deutschland ist ein Staat, bestehend aus dem bundesdeutschen Staatsgebiet, umgrenzt von neun Nachbarstaaten, in dem die bundesdeutsche Bevölkerung (Staatsvolk) demokratisch ihre Regierung und das Parlament wählt und ihre Rechte an Gerichten einklagen kann (Staatsgewalt).

Das Staatsgebiet der Bundesrepublik Deutschland

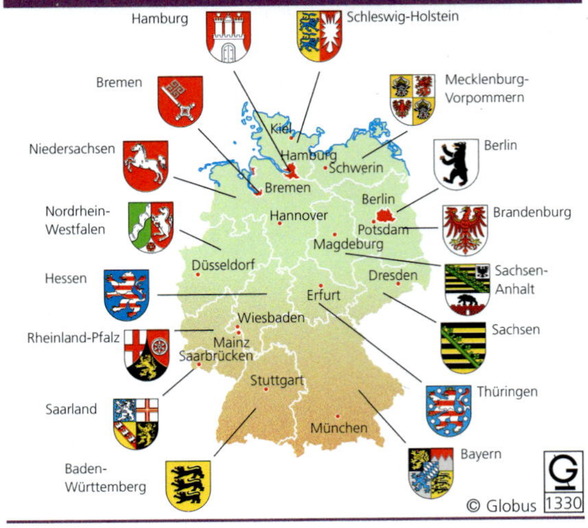

Staats- und Regierungsformen

Wie ein Staat politisch organisiert ist, bestimmt die Staats- und Regierungsform. Man kann folgende Formen grob voneinander unterscheiden:

- **Monarchie:** Das Staatsoberhaupt ist ein Monarch mit unterschiedlicher Machtfunktion.
- **Diktatur:** Das Staatsoberhaupt (eine Person oder auch Gruppe) verfügt über die alleinige Staatsmacht.
- **Republik:** Das Staatsoberhaupt und die Regierung werden von der Bevölkerung gewählt.

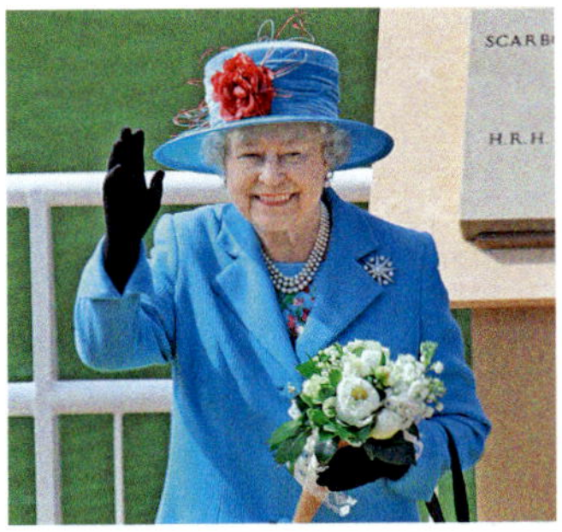

Die wohl bekannteste Monarchin ist Queen Elizabeth II., die Königin des Vereinigten Königreichs von Großbritannien. Ihre Machtfunktion teilt sie jedoch mit dem britischen Parlament sowie dem Regierungsoberhaupt, dem Premierminister.

Gewaltenteilung

Eine Gewaltenteilung hat zum Ziel, die Macht Einzelner zu begrenzen und damit die Freiheit und Gleichheit der Bevölkerung zu sichern. Sie ist ein demokratisches Staatsprinzip. Es werden folgende drei Gewalten unterschieden, die sich gegenseitig kontrollieren:

- **Gesetzgebung** (*Legislative*), das Parlament
- **Vollziehung** (*Exekutive*), die Regierung
- **Rechtssprechung** (*Judikative*), die Gerichtsbarkeit

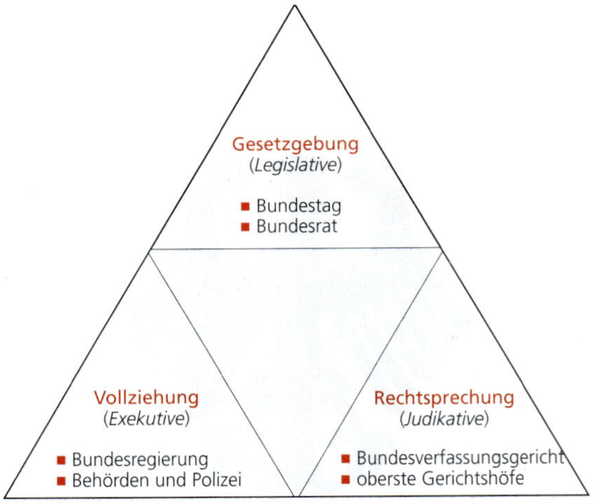

Gewaltenteilung in Deutschland auf Bundesebene

Die obersten Verfassungsorgane

Bundestag und Bundesrat

Der deutsche Bundestag ist das Parlament, die Zusammenkunft der Volksvertreter (Abgeordnete). Sie werden direkt vom Volk gewählt und bilden parteibezogene Fraktionen.

Der Bundesrat ist die Zusammenkunft der Vertreter der Bundesländer. Wie viele Vertreter ein Bundesland in den Bundesrat entsenden darf, ist abhängig von seiner Einwohnerzahl.

Bundestag und Bundesrat sind Bestandteil der Legislative und erfüllen vielfältige Aufgaben, u. a. im Rahmen der Gesetzgebung.

Bundespräsident

Der Bundespräsident ist das Staatsoberhaupt der Bundesrepublik Deutschland. Er repräsentiert und vertritt Deutschland im In- und Ausland. Er wird von der Bundesversammlung gewählt, die nur für die Wahl des Bundespräsidenten zusammenkommt und aus den Bundestagsabgeordneten sowie einer gleichen Anzahl von Ländervertretern besteht. Der Bundespräsident ist zu politischer Neutralität verpflichtet und nicht direkt in das politische System eingebunden. Im Rahmen der Gesetzgebung prüft, unterzeichnet und verkündet er die Bundesgesetze.

Hinweis Auch das Bundesverfassungsgericht gehört zu den obersten Bundesorganen, seine Aufgabe ist die Überwachung der Einhaltung des Grundgesetzes. Es ist Bestandteil der Judikative.

Bundeskanzler und Bundesminister

Der Bundeskanzler ist das Regierungsoberhaupt der Bundesrepublik Deutschland. Er wird vom Bundestag gewählt und bestimmt die politischen Richtlinien der Regierung.

Die Bundesminister leiten jeweils ein Fachressort (z. B. Gesundheitsministerium) und tragen für dieses Verantwortung. Sie werden vom Bundeskanzler vorgeschlagen und vom Bundespräsidenten ernannt.

Bundeskanzler und Bundesminister stellen die Regierung der Bundesrepublik Deutschland und sind damit Bestandteil der Exekutive. Sie bilden gemeinsam das Bundeskabinett.

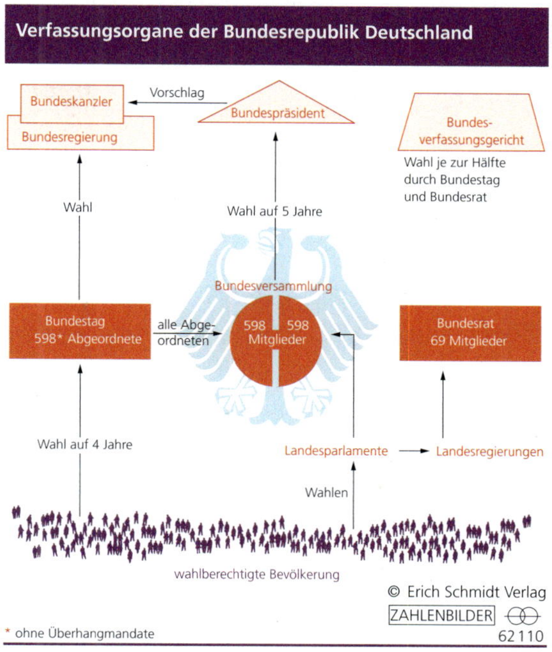

www.bundestag.de
Webseite des Deutschen Bundestages mit Zahlen und Daten z. B. zur Geschichte, aktuellen Zusammensetzung und laufenden Arbeit des Parlaments. Außerdem finden Sie hier ausführliche Besucherinformationen, eine umfangreiche Dokumenten- und Bilddatenbank und das Parlamentsfernsehen mit Videoaufzeichnungen vergangener Parlamentssitzungen.

www.bundesrat.de
Die Webseite des Deutschen Bundesrates bietet v. a. Informationen über Besuchsmöglichkeiten des Hauses sowie eine Datenbank zu sämtlichen Parlamentsmaterialien.

www.bundespraesident.de
Hier finden Sie detailiert Auskunft über alle Termine des Staatsoberhauptes, aber auch über die verschiedenen Orden und Ehrungen, die vom Bundespräsidenten verliehen werden.

www.bundeskanzlerin.de
Auf der Webseite gibt es aktuelle Informationen aus dem Bundeskanzleramt und eine Mediathek mit zahlreichen Bildergalerien, Podcasts und Videobeiträgen zu Reisen und Empfängen der Bundeskanzlerin.

Wahlrecht und Wahlsystem

Die Bundesrepublik Deutschland ist eine repräsentative Demokratie, d. h., das Volk wählt Repräsentanten, die die Politik im Land bestimmen. Wie diese Wahlen vonstattengehen, ist als Wahlrecht im Grundgesetz ↑ S. 152 verankert und werden als Wahlgrundsätze bezeichnet.

Aktives und passives Wahlrecht

Man unterscheidet das Recht, gewählt zu werden (passives Wahlrecht), vom Recht zu wählen (aktives Wahlrecht). Das aktive Wahlrecht besitzen in Deutschland bei Bundes- und Landtagswahlen alle deutschen Staatsbürger, die das 18. Lebensjahr vollendet haben. Bei Europa- und Kommunalwahlen kommen nicht deutsche EU-Angehörige hinzu, bei Kommunalwahlen sind auch die über 16-Jährigen wahlberechtigt. Das passive Wahlrecht, sich als Volksvertreter zur Wahl zu stellen, besitzen alle deutschen Staatsbürger, die das 18. Lebensjahr vollendet haben. Für bestimmte Funktionen (z. B. das Amt des Bundespräsidenten) liegen die Altersgrenzen höher.

Mehrheits- und Verhältniswahl

Das deutsche Wahlsystem ist relativ komplex und wird in eine Mehrheits- und eine Verhältniswahl unterschieden, die z. B. bei der Bundestagswahl, wie in folgender Abbildung erläutert, gemeinsam angewendet werden.

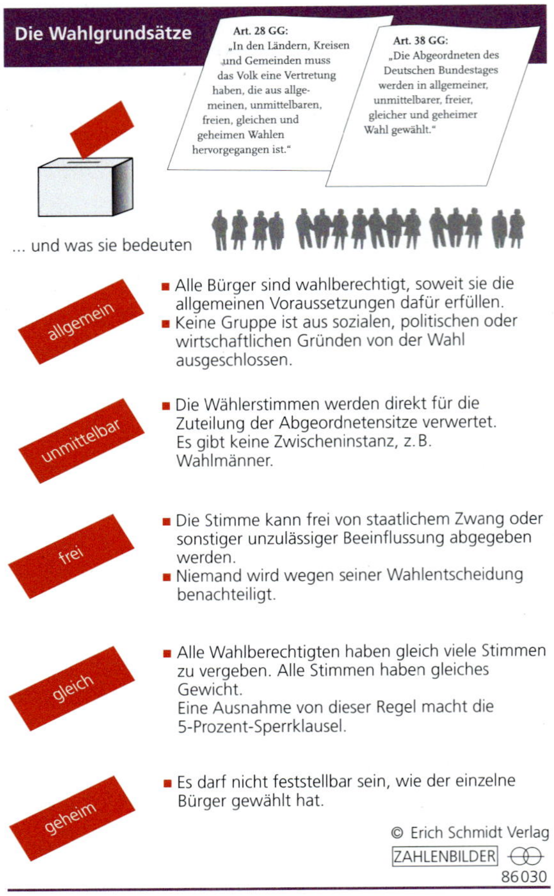

www.bundeswahlleiter.de
Die Seite enthält Informationen über Rechtsgrundlagen, Termine und Ergebnisse von Europa-, Bundes- und Landeswahlen. Zudem erhalten Sie hier Auskunft, unter welchen Bedingungen in Deutschland eine Partei gegründet werden kann.

Das Wahlrecht der Bundesrepublik Deutschland

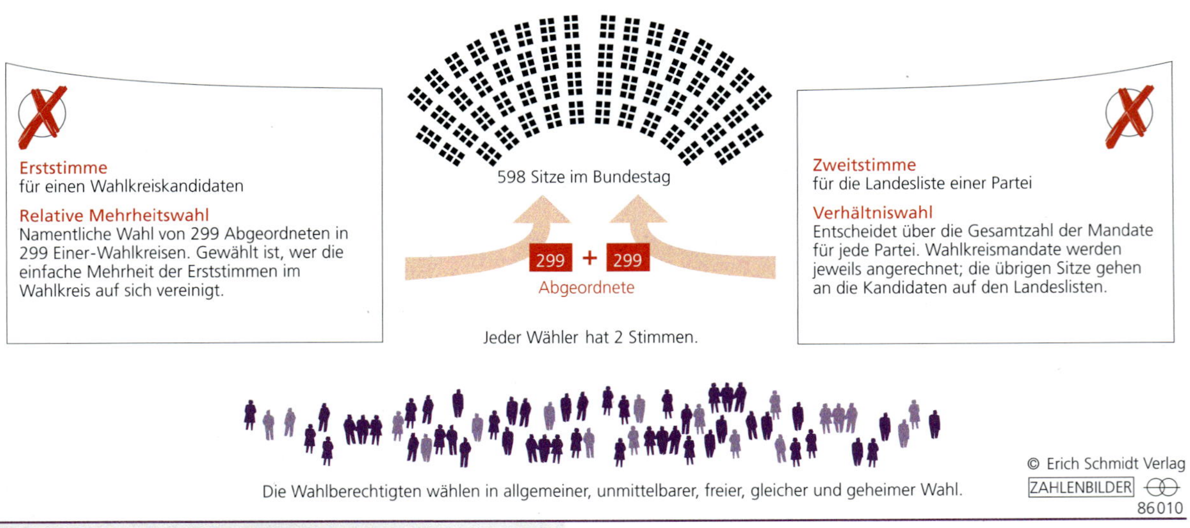

Die Europäische Union

Was ist die Europäische Union?

Die Europäische Union (EU) ist ein Zusammenschluss von derzeit 27 europäischen Staaten mit rund einer halben Milliarde Einwohnern. Ein solches Staatengebilde wird als supranational bezeichnet. Die EU besitzt eine eigene Rechtsordnung, verfügt aber über keine eigenständige Staatsgewalt ↑ S. 148. Ziele der EU sind die Wahrung des Friedens, wirtschaftlicher und sozialer Fortschritt sowie die Achtung der Menschenwürde und der Rechtsstaatlichkeit.

Geschichtliche Entwicklung der Europäischen Union

In den 1950er Jahren beschlossen einige europäische Staaten, auf wirtschaftlicher Ebene enger zusammenzuarbeiten. Es wurde die so genannte **Montanunion** (Europäische Gemeinschaft für Kohle und Stahl) aus sechs Staaten (u. a. Deutschland und Frankreich) gegründet. Die Idee war erfolgreich und so wurde die wirtschaftliche Zusammenarbeit 1957 in Form der **Europäischen Wirtschaftsgemeinschaft** (EWG) weiter ausgebaut. Weitere europäische Staaten traten der Organisation bei, es entstand 1967 die **Europäische Gemeinschaft** (EG). Mit Unterzeichnung der Maastrichter Verträge wurde 1992 aus der wirtschaftlich ausgerichteten EG das supranationale Staatengebilde EU mit eigenen Organen und einer eigenen Währung (dem Euro).

Aufgaben und Organe der Europäischen Union

Europa ohne Grenzen

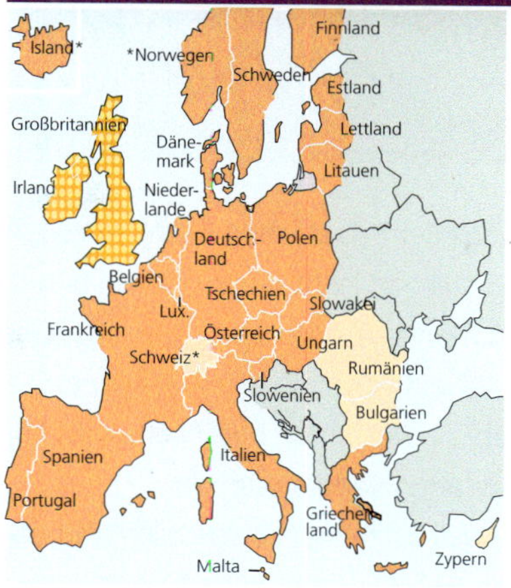

Reisefreiheit im Schengen-Raum

*kein Mitglied der EU

- Schengen-Anwenderstaaten
- partielle Teilnahme an Schengen/Dublin
- volle Schengen-Teilnahme steht noch aus

keine Personenkontrollen
an den Binnengrenzen; verstärkte Kontrollen an den Außengrenzen (einschließlich See- und Flughäfen)

Visa- und Aufenthaltspolitik
teilweise harmonisiert; einheitliches Visum für Kurzaufenthalte im Schengen-Raum

Asylpolitik (Dublin-Übereinkommen)
Für die Prüfung eines Asylantrags ist das Erstaufnahmeland zuständig.

polizeiliche Zusammenarbeit
gemeinsames Computer-Fahndungs- und Informationssystem (SIS); „polizeiliche Nacheile": Verfolgung von Straftätern über die Grenzen

Zusammenarbeit in der Justiz
vereinfachte Rechtshilfe in Strafsachen; beschleunigte Auslieferung

www.europa.eu
Das offizielle EU-Portal enthält u. a. Informationen zu den einzelnen Institutionen oder auch Lebens- und Arbeitsmöglichkeiten in der Europäischen Union.

supranational über der nationalen Ebene stehend

So funktioniert die EU

Europäischer Rat 27 Regierungschefs
■ fällt Grundsatzentscheidungen

Europäischer Gerichtshof
■ wacht über Verträge

Europäischer Rechnungshof
■ kontrolliert Ausgaben

EU-Ministerrat „Oberhaus" der Legislative (Gesetzgebung)
345 Stimmen insgesamt
davon je 29 Deutschland, Frankreich, Großbritannien, Italien | je 27 Polen, Spanien | 14 Rumänien | 13 Niederlande | je 12 Belgien, Griechenland, Portugal, Tschechien, Ungarn | je 10 Bulgarien, Österreich, Schweden | je 7 Dänemark, Finnland, Irland, Litauen, Slowakei | je 4 Estland, Lettland, Luxemburg, Slowenien, Zypern | 3 Malta

Vorschläge ← / Entscheidungen →

EU-Kommission
„Regierung" (Exekutive) der EU
27 Kommissare (je 1 pro Land)

■ In einigen Kernbereichen wie Außen- und Sicherheitspolitik, Steuer-, Asyl- und Einwanderungspolitik sind einstimmige Beschlüsse nötig.
■ Bei den meisten Fragen reicht eine qualifizierte Mehrheit.
■ Eine qualifizierte Mehrheit ist erreicht …
… wenn die Mehrheit der Mitgliedstaaten zustimmt (in einigen Fällen eine Zweidrittelmehrheit).
… und wenn mindestens 232 Stimmen abgegeben werden (72,3 % der Gesamtzahl).
■ Außerdem kann jedes Land fordern, dass überprüft wird, ob durch die Ja-Stimmen mindestens 62 % der EU-Gesamtbevölkerung vertreten werden. Ist dies nicht der Fall, gilt der Beschluss als abgelehnt.

Anhörung ■ Haushaltsbeschlüsse ■ Mitentscheidung

Europäisches Parlament „Unterhaus" der Legislative (Gesetzgebung)
785 Stimmen insgesamt
davon 99 aus Deutschland | je 78 aus Frankreich, Großbritannien, Italien | je 54 aus Polen, Spanien | 35 aus Rumänien | 27 aus Niederlande je 24 aus Belgien, Griechenland, Portugal, Tschechien, Ungarn 19 aus Schweden | je 18 aus Bulgarien, Österreich | je 14 aus Dänemark, Finnland, Slowakei | je 13 aus Irland, Litauen | 9 aus Lettland | 7 aus Slowenien | je 6 aus Estland, Luxemburg, Zypern | 5 aus Malta

Kontrolle — Anfragen — Misstrauensvotum

Ausschuss der Regionen
■ beratende Aufgaben

Wirtschafts- u. Sozialausschuss
■ beratende Aufgaben

Recht und Gesetz

Recht setzt sich aus dem staatlichen Rechtssystem mit Gesetzen und rechtlichen Institutionen sowie den universell geltenden Menschenrechten zusammen. **Gesetze** sind beschlossenes Recht, die Legislative und Exekutive im Gesetzgebungsverfahren beschließen und die von der Judikative angewendet werden.

Um das Recht des Einzelnen zu schützen, müssen sich die Bürger an Gesetze halten. Die Gesetze in Deutschland müssen mit den EU-Regelungen sowie dem Grundgesetz übereinstimmen.

EU-Regelungen
Gesetze
Rechtsverordnungen
Satzungen
Verträge
Gewohnheitsrecht

Gesetze und Verordnungen folgen einer gewissen Hierarchie, die bei Gerichtsverhandlungen berücksichtigt werden muss.

Rechtsstaatlichkeit

Ein Rechtsstaat ist an Gesetze und Grundrechte gebunden. Dazu gehört auch das Recht, als Bürger gegen den Staat klagen zu können. Willkür durch den Staat oder durch andere Bürger sollen damit ausgeschlossen werden. Ein weiterer Bestandteil der Rechtsstaatlichkeit ist die Gewaltenteilung ↗ S. 148.

Die Prinzipien der Rechtsstaatlichkeit waren und sind nicht überall auf der Welt verwirklicht. Was uns normal oder teilweise sogar einengend und bürokratisch erscheint, ist Grundlage einer freien Lebensgestaltung.

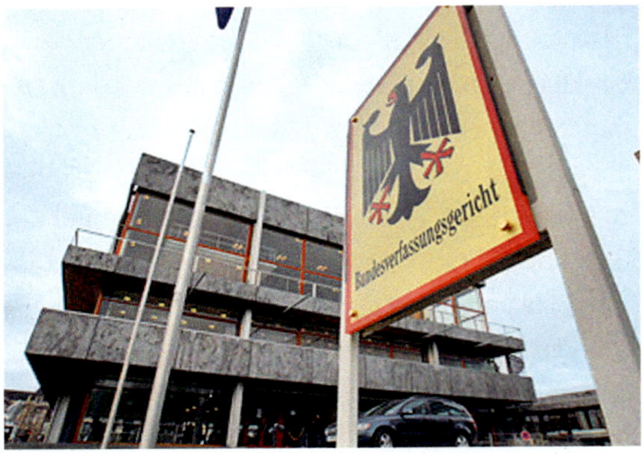

Das Bundesverfassungsgericht wacht darüber, dass kein Gesetz dem Grundgesetz widerspricht.

Das Grundgesetz

Bestandteil einer jeden demokratischen Republik ist ihre Verfassung. Darin werden die staatlichen Grundlagen sowie das Verhältnis zwischen Staat und Bürgern und ihre Rechte und Pflichten festgehalten. In Deutschland heißt die Verfassung Grundgesetz. Die **Präambel** betont die Gleichstellung Deutschlands im vereinten Europa. Im Artikel 1 des Grundgesetzes heißt es: „Die Würde des Menschen ist unantastbar." Dies ist der erste Artikel der **Grundrechte**, die den Einzelnen vor Übergriffen des Staates schützt. Gegen die Verletzung von Grund- oder **grundrechtsgleichen Rechten** kann eine Verfassungsbeschwerde beim Bundesverfassungsgericht eingelegt werden. Im **Staatsorganisationsrecht** sind Aufbau und Funktionsweise der obersten Staatsorgane geregelt.

Die Grundrechte

Grundgesetz für die Bundesrepublik Deutschland, Artikel 1 bis 19

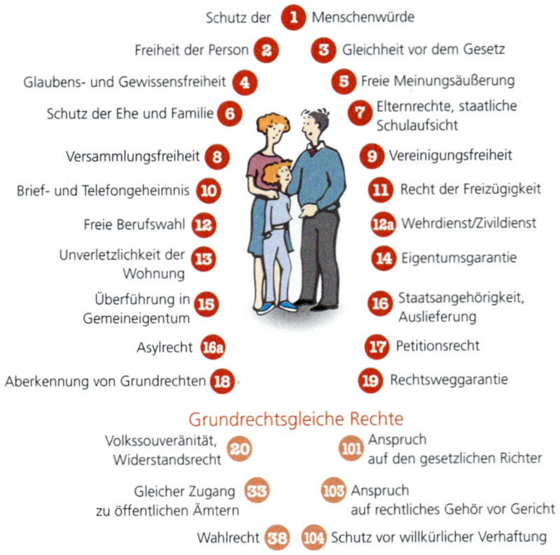

Privatrecht und Öffentliches Recht

Das Bürgerliche Gesetzbuch (BGB) bildet den Grundstein des **Privatrechts (Zivilrecht)**. Darin sind alltägliche Vorgänge geregelt, z. B. Kaufverträge, Mietangelegenheiten oder auch Scheidungen. Im Zivilrecht gibt es einen Kläger und einen Beklagten, in den meisten Fällen Einzelpersonen. Das Gericht entscheidet auf Grund der Gesetzeslage für die eine oder andere Partei. Dabei kann es um Eigentum oder auch eine Ehescheidung gehen.

Das **Öffentliche Recht** behandelt die Rechtsbeziehungen der Bürger gegenüber Staat, Land und Gemeinde und ebenfalls die Rechtsbeziehungen dieser öffentlichen Gewalten untereinander. Hierzu gehören neben dem Verwaltungsrecht auch das Straf- und Prozessrecht, das Staats- und Völkerrecht und das Verfassungsrecht. Das **Strafrecht** ist ein Teil des öffentlichen Rechts im weiteren Sinne, es ist im Strafgesetzbuch (StGB) festgeschrieben. Hier ermittelt der Staat, vertreten durch die Staatsanwaltschaft, wenn der Verdacht auf eine Straftat vorliegt, z. B. Raub, Mord, Körperverletzung oder Freiheitsberaubung.

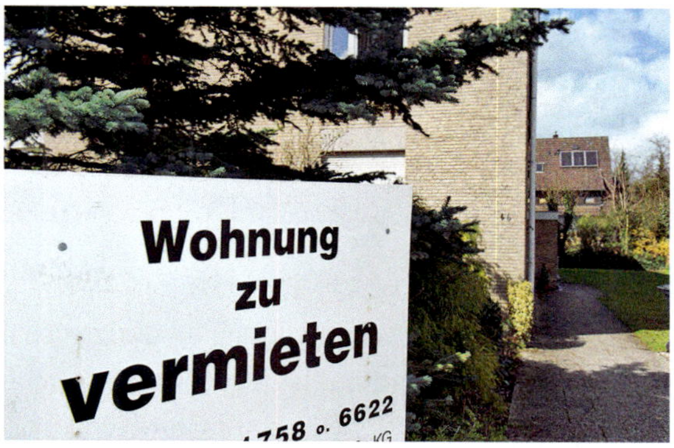

Streitigkeiten zwischen Privatpersonen, z. B. über Verträge zwischen Nachbarn, Eheleuten oder zwischen Vermieter und Mieter, werden durch das BGB und andere Gesetze geregelt.

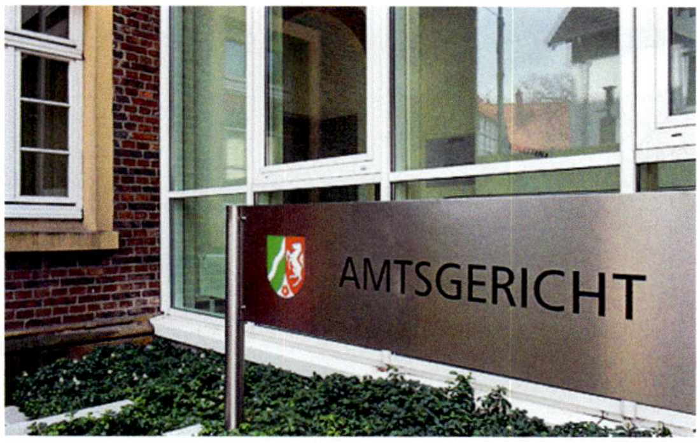

Das Amtsgericht regelt die Angelegenheiten der freiwilligen Gerichtsbarkeit.

Organe des Rechts

Wegen der Vielzahl der Rechtsgebiete gibt es auch verschiedene zuständige Gerichte. Sie sind nicht nur thematisch getrennt, sondern auch hierarchisch angeordnet. Zumeist sind es drei so genannte Instanzen: im Zivil- und Strafrecht z. B. Amtsgericht, Landesgericht und Bundesgericht oder Bundesgerichtshof.

Man unterscheidet weiterhin zwischen der ordentlichen Gerichtsbarkeit und der freiwilligen Gerichtsbarkeit, die sich mit dem Straf- und Zivilrecht befasst auf der einen Seite, und der speziellen Gerichtsbarkeit, in der die Arbeits-, Verwaltungs-, Finanz- und die Sozialgerichtsbarkeit stattfindet, auf der anderen Seite.

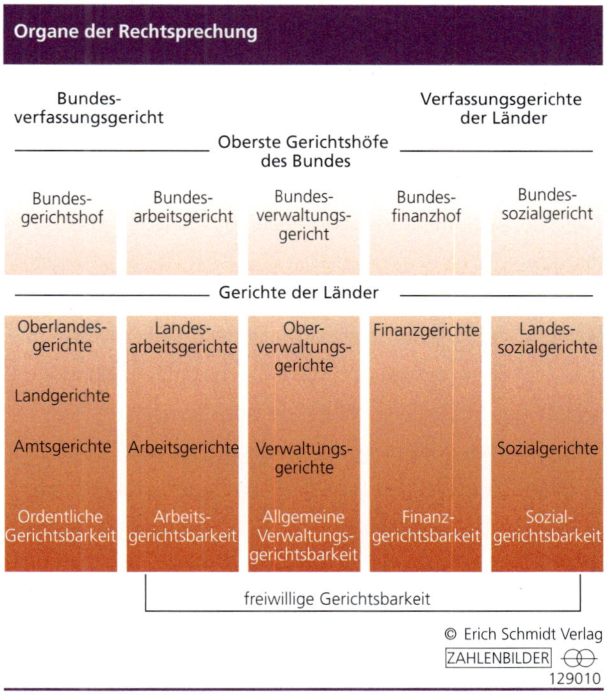

Verantwortung und Rechtsfähigkeit

Verantwortliches Handeln

Pflegende tragen die Verantwortung für die Pflegehandlungen, die sie mit und an Pflegebedürftigen durchführen. Das bedeutet, dass sie ihrer Aufgabe mit beruflicher Sorgfalt nachkommen müssen. Dazu gehören die Kenntnis und Beherrschung der übernommenen Pflegehandlungen, das Abschätzen möglicher Risiken und die sach- und fachgerechte Durchführung einer jeden Pflegehandlung. So setzt z. B. das Anreichen von Nahrung die Kenntnis des Schluckvorganges ↗ S. 259 und die Möglichkeit der angemessenen Reaktion auf Verschlucken voraus. Die Mobilisation ↗ S. 234 eines Pflegebedürftigen erfordert die Kenntnis der geeigneten Hilfsmittel und deren Anwendung (z. B. Patientenlifter) sowie geeignete Sicherheitsmaßnahmen, um Stürze und ggf. Folgeverletzungen zu verhindern. Man kann auch sagen, dass die Folgen pflegerischen Handelns zivilrechtlich anhand eines objektiven Maßstabes beurteilt werden. Das bedeutet,

- Ausbildungsstand,
- Pflegestandards, die angewendet wurden, und
- der Umfang des Verantwortungsbereiches (bei Delegation ↗ S. 159)

werden betrachtet, um zu beurteilen, ob die Pflegeperson der Sorgfaltspflicht nachgekommen ist.

Wenn einem Pflegebedürftigen ein Schaden entstanden ist, kann er gegen die Pflegeeinrichtung, in der die Pflegende beschäftigt ist, oder gegen die Pflegende selbst Klage erheben. Dann wird zunächst das Zivilrecht ↗ S. 153 angewendet und der Fall hinsichtlich Schadenersatz des Beklagten (Pflegende oder Einrichtung) gegenüber dem Kläger (Pflegebedürftiger) verhandelt.

Handelt es sich jedoch um eine Pflegehandlung, die einen Straftatbestand erfüllt (z. B. Körperverletzung, Freiheitsberaubung usw.), kann parallel dazu die Staatsanwaltschaft Klage erheben. Das bedeutet, dass sich die Pflegende dann vor einem Strafgericht rechtfertigen muss.

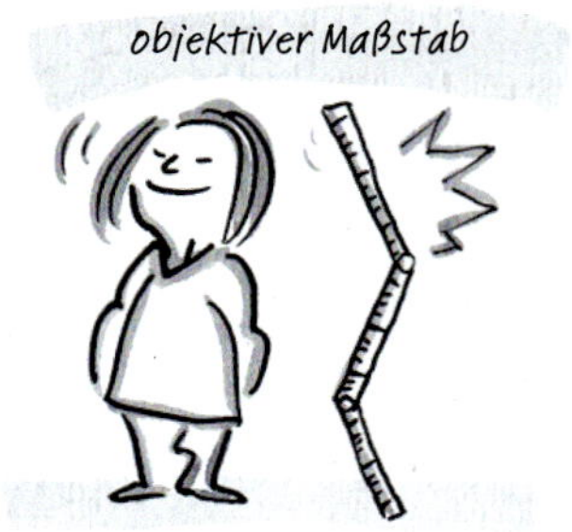

Der objektive Maßstab in der Pflege wird anhand der Frage festgestellt, wie eine fachlich korrekt durchgeführte Maßnahme in der gleichen Situation ausgesehen hätte.

Strafrechtliche Haftung im Pflegebereich	Zivilrechtliche Haftung im Pflegebereich
Verstöße gegen das **Strafgesetzbuch** (StGB) ↓	Verstöße gegen das **Bürgerliche Gesetzbuch** (BGB) ↓
Staatsanwalt erhebt Anklage gegen die Pflegefachkraft. ↓	Geschädigter selbst reicht Klage gegen den Vertragspartner (Pflegeeinrichtung) und/oder die Pflegefachkraft ein. ↓
ggf. ■ Strafe (z. B. Geldstrafe, Freiheitsstrafe)	ggf. ■ Schadenersatz ■ Schmerzensgeld
Die persönliche Verantwortlichkeit für einen Schaden wird im Strafrecht genauso geprüft wie im zivilrechtlichen Rahmen.	In der Regel tritt die Betriebs- oder Berufshaftpflicht für den entstandenen Schaden ein (Ausnahme: Vorsatz).

Schaden jede unfreiwillige Verschlechterung, die jemand durch eine andere Person erleiden muss; dies kann eine Körperverletzung, seelische Belastung oder auch ein finanzieller Verlust sein

Vorsatz oder Fahrlässigkeit?

Bevor die Pflegende für den Sturz eines Pflegebedürftigen zur Verantwortung gezogen werden kann, muss das Gericht prüfen, ob überhaupt ein Tatbestand vorliegt, das bedeutet:

- Hat die Pflegende mit ihrem Handeln einen anderen Menschen geschädigt?
- Ist gegen ein geltendes Recht verstoßen worden?
- Hätte der Schaden verhindert werden können?
- Handelte die Pflegende vorsätzlich oder fahrlässig?

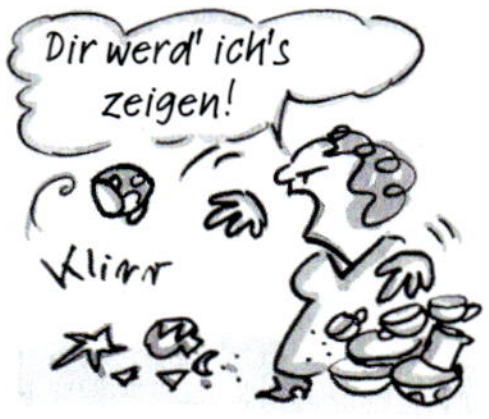

Vorsatz
Die Pflegeperson nimmt die Schädigung einer anderen Person wissentlich und bewusst in Kauf.

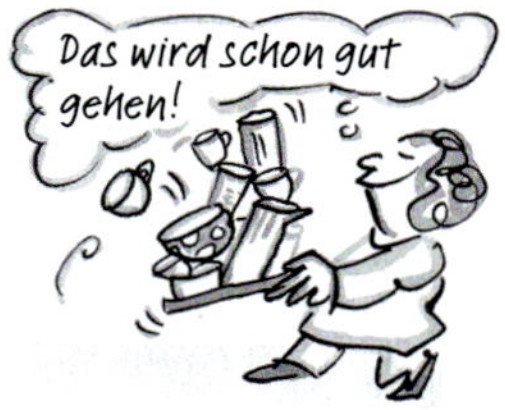

Fahrlässigkeit
Die Pflegende nimmt die Schädigung einer anderen Person durch wenig umsichtiges Handeln billigend in Kauf.

Schuldfähigkeit

Im Sinne des Gesetzes kann einer Person ihr Fehlverhalten nur dann vorgeworfen werden, wenn sie es zum Zeitpunkt der Tat einsehen konnte. Die Schuldfähigkeit einer Person ist fraglich, wenn sie zum Zeitpunkt der Tat

- jünger als 14 Jahre alt und damit strafunmündig war,
- unter Drogen (Medikamenten, Alkohol usw.) stand oder
- psychisch verändert und damit schuldunfähig war.

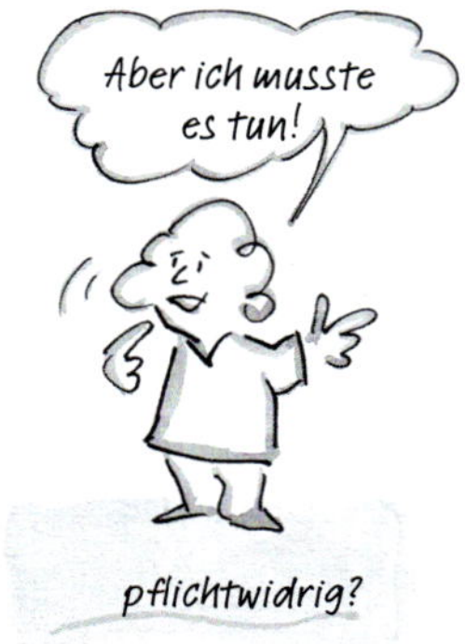

Strafe oder Rechtfertigung?

Wenn das Gericht zu der Einsicht kommt, dass dem Pflegebedürftigen durch die Pflegende ohne Rechtfertigungsgrund ↗ S. 156 ein Schaden entstanden ist, der einem Straftatbestand entspricht, so kommt es zu einer strafrechtlichen Verurteilung. Das Gericht kann z. B. folgende Strafen verhängen:

- Verwarnung
- Geldstrafe
- Freiheitsstrafe
- Maßregeln zur Sicherung und Besserung
- Führungsaufsicht
- Berufsverbot
- Unterbringung in einem psychiatrischen Krankenhaus

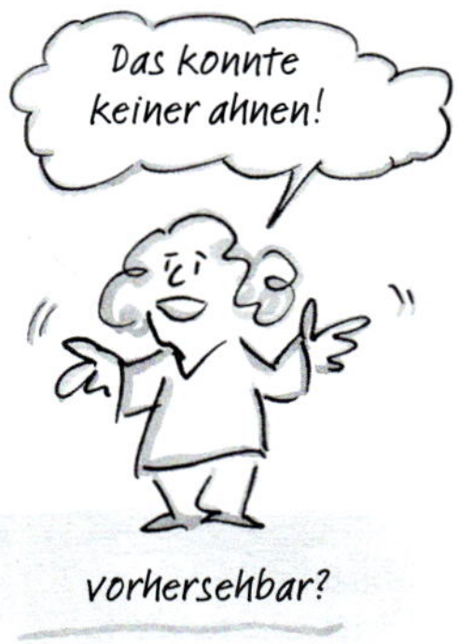

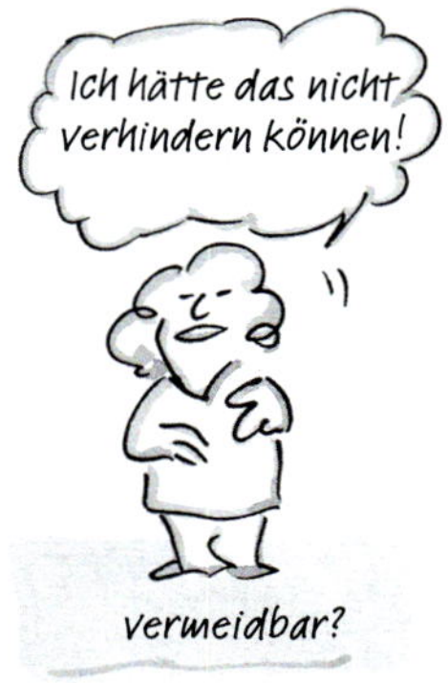

Fahrlässigkeit liegt vor, wenn pflichtwidrig gehandelt wurde oder der Schaden vorhersehbar oder vermeidbar war.

Gegen Strafen kann sich keiner versichern. Für eine Straftat haftet jeder ganz persönlich. Zusätzlich zu den vom Strafgericht verhängten Strafen kann der Arbeitgeber den Straftäter abmahnen oder kündigen.

Tatbestand Umstände menschlichen Handelns; dies ist im Zusammenhang mit der Tat zu verstehen, z. B. ist der Sturz an sich noch kein Tatbestand, das Handeln der Pflegenden jedoch, die u. U. eine pflegerische Maßnahme nicht sorgfältig durchgeführt hat, entspricht einem Tatbestand und kann die Voraussetzungen einer zivil- oder strafrechtlichen Norm erfüllen
Abmahnung schriftliche Aufforderung an den Arbeitnehmer, ein bestimmtes Verhalten zukünftig zu unterlassen

Unerlaubte Handlungen und Straftaten in der Pflege

Eine **unerlaubte Handlung** im Sinne des Zivilrechts (§ 823 BGB) liegt dann vor, wenn jemand einen anderen schuldhaft und unberechtigt schädigt. Eine Straftat liegt vor, wenn ein anderer rechtswidrig und schuldhaft geschädigt wird.

Rechtfertigungsgründe

Im Pflegealltag kommen häufig Tätigkeiten vor, die auf den ersten Blick wie unerlaubte Handlungen erscheinen. So könnte man jede Injektion ↗ S. 450 als eine Körperverletzung betrachten. Doch gibt es dafür so genannte Rechtfertigungsgründe:

- Einwilligung des einsichtsfähigen Patienten nach Aufklärung („aufgeklärte Einwilligung")
- eine mutmaßliche Einwilligung
- ein richterlicher Beschluss (z. B. bei Unterbringung in einer geschlossenen Einrichtung)
- Notwehr oder Nothilfe
- Pflichtenkollision bei zwei gleichwertigen Rechtsgütern

Mitunter kommt es vor, dass Patienten nicht mehr in der Lage sind, ihre aufgeklärte Einwilligung zu erteilen, z. B. bei einer Notoperation nach einem Verkehrsunfall. Dann ist der mutmaßliche Wille des Patienten zu ermitteln. Dabei kann das Befragen von Angehörigen und engen Bezugspersonen helfen.

Manche vorausschauende Menschen legen ihren Willen bereits für den Eintritt einer solchen Situation fest (Patientenverfügung) oder bevollmächtigen eine Person, Entscheidungen für sie zu treffen, falls sie es nicht mehr können.

Der Wille eines Pflegebedürftigen ist zu respektieren (Autonomie ↗ S. 126).

Straftatbestand	Paragraf	Beispiel für Tathandlung
Totschlag	§ 212 StGB	Patiententötung
Tötung auf Verlangen	§ 216 StGB	aktive Sterbehilfe
fahrlässige Tötung	§ 222 StGB	Tötung durch falsche Medikamentengabe
Körperverletzung	§ 223 StGB	Injektion eines Medikaments gegen den Willen einer Person
fahrlässige Körperverletzung	§ 229 StGB	Fallenlassen einer pflegebedürftigen Person beim Umlagern
Freiheitsberaubung	§ 239 StGB	Fixierung ans Bett
Misshandlung Schutzbefohlener	§ 223b StGB	boshaftes Schlagen eines Patienten
Verletzung von Privatgeheimnissen	§ 203 StGB	unbefugte Herausgabe von Patientendaten
Recht am eigenen Bild	§ 201a StGB	Veröffentlichung von Patientenfotos im Internet ohne Einwilligung
Urkundenfälschung u. Ä.	§ 267 StGB	nachträgliche Änderung der Pflegedokumentation
unterlassene Hilfeleistung	§ 323c StGB	nicht geleistete Erste Hilfe

Pflegerelevante Straftatbestände

Hinweis Der mutmaßliche Wille spielt in folgenden Fällen eine untergeordnete Rolle:
- Es wurde jemand bevollmächtigt, z. B. der Ehepartner.
- Eine beglaubigte Patientenverfügung liegt vor.
- Im Betreuungsfall entscheidet der Betreuer.
- Bei Minderjährigen gilt die elterliche Sorge.

Notwehr Befreiung aus einer Notsituation
Nothilfe Rettung eines anderen aus einer Notsituation
Rechtsgüter z. B. Gesundheit, körperliche Unversehrtheit Freiheit, Leben, Eigentum; ist z. B. die Gesundheit oder körperliche Unversehrtheit der Pflegenden durch tätliche Angriffe eines Pflegebedürftigen während der Pflege gefährdet, kann dieses Rechtsgut unter Umständen durch eine Fixierung, also eine Einschränkung der Freiheit des betreffenden Pflegebedürftigen, geschützt werden; dazu bedarf es jedoch einer richterlichen Anordnung.

Schweigepflicht

Was der Pflegende im Verlauf der Pflege und Betreuung über den Pflegebedürftigen erfährt, unterliegt der Schweigepflicht. Alle den Pflegebedürftigen betreffenden Daten sind streng vertraulich zu behandeln. Alle an der Pflege und Therapie Beteiligten müssen sich an diese Schweigepflicht halten, dürfen aber zum Zwecke der Behandlung und Pflege untereinander diese Informationen verwenden. So ist es z. B. notwendig, neue Untersuchungsergebnisse und Veränderungen den Mitpflegenden im Rahmen einer Übergabe zu übermitteln, da diese Informationen wichtig für die angemessene Pflege und Therapie sind. Auch das ärztliche Personal muss wichtige Entscheidungen mitteilen, um den optimalen Therapieerfolg zu gewährleisten. Es wäre jedoch eine grobe Verletzung der Schweigepflicht, solche Untersuchungsergebnisse anderen Pflegebedürftigen oder Angehörigen zu erzählen.

Die Verletzung der Schweigepflicht ist nach § 203 StGB (Verletzung von Privatgeheimnissen) strafbar.

Schweigepflicht

Folgende Informationen unterliegen der Schweigepflicht:

- Name des Pflegebedürftigen
- Tatsache, dass der Pflegebedürftige in Behandlung ist
- Krankheitsbild des Pflegebedürftigen
- Diagnose
- Therapie
- Prognose
- Geschehnisse des Privatlebens
- ungünstige Charaktermerkmale
- psychische Auffälligkeit
- berufliche, wirtschaftliche, finanzielle Verhältnisse

Hinweis In dringenden Fällen sind bestimmte Daten oder Sachverhalte von der Schweigepflicht ausgenommen. Dies ist z. B. der Fall wenn
– ein Pflegebedürftiger eine Straftat plant, die nur durch die Weitergabe dieser Information an die zuständigen Behörden (Polizei) verhindert werden kann oder
– ein Pflegebedürftiger eine meldepflichtige Erkrankung hat.

Körperverletzung

Der Tatbestand der Körperverletzung ist bei vielen Tätigkeiten in der Pflege erfüllt Rechtfertigungsgründe ↗ S. 156). Injektionen, Operationen und bestimmte Therapien sind Körperverletzungen und werden erst durch die Einwilligung des Pflegebedürftigen gerechtfertigt.

Bei herausforderndem Verhalten oder Noncompliance ist mitunter viel Verhandlungsgeschick und Fingerspitzengefühl der Pflegenden erforderlich, um die notwendigen Pflegetätigkeiten durchzuführen. Nur unter bestimmten Bedingungen ist es erlaubt, Zwangsmaßnahmen ↗ S. 158 zu ergreifen.

Körperverletzung ist per Gesetz (§ 233 StGB) definiert als körperliche Misshandlung und als Schädigung der Gesundheit. Der Tatbestand ist in der Pflege z. B. erfüllt, wenn durch unterlassene Prophylaxe- ↗ S. 238 und Pflegemaßnahmen ein Dekubitus ↗ S. 242 entsteht.

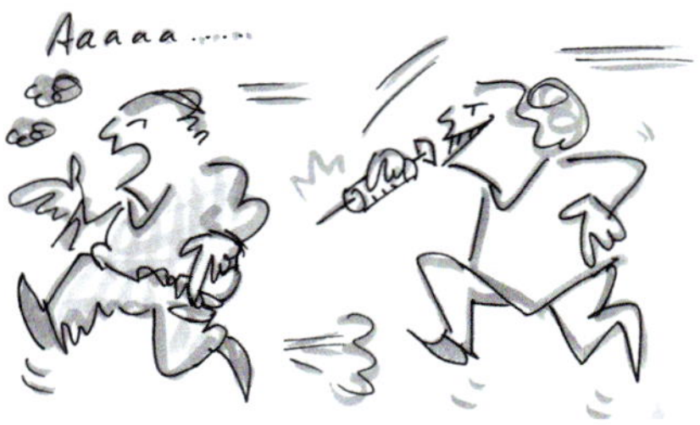

Hinweis Eine Tätigkeit, die eine Einwilligung des Pflegebedürftigen voraussetzt, darf nicht gegen dessen Willen vollzogen werden. Lehnt ein Pflegebedürftiger eine Injektion ab, ist diese zu unterlassen.

Compliance Bereitschaft des Pflegebedürftigen, an der Therapie und Pflege mitzuwirken, um das bestmögliche Behandlungsergebnis zu erzielen; das Gegenteil, also die Verweigerung der Mitwirkung an Therapie und Pflege wird als Noncompliance bezeichnet

Freiheitsentziehung und Fixierung

Die Freiheitsentziehung im Pflegefall ist eines der am häufigsten versteckt stattfindenden Delikte. Sie ist nicht nur gegeben bei der Fesselung eines Pflegebedürftigen oder der Unterbringung in einer geschlossenen psychiatrischen Abteilung. Als Freiheitsentziehung gelten auch

- hochgezogene Bettgitter ohne ärztliche Anordnung oder Einwilligung des Pflegebedürftigen,
- absichtlich verstellte Türen, die Pflegebedürftige am Verlassen des Zimmers oder des Wohnbereiches hindern,
- Sicherheitsdecken, die das Verlassen des Bettes verhindern (ohne Einwilligung bzw. ärztliche Anordnung),
- das Verstecken oder Wegstellen der Schuhe oder Mobilitätshilfen sowie
- das Abmontieren der Türklinken.

Es ist von großer Wichtigkeit, die im Grundgesetz (↗ S. 152) verankerte **Freiheit** der Person zu respektieren, die es ihr erlaubt, jeden zulässigen Ort ihrer Wahl zu betreten, dort zu bleiben oder diesen wieder zu verlassen.

Grundsätzlich muss jede freiheitsentziehende Maßnahme gerechtfertigt werden (Rechtfertigung ↗ S. 156). Davon sind z. B. betroffen:

- **Fixierungen** am Bett mittels Gurten
- das Anbringen von Bettgittern
- die Unterbringung in geschlossenen Einrichtungen

Bei der geschlossenen Unterbringung gegen den Willen des Pflegebedürftigen (Zwangseinweisung) bedarf es zusätzlich eines richterlichen Beschlusses durch das Betreuungsgericht. Genauso verhält es sich bei Fixierungen, die länger als 24 Stunden eingesetzt werden sollen. In diesem Fall muss der anordnende Arzt dem Betreuungsgericht begründen, warum eine Fixierung weiterhin notwendig ist.

Hinweis Jede Fixierung bedarf eines schriftlichen Protokolls sowie der kontinuierlichen Überwachung durch das Pflegepersonal.

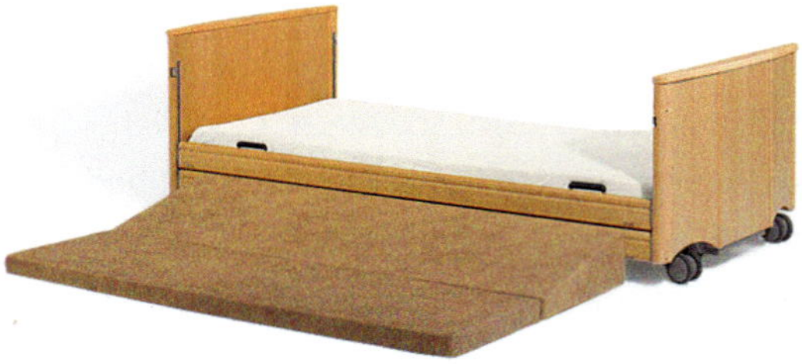

Eine Sturzmatte ist eine sturzprophylaktische Maßnahme, die das Recht auf Freiheit respektiert.

Hinweis Ein besonderes Problem ergibt sich bei Menschen mit Demenz oder Bewohnern mit starkem Bewegungsdrang, die sich verlaufen könnten. Insbesondere bei diesen Pflegebedürftigen müssen geeignete Lösungen gefunden werden, die nicht die Freiheit der Person einschränken und dennoch die Person vor Schaden bewahren.

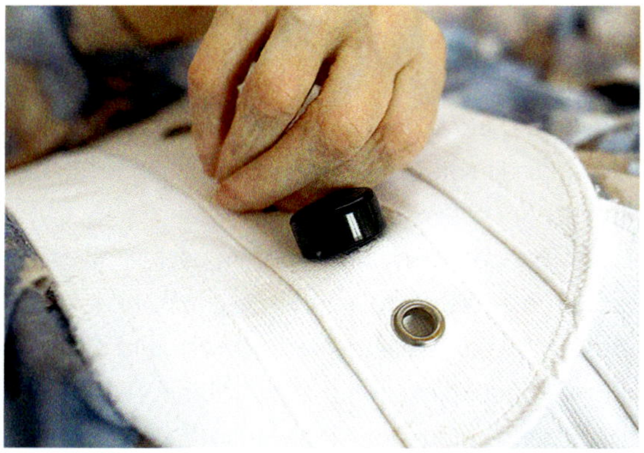

Fixierung eines Menschen mit Bauchgurt

www.bfarm.de
>Medizinprodukte
>Informationen über Risiken
>Empfehlungen des BfArM
>Stellungnahme zu Fixierungssystemen
Her finden Sie eine Stellungnahme des Bundesinstituts für Arzneimittel und Medizinprodukte zum Fixieren mit Bauchgurten.

Delikt Vergehen, Straftat

Delegation ärztlicher und pflegerischer Tätigkeiten

Delegation

Die Ausführung bestimmter ärztlicher Tätigkeiten kann auf Angehörige anderer Berufsgruppen übertragen werden. Einige Beispiele dafür sind

- die Gabe von Medikamenten und Injektionen,
- das Anlegen von Verbänden,
- die Entfernung von Nahtmaterial,
- Blutentnahmen.

Die **Delegation von Pflegetätigkeiten** kann auch von Pflegefachkräften auf Auszubildende oder Pflegehilfskräfte erfolgen.

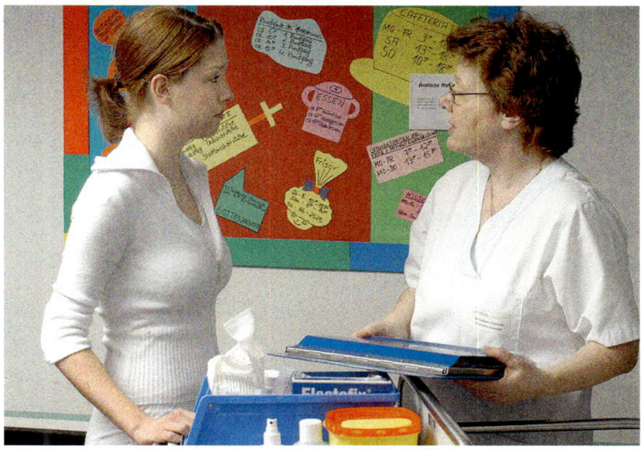

Eine Pflegefachkraft überträgt einer Lernenden eine Tätigkeit.

Anordnungsverantwortung

Eine Person, die eine Aufgabe **delegiert**, muss dabei verschiedene Dinge beachten:

Die Person, die die Aufgabe ausführen soll, muss für die Aufgabe **fachlich geeignet** sein. Die fachliche Eignung ergibt sich aus dem erlernten Beruf, der Qualifikation und der Erfahrung der Ausführenden.

Die Aufgabe muss **zumutbar** sein. Manche Aufgaben erscheinen unkompliziert oder sogar einfach, beinhalten aber verdeckte Risiken, die der Ausführende kennen muss. So scheint z. B. die Insulininjektion mit einem Pen eine einfache Fertigkeit zu sein, setzt jedoch Kenntnisse der erwünschten und unerwünschten Wirkungen des Medikaments Insulin voraus.

Die **Zustimmung** des betroffenen Pflegebedürftigen ist notwendig. Die Anordnung muss **genau** sein. Im Falle der Verordnung eines Medikaments ↑ S. 449 müssen zum Beispiel folgende Informationen enthalten sein:

- **Wer:** Pflegebedürftiger (mindestens Name und Geburtsdatum)
- **Was:** Medikament
- **Wie viel:** Dosierung
- **Wie:** Verabreichungsform
- **Wann und wie lange:** Verabreichungsintervall (ggf. Uhrzeiten), Zeitraum der Verabreichung

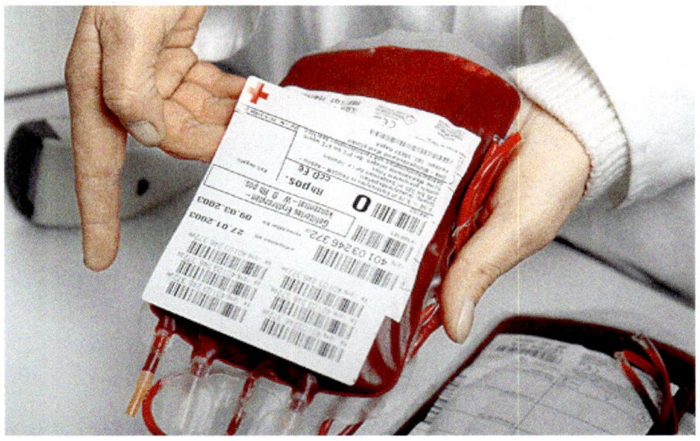

Bluttransfusionen dürfen nicht an Pflegende delegiert werden.

Hinweis In der ambulanten sowie stationären Pflege kommt es häufig zu telefonischen Anordnungen der Ärzte. In diesem Fall ist die telefonische Anordnung genau zu dokumentieren und nachträglich eine schriftliche Anordnung in der Dokumentation vom verordnenden Arzt zu besorgen. Die Verantwortlichkeiten gelten wie bei der mündlichen oder schriftlichen Anordnung.

Kontrollverantwortung

Der Delegierende ist ebenfalls dafür verantwortlich zu kontrollieren, dass die übertragene Aufgabe der Anordnung entsprechend durchgeführt wurde. Die Kontrolle erfolgt u. a. mit Hilfe der Pflegedokumentation ↑ S. 74.

Übernahme- und Ausführungsverantwortung

Wenn Ihnen eine Aufgabe übertragen wird, tragen Sie die Übernahmeverantwortung. Um zu entscheiden, ob Sie diese Verantwortung übernehmen, sollten Sie sich die folgenden vier Fragen stellen:

- Bin ich fachlich geeignet?
- Traue ich mir die Aufgabe zu?
- Ist die Aufgabe nicht strafbar?
- Stehe ich nicht mit meinem Gewissen in Konflikt?

Wenn alle vier Fragen bejaht werden können, handelt es sich wahrscheinlich um eine Aufgabe, die übernommen werden kann.

Eine Aufgabe, die ein Arzt oder eine vorgesetzte Pflegekraft erteilt, kann aus folgenden Gründen verweigert werden:

- Es ist erkennbar, dass es sich um eine fachlich falsche Anordnung handelt.
- Die Aufgabe führt zur Überlastung des Ausführenden oder er ist dazu körperlich nicht in der Lage (Krankheit).

Die Weigerung muss jedoch erfolgen, bevor Sie die Aufgabe durchführen (Remonstrationspflicht). Wenn Sie die Aufgabe übernehmen, so tragen Sie auch die Übernahmeverantwortung, d. h., Sie haften für einen möglicherweise entstehenden Schaden.

Hinweis Im Haftungsrecht ↑ S. 154 wird auf die individuelle Befähigung der Pflegenden geachtet, d. h., es wird genau geprüft, ob eine Pflegekraft persönlich zu einer Handlung berechtigt und befähigt war.

Das Ausführen einer übertragenen Tätigkeit muss stets nach dem aktuellen fachlichen Standard und nach bestem Können des Ausführenden geschehen.

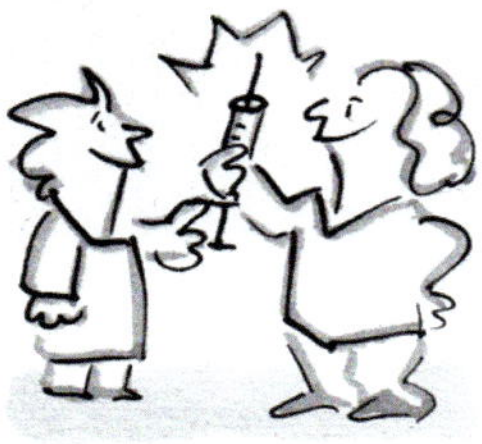

Anordnung

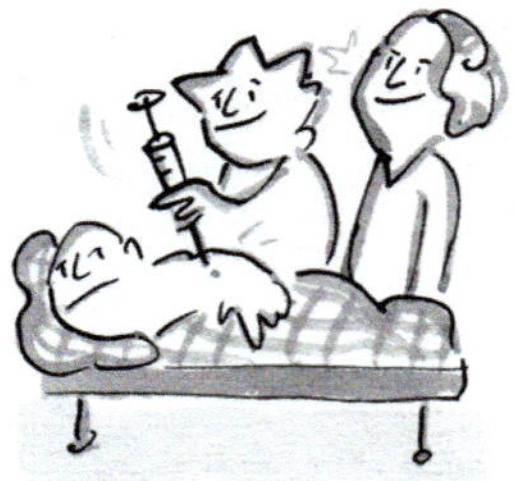

Kontrolle

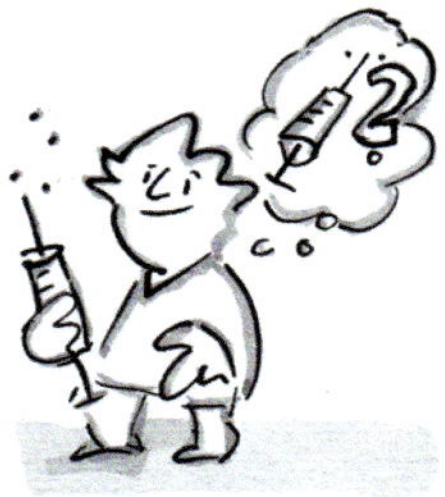

Übernahme

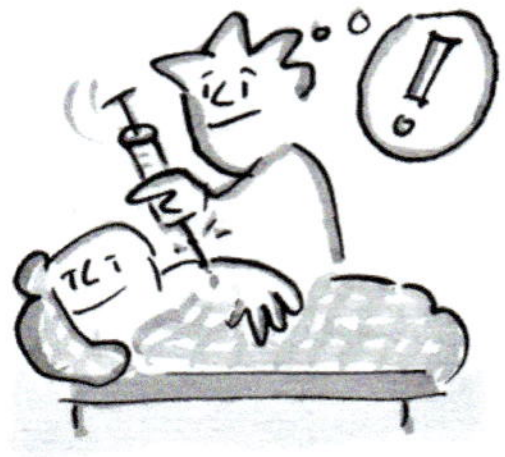

Ausführung

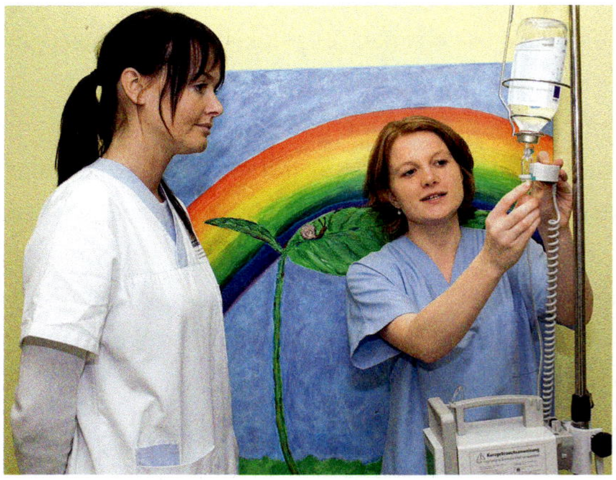

Jede Tätigkeit, die übernommen wird, muss auch beherrscht werden.

Dokumentation als Nachweis in haftungsrechtlichen Angelegenheiten

Sorgfaltspflicht

Pflegende haben eine Sorgfaltspflicht für die Pflegehandlungen, die sie erbringen. Dazu gehört auch die zeitnahe Dokumentation der Pflegehandlungen.

Pflegefachkräfte müssen diese sorgfältige Handhabe ihrer Tätigkeiten alleinverantwortlich erbringen. Im Falle eines Schadens, der zu einer zivil- oder strafrechtlichen Klage führt, müssen sie begangene Fehler selbst verantworten. Dies gilt im Rahmen der Durchführungsverantwortung auch für Pflegeassistentinnen.

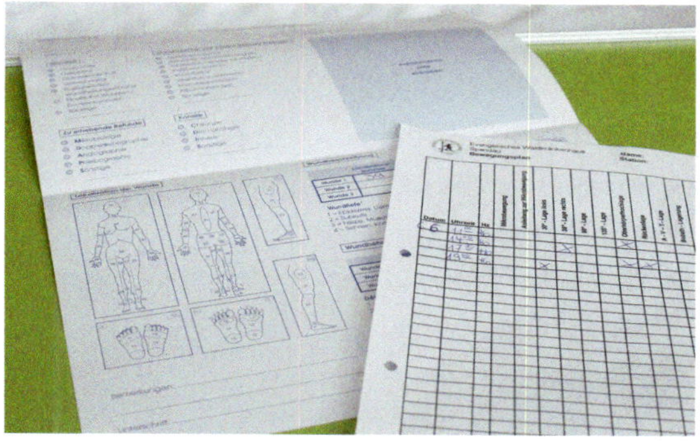

Pflegehandlungen werden schriftlich dokumentiert.

Umgekehrte Beweislast

In Prozessen, in denen verhandelt wird, ob ein grober Pflegefehler vorliegt, muss die beklagte Einrichtung oder die Pflegende nachweisen, dass der Schaden (z. B. Dekubitus) trotz sach- und fachgerechter Pflege entstanden ist. Das nennt man umgekehrte Beweislast.

Umgekehrte Beweislast bedeutet somit, dass nicht wie sonst im Strafrecht der Kläger, z. B. die Staatsanwaltschaft, eine Schuld nachweisen muss.

Expertenstandards

Anhand von Pflegestandards lässt sich in der Dokumentation nachvollziehen, welche Maßnahmen ergriffen wurden. Seit der Pflegereform 2008 gelten verbindliche Expertenstandards in der Pflege. Die Inhalte müssen in die tägliche Pflegearbeit übernommen werden. So schreibt z. B. der „Expertenstandard Dekubitusprophylaxe in der Pflege" bestimmte Maßnahmen vor, die zur Ermittlung des Risikos und zur Prophylaxe eines Druckgeschwürs umgesetzt werden müssen. Die Anwendung der entsprechenden Maßnahmen muss in der Dokumentation ersichtlich sein.

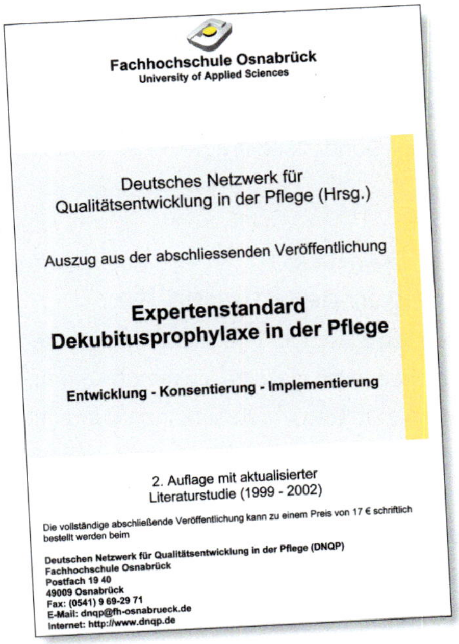

Fachhochschule Osnabrück
University of Applied Sciences

Deutsches Netzwerk für Qualitätsentwicklung in der Pflege (Hrsg.)

Auszug aus der abschliessenden Veröffentlichung

Expertenstandard Dekubitusprophylaxe in der Pflege

Entwicklung - Konsentierung - Implementierung

2. Auflage mit aktualisierter Literaturstudie (1999 - 2002)

Die vollständige abschließende Veröffentlichung kann zu einem Preis von 17 € schriftlich bestellt werden beim

Deutschen Netzwerk für Qualitätsentwicklung in der Pflege (DNQP)
Fachhochschule Osnabrück
Postfach 19 40
49009 Osnabrück
Fax: (0541) 9 69-29 71
E-Mail: dnqp@fh-osnabrueck.de
Internet: http://www.dnqp.de

Der Expertenstandard Dekubitusprophylaxe stammt in seiner aktuellen Version aus dem Herbst 2010.

www.dnqp.de
Auf der Webseite des Deutschen Netzwerks für Qualitätsentwicklung in der Pflege (DNQP) finden Sie die bisher vorliegenden Expertenstandards.

Berufsrecht

Grundlagen

Mit dem Begriff Berufsrecht bezeichnet man übergreifend verschiedene Gesetze, die die Berufsausübung, z. B. der Pflegeberufe, betreffen. Diese Gesetze regeln u. a.:

- Zugangsvoraussetzungen zur Ausbildung
- Ausbildungsinhalte
- Prüfungen während und zum Abschluss der Ausbildung
- Berufsbezeichnung
- Zuständigkeiten für die Ausbildung
- Berufsausübung, d. h., mit welcher Qualifikation dürfen welche Aufgaben übernommen werden, was gehört zu den Hauptaufgaben des Berufes?

Für die Fachkräfte im Pflegebereich regeln diese Punkte das Altenpflegegesetz ↗ S. 119 und das Krankenpflegegesetz ↗ S. 119. Sie sind Bundesgesetze, d. h., dass sie über die Bundesländer hinaus auf Bundesebene gelten.

Ausbildung in der Pflegehilfe

Für die Pflegefachhilfe oder Pflegeassistenz gibt es keine bundeseinheitlichen Gesetze. Zuständigkeiten, Ausbildungsinhalte, Zugangsvoraussetzungen und auch die Berufsbezeichnung regelt jedes Bundesland einzeln für sich.

Teilweise werden die Pflegeassistentinnen rein schulisch ausgebildet und machen dazu unbezahlte Praktika. Die schulische Ausbildung muss die Bestimmungen des Berufsbildungsgesetzes (BBiG) berücksichtigen. Anderenorts erfolgt die Ausbildung nach dem dualen System ↗ S. 50 mit einem entsprechenden Ausbildungsvertrag.

Nähere Informationen zu den konkreten Regelungen in Ihrem Bundesland können Sie bei der Berufsberatung der örtlichen Arbeitsagenturen oder bei den einzelnen Ausbildungseinrichtungen erfragen.

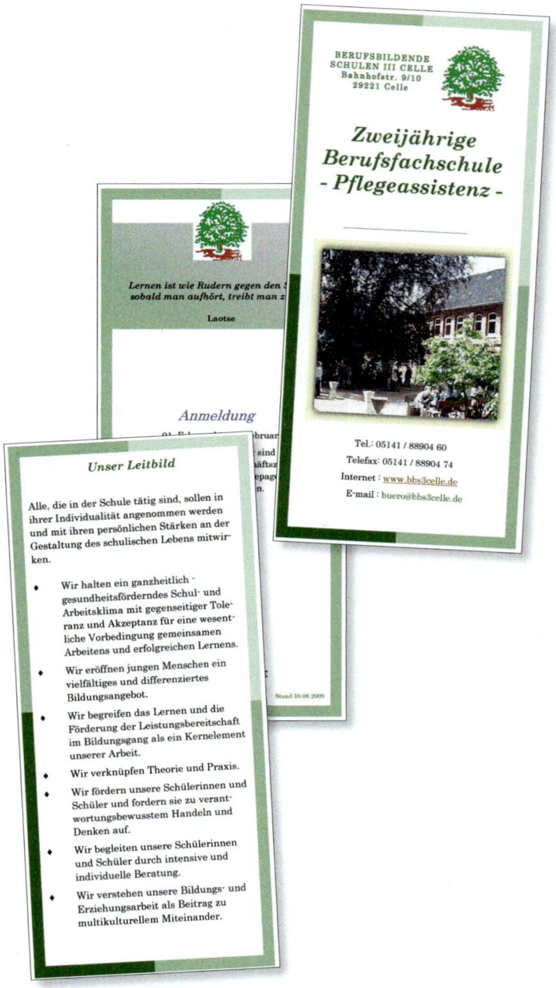

Ausbildungen zur Pflegeassistenz können an einer Schule oder in einem Betrieb stattfinden.

Hinweis Wenn Sie nahe an der Grenze zu einem anderen Bundesland leben, kann es lohnenswert sein, sich darüber zu informieren, ob die dortigen Ausbildungsbedingungen besser zu Ihren Vorstellungen passen.

www.arbeitsagentur.de
Die Arbeitsagenturen vor Ort geben Auskunft über die im eigenen Bundesland geltenden Ausbildungsregelungen.

Berufsbezeichnung

Die Titel Altenpfleger, Heilerziehungspfleger oder Gesundheits- und Krankenpfleger sind gesetzlich geschützte Titel. Es darf sich also nur so nennen, wer auch eine entsprechende Ausbildung absolviert und eine staatliche Prüfung abgelegt hat.

Die Berufsbezeichnungen in den Pflegeassistenzberufen ↗ S. 51 sind vielfältig und in den meisten Fällen nicht gesetzlich geschützt.

Weitere berufsrelevante Vorschriften

Es gibt neben den eigentlichen Berufsgesetzen zahlreiche Gesetze, die die Berufsausübung in der Pflege beeinflussen. Die Einhaltung dieser Gesetze ist unentbehrlich für eine erfolgreiche Berufsausübung. Die Nichtbefolgung dieser Gesetze kann unter Umständen sogar zur Aberkennung eines geschützten Berufstitels führen.

Eines dieser berufsrelevanten Gesetze ist das Infektionsschutzgesetz (IfSG ↗ S. 424). Es enthält u. a. Hygienevorschriften, die dem Zweck dienen, eine Verbreitung ansteckender Erkrankungen zu verhindern. Hält sich eine Pflegeperson nicht an diese Vorschriften, so kann es zu einer schuldhaften Verbreitung von Keimen (z. B. MRSA, ↗ S. 418) kommen.

Ein weiteres Gesetz ist das Medizinproduktegesetz (MPG). Es regelt den Umgang, die Herstellung, den Handel und den Betrieb mit Medizinprodukten. Medizinprodukte sind zumeist Gegenstände, die zur Therapie oder Diagnostik verwendet werden, z. B.:

- Spritzen
- Kanülen
- Katheter
- Pflegebetten
- Infusionsständer
- Hörgeräte
- Gehstützen

Medizinprodukte sind abzugrenzen von Medikamenten ↗ S. 446, da sie den Stoffwechsel nicht beeinflussen. Medizinprodukte wirken eher mechanisch-physikalisch auf die Körperfunktionen ein.

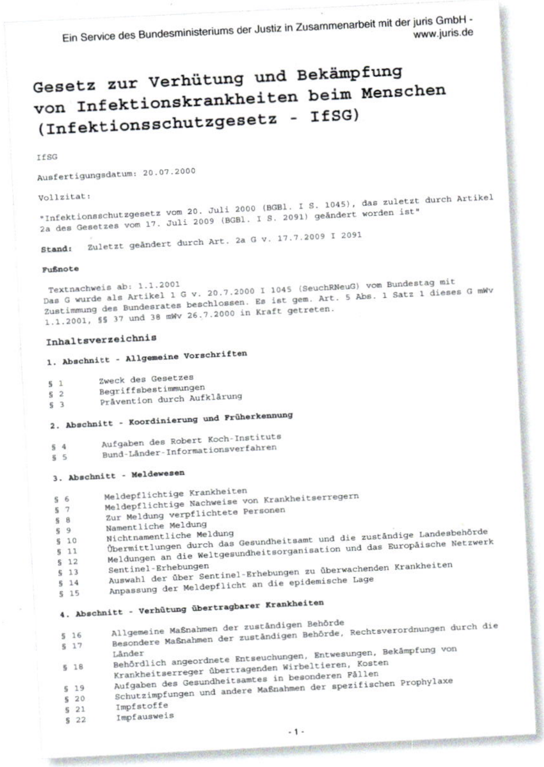

Ein Service des Bundesministeriums der Justiz in Zusammenarbeit mit der juris GmbH - www.juris.de

Gesetz zur Verhütung und Bekämpfung von Infektionskrankheiten beim Menschen (Infektionsschutzgesetz - IfSG)

IfSG

Ausfertigungsdatum: 20.07.2000

Vollzitat:

"Infektionsschutzgesetz vom 20. Juli 2000 (BGBl. I S. 1045), das zuletzt durch Artikel 2a des Gesetzes vom 17. Juli 2009 (BGBl. I S. 2091) geändert worden ist"

Stand: Zuletzt geändert durch Art. 2a G v. 17.7.2009 I 2091

Fußnote

Textnachweis ab: 1.1.2001
Das G wurde als Artikel 1 G v. 20.7.2000 I 1045 (SeuchRNeuG) vom Bundestag mit Zustimmung des Bundesrates beschlossen. Es ist gem. Art. 5 Abs. 1 Satz 1 dieses G mWv 1.1.2001, §§ 37 und 38 mWv 26.7.2000 in Kraft getreten.

Inhaltsverzeichnis

- 1 -

Das Infektionsschutzgesetz ist ein Beispiel für ein in der Pflege berufsrelevantes Gesetz.

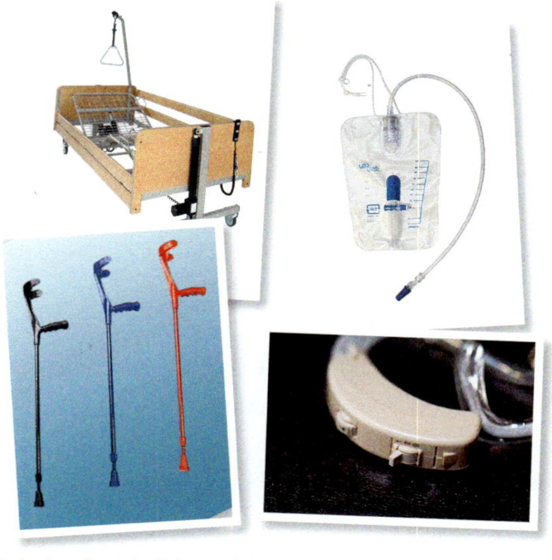

Beispiele für Medizinprodukte

Hinweis Das MPG enthält z. B. genaue Vorschriften über den Umgang mit Sterilgut. Im Pflegealltag muss es regelmäßig kontrolliert und sorgfältig gehandhabt werden, da die Anwendung unsteriler Materialien eine Gefährdung für die Pflegebedürftigen darstellen kann. Ein aus der Nichtbeachtung entstandener Schaden des Pflegebedürftigen ist strafbar (Fahrlässigkeit ↗ S. 155).

Arbeitsrecht

Das Arbeitsrecht regelt das Verhältnis zwischen dem einzelnen Arbeitnehmer und dem Arbeitgeber (**Individualarbeitsrecht**) sowie zwischen Gruppen oder Zusammenschlüssen von Arbeitnehmern und Arbeitgebern (**Kollektivarbeitsrecht**), z. B. zwischen Gewerkschaften und Arbeitgebervereinigungen.

Arbeitsrechtliche Gesetze und Verordnungen

Individualarbeitsrecht

- Recht des Arbeitsverhältnisses
  - Entgeltfortzahlungsgesetz
  - Bundesurlaubsgesetz
  - Kündigungsschutzgesetz
  - Berufsbildungsgesetz
- Arbeitsschutzrecht
  - Arbeitsschutzgesetz
  - Arbeitszeitgesetz
  - Mutterschutzgesetz
  - Jugendarbeitsschutzgesetz
  - Schwerbehindertenrecht (in SGB IX)
  - Arbeitsstättenverordnung

Kollektivarbeitsrecht

- Tarifrecht
  - Tarifvertragsgesetz
- Betriebsverfassungsrecht
  - Betriebsverfassungsgesetz
  - Bundespersonalvertretungsgesetz
  - Mitarbeitervertretungsgesetz

nach: Thomas Kue: Rechtskunde. *Das Recht der Pflege alter Menschen*, 7. Auflage, Vincentz Verlag, Hannover 2001, S. 499

Arbeitsvertrag

Ein Arbeitsvertrag lässt sich mit einem Kaufvertrag vergleichen. Ein Arbeitnehmer verkauft gewissermaßen seine Arbeitskraft an einen Arbeitgeber.

Der Arbeitgeber kann eine natürliche Person (Einzelperson) oder eine juristische Person sein, z. B. eine Firma, ein Krankenhauskonzern oder auch der Staat. Ausbildungs- und Arbeitsverträge gründen sich auf zahlreiche Gesetze und Verordnungen, auf Betriebsvereinbarungen, Tarifverträge und auf die für den jeweiligen Beruf gültigen Gesetze.

Grundsätzlich dürfen Arbeitgeber Arbeitsverträge zu Gunsten des Arbeitnehmers verändern, sie dürfen das in Tarifverträgen oder Schutzgesetzen festgelegte Mindestmaß jedoch nicht unterschreiten.

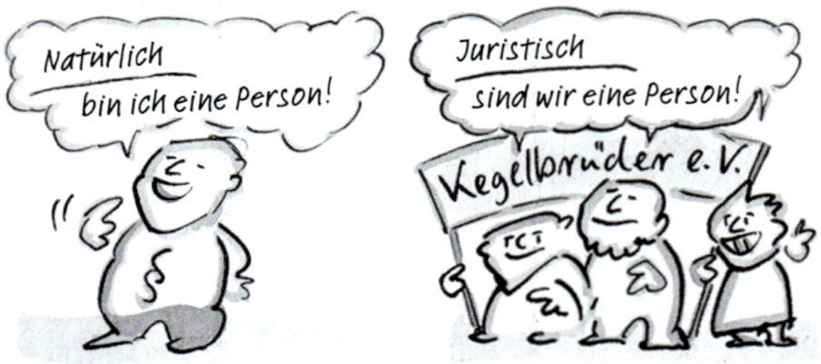

Im Arbeitsvertrag ist u. a. Folgendes festgelegt:

- die wöchentliche Arbeitszeit
- der monatliche Arbeitslohn (brutto)
- Zuschläge für besondere Dienstzeiten, z. B. für Nacht- oder Wochenenddienst
- Urlaub
- Pausen- und Überstundenregelungen

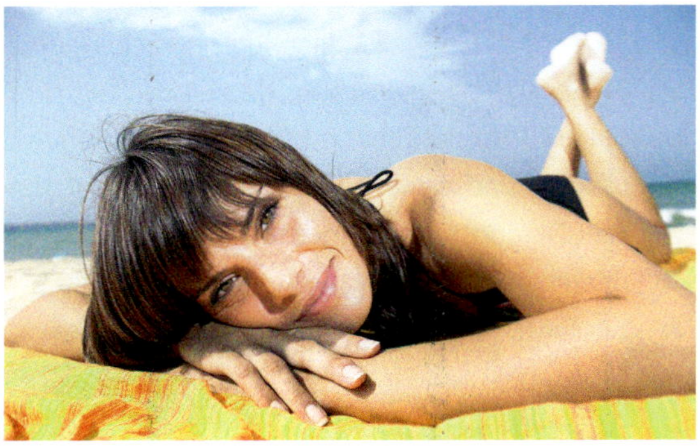

Urlaub ist Erholungszeit.

Ausbildungsverträge unterliegen meist Befristungen für die Ausbildungsdauer. Der Ausbildungsvertrag verlängert sich ggf. um eine gewisse Zeit, falls Prüfungen nicht bestanden wurden und wiederholt werden müssen. Möchte ein Auszubildender nach der Ausbildung in den Betrieb übernommen werden, muss ein neuer Vertrag geschlossen werden.

Als natürliche Personen werden Menschen im Recht bezeichnet. Eine natürliche Person ist Träger von Rechten und Pflichten. Juristische Personen sind Personenvereinigungen, die auf Grund des Gesetzes Träger von Rechten und Pflichten sind, wie z. B. ein Verein, eine Firma oder eine Aktiengesellschaft. Ein Tarifvertrag ist ein zwischen den Tarifvertragsparteien (i. d. R. Gewerkschaften und Arbeitgebervertretung) abgeschlossener Vertrag über Arbeitsbedingungen, Entlohnung, Arbeitszeiten. Nicht jeder Arbeitgeber ist an Tarifverträge gebunden.

Mindestlohn

Seit August 2010 gilt für die Pflegeberufe ein gesetzlicher Mindestlohn. Sollte also ein Arbeitgeber weniger bezahlen, macht er sich strafbar. Der gesetzliche Mindestlohn pro Stunde liegt bei 8,50 Euro in den westdeutschen Bundesländern und Berlin sowie in Ostdeutschland bei 7,50 Euro. Ab Januar 2012 und ab Juli 2013 werden die Sätze um jeweils 25 Cent pro Stunde angehoben.

Kündigung

Im Arbeits- bzw. Ausbildungsvertrag wird i. d. R. eine Probezeit von einigen Monaten vereinbart. Innerhalb dieser Probezeit können sowohl Arbeitnehmer (Auszubildender) als auch Arbeitgeber den Ausbildungs- oder Arbeitsvertrag ohne Angabe von Gründen kündigen. Nach der Probezeit gelten die vertraglich vereinbarten Fristen bzw. die gesetzlichen Kündigungsfristen für die Beendigung des Arbeitsverhältnisses durch den Arbeitnehmer.

Der Arbeitgeber kann jedoch nur mit wichtigem Grund den Ausbildungs- oder Arbeitsvertrag kündigen. Zu diesen wichtigen Gründen gehören z. B.

- Delikte wie Diebstahl oder Tätlichkeiten,
- Verstoß gegen die Schweigepflicht oder Verletzung von Betriebsgeheimnissen,
- wiederholte Verstöße gegen die Sorgfaltspflicht (nach schriftlichen Abmahnungen) sowie
- Nichteinhaltung der Arbeitnehmerpflichten.

Ein Arbeitsvertrag endet neben der Beendigung durch Kündigung auch durch

- Eintritt des Rentenalters,
- Tod des Arbeitnehmers,
- Aufhebungsvertrag sowie
- automatisch bei Befristungen.

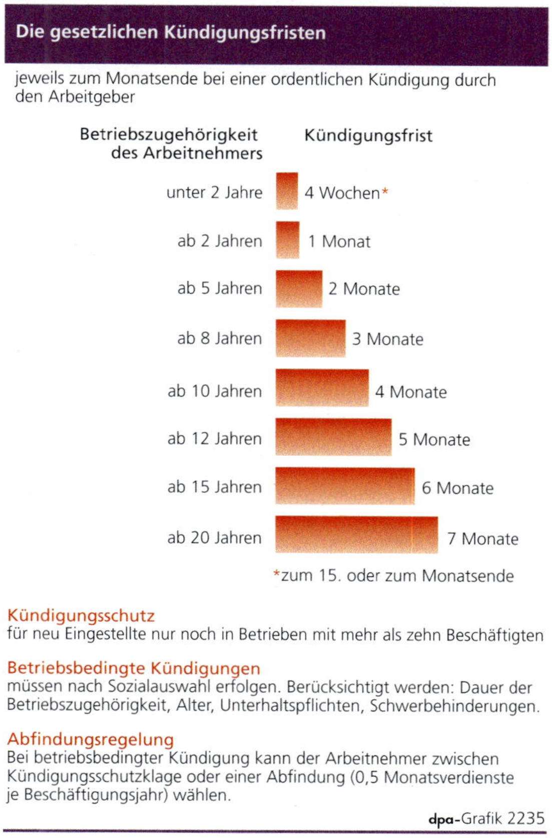

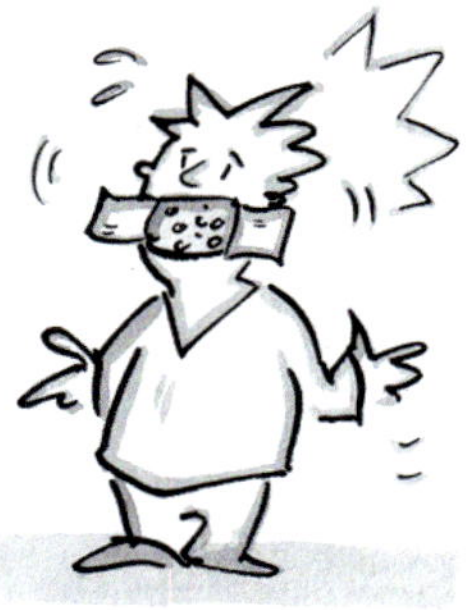

Ein Verstoß gegen die Schweigepflicht kann zu einer Kündigung führen.

Rechte und Pflichten des Arbeitnehmers und des Arbeitgebers

Grundsätzlich gehört zu den Arbeitnehmerpflichten die Pflicht, die geforderte Arbeit zu erbringen (Arbeitspflicht). **Arbeitnehmer** müssen die Anweisungen Vorgesetzter befolgen und die Betriebsvorschriften einhalten. Sie müssen das Arbeitssoll und die Arbeitszeiten erfüllen. Hinzu kommen in der Pflege Nebenpflichten, z. B. die Schweige- und Sorgfaltspflicht.

Im Falle einer Krankheit, die die Arbeitsleistung vorübergehend mindert, ist diese in geeignetem Maße nachzuweisen. Üblich ist, sich bei Beginn der Krankheit rechtzeitig **krankzumelden** und am dritten Tag unaufgefordert eine Arbeitsunfähigkeitsbescheinigung (Krankschreibung eines Arztes) vorzulegen.

Der **Arbeitgeber** ist zur Einhaltung zahlreicher Gesetze und Vorschriften verpflichtet, z. B. des Jugendarbeitsschutzgesetzes ↗ S. 99, des **Mutterschutzgesetzes** ↗ S. 99 oder der Unfallverhütungsvorschriften ↗ S. 99. Hinzu kommen

- die Pflicht, das vereinbarte Arbeitsentgelt zu zahlen,
- die Pflicht zur Gleichbehandlung aller Arbeitnehmer und
- Nebenpflichten, die sich aus der Art des Betriebes ergeben, z. B. die Bereitstellung geeigneter Umkleideräume.

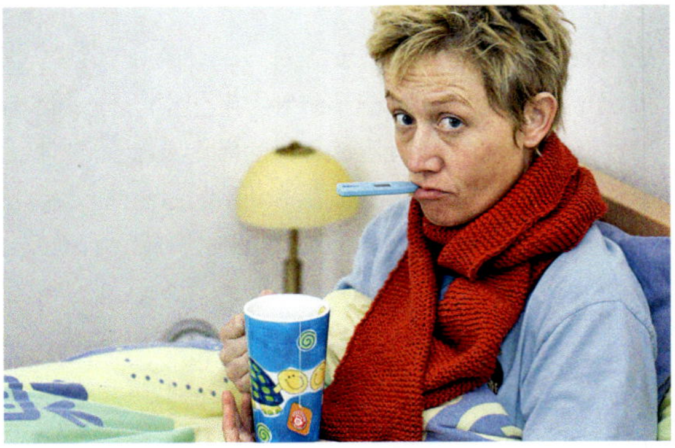

Besonders in der Pflege ist rechtzeitig, unter Umständen bis zu 24 Stunden vor Dienstbeginn, die Krankmeldung einzureichen, damit noch Zeit ist, einen geeigneten Ersatz für die Pflege zu organisieren. Dafür gibt es keine gesetzliche Grundlage, doch ist dies mitunter in einer Betriebsvereinbarung geregelt.

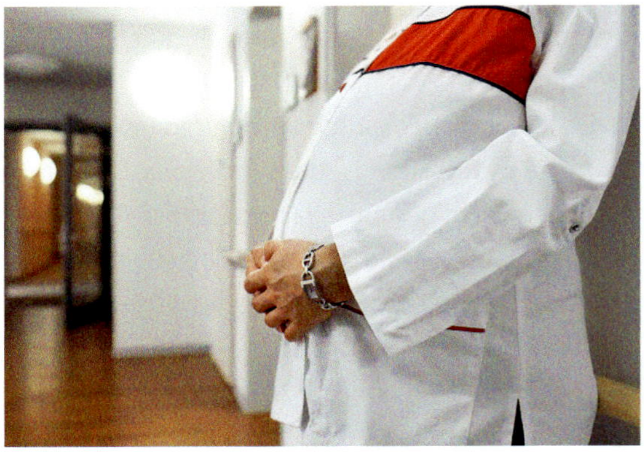

Die Bestimmungen des Mutterschutzgesetzes müssen von jedem Arbeitgeber eingehalten werden.

Gleichbehandlung

Das Allgemeine Gleichbehandlungsgesetz, das auch als Antidiskriminierungsgesetz bezeichnet wird, soll Menschen stärken und schützen, die evtl. einer Benachteiligung durch Arbeitgeber oder andere Privatpersonen ausgesetzt sind. Insbesondere darf niemand benachteiligt werden auf Grund von

- Herkunft (Ethnie),
- Religion oder Weltanschauung,
- Geschlecht,
- Alter,
- Behinderung oder
- sexueller Orientierung.

Hinweis Durch das Allgemeine Gleichbehandlungsgesetz sollen Arbeitnehmer und Privatpersonen arbeits- und zivilrechtliche Ansprüche bei Diskriminierung erhalten. Das bedeutet, sie können z. B. einen Arbeitgeber oder auch einen Vermieter verklagen, wenn offensichtlich ist, dass sie einen Arbeits- oder Mietvertrag nicht erhalten auf Grund etwa ihrer Religion oder sexuellen Orientierung.

Mitbestimmung im Betrieb durch Arbeitnehmervertreter

Ab einer bestimmten Betriebsgröße haben die Mitarbeiter eines Betriebes das Recht, eine **Arbeitnehmervertretung** zu gründen, die aus wahlfähigen Mitgliedern der Belegschaft gewählt wird. Führungskräfte dürfen sich nicht in die Arbeitnehmervertretung wählen lassen.

Im öffentlichen Dienst heißt die Arbeitnehmervertretung Personalrat, in privaten Betrieben Betriebsrat.

Betriebsrat und Personalrat haben zwar verschiedene gesetzliche Grundlagen, doch sind beide für die Mitbestimmung sozialer und personeller Fragen im Betrieb zuständig. Das heißt, Entscheidungen dürfen in diesen sozialen und personellen Fragen nur mit Zustimmung des Betriebsrates getroffen werden. Dies betrifft z. B.:

- Betriebsordnung
- Betriebsvereinbarungen
- Beginn und Ende der Arbeitszeit
- Entlohnungsfragen und -grundsätze
- Einstellungen
- Einführung von Einrichtungen zur Kontrolle der Kündigungen
- Urlaubsgrundsätze
- Umsetzungen von Arbeitnehmern (z. B. auf andere Dienstposten)

Der Betriebsrat hat außerdem die Pflicht, Einigungen zwischen Arbeitnehmern und Arbeitgeber zu verhandeln. Er hat zudem ein Mitwirkungsrecht bei **wirtschaftlichen Entscheidungen**, die die Belegschaft betreffen. Mitwirkungsrecht heißt, dass der Betriebsrat zwar nicht über die wirtschaftlichen Entscheidungen mitbestimmen darf, aber über die Verfahrensweisen z. B. bei Betriebsvergrößerung oder -verkleinerung.

ver.di

Vereinte Dienstleistungsgewerkschaft

Ver.di ist die größte Gewerkschaft, die Pflegekräfte und andere Dienstleistende vertritt. Sie berät auch Arbeitnehmer, die sich in der betrieblichen Mitbestimmung engagieren.

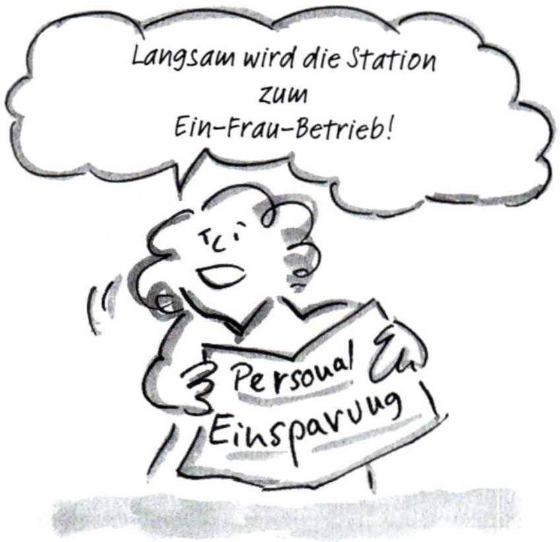

Der Betriebsrat nimmt Beschwerden, Ängste und Sorgen der Mitarbeiter entgegen und vertritt sie vor dem Arbeitgeber.

http://mitbestimmung.verdi.de
Hier finden Sie weiterführende Informationen zur betrieblichen Mitbestimmung.

Soziale Sicherheit

Soziale Sicherheit als Grundlage der Gesellschaft

Die Bundesrepublik Deutschland ist nach dem Grundgesetz ein „demokratischer und sozialer Bundesstaat". Daraus ergibt sich die Verpflichtung des Staates, für soziale Gerechtigkeit und die Voraussetzungen für ein menschenwürdiges Dasein zu sorgen. Diese Verpflichtung nennt man auch Sozialstaatsgebot.

Die wichtigsten Bestimmungen über das System der sozialen Sicherheit sind in den **Sozialgesetzbüchern** (SGB) festgelegt.

Die soziale Sicherung umfasst neben der Sozialversicherung auch Sozialleistungen, die über Steuergelder finanziert werden.

(1) Das Recht des Sozialgesetzbuchs soll zur Verwirklichung sozialer Gerechtigkeit und sozialer Sicherheit Sozialleistungen einschließlich sozialer und erzieherischer Hilfen gestalten. Es soll dazu beitragen,

- ein menschenwürdiges Dasein zu sichern,
- gleiche Voraussetzungen für die freie Entfaltung der Persönlichkeit, insbesondere auch für junge Menschen, zu schaffen,
- die Familie zu schützen und zu fördern,
- den Erwerb des Lebensunterhalts durch eine frei gewählte Tätigkeit zu ermöglichen und
- besondere Belastungen des Lebens, auch durch Hilfe zur Selbsthilfe, abzuwenden oder auszugleichen.

Der erste Paragraf des Sozialgesetzbuches Erstes Buch (§ 1 SGB I) formuliert die Ziele des SGB.

Soziale Leistungen aus Steuergeldern

Soziale Förderung umfasst Leistungen, die der Chancengleichheit dienen, wie z. B. das Elterngeld oder Bafög.

Soziale Versorgung umfasst Leistungen wie Beamtenpensionen oder Kriegsopferentschädigungen.

Die staatliche Hilfe für sozial schwach gestellte Menschen wird unterschieden in Arbeitslosengeld II (ALG II, umgangssprachlich auch Hartz IV genannt), Hilfe zum Lebensunterhalt (HLU, auch Sozialhilfe genannt) und Grundsicherung im Alter und bei Erwerbsminderung. ALG II erhalten arbeitslose, erwerbsfähige Personen, die keinen Anspruch mehr auf ALG I ↗ S. 174 haben. Erst wenn alle anderen finanziellen Möglichkeiten (z. B. Unterhaltszahlungen) ausgeschöpft wurden, werden Sozialhilfeleistungen finanziert.

Sozialhilfe – Hilfe zu Lebensunterhalt

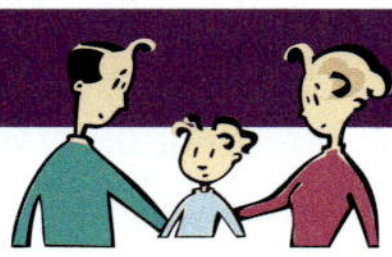

Regelsätze für die Hilfe zum Lebensunterhalt (ab 1.7.2008)

	Betrag je Monat
Haushaltsvorstand, Alleinstehende	351 €
zusammenlebende Ehe- oder Lebenspartner	316 €
Kinder unter 14 Jahren	211 €
übrige Haushaltsangehörige	281 €

Weitere Leistungen:
Übernahme der Wohn- und Heizkosten, Mehrbedarfszuschläge (z. B. für schwer gehbehinderte ältere Menschen, Alleinerziehende – je nach Alter und Anzahl der Kinder), einmalige Leistungen (z. B. Erstausstattung für Wohnung und Bekleidung)

Grundsicherung im Alter und bei Erwerbsminderung

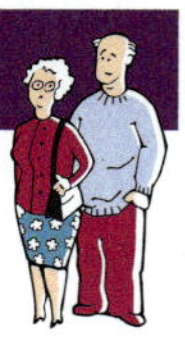

Für wen?
- Personen ab 65 Jahren und
- dauerhaft voll erwerbsgeminderte Personen ab 18 Jahren, die ihren Lebensunterhalt nicht allein bestreiten können

Wo zu beantragen?
- Die Grundsicherung muss beantragt werden: beim zuständigen Sozialamt
- oder über den Rentenversicherungsträger (leitet den Antrag weiter)

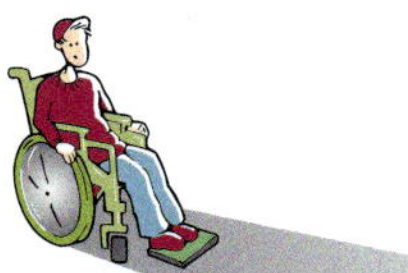

Welche Leistungen?
- Sozialhilferegelsatz
- Wohnungsmiete und Heizung in angemessenem Umfang
- Beiträge zur Kranken- und Pflegeversicherung
- Mehrbedarfspauschale von 17 % des Regelsatzes für schwer Gehbehinderte
- Kosten einer krankheitsbedingten Ernährung
- falls erforderlich: Erstausstattung mit Wohnungsinventar oder Bekleidung

Eigenes Einkommen und Vermögen oberhalb bestimmter Schongrenzen wird angerechnet.
Ein Unterhaltsrückgriff auf Kinder oder Eltern erfolgt erst bei einem Einkommen ab 100.000 Euro.

Gesetzliche Sozialversicherung

Die erste Sozialversicherung entstand in Deutschland im Jahr 1883, es war die Krankenversicherung. Ein Jahr später wurde die Unfallversicherung eingeführt, im Jahr 1889 eine Vorstufe der Rentenversicherung. Die Arbeitslosenversicherung kam 1927 hinzu, die Pflegeversicherung schließlich 1995. Diese fünf Versicherungen nennt man in Deutschland auch die „fünf Säulen der Sozialversicherung".

Die Sozialversicherungen funktionieren nach dem Solidarprinzip: Alle Versicherten zahlen als Mitglieder einer Solidargemeinschaft regelmäßig einen gewissen Geldbetrag ein. Wenn jemand z. B. arbeitslos wird, erhält er Leistungen der jeweiligen Versicherung, z. B. Arbeitslosengeld.

Die Beiträge zur Sozialversicherung sind unabhängig z. B. vom Risiko einer Erkrankung oder dem nahenden Rentenalter. Die Beiträge richten sich allein nach dem aktuellen gesetzlichen Beitrag, der prozentual auf das Bruttoeinkommen der Versicherten erhoben wird.

Arbeitnehmer und Arbeitgeber entrichten die Beiträge zu den Sozialversicherungen zu gleichen Teilen. Dies nennt man paritätisch. Die einzige Ausnahme stellt die gesetzliche Unfallversicherung dar, diese wird zu 100 Prozent vom Arbeitgeber getragen.

Hinweis Mit einer einfachen Eselsbrücke lassen sich die Sozialversicherungen leicht merken: **PAKUR** sind die Anfangsbuchstaben der fünf Sozialversicherungszweige:
- **P**flegeversicherung
- **A**rbeitslosenversicherung
- **K**rankenversicherung
- **U**nfallversicherung
- **R**entenversicherung

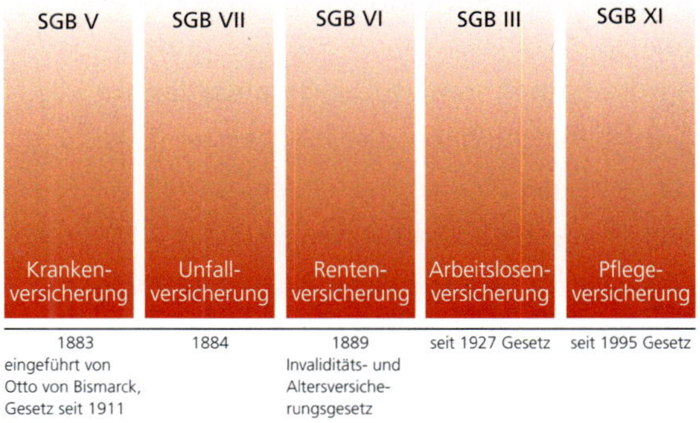

Die fünf Säulen der Sozialversicherung, geregelt in den jeweiligen Sozialgesetzbüchern (SGB)

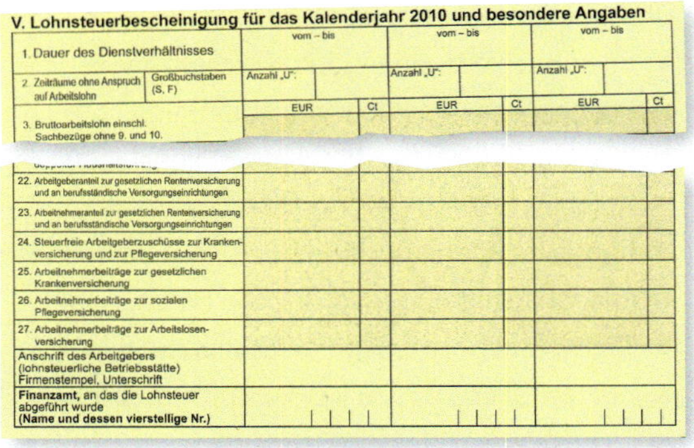

V. Lohnsteuerbescheinigung für das Kalenderjahr 2010 und besondere Angaben

	vom – bis	vom – bis	vom – bis
1. Dauer des Dienstverhältnisses			
2. Zeiträume ohne Anspruch auf Arbeitslohn / Großbuchstaben (S, F)	Anzahl „U":	Anzahl „U":	Anzahl „U":
	EUR / Ct	EUR / Ct	EUR / Ct
3. Bruttoarbeitslohn einschl. Sachbezüge ohne 9. und 10.			
22. Arbeitgeberanteil zur gesetzlichen Rentenversicherung und an berufsständische Versorgungseinrichtungen			
23. Arbeitnehmeranteil zur gesetzlichen Rentenversicherung und an berufsständische Versorgungseinrichtungen			
24. Steuerfreie Arbeitgeberzuschüsse zur Krankenversicherung und zur Pflegeversicherung			
25. Arbeitnehmerbeiträge zur gesetzlichen Krankenversicherung			
26. Arbeitnehmerbeiträge zur sozialen Pflegeversicherung			
27. Arbeitnehmerbeiträge zur Arbeitslosenversicherung			
Anschrift des Arbeitgebers (lohnsteuerliche Betriebsstätte) Firmenstempel, Unterschrift			
Finanzamt, an das die Lohnsteuer abgeführt wurde **(Name und dessen vierstellige Nr.)**			

Auf der Lohnsteuerkarte des Arbeitnehmers lässt sich ablesen, welchen Anteil er selbst und welchen der Arbeitgeber an den Sozialversicherungen zahlt.

www.deutsche-sozialversicherung.de
> Wegweiser
> Grundprinzipien
Hier finden Sie die Grundprinzipien der Sozialversicherungen.

solidarisch eng verbunden, übereinstimmend, einig
Bruttoeinkommen Gehalt ohne Abzüge durch Steuern oder Sozialabgaben
paritätisch gleichberechtigt, gleichgestellt

Pflegeversicherung

Seit 1995 sichert die gesetzliche Pflegeversicherung das Risiko der Pflegebedürftigkeit ab. Zuvor musste Pflege entweder von der Familie geleistet oder aus eigener Tasche bezahlt werden. Die **Organisation** der Pflegeversicherung liegt bei den Pflegekassen. Zwar sind diese bei den Krankenkassen angesiedelt, die Finanzen der Pflege- und der Krankenversicherung sind gleichwohl klar getrennt. In der Pflegeversicherung sind alle Gruppen pflichtversichert, die es auch in der gesetzlichen Krankenversicherung sind, also Arbeitnehmer bis zu einer bestimmten Höhe des Bruttoeinkommens (Beitragsbemessungsgrenze), Rentner, Auszubildende, Arbeitslose und Studenten.

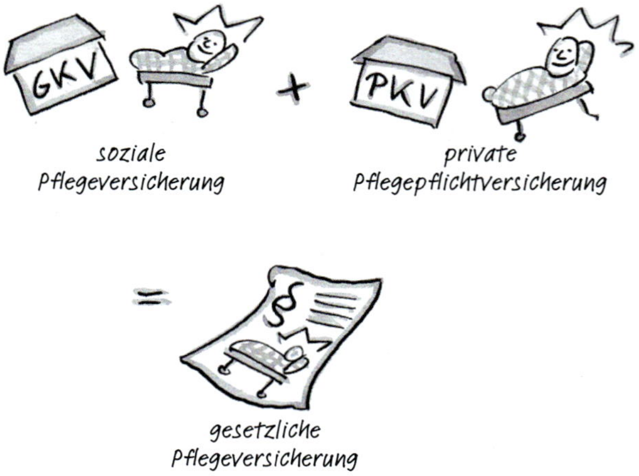

Hinweis Das Sozialgesetzbuch (SGB) Elftes Buch (XI) enthält die gesetzlichen Regelungen zur Pflegeversicherung.

Die wichtigsten **Leistungen** der Pflegeversicherung umfassen

- Pflegesachleistungen (durch professionelle Pflegekräfte und Pflegeeinrichtungen),
- Pflegegeld für selbst beschaffte Pflegehilfen,
- Kombination von Geld- und Sachleistungen,
- häusliche Pflege bei Verhinderung der Pflegeperson,
- Pflegehilfsmittel und technische Hilfen,
- Tages- und Nachtpflege (teilstationäre Pflege),
- Kurzzeitpflege (bis zu vier Wochen im Jahr),
- vollstationäre Pflege in Heimen,
- soziale Sicherung von Pflegepersonen (z. B. pflegende Angehörige oder Nachbarn),
- Pflegekurse für Angehörige und ehrenamtliche Pflegepersonen sowie
- Beratung.

Die bei den gesetzlichen Krankenkassen angesiedelte Pflegeversicherung heißt auch „soziale Pflegeversicherung". Wer ein bestimmtes Bruttoeinkommen und damit die Beitragsbemessungsgrenze übersteigt, ist verpflichtet, eine „private Pflegeversicherung" bei einer privaten Krankenkasse abzuschließen. Beide zusammen bilden die „gesetzliche Pflegeversicherung".

Die **Finanzierung** der Pflegeversicherung erfolgt durch Arbeitnehmer- und Arbeitgeberbeiträge. Seit dem 1. Juli 2008 liegt der Beitragssatz für Arbeitnehmer mit Kindern bei 1,95 % und bei für Kinderlose bei 2,2 %.

Bevor Leistungen aus der Pflegeversicherung bewilligt werden, wird zunächst die Pflegebedürftigkeit festgestellt. Diese Prüfung nehmen Gutachter vom Medizinischen Dienst der Krankenversicherung (MDK ↗ S. 136) nach festgeschriebenen Richtlinien vor.

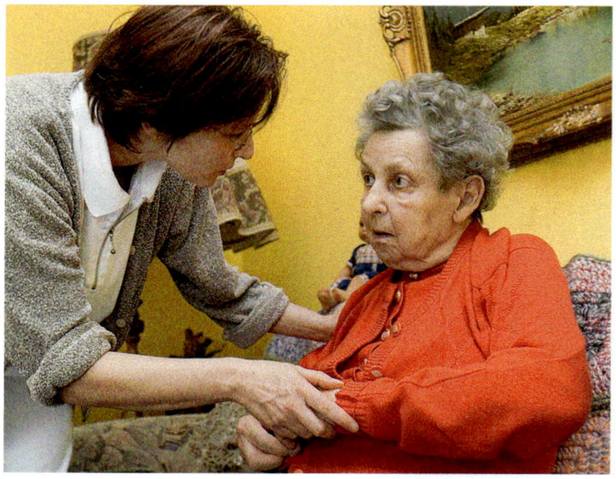

Die Pflegeversicherung finanziert auch die häusliche Pflege und ermöglicht damit vielen Menschen, weiter in der eigenen Wohnung zu leben.

Die Höhe der Leistungen aus der Pflegeversicherung richtet sich nach dem festgestellten Zeitbedarf und ist in vier **Pflegestufen** unterteilt:

Pflegestufe 0: Menschen mit eingeschränkter Alltagskompetenz, das ist z. B. bei Demenz der Fall, erfüllen häufig nicht die Voraussetzungen für die Pflegestufe 1, brauchen aber besondere Anleitung und Hilfestellung zur Bewältigung des Alltags. Für diese Menschen kann ein Betreuungsbetrag beantragt werden. Je nach Ausprägung der eingeschränkten Alltagskompetenz kann ein Betrag von 100 € oder 200 € monatlich bewilligt werden.

Pflegestufe 1: Pflegebedürftige mit einem Pflegebedarf von 90 Minuten täglich, wovon mindestens 45 Minuten auf den Bereich der Grundpflege entfallen müssen, gelten als erheblich pflegebedürftig und erhalten die Pflegestufe 1.

Pflegestufe 2: Pflegebedürftige mit einem Pflegebedarf von mindestens 180 Minuten täglich, wovon mindestens 120 Minuten auf den Bereich der Grundpflege entfallen müssen, gelten als schwerpflegebedürftig und erhalten die Pflegestufe 2.

Pflegestufe 3: Pflegebedürftige mit einem Pflegebedarf von mindestens 300 Minuten täglich, wovon mindestens 240 Minuten auf den Bereich der Grundpflege entfallen müssen, gelten als schwerstpflegebedürftig und erhalten die Plegestufe 3.

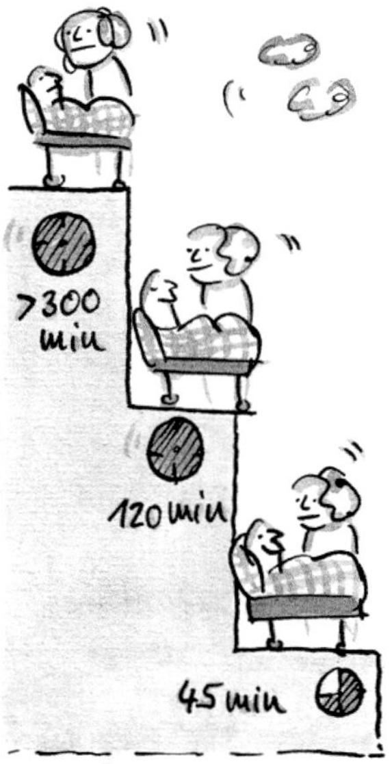

Leistungen der Pflegeversicherung (Stand: 2010). Angaben in Euro	**Pflegestufe I**	**Pflegestufe II**	**Pflegestufe III**
Häusliche Pflege			
Pflegesachleistungen (**monatlich bis zu**)	440	1 040	1 510 (Härtefälle: 1 918)
Pflegegeld (**monatlich**)	225	430	685
Pflegevertretung (für bis zu vier Wochen im Kalenderjahr bis zu)			
▪ durch nahe Angehörige	225[1]	430[1]	685[1]
▪ durch sonstige Personen	1 510	1 510	1 510
Kurzzeitpflege (**jährlich bis zu**)	1 510	1 510	1 510
Teilstationäre Tages- und Nachtpflege (**monatlich bis zu**)	440	1 040	1 510
Ergänzende Leistungen für Pflegebedürftige mit erheblichem allgemeinem Betreuungsbedarf (**monatlich bis zu**) ▪ Grundbetrag	100	100	100
▪ erhöhter Betrag	200	200	200
Vollstationäre Pflege			
Vollstationäre Pflege (pauschal monatlich)	1 023	1 279	1 510 (Härtefälle: 1 825)
Pflege in vollstationären Einrichtungen der Behindertenhilfe	10 % des Heimentgelts höchstens jedoch 256 Euro monatlich		

[1] Auf Nachweis werden den ehrenamtlichen Pflegepersonen notwendige Aufwendungen (Verdienstausfall, Fahrkosten usw.) bis zum Gesamtbetrag von 1 510 Euro erstattet.

Krankenversicherung

Organisation: Es gibt gesetzliche und private Krankenversicherungen. Mitglieder der gesetzlichen Krankenkassen sind Arbeitnehmer, Auszubildende, Arbeitslose, Rentner und Studenten. Diese Versicherten sind entweder als Mitglieder pflichtversichert oder freiwillig versichert oder aber beitragsfrei mitversicherte Familienmitglieder.

Arbeitnehmer, deren Bruttoeinkommen die Beitragsbemessungsgrenze übersteigt, sind nicht mehr gesetzlich pflichtversichert, sondern werden entweder freiwilliges Mitglied oder wechseln zu einer privaten Krankenkasse.

Jeder Versicherte kann sich aussuchen, welcher Krankenversicherung er beitreten möchte. Beamte dürfen jedoch nicht Mitglied einer gesetzlichen Krankenversicherung (GKV) sein, sondern müssen sich privat versichern.

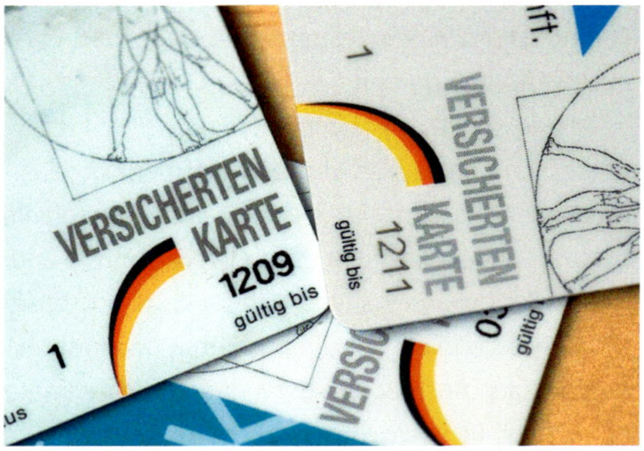

Die Versicherten in der gesetzlichen Krankenversicherung weisen sich in Arztpraxen, Krankenhäusern usw. mit einer Krankenversichertenkarte aus.

Hinweis Das Sozialgesetzbuch (SGB) Fünftes Buch (V) enthält die gesetzlichen Regelungen zur Krankenversicherung.

Die **Leistungen** der gesetzlichen Krankenversicherung richten sich nach dem gesetzlichen Leistungskatalog. Alle Versicherten haben durch die Mitgliedschaft ein Recht auf die gleichen Leistungen:

- Krankenbehandlung (d. h. ärztliche und zahnärztliche Behandlung)
- Arznei-, Heil- und Hilfsmittel
- Krankenhausbehandlung
- häusliche Krankenpflege
- Leistungen zur Förderung der Gesundheit
- Maßnahmen zur Rehabilitation

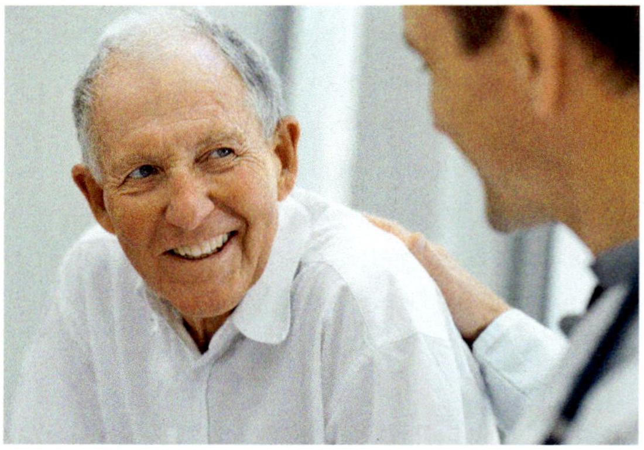

Die Krankenversicherung finanziert u. a. die ärztliche Behandlung.

Schwangere Versicherte und Versicherte im Mutterschutz haben außerdem Anspruch auf stationäre Entbindung, häusliche Pflege, Haushaltshilfe sowie auf Mutterschaftsgeld.

Finanzierung: Die Beiträge zur gesetzlichen Krankenversicherung betragen im Jahr 2010 15,5 % des Bruttoeinkommens. Davon zahlen die Arbeitnehmer etwas mehr als die Hälfte, den Rest zahlt der Arbeitgeber.

Hinweis Der gesetzliche Leistungskatalog enthält sehr detaillierte Einzelregelungen.

Manche Kassen bieten über den gesetzlichen Leistungskatalog hinaus besondere Impfungen, psychotherapeutische Leistungen oder homöopathische Behandlungen an. Dies dient dem Wettbewerb unter den Kassen. Jeder Versicherte hat die Möglichkeit, die Krankenkasse zu wählen, die die für ihn wichtigen Leistungen anbietet.

Rentenversicherung

Organisation: Alle Personen, die in einem versicherungspflichtigen Arbeits- oder Ausbildungsverhältnis stehen, zahlen monatliche Beiträge zur gesetzlichen Rentenversicherung ein. Ausgenommen sind Beamte. Daneben wird seit einigen Jahren jedem empfohlen, zusätzlich zur gesetzlichen Rentenversicherung eine private Rentenvorsorge zu treffen, z. B. in Form einer Riester-Rente.

Die Höhe der individuellen Rente bemisst sich u a. nach Dauer und Höhe der Einzahlungen. Eine Rente wird lebenslang bezahlt, egal ob jemand schon kurz nach der Pensionierung stirbt oder ob er noch jahrzehntelang seinen Ruhestand genießt. Das Geld wird nicht wie von einem Sparkonto verbraucht, sondern kommt immer aktuell aus den Rentenversicherungsbeiträgen.

Hinweis Das Sozialgesetzbuch (SGB) Sechstes Buch (VI) enthält die gesetzlichen Regelungen zur Rentenversicherung.

Die wichtigsten **Leistungen** der Rentenversicherung liegen in der Zahlung einer Rente

- wegen Alters,
- wegen verminderter Erwerbstätigkeit oder
- bei Tod des Ehepartners (Witwenrente) oder eines Elternteils bei Minderjährigen und Auszubildenden (Waisenrente).

Für Versicherte, die die Leistungen der Rentenversicherung als Rente in Anspruch nehmen, übernimmt die Rentenversicherung die Zahlungen der Pflegeversicherung und Krankenversicherung. Neben der Rentenzahlung hat die Rentenversicherung auch die Aufgabe der Rehabilitation. Wird ein Versicherter durch Krankheit oder Behinderung erwerbsunfähig, soll die Rehabilitation helfen, die Erwerbsfähigkeit wieder herzustellen.

Finanzierung: Der Beitrag zur Rentenversicherung liegt gegenwärtig bei 19,9 Prozent. Darüber hinaus wird ein großer Teil der Rentenversicherung aus Steuermitteln finanziert.

Altersrente

Reguläre Altersgrenze		Rentenbezug möglich ab*	Voraussetzungen
65	Regelaltersrente	65	5 Jahre Wartezeit = Mindestversicherungszeit (Beitragszeiten, Ersatzzeiten, Zeiten aus Versorgungsausgleich oder Rentensplitting und aus 400-Euro-Jobs)
65	Altersrente für langjährig Versicherte	63 a)	35 Jahre Wartezeit (Beitragszeiten, Ersatzzeiten, Zeiten aus Versorgungsausgleich oder Rentensplitting, Anrechnungs- und Berücksichtigungszeiten, Zeiten aus 400-Euro-Jobs)
63	Altersrente für schwerbehinderte Menschen	60	35 Jahre Wartezeit; bei Rentenbeginn muss ein Grad der Behinderung von mindestens 50 % anerkannt sein; bis Jahrgang 1950 genügt auch Berufs- oder Erwerbsunfähigkeit
65	Altersrente wegen Arbeitslosigkeit oder nach Altersteilzeitarbeit	63	Vor 1952 geboren, 15 Jahre Wartezeit, Pflichtbeiträge für mindestens 8 der letzten 10 Jahre, ab 58 1/2 Jahren mindestens 52 Wochen arbeitslos oder 24 Monate Altersteilzeitarbeit ab 58
65	Altersrente für Frauen	60	Vor 1952 geboren, 15 Jahre Wartezeit, seit dem 40. Lebensjahr wurden Pflichtbeiträge für mindestens 10 Jahre und 1 Monat gezahlt

* Für jeden Monat vorzeitiger Inanspruchnahme wird die Rente dauerhaft um 0,3 % gekürzt.

a) ab 2011: 62 Jahre

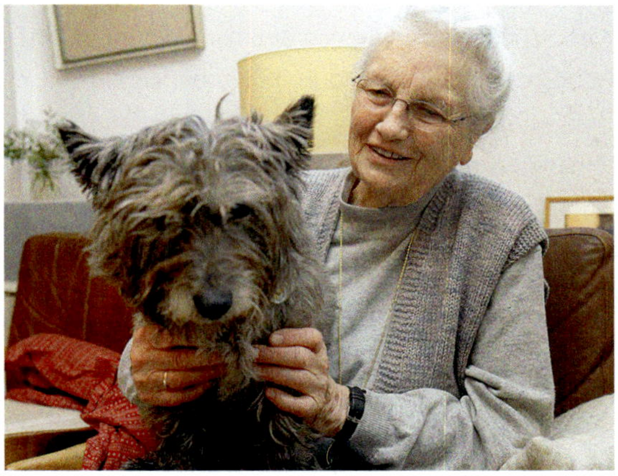

Die Rentenversicherung sichert das Einkommen im höheren Lebensalter.

www.deutsche-rentenversicherung.de
> Rentenbeginn- und Rentenhöhenrechner
Auf dieser Webseite können Sie sich Ihre Rentenhöhe und den Rentenbeginn errechnen lassen.

Riester-Rente private Rentenvorsorge, die vom Staat finanziell unterstützt wird

Arbeitslosenversicherung

Organisation: Träger der Arbeitslosenversicherung ist die Bundesagentur für Arbeit (BA) in Nürnberg. Versichert ist jeder, der einer bezahlten, mehr als geringfügigen Beschäftigung ↗ S. 175 nachgeht. Beamte sind wiederum ausgenommen. Selbstständige können unter bestimmten Bedingungen eine Arbeitslosenversicherung abschließen.

Leistung: Die Zahlung des Arbeitslosengeldes ist an zahlreiche Bedingungen geknüpft. Sie erfolgt befristet und beträgt je nach Familienstand einen bestimmten Prozentsatz des vorherigen Nettoeinkommens (z. B. für Alleinstehende ohne Kinder 60 %). Darüber hinaus bietet die BA u. a. Unterstützung, Beratung und Vermittlung bei der Arbeitssuche, unterstützt die Aufnahme einer selbstständigen Tätigkeit, bietet Ausbildungen und Fortbildungen.

Zudem gewährt die BA auch Arbeitgebern verschiedene Leistungen, die dem Erhalt oder der Schaffung von Arbeitsplätzen dienen (z. B. Eingliederungszuschüsse, Altersteilzeit- oder Kurzarbeitergeld).

Finanzierung: Der Beitrag zur Arbeitslosenversicherung liegt bei 1,4 % vom Bruttoeinkommen.

Unfallversicherung

Den Sonderfall unter den Sozialversicherungen stellt die gesetzliche Unfallversicherung dar. Sie deckt die Risiken ab, die für einen Arbeitnehmer durch die Ausübung des Berufes entstehen können, wie z. B. Arbeitsunfälle, Erkrankungen durch Gefahrenberufe und Berufskrankheiten. Wie die gesetzliche Rentenversicherung hat auch die Unfallversicherung die Aufgabe, im Falle einer gesundheitlichen Beeinträchtigung durch den Beruf zunächst Rehabilitations- und Wiedereingliederungsmaßnahmen für die Versicherten anzubieten, um diese wieder in die Erwerbstätigkeit zu bringen. Das kann unter Umständen auch die Anpassung des Arbeitsplatzes an die neue gesundheitliche Situation oder regelmäßige Kuren bei Langzeiterkrankungen beinhalten.

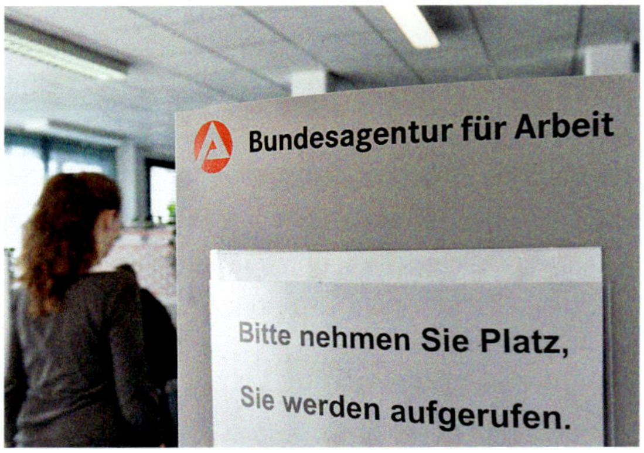

Die Bundesagentur für Arbeit unterhält über 600 Geschäftsstellen.

Hinweis Das Sozialgesetzbuch (SGB) Drittes Buch (III) enthält die gesetzlichen Regelungen zur Arbeitsförderung.

www.arbeitsagentur.de
Auf der Webseite der Bundesagentur für Arbeit finden Sie zahlreiche Informationen über Regelungen und Leistungen der Arbeitslosenversicherung.

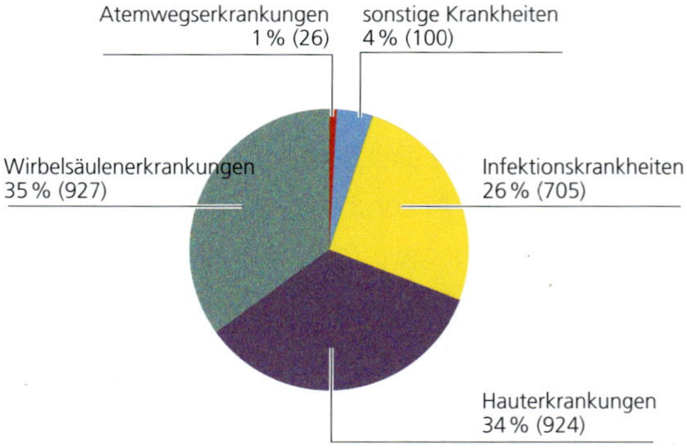

Meldung des Verdachts auf eine Berufskrankheit in der Altenpflege nach Erkrankungsart (2006)

Hinweis Das Sozialgesetzbuch (SGB) Siebtes Buch (VII) enthält die gesetzlichen Regelungen zur Unfallversicherung.

Minijobs & Co.

Neben den so genannten Normalarbeitsverhältnissen (umgangssprachlich auch Festanstellung genannt) existieren eine Reihe weiterer Beschäftigungsformen.

Recht häufig sind **befristete Arbeitsverhältnisse**, die Anstellung erfolgt z. B. nur für ein Jahr. Sozialbeiträge und vertragliche Verpflichtungen unterscheiden sich aber nicht vom Normalarbeitsverhältnis.

Für eine geringfügige Beschäftigung, umgangssprachlich auch **400-Euro-** oder **Minijob** genannt, zahlen Arbeitgeber Pauschalbeiträge zur Rentenversicherung in Höhe von 15 Prozent bzw. 5 Prozent bei Minijobs in Privathaushalten. Die Arbeitnehmer zahlen keine Sozialversicherungsbeiträge. Im Verhältnis zum normalerweise zu zahlenden vollen Rentenversicherungsbeitrag erwerben die Arbeitnehmer hierdurch jeweils nur geringere Rentenansprüche und Wartezeitmonate.

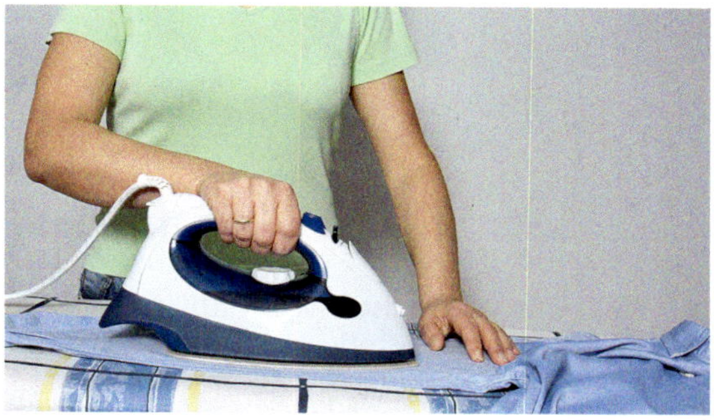

Viele geringfügig Beschäftigte arbeiten für Privathaushalte.

www.minijob-zentrale.de
Auf dieser Webseite können Arbeitgeber (auch Privatpersonen) einen Minijob anmelden und abrechnen.
Außerdem gibt es dort viele Informationen zum Thema geringfügige Beschäftigung.

Liegt das monatliche Einkommen zwischen 400 und 800 Euro, spricht man von einem **Midi-Job**, offiziell „Gleitzonenfall" genannt.

Hinweis Durch die so genannte Aufstockung haben Minijobber die Möglichkeit, sich mit relativ geringem finanziellem Aufwand höhere Leistungen aus der gesetzlichen Rentenversicherung zu sichern.

Die „Arbeitsgelegenheit mit Mehraufwandsentschädigung" ist eher bekannt unter dem umgangssprachlichen Namen **Ein-Euro-Job**. Empfänger von Arbeitslosengeld II (ALG II) ↗ S. 168 können damit ein paar Euro hinzuverdienen. Die auszuführenden Arbeiten müssen zusätzlich, im öffentlichen Interesse und wettbewerbsneutral sein. Offiziell darf eine solche Beschäftigung also keinen echten Arbeitsplatz ersetzen oder verdrängen. Wie der offizielle Name sagt, handelt es sich bei der Bezahlung nicht um Lohn oder Arbeitsentgelt, sondern um eine „Mehraufwandsentschädigung" und wird entsprechend rechtlich anders bewertet. Die Unfallversicherung zahlt der Träger der Maßnahme, die Kranken-, Renten- und Pflegeversicherung werden mit dem ALG II weitergezahlt. Die Ein-Euro-Jobs wurden eingeführt mit dem Ziel, Langzeitarbeitslose an den ersten Arbeitsmarkt heranzuführen, in der Praxis ist dies nicht immer realisiert.

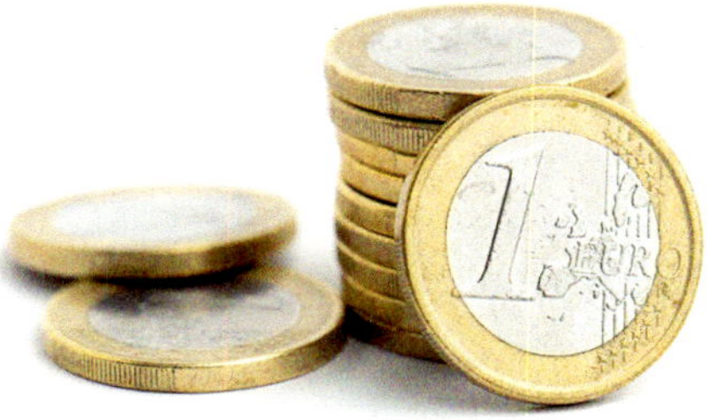

Mit Ein-Euro-Jobs können Bezieher von ALG II ein paar Euro hinzuverdienen.

Arbeitnehmer sein

1 Politische und rechtliche Grundlagen

1. Nennen Sie die drei Merkmale, die einen Staat definieren.
2. Erläutern Sie die Funktion des Bundespräsidenten.
3. Erklären Sie den Unterschied zwischen dem aktiven und passiven Wahlrecht.
4. Charakterisieren Sie die wichtigsten Bestandteile der Rechtsstaatlichkeit.
5. Geben Sie Beispiele für Rechtsgeschäfte, die im täglichen Leben Bedeutung haben.
6. Nennen Sie die beiden für das deutsche Recht wichtigsten Gesetzbücher.

2 Haftungsrechtliche Aspekte

7. Formulieren Sie in eigenen Worten, was „objektives Maß" im Zusammenhang mit Haftung bedeutet.
8. Zählen Sie unerlaubte Handlungen und Straftaten auf, die im Pflegeberuf vorkommen können.
9. Umschreiben Sie verschiedene Formen der Verantwortung.
10. Legen Sie dar, unter welchen Voraussetzungen Sie die Übernahme einer Arbeitsanweisung ablehnen müssen.

3 Arbeitsrechtliche Aspekte

11. Beschreiben Sie die Rechte und Pflichten des Arbeitnehmers und des Arbeitgebers.
12. Nennen Sie Aufgaben der Institutionen, die sich um die Wahrnehmung der Arbeitnehmerinteressen kümmern.

4 Sozialrechtliche Aspekte

13. Nennen Sie die fünf Säulen der Sozialversicherung.
14. Zählen Sie Leistungen der Pflegeversicherung auf.
15. Erläutern Sie die verschiedenen Pflegestufen.
16. Erklären Sie den Begriff Normalarbeitsverhältnis im Unterschied zu weiteren Formen der Beschäftigung.

Körpernahe Unterstützung leisten

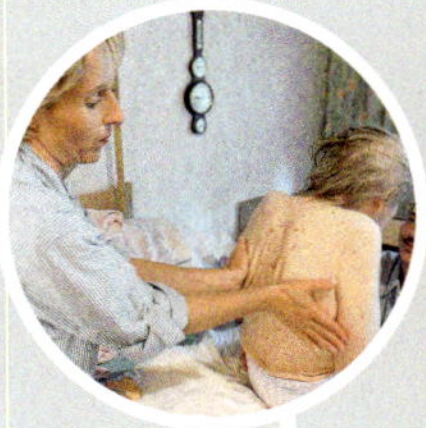

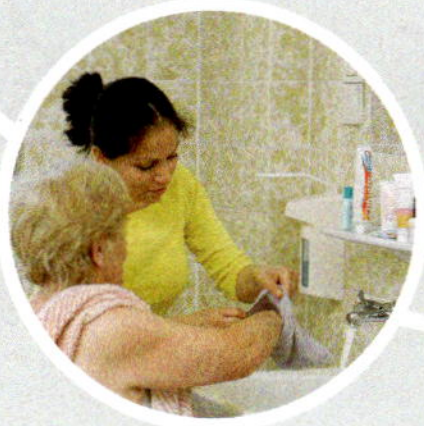

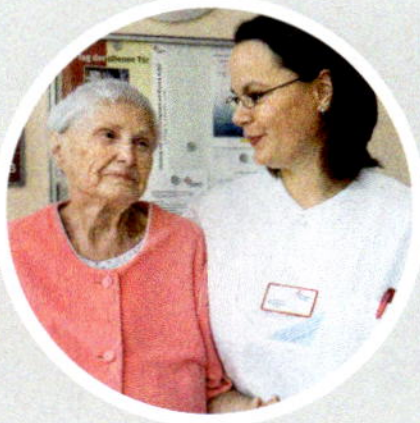

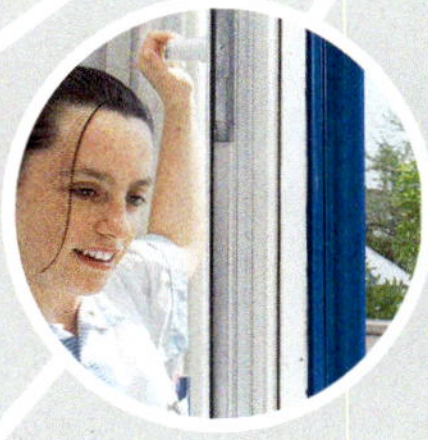

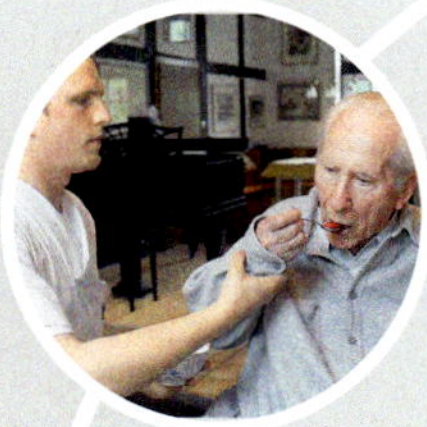

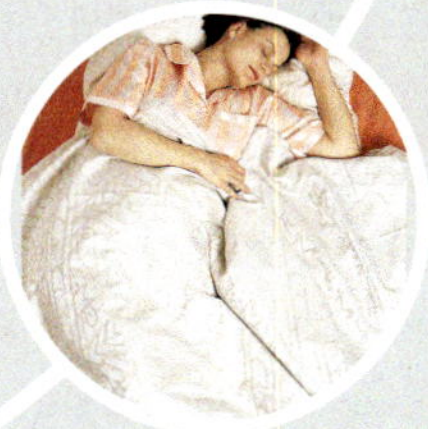

Berühren und berührt werden

Pflege als Berührungsberuf

Pflege ist wie viele andere körpernahe Dienstleistungen (z. B. Masseure, Friseure) ein „Berührungsberuf". Das Besondere ist, dass die meisten Pflegebedürftigen auf die pflegerische Unterstützung und die damit verbundene Berührung angewiesen sind, sie können der Berührung i. d. R. nicht ausweichen.

Hinzu kommt, dass die pflegerischen Berührungen auch in Körperregionen erfolgen, die normalerweise von niemand anderem oder zumindest von keinem Fremden berührt werden (z. B. Genitalbereich). Sowohl für Pflegebedürftige als auch für Pflegende ist dies gerade „beim ersten Mal" eine Grenzsituation, über die kaum jemand zu sprechen wagt. Es ist ein Tabuthema ↗ S. 320.

Nicht zuletzt berühren sich Pflegende und Pflegebedürftige auch auf eine ganz andere Art: Sie berühren sich auf der Gefühlsebene. Häufig gehen einem die Schicksale der Pflegebedürftigen „an die Nieren", aber auch Pflegebedürftige bemerken – gerade bei längerfristigen Pflegebeziehungen – emotionale Ergriffenheit der Pflegenden und fühlen sich dadurch berührt.

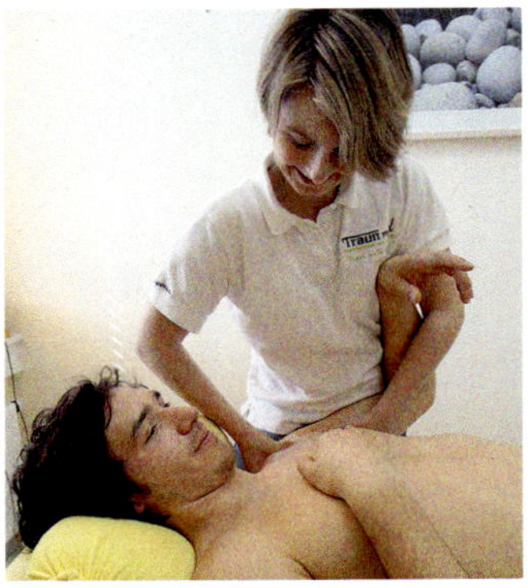

Die meisten Gesundheitsberufe sind Berührungsberufe. Gehen Menschen aber zu einem Physiotherapeuten, erwarten sie eine Linderung ihrer Beschwerden. Die pflegerische Berührung hingegen hat eher den Charakter des „notwendigen Übels".

Körperkontakt und seine Bedeutung für Menschen

Körperkontakt ist Kommunikation ↗ S. 322. Wie, wo und wann Körperkontakt stattfindet, ist nicht nur eine persönliche Entscheidung, sondern auch kulturell ↗ S. 388 geprägt. In unseren mitteleuropäischen Breiten ist der Umgang miteinander eher von körperlicher Distanz geprägt, das zeigt sich z. B. im Händeschütteln als Begrüßungsritual oder in dem Versuch, sich auch im größten Gedränge nicht zu berühren. Zu viel körperliche Nähe wird schnell als aufdringlich empfunden.

Andererseits ist Körperkontakt ein wichtiges menschliches Bedürfnis. Erhalten Kinder z. B. keine körperliche Zuwendung, bleiben sie in ihrer Entwicklung zurück. Auch erwachsene Menschen sehnen sich nach „etwas Nähe", und meistens löst eine herzliche Umarmung mehr Emotionen aus als eine lange Rede.

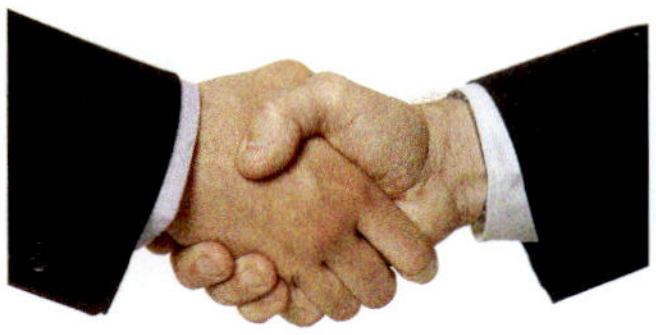

Das Händeschütteln als Begrüßungsritual macht die in unserer Gesellschaft eingehaltene körperliche Distanz deutlich. Man hält i. d. R. eine Armlänge Abstand zum Gegenüber.

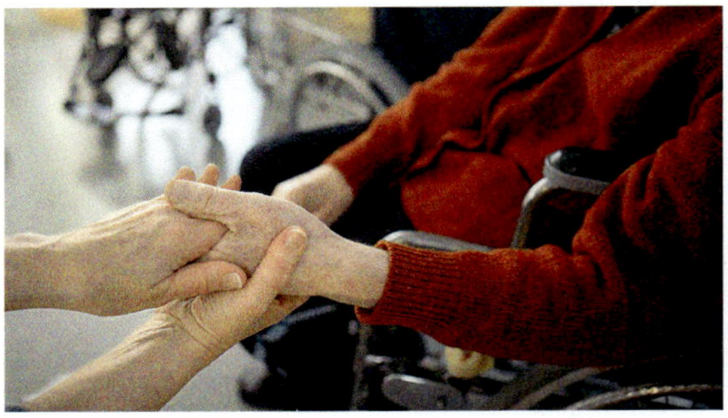

In guten Händen – ein Motto, das viele Menschen mit Pflege verbinden. Diese Geste der Berührung empfinden die meisten Menschen als Trost spendend und wohltuend.

Berührungsqualitäten

Berührung ist eine pflegerische Handlung. Wie und wann wir Pflegebedürftige berühren, hat Wirkung auf körperlicher und auf seelischer Ebene. Jeder Mensch empfindet Berührungen anders. Scheuen Sie sich nicht davor nachzufragen, wie eine bestimmte pflegerische Berührung durchgeführt werden soll: „Möchten Sie, dass ich den Rücken kräftig wasche oder eher vorsichtig?" Berücksichtigen Sie folgende Prinzipien:

- Kündigen Sie Berührungen an. Dies kann durch Blickkontakt oder mündlich geschehen.
- Achten Sie auf die Körpersprache ↗ S. 323 Ihres Gegenübers. Die meisten Menschen signalisieren, wenn sie nicht berührt werden möchten.
- Wahren Sie außerhalb pflegerischer Maßnahmen die gesellschaftlich übliche körperliche Distanz. Beispielsweise würden Sie einem fremden Menschen im Zug auch nicht über die Wange streicheln.

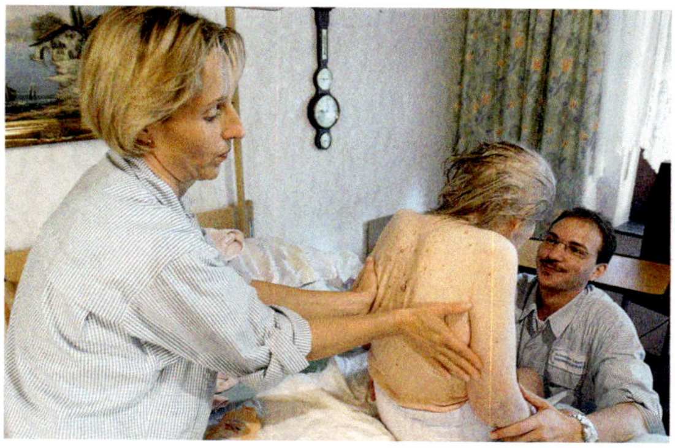

Viele Menschen – aber nicht alle – empfinden feste, gleichmäßige und verlässliche Berührungen wie z. B. bei einer atemstimulierenden Einreibung als sehr angenehm.

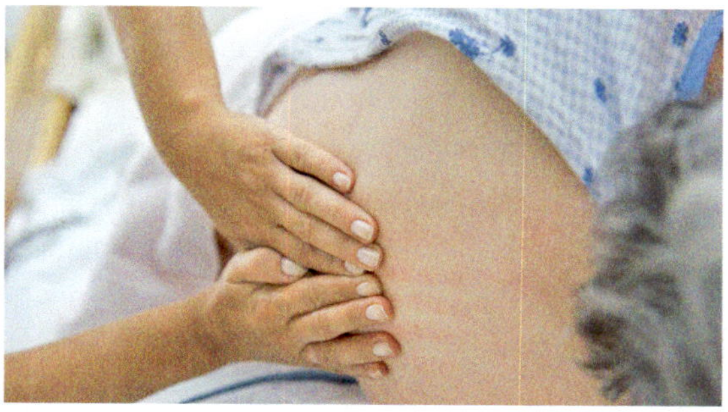

Insbesondere wenn Sie von hinten an eine Person herantreten oder sie Sie aus einem anderen Grund nicht sehen kann, sollte jede Berührung angekündigt werden.

Berührung als Therapie

Bei verschiedenen pflegerischen und therapeutischen Konzepten spielt Berührung eine wesentliche Rolle. Im pflegerischen Kontext betrifft dies v. a. Konzepte für Menschen mit Einschränkungen des Bewusstseins ↗ S. 311.

Mit Hilfe der **Basalen Stimulation®** werden Berührungen als gezielter Reiz eingesetzt, damit die betroffenen Menschen sich selbst besser wahrnehmen können. Ein Beispiel ist die Initialberührung.

Das **Bobath-Konzept** ↗ S. 511 ist für Menschen mit einem Schlaganfall entwickelt worden. Berührungen sollen hier Impulse setzen und Bewegungen geführt werden, um das Wiedererlangen von Bewegungsfunktionen zu erreichen.

Kinaesthetics in der Pflege ↗ S. 123 setzt Berührungen gezielt ein, um Bewegungen zu erleichtern und zu fördern.

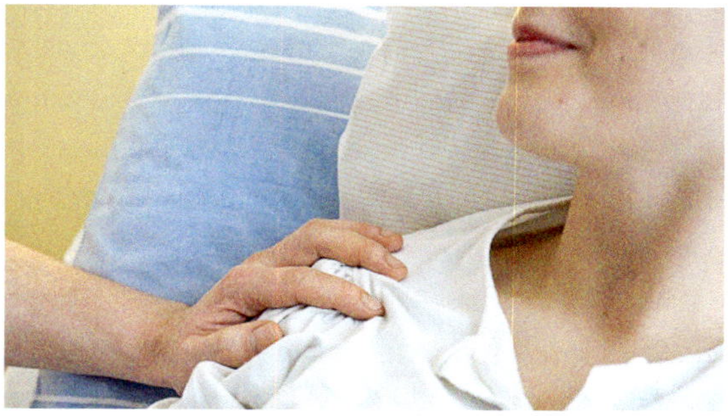

Die Initialberührung wird als Begrüßung und Kontaktaufnahme immer wieder an derselben Stelle durchgeführt.

Hinweis Die genannten Konzepte können im Rahmen von Fortbildungen erlernt werden. Wird ein solches Konzept bei einem Pflegebedürftigen angewendet, sollten Sie sich von der zuständigen Pflegefachkraft in konkrete Maßnahmen einweisen lassen.

www.basale-stimulation.de

www.bobathpflege.de

www.kinaesthetics.de

Konzept Entwurf, Plan

Nacktheit und Scham

Nackt sein oder sich nackt fühlen

Fotos oder andere Bildnisse von nackten Menschen sind in unserer heutigen Gesellschaft kein Tabu mehr. Doch wie schaut es aus, wenn das private Urlaubsstrandfoto aus dem Facebookordner plötzlich auf der Homepage der Schule zu finden ist? In bestimmten Zusammenhängen stört uns unsere Nacktheit nicht, wir fühlen uns wohl. So z. B. im Bad, in der Sauna oder am Strand bei heißem Sonnenschein. In anderen Situationen würden wir uns nackt nicht wohlfühlen. Oder können Sie sich vorstellen, nackt in die Schule zu gehen? Sich nackt zu fühlen, ist also etwas anderes als nackt zu sein. Nacktheit wird v. a. dann als unangenehm empfunden, wenn man sich ungewollt den Blicken anderer ausgesetzt fühlt.

Wie viel wir von unserem Körper zeigen, ist kulturabhängig. Gerade anhand weiblicher Nacktheit werden solche kulturellen Unterschiede deutlich. In vielen Regionen der USA ist die Nacktheit von Frauen strafbar, wenn Brustwarzen und Schambereich zu sehen sind. Noch weit extremer sind die Kleidungstraditionen in fundamentalistisch-muslimischen Ländern wie dem Jemen oder Saudi-Arabien. Dort verhüllen Frauen ihren ganzen Körper. Sogar das Gesicht ist durch Burka oder Niqab verdeckt. Viele Frauen fühlen sich ohne diese Verhüllung nackt.

Auch die meisten Pflegebedürftigen fühlen sich nackt unwohl. Daher ist es außerordentlich wichtig, bei pflegerischen Maßnahmen nur so viel des Körpers zu entblößen wie unbedingt nötig. Es sollte selbstverständlich sein, dass die pflegebedürftige Person bei notwendiger Nacktheit nicht noch zusätzlichen Blicken ausgesetzt ist. Dies lässt sich z. B. umsetzen durch den Einsatz eines Sichtschutzes und von Schildern an der Tür, die darauf hinweisen, dass im Moment nicht gestört werden soll.

Hinweis Menschen können auch durch die Nacktheit anderer unangenehm berührt sein. So ist ein tiefes Dekolleté oder ein bauchfreies T-Shirt am Arbeitsplatz eher nicht angemessen.

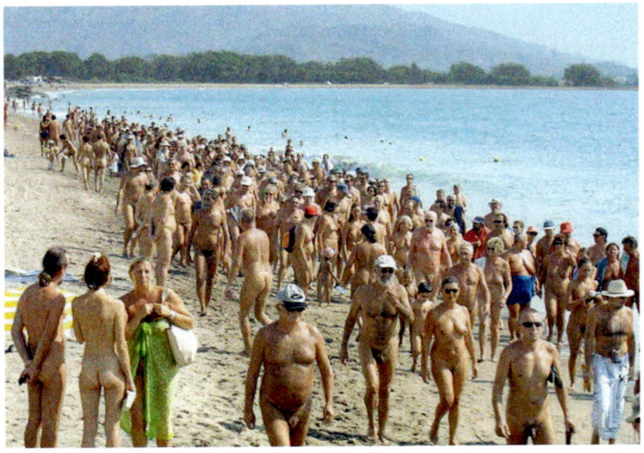

Menschen am FKK-Strand empfinden öffentliche Nacktheit als etwas Natürliches.

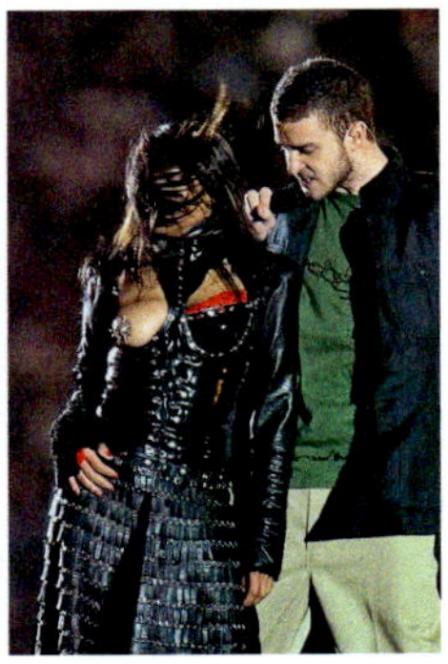

Als 2004 im Rahmenprogramm einer Sportveranstaltung Justin Timberlake (un)beabsichtigt Janet Jacksons Brust entblößte, entfachte dies einen der größten Medienskandale der USA, bekannt geworden unter dem Namen „Nipplegate". Konservative Kreise sahen in diesem Anblick eine unsittliche Entblößung, liberale Kreise argumentierten, dass die Brustwarze nicht zu sehen gewesen sei.

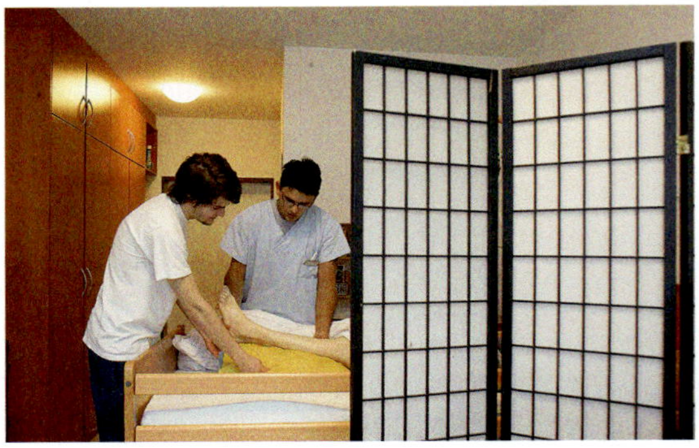

Wahrung der Intimsphäre durch einen Sichtschutz

Burka Kleidungsstück zur vollständigen Verhüllung des Körpers
Niqab Gesichtsschleier

Scham und sich schämen

Scham ist das Gefühl des Bloßgestelltseins. Wir schämen uns meist dann, wenn wir uns selbst für unzulänglich oder minderwertig halten und Furcht davor haben, dass andere dies denken. Nicht selten stehen schambesetzte Momente im Zusammenhang mit Nacktheit oder Sexualität. So schämen sich viele Menschen gar nicht so sehr wegen ihrer Nacktheit, sondern befürchten, dass der beobachtenden Person vermeintliche körperliche Makel auffallen könnten. Je größer Selbstbewusstsein und Selbstsicherheit in Bezug auf den eigenen Körper sind, desto geringer ist die Scham, ihn anderen zu zeigen.

Sich zu schämen ist ein sehr unangenehmes Gefühl. Möchten Menschen Macht ↗ S. 142 demonstrieren, versuchen sie nicht selten, das Gegenüber zu beschämen. Das kann z. B. durch die Enthüllung von Details über das Privatleben geschehen oder durch die öffentliche Darstellung schlechter Leistungen. Viele Jugendliche sind gerade während der Pubertät stark in ihrem Selbstbild verunsichert. Daher verbinden wir die meisten beschämenden Situationen mit diesem Lebensalter: Das laute Vorlesen eines leidenschaftlichen Liebesbriefes, die in der Abschlusszeitung veröffentlichte Geschichte des alkoholausgelösten „Table-Dances" auf der Klassenfahrt oder die auf Video aufgenommene Darbietung während eines Talentwettbewerbs.

Für die meisten Pflegebedürftigen sind solche Situationen schambesetzt, die mit Nacktheit, Sexualität oder Ausscheidungen zu tun haben. Gerade zu Beginn pflegerischer Betreuung schämen sich viele, in Beisein einer anderen Person die Toilette zu benutzen oder im Intimbereich gewaschen zu werden. Respektieren Sie diese Scham und zeigen Sie Ihr Verständnis für die schwierige Situation. Bieten Sie Pflegebedürftigen so viel Privatsphäre wie möglich. Sie erleichtern Pflegebedürftigen die Situation, wenn Sie Pflegehandlungen sachlich und neutral durchführen. Es kann auch hilfreich sein, die besondere Situation zu benennen und Verständnis auszudrücken. Bei bestimmten Krankheiten oder im Rahmen eines Krankenhausaufenthaltes kann es auch zu einem Verlust des Schamgefühls kommen, z. B. bei Menschen mit Demenz ↗ S. 484. Hier ist es angebracht, sie darauf hinzuweisen, dass ihre Nacktheit irritierend ist, und sie darum zu bitten, dass sie sich etwas anziehen.

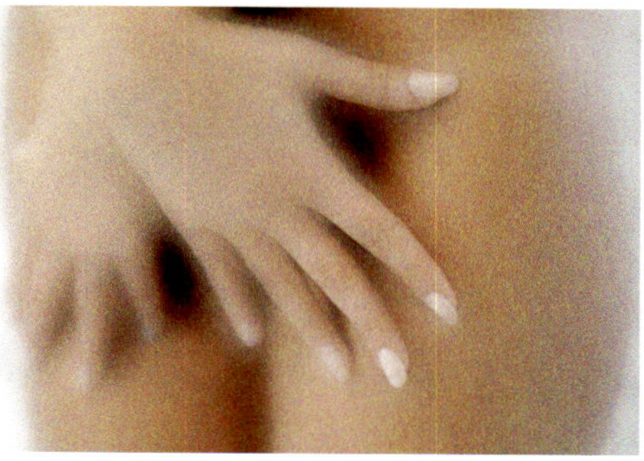

Das Wort Scham steht auch für die äußerlichen Geschlechtsorgane der Frau.

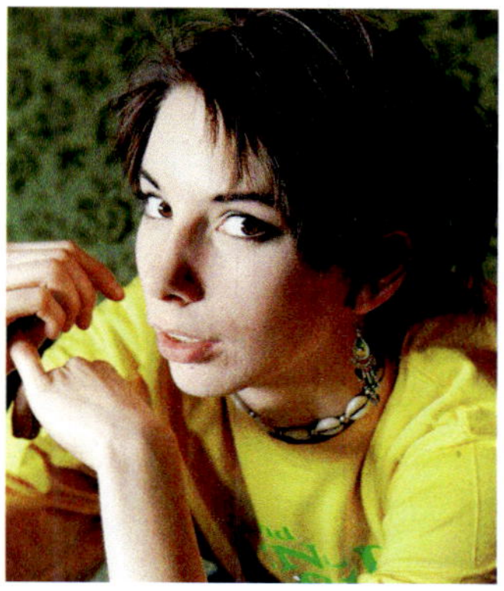

„Oh, wie peinlich!" – Gerade in der Pubertät schämen sich Jugendliche häufig.

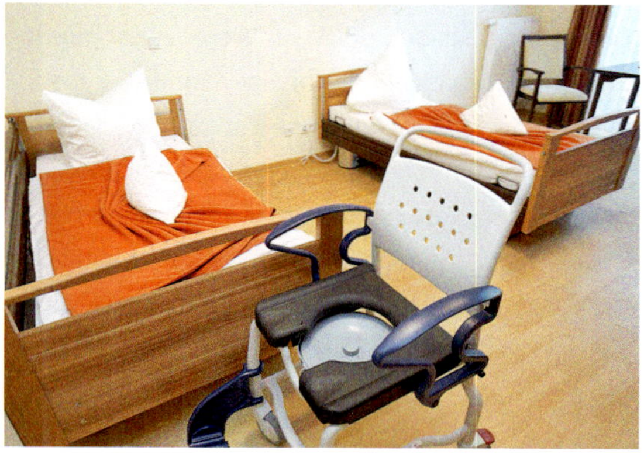

Auch wenn ein Toilettenstuhl im Pflegezimmer auf den ersten Blick als praktisch erscheint, fehlt den Pflegebedürftigen jede Form von Privatsphäre. Sie schämen sich für mit der Verdauung verbundene Geräusche und Gerüche. Besser ist es, die Pflegebedürftigen auf dem Toilettenstuhl zur Toilette oder ins Bad zu fahren.

Hinweis Scham kann man nicht wegreden, z. B. mit Sätzen wie „Sie brauchen sich nicht zu schämen". Es ist ein tief verwurzeltes Gefühl, das mit dem Verlust von Autonomie ↗ S. 126 einhergeht und unserer Empathie ↗ S. 321 bedarf.

Bedeutung von Kleidung

Kulturelle Sichtweise – Kleider machen Leute

Kleidung ist ein Ausdruck unserer Individualität, des persönlichen Geschmacks und kann die Zugehörigkeit zu einer bestimmten gesellschaftlichen Gruppe zeigen. Auch wenn die Kleiderordnung früherer Zeiten sehr viel strenger war als heute, lässt die Kleidung auch heute noch Rückschlüsse auf eine Person zu:

- Ist die Kleidung modisch-schick oder sportlich-zweckmäßig?
- Ist die Kleidung edel und teuer?
- Ist die Kleidung gepflegt, d. h. gewaschen und gebügelt?
- Entspricht die Kleidung formalen Anforderungen (z. B. Anzug und Krawatte)?
- Steht die Kleidung für eine bestimmte gesellschaftliche Gruppe (z. B. schwarze Kleidung bei Trauernden)?

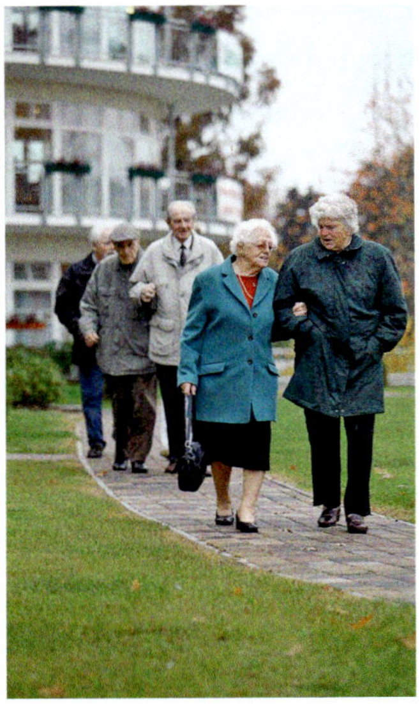

Nicht nur der persönliche Geschmack entscheidet über die Auswahl der Kleidung, sondern auch die Gruppe, der man sich zugehörig fühlt.

In Ihrem Beruf werden Sie es eher mit älteren Menschen zu tun haben, die auch im kranken oder pflegebedürftigen Zustand durchaus Wert auf ein gepflegtes Erscheinungsbild legen. Hat ein Mann sein Leben lang aus beruflichen Gründen eine Krawatte getragen, so wird er vielleicht auch im Alter darauf bestehen. Für die meisten ist es undenkbar, fremden Menschen in Nachtwäsche zu begegnen, ein Morgenmantel oder Hausanzug kann hier Abhilfe schaffen.

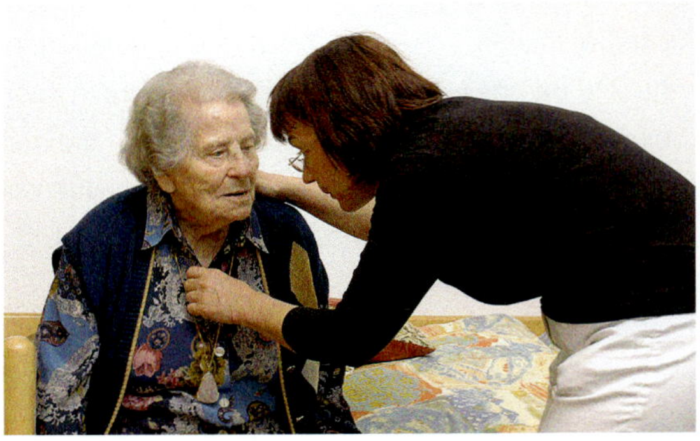

Für Frauen gehört zur Kleidung häufig auch der passende Schmuck. Nicht selten erinnert er an den verstorbenen Ehemann oder die eigene Mutter.

Gleichzeitig war die Kleidung in früheren Jahrzehnten meist eine Anschaffung fürs Leben. Im Gegensatz zu heute waren die Kleiderschränke nicht so reich ausgestattet, ein Kleidungsstück musste viele Jahre halten und wurde dementsprechend gepflegt. So wurde Oberbekleidung zur Schonung des Gewebes nur selten gewaschen, sondern zum Lüften aufgehängt. Ein sorgsamer Umgang mit Kleidung wird von vielen Pflegebedürftigen und ihren Angehörigen vorausgesetzt (z. B. abends Hosen mit Bügelfalte auf einen entsprechenden Bügel hängen).

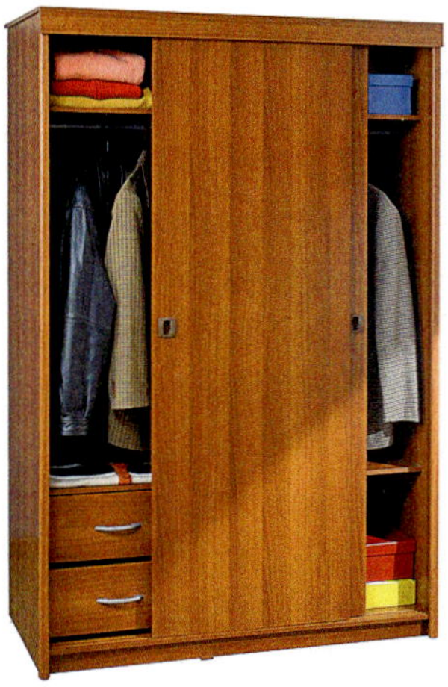

Ein ordentlicher Kleiderschrank

Naturwissenschaftliche Sichtweise

Kleidung soll vor physikalischen Einflüssen wie Wärme, Kälte, Feuchtigkeit oder Strahlung schützen. Dementsprechend wird die Kleidung der Witterung bzw. dem Raumklima angepasst. Im pflegerischen Zusammenhang steht häufig die wärmende Funktion von Kleidung im Vordergrund.

Wärme ist aus physikalischer Sicht eine Temperaturänderung, die durch Energiezufuhr erzeugt wird. Der menschliche Körper erzeugt im Rahmen des Stoffwechsels ↗ S. 187 Energie und somit Wärme. Zum problemlosen Funktionieren aller Organe ist eine Körpertemperatur von ungefähr 37 °C notwendig. Dies reguliert der Körper z. B. durch Veränderung der Hautdurchblutung bzw. Bewegungswärme beim Zittern. Damit die Temperatur nicht zu hoch wird, gibt der Körper kontinuierlich Wärme über verschiedene Mechanismen ab:

- **Verdunstung:** Wasser verdunstet auf der Haut, z. B. beim Schwitzen.
- **Wärmestrahlung:** Fast alle Lebewesen strahlen Wärme ab, dies lässt sich gut auf Bildern einer Wärmebildkamera erkennen.
- **Wärmeleitung:** Aneinanderliegende Körper tauschen Wärme aus, z. B. die Wärmflasche auf dem Bauch.
- **Wärmeströmung:** Die durch Körperwärme erwärmten Gase oder Flüssigkeiten nahe der Haut (z. B. Luft oder Wasser) werden wegbewegt. So kommt es bei Wind oder im Wasser leichter zum Frieren.

Ist die Umgebungstemperatur sehr viel kühler als die Körpertemperatur, würde der Körper ohne Kleidung zu viel Wärme abgeben und auskühlen. Dies soll die Kleidung verhindern. Sowohl die Kleidungstextilien selbst als auch die Luft zwischen den Textilfasern sind schlechte Wärmeleiter. Bei kalten Außentemperaturen ist es daher hilfreich,

- mehrere Kleidungsstücke übereinanderzutragen: Die Luftschichten dazwischen vermindern die Wärmeleitung und damit den Wärmeverlust.
- wärmeisolierende Kleidung zu tragen: Die Luft in Textilien mit großen Hohlräumen zwischen den Fasern verhindert die Wärmeleitung (z. B. grob gestrickte Wollpullover oder Daunenjacken).

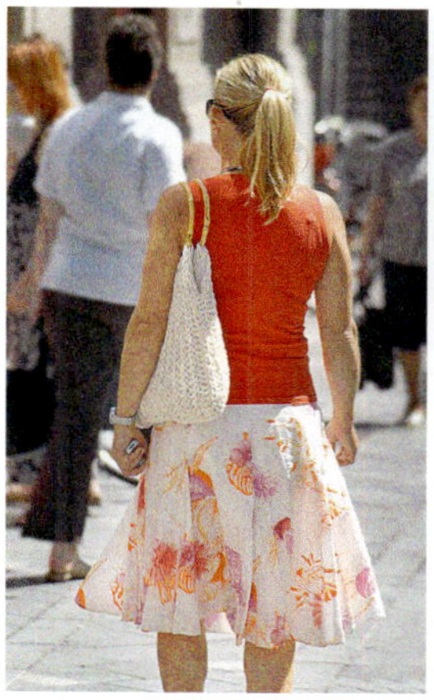
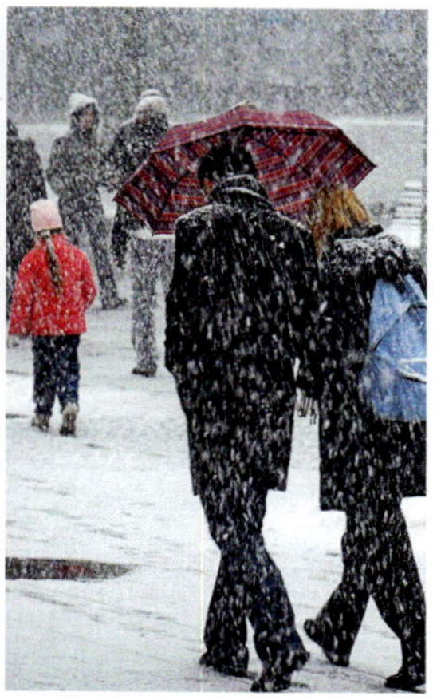

Warmes oder kaltes Wetter erfordert unterschiedliche Kleidung.

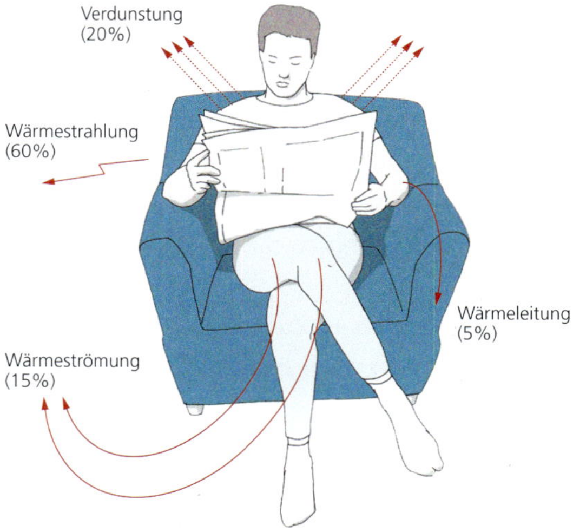

Mechanismen der Wärmeabgabe

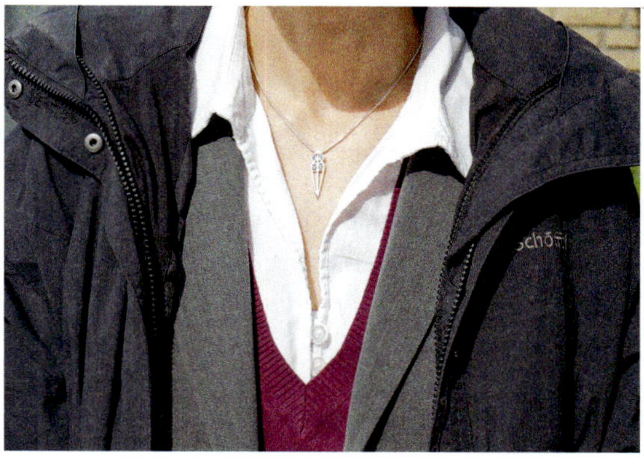

Bei mehreren Lagen von Textilien wärmen die Kleidungsstücke und die Luftschichten zwischen den Textilien halten Kälte ab.

Beobachtung von Einschränkungen beim An- und Auskleiden

Einschränkungen der Pflegebedürftigen beim An- und Auskleiden können Sie bei der Tätigkeit selbst, aber häufig auch am Ergebnis beobachten. Nicht selten versuchen Pflegebedürftige, ihren Unterstützungsbedarf zu verbergen. Halten Sie beobachtete Einschränkungen schriftlich fest und klären Sie mit einer Fachkraft mögliche Lösungsansätze.

Einschränkungen bei der Feinmotorik können dazu führen, dass der Pflegebedürftige Schwierigkeiten beim Zuknöpfen, Binden einer Schleife oder Schließen eines Reißverschlusses hat. Ursache können z. B. Erkrankungen der Fingergelenke oder starkes Zittern bei Morbus Parkinson ↗ S. 514 sein.

Lähmungen erschweren das selbstständige An- und Ausziehen oder machen es unmöglich.

Sehschwäche oder Blindheit können die adäquate Auswahl von Kleidungsstücken verhindern (v. a. in Farbe und Form).

Fehlende Kraft beim Zugreifen kann das An- und Ausziehen erschweren, z. B. bei Schmerzen oder Muskelerkrankungen.

Einschränkungen der Beweglichkeit in den Extremitäten oder der Wirbelsäule (z. B. bei Bandscheibenvorfall ↗ S. 224) verlangsamen häufig das An- und Ausziehen oder machen es unmöglich.

Bei **Veränderungen der Körperform** (z. B. nach Amputationen oder bei starker Gewichtszu- oder abnahme) passen die gewohnten Kleidungsstücke nicht mehr. Aus Sparsamkeit improvisieren viele Menschen in solchen Situationen mit Sicherheitsnadeln oder ähnlichen Hilfsmitteln.

Ausfallerscheinungen des Gehirns (z. B. nach einem Schlaganfall ↗ S. 510) führen zu typischer Handlungsunfähigkeit bei eigentlich vorhandener Beweglichkeit (*Apraxie*).

Menschen mit kognitiven Beeinträchtigungen oder psychischen Erkrankungen können nicht mehr in der Lage sein, die Bewegungsabläufe beim An- und Ausziehen nachzuvollziehen oder sich zum An- und Ausziehen zu motivieren.

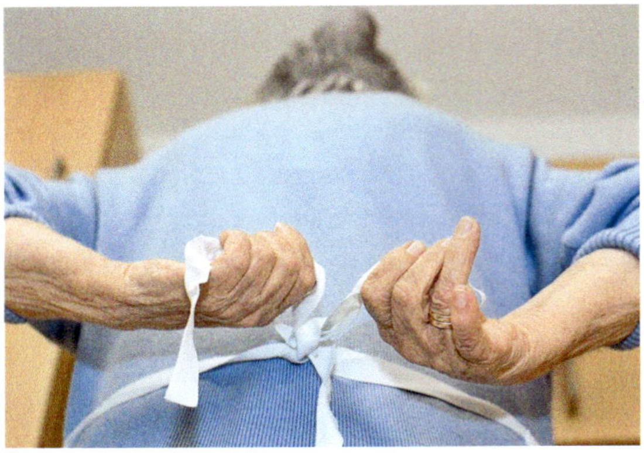

Bei eingeschränkter Feinmotorik können Schleifen oder Knöpfe ein unüberwindbares Hindernis darstellen.

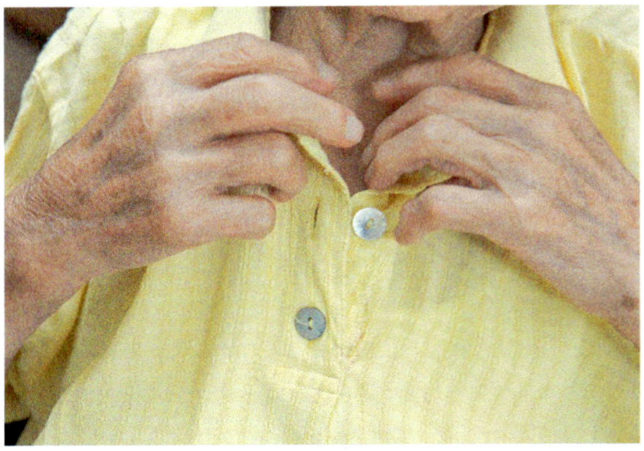

Bei Morbus Parkinson kann das Zuknöpfen durch das (starke) Zittern oft nur mit Mühe vonstatten gehen.

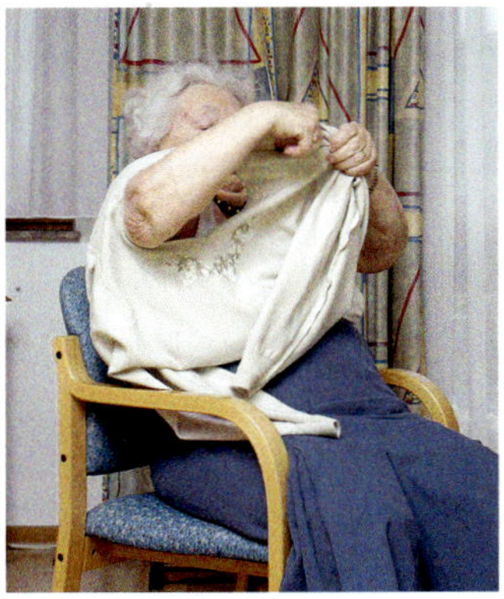

Apraxie beim Ankleiden nach einem Schlaganfall

Unterstützung beim An- und Auskleiden

Grundsätzlich sollten Pflegebedürftige sich so weit wie möglich selbstständig an- und ausziehen. Nach schwerer Krankheit oder in Rehabilitationsphasen kann es sinnvoll sein, gemeinsam mit Ergotherapeuten ↗ S. 122 ein Anziehtraining durchzuführen.

Allgemeine Unterstützung

Folgende Maßnahmen können bei geringem Unterstützungsbedarf sehr hilfreich sein:

- Wählen Sie gemeinsam die Kleidungsstücke am Vorabend aus und legen Sie sie in der Reihenfolge des Anziehens bereit.
- Empfehlen Sie den Pflegebedürftigen oder Angehörigen, Lieblingskleidung umarbeiten zu lassen, indem z. B. Weite aus der Naht gelassen oder Knöpfe durch Reißverschlüsse ersetzt werden.
- Bei einem Neukauf sollten weite, lockere Kleidungsstücke ohne komplizierte Verschlusssysteme bevorzugt werden.
- Besprechen Sie mit einer Pflegefachkraft oder einem Ergotherapeuten den Einsatz von Anziehhilfen wie z. B. einer Knöpfhilfe oder einem Strumpfanzieher.

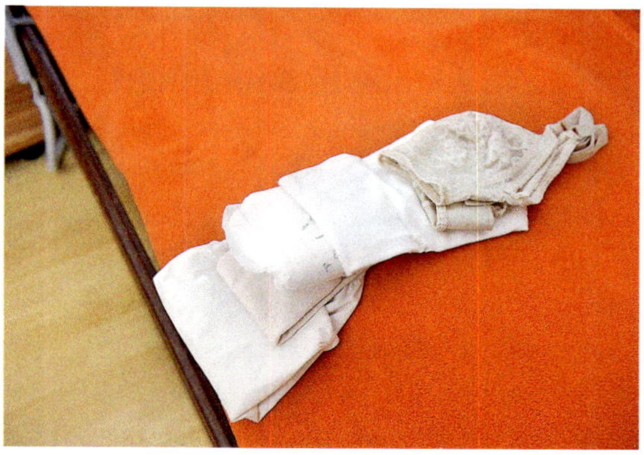

Legen Sie die Kleidung in der Reihenfolge des Anziehens zurecht (zuunterst die Oberbekleidung, zuoberst die Unterwäsche).

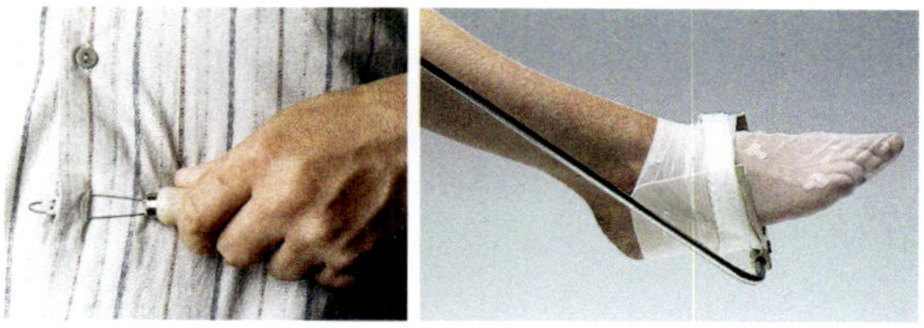

Anziehhilfen können nach einer Übungsphase gute Unterstützung leisten.

Übernahme des An- und Auskleidens

Ist der Pflegebedürftige nicht in der Lage, sich selbstständig an- oder auszuziehen, müssen Sie dies übernehmen. Richten Sie sich dabei möglichst nach den Wünschen des Pflegebedürftigen. Wenn möglich, sollte der Pflegebedürftige beim An- und Auskleiden sitzen. Beachten Sie folgende Grundsätze:

- Kleiden Sie von Lähmung oder Schmerz betroffene Extremitäten zuerst an und zuletzt aus.
- Ziehen Sie Oberbekleidung zuerst über den Kopf an und zuletzt über den Kopf aus.
- Achten Sie darauf, dass die Kleidung möglichst keine Falten oder Wülste bildet, die zu Druckstellen führen könnten.

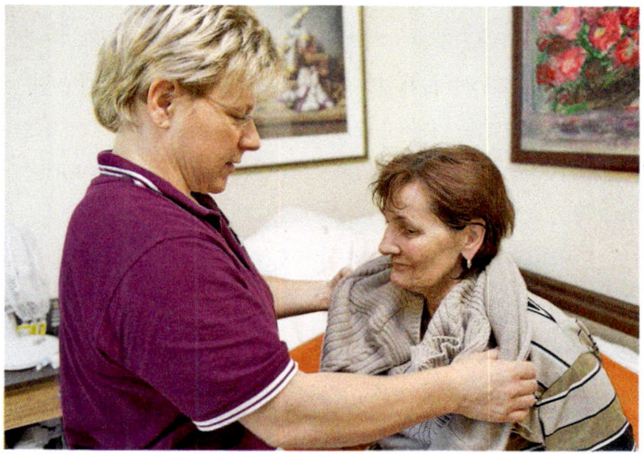

Gerade bei engen Kopfausschnitten kann das An- und Ausziehen für den Pflegebedürftigen sehr unangenehm sein. Achten Sie darauf, nicht an Haaren, Nase, Ohren oder Ohrringen hängen zu bleiben.

Von der Zelle zum Organ

Die Zelle – kleinste Baueinheit

Zellen sind selbstständige Lebenseinheiten. Sie können sich teilen, bewegen, wachsen, auf Reize reagieren. Dafür besitzen sie einen eigenen Stoffwechsel ↗ S. 187. Es gibt sie in zahlreichen Formen, Größen und Funktionen (z. B. Haut-, Knochen- oder Leberzellen). Gemeinsam ist allen der **Grundaufbau** aus

- Zellmembran (Zellhaut), sie umgibt die Zelle, schützt sie und regelt Ein- und Austritt der für sie wichtigen Stoffe (z. B. Glukose),
- Zellplasma (Zellflüssigkeit), es füllt die Zelle aus und besteht hauptsächlich aus Wasser und Salzen,
- Zellkern, er enthält die Erbinformation der Zelle (DNS), und
- Zellorganellen („kleine Organe"), sie halten das Leben aufrecht, indem sie Energie gewinnen, Stoffe auf- und abbauen.

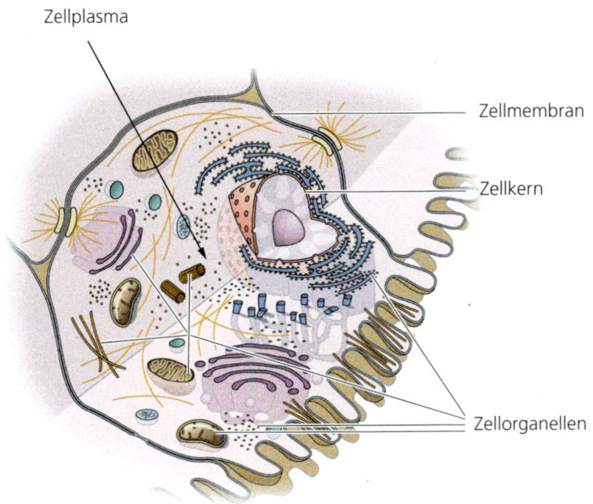

Alle Zellen sind mehr oder weniger gleich aufgebaut.

Das Gewebe – Lebensgemeinschaft mit fester Aufgabe

Gewebe besteht aus Zellen mit gleichem oder ähnlichem Aufbau und ähnlicher Funktion. Die Zellen eines Gewebes werden durch die Interzellularsubstanz zusammengehalten. Diese besteht aus Fasern und einer eiweißhaltigen Grundsubstanz und ist u. a. für den Stoffaustausch zwischen den Zellen zuständig. Jedes Gewebe hat eine **typische Zusammensetzung** aus Zellen und Interzellularsubstanz, die man unter dem Mikroskop gut erkennen kann. Man unterscheidet:

- Epithelgewebe
- Binde- und Stützgewebe ↗ S. 220 in und zwischen den Organen
- Muskelgewebe ↗ S. 226
- Nervengewebe ↗ S. 306

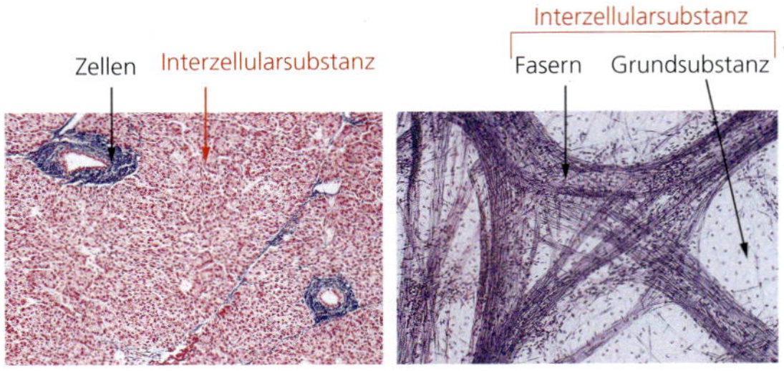

Jedes Gewebe besteht aus Zellen und Interzellularsubstanz.

Mehrere Zellen der gleichen Art bilden ein Gewebe. Mehrere Gewebe bilden ein **Organ**, eine Funktionseinheit des Körpers.

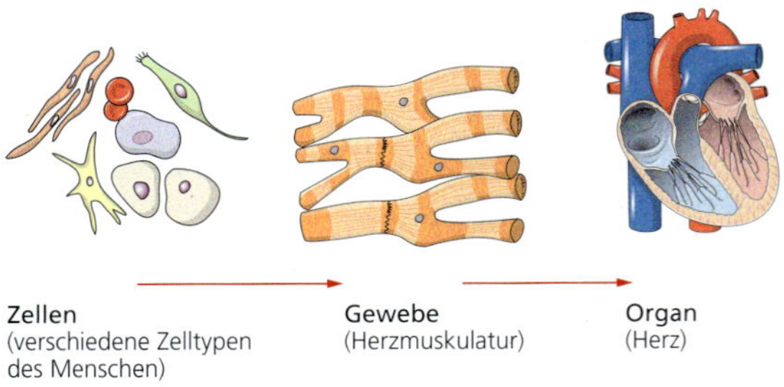

Aus Zellen werden Gewebe und aus Geweben werden Organe gebildet.

Epithel Deck- und Drüsengewebe, z. B. Haut, Darmschleimhaut, Schweißdrüsen

Der Zellbetrieb – Stofftransport und Stoffwechsel

Eine Vielzahl von Stoffen muss in unserem Körper transportiert und verarbeitet werden, um die Funktionstüchtigkeit von Zellen zu ermöglichen. Genauso wie wir Menschen Nahrung zu uns nehmen, verdauen und wieder ausscheiden, nimmt auch die Zelle Stoffe auf, verändert sie oder gibt sie wieder ab. Diese Vorgänge werden Stoffwechsel genannt und funktionieren mit Hilfe verschiedener Transportmechanismen an der Zellmembran und anderen Organstrukturen. Es lassen sich aktive und passive Transportmechanismen unterscheiden.

Aktive Transportmechanismen finden unter Energieverbrauch statt. Sie basieren häufig auf speziellen chemischen Eigenschaften z. B. von Transporteiweißen. Aktive Transportmechanismen stellen ein Konzentrationsgefälle her, z. B. viel Kalium ↗ S. 278 im Zellinneren, wenig Kalium außen. Passive Transportmechanismen benötigen keine Energie, sondern basieren auf den physikalischen Prinzipien Diffusion und Osmose. Bei der Diffusion bewegen sich Stoffteilchen entlang eines Konzentrationsgefälles, z. B. von der Flüssigkeit mit mehr Teilchen hin zu der Flüssigkeit mit weniger Teilchen. Im Körper geschieht dies z. B. beim Gasaustausch ↗ S. 294 in der Lunge. Bei der Osmose sind zwei Flüssigkeiten durch eine Membran getrennt. Diese Membran ist nur für bestimmte Teilchen durchlässig. Besteht zwischen den beiden Flüssigkeiten ein Konzentrationsgefälle, dann wandern so viele Wassermoleküle durch die Membran, bis das Konzentrationsgefälle ausgeglichen ist. Durch Diffusion und osmotische Kräfte werden im Körper Salze ↗ S. 278 und Wasser gleichmäßig verteilt.

Damit die Zellen ihren Betrieb aufrechterhalten können, benötigen sie Energie. Den Vorgang der Energiegewinnung nennt man **Energiestoffwechsel**. Dazu werden die durch die Nahrung aufgenommenen oder im Körper gespeicherten Nährstoffe unter Zuhilfenahme von Sauerstoff in der Zelle abgebaut. Es entstehen verschiedene Abfallprodukte, z. B. Kohlenstoffdioxid, und Wasser. Diese scheidet die Zelle aus.

Damit Zellen wachsen oder sich teilen können, benötigen sie Eiweiß. Um Aminosäuren ↗ S. 257 und daraus Eiweiße herzustellen, benötigen Zellen Energie. Diesen Aufbau von Zellbestandteilen und -produkten, z. B. Hormone, nennt man **Baustoffwechsel**.

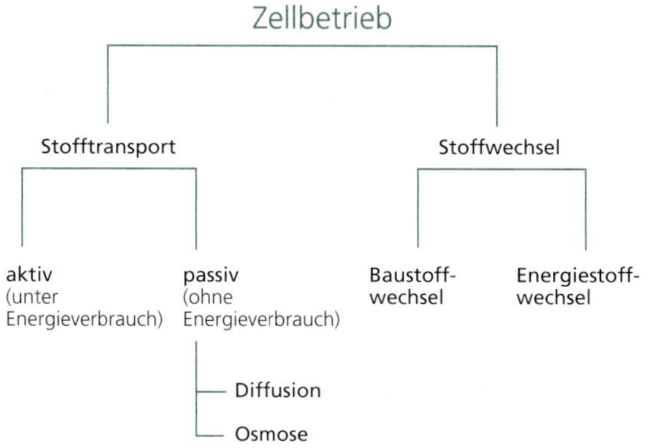

Stofftransport und Stoffwechsel halten den Zellbetrieb aufrecht.

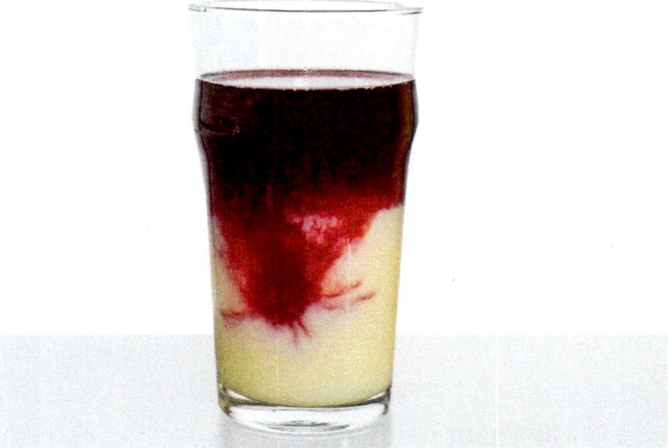

Die optische Wirkung verschiedener Mixgetränke, z. B. des Kirsch-Bananen-Safts (Kiba), basieren auf Diffusion: Gießt man zuerst den Bananensaft (viele gelöste Bestandteile, dickflüssiger) und dann geschickt den Kirschsaft (wenige gelöste Bestandteile, dünnflüssiger) ein, bleiben die beiden Säfte im Glas getrennt und sehen sehr appetitlich aus. Auch ohne Umrühren vermischen sich die Säfte nach einiger Zeit miteinander, sie diffundieren.

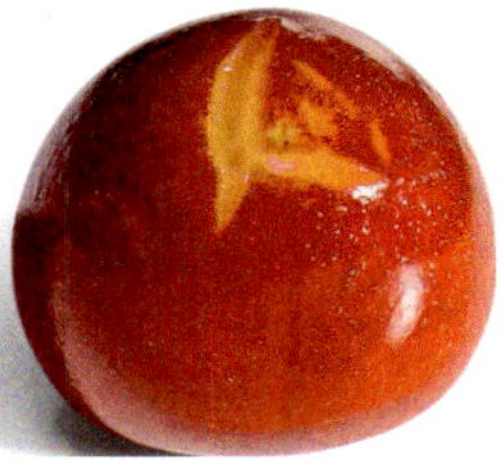

Ein Osmosebeispiel aus der Natur ist das Platzen von Kirschen nach Regen. Das Kirschinnere hat eine höhere Teilchenkonzentration als das Regenwasser außen, die Schale ist für Wassermoleküle durchlässig. Um das Konzentrationsgefälle auszugleichen, wandern so viele Wassermoleküle in das Kirschinnere, bis die Kirsche platzt.

Die Haut und Hautanhangsgebilde

Ein echtes Multitalent: vielfältige Aufgaben der Haut

Die Haut ist das größte Organ des Menschen. Ihre Oberfläche und ihr Gewicht entsprechen der einer Zimmertür. Sie übernimmt verschiedene Funktionen, u. a.:

- **Schutz:** Die Haut hält Schäden und eindringende Bakterien vom Körper fern und beschützt das Körperwasser vor Verdunstung.
- **Reizaufnahme:** Die Haut nimmt Reize, z. B. Kälte oder Wärme, auf.
- **Temperaturregulation:** Bei Hitze kühlt die Haut den Körper durch den abgesonderten Schweiß.
- **Ausscheidung:** Die Haut sondert verschiedene Flüssigkeiten, z. B. Schweiß, ab.
- **Kommunikation:** Die Haut ist ein guter Spiegel unseres Befindens.

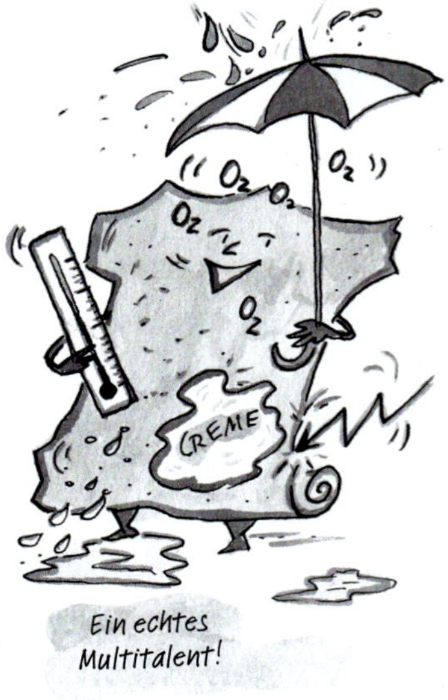

Die Haut setzt sich aus verschiedenen Schichten zusammen, die jeweils unterschiedliche Zelltypen enthalten und verschiedene Aufgaben erfüllen:

Die **Oberhaut** besteht aus Horn- und Keimschicht. Die Hornschicht hat viele Lagen verhornter, abgestorbener Zellen, die einen mechanischen Schutz bilden. In der Keimschicht entstehen neue Hautzellen. Sie ist z. B. für die Wundheilung zuständig und sorgt durch das in ihr enthaltene Hautpigment Melanin für die Hautfarbe.

Die **Lederhaut** haftet fest an der Oberhaut und ist durch ihre Bindegewebszellen und Fasern für die Elastizität der Haut zuständig (Hautturgor ↗S. 195). Sie reguliert die Körpertemperatur und enthält Nervenfasern, Blutgefäße und Abwehrzellen.

Die **Unterhaut** ist die Pufferzone zu den unter der Haut gelegenen Organen. Sie besteht aus lockerem Bindegewebe und Fettzellen. Die Blutgefäße und Nervenfasern der Lederhaut führen durch die Unterhaut hindurch.

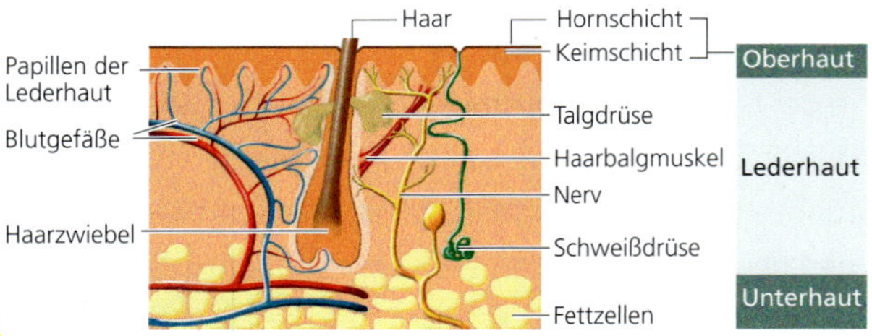

Schichten der Haut

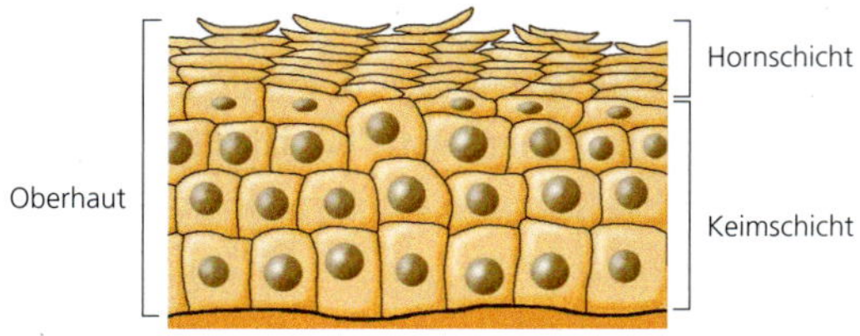

Die Zellen der Oberhaut entstehen in der Keimschicht, wandern in die Hornschicht und sterben dort ab.

Hinweis Die Verteilung der drei Hautschichten passt sich den Anforderungen der jeweiligen Körperstelle an: Vergleichen Sie einmal die Haut am Augenlid mit der am Fußballen.

Da war doch noch was – Hautanhangsgebilde

Hautdrüsen

Hautdrüsen liegen in der Lederhaut. Ihre spezialisierten Epithelzellen sondern Flüssigkeiten, so genannte Sekrete, durch Ausführungsgänge ab.

Talgdrüsen sitzen überwiegend an behaarter Haut. Ihre Ausführungsgänge enden im Haarbalg. Ihr überwiegend aus Fett und Fettsäuren bestehendes Sekret, der Talg, hält die Haut geschmeidig.

Duftdrüsen befinden sich in den Achselhöhlen, an den Brustwarzen, den äußeren Gehörgängen, der Leistengegend sowie dem Anus. Ihre Ausführungsgänge münden im Haarbalg. Das duftende Sekret enthält Botenstoffe, die u.a. sexuelle Erregung oder Angst signalisieren können.

Schweißdrüsen kommen besonders häufig an den Handflächen und Fußsohlen vor, aber auch an allen anderen Körperstellen. Ihre Ausführungsgänge enden auf der Haut. Sie sondern ca. ½ l Schweiß am Tag ab und regulieren damit die Körpertemperatur. Schweiß besteht überwiegend aus Wasser und Salz und ist geruchsneutral. Er beginnt erst zu riechen, wenn er von Bakterien zersetzt wird.

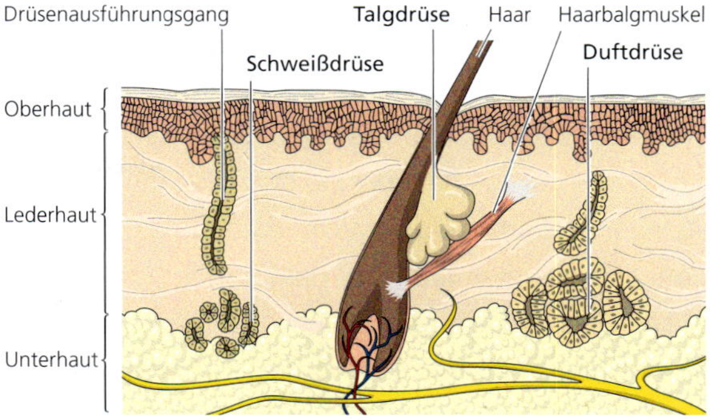

Alle Hautdrüsen liegen in der Lederhaut. Die Ausführungsgänge enden jedoch bei Talg- und Duftdrüsen im Haarbalg und bei den Schweißdrüsen in der Keimschicht der Oberhaut.

Haare

Haare werden aus verhornten Zellen gebildet. Die fest verankerten Hornfäden wachsen als Haarschaft im Haarbalg aus den Haarwurzeln heraus. Der Haarbalgmuskel richtet, z. B. bei Kältegefühl, die Haare auf („Gänsehaut"). Die Lebensdauer eines Haares beträgt 2–6 Jahre, Kurzhaare wie Wimpern oder Augenbrauen werden nur 3–6 Monate alt.

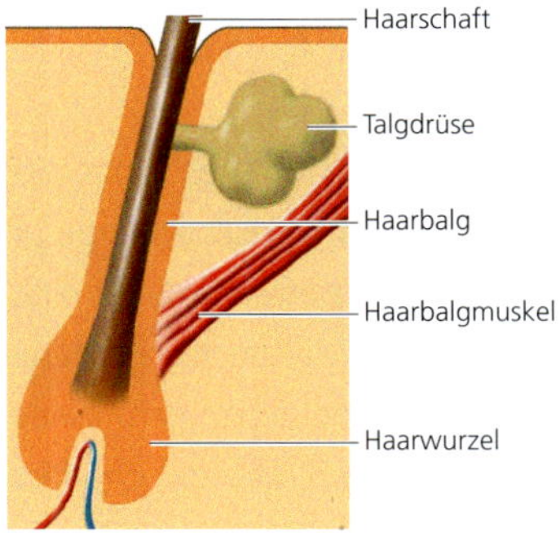

Haaraufbau

Nägel

Auch Nägel entstehen aus verhornten Zellen. Sie wachsen als Nagelplatte aus der Nagelmatrix, die von außen als halbmondförmiger weißer Bereich (Nagelmöndchen) zu erkennen ist. Die Nagelplatte liegt fest auf dem Nagelbett, die Nagelhaut bildet den Übergang zwischen Haut und Nagelplatte. Nägel dienen sowohl zum Schutz der Finger- und Zehenkuppen als auch zur Unterstützung der Greiffunktion der Finger. Fingernägel wachsen viermal schneller als Zehennägel, ca. 5–10 mm pro Monat.

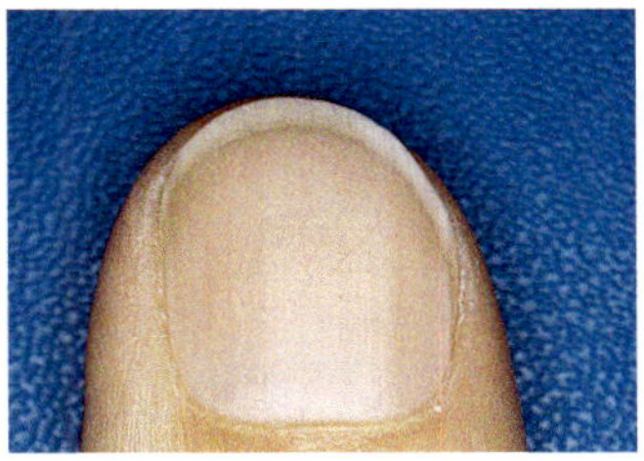

Gesunder Nagel

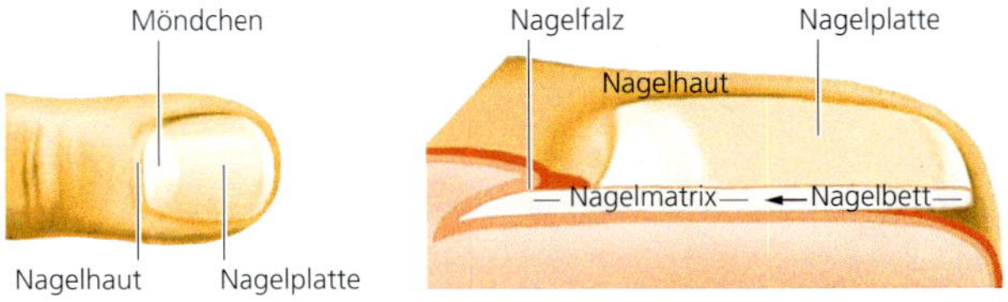

Aufbau des Nagels

Querschnitt durch den Nagel (Schema)

Die Haut schützt sich selbst

Die Haut ist ein hochkomplexes Organ, das vielen widrigen Umständen trotzen muss, z. B. Hitze, Trockenheit, Bakterien, Pilzsporen. Daher verfügt sie über ein sehr wirksames Schutzsystem, das durch Drüsensekrete und eine „normale" Besiedelung durch Bakterien das so genannte **Hautmilieu** aufrechterhält.

Der **Säureschutzmantel** der Haut besteht überwiegend aus Talg und Schweiß und hat einen leicht sauren pH-Wert ↗ S. 279. Dieses saure Milieu hält schädliche Bakterien ab. Gleichzeitig kann der Säureschutzmantel Wasser binden und damit Wasserverluste der Haut verhindern.

Hinweis Seife ist eher alkalisch und greift damit den Säureschutzmantel an. Auch pH-neutrales Wasser verändert die Zusammensetzung des Säureschutzmantels. Daher raten Hautärzte von zu häufigem Waschen mit Seife ab. Empfehlenswert sind pH-neutrale oder rückfettende Reinigungsprodukte. Eincremen nach dem Waschen unterstützt die Aufrechterhaltung des Säureschutzmantels.

Die **physiologische Hautflora** besteht aus zahlreichen Bakterien, die für den gesunden Menschen ungefährlich sind. Dabei verfügt jede Körperregion über eine eigene Zusammensetzung und Menge von Bakterien. Es überleben nur die Bakterien, die sich in dem „sauren" Hautmilieu wohlfühlen. Sie halten andere, schädliche Bakterien davon ab, sich auf der Haut niederzulassen, und sorgen für die Anregung unseres Immunsystems ↗ S. 422.

Hinweis Die Anwendung von desinfizierenden (keimtötenden) Reinigungsprodukten schadet dem Hautmilieu, da die natürliche Bakterienbesiedlung der Haut dem Schutz vor schädlichen Bakterien dient. Dies gilt insbesondere für Intimwaschlotionen, aber auch für Händedesinfektionsmittel. Daher ist eine **gute Haut- und Handpflege** für Menschen in pflegerischen Berufen von besonderer Bedeutung.

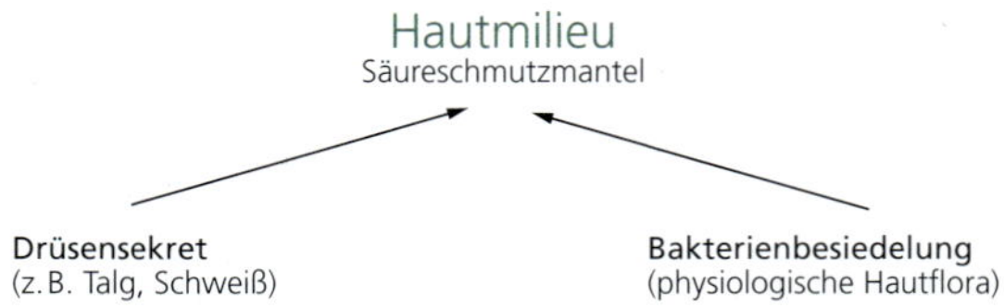

Das Hautmilieu wird durch Drüsensekrete und physiologische Hautflora aufrechterhalten.

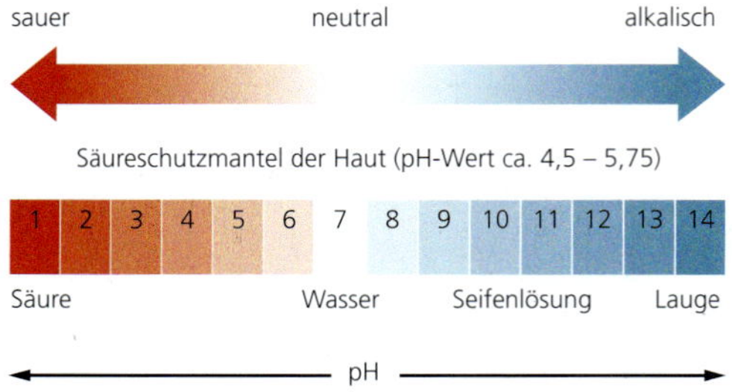

Säureschutzmantel der Haut

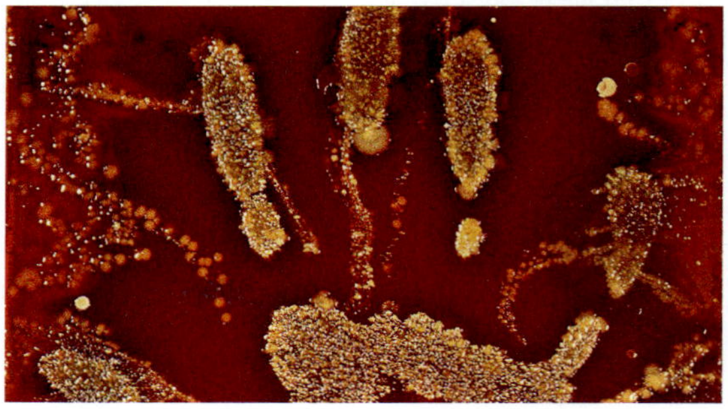

Natürliche Keimbesiedlung der Haut, genannt physiologische Hautflora

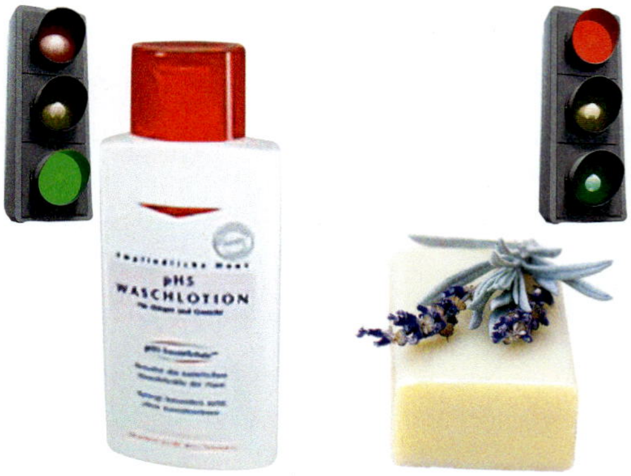

pH-neutrale Waschlotionen sind zwecks besserem Hautschutz alkalischen Seifen vorzuziehen.

www.haut.de
Umfangreich aufbereitetes Basiswissen, zahlreiche Hilfestellungen und diverse Serviceangebote zu Haut, Haar und Körperpflege

Haut und Hautanhangsgebilde im Alter

Die Haut verändert sich mit dem Lebensalter. Von der weichen Kinderhaut über die pickelgeplagte Teenagerhaut bis hin zur reifen Haut vollzieht sie einen ständigen Wandel. Insbesondere im Alter verändert sich die Haut noch einmal gravierend:

Oberhaut: Die Neubildung der Hautzellen ist verlangsamt, Verletzungen heilen schlechter. Die Produktion von Melanin ↗ S. 188 lässt nach. Dadurch verändert sich die Hautfarbe, wird unregelmäßig, und es können „Altersflecken" entstehen.

Lederhaut: Es werden weniger elastische Fasern gebildet, wodurch die Elastizität nachlässt und die Haut insgesamt ein faltiges Aussehen erhält.

Unterhaut: Fettzellen werden im Alter vermehrt abgebaut, die „Pufferzone" verliert ihre Wirkung. Alte Menschen frieren schneller und leiden häufiger unter Druckstellen (Dekubitus ↗ S. 242).

Drüsen: Talg- und Schweißdrüsen vermindern ihre Aktivität. Dadurch ist der Säureschutzmantel der Haut schwächer ausgeprägt, die Haut trocknet aus und ist anfälliger für Infektionen. Gleichzeitig können alte Menschen bei Hitze schlechter ihre Körpertemperatur regulieren: Durch die geringere Schweißbildung kommt es schneller zum Hitzekollaps ↗ S. 541.

Haare: Durch die verminderte Talgabsonderung kommt es zu eher trockenen und brüchigen Haaren. Die auch für die Haarfarbe zuständige Melaninproduktion lässt nach, die Haare werden grau oder weiß. Gleichzeitig fallen durch hormonelle Veränderungen v. a. bei Männern, aber auch bei Frauen die Haare aus.

Nägel: Die Zellneubildung ist im Alter insgesamt verlangsamt. Auch die Nägel wachsen nicht mehr so schnell, es kommt zur Ausbildung von Längsrillen. Gleichzeitig neigen v. a. die Zehennägel zu stärkerer Verhornung und Verkrümmung. Sie wachsen dadurch eher in die Haut ein und können so zu Entzündungen führen.

Hinweis Die Haut alter Menschen erfordert eine ihren Bedürfnissen angepasste Pflege.

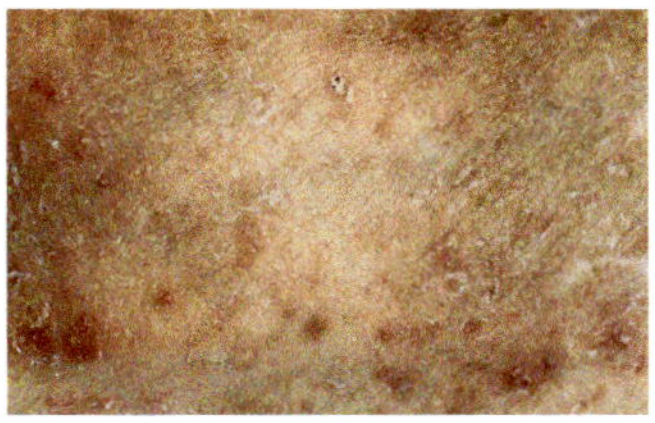

Altershaut

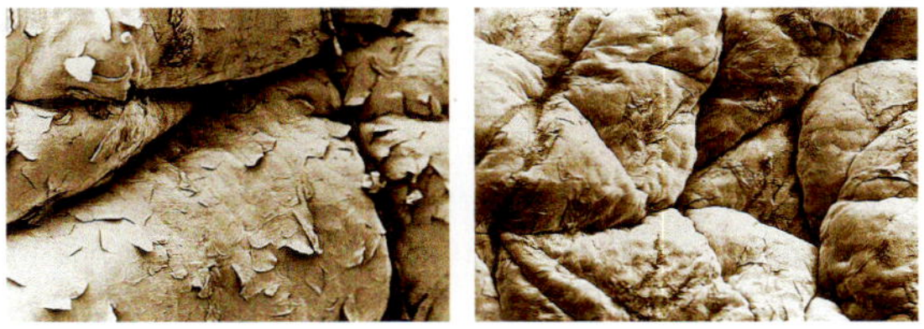

Hornschicht der Oberhaut
(links) bei normaler Drüsenfunktion
(rechts) bei verminderter Drüsenfunktion

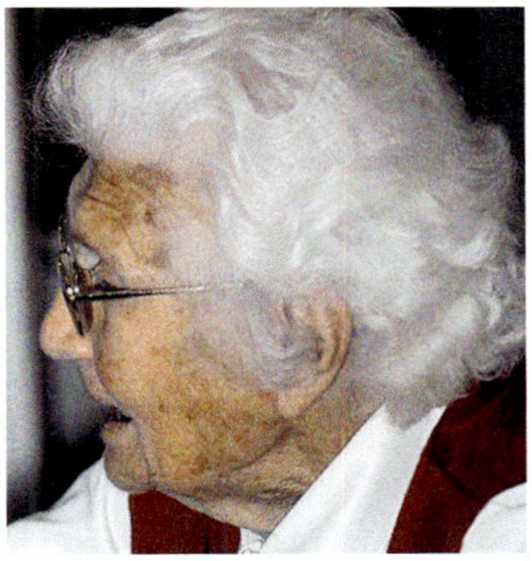

Graue oder weiße Haare gelten als Alterszeichen, können aber bereits in jüngeren Jahren auftreten.

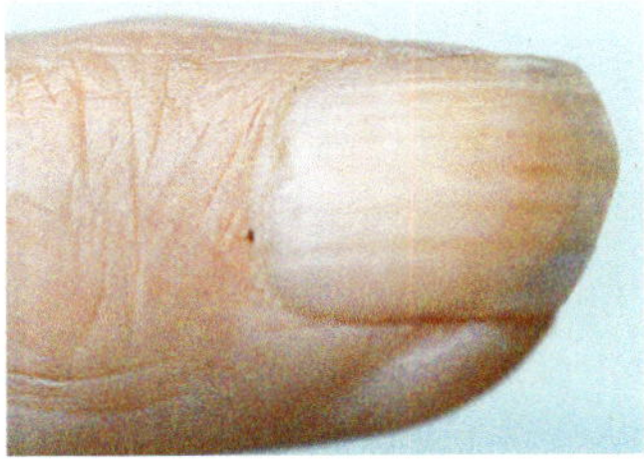

Fingernagel mit Längsrillen

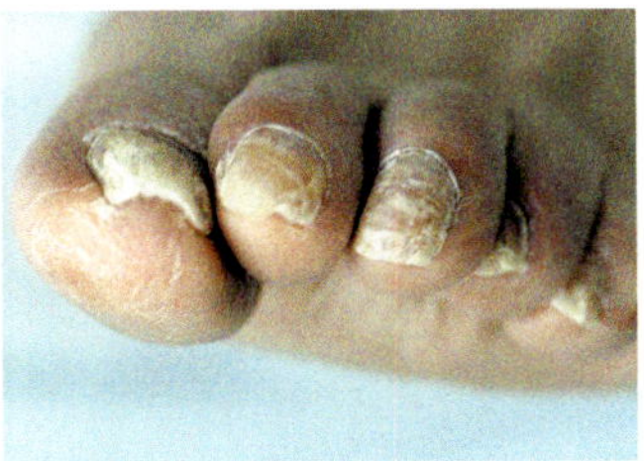

Rauer und verdickter Nagel

Die äußeren Geschlechtsorgane

Geschlechtsorgane dienen der Fortpflanzung und werden auch Genitale genannt. Man unterscheidet sie entsprechend ihrer Lage in innere und äußere Geschlechtsorgane. Die äußeren Geschlechtsorgane sind im Vergleich zu den inneren von außen sichtbar und können ertastet werden. Die Anlage für den Bau der Geschlechtsorgane ist bereits beim Embryo vorhanden, sie entwickeln ihre volle Funktionsfähigkeit jedoch erst in der Pubertät.

Hinweis Für die Haut- und Körperpflege benötigen Sie Kenntnisse über die äußeren Geschlechtsorgane. Die Beschreibung und Funktion der inneren Geschlechtsorgane finden Sie im Kapitel „Menschen mit chronischen oder akuten Erkrankungen".

Äußere männliche Geschlechtsorgane

Hodensack (*Scrotum*) und Glied (*Penis*) bilden die äußeren **männlichen Geschlechtsorgane**. Der Hodensack ist von Haut sowie einer darunterliegenden Bindegewebsschicht umgeben und beinhaltet **innere männliche Geschlechtsorgane**. Das männliche Glied besteht aus der unbeweglichen Peniswurzel und dem beweglichen Penisschaft, der die für die Aufrichtung (*Erektion*) des Penis notwendigen Schwellkörper enthält. An der Penisspitze befindet sich die Eichel. Sie ist von Schleimhaut bedeckt und von der zurückstreifbaren Vorhaut umgeben. Die Eichel enthält zahlreiche Nervenendigungen und ist dadurch sehr sensibel. In der Eichel endet die Harn-Samen-Röhre. Unter der **Vorhaut** findet sich häufig das aus Bakterien, Talg und abgestorbenen Hautzellen bestehende weißlich-hellgelbe Smegma.

Hinweis Aus kulturellen, religiösen oder gesundheitlichen Gründen kann die Vorhaut beschnitten sein (*Zirkumzision*). In diesem Fall liegt die Eichel ganz oder teilweise frei.

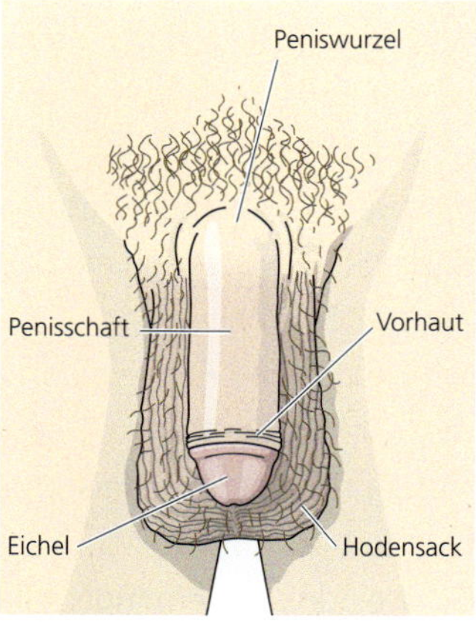

Äußere männliche Genitale

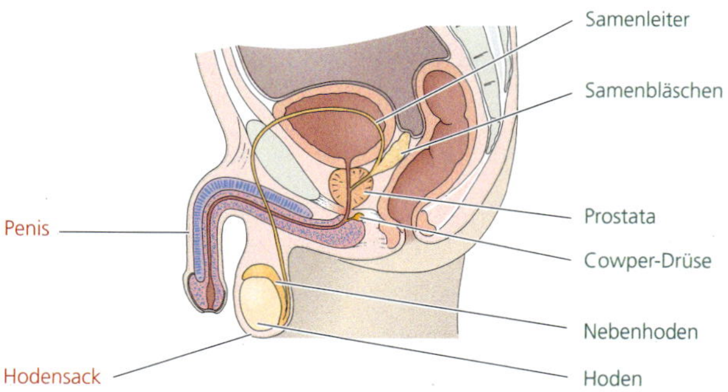

Innere (grün) und äußere (rot) Geschlechtsorgane des Mannes

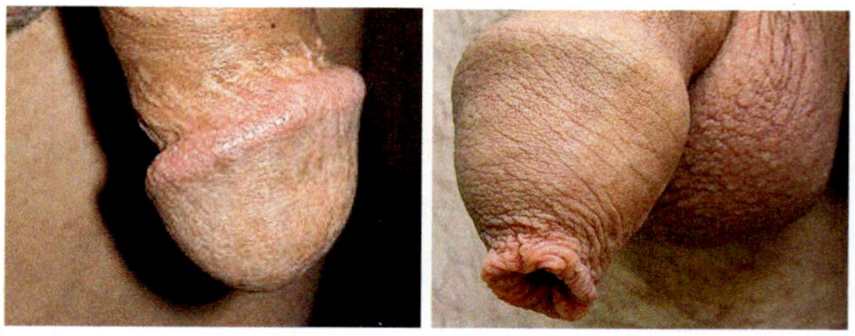

Beschnittene Vorhaut (links) und unbeschnittene Vorhaut (rechts)

Äußere weibliche Geschlechtsorgane

Die **äußeren weiblichen Geschlechtsorgane** werden auch unter dem Begriff Vulva zusammengefasst. Zu ihnen gehören

- Schamhügel,
- große und kleine Schamlippen,
- Scheidenvorhof mit Scheideneingang und Harnröhrenmündung und
- Kitzler (*Klitoris*).

Als Schamhügel wird die aus Unterhautfettgewebe bestehende leichte Erhöhung über dem Schambein bezeichnet. Mit dem Beginn der Pubertät wachsen hier die Schamhaare.

Die **Schamlippen** formen die Vulva. Die großen Schamlippen sind breite, behaarte Hautwülste mit einem Fettpolster. An ihrer Innenseite liegen die kleinen Schamlippen, dünne, unbehaarte Hautlappen, die von Schleimhaut umgeben sind. Zwischen den äußeren und inneren Schamlippen kann sich aus Hautschuppen und Bakterien bestehendes hellgelb-weißliches Smegma einlagern, das bei der täglichen Körperwäsche entfernt werden sollte.

Im Scheidenvorhof münden Scheideneingang und Harnröhre sowie zahlreiche Drüsen, deren Sekret der Anfeuchtung der Scheide vor und während des Geschlechtsverkehrs dient. Im oberen Bereich des Scheidenvorhofs findet sich der Kitzler, ein 3–4 cm langer Schwellkörper, der sich bei sexueller Erregung aufrichtet. Im Kitzler befinden sich zahlreiche Nervenendigungen, die dem Empfinden sexueller Lust dienen.

Hinweis Die aus kulturellen Gründen heute v. a. in zentral- und nordafrikanischen Regionen praktizierte **Beschneidung von jungen Mädchen und Frauen** umfasst die (teilweise) Entfernung des Kitzlers, der Schamlippen oder das Zunähen der Scheide. Dadurch verlieren die Frauen nicht nur ihre sexuelle Empfindungsfähigkeit, sondern es können lebensbedrohliche Blutungen und Infektionen sowie Probleme bei Geburten auftreten. So kommt es nicht selten auch zum Tod.

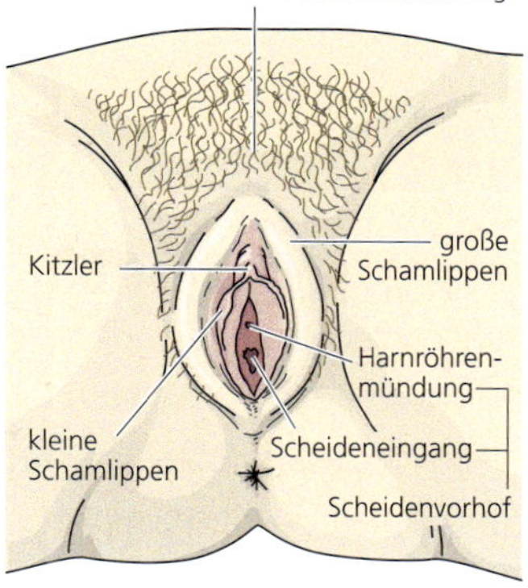

Äußere weibliche Genitale

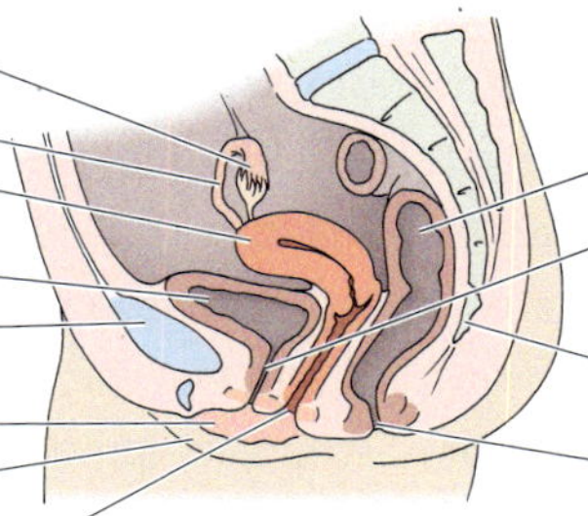

Innnere (grün) und äußere (rot) Geschlechtsorgane der Frau

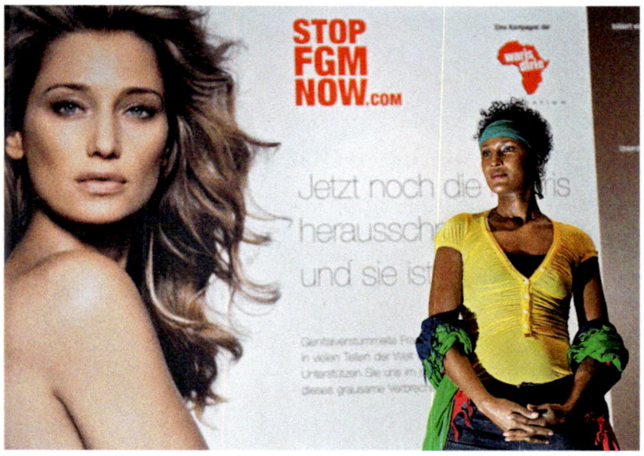

Zahlreiche Aktionen von Menschenrechtsorganisationen machen inzwischen auf das Schicksal beschnittener Frauen aufmerksam.

Beobachtung der Haut

Die Hautbeobachtung erfolgt i. d. R. während der Körperpflege. Übernehmen Pflegebedürftige die Körperpflege selbstständig oder wird sie durch Angehörige durchgeführt, sollten mögliche Hautprobleme in regelmäßigen Abständen im Gespräch erfragt werden.

Die gesunde Haut

Die gesunde Haut ist warm, gut durchblutet und zeigt keine Schäden auf. Man unterscheidet drei Hauttypen:

- Normale Haut weist keine Unreinheiten auf, ist feinporig und zart.
- Fettige Haut zeigt Hautunreinheiten wie Mitesser oder Pickel, ist eher grobporig und glänzt fettig. Die Haut produziert vermehrt Talg.
- Trockene Haut ist schuppig, spröde und rau. Die Haut produziert zu wenig Talg, der Säureschutzmantel ist häufig angegriffen.

Bei den meisten Menschen findet sich eine Mischung aus zwei oder drei Hauttypen. Hauttypen verändern sich mit dem Lebensalter. Neigen Jugendliche eher zu fettiger Haut, haben alte Menschen häufig trockene Haut.

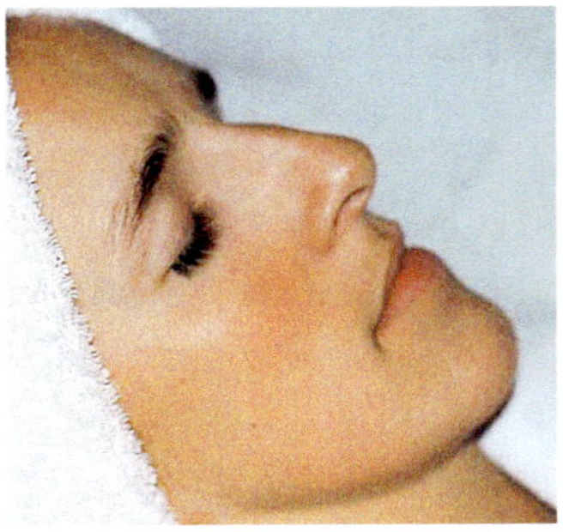

Normale Haut ist durch ein ebenes Hautbild gekennzeichnet.

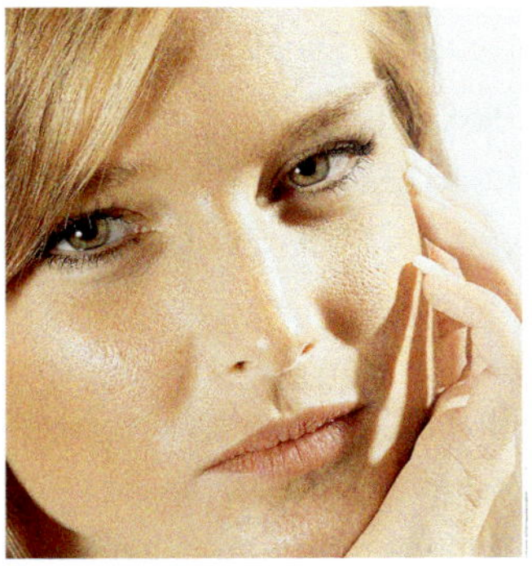

Eine fettige Haut glänzt häufig deutlich erkennbar

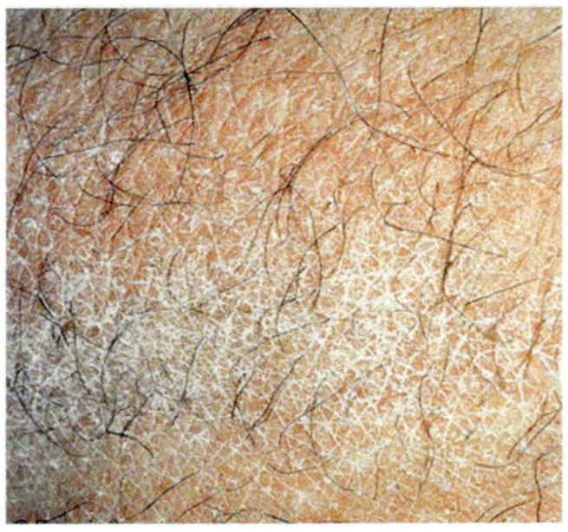

Trockene Haut neigt zu Schuppenbildung.

Allgemeine Veränderungen der Haut

Veränderungen der Haut können auf bestimmte Erkrankungen hindeuten. Daher ist es wichtig, Veränderungen der Haut zu bemerken und zu dokumentieren, und zwar nach

- Hautfarbe,
- Hautspannung (*Turgor*) und
- Veränderungen der Hautanhangsgebilde.

Hinweis Teilen Sie einer Pflegefachkraft immer mit, wenn Sie äuffällige Veränderungen der Haut beobachten. Hautveränderungen können auf ernsthafte Krankheitsbilder hinweisen.

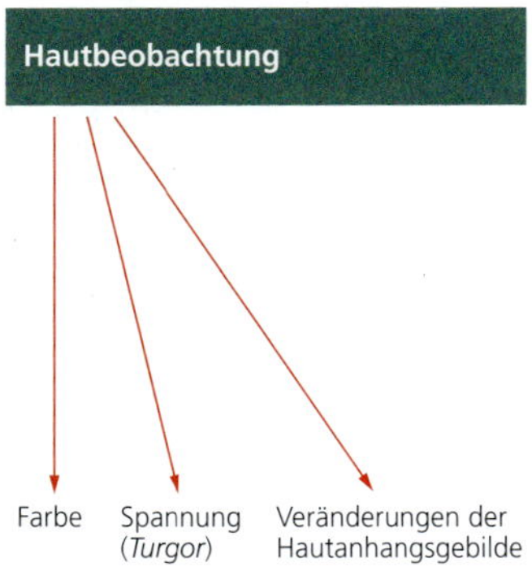

Hautfarbe

Veränderung	physiologisch	pathologisch
Rotfärbung	Hitze, körperliche Anstrengung, Erregung	Fieber, Bluthochdruck ↗ S. 508, Verbrühung
Blaufärbung	Kälte	Sauerstoffmangel (*Zyanose* ↗ S. 62)
Blässe	Frischluftmangel, Erschrecken	Blutarmut (*Anämie*), niedriger Blutdruck, Kreislaufschock, Durchblutungsstörungen
Gelbfärbung		zu hoher Gallenfarbstoffgehalt im Blut (*Ikterus* ↗ S. 494)
Graufärbung	Sterbeprozess	Tumorerkrankungen ↗ S. 299

Hautspannung

Der Spannungszustand der Haut wird Turgor genannt und ergibt sich aus dem Fettgewebsanteil, der Wasserbindungsfähigkeit und der Elastizität der Lederhaut. Entzündungen oder Tumoren können zu Schwellungen mit einer erhöhten Hautspannung führen.

Bei Wassereinlagerungen im Gewebe (*Ödeme*) auf Grund von Herz- oder Nierenerkrankungen hinterlässt das Eindrücken mit dem Finger eine Delle. Hierbei ist die Hautspannung ebenfalls erhöht.

Ist die Hautspannung zu niedrig, können Hautfalten hochgezogen werden, die sich nicht sofort zurückbilden. Meistens deutet eine niedrige Hautspannung auf ein Flüssigkeitsdefizit (*Exsikkose* ↗ S. 273) hin. Ursache können fehlende Flüssigkeitszufuhr sowie starkes Erbrechen oder Durchfälle sein.

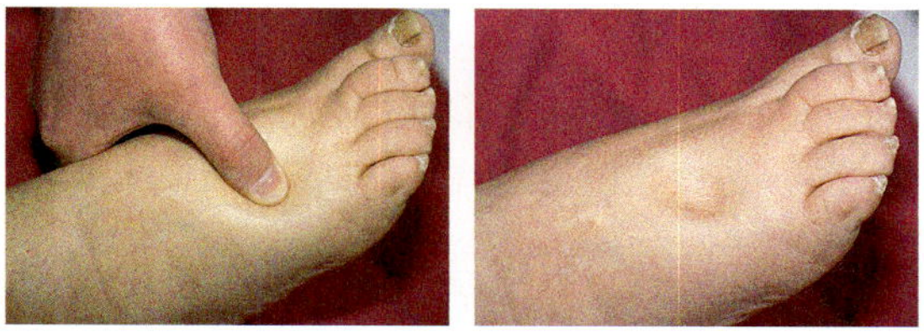

Dellenbildung bei Ödemen

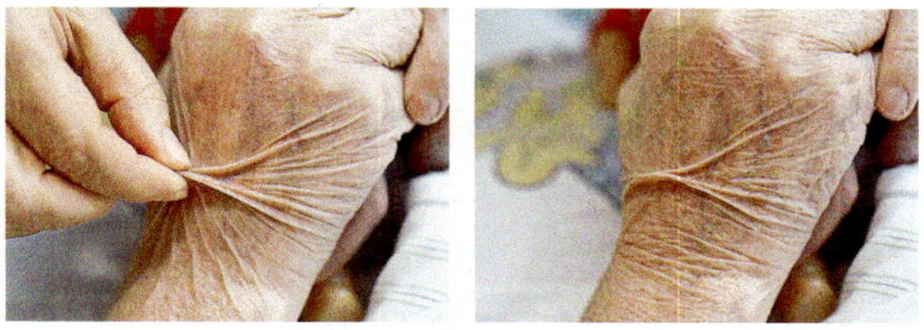

Verminderte Hautspannung

Veränderungen der Hautanhangsgebilde

Bei verschiedenen Erkrankungen kann die Funktion der **Hautdrüsen** eingeschränkt sein. Häufig ist dies bei hormonellen Störungen, psychischen Erkrankungen oder Störungen des Nervensystems der Fall. Drüsenfunktionsstörungen können durch Veränderungen der Menge oder des Geruchs der Drüsensekrete beobachtet werden.

Nagelveränderungen können auf konkrete Krankheitsbilder hindeuten. Es kommt zu Veränderungen der Form, Farbe oder Struktur der Nägel. So weisen stark gewölbte Nägel, so genannte Uhrglasnägel sowie Trommelschlegelfinger, z. B. auf schwere chronische Lungenerkrankungen hin. Bei Pilz- und anderen Hauterkrankungen können die Nägel direkt befallen sein.

Auch bei **Haaren** können Veränderungen in der Beschaffenheit, Farbe und Menge zu beobachten sein. Häufig weisen solche Veränderungen auf Störungen des Hormonhaushalts oder Nährstoffmangel hin.

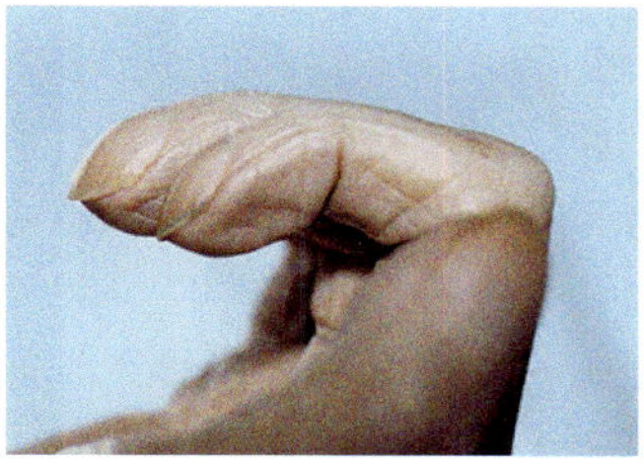

Uhrglasnägel werden durch eine mangelhafte Sauerstoffversorgung des Gewebes (*Hypoxie*) verursacht.

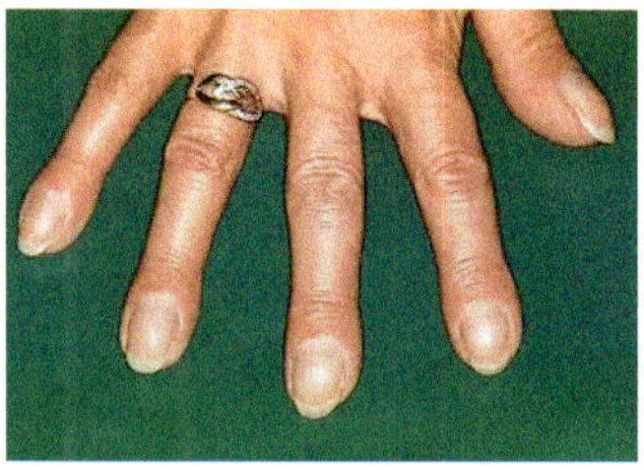

Trommelschlegelfinger

physiologisch beim gesunden Menschen auftretend
pathologisch krankhaft

Ausgewählte Hauterkrankungen

Hautinfektionen

Vor allem bei Menschen mit einer geschwächten Immunabwehr können Infektionen der Haut gehäuft auftreten. Diese Infektionen können durch Bakterien, Viren oder Pilze hervorgerufen werden. Bei Verdacht auf eine Hautinfektion (*Dermatitis*) sollte ein Arzt zu Rate gezogen werden.

Entzündungen des Haarbalgs sind relativ häufig und werden i. d. R. durch Bakterien hervorgerufen. Man unterscheidet:

- **Follikulitis:** Entzündung des Haarbalgs an der Oberfläche
- **Furunkel:** tiefe Entzündungen des Haarbalgs mit Eiterbildung
- **Karbunkel:** Verbindung mehrerer Furunkel

Hinweis Haarbalgentzündungen dürfen auf keinen Fall „ausgedrückt" werden, da dadurch die Bakterien in die Lymphbahnen gelangen und dort zu lebensbedrohlichen Infektionen führen können.

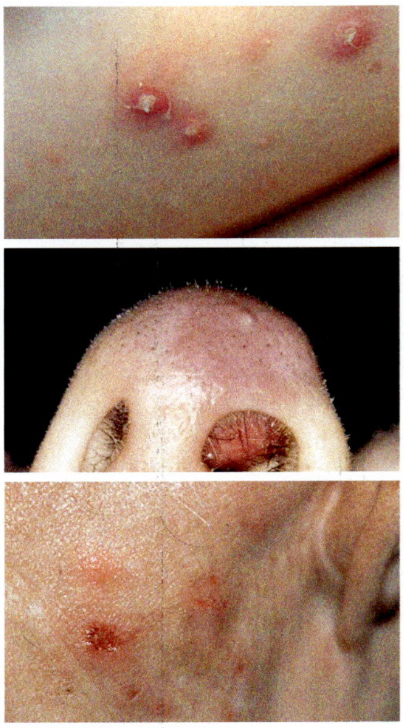

Entzündungen des Haarbalgs, von oben nach unten: Follikulitis, Furunkel, Karbunkel

Nicht bakterielle Infektionen der Haut

Herpes-Infektionen werden durch Viren ausgelöst. Sie können sich sowohl an der Lippe als auch im Genitalbereich zeigen und sind an typischen Bläschen auf geröteter Haut erkennbar, die Juckreiz und Spannungsgefühl auslösen.

Pilzinfektionen (*Mykosen*) der Haut treten häufig an feuchten oder vorgeschädigten Hautstellen auf, z. B. zwischen den Zehen, in Hautfalten, bei geschwächten Menschen auch in der Mundhöhle ↗ S. 212 oder im Genitalbereich. Meistens ist der Hefepilz (*Candida albicans*) der Verursacher. Ihn kann man an einem weißlichen Belag erkennen. Nagelpilze werden i. d. R. durch Fadenpilze verursacht. Auch wenn die sichtbaren Symptome bereits verschwunden sind, muss die medikamentöse Behandlung über den angeordneten Zeitraum fortgeführt werden.

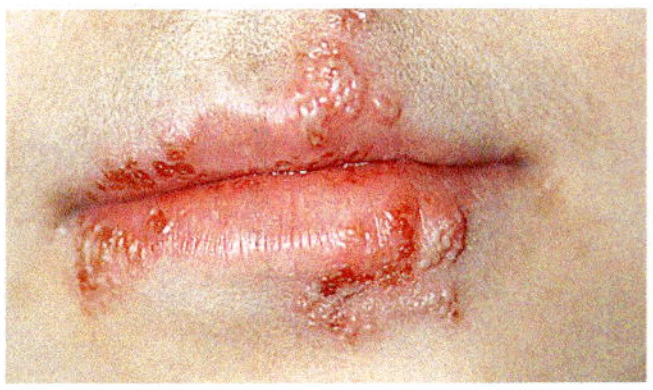

Herpes-Infektion im Lippenbereich

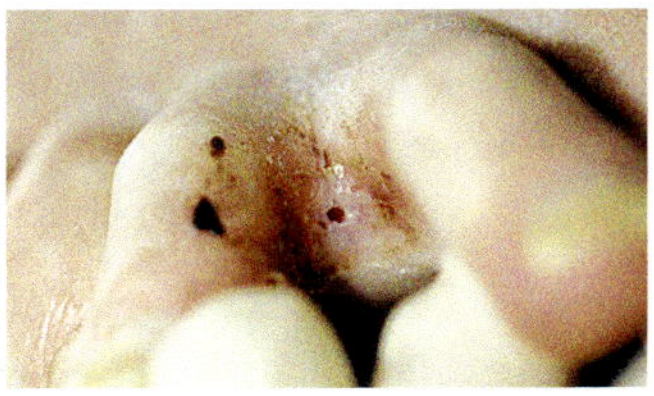

Fußpilz

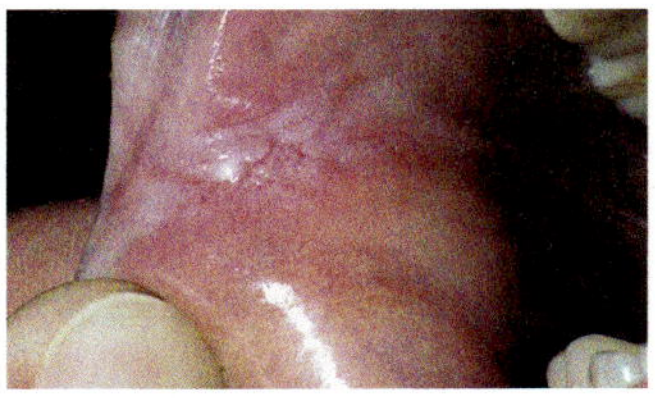

Pilzinfektion der Mundhöhle

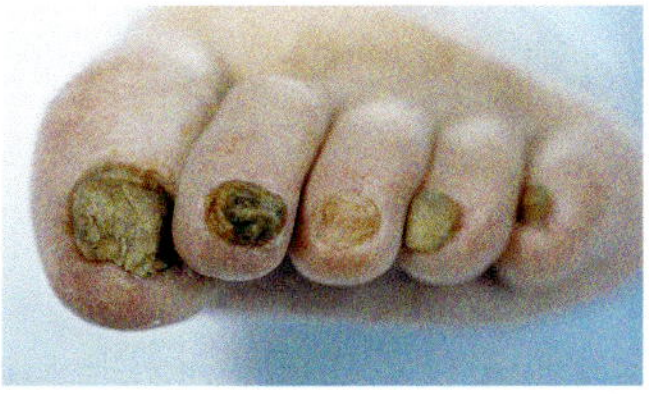

Nagelpilz

Spezielle Veränderungen der Haut

Bei Entzündungen der Haut kommt es in fast allen Fällen zu einem oder mehreren der folgenden Entzündungszeichen:

- **Rötung** durch verstärkte Durchblutung
- **Schwellung** durch zusätzliche Gewebsflüssigkeit
- **Schmerzen** durch Reizung und Schädigung der Nerven
- **Überwärmung** durch die verstärkte Durchblutung
- **Funktionsverlust** v. a. der nahe gelegenen Gelenke durch Schwellung und Schmerz

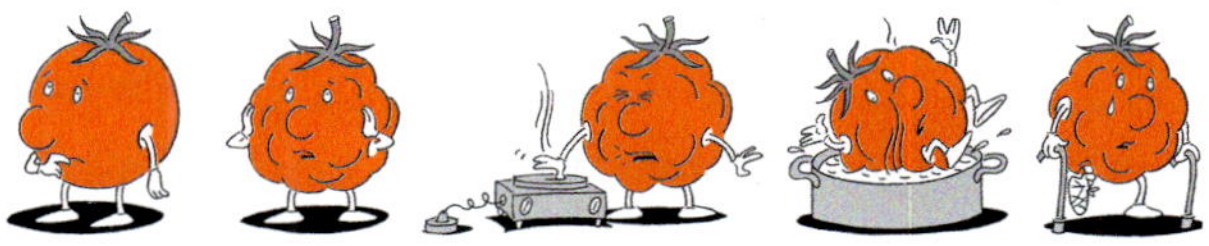

Entzündungszeichen

Die Hautoberfläche ist i. d. R. glatt und ohne Defekte. Alle sichtbaren und tastbaren Veränderungen der Hautoberfläche bezeichnet man als Effloreszenzen. Sie können Symptome oder Folgen bestimmter Hauterkrankungen sein, aber auch durch mechanische Einwirkung (z. B. Kratzen) entstehen. Dazu gehören:

- **Kruste/Borke:** angetrocknetes Sekret auf der Hautoberfläche
- **Knoten:** tastbare, derbe Verdickung der unteren Hautschichten
- **Abschürfung:** oberflächliche Zerstörung der Haut, heilt ohne Narbenbildung
- **Geschwür:** tiefe Zerstörung der Haut bis hin zu unterliegendem Gewebe
- **Blase:** großer mit Flüssigkeit gefüllter Hohlraum
- **Bläschen:** kleiner mit Flüssigkeit gefüllter Hohlraum
- **Schuppen:** Abstoßung verhornter Hautzellen
- **Rhagade:** strichförmiger Riss der Oberhaut
- **Zyste:** mit Flüssigkeit gefüllter, abgekapselter Hohlraum
- **Pustel/Eiterbläschen:** mit Eiter gefüllte Blase oder Bläschen
- **Quaddel:** weiche, blasse bis hellrote Schwellung der Haut mit Juckreiz
- **Knötchen:** kleine, nicht wegdrückbare Verdickung der Oberhaut
- **Atrophie:** Gewebsschwund
- **Mitesser:** meist schwarze Verstopfung einer Talgdrüse
- **Erythem:** durch starke Durchblutung hervorgerufene Hautrötung

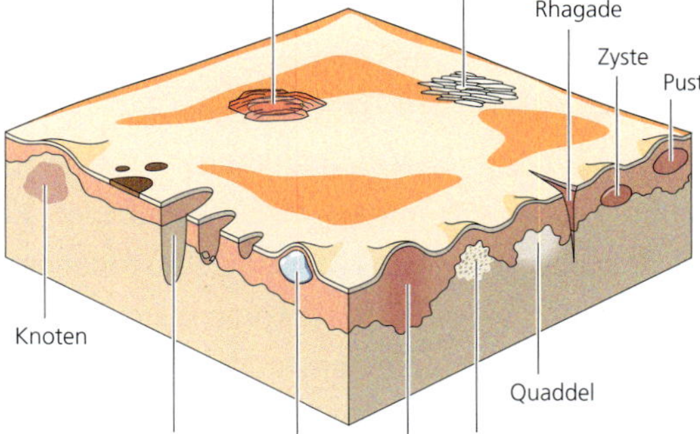

Efflorenszenzen

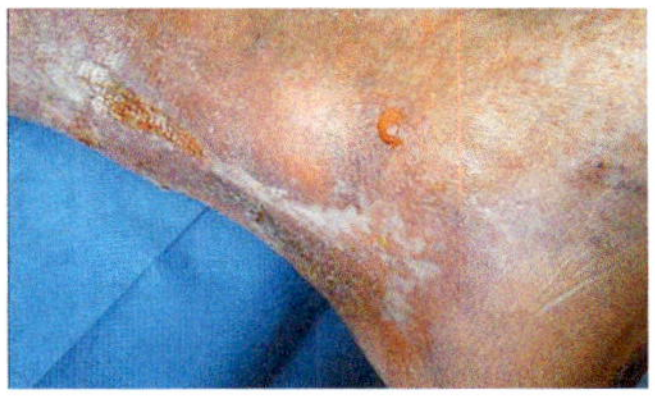

Atrophie nach Wundheilung

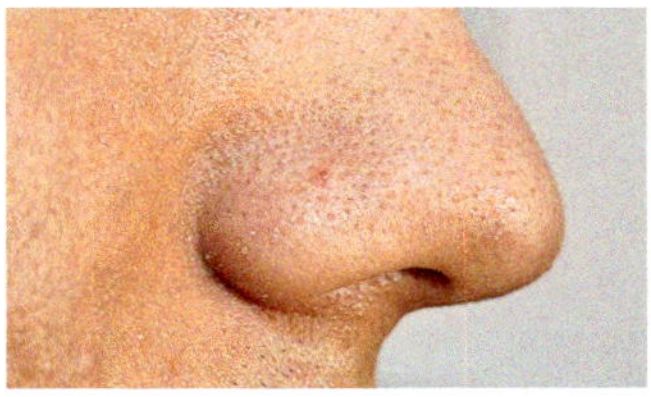

Mitesser

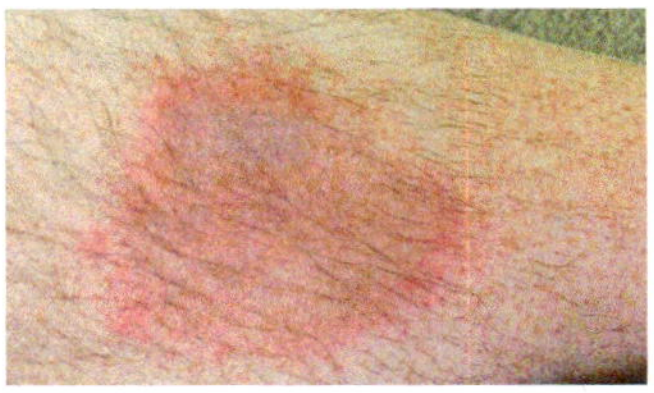

Erythem bei einer durch einen Zeckenbiss verursachten Lyme-Borreliose

Bakterielle Infektionen der Haut

Vor allem bei bakteriellen Entzündungen der Haut können als Folge tiefe Abszesse und Fisteln sowie Phlegmone entstehen.

Ein **Abszess** ist eine Eiteransammlung in einem abgekapselten Gewebshohlraum, der durch Einschmelzung von Gewebe entsteht. An der Hautoberfläche sind die typischen Entzündungszeichen der Haut zu beobachten. Eine Kühlung der betroffenen Stelle verschafft Linderung, es muss ein Arzt informiert werden und der Abszess ggf. chirurgisch eröffnet werden.

Tiefe Abszesse können röhrenartige Verbindungen zu Hohlorganen oder der Hautoberfläche bilden. Man spricht in diesem Fall von **Fisteln**. Sie sind besonders problematisch, wenn durch sie Körpersekrete (z. B. Urin, Stuhl) in dafür nicht vorgesehene Körperregionen eindringen, z. B. in die Bauchhöhle. Fisteln müssen i. d. R. chirurgisch behandelt werden.

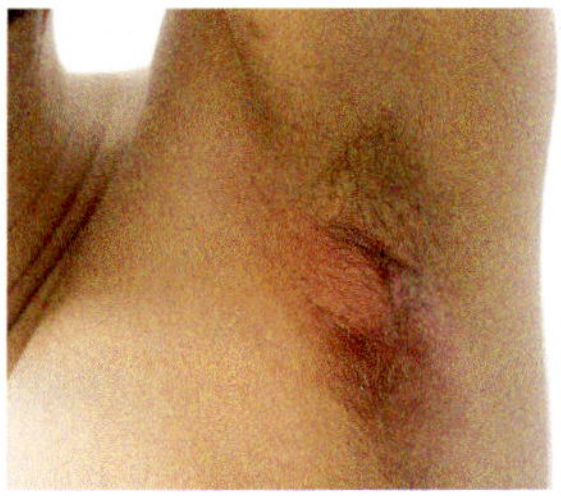
Abszess unter der Achsel

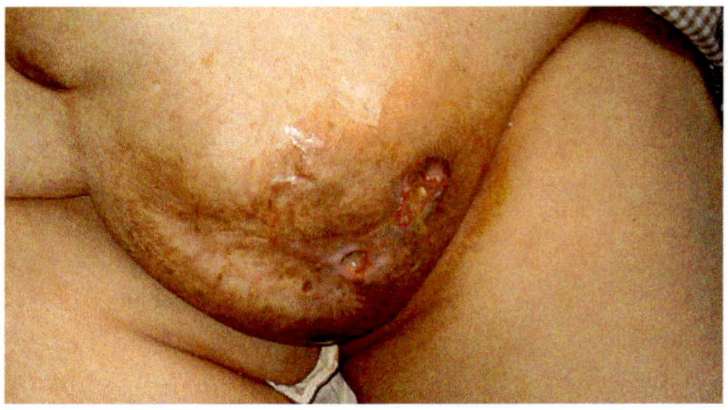
Fistel an der Bauchdecke

Hinweis Die durch Entzündungen entstehenden Fisteln müssen von den künstlich zu therapeutischen Zwecken angelegten Fisteln unterschieden werden. Ein typisches Beispiel für eine künstlich angelegte Fistel ist die Verbindung zwischen Blutgefäßen (*Shunt*) zur Durchführung der Blutwäsche (*Dialyse*).

Eine **Phlegmone** ist eine sich im Gewebe ausbreitende Entzündung der Haut. Von Streptokokken ↗ S. 418 hervorgerufen wird sie im Volksmund auch Wundrose genannt. Neben den Entzündungszeichen kann sich im gesamten Bereich Eiter bilden. Es kommt zu allgemeinen Krankheitszeichen, wie z. B. Fieber und körperlicher Schwäche. Besonders häufig finden Phlegmonen sich an Armen und Beinen nach vorher aufgetretenen Kleinstverletzungen. Sie müssen ärztlich behandelt werden.

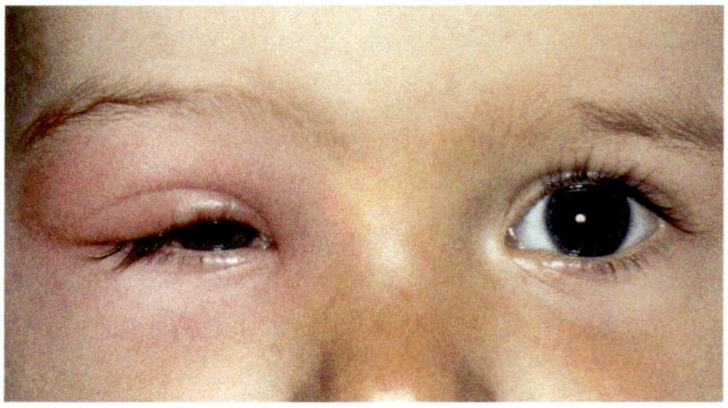
Phlegmone am Augenlid

Hinweis Verheilen bei gesunden und jungen Menschen entzündliche Hauterkrankungen i. d. R. schnell, können sie bei älteren oder abwehrgeschwächten Menschen lebensbedrohlich werden. Beim Auftreten einer entzündlichen Hauterkrankung muss in jedem Fall ein Arzt informiert werden.

Nicht infektiöse Hauterkrankungen

Nicht ansteckende, lokal begrenzte Hauterkrankungen werden als **Ekzem** bezeichnet. **Exantheme** sind großflächige entzündliche Hautveränderungen. Die Ursachen vieler Hauterkrankungen sind unbekannt, nicht selten spielen Umweltschäden und psychische Belastungen eine große Rolle.

Hinweis Kommt es bei Ekzemen zu einer zusätzlichen Infektion mit Pilzen oder Bakterien, spricht man von einer Superinfektion. Ein typisches Beispiel ist die „Windeldermatitis".

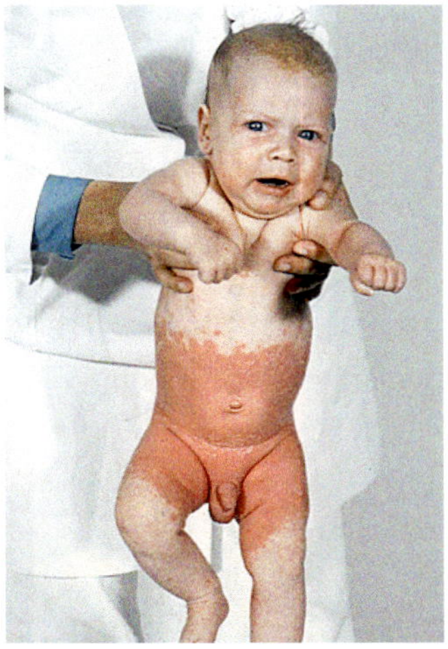

Die Windeldermatitis beginnt als Kontaktekzem durch ständigen Kontakt zum Inkontinenzmaterial sowie durch Einwirkung von Urin und Stuhl. Auch mechanische Reizungen, z. B. das Scheuern der Windelränder, können die Haut vorschädigen und die Besiedlung durch Bakterien und Pilze begünstigen.

Bei einer **toxisch-allergischen Hauterkrankung** entsteht ein Exanthem als Reaktion auf bestimmte Stoffe. Nicht selten sind Nahrungsmittelanteile, Inhalte von Kosmetika oder Arzneimittel die Auslöser. Bei einer allergischen Reaktion an der Kontaktstelle, z. B. bei Cremes oder Latexhandschuhen, spricht man von einem Kontaktekzem.

Die häufigste entzündliche Hauterkrankung ist die Schuppenflechte (*Psoriasis vulgaris*). Sie zeichnet sich durch silbrige Hautschuppen und Juckreiz an einzelnen Körperstellen oder am ganzen Körper aus. Nach wie vor gibt es für die Schuppenflechte keine Heilung. Eine intensive Hautpflege trägt jedoch erheblich zur Linderung der Beschwerden bei.

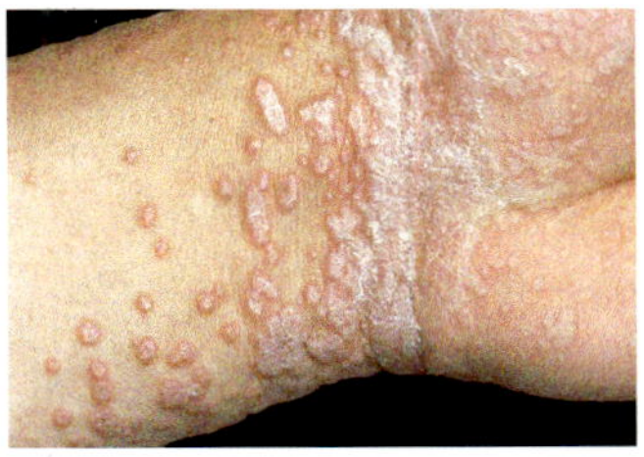

Schuppenflechte an der Handbeuge

Eine eher im Kindes- und Jugendalter auftretende entzündliche Hauterkrankung ist die Neurodermitis (*atopes Exzem*). Typische Zeichen sind Hauttrockenheit, rote, schuppende oder nässende Ekzeme sowie ein extremer **Juckreiz**. Bei vielen Erkrankten kann die Meidung bestimmter Nahrungsmittel erneute Schübe der Erkrankung verhindern.

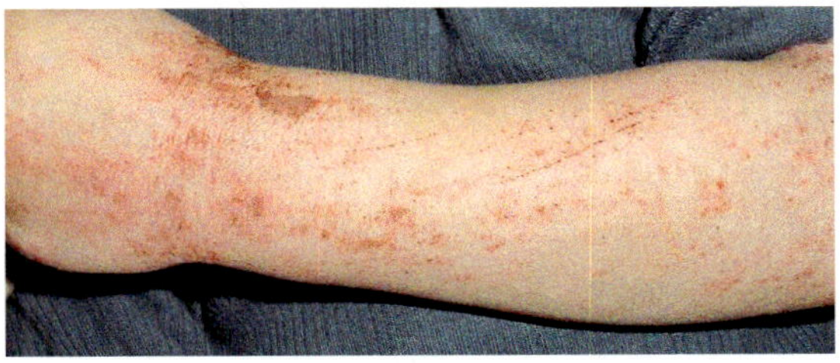

Neurodermitis betrifft überwiegend Kinder und Jugendliche. Diese leiden v. a. unter dem nachts besonders stark auftretenden Juckreiz.

Das Hautgewebe kann sich genau wie jedes andere Gewebe so verändern, dass Krebs entsteht. Die bekannteste Form des Hautkrebses ist das Melanom. Das ist ein bösartiger Tumor, der häufig aus Muttermalen oder Leberflecken entsteht. Häufige und starke Sonneneinwirkung ohne ausreichenden Schutz erhöhen das Risiko genauso wie eine genetische Veranlagung. Die frühzeitige Erkennung erhöht die Heilungswahrscheinlichkeit enorm.

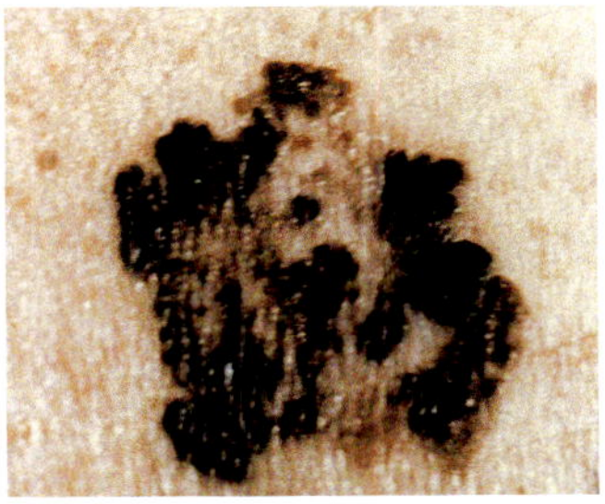

Hautärzte können frühzeitig Vorstufen des Melanoms erkennen und von harmlosen Leberflecken unterscheiden.

Hinweis Die meisten Hautinfektionen sind ansteckend. Die Ursachen von Hautveränderungen sind aber längst nicht immer infektiöser Natur.

Unterstützung bei der Haut- und Körperpflege

Allgemeine Grundsätze

Die Körperpflege ist eine intime Begegnung zwischen Pflegenden und Pflegebedürftigen. Daher erfordern alle körperpflegerischen Maßnahmen ein hohes Maß an Einfühlungsvermögen.

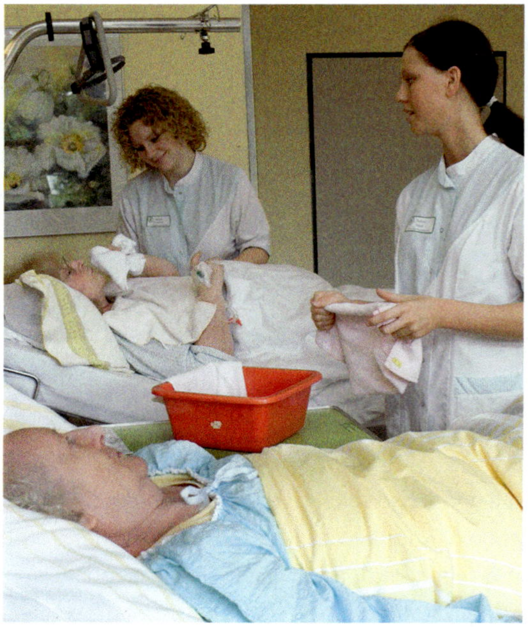

Vor allem in Mehrbettzimmern fehlt die nötige Intimsphäre. Dies kann für Pflegebedürftige sehr unangenehm sein.

Ziele

Die Haut- und Körperpflege dient der Reinigung und Pflege der Haut und soll das menschliche Wohlbefinden fördern. Gleichzeitig kann durch sie die Selbstständigkeit und Mobilität der Pflegebedürftigen gefördert werden. In die Haut- und Körperpflege können Beobachtung und Prophylaxen ↗ S. 238 integriert werden.

Materialien

Das wichtigste aller Reinigungsmittel ist Wasser. Es kann zum Waschen in eine Schüssel, Waschbecken oder Badewanne eingelassen werden oder fließend aus dem Wasserhahn oder der Dusche kommen. Die Wassertemperatur sollte durch den Pflegebedürftigen bestimmt werden, 37 °C jedoch nicht überschreiten.

In der Regel werden die Haut- und Körperpflegemittel der Pflegebedürftigen genutzt. Grundsätzlich empfiehlt es sich, zum Schutz des Hautmilieus ↗ S. 190 auf pH-neutrale Produkte zurückzugreifen.

Bei Cremes und Lotionen werden abhängig von ihrer Zusammensetzung Öl-in-Wasser-Emulsionen von Wasser-in-Öl-Emulsionen unterschieden. Wasser-in-Öl-Emulsionen unterstützen die Rückfettung der Haut stärker und sind daher eher für trockene Haut geeignet als Öl-in-Wasser-Emulsionen.

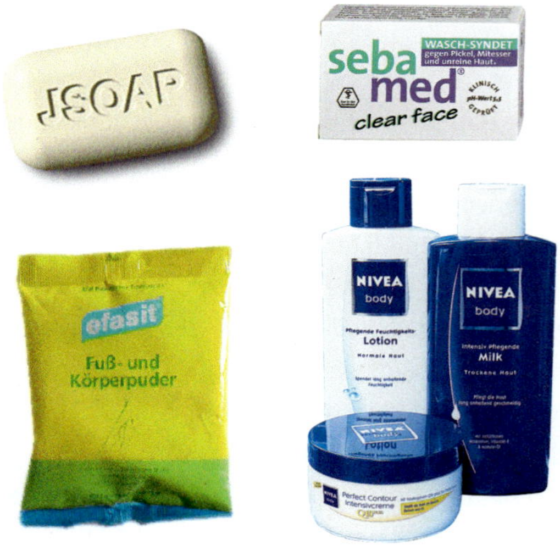

Es gibt zahllose Körperpflegeprodukte. Jeder Mensch hat individuelle Vorlieben und Abneigungen.

Emulsion Gemisch von normalerweise nicht mischbaren Flüssigkeiten, z. B. Öl und Wasser

Vorbereitung

In der Regel erfolgt die Körperpflege morgens. Jedoch sollte der Zeitpunkt mit dem Pflegebedürftigen abgesprochen sein. Erkundigen Sie sich im Vorfeld über den Allgemeinzustand des Pflegebedürftigen (z. B. im Gespräch oder in der Pflegedokumentation ↑ S. 74). So können Sie einschätzen, ob sie zur Körperpflege ggf. noch eine zweite unterstützende Person benötigen. Die Entscheidung, den Pflegebedürftigen im Bett, auf dem Stuhl, am Waschbecken, in der Dusche oder im Badezimmer zu waschen bzw. dabei zu unterstützen, ist abhängig von dessen Allgemeinzustand. Sorgen Sie für ausreichende Raumtemperatur sowie für die notwendige Privatsphäre (z. B. durch Anbringen eines „Nicht stören"-Schildes).

Bereiten Sie alle Materialien so vor, dass sie in greifbarer Nähe sind. Berücksichtigen Sie bei Ihrer Planung Materialien für einzubeziehende Pflegemaßnahmen, wie z. B. Wäschewechsel, Mobilisierung und Prophylaxen. Halten Sie Klingel, Notruf oder Handy griffbereit, um im Notfall schnell Hilfe rufen zu können, ohne den Pflegebedürftigen allein zu lassen.

Hinweis Berücksichtigen Sie die Wünsche und Gepflogenheiten des Pflegebedürftigen und nutzen Sie dessen Ressourcen.

Vorbereitung

- Allgemeinzustand des Pflegebedürtigen
- Auswahl und Vorbereitung des Pflegeortes
- Bereitstellung der Materialien

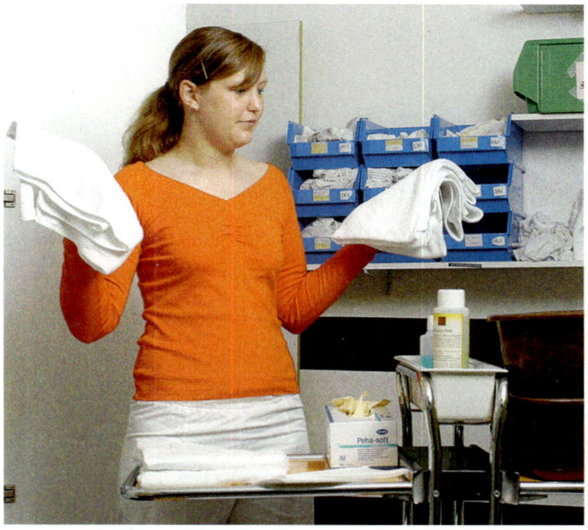

Im stationären Bereich bietet es sich an, alle notwendigen Materialien auf einem Pflegewagen vorzubereiten.

Nachbereitung

Begleiten Sie den Pflegebedürftigen an den gewünschten Ort (z. B. Pflegesessel), unterstützen Sie ihn ggf. bei der Positionierung bzw. Lagerung und platzieren Sie alle nötigen Gegenstände in Reichweite des Pflegebedürftigen, z. B. Getränke, Klingel, TV-Fernbedienung, Beschäftigungsmöglichkeiten. Überprüfen Sie notwendige Hilfsmittel (z. B. Brille, Hörgerät) auf Funktionalität und händigen Sie sie dem Pflegebedürftigen aus bzw. unterstützen Sie ihn beim Gebrauch.

Entsorgen oder reinigen Sie alle Materialien und lüften Sie den Raum. Richten Sie die Räumlichkeiten so her, dass sie für den Pflegebedürftigen wohnlich sind und keine Unfallgefahr bergen (z. B. Wasserpfützen auf dem Boden). Dokumentieren Sie alle Maßnahmen.

Nachbereitung

- Positionierung/Lagerung
- Bereitstellung der gewünschten persönlichen Gegenstände und Hilfsmittel
- Entsorgung und Reinigung der Materialien
- Aufräumen/Reinigen von Pflegezimmer/Bad
- Dokumentation

Unterstützung beim Waschen außerhalb des Bettes

Verfügen die Pflegebedürftigen über die notwendige Mobilität, ist das Waschen am Waschbecken besonders geeignet, um die Selbstständigkeit zu erhalten oder zu fördern.

Hinweis Bei Pflegebedürftigen, die nicht allein stehen können, kann die Intimpflege, ggf. Inkontinenzversorgung sowie das Waschen und Ankleiden des Unterkörpers im Bett erfolgen, um daran die Pflege des Oberkörpers am Waschbecken anzuschließen.

Halten Sie alle notwendigen Materialien am Waschbecken bereit. Stellen Sie eine Sitzgelegenheit, z. B. einen Duschhocker, vor das Waschbecken und begleiten Sie den Pflegebedürftigen zum Waschbecken. Abhängig von den räumlichen Gegebenheiten können Sie die Kleidung zum Anziehen ↑ S. 185 bereits in greifbarer Nähe, möglichst spritzwassergeschützt, ablegen.
Ist der Pflegebedürftige dazu in der Lage, sollten Sie ihm ermöglichen, sich **selbstständig** und ohne Ihre Gegenwart zu waschen. Lassen Sie nach Absprache die Tür zum Bad angelehnt, sodass Sie im Notfall schnell zur Stelle sind. In der Zwischenzeit können Sie andere Tätigkeiten durchführen.

Benötigt der Pflegebedürftige Ihre Anwesenheit, beobachten Sie, welche Ressourcen er bei der Körperpflege einsetzen kann und unterstützen Sie ihn nur dort, wo nötig, z. B. durch:

- **Anreichen von Pflegemitteln** (z. B. Waschlappen, Seife, Handtuch)
- Ankündigung von Pflegemaßnahmen: „Sie können sich jetzt das Gesicht waschen."
- **Übernahme einzelner Aktivitäten**, z. B. Waschen von Rücken oder Füßen, Rasur, Haarpflege
- Unterstützung der Mobilität, z. B. beim Aufstehen

Hinweis Überprüfen Sie die Funktionalität des Waschplatzes. Gerade im häuslichen Bereich kann eine Anpassung von Waschbecken oder Spiegel eine große Erleichterung darstellen (Wohnraumanpassung).

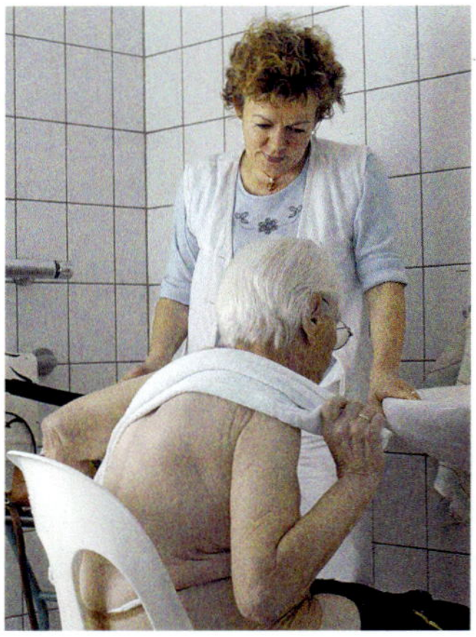

Im Sinne einer aktivierenden Pflege übernehmen Pflegende nur die Tätigkeiten, die der Pflegebedürftige selbstständig nicht durchführen kann.

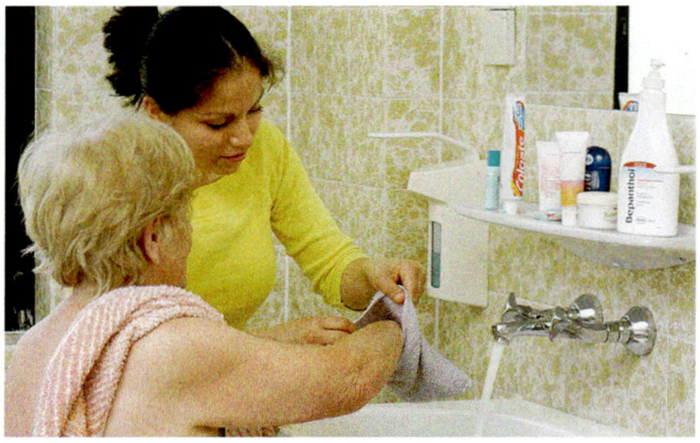

Durch Anreichen von Pflegemitteln unterstützen Sie die Selbstständigkeit der Pflegebedürftigen.

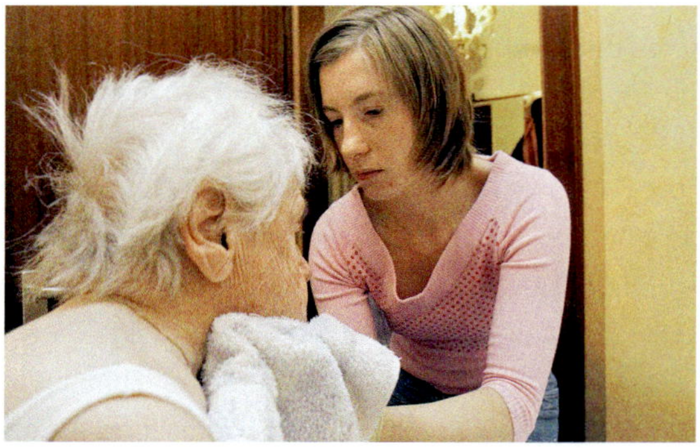

Ist die pflegebedürftige Person zum selbstständigen Waschen nicht mehr in der Lage, müssen Teile der Körperpflege übernommen werden.

Unterstützung beim Waschen im Bett

Das Waschen im Bett ist für Pflegebedürftige geeignet, die nicht mehr aufstehen können oder es aus medizinischen Gründen nicht dürfen.

Sie benötigen für die Ganzkörperwaschung im Bett zwei Ablageflächen: eine für die mit Wasser gefüllte Waschschüssel und eine für alle notwendigen Materialien. Im ambulanten Bereich können hierzu kleine Teewagen oder Nachtschränke dienen. Wenn möglich, sollte das Bett auf Arbeitshöhe gestellt sein.

Decken Sie immer nur den gerade zu waschenden Körperteil auf. Schützen Sie Bett und Bettwäsche durch ein Handtuch oder eine Unterlage vor Wasser. Auch bei der Ganzkörperwaschung im Bett sollte der Pflegebedürftige so viele Handgriffe wie möglich selbstständig übernehmen. Ist dies nicht möglich, kann das Führen seiner Hand eine gute Aktivierung darstellen.

Auch die Ganzkörperwaschung im Bett sollte nach den Bedürfnissen des Pflegebedürftigen gestaltet sein. Eine mögliche Reihenfolge der einzelnen Schritte könnte wie folgt aussehen:

- Waschen und Abtrocken von Gesicht, Augen und Ohren mit Wasser ohne Waschzusatz. Die Augen werden vom äußeren zum inneren Augenwinkel gereinigt.
- Bettdecke bis zur Hüfte zurückschlagen, Oberteil ausziehen, Brustkorb, Bauch sowie Arme und Hände waschen und abtrocknen, Pflegebedürftigen aufrichten lassen und Rücken waschen und abtrocknen, frische Oberbekleidung anziehen, Pflegebedürftigen wieder hinlegen lassen.
- Füße und Beine aufdecken und entkleiden, waschen und abtrocknen, wieder zudecken und Wasser wechseln.
- Intimbereich aufdecken, waschen und abtrocknen (Pflege des Intimbereichs ↗ S. 206), zum Waschen des Gesäßes den Pflegebedürftigen zur Seite drehen, Bettdecke entfernen und den Pflegebedürftigen vollständig ankleiden.
- Weitere Pflegemaßnahmen wie Haarpflege ↗ S. 208, Mund- und Zahnpflege ↗ S. 216 oder Bettwäschewechsel ↗ S. 312 anschließen.

Hinweis Die Ganzkörperwaschung im Bett sollte nach Möglichkeit mit zwei Personen erfolgen.

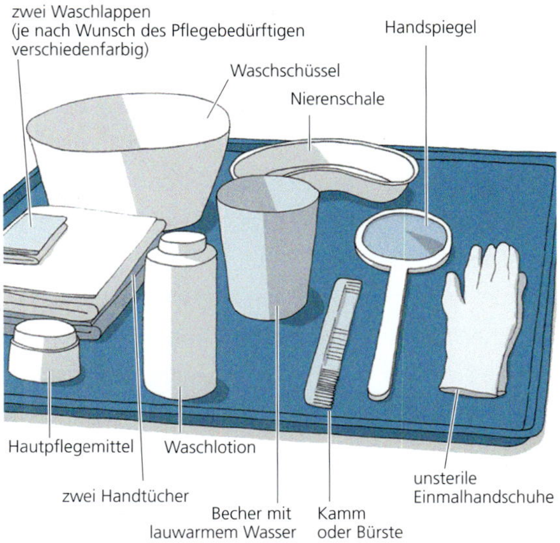

Benötigte Materialien für die Ganzkörperwaschung

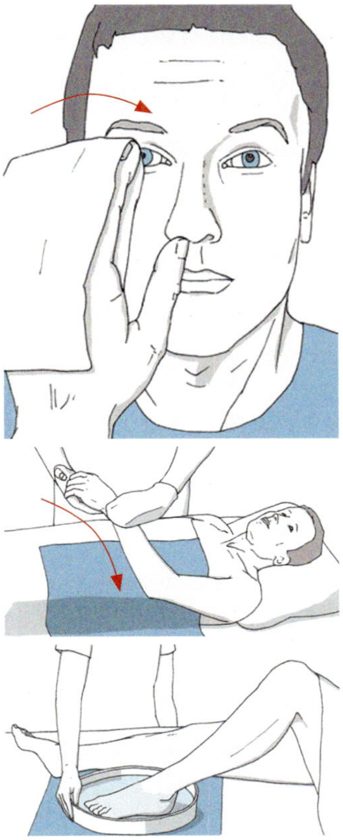

Die Ganzkörperwaschung wird in einzelnen Schritten durchgeführt. Dabei sollten die einzelnen Körperteile nie länger als nötig aufgedeckt oder nicht abgetrocknet sein.

Unterstützung beim Duschen

Insbesondere für jüngere Menschen ist die tägliche Dusche Bestandteil des persönlichen Hygienebedürfnisses. Das Duschen wird als erfrischend angesehen, die Haut wird im Vergleich zum Vollbad weniger in Anspruch genommen. Ältere Menschen sind das häufige Duschen eher nicht gewohnt. Für bewegungseingeschränkte oder geschwächte Menschen kann das Duschen sehr anstrengend und kreislaufbelastend sein. Stellen Sie sicher, dass die Duschkabine mit **Hilfsmitteln** wie Antirutschmatte, Haltegriff und Duschhocker ausgestattet ist und beobachten Sie mögliche Kreislaufreaktionen des Pflegebedürftigen.

Begleiten Sie den Pflegebedürftigen zu Fuß oder im Rollstuhl bzw. mit Gehhilfe zur Dusche. Dort kann er sich entkleiden und mit Ihrer Unterstützung die Duschkabine betreten. Kann der Pflegebedürftige selbstständig duschen, sollten Sie dennoch in erreichbarer Nähe bleiben. Bei **Unterstützungsbedarf** können Sie den Pflegebedürftigen abduschen, die Dusche danach ausschalten und ihn mit einem Waschlappen einseifen. Stellen Sie das Wasser im Anschluss wieder an und spülen Sie die Seifenreste ab. Beachten Sie dabei Folgendes:

- Überprüfen Sie die Wassertemperatur, bevor der Wasserstrahl den Pflegebedürftigen erreicht. Vor allem bei alten Wasserheizsystemen besteht Verbrühungsgefahr.
- Schützen Sie sich und Ihre Kleidung mit einer Schürze und speziellen Schuhen oder Schuhüberziehern vor dem Duschwasser.
- Integrieren Sie, wenn nötig oder erwünscht, die Haarwäsche. Dies ist einfacher als eine Haarwäsche am Waschbecken.

Hinweis Gerade bei Menschen mit Gehbehinderungen sind **barrierefreie Duschkabinen** eine große Erleichterung. Lassen Sie von einer Pflegefachkraft überprüfen, ob eine Wohnraumanpassung erwünscht und möglich ist.

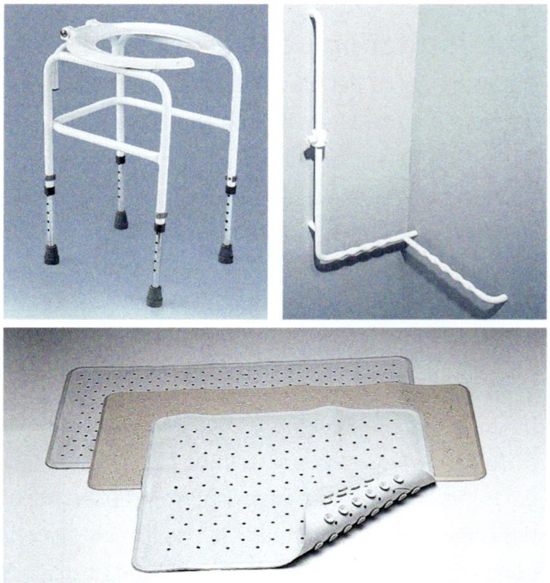

Hilfsmitttel beim Duschen: Duschhocker, Haltegriffe, Antirutschmatten für die Dusche

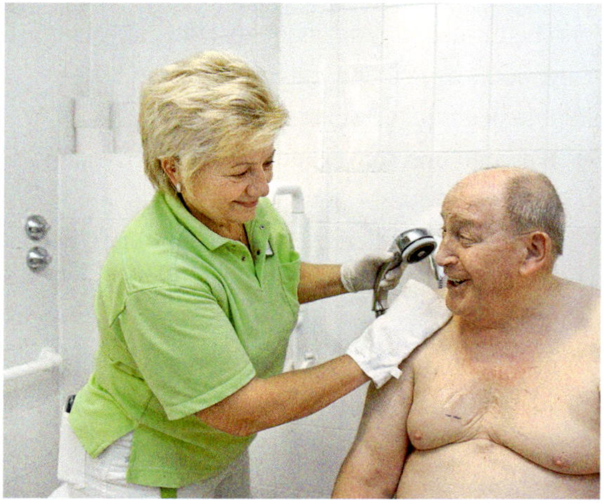

Unterstützung beim Duschen

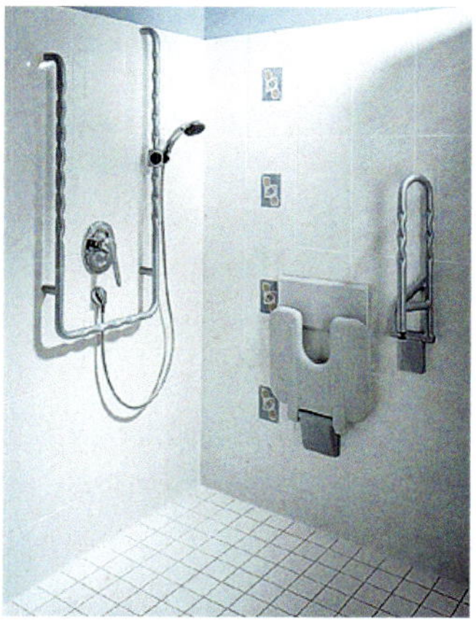

Barrierefreie Duschkabinen sind zu ebener Erde eingelassen und verfügen meist noch über weitere Hilfsmittel.

Unterstützung beim Baden

Vor allem für ältere Menschen bedeutet Baden ein einmal wöchentlich stattfindendes Reinigungsritual. Jüngeren Menschen gilt das Bad als Entspannung, als kleiner Luxus im hektischen Alltag. Pflegebedürftige empfinden das Baden häufig als eine besondere Form der Zuwendung. Gibt es im stationären Bereich so genannte Badetage, freuen sich die Pflegebedürftigen häufig schon Tage im Voraus darauf. Im ambulanten Bereich sollte im Zuge der Wohnraumanpassung, v. a. bei Bewegungseinschränkungen, die Badewanne mit **Hilfsmitteln** ausgestattet werden.

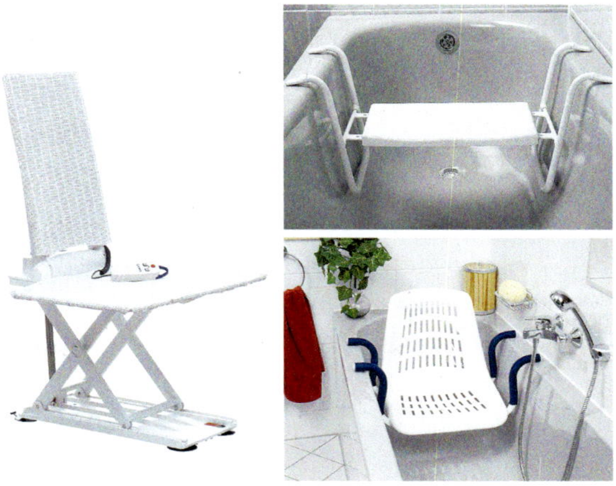

Sitzhilfen mit und ohne Lift erleichtern Ein- und Ausstieg in die bzw. aus der Badewanne.

Durch verschiedene Badezusätze und Wassertemperaturen können neben dem reinigenden und entspannenden Effekt auch therapeutische Effekte erzielt werden. Letzteres erfolgt i. d. R. auf ärztliche Anordnung (z. B. spezielle Pflegebäder bei Hauterkrankungen).

Bereiten Sie das Badewasser vor und überprüfen Sie die Wassertemperatur. Sie sollte zwischen 35 und 37 °C liegen. Fügen Sie Badezusätze nach Wunsch zu. Unterstützen Sie den Pflegebedürftigen beim **Einsteigen in die Badewanne**. Bei stark eingeschränkter Bewegungsfähigkeit sollte ein **Badelifter** eingesetzt werden.

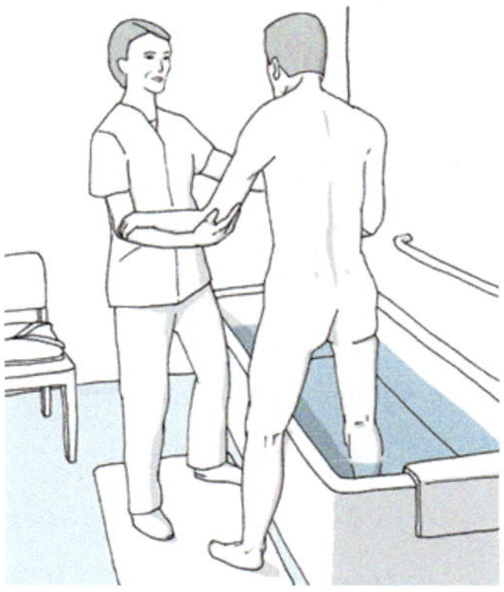

Beim Ein- und Aussteigen benötigen Pflegebedürftige oft Unterstützung.

Wie auch beim Duschen bietet es sich an, z. B. die Haarwäsche ↗ S. 208 an die Körperpflege anzuschließen. Erleichtern Sie den Ausstieg aus der Badewanne, indem Sie zuerst das Wasser ablaufen lassen. Auf Wunsch und bei Bedarf können Sie im Anschluss Seifenreste abduschen. Halten Sie Handtücher in unmittelbarer Nähe bereit, da der Körper nach einem Vollbad schnell auskühlt. Es empfiehlt sich, im Anschluss eine rückfettende Körperlotion aufzutragen.

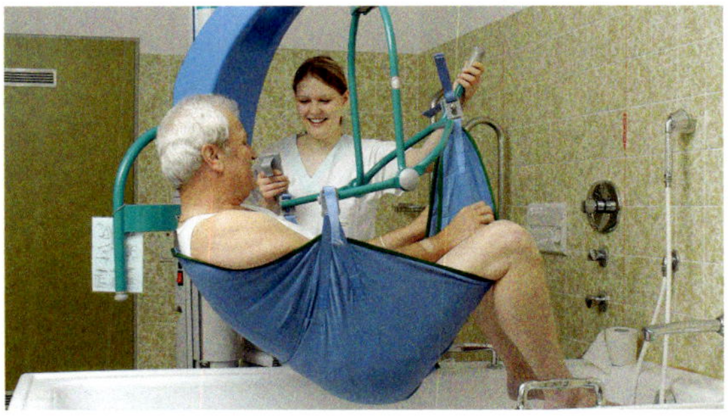

Badelifter ermöglichen auch immobilen Pflegebedürftigen das Baden.

Hinweis Vollbäder sind nicht geeignet für Menschen mit schweren Herzerkrankungen, offenen entzündeten Wunden, frischen Operationswunden, Bestrahlungsfeldern und für Wöchnerinnen. Lassen Sie verwirrte oder anderweitig bewusstseinseingeschränkte Pflegebedürftige nie unbeaufsichtigt in der Badewanne.

Pflege des Intimbereichs

Die Pflege des Intimbereichs bedeutet einen Eingriff in die Privatsphäre des Menschen. Daher sollte sie so weit als möglich von den Pflegebedürftigen selbst durchgeführt werden. Intimpflege ist i. d. R. Bestandteil der Ganzkörperpflege, kann aber auch zusätzlich nötig werden (z. B. bei Inkontinenz ↗ S. 285). Bei Menschen mit Blasenverweilkathetern wird die Katheterpflege ↗ S. 288 in die Intimpflege integriert.

Wird die Intimpflege durch eine Pflegeperson durchgeführt, sollte diese zum Schutz vor Ausscheidungen Handschuhe tragen. Wird die Intimpflege in die Ganzkörperwaschung integriert, sollte das Waschwasser aus hygienischen Gründen vor- und nachher gewechselt werden. Um das empfindliche Hautmilieu des Genitalbereichs nicht zu stören, sollte auf Waschzusätze wenn möglich verzichtet werden.

Um die **Intimpflege bei Frauen** zu erleichtern, wird die Pflegebedürftige gebeten, die Beine aufzustellen und leicht zu spreizen. So kann der Hautzustand im Scheidenbereich eingeschätzt werden. Spreizen Sie im Anschluss mit einer Hand die großen Schamlippen und reinigen Sie diese mit einem feuchten Waschlappen. Schließen Sie die Reinigung des übrigen äußeren Genitale an und halten Sie dabei zur Vermeidung von Schmierinfektionen ↗ S. 417 eine Wischrichtung in Richtung Anus ein. Trocknen Sie den Genitalbereich sorgfältig, v. a. zwischen den Hautfalten, ab.

Bei der **Intimpflege des Mannes** werden zuerst Penis und Hodensack gewaschen. Im Anschluss wird die Vorhaut vorsichtig zurückgezogen und die Eichel gereinigt. Nach dem Abtrocknen muss die Vorhaut wieder vorgeschoben werden.

Im Anschluss an die Pflege der äußeren Genitalien wird der Pflegebedürftige auf die Seite gelagert und das Gesäß gereinigt. Achten Sie dabei auf Anzeichen eines Dekubitus ↗ S. 242.

Hinweis Aus hygienischen Gründen bietet sich bei der Intimpflege eine Kennzeichnung von Waschlappen und Handtüchern an. Diese Kennzeichnung kann z. B. am Handtuchhaken erfolgen oder anhand unterschiedlicher Farben der Handtücher (dunkles Handtuch = Genitalbereich).

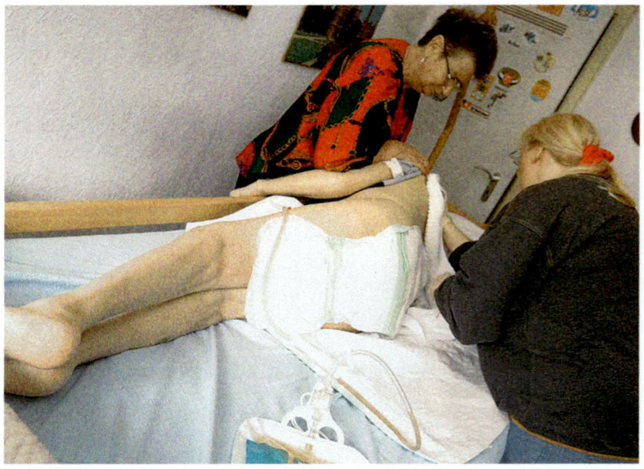

Bei Inkontinenz kann eine Intimpflege auch mehrmals täglich nötig sein. Integrieren Sie bei Bettlägrigkeit ggf. eine erfrischende Teilwaschung des Rückens zur Durchblutungsförderung sowie zur Steigerung des Wohlbefindens.

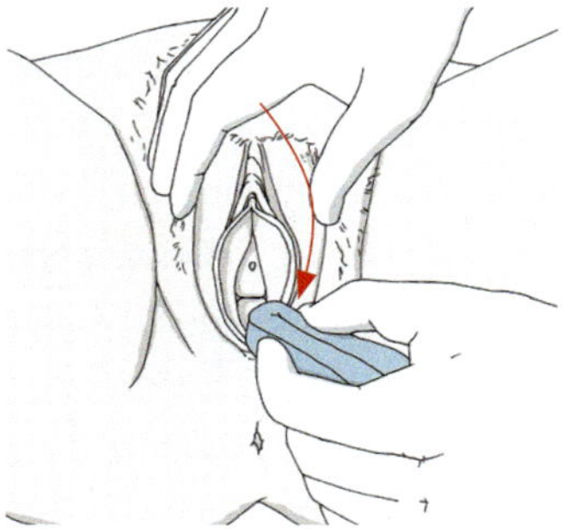

Reinigung des Intimbereichs einer Frau

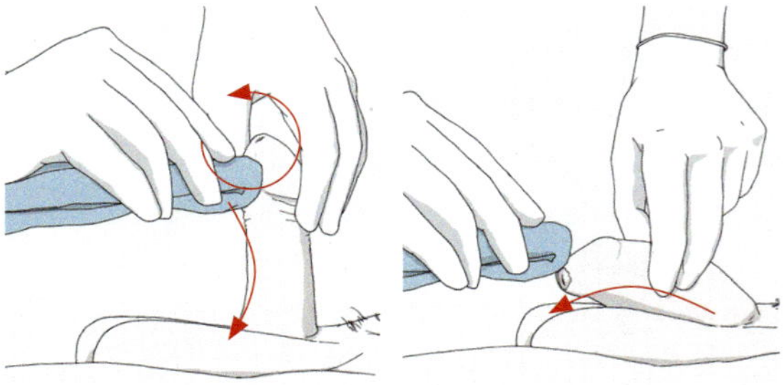

Reinigung des Penis bei zurückgezogener Vorhaut (links). Nach der Waschung wird die Vorhaut wieder vorgeschoben (rechts).

Augen-, Ohren- und Nasenpflege

Augen-, Ohren- und Nasenpflege werden i. d. R. in die Ganzkörperpflege integriert. In bestimmten Situationen kann eine spezielle Pflege notwendig sein, sie sollte nach Planung von bzw. Absprache mit einer Pflegefachkraft erfolgen.

Augenpflege

Eine besondere **Augenpflege** kann bei Menschen mit einem fehlenden oder verminderten Lidschlag oder bei starken Verklebungen der Augen notwendig werden. Ziel ist es, Verklebungen zu lösen und Infektionen vorzubeugen. Bereiten Sie die **Materialien** auf einem Tablett vor. Desinfizieren Sie Ihre Hände und tränken Sie mehrere Tupfer in der Reinigungslösung (physiologische Kochsalzlösung). Ziehen Sie bei Verdacht auf infektiöse Augenerkrankungen ↑ S. 251 Handschuhe an. Wischen Sie nun mit dem getränkten Tupfer die Augen von außen nach innen aus. Benutzen Sie jeden Tupfer nur einmal und entsorgen Sie ihn anschließend.

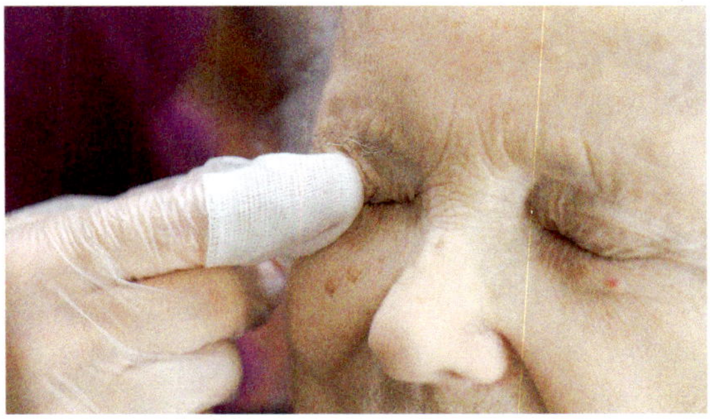
Augenpflege

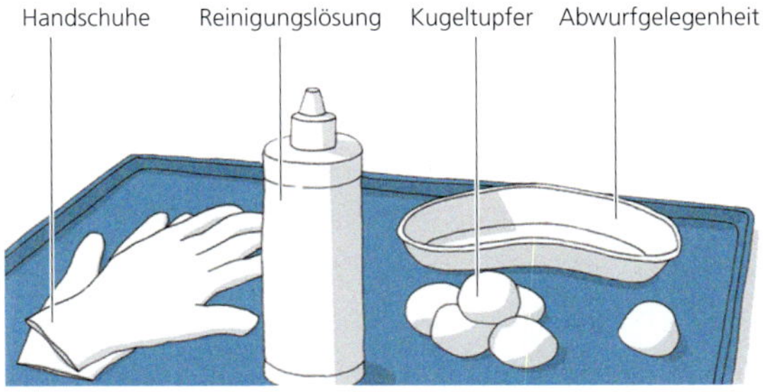

Materialien zur Augenpflege

Ohrenpflege

Die **Ohrenpflege** erfolgt i. d. R. mit lauwarmem Wasser während der Ganzkörperpflege. Dabei werden die Ohrmuschel sowie der Bereich hinter den Ohren gereinigt. Wasser und Seife sollten nicht in den Gehörgang eindringen. Tritt Ohrenschmalz aus dem Gehörgang aus, kann dies vorsichtig mit einem Waschlappen oder Wattestäbchen entfernt werden. Dringen Sie nicht mit dem Wattestäbchen in den Gehörgang ein, weil dadurch das Trommelfell verletzt werden kann.

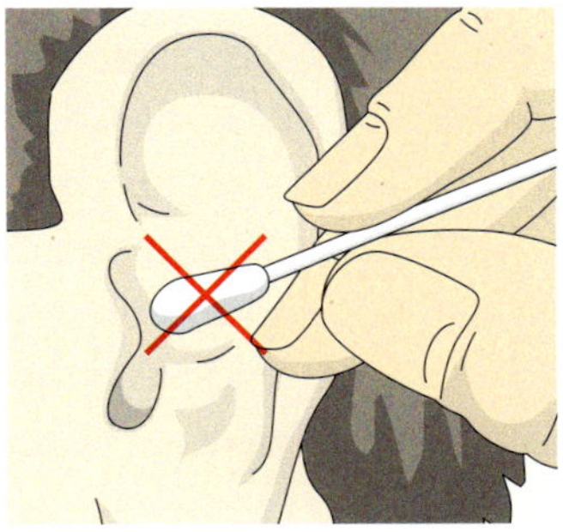
Bei der Ohrenpflege darf auf keinen Fall mit einem Wattestäbchen in den Gehörgang eingedrungen werden.

Nasenpflege

Genau wie Augen und Ohren reinigt sich die Nase durch Absondern von Sekret selbst. Beim Naseputzen werden somit auch Schmutzpartikel „entsorgt“. Bei verschnupften Pflegebedürftigen sowie bei Menschen mit Bewusstseinsstörungen oder Sauerstoffsonden kann es nötig werden, das verkrustete **Nasensekret zu entfernen**. Dies erfolgt mit in Reinigungslösung getränkten Watteträgern. Die Watteträger sollten nur bis zu den Nasenflügeln eingeführt werden, um dort die Borken zu entfernen. Jeder Watteträger wird nach einmaligem Gebrauch entsorgt. Pflegen Sie Nasenhaut und -schleimhaut zum Abschluss mit einer Fettsalbe.

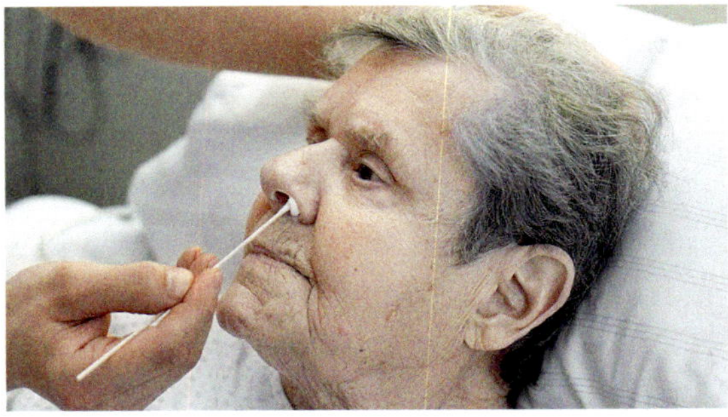
Nasenpflege

physiologische Kochsalzlösung in Wasser gelöstes Kochsalz, das in seiner Salzkonzentration der von Flüssigkeit im Körper entspricht (0,9%)

Haarpflege

Zur Haarpflege gehören das **Frisieren** und die Haarwäsche. Die Haarpflege kann unmittelbar zum persönlichen Wohlbefinden beitragen. Jeder Mensch hat dabei individuelle Vorstellungen von einer „richtig" sitzenden Frisur. Bieten Sie den Pflegebedürftigen die Möglichkeit, sich nach dem Frisieren vom Ergebnis, z. B. in einem Handspiegel, zu überzeugen.

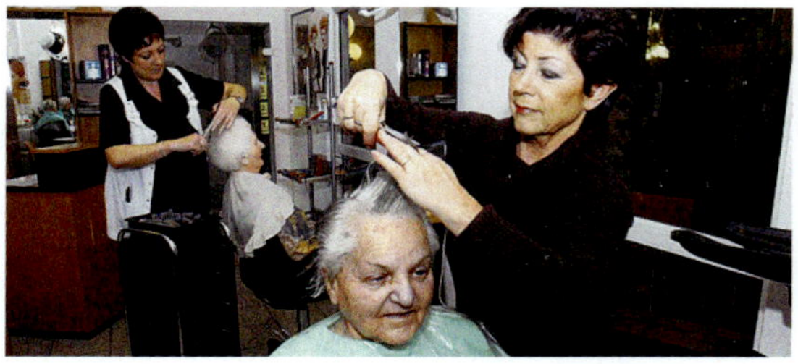

Viele größere Pflegeeinrichtungen verfügen über einen Friseursalon, der tageweise geöffnet ist.

Hinweis Stellen Sie sich einmal vor, Sie müssten mit unfrisierten Haaren aus dem Haus gehen und dürften vorher noch nicht einmal in den Spiegel schauen.

Das **Frisieren** der Haare sollte wenn möglich den Pflegebedürftigen überlassen sein. Ist es ihm nicht möglich, sollte anhand von Fotos versucht werden, die übliche Frisur durch Kämmen oder Bürsten herzustellen. Gegebenenfalls können „verlegene" Haarpartien durch Anfeuchten in Form gebracht werden. Lange Haare können auf Wunsch zu einem Zopf geflochten oder hochgesteckt werden.

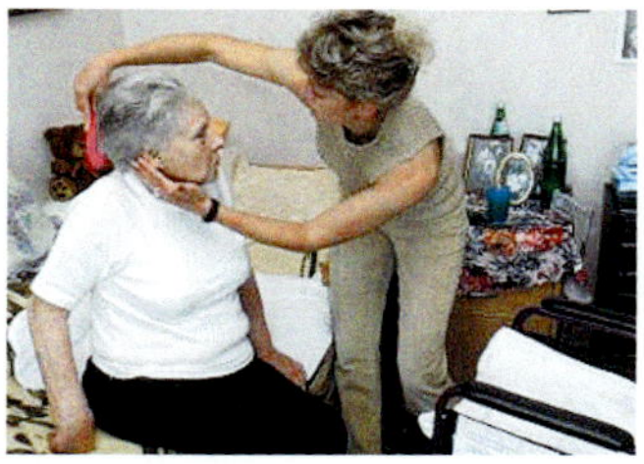

Das tägliche Kämmen und Bürsten dient auch der Massage der Kopfhaut.

Die **Haarwäsche** erfolgt ein- bis zweimal wöchentlich, bei fettigen Haaren oder auf Wunsch auch öfter. Sie kann abhängig von der Mobilität des Pflegebedürftigen beim Duschen oder Baden, am Waschbecken oder auch im Bett durchgeführt werden. Feuchten Sie das Haar an, shamponieren Sie es nach Wunsch ein- oder zweimal und wenden sie ggf. eine Spülung an. Entfernen Sie beim Ausspülen alle Shampoo- und Spülungsreste. Im Anschluss werden die Haare mit einem Handtuch vorgetrocknet und dann geföhnt.

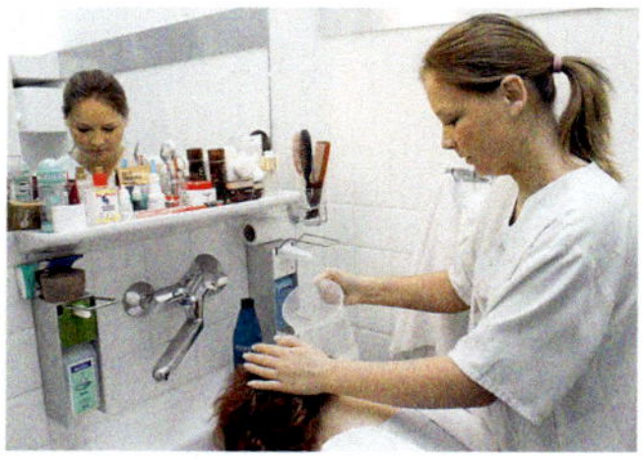

Haarwäsche am Waschbecken

Bei der **Haarwäsche am Waschbecken** sitzt der Pflegebedürftige auf einem Hocker und beugt den Oberkörper und Kopf über das Waschbecken. Das Wasser zur Haarwäsche sollte nicht direkt aus der Leitung kommen, sondern mit Hilfe einer Kanne oder Karaffe langsam über den Kopf gegossen werden.

Bei der Haarwäsche im Bett können Sie spezielle **Haarwaschbecken** einsetzen oder auch mit Hilfe eines großen Abfallsacks **improvisieren**. Stellen Sie das Kopfende des Bettes flach und halten Sie einen Eimer zum Auffangen des Spülwassers bereit.

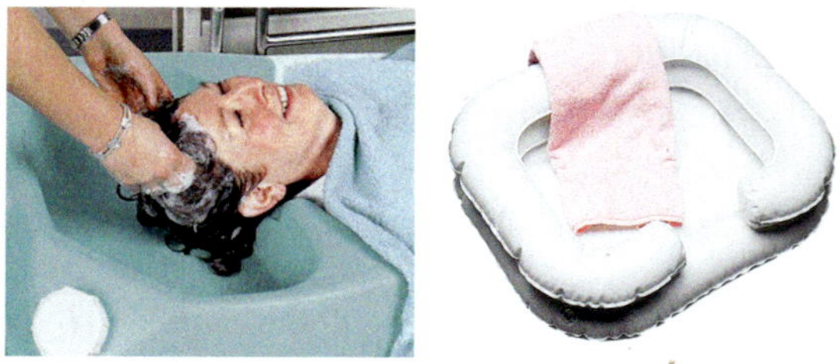

Haarwaschbecken, Kunststoffbecken

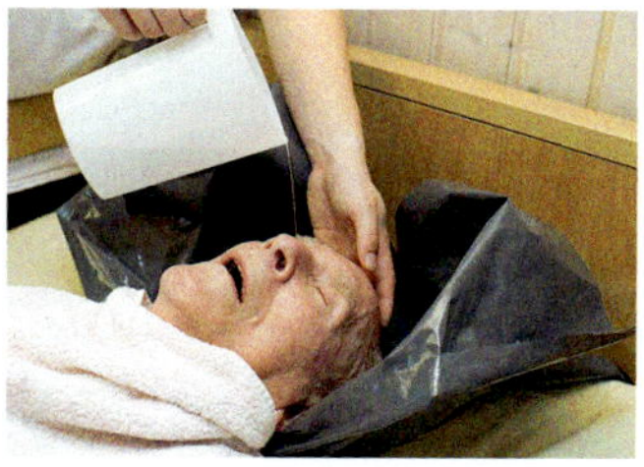

Schneiden Sie einen Abfallsack (60 l) an der Längsnaht bis zur Hälfte auf. Legen Sie das obere, offene Ende unter den Kopf des Pflegebedürftigen. Schneiden Sie eine untere Ecke ab und legen Sie diese in einen Eimer. Hier kann das Wasser ablaufen.

Hinweis Ältere Frauen sind nicht selten einen wöchentlichen Friseurbesuch zum „Waschen und Legen" gewohnt. Nach Möglichkeit sollte dies auch bei Pflegebedürftigkeit fortgeführt werden.

Rasur und Bartpflege

Rasur oder Bartpflege gehören bei erwachsenen Männern zur täglichen Körperpflege. Auch bei Frauen kann die Rasur von Körper- und wenn nötig auch von Gesichtsbehaarung zur Körperpflege dazugehören. Erfragen Sie individuelle Vorlieben und Gewohnheiten. Man unterscheidet generell die Nass- von der Trockenrasur. Während die Nassrasur besonders gründlich sein soll, schont die Trockenrasur empfindliche Haut. Neben diesen generellen Vorteilen haben die meisten Menschen individuelle Gepflogenheiten. Nach jeder Rasur erfolgt eine Hautpflege der rasierten Körperpartie. Geeignet sind Pflegeprodukte mit hautberuhigenden Zusätzen, wie z. B. Kamille. Alkoholhaltige Produkte sollen Entzündungen vermeiden, trocknen dafür aber die Haut aus.

Wenn möglich, führt der Pflegebedürftige die Rasur mit seinem eigenen Rasierer selbstständig durch. Unterstützungsbedarf kann bei der Bereitstellung und Reinigung der Utensilien sowie ggf. beim Klingenwechsel bestehen. Bei feinmotorischen Störungen kann es sinnvoll sein, auf eine Trockenrasur umzusteigen, die einfacher durchzuführen ist. Übernehmen Sie die Rasur, ist Folgendes zu beachten:

Die **Trockenrasur** erfolgt mit einem elektrischen Rasierapparat. Die Haut und die Haare sind bei der Rasur trocken. Spannen Sie die Haut leicht an, damit der Rasierer besser gleiten kann. Bei sehr empfindlicher Haut sollten Sie ausschließlich in Haarwuchsrichtung rasieren. Reinigen Sie im Anschluss an die Rasur das Gerät nach Angaben des Herstellers und laden Sie ggf. den Akku wieder auf.

Die **Nassrasur** erfolgt meistens mit eigenen Rasierern (Einweg oder Mehrweg). Nur noch selten sind Rasiermesser zu finden, deren Handhabung einige Übung erfordert. Feuchten Sie die Haut mit warmem Wasser an, tragen Sie Rasierschaum mit der Hand oder mit einem Rasierpinsel auf und beginnen Sie mit der Rasur. Entfernen Sie im Anschluss Schaum- und Haarreste mit einem feuchten Waschlappen.

Tragen Pflegebedürftige einen Teil- oder Vollbart, muss dieser im Rahmen der **Bartpflege** täglich gekämmt werden. Das Stutzen der Barthaare übernimmt der Pflegebedürftige selbst oder es sollte durch den Friseur erfolgen.

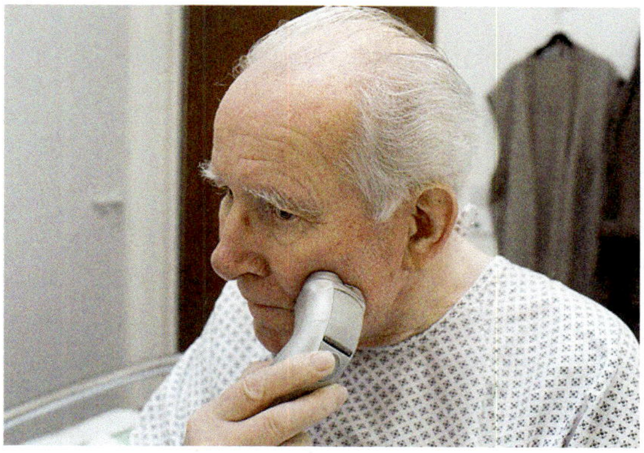

Trockenrasur mit einem elektrischen Rasierapparat

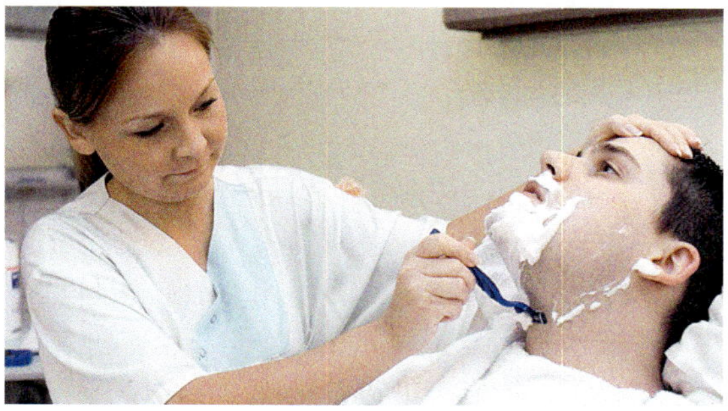

Nassrasur im Gesicht

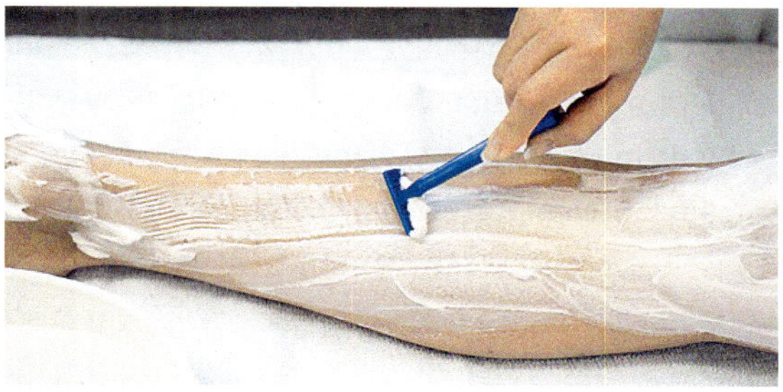

Nassrasur der Beine

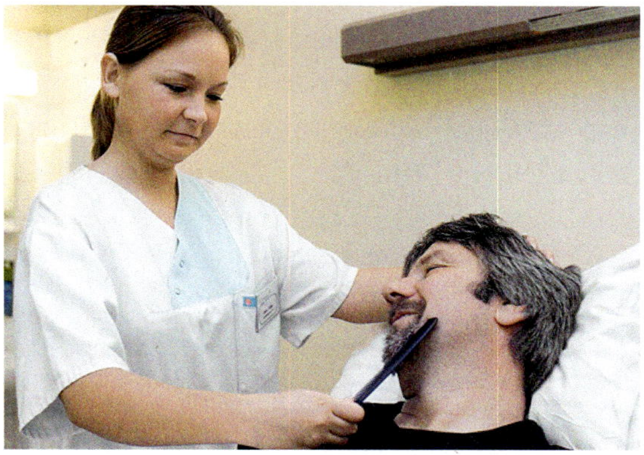

Bartpflege

Hand-, Fuß- und Nagelpflege

Handpflege

Die Reinigung der Hände unter fließendem Wasser bzw. mit einem Waschlappen erfolgt während der Ganzkörperwäsche sowie vor und nach den Mahlzeiten und bei Bedarf. Bei starker Verschmutzung sowie vor der Nagelpflege kann ein Handbad erfolgen. Hierzu werden die Hände für ca. 2–5 Minuten in eine Waschschüssel mit einem dem Hauttyp entsprechenden Waschzusatz eingetaucht und im Anschluss abgetrocknet und eingecremt.

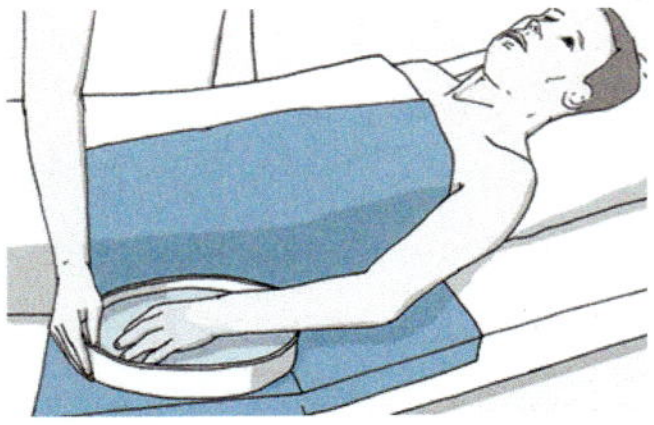

Ein Handbad kann in die tägliche Körperpflege integriert werden.

Fußpflege

Für die Fußpflege gelten die gleichen Grundsätze wie für die Handpflege. Fußbäder können medizinische Zusätze enthalten, jedoch auch nur zur Erwärmung kalter Füße dienen. Da gerade die Zehenzwischenräume zu Hauterkrankungen neigen, müssen diese besonders sorgfältig beobachtet, gereinigt und abgetrocknet werden. Damit Hautpflegeprodukte besser einwirken, können im Anschluss Baumwollsocken über die Füße gezogen werden.

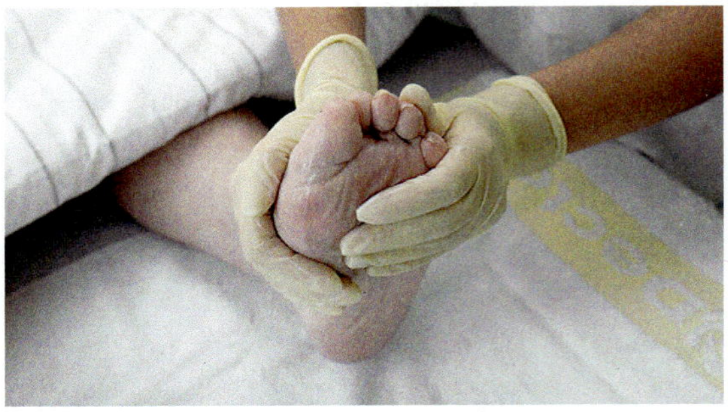

Die Fußpflege wird z. B. bei Fußpilzerkrankungen mit Handschuhen durchgeführt.

Nagelpflege

Hand- und Fußbäder weichen die Nägel auf, sie sind daher vor jeder Nagelpflege zu empfehlen. Die Nägel können mit einer Nagelschere, einer Nagelfeile oder einem Nagelknipser gekürzt werden. Wählen Sie das entsprechende Instrument abhängig von den Gewohnheiten der Pflegebedürftigen sowie dem Zustand der Nägel aus. Während die Fingernägel oval bis rund geschnitten werden sollten, verhindert ein gerader Schnitt bei Fußnägeln das Einwachsen der Nägel. Das Feilen der Nägel verhindert das Hängenbleiben an Bettwäsche und Kleidung und sollte immer nur in eine Richtung erfolgen. Nach dem Kürzen der Nägel können letzte Rückstände unter den Nägeln mit einer Bürste entfernt werden.

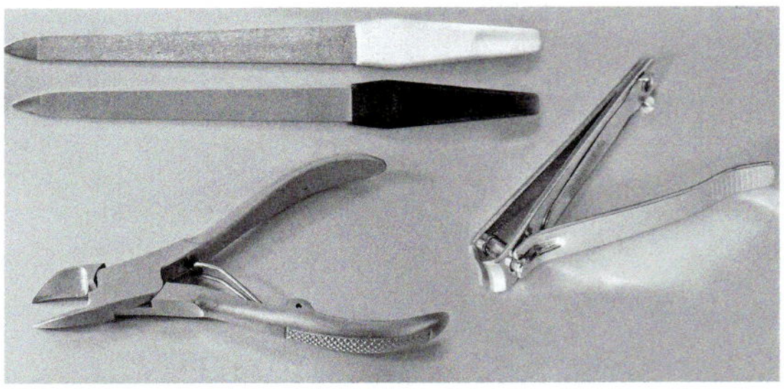

Utensilien zur Nagelpflege

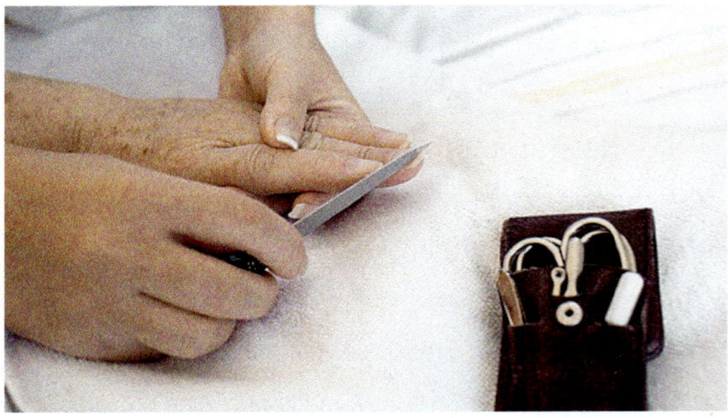

Die Pflege der Hände und Fingernägel wird Maniküre, die Pflege der Füße und Fußnägel Pediküre genannt.

Hinweis Bei starken Veränderungen von Haut oder Nägeln sollte die Nagelpflege insbesondere der Füße durch Fußpfleger (*Podologen*) erfolgen. Dies gilt auch für Pflegebedürftige mit einem erhöhten Wundrisiko, wie z. B. Menschen mit Diabetes mellitus ↗ S. 502 oder Durchblutungsstörungen ↗ S. 508 an den Füßen.

Intertrigoprophylaxe

Was ist eine Intertrigo?

Als **Intertrigo** bezeichnet man eine hochrote, nässende Entzündung einzelner Hautpartien, die durch Feuchtigkeit, Wärme und Reibung verursacht ist. Umgangssprachlich nennt man dies auch „Wolf" oder „Hautwolf".

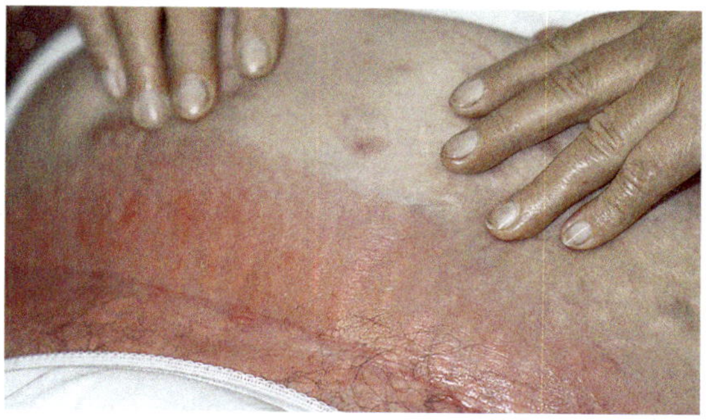

Intertrigo (hier an einer Bauchfalte)

Risikofaktoren

Die Intertrigo entsteht besonders an **sich gegenseitig berührenden Hautstellen**, wie z. B. den Achselhöhlen, der Gesäßfalte, unter den Brüsten sowie weiteren Hautfalten z. B. bei adipösen ↑S. 266 Menschen. Eine weitere Gefahr stellt das Feuchtsein der Haut dar, wie es bei starkem Schwitzen oder bei Inkontinenz ↑S. 285 vorkommt.

sich gegenseitig berührende Hautfalten
+
feuchte Haut
=
Intertrigo

Risikofaktoren für die Intertrigo

Maßnahmen

Achten Sie während der Körperpflege darauf, dass die gefährdeten Hautstellen sorgfältig abgetrocknet werden. Wechseln Sie feuchte Inkontinenzmaterialien oder verschwitzte, feuchte Kleidung sofort, reinigen Sie die Haut und trocknen Sie sie ab.

Bei bettlägerigen Pflegebedürftigen kann es sinnvoll sein, die Hautfalten durch Einlage von **Kompressen** zu trennen. Bei mobilen Menschen ist diese Maßnahme eher ungeeignet, da die Kompressen verrutschen und zu zusätzlicher Hautreibung führen können.

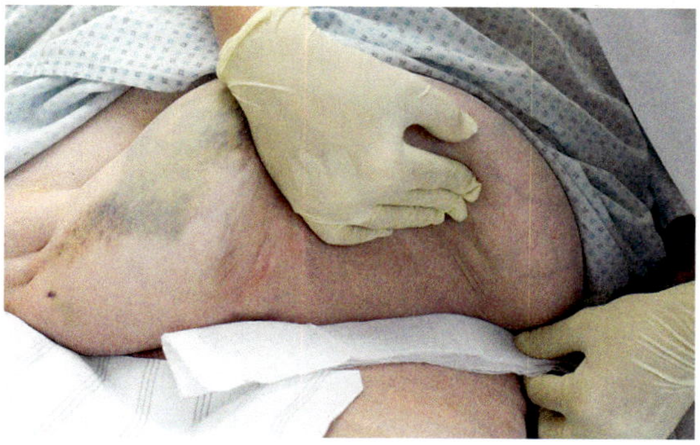

Einlegen von Kompressen zur Intertrigoprophylaxe

Hinweis Die Intertrigo ist ein guter Nährboden für Krankheitserreger. In diesem Fall spricht man auch von einer Superinfektion ↑S. 417. Beobachten Sie betroffene Stellen auf weitere Veränderungen, wie z. B. weißlichen Belag, und informieren Sie ggf. eine Fachkraft oder den Arzt.

Der Mund

Die Mundhöhle

Die Mundhöhle ist der erste und oberste Teil des Verdauungskanals. Sie bildet die Verbindung der Außenwelt zum Körperinneren. Mit Hilfe von Zunge und Zähnen wird die Nahrung vorbereitet und zur weiteren Verdauung weitergeleitet.
Der Gaumen bildet die obere Abgrenzung der Mundhöhle, Zähne und Lippen verschließen die Mundhöhle.

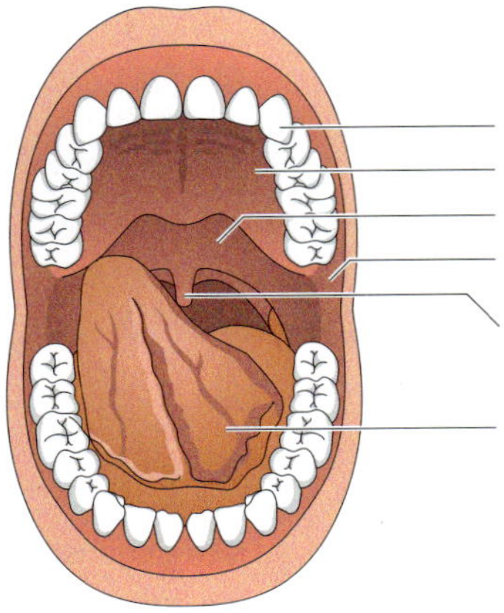

Die Mundhöhle und ihre Bestandteile

Die Mundschleimhaut

Die Mundhöhle ist von Schleimhaut ausgekleidet. Sie wird durch den Speichel feucht gehalten. Eine gesunde Schleimhaut ist die Voraussetzung für den erfolgreichen Schutz des Menschen vor pathogenen Einflüssen. Dazu muss die Mundschleimhaut ausreichend feucht sein und über eine ausgewogene Mischung an körpereigenen Bakterien verfügen (Mundflora).

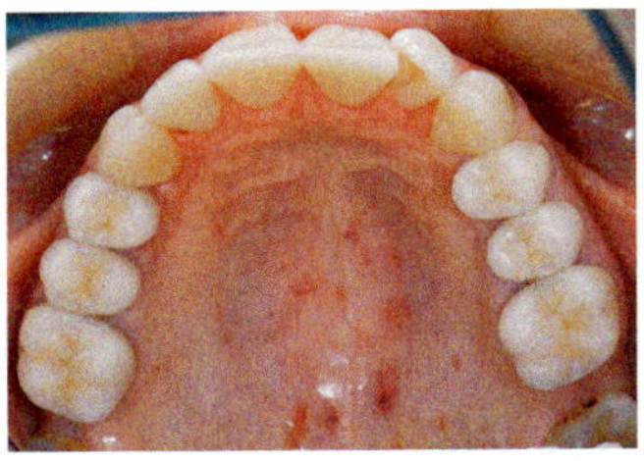

Vor jeder Mundpflege wird die Mundhöhle inspiziert. Auf dem Bild sieht man eine unverletzte (*intakte*) Mundschleimhaut. Sie zeichnet sich durch eine rosige Farbe sowie ausreichende Befeuchtung durch Speichel aus.

Die Speicheldrüsen

Drei Mundspeicheldrüsen münden in die Mundhöhle.

- Die **Unterzungenspeicheldrüse** mündet unter der Zunge,
- die **Unterkieferspeicheldrüse** mündet ebenfalls unter der Zunge und
- die **Ohrspeicheldrüse** mündet in Höhe der oberen Mahlzähne.

Die Mundspeicheldrüsen haben die Aufgabe, die Nahrung durch Sekretion von **Speichel** zu einem gleitfähigen Brei zu verarbeiten. Außerdem hält der Speichel die Mundhöhle feucht und sauber.

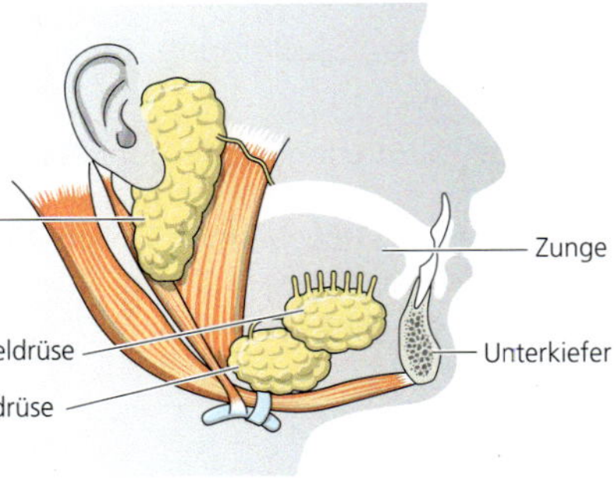

Die Mundspeicheldrüsen

www.zahnwissen.de
Ausführliche Darstellung der menschlichen Zähne (einschließlich großem Onlinelexikon) sowie Erläuterungen zu Zahnschmerzen, Erkrankungen und Behandlungsmethoden.

pathogen krankmachend
Sekretion Abgabe von bestimmten Stoffen oder Produkten aus Drüsen

Die Zunge

Die Zunge ist zwischen der oberen und unteren Zahnreihe in den Mund eingebettet. Ihre Aufgaben sind

- das Zerkleinern und Transportieren von Nahrung,
- die Lautbildung beim Sprechen und
- die Geschmacksempfindung.

Vier verschiedene Geschmacksrichtungen kann die Zunge unterscheiden: süß, sauer, salzig und bitter. Zusätzlich gibt es noch einen Geschmackssinn für umami, eine Geschmacksrichtung, die besonders in Eiweißen vorkommt. Die vier Geschmacksrichtungen werden jeweils vorwiegend in den vier Geschmacksregionen der Zunge geschmeckt.

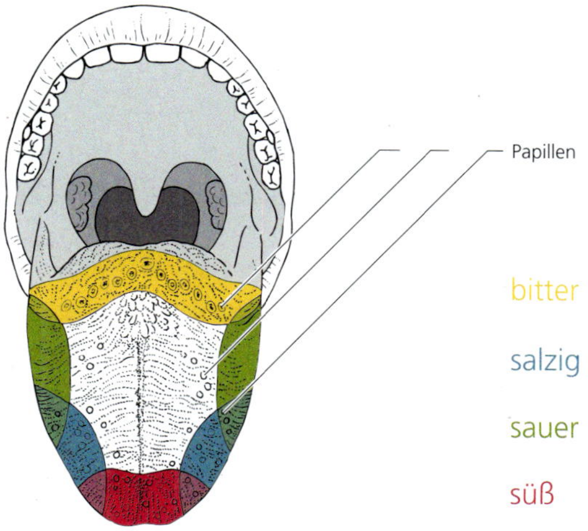

Die Zunge und ihre Geschmacksregionen

Die Zähne

Alle Zähne haben den gleichen Aufbau. Sie bestehen aus Krone, Hals und Wurzel und bilden zusammen das Gebiss. Die Zähne sind fest im Kieferknochen verankert und von Zahnfleisch umgeben. Erwachsene Menschen verfügen über 32 Zähne, die sich auf Ober- und Unterkiefer verteilen:

- 8 Schneidezähne zum Abbeißen
- 4 Eckzähne zum Festhalten von Speisen
- 8 Backenzähne und 12 Mahlzähne zum Zermahlen und Zerquetschen der Nahrung

Kinder haben 20 Milchzähne, die mit Beginn des Schulalters ausfallen und nach und nach durch das Erwachsenengebiss ersetzt werden. Im Alter können Menschen ihre Zähne dann verlieren, wenn sich das Zahnfleisch zurückbildet und sie sich dadurch lockern. Auch bei schlechter Ernährung können die Zähne ausfallen. Zahnärzte ersetzen fehlende Zähne durch Brücken, Implantate oder Prothesen.

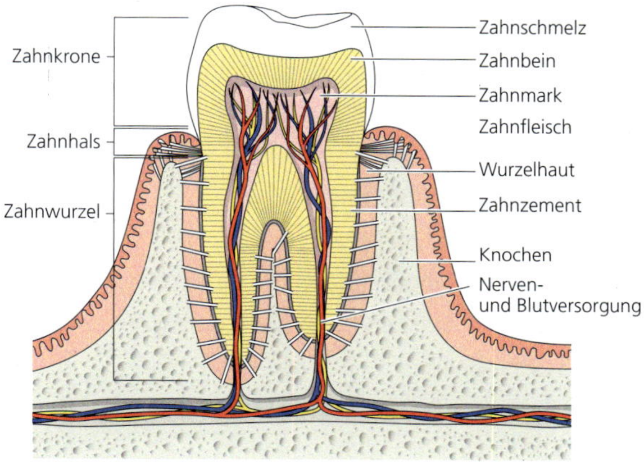

Aufbau eines Zahns

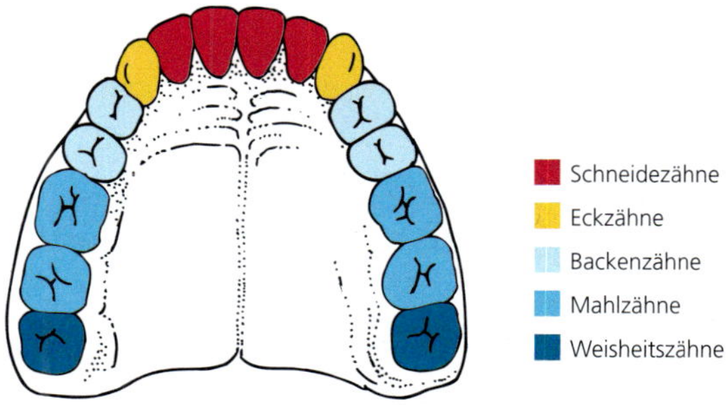

Gebiss eines Erwachsenen

Beobachtung der Mundhöhle

Beobachtet wird der Zustand der Lippen, Zunge, Mundschleimhaut und Zähne sowie des Zahnfleisches. Vor der Beobachtung wird der Pflegebedürftige zu Schmerzen im Mund bzw. Beschwerden beim Kauen und Schlucken befragt. Beim Gespräch kann evtl. auftretender Mundgeruch wahrgenommen werden.
Entweder öffnet der Pflegebedürftige den Mund selbstständig oder der Mund wird durch vorsichtiges Nach-unten-Drücken des Unterkiefers geöffnet. Mit der Taschenlampe wird die Mundhöhle ausgeleuchtet, der Spatel hilft, die Zunge zu positionieren.

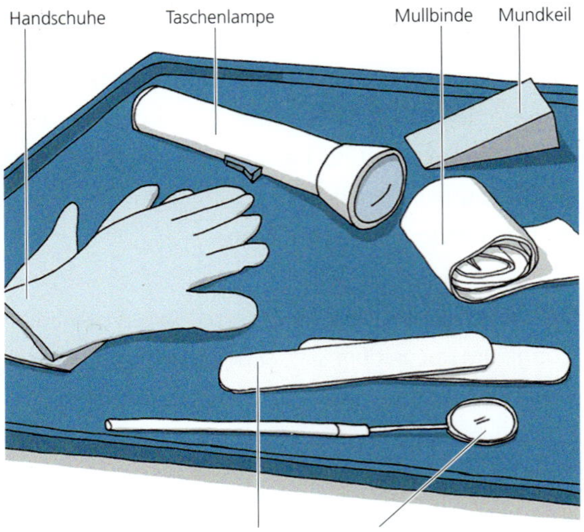

Materialien zur Inspektion der Mundhöhle

Der gesunde Mund

Beim gesunden Mund sind

- die Haut der Lippen intakt,
- die Mundschleimhaut und die Zunge rosig, feucht und ohne Beläge,
- das Zahnfleisch hell und frei von Schwellungen,
- die Zähne fest und intakt und
- alle Zähne erhalten oder durch intakte Prothesen ersetzt.

Die Pflegebedürftigen verspüren keine Beschwerden beim Kauen oder Schlucken, der Mundgeruch ist neutral.

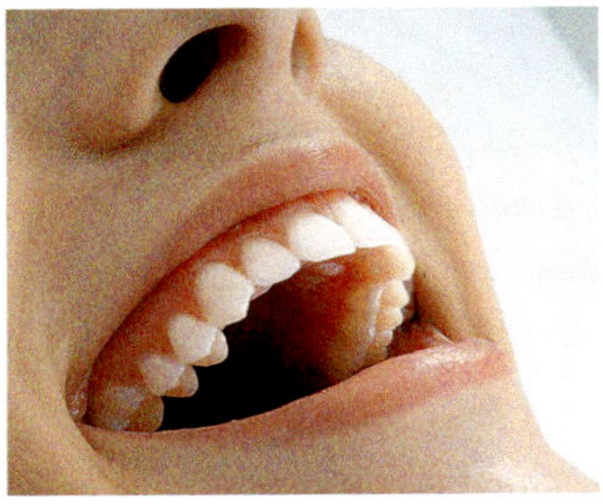

Der gesunde Mund

Veränderungen an Mund und Zähnen

Mundtrockenheit (*Xerostomie*)

Die Mundschleimhaut ist sichtbar trocken, ggf. bilden sich Hautfetzen und schleimig-weißlicher Belag. Bei Mundtrockenheit erfolgt eine engmaschige, gründliche Mundpflege sowie Anregung der Kautätigkeit.

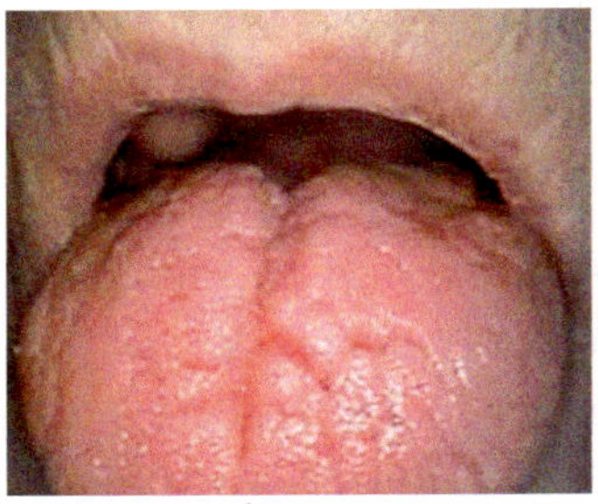

Der trockene Mund

Schrunden (*Rhagaden*)

Typischerweise finden sich diese Einrisse am Lippenwinkel als Folge von Nährstoff- oder Vitaminmangel. Es sollte eine Fachkraft, ein Ernährungsberater oder ein Arzt informiert werden.

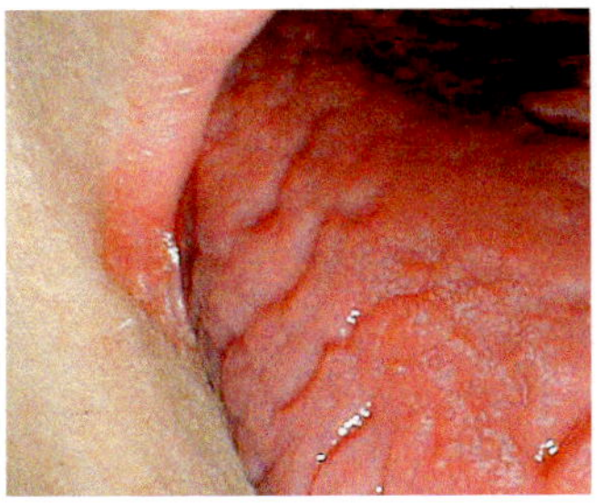

Rhagaden treten meist am Lippenwinkel auf.

Aphthen

Aphthen sind als kleine, schmerzhafte, ovale, weißliche Abschürfungen an den Schleimhäuten zu erkennen. Es sollte eine Fachkraft oder ein Arzt informiert werden.

Soorpilzinfektion (*orale Candidose*)

Bei einer Mundsoorpilzinfektion ist die Mundschleimhaut weißlich belegt. Die Betroffenen klagen über einen pelzigen Geschmack, Appetitstörungen und Schmerzen. Mundgeruch ist zu bemerken. Es sollte eine Fachkraft oder ein Arzt informiert werden.

Entzündung der Ohrspeicheldrüse (*Parotitis*)

Eine Parotitis führt meist zu einer einseitigen Schwellung des hinteren Wangenbereichs. Manche Betroffene äußern Schmerzen. Es sollte eine Fachkraft oder ein Arzt informiert werden.

Entzündung des Zahnfleischs (*Gingivitis*)

Bei einer Gingivitis ist das Zahnfleisch stark gerötet und geschwollen. Die Betroffenen äußern Schmerzen und es ist Mundgeruch zu bemerken. Es sollte eine Fachkraft oder ein Arzt informiert werden.

Zahnbettentzündung (*Parodontitis*)

Das Zahnfleisch zeigt bei einer Parodontitis die gleichen Symptome wie bei der Gingivitis, hinzu kommen Zahnfleischbluten und ggf. eine Lockerung der Zähne. Die Parodontitis sollte von einem Zahnarzt behandelt werden.

Zahnbelag (*Plaque*) und Zahnstein

Plaque ist ein meist weißer Belag auf den Zähnen, der aus Bakterien besteht. Zahnstein findet sich meist als bräunliche, stark haftende Substanz am Zahnhals. Während die Plaque durch Zähneputzen entfernt werden kann, muss Zahnstein vom Zahnarzt entfernt werden.

Zahnfäulnis (*Karies*)

Im fortgeschrittenen Stadium ist Karies durch schwärzliche „Löcher" in den Zähnen erkennbar; Betroffene äußern Zahnschmerzen oder lehnen die Nahrungsaufnahme ab. Im Anfangsstadium können Zahnbeschwerden einen Hinweis geben. Karies muss zahnärztlich versorgt werden.

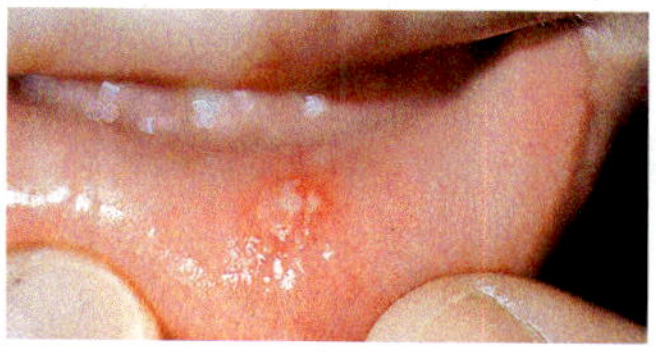

Aphthen sind meistens sehr schmerzhaft.

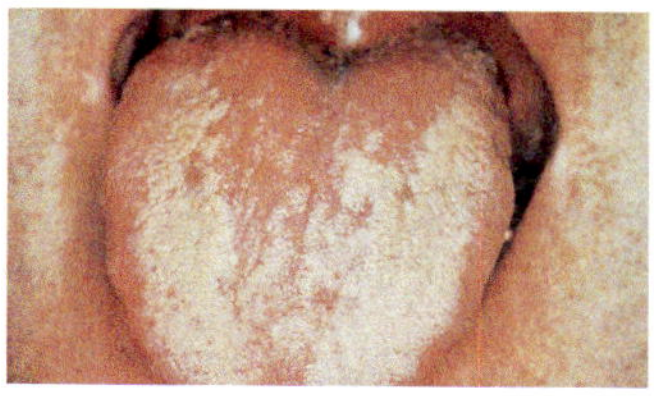

Mundsoor (hier der Zunge) betrifft häufig immungeschwächte Menschen.

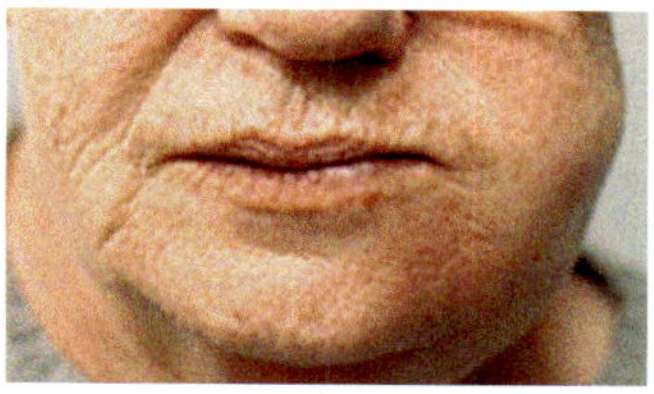

Eine Parotitis kann bei Nahrungskarenz auf Grund der fehlenden Speichelsekretion auftreten.

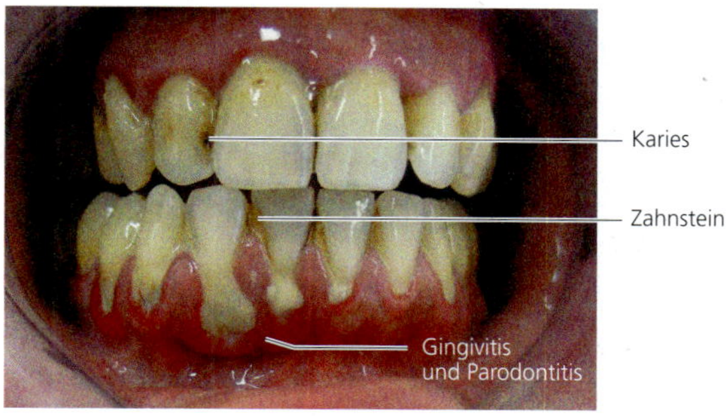

Gingivitis, Parodontitis, Zahnstein und Karies müssen von einem Zahnarzt behandelt werden.

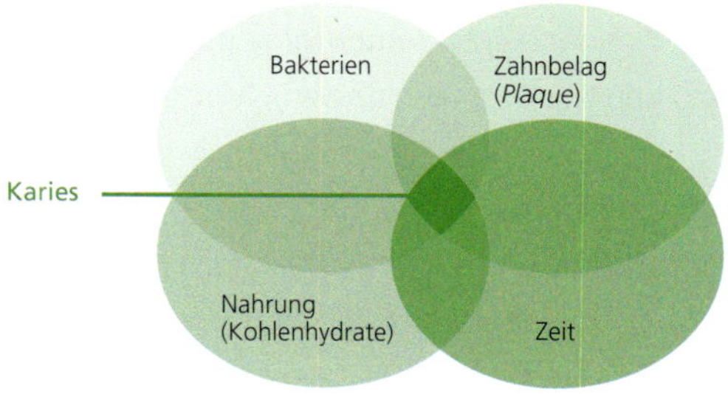

Karies entsteht, wenn sich die Bakterien im Zahnbelag über einen längeren Zeitraum festsetzen und gemeinsam mit den in der Nahrung vorhandenen Kohlenhydraten zahnschädigende Milchsäure produzieren. Diese zersetzt die Zahnsubstanz.

Pflegerische Unterstützung bei der Mund- und Zahnpflege

Zähne putzen

Ziel

Das Zähneputzen soll die Zähne und ihre Zwischenräume von Zahnbelag reinigen, damit keine Karies, Zahnfleischentzündung oder andere Erkrankungen der Mundhöhle entstehen.

Hinweis Das Zähneputzen erfolgt nach den individuellen Gepflogenheiten der Pflegebedürftigen oder regelmäßig nach den Mahlzeiten.

Benötigte Materialien

Zahnbürste, Zahnpasta, Zahnputzbecher, Wasser, ggf. Mundspüllösung, ggf. Nierenschale zum Ausspucken, Handtuch, bei bettlägerigen Pflegebedürftigen zusätzlich ein Wäscheschutz

Vorbereitung

Pflegebedürftigen aufsetzen (lassen), mobile Personen zum Waschbecken begleiten, Oberbekleidung mit einem Handtuch abdecken

Durchführung

Mund mit lauwarmem Wasser ausspülen (lassen), Zahnpasta auf die Zahnbürste auftragen, Mund öffnen (lassen), Zahnbürste in kreisenden Bewegungen mit leichtem Druck vom (roten) Zahnfleisch in Richtung (weißer) Zahn bewegen, dabei alle Zähne nach Möglichkeit in einer festen Reihenfolge putzen, im Anschluss den Mund spülen (lassen), Mund abtrocknen

Nachbereitung

Pflegebedürftigen nach Wunsch lagern oder zum Bett bzw. Stuhl begleiten, Zahnbürste und Zahnputzbecher von Zahnpastaresten unter lauwarmem Wasser reinigen, ggf. Nierenschale ausspülen und reinigen

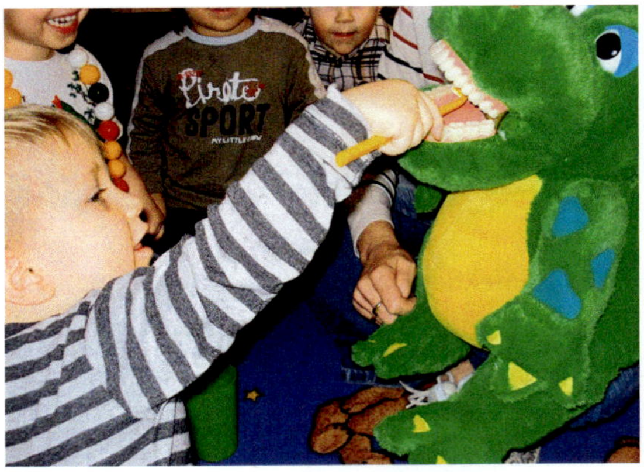

Bereits im Kindergartenalter lernen Kinder das richtige Zähneputzen, um Erkrankungen der Zähne vorzubeugen.

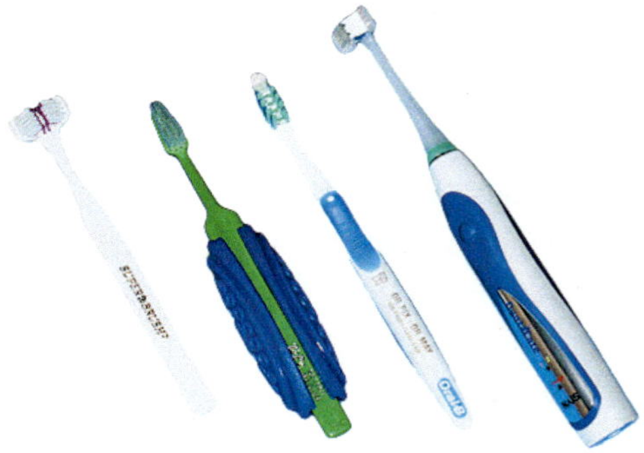

Zahnbürsten gibt es in unterschiedlichen Formen und Härtegraden.

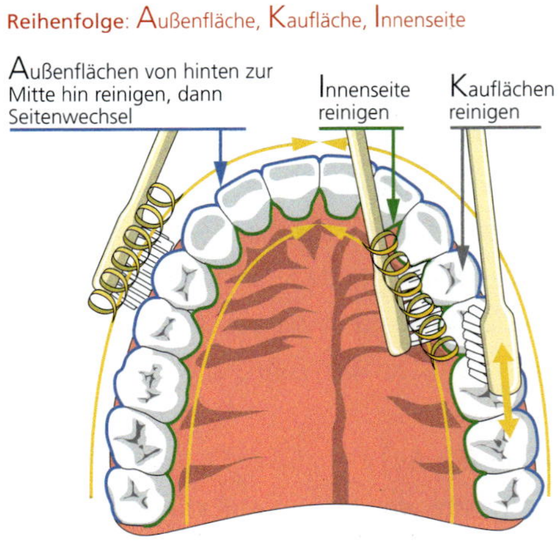

Reihenfolge beim Zähneputzen

Spülen der Mundhöhle

Materialien
Spülbecher (ggf. mit Aufsatz oder Strohhalm), Wasser oder Mundspüllösung, Handtuch, bei bettlägerigen Pflegebedürftigen zusätzlich Wäscheschutz und Nierenschale zum Auffangen der Spülflüssigkeit

Vorbereitung
Pflegebedürftigen aufsetzen (lassen) oder zum Waschbecken begleiten, Oberbekleidung abdecken

Durchführung
Kleidung oder Bettwäsche abdecken, Spülbecher anreichen, bei bettlägerigen Personen zum Ausspucken Nierenschale unter das Kinn halten, Mund abtrocknen (lassen), ggf. Lippenpflege mit Fettstift oder -creme auftragen

Nachbereitung
Pflegebedürftigen lagern oder zum Bett bzw. Stuhl begleiten, Materialien entsorgen

Auswischen der Mundhöhle

Vorbereitung
Materialien bereitlegen, Pflegebedürftigen informieren, Kleidung oder Bettwäsche abdecken

Durchführung
Inspektion der Mundhöhle mit Taschenlampe, Tupfer mit Péanklemme aufnehmen und in Spüllösung tränken, Mund öffnen (lassen), Mundhöhle oder einzelne Stellen mit Tupfer auswischen, Tupfer entsorgen, neuen Tupfer aufnehmen und Vorgang wiederholen, abschließende Lippenpflege mit Fettstift oder -creme

Nachbereitung
Pflegebedürftigen lagern, Materialien entsorgen bzw. reinigen, Péanklemme desinfizieren, Spülbecher und Nierenschale reinigen

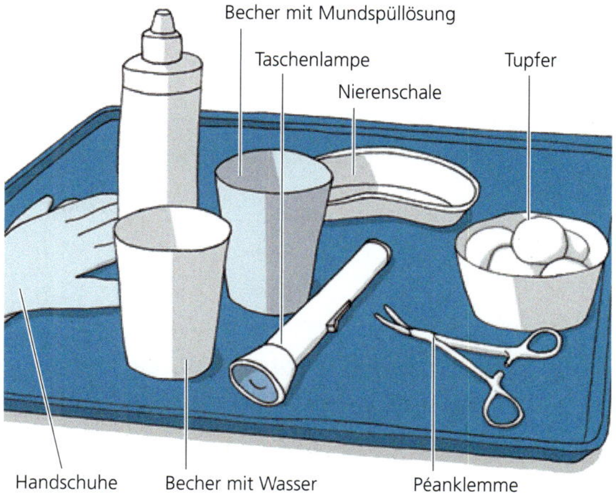

Materialien für das Auswischen der Mundhöhle

Hinweis Während das Spülen der Mundhöhle der Erfrischung oder Pflege der Mundhöhle sowie der Anregung des Speichelflusses dient, ist das Auswischen der Mundhöhle eine geeignete Maßnahme zur Mundpflege bei bewusstseinsgetrübten Menschen. Beide Maßnahmen ersetzen nicht das Zähneputzen.

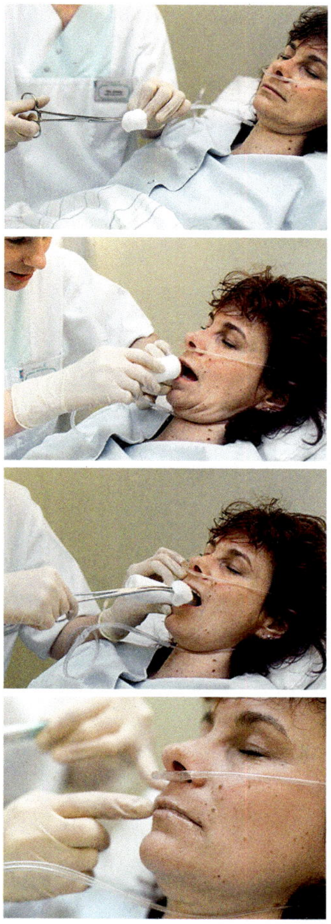
Auswischen der Mundhöhle

Reinigen von Zahnprothesen

Ziel

Entfernen von Verunreinigungen und Nahrungsmittelrückständen, allgemeine Mundhygiene

Materialien

Abhängig von den Vorlieben des Pflegebedürftigen sowie den Empfehlungen des Zahnarztes, meistens **Prothesenzahnbürste**, spezielle Prothesenreinigungsmittel, ggf. **Prothesenreinigungsbehälter**, bei bettlägerigen Personen zusätzlich Wäscheschutz und Nierenschale

Vorbereitung

Spülen der Mundhöhle ↑ S. 212, **Entfernen(lassen) der Prothese**, zuerst die Oberkiefer-, dann die Unterkieferprothese, bei Teilprothesen zuerst die Art der Befestigung in Erfahrung bringen

Hinweis Damit Zahnprothesen beim Herunterfallen nicht kaputtgehen, sollte entweder ein Waschlappen ins Waschbecken gelegt werden oder etwas Wasser eingefüllt werden. Sollten Schäden bemerkt werden, muss ein Zahntechniker die Reparaturmaßnahmen durchführen. Eigene Reparaturversuche können den Schaden verschlimmern.

Durchführung

Auf Wunsch Prothese kurz in Reinigungsbad einweichen, in der Zwischenzeit die Mundhöhle spülen (lassen) und im Anschluss die Mundhöhle v. a. auf Druckstellen an der Mundschleimhaut inspizieren, die Prothese aus dem Reinigungsbad entnehmen und mit der Prothesenzahnbürste säubern, keine Zahnpasta benutzen, weil die darin enthaltenen Schleifmittel die Prothese beschädigen können, die Prothese unter fließendem Wasser abspülen, hartnäckige Verschmutzungen unbedingt in einem Ultraschallbad (z. B. beim Zahnarzt) entfernen, auf keinen Fall mit scharfen oder spitzen Gegenständen bearbeiten.

Nachbereitung

Prothese einsetzen (lassen), zuerst die Oberkiefer-, dann die Unterkieferprothese, den festen Sitz überprüfen, Pflegebedürftige zum korrekten Sitz bzw. möglichen Schmerzen befragen, Materialien entsorgen

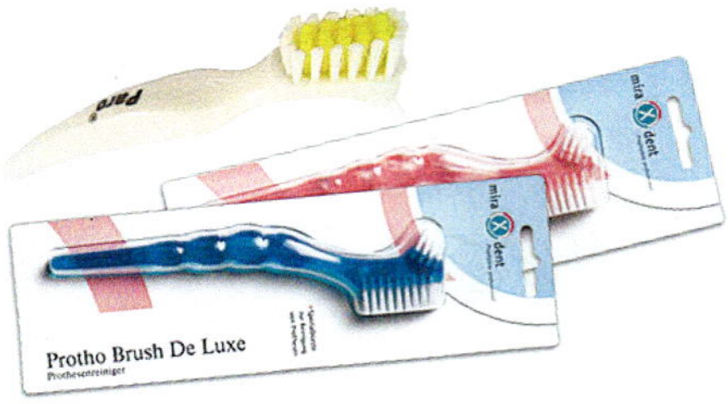

Prothesenzahnbürste

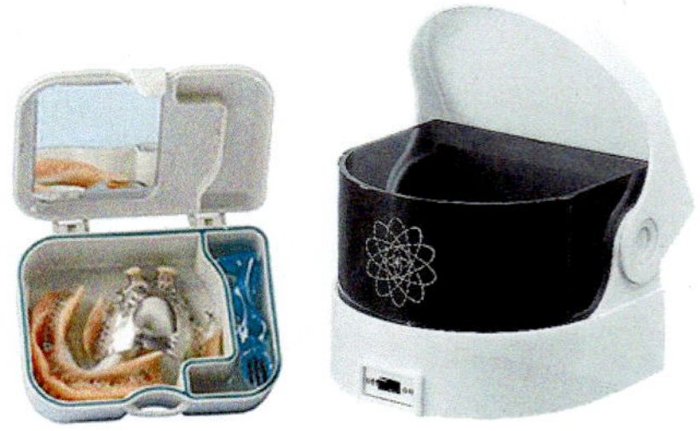

Prothesenreinigungsbehälter

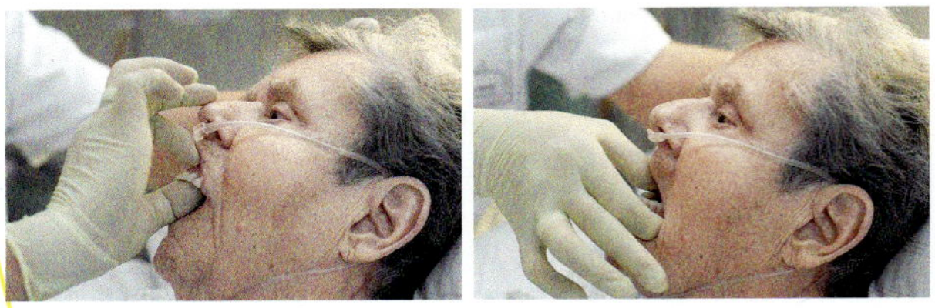

Zum Entfernen der Oberkieferprothese (links) den Daumen von innen gegen die Schneidezähne und in Richtung Nase drücken. Dadurch lockert sich die Prothese und kann durch vorsichtiges Drehen aus der Mundhöhle entnommen werden. Die Unterkieferprothese lösen Sie durch leichtes Hin- und Herbewegen (rechts).

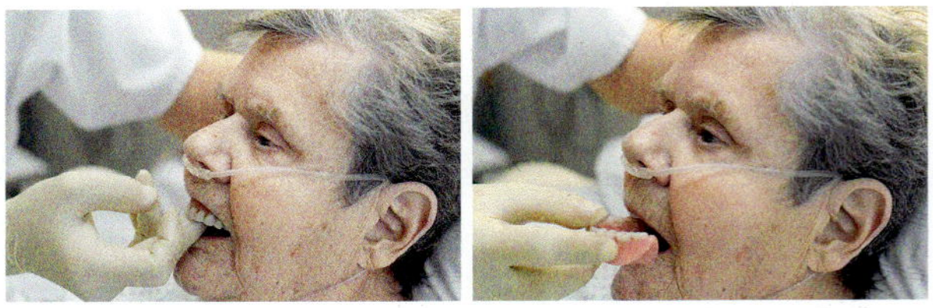

Die Oberkieferprothese einsetzen (links), den Pflegebedürftigen auffordern, diese festzusaugen; nach dem Einsetzen der Unterkieferprothese (rechts) fordern Sie den Pflegebedürftigen auf, durch „Zubeißen" die Prothese zurechtzurücken und zu fixieren.

Prophylaxen

Soor- und Parotitisprophylaxe

Soorpilzinfektionen ↑ S. 215 und Parotitis ↑ S. 215 entstehen v. a. bei schwer kranken oder abwehrgeschwächten Menschen, die wenig oder keine Nahrungsmittel zu sich nehmen. Eine weitere Risikogruppe sind Menschen, die parenteral ↑ S. 274 ernährt werden. Wichtigste Voraussetzung, um Soor und Parotitis zu vermeiden, ist eine intakte und feuchte Mundschleimhaut. Um den Speichelfluss zu stimulieren, muss die Kautätigkeit angeregt werden.

Dazu werden kauintensive Nahrungsmittel in kleinen Portionen verabreicht. Dazu gehören z. B. Brotrinde, zuckerfreie Gummibärchen, Kaubonbons oder Kaugummis, Dörrobst oder Dörrfleisch. Besteht Aspirationsgefahr ↑ S. 305 oder eine Anordnung von Nahrungskarenz, können Lebensmittel in Gaze eingewickelt werden. Die Pflegende hält dann das zusammengewickelte Ende der Gaze fest, während der Pflegebedürftige auf dem Nahrungsmittel kaut. Ein nachfolgendes Zähneputzen dient der Kariesprophylaxe und stimuliert ebenfalls die Speichelsekretion.

Weitere Maßnahmen zur Soor- und Parotitisprophylaxe sind das Ausspülen und das Auswischen der Mundhöhle ↑ S. 212.

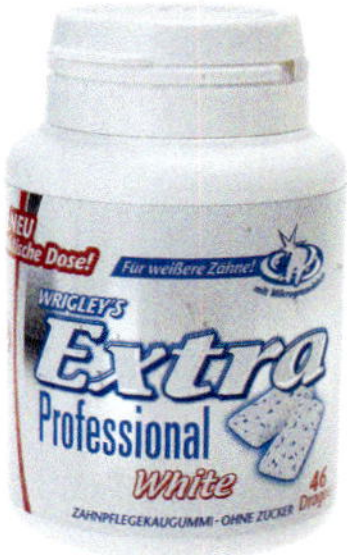

Kaugummi regt die Kautätigkeit und damit den Speichelfluss an. Damit das Kariesrisiko nicht erhöht wird, sollte auf zuckerfreie Kaugummis zurückgegegriffen werden.

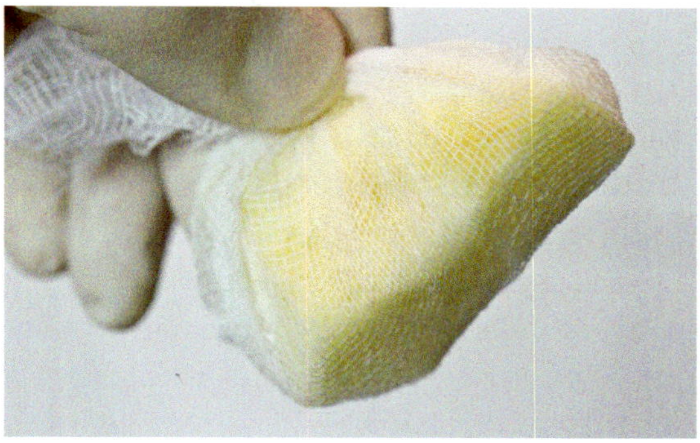

Werden Lebensmittel in Gaze eingewickelt und am Ende festgehalten, können Pflegebedürftige sich daran nicht verschlucken.

Kariesprophylaxe

Ziel der Kariesprophylaxe ist es, den natürlichen Zahnhalteapparat zu erhalten und die Entstehung von Karies zu verhindern.

- **Ernährung:** Eine vollwertige Ernährung hilft, den Zahnapparat zu erhalten. Zuckerarme Kost ist dabei zu bevorzugen.
- **Zahnpflege:** Der Zahnbelag sollte durch Zähneputzen mindestens zweimal am Tag entfernt werden. Auch nach dem Genuss von stark zuckerhaltigen oder säurehaltigen Lebensmitteln (z. B. Fruchtsäfte, Cola) ist das Zähneputzen zu empfehlen.
- **Regelmäßige Zahnarztbesuche:** Hier können bereits Vorstufen von Karies erkannt und behandelt werden.

Bausteine der Zahngesundheit

sich zahngesund ernähren

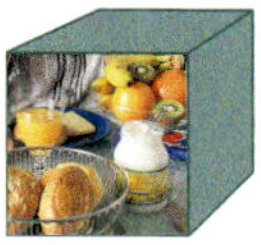

eine gute Mundhygiene betreiben

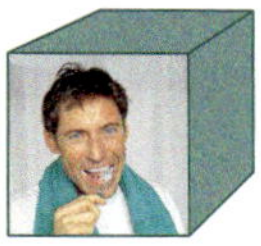

regelmäßig zum Zahnarzt gehen

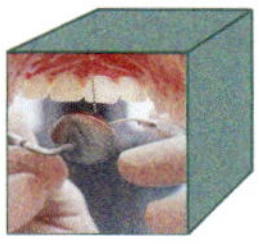

(Untersuchungen, Individualprophylaxe, Fissurenversiegelung)

www.kariesvorbeugung.de
Hier finden Sie zahlreiche Informationen und Broschüren rund um das Thema Kariesprophylaxe.

Karenz Verzicht, Enthaltsamkeit
Gaze auch Mull genannt, dünnes, leichtes Textilgewebe, z. B. in Form von Mullbinden

Aufbau und Funktion des passiven Bewegungssystems

Das menschliche Bewegungssystem besteht aus dem passiven Teil, der „bewegt wird", und dem aktiven Teil, der „bewegt". Grundgewebe des passiven Bewegungssystems sind Knochen und Knorpel, Gelenke, Sehnen und Bänder. Die Muskeln, genauer die Skelettmuskeln, bilden den aktiven Teil des Bewegungssystems.

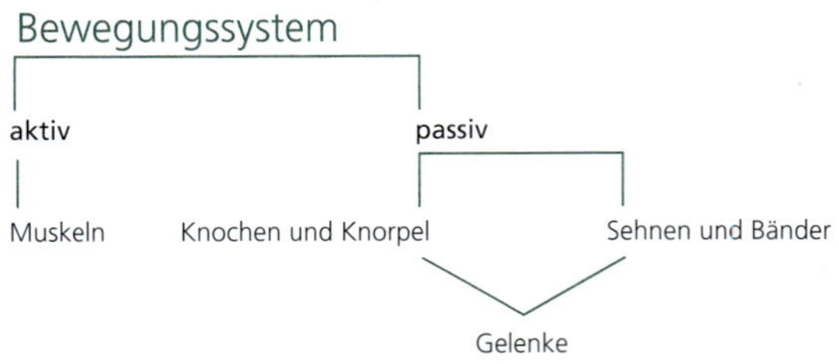

Übersicht über das menschliche Bewegungssystem

Binde- und Stützgewebe bilden das Grundgerüst

Binde- und Stützgewebe findet sich zwischen den Organen und umhüllt sie. Bindegewebe ist besonders reich an Interzellularsubstanz ↗ S. 186 und wird nach Anteil der Fasern und Grundsubstanz u. a. unterschieden in:

- lockeres Bindegewebe, hauptsächlich aus Grundsubstanz bestehend. Füllt Organzwischenräume im Körper aus.
- straffes Bindegewebe mit hohem Anteil zugfester, kollagener Fasern und geringem Anteil Grundsubstanz. Es bildet Sehnen und Bänder.
- retikuläres Bindegewebe, aus retikulären (netzartig verzweigten) Fasern bestehend, in dem Zellen des Immunsystems beheimatet sind. Es findet sich u. a. im Knochenmark und in der Milz.

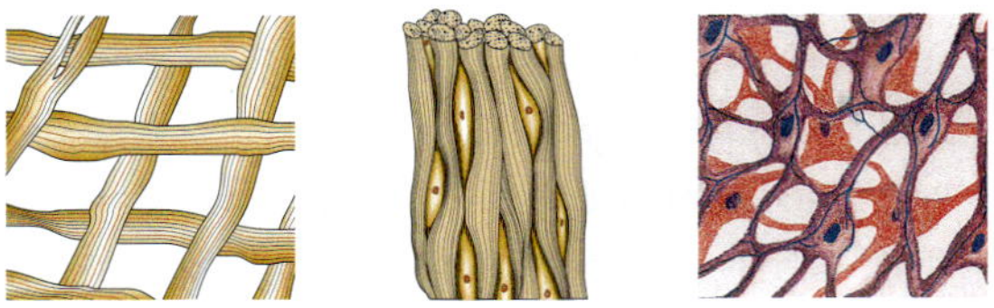

Abhängig vom Anteil der Fasern und Grundsubstanz können verschiedene Bindegewebe unterschieden werden.

Stützgewebe verleiht dem Körper seine Form und ermöglicht die aufrechte Haltung des Menschen. Es wird unterteilt in:

- Knochengewebe mit einem niedrigen Anteil an Interzellularsubstanz. Es ist durch die Einlagerung von Kalzium sehr hart und wenig biegsam und findet sich in allen Knochen.
- Knorpelgewebe mit einem hohen Anteil elastischer und wasserspeichernder Fasern. Es ist eher biegsam und weich und verleiht Körper- und Organteilen ihre Form, z. B. der Ohrmuschel.
- Fettgewebe, hauptsächlich aus Fettzellen und einem geringen Anteil retikulärer Fasern bestehend. Es polstert ab und speichert Energie (Energiestoffwechsel ↗ S. 187).

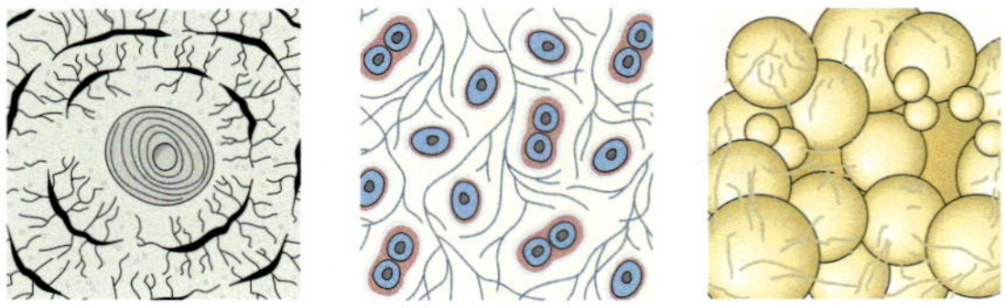

Auch das Stützgewebe wird anhand des Faser- und Grundsubstanzanteils unterschieden.

Knochen geben Halt und Festigkeit

Knochen bestehen aus einer kompakten Außenschicht (*Kompakta*), die die Blutgefäße enthält, und aus dem so genannten Bälkchenknochengewebe im Inneren, das ein schwammartiges, aber festes Gerüst bildet (*Spongiosa*). Sie sind von Knochenhaut (*Periost*) umgeben, in der sich Blutgefäße und Nervenfasern befinden, und können an Verbindungsstellen von Knorpel überzogen sein. Man unterscheidet sie nach ihrer Form:

- Röhrenknochen, auch lange Knochen, enthalten im Inneren das Blut bildende Knochenmark. Sie bilden die Extremitäten.
- Kurze Knochen sind Bestandteil der Hand- und Fußgelenke, z. B. das Sprungbein im Fußgelenk.
- Platte Knochen sind großflächige Knochen, z. B. Schädelknochen oder Schulterblatt.
- unregelmäßig gebaute Knochen, z. B. Keilbein
- lufthaltige (pneumatische) Knochen, z. B. Stirnbein

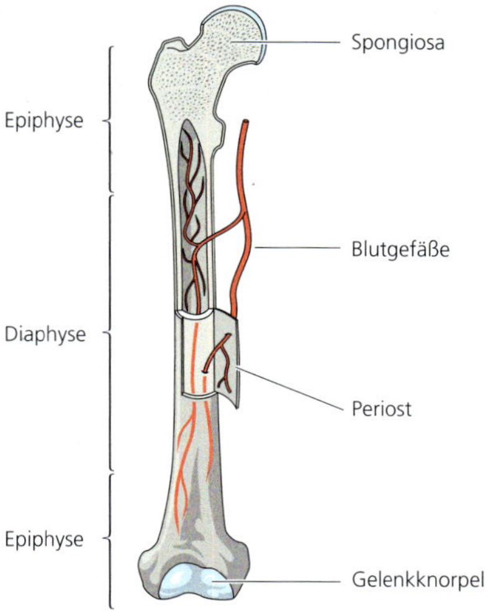

Röhrenknochen sind aus Schaft (*Diaphyse*) und zwei gelenktragenden Endstücken (*Epiphyse*) aufgebaut.

Knochenformen

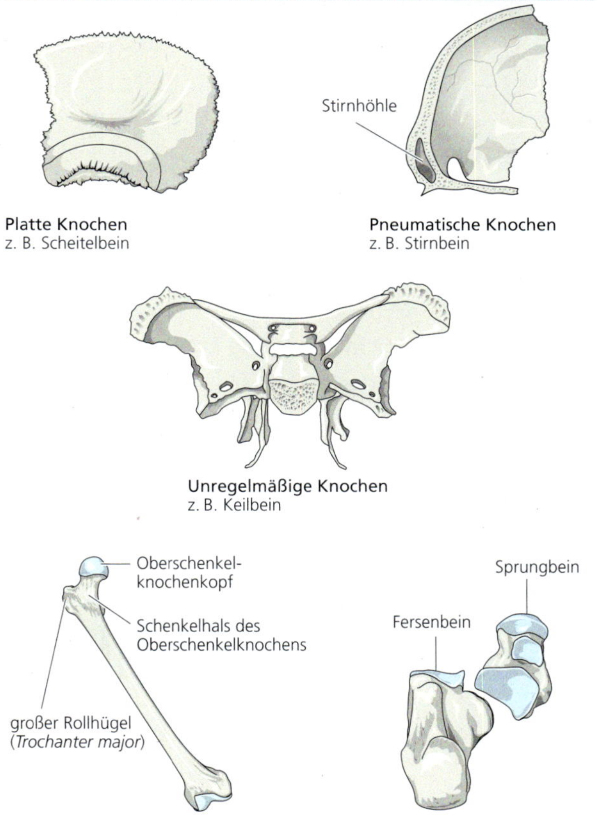

Platte Knochen z. B. Scheitelbein

Pneumatische Knochen z. B. Stirnbein

Unregelmäßige Knochen z. B. Keilbein

Lange Knochen / Röhrenknochen z. B. Oberschenkelknochen

Kurze Knochen z. B. Sprungbein, Fersenbein

Knorpel gleiten und formen

Knorpelgewebe ist gefäß- und nervenfrei. Es wird über die Knorpelhaut (*Perichondrium*) mittels Diffusion ernährt. Der Gelenkknorpel wird über die Gelenkschmiere (*Synovia* ↑ S. 222) ernährt. Man unterscheidet die Knorpelarten in:

- hyaliner Knorpel mit hoher Druck- und geringer Zugfestigkeit; kommt u. a. als Gelenkknorpel vor. Im Zusammenwirken mit der Gelenkschmiere gewährleistet er reibungslose Bewegungen. Er verliert im Alter an Substanz (Arthrose ↑ S. 520).
- elastischer Knorpel mit großer Biege- und geringer Druckfestigkeit. Er bildet u. a. die Ohrmuschel.
- Faserknorpel mit großer Zug- und geringer Druck- sowie Biegefestigkeit. Dieser ist Bestandteil u. a. von Bandscheiben und der Symphyse ↑ S. 225.

Sehnen und Bänder verbinden

Sehnen verbinden Knochen und Muskeln. Sie übertragen die Kraft der Muskeln auf den Knochen und sind damit für die Bewegung des Knochens verantwortlich. Bänder verbinden Knochen untereinander (z. B. Kreuzband ↑ S. 223) oder halten Organe an ihrem Platz (z. B. Gebärmutterbänder).

Aufbau und Funktion der Gelenke

Gelenkaufbau

Gelenke sind die beweglichen Verbindungsstücke der Knochen. Sie haben i. d. R. den gleichen Aufbau: Der Gelenkkopf liegt in der Gelenkpfanne. Beide sind von hyalinem Knorpel bedeckt und bilden den mit Gelenkschmiere (*Synovia*) gefüllten Gelenkspalt. Die Gelenkkapsel umgibt das gesamte Gebilde. An manchen Gelenken vorhandene Bänder und zusätzliche Knorpelscheiben dienen der Stabilität, Schleimbeutel polstern besonders druckbelastete Stellen und sind mit Gelenkschmiere gefüllt.

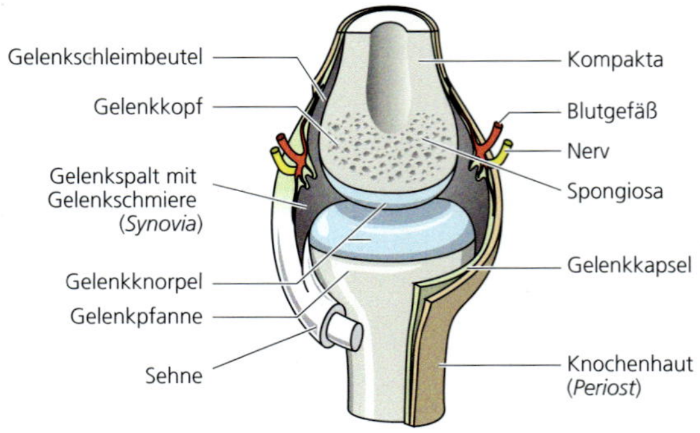

Aufbau eines Gelenks

Hinweis Der beschriebene Gelenkaufbau wird als echtes Gelenk bezeichnet. Unechte Gelenke, auch Haften genannt, sind durch knöcherne oder knorpelige Verbindungen bzw. durch straffe Bänder unbeweglich (Beckengürtel ↗ S. 225).

Bewegungsmöglichkeiten

Gelenke werden nach Form und Anzahl der Achsen eingeteilt in

- Kugelgelenk, ermöglicht Bewegung in drei Achsen, z. B. Schultergelenk,
- Eigelenk, ermöglicht Bewegung in zwei Achsen, z. B. Teile des Handgelenks sowie
- Scharniergelenk, ermöglicht Bewegung nur in einer Achse, z. B. Fingergelenk.

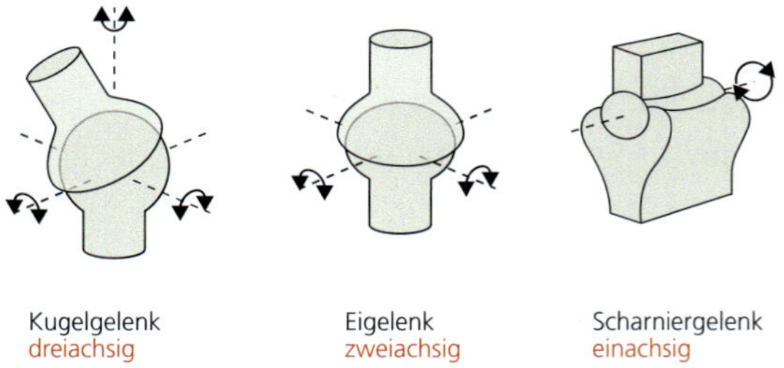

Einteilung der Gelenke

Art und Ausmaß der Gelenkbewegungen sind abhängig vom Gelenktyp und seiner Lage.

Gelenkbewegungen

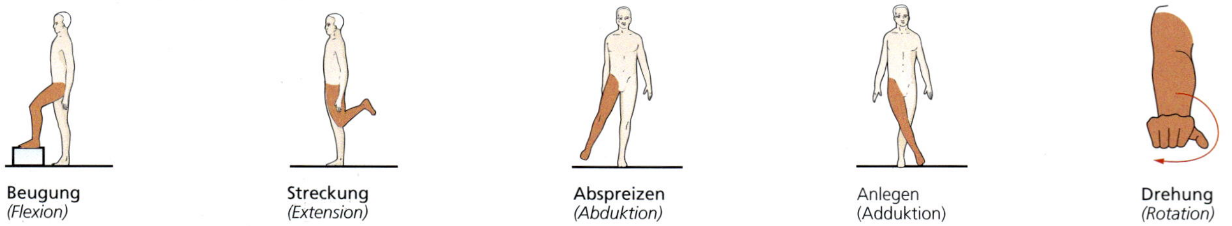

Ausgewählte Gelenke

Schultergelenk

Das Schultergelenk ist ein Kugelgelenk und besteht aus Oberarmknochenkopf und Schulterblatt. Die Gelenkkapsel bietet einen großen Bewegungsspielraum, der Arm kann gedreht, abgespreizt und angelegt sowie nach vorne und nach hinten bewegt werden. Auf Grund der lockeren Gelenkpfanne kann das Schultergelenk leicht ausgekugelt werden (*Luxation*).

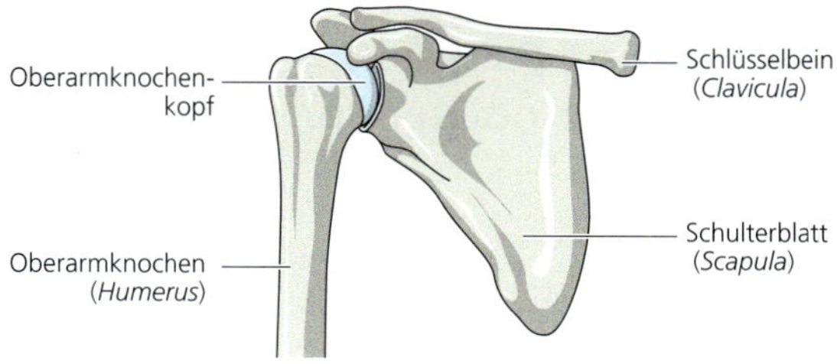

Schultergelenk

Ellenbogengelenk

Das Ellenbogengelenk ist ein zusammengesetztes Gelenk (Scharnier- und Drehgelenk). Es verbindet Oberarmknochen, Elle und Speiche. Dadurch kann der Unterarm gebeugt und gestreckt sowie einwärts- (*Pronation*) und auswärtsgedreht (*Supination*) gedreht werden.

Hinweis Eselsbrücke: Pronation = Brot schneiden
Supination = Suppe löffeln

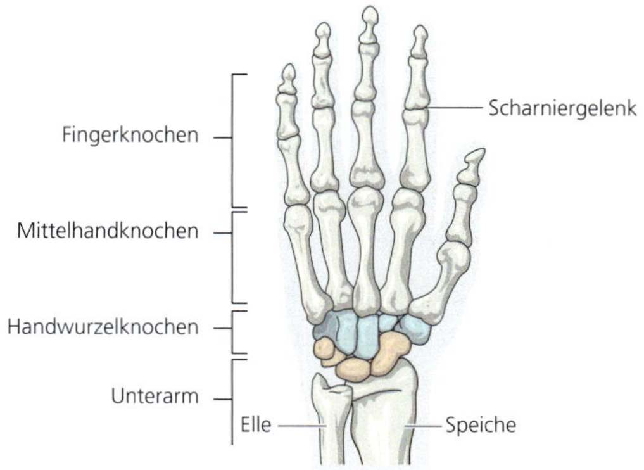

Knochen der Hand

Handgelenk

Das Handgelenk ist ein Eigelenk. Es verbindet Elle, Speiche und Handwurzelknochen miteinander. Es ermöglicht die Seitbewegung sowie die Beugung der Hand.

Hüftgelenk

Das Hüftgelenk ist ein Kugelgelenk, dessen Bewegungsspielraum durch die, den Oberschenkelkopf einschließende, Hüftpfanne des Hüftbeins und einen starken Bandapparat begrenzt ist. Das Bein kann abgespreizt, angelegt, gebeugt und gestreckt werden.

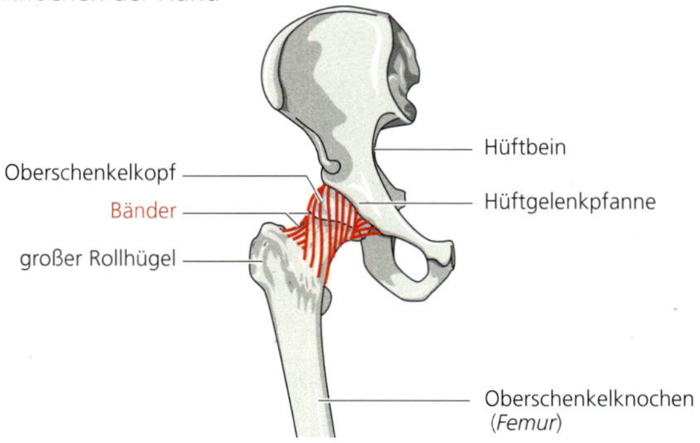

Das Hüftgelenk

Kniegelenk

Das Kniegelenk ist ein zusammengesetztes Gelenk (Scharnier- und Drehgelenk) und verbindet den Oberschenkelknochen mit Kniescheibe und Schienbein. Das Kniegelenk ist hohen Belastungen ausgesetzt. Daher dienen zusätzliche Knorpel (*Menisken*) und ein starker Bandapparat (Kreuzbänder und äußere Bänder) der Kräfteverteilung und Stabilisierung.

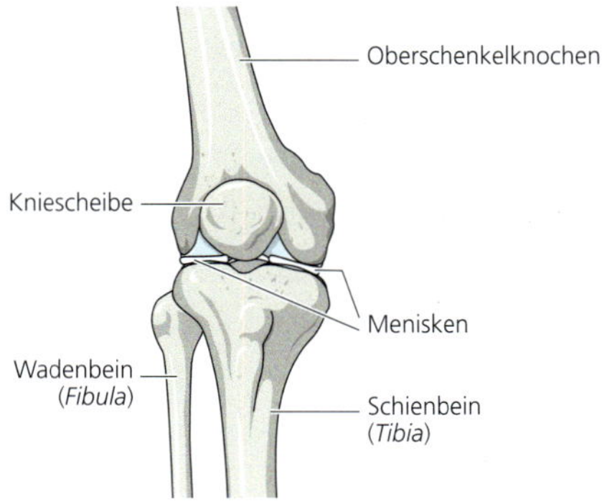

Das Kniegelenk

Hinweis Knie- und Hüftgelenk leiden besonders häufig unter Verschleißerscheinungen im Alter (*Arthrose* ↑ S. 520).

Aufbau und Funktion komplexer Knochenverbindungen

Wirbelsäule

Die Wirbelsäule wird unterteilt in
- Halswirbelsäule,
- Brustwirbelsäule,
- Lendenwirbelsäule,
- Kreuzbein und Steißbein.

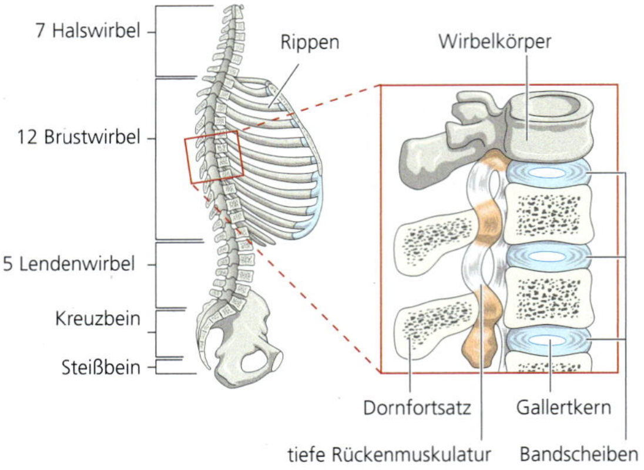

Aufbau von Wirbelsäule und Bandscheibe

Die Wirbelsäule verbindet Schulter- und Beckengürtel miteinander. Sie hält den Körper aufrecht und ist dadurch stark beansprucht. Zwischenwirbelscheiben, so genannte Bandscheiben, verbinden die Wirbelkörper. Mit der S-Form der Wirbelsäule dämpfen sie die Stöße beim Laufen oder Springen ab. Sie bestehen aus Faserknorpel und enthalten einen gallertartigen Kern. Die Wirbellöcher der Wirbelkörper bilden den Wirbelkanal, in dem Nervenfasern des zentralen Nervensystems ↗ S. 308 entlangführen. Bei Fehlbelastungen der Wirbelsäule können die Bandscheiben so weit geschädigt werden, dass der Bandscheibenkern in den Wirbelkanal vordringt und dort die Nervenbahnen schädigt. Man spricht dann von einem Bandscheibenvorfall.

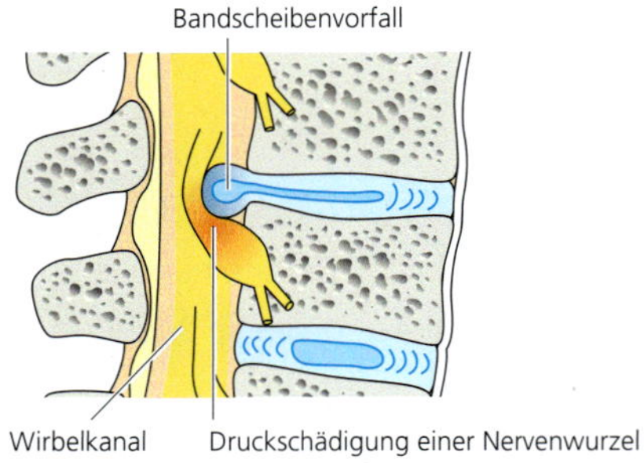

Bandscheibenvorfall

Die übereinanderliegenden Wirbel werden von Bändern und tiefer Rückenmuskulatur stabilisiert und stellen jeweils ein eigenständiges Gelenk dar. Die obersten beiden Halswirbel bilden zusammen mit dem knöchernen Schädel das Kopfgelenk, das die freie Beweglichkeit des Kopfes ermöglicht. Die Brustwirbelkörper formen mit den Rippenenden eigene Gelenke. Die Wirbel von Kreuz- und Steißbein sind beim Erwachsenen verknöchert.

Diese komplexen Gelenkverbindungen werden durch den Aufbau der Wirbelkörper ermöglicht. Außer bei den obersten beiden Halswirbeln Träger (*Atlas*) und Dreher (*Axis*) sind folgende Wirbelanteile mehr oder weniger ausgeprägt:
- Wirbelkörper und Wirbelbogen, die das Wirbelloch bilden
- Dornfortsatz und zwei Querfortsätze, an denen die Rückenmuskulatur ansetzt
- Gelenkfortsätze
- Zwischenwirbellöcher, an denen zwischen zwei Wirbeln die Nervenfasern und Blutgefäße austreten.

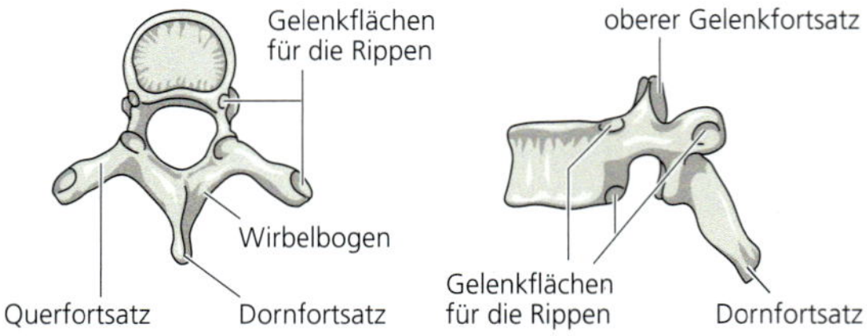

Aufbau eines Wirbels am Beispiel eines Brustwirbels links von vorne, rechts aus seitlicher Perspektive

Schädel

Der Schädel wird unterteilt in Hirn- und Gesichtsschädel. Beide sind aus einzelnen Platten und unregelmäßig gebauten Knochen zusammengesetzt, die durch Haften ↗ S. 222 verbunden sind. Der Hirnschädel besteht aus Schädelbasis und Schädeldach, die gemeinsam die knöcherne Hülle des Gehirns bilden. Durch eine große Öffnung in der Schädelbasis verlaufen die Nervenverbindungen zwischen Gehirn und dem Rest des Körpers. Die Knochen des Gesichtsschädels bestimmen die Form der Augen-, Nasen- und Mundhöhle. Der Unterkiefer ist über die Kiefergelenke mit dem Hirnschädel verbunden.

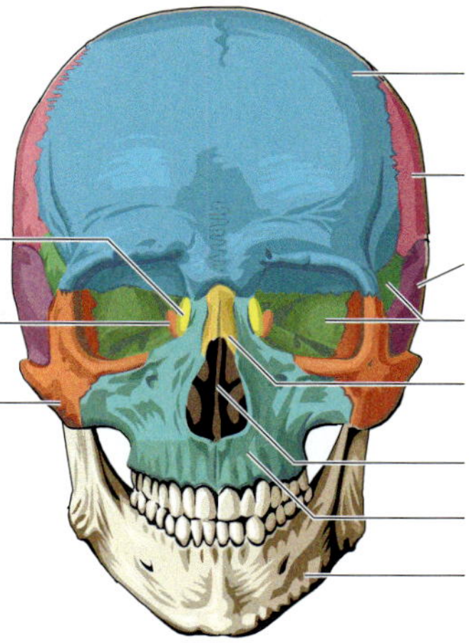

Aufbau des Schädels (Hinterhauptsbein nicht abgebildet)

Schultergürtel

Der Schultergürtel verbindet die Arme mit dem Rumpf und besteht aus den Schulterblättern und Schlüsselbeinen. Durch ihn kann die Kraft der Arme auf den Oberkörper übertragen werden und umgekehrt. Der Schultergürtel ist im vorderen Bereich durch das Brustbein geschlossen, im hinteren Bereich ist er offen.

Hinweis Ein Bruch des Schlüsselbeins (*Claviculafraktur*) ist eine häufige Knochenbruchart. Sie kann Folge von Stürzen sein, ist sehr schmerzhaft und an einer sicht- und tastbaren Stufenbildung zu erkennen.

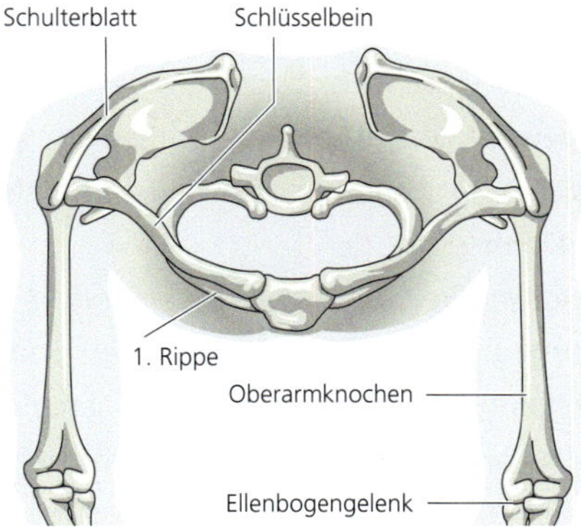

Schultergürtel

Beckengürtel

Der Beckengürtel besteht aus den beiden Hüftbeinen und dem Kreuzbein. Die Hüftbeine sind vorne knorpelartig über die Schambeinfuge (*Symphyse*) miteinander verbunden. Sie bilden dort, wie auch mit dem Kreuzbein, ein unechtes Gelenk ↗ S. 222. Jedes Hüftbein besteht aus drei Knochen:

- Darmbein
- Schambein
- Sitzbein.

Sie treffen in der Hüftgelenkpfanne zusammen, die Verbindung ist beim Erwachsenen verknöchert.

Der Beckengürtel hält die Beine in ihrer Position und ermöglicht dadurch das Laufen. Er ist geschlossen und bildet eine knöcherne Schale, in der innere Organe (z. B. Darm, Geschlechtsorgane) liegen.

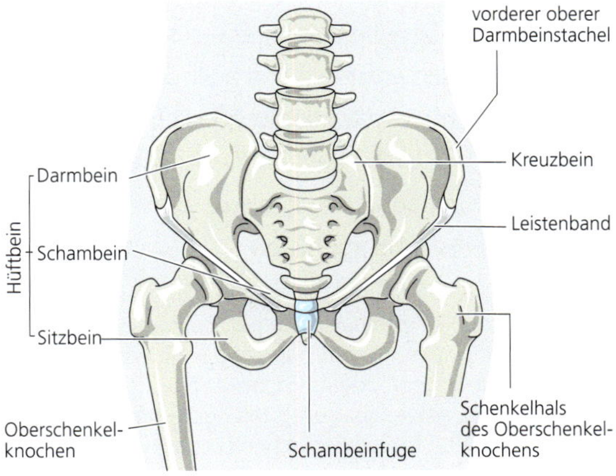

Beckengürtel

Aufbau und Funktion des aktiven Bewegungssystems

Muskeln bewegen den Körper

Muskeln sind für die Bewegung des Körpers zuständig. Es gibt drei verschiedene Arten von Muskulatur:

- Skelettmuskulatur für die Bewegung des Skeletts
- glatte Muskulatur, für die Bewegung der inneren Organe, z. B. das Zusammenziehen des Magens
- Herzmuskulatur, ausschließlich auf die Bewegungen des Herzens spezialisiert

Der Mensch kann die Skelettmuskulatur willkürlich beeinflussen. Dadurch kann er einen bewussten Impuls zur Kontraktion eines Muskels setzen, der dann z. B. den Arm bewegt. Skelettmuskulatur reagiert schnell: Sie kann sich schnell zusammenziehen und schnell wieder erschlaffen.

Ein Skelettmuskel besteht aus Muskelzellen, auch Muskelfasern genannt, die zu Muskelfaserbündeln zusammengefasst sind. Diese enthalten so genannte Myofibrillen, das sind Eiweißstrukturen, die sich unter Verbrauch von Glukose ↗ S. 257 zusammenziehen können. Die Myofibrillen sind versetzt zueinander angeordnet und sehen unter dem Mikroskop streifenartig aus. Diesen Streifen verdankt die Skelettmuskulatur ihren Namen „quergestreifte Muskulatur".

Muskeln setzen an zwei oder mehreren Knochen an, die sie dann beim Zusammenziehen zueinander bewegen. Dadurch beugen oder strecken sie ein Gelenk und werden dementsprechend auch Beuger oder Strecker genannt. Arbeiten die Muskeln in Gruppen zusammen (z. B. beim Beugen des Arms), werden sie Synergisten genannt. Bewegen sie sich entgegengesetzt, heißen sie Antagonisten.

Hinweis Um Skelettmuskulatur aufzubauen, sind eine eiweißhaltige Ernährung und Training der Muskulatur erforderlich. Bei Krankheit oder Immobilität ↗ S. 232 verlieren die Muskeln durch fehlende Bewegung oder Mangelernährung an Kraft. Im Alter büßen Menschen bis zur Hälfte ihrer Muskelmasse ein.

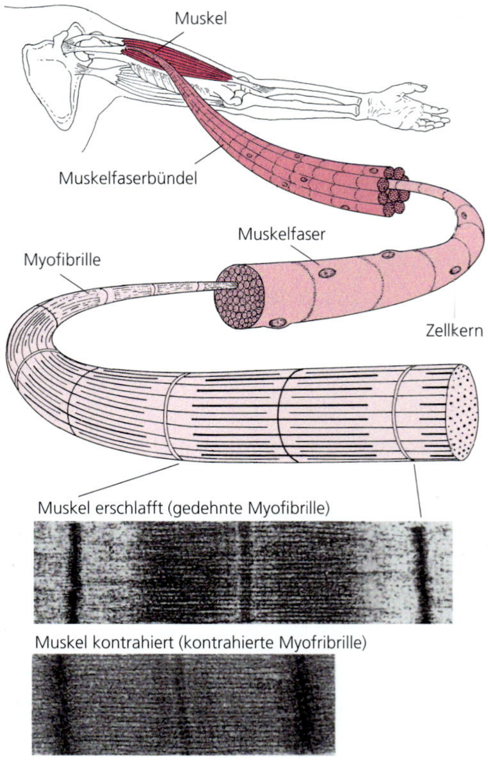

Skelettmuskulatur (quergestreifte Muskulatur)

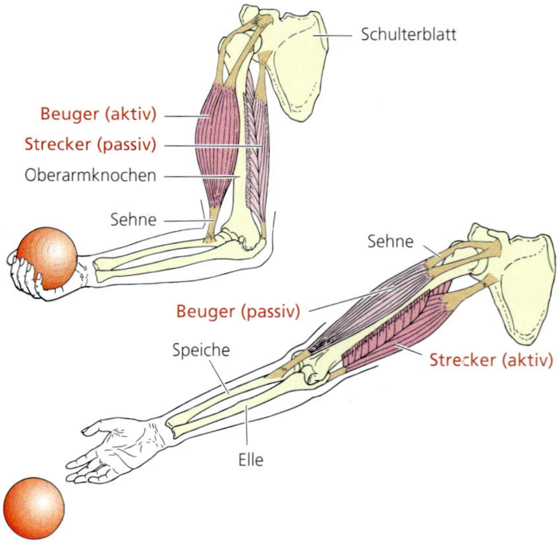

Entgegengesetzt arbeitende Muskeln heißen Antagonisten.

Impuls Anreiz, Anstoß
Kontraktion Zusammenziehen (z. B. von Muskeln), kontrahieren = sich zusammenziehen

Der menschliche Körper verfügt über mehr als 650 Muskeln, das macht ca. 40% des Körpergewichts aus. Allein die mimische Muskulatur im Gesicht besteht aus 50 einzelnen Muskeln. Die mimische Muskulatur zeichnet sich dadurch aus, dass ihre Muskeln mit einem Ende an der Haut ansetzen. Sie erzeugen damit unser Mienenspiel, die Mimik, die eine zentrale Bedeutung bei der Entwicklung unseres Sozialverhaltens hat.

Hinweis Um ein Lächeln zu erzeugen, müssen 17 Muskeln aktiviert werden. Zum Stirnrunzeln sind 40 Muskeln nötig.

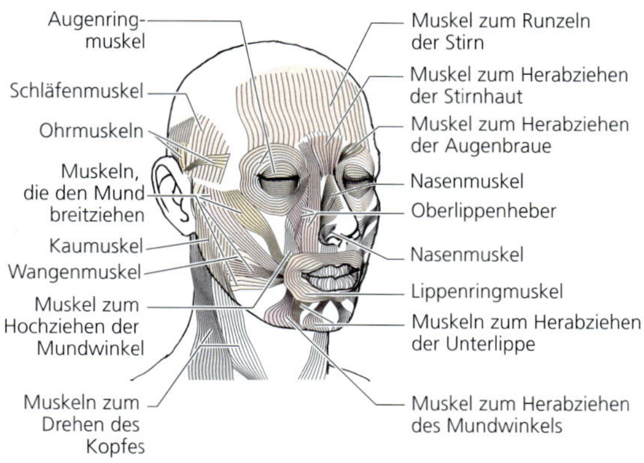

mimische Muskulatur

Die Muskeln des Menschen

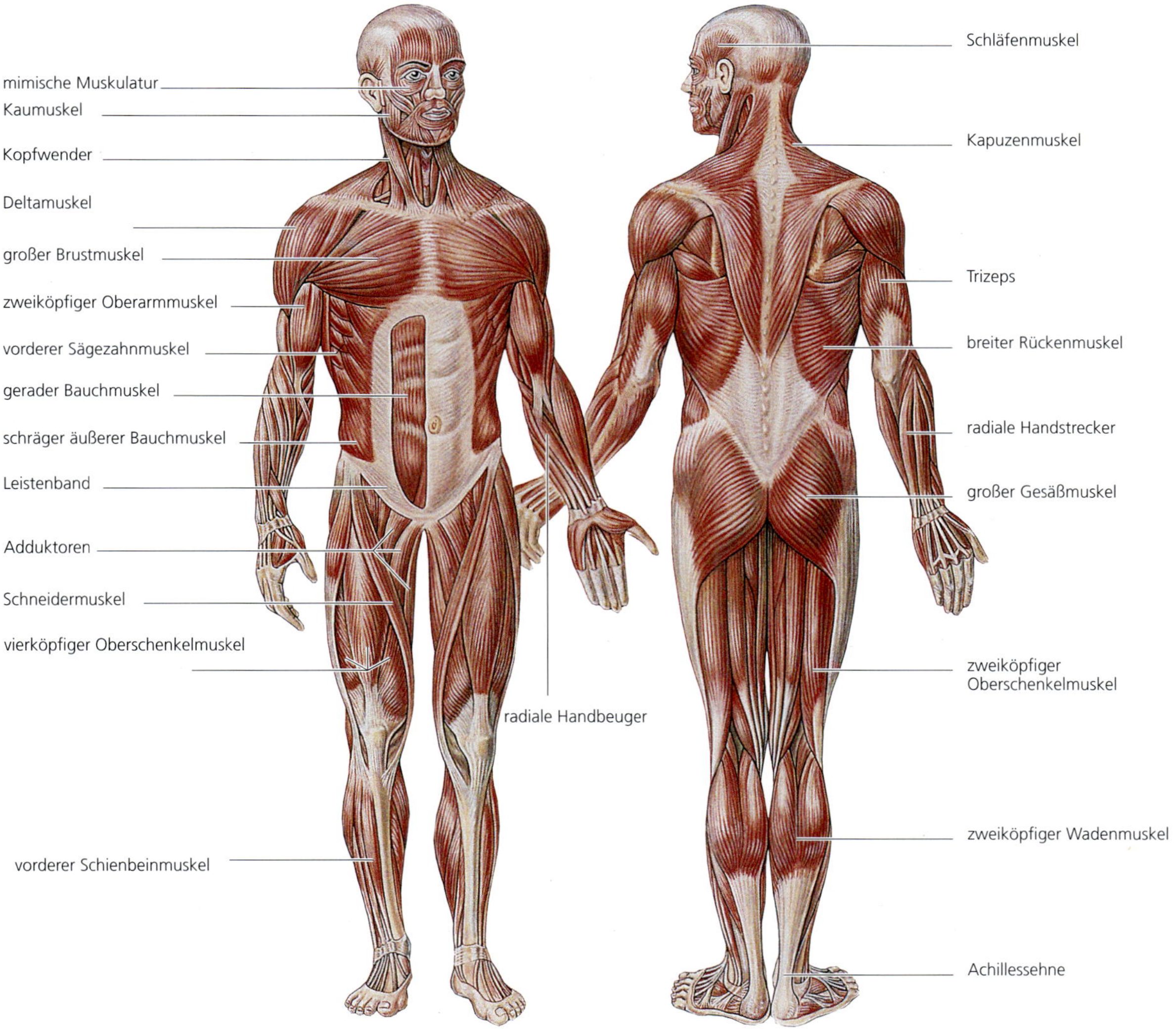

Steuerung des Bewegungsapparats

Bewusste Steuerung des peripheren Nervensystems

Die Informationsverarbeitung wird von Nervenzellen ↑ S. 306 geleistet. Um Reize aufnehmen, verarbeiten und weitergeben zu können, stehen sie miteinander in Verbindung und bilden das Nervensystem. Es wird unterteilt in ein zentrales Nervensystem (ZNS) ↑ S. 307 aus Gehirn und Rückenmark sowie ein peripheres Nervensystem (PNS), das den Körper mit dem zentralen Nervensystem verbindet. Das PNS besteht aus Rückenmarksnerven und Hirnnerven.

Die Rückenmarksnerven, auch Spinalnerven genannt, entspringen dem Rückenmark jeweils rechts und links zwischen zwei Wirbelkörpern der Wirbelsäule ↑ S. 224. Sie bestehen aus motorischen und sensiblen Anteilen und steuern Bewegung und Empfindung von Extremitäten und Rumpf sowie Teilen der inneren Organe. Die motorischen Anteile senden Bewegungsbefehle vom ZNS an die Muskeln, die sensiblen Anteile leiten Empfindungen des Körpers an das ZNS weiter (z. B. Schmerzen, Stellung des Muskels, ist der Muskel kontrahiert oder erschlafft).

Die Hirnnerven entspringen dem Gehirn und treten größtenteils am Hirnstamm ↑ S. 308 ein und aus. Sie verfügen über sensible und motorische Anteile und steuern Sinnesorgane und Muskulatur des Kopfes sowie Teile des autonomen Nervensystems ↑ S. 307 in den Brust- und Baucheingeweiden.

Erteilt das Gehirn den Befehl zur Bewegung des Muskels, so wird die Information über die Nervenfasern weitergeleitet und an den Synapsen an den Muskel übertragen (*neuromuskuläre Übertragung*). Dies erfolgt mit Hilfe chemischer Botenstoffe, den Neurotransmittern. Sie werden am Endknöpfchen der Nervenfaser ausgeschüttet und diffundieren (Diffusion ↑ S. 187) über den synaptischen Spalt zur Muskelzelle. Dort erzeugen die Neurotransmitter chemische Reaktionen, die die Kontraktion des Muskels auslösen. Diese führt zur Erregung sensibler Nervenfasern, die z. B. die Muskelspannung ans Gehirn übermitteln.

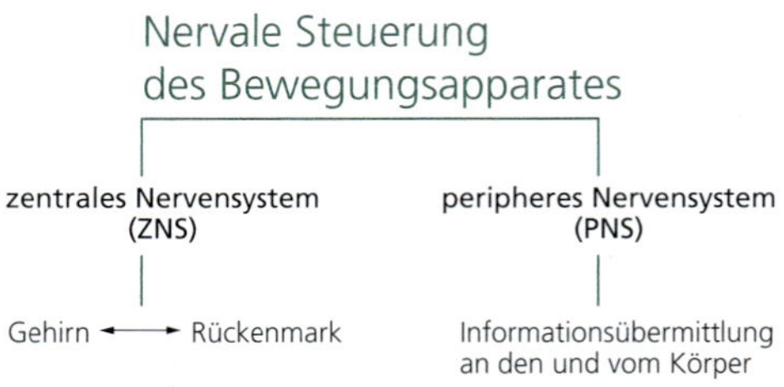

Unterteilung des Nervensystems

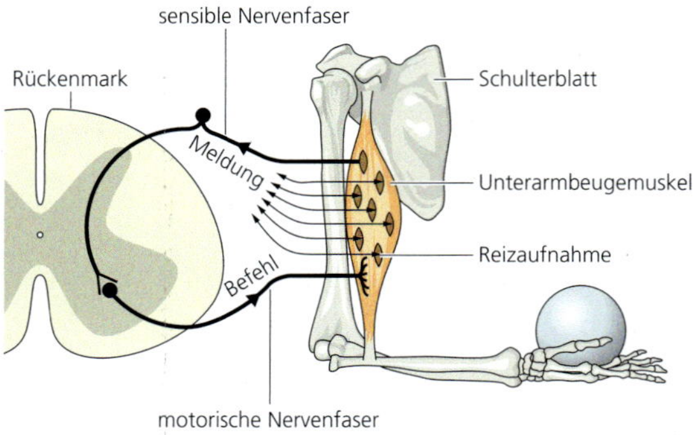

Innervation der Muskulatur des Bewegungsapparates

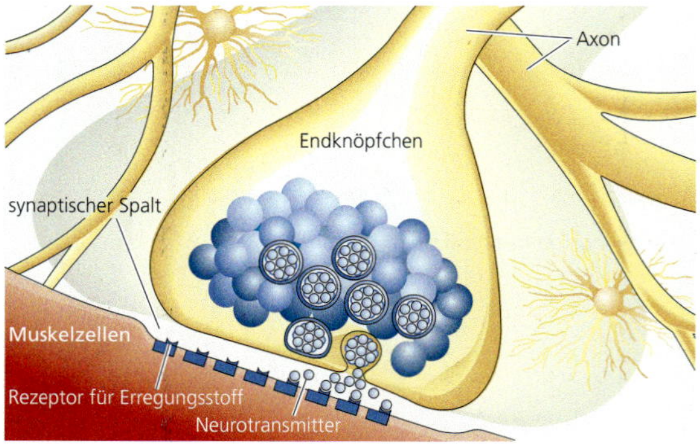

Informationsweitergabe an der motorischen Endplatte, der Synapse zwischen Nerven- und Muskelzellen

Unwillkürliche Steuerung: Der Reflexbogen

In bestimmten Situationen, z. B. bei der Gefahrenabwehr, sind die normalen Informationsübertragungswege zu langsam. Dann verkürzt der so genannte **Reflexbogen** den Informationsweg und beschleunigt damit die Reaktion. Die Reizempfindungen werden nicht mehr bis zum Gehirn geleitet, sondern in ein Reflexzentrum im Rückenmark, das ohne bewusstes Zutun den sensiblen Reiz auf eine motorische Nervenfaser überträgt.

Beispiel
Fasst ein Kind auf eine heiße Herdplatte, zieht es „reflexartig" die Hand zurück. So können schlimmere Verletzungen vermieden werden.

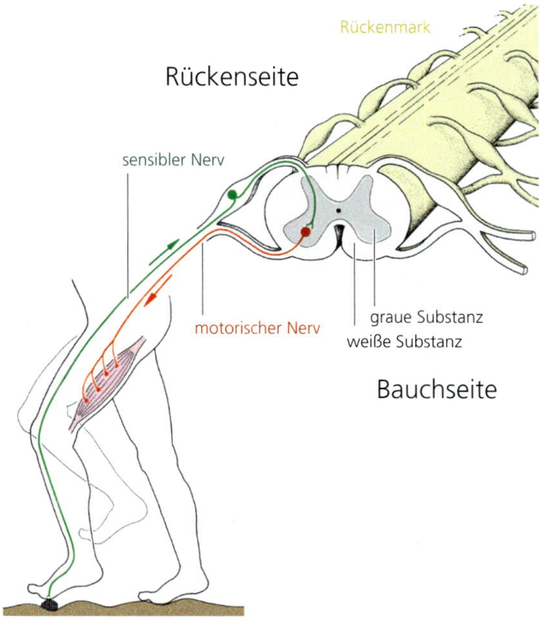

Reflexbogen: Der Fuß tritt auf einen Stein, der Oberschenkelmuskel kontrahiert und der Fuß wird zurückgezogen. Die Information „Schmerz" erreicht das Gehirn erst sehr viel später.

Hinweis Reflexe sind unwillkürliche, rasche Bewegungsreaktionen auf einen Reiz, bei dem die Verschaltung direkt im Rückenmark stattfindet.

Neben den beschriebenen angeborenen, unbedingten Reflexen wird beim Antrainieren bestimmter Verhaltensweisen von einem erlernten, bedingten Reflex gesprochen. Berühmt ist der „Pawlow'sche Hund": Hunde reagieren reflexhaft auf den Anblick von Futter mit Speichelfluss. Immer wenn der Pawlow'sche Hund Futter erhielt, erklang eine Glocke. Nach einiger Zeit produzierte er bei jedem Glockenklang Speichel, auch wenn er gar kein Futter erhielt.

Aus biologischer Sicht werden Eigen- von Fremdreflexen unterschieden. Während beim **Eigenreflex** Wahrnehmungs- und Erfolgsorgan identisch sind, unterscheiden sie sich beim **Fremdreflex**.

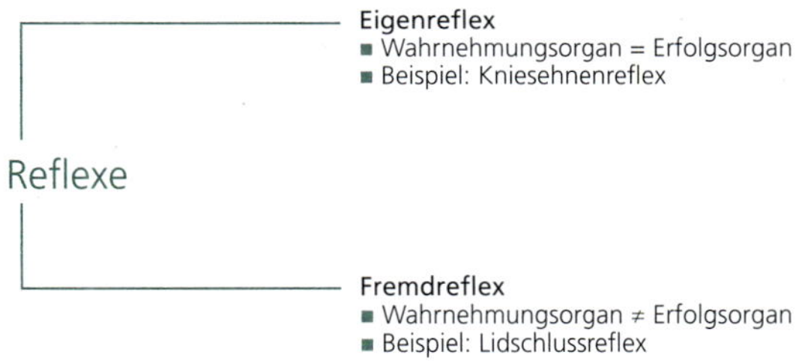

Eigen- und Fremdreflex

Beispiel
Ein aus medizinischen Untersuchungen bekannter Eigenreflex ist der Kniesehnenreflex. Er bewirkt bei Dehnung der Muskelspindel (Wahrnehmungsorgan) durch einen Schlag mit einem Hämmerchen die Kontraktion des Oberschenkelmuskels (Erfolgsorgan). In der Folge wird das Knie gestreckt (**Streckreflex**).
Der Lidschlussreflex ist hingegen ein typischer Fremdreflex. Trifft ein Staubkorn auf die Hornhaut ↑ S. 246 (Wahrnehmungsorgan), kontrahiert der ringförmige Augenmuskel, was zum Lidschluss führt.

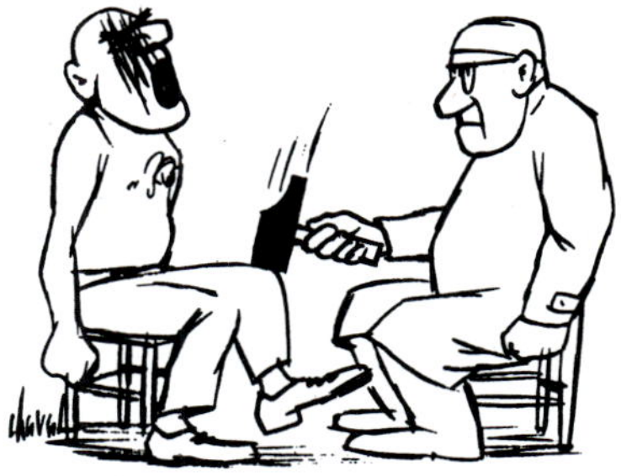

Streckreflex

Gleichgewicht und Schwindel

Gleichgewichtssinn

Der **Gleichgewichtssinn** stellt die Körperhaltung und Orientierung im Raum fest. Zum Gleichgewichtssinn gehören das Empfinden für oben und unten, für Neigungen sowie für die Beschleunigung des Kopfes in alle Richtungen. Das Zentrum des Gleichgewichtssinns befindet sich im Ohr ↗ S. 248, genauer gesagt in den Bogengängen und Vorhofsäcken im Innenohr (*Labyrinth*). Es wird Gleichgewichtsorgan genannt. Es sind aber auch noch andere Sinne indirekt am Gleichgewichtssinn beteiligt, z. B.:

- Sehen zur visuellen Orientierung im Raum
- Hören von Geschwindigkeiten (Motorenlärm wird lauter = Auto kommt näher)
- Tiefenrezeptoren in den Muskeln geben die Stellung des Körpers im Raum wieder (Arm hängt herunter oder ist angehoben).

Das Gleichgewichtsorgan im Ohr registriert die Stellung des Kopfes ähnlich wie ein **gestürzter Wackelpudding** auf einem Teller: Kippt man den Teller, bewegt sich der Wackelpudding in die Kipprichtung. Beschwert man die Wackelpuddingoberfläche z. B. mit Kieselsteinen, ist die Bewegung des Wackelpuddings in Kipprichtung noch stärker ausgeprägt.

In den Vorhofsäckchen des **Innenohrs** befindet sich eine Gallertmembran, die man sich wie einen Miniaturwackelpudding vorstellen kann. Auf dieser Gallertmembran liegen Kristalle auf (wie die Kieselsteine). Wird der Kopf in eine gerade Richtung bewegt, bewegt sich auch die Gallertmembran. Diese Bewegung nehmen Sinneszellen, so genannten Haarzellen, auf, der Gleichgewichtsnerv (ein Hirnnerv) leitet sie an das Gehirn weiter. Das Gehirn wiederum kann zum Erhalt des Gleichgewichts Reaktionen der Muskulatur auslösen, z. B. einen Ausfallschritt machen. Wird der Kopf gedreht, reagieren die Haarzellen der Bogengänge, die in einer mit Flüssigkeit gefüllten kleinen Erweiterung (*Ampulle*) liegen.

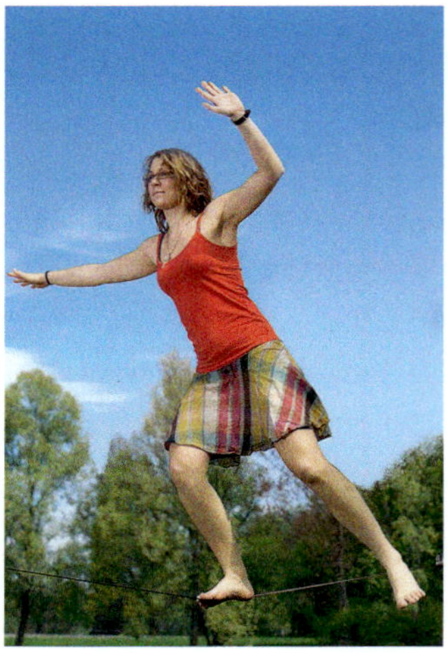

Der Gleichgewichtssinn kann trainiert werden.

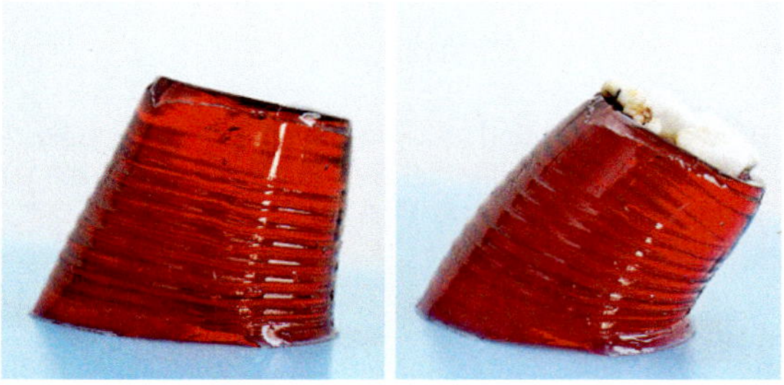

Das Gleichgewichtsorgan im Ohr kann man sich wie einen Wackelpudding mit Steinchen obendrauf vorstellen. Durch die Steinchen ist die Bewegung in Kipprichtung stärker ausgeprägt.

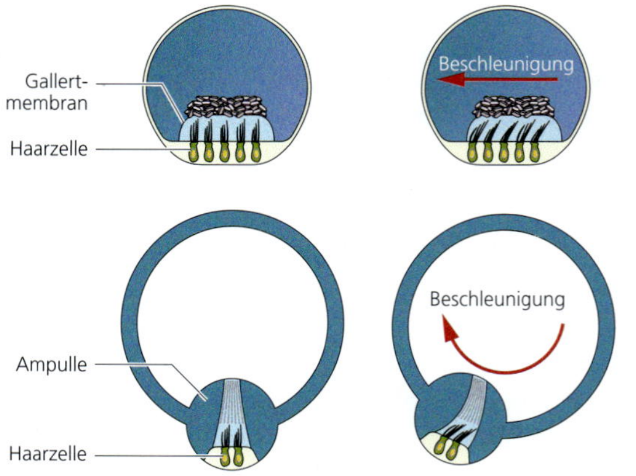

Funktionsprinzip von Ampulle und Vorhofsäckchen bei Bewegungen in gerader Richtung (oben) sowie der Bogengänge ↗ S. 248 bei Drehbewegungen (unten)

Schwindel

Schwindelgefühl ist ein Symptom zahlreicher Störungen und Erkrankungen. Häufig führt es zur Bewegungseinschränkung durch Gangunsicherheit.

Wir alle kennen das Gefühl aus der Kindheit, wenn man zu lange im Karussell saß oder sich immer wieder im Kreise drehte, bis man umfiel. Was als Kind ein großer Spaß war, ist für viele, gerade ältere Menschen ein sehr belastender Zustand. Die Betroffenen beschreiben ihre Beschwerden mit Scheinbewegungen, Gangunsicherheit und Benommenheit. Drehschwindel geht mit dem Gefühl einher, dass sich etwas in ihnen oder die Umgebung sich um sie herum dreht. Schwankschwindel vermittelt eine schwankende Umgebung v. a. im Stehen. Fühlen sich Menschen nach unten bzw. nach vorne oder seitwärts gezogen, kommt es zur Fallneigung.

Schwindel kann langsam oder plötzlich auftreten, akut oder chronisch sein. Die Ursachen sind vielfältig und liegen teilweise im Gleichgewichtssystem (Gleichgewichtsorgan, Ohr, ZNS), teilweise in anderen Organsystemen (z. B. Herz, Halswirbelsäulenverletzungen).

Dauern Schwindelattacken länger an oder wiederholen sich häufiger, sollten mögliche Ursachen ärztlich untersucht und wenn möglich behandelt werden. Nehmen Sie Anzeichen von Schwindel ernst und unterstützen Sie den Betroffenen beim Gehen bzw. suchen Sie möglichst schnell eine Sitzgelegenheit für den Betroffenen. Es sollten weitere Maßnahmen zur Sturzprophylaxe ↗ S. 238 eingeleitet werden.

Um Schwindelattacken vorzubeugen, können Sie im Allgemeinen folgendes tun:

- Achten Sie auf ausreichende Flüssigkeitszufuhr. Ein Flüssigkeitsdefizit (*Exsikkose* ↗ S. 273) kann zu Schwindel und Ohnmacht führen.
- Lassen Sie Menschen mit niedrigem Blutdruck oder sonstigen Kreislaufstörungen vor dem Aufstehen immer erst eine Weile sitzen. So kann der Kreislauf in Schwung kommen.
- Vermeiden Sie übermäßigen Alkoholkonsum.
- Setzen Sie ältere Menschen nicht über einen längeren Zeitraum extremer Hitze oder direkter Sonneneinstrahlung aus (Hitzschlag ↗ S. 541).

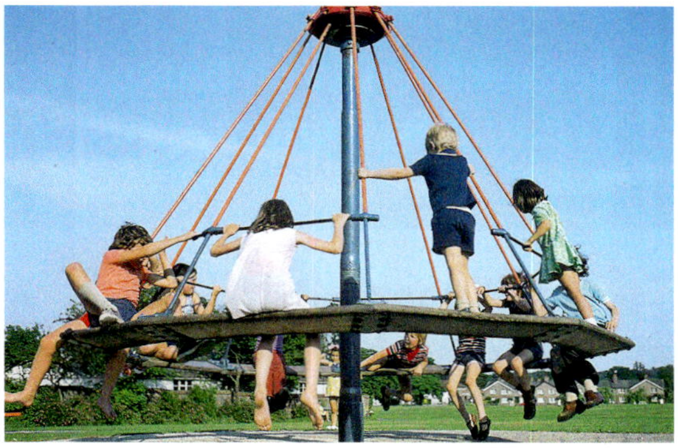

Viele Kinder genießen das leichte Schwindelgefühl beim Karussellfahren.

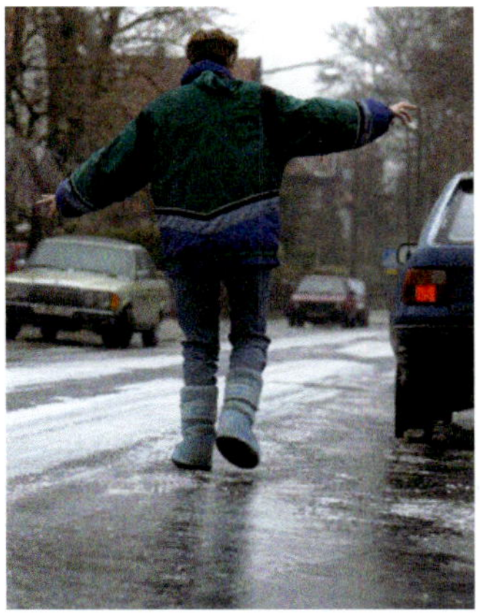

Schwindel zeigt sich u. a. in Scheinbewegungen und Gangunsicherheit. Teilweise fühlen sich die Betroffenen wie jemand, der auf Glatteis geht.

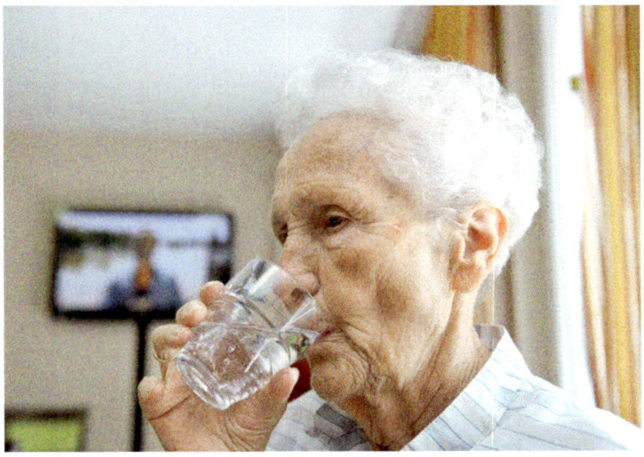

Vor allem bei heißem Sommerwetter kann eine ausreichende Flüssigkeitszufuhr Schwindel vorbeugen.

Beobachtung von Beweglichkeit und Bewegungsmustern

Gesunde Körperhaltung

Der gesunde Mensch hält seinen Körper gerade und aufrecht. Der Kopf ist leicht erhoben, die Muskulatur locker. Im Sitzen ist der Oberkörper aufgerichtet und die Oberschenkel bilden mit dem Rumpf sowie mit den Unterschenkeln einen rechten Winkel. Die Gehbewegung ist rhythmisch und erscheint harmonisch. Die Arme werden unwillkürlich mit bewegt.

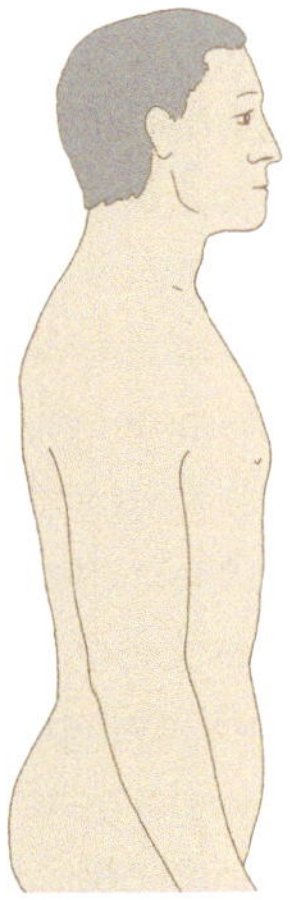

aufrechte Körperhaltung

Einschränkungen der Beweglichkeit

Teilweise oder komplette Einschränkungen der Beweglichkeit werden als Immobilität bezeichnet.

Immobilität kann zu zahlreichen Folgeerscheinungen führen, denen mit Hilfe geeigneter Prophylaxemaßnahmen ↑ S. 238 vorgebeugt werden sollte. Berücksichtigen Sie, dass Immobilität zu Einschränkungen der Muskel- und Herz-Kreislauf-Tätigkeit führt, die eine weitere Leistungsminderung zur Folge haben können.

Reduzierter Allgemeinzustand

Zum reduzierten Allgemeinzustand (AZ ↓) gehört auch eine allgemeine Minderung der Beweglichkeit, obwohl die Funktionsfähigkeit des Bewegungssystems gegeben ist. Ursachen können schwere Erkrankungen, Mangelernährung oder eine verminderte Sauerstoffaufnahme z. B. bei Herz- oder Lungenerkrankungen sein.

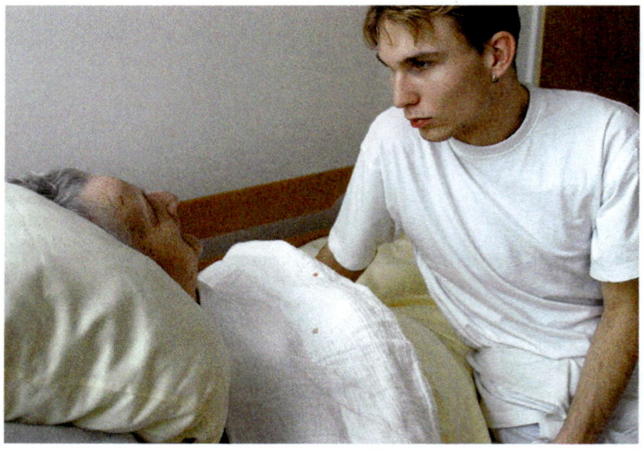

Bettlägrigkeit kann die Folge, aber auch die Ursache eines reduzierten Allgemeinzustands sein.

Hinweis Bewegungslosigkeit ohne erkennbare körperliche Schädigungen kann auch Folge einer psychischen Störung oder einer Bewusstseinsstörung sein.

Schmerzen

Schmerzen ↑ S. 466, sowohl am Bewegungsapparat als auch an anderen Organsystemen, führen zur Vermeidung von Bewegung oder zur so genannten Schonhaltung. Sie wird eingenommen, um Schmerzen zu lindern (z. B. Embryonalhaltung bei Bauchschmerzen).

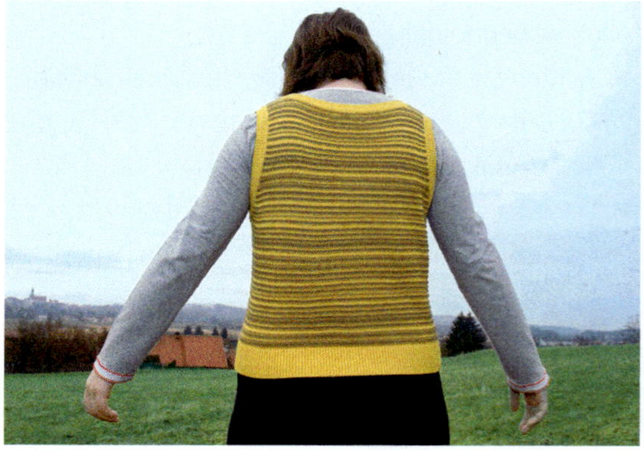

Auf Schmerzen folgende Schonhaltungen führen häufig zu Verspannungen und damit zu weiteren Schmerzen.

Lähmungen
Lähmungen resultieren aus Nervenschädigungen, die den Patienten daran hindern, die betroffenen Körperteile zu bewegen. Man unterscheidet schlaffe Lähmungen, bei denen die Muskulatur kaum Spannung erzeugen kann, und spastische Lähmungen, bei denen die betroffenen Muskelgruppen eine stark erhöhte bis verkrampfte Muskelspannung aufbauen. Lähmungen gehen bei fehlender Prophylaxe mit Rückbildung von Sehnen, Muskeln und Bändern einher, die zu Fehlstellungen der Gelenke führen können (Kontraktur ↑ S. 240).

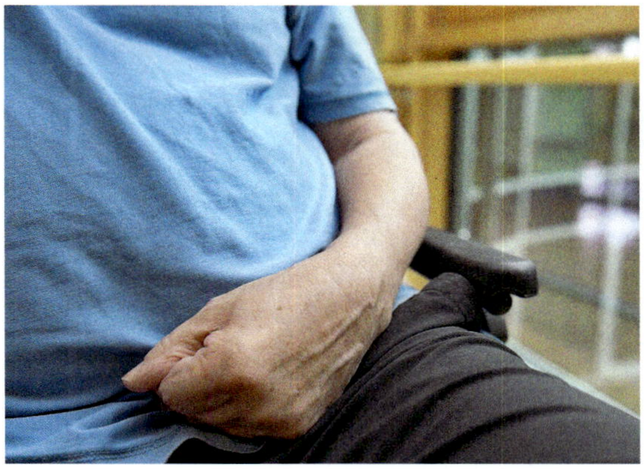
Für einen Schlaganfall typische Halbseitenlähmung der linken Körperhälfte

Gelenkveränderungen
Ein Verschleiß des Gelenkknorpels (*Arthrose*) oder entzündliche Erkrankungen des Gelenks (*Arthritis*) führen zu starken Schmerzen und Gelenksteifigkeit. Die betroffenen Gelenke sind dann in ihrer Funktion eingeschränkt. Im Gegensatz zur Arthrose ist die Arthritis häufig auch von außen durch die typischen Entzündungszeichen ↑ S. 197 zu erkennen.

Muskelschwäche und Muskelschwund
Muskelschwäche und Muskelschwund können auf einen reduzierten Allgemeinzustand zurückgehen oder Folge von Muskelerkrankungen sein. Funktionsstörungen der Muskulatur zeigen sich im Anfangsstadium durch Kraftlosigkeit oder Schmerzen, später durch Rückbildung der Muskulatur, die z. B. zu häufigen Stürzen ↑ S. 238 führt.

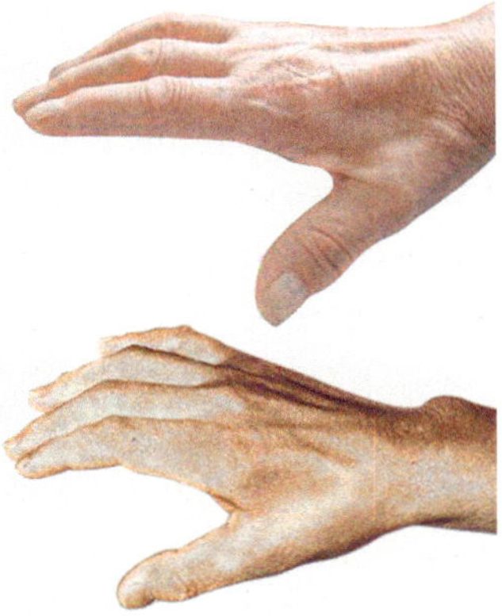
Muskelschwund im Bereich der Daumenmuskulatur (unten) im Vergleich zu intaktem Muskel (oben)

Zustand nach Verletzungen oder Operationen
Verletzungen am Bewegungsapparat sowie Operationen können eine zeitweilige Ruhigstellung einzelner oder mehrerer Körperbereiche erfordern. Die Ruhigstellung kann durch Gipsverbände oder Schienen erfolgen oder durch eine generelle Bettruhe, bei der der Betroffene nicht aufstehen sollte.

Hinweis Bettruhe sowie die Ruhigstellung einzelner Körperteile können zur Rückbildung der Muskulatur führen. Wenn möglich, sollte mit dem Arzt eine physiotherapeutische Behandlung abgesprochen oder mit der Pflegefachkraft eine geeignete Mobilisation ↑ S. 234 geplant werden.

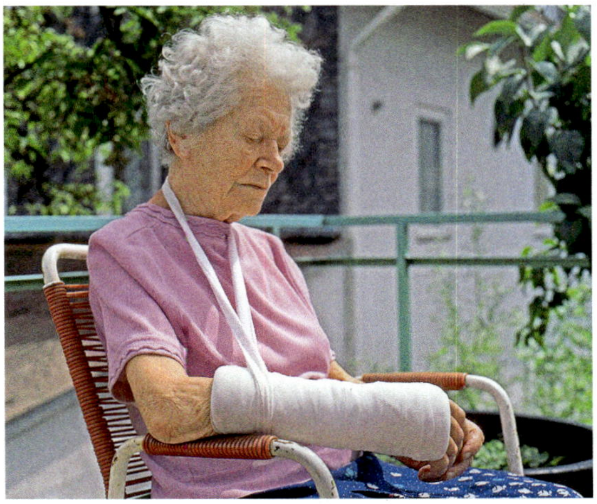
Gipsverbände können zur Bewegungseinschränkung führen oder bereits vorhandene Bewegungseinschränkungen verstärken.

Mobilisation und Bewegungsübungen

Grundprinzipien

Bewegung ist für den Menschen von größter Wichtigkeit. Ist er dazu nicht oder nur zum Teil fähig, benötigt er pflegerische Unterstützung. Ziel der pflegerischen Unterstützung sollte immer der weitgehende Erhalt der Beweglichkeit sein. Auch wenn ein Pflegebedürftiger für bestimmte Bewegungen länger benötigt, als wenn Pflegende sie übernehmen, sollte er sie **selbstständig** ausführen. Dies gilt nicht bei Schmerzen oder angeordneter Bettruhe.

Erkundigen Sie sich, ob aus Krankheitsgründen Bewegungseinschränkungen vorliegen. Informieren Sie sich bei der zuständigen Pflegefachkraft oder in der Pflegedokumentation ↗ S. 74 über geplante Maßnahmen zur Mobilisation. Lassen Sie sich ggf. in Besonderheiten bei der Mobilisation oder in die Ausführung von Bewegungsübungen einweisen.

Beobachten Sie vor jeder Mobilisation den Pflegebedürftigen genau, überprüfen Sie den Kreislauf ↗ S. 436 und befragen Sie ihn nach Schmerzen oder anderen Beschwerden. Nutzen Sie die Ressourcen des Pflegebedürftigen bei der Mobilisation. Setzen Sie vorhandene **Hilfsmittel** (z. B. Rollator) sachgerecht ein. Lassen Sie sich ggf. durch eine Pflegefachkraft in den Gebrauch einweisen.

Hinweis Holen Sie sich im Zweifel immer Unterstützung durch eine zweite Person. Dies gilt v. a. bei sehr geschwächten oder übergewichtigen Pflegebedürftigen.

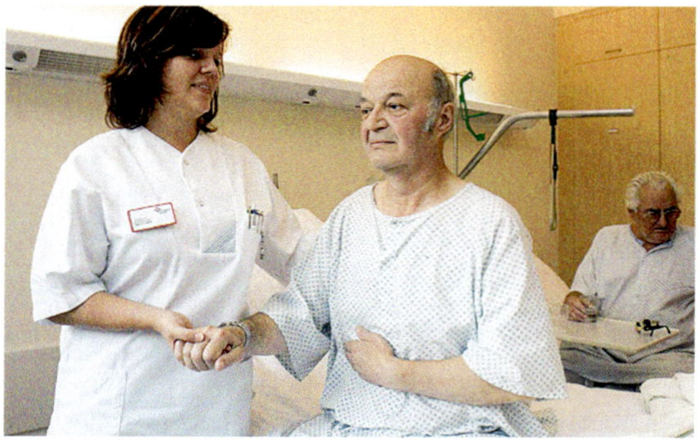

Häufig hilft schon die Anwesenheit einer Pflegeperson, die Unsicherheit bei der Bewegung zu überwinden. Leichte unterstützende Bewegungen können die Bewegungsrichtung vorgeben und zum eigenständigen Bewegen motivieren.

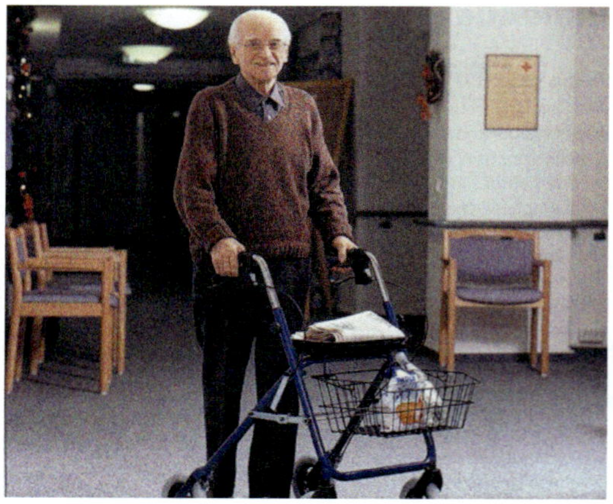

Hilfsmittel wie Rollatoren vermitteln Sicherheit und können die Selbstständigkeit von Pflegebedürftigen erhalten.

Mobilisation

Unterstützung beim Gehen

Wenn Sie einen Pflegebedürftigen **beim Gehen unterstützen**, sollten Sie zu Beginn klären, wo das Ziel des Weges ist. Stellen Sie sich nun seitlich neben den Pflegebedürftigen und greifen Sie seine Hand. Mit der zweiten Hand können Sie seinen Unterarm stützen und ggf. sein Handgelenk umfassen.

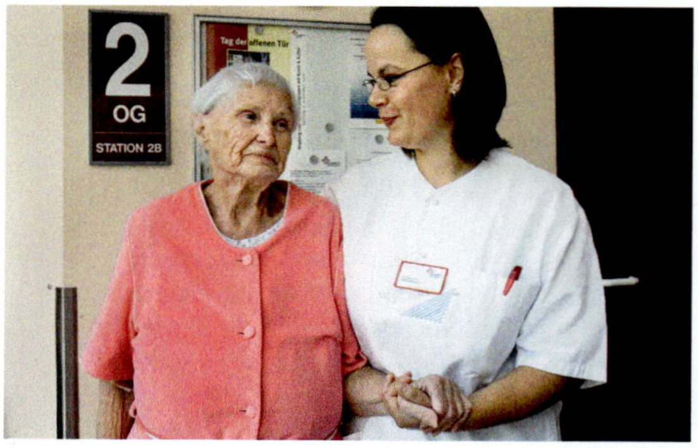

Unterstützung beim Gehen von mäßig bewegungseingeschränkten Pflegebedürftigen

Unterstützung beim Aufstehen

Sie stehen auf der Bettseite, zu der der Pflegebedürftige aufstehen soll. Stellen Sie die Hausschuhe bereit und schlagen Sie die Bettdecke zurück. Bitten Sie den Pflegebedürftigen, sich mit Blick zu Ihnen auf die Seite zu drehen, unterstützen Sie ihn ggf. dabei. Lassen Sie ihn die Knie anziehen, sodass die Füße über die Bettkante ragen. Von dieser Position aus kann er den Oberkörper aufrichten, während die Füße nach unten pendeln. Nun sitzt der Pflegebedürftige an der Bettkante. Ziehen Sie ihm die Hausschuhe und ggf. Morgenmantel o. Ä. an. **Stellen Sie sich vor den Pflegebedürftigen**, gehen Sie leicht in die Hocke und lassen Sie ihn seine Arme auf Ihre Schulter legen. Legen Sie Ihre Arme von unten auf seine Schulterblätter und lassen Sie sich leicht nach hinten fallen. Nutzen Sie Ihren Schwung, bis der Pflegebedürftige in den aufrechten Stand kommt.

Wenn der Pflegebedürftige in einen Stuhl gesetzt werden soll, stellen Sie den Stuhl rechtwinklig zum Bett, drehen Sie sich gemeinsam mit dem Pflegebedürftigen und lassen Sie ihn sich bei unveränderter Armposition wieder setzen.

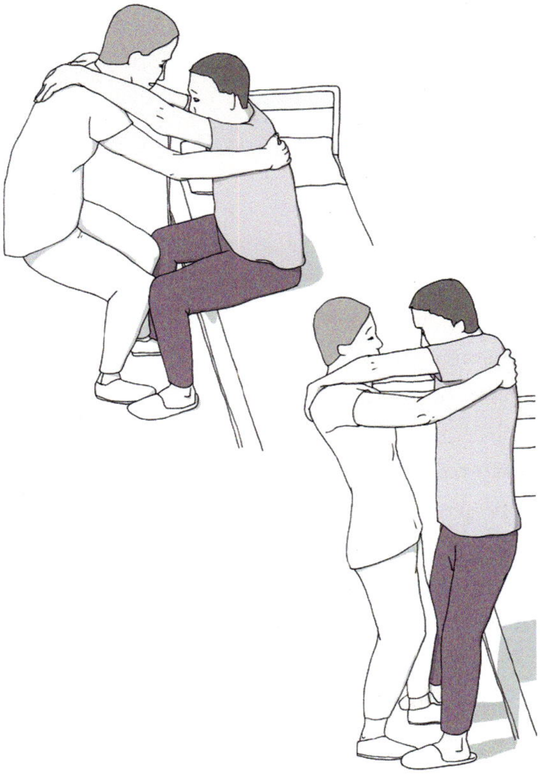

Möglichkeit, mit Hilfe des eigenen Körpergewichts einen Pflegebedürftigen beim Aufstehen zu unterstützen

Mobilisation im Bett

Bei dauerhafter Immobilität oder kurzfristiger Bettruhe erfolgt die Mobilisation im Bett. Hilfsmittel wie Patientenaufrichter oder Bettleiter fördern die Selbstständigkeit teilweise immobiler Personen.

Gerade bei höhergestelltem Kopfteil rutschen Pflegebedürftige im Bett nach unten. Um sie beim Hochrutschen zu unterstützen, wird zuerst das Kopfteil flachgestellt. Nun kann der Pflegebedürftige die Beine und Unterarme aufstellen, den Po anheben und sich in Richtung Kopf stemmen. Das Höherrutschen kann von Seiten der Pflegenden mit Hilfe des **Stütz- und Hebegriffs** unterstützt werden. Bei vollständiger Immobilität sollte das Höherziehen nur mit zwei Pflegepersonen erfolgen, entweder mit Hilfe des Hakengriffs oder indem das Stecklaken bzw. feste Bettunterlagen als Hebehilfe genutzt werden.

Hinweis Spezielle Bewegungstechniken, wie Kinästhetik, erleichtern die Mobilisation von Pflegebedürftigen und können in Fortbildungen erlernt werden.

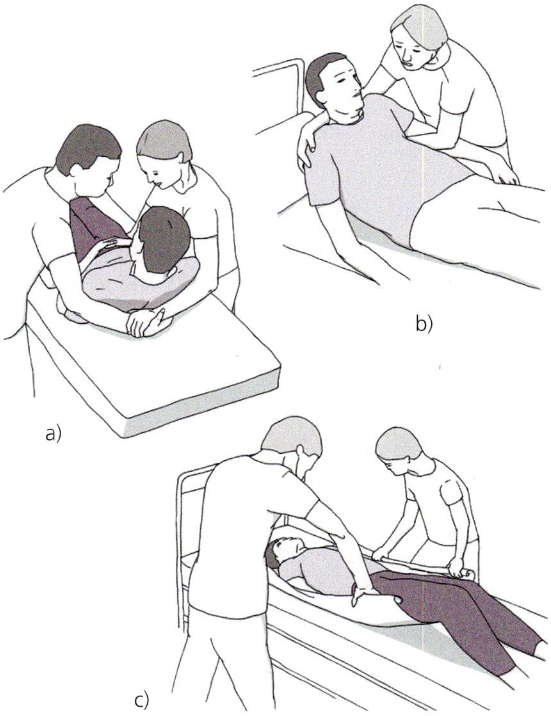

Stütz- und Hebegriff (a), Hakengriff (b) sowie das Höherziehen mit Hilfe einer festen Bettunterlage bzw. eines Stecklakens (c)

Lagern von Pflegebedürftigen

Ziel

Sind Pflegebedürftige in ihrer Bewegungsfähigkeit so eingeschränkt, dass sie längere Zeit im Bett verbringen müssen und keinen selbstständigen Lagewechsel vornehmen können, dient ihre Lagerung der Vermeidung von Folgeschäden.

Materialien

Inzwischen gibt es auf dem Markt eine Vielzahl von Lagerungshilfsmitteln.

Das **Bett** sollte ein höhenverstellbares Pflegebett sein und bei vollständiger Immobilität im Raum stehen, um den Zugang von allen Seiten zu ermöglichen.

Die **Matratze** sollte formstabil und bequem sein. Spezielle Pflegematratzen können bei bestimmten Risiken (z. B. Dekubitus ↗ S. 242) nötig sein.

Lagerungshilfsmittel können entweder Mobilisation und Lagerungswechsel erleichtern (z. B. Antirutschmatte, Patientenlifter) oder der stabileren Lagerung dienen (z. B. Kissen, Rollen, Hörnchen). Daneben gibt es auch noch spezielle Lagerungshilfsmittel z. B. zur Freilagerung einzelner Körperteile.

Grundlegende Prinzipien

Alle pflegerischen Maßnahmen bei immobilen Pflegebedürftigen enden mit einer für den Pflegebedürftigen komfortablen und dem Lagerungsplan entsprechenden Lagerung. Insofern es der Allgemeinzustand erlaubt, sollte tagsüber einer Mobilisation aus dem Bett der Lagerung im Bett Vorrang gegeben werden.

Bringen Sie zu Beginn das Bett auf Arbeitshöhe und nach Abschluss der Lagerung auf die niedrigste Höhe, um die Verletzungsgefahr bei Stürzen zu minimieren.

Informieren Sie vor dem Lagerungswechsel den Pflegebedürftigen über die Maßnahme und aktivieren Sie ihn so weit wie möglich zur Mitarbeit. Stellen Sie nach dem Lagerungswechsel alle nötigen Gegenstände (z. B. Getränk, Klingel) in erreichbare Nähe, fragen Sie den Pflegebedürftige nach der Bequemlichkeit der Lage und ändern Sie sie bei Bedarf.

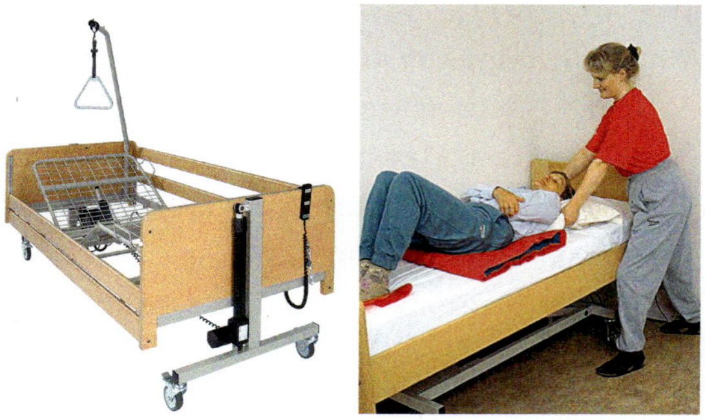

Höhenverstellbare Pflegebetten erleichtern das Mobilisieren und Lagern von Pflegebedürftigen.

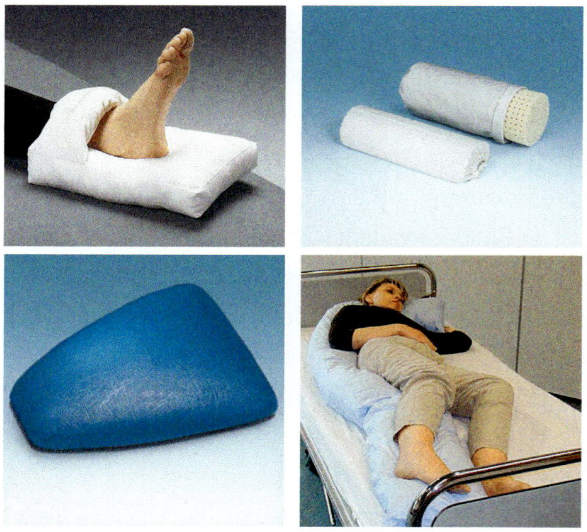

Lagerungshilfsmittel dienen meistens einem bestimmten Zweck: Fersenlagerung (oben links), Nacken- bzw. Knierolle (oben rechts), Gelkissen zur Mikrolagerung oder Lagerungsschlangen zur Seitlagerung (unten links und rechts).

Art der Lagerung	Zeit der Lagerung					
	Uhr	Uhr	Uhr	Uhr	Uhr	Uhr
30 ° links						
30 ° rechts						
Rückenlagerung						
Bauchlagerung						
135 ° links						
135 ° rechts						

Ein Lagerungsplan dient sowohl der Planung als auch der Dokumentation der Lagerung. Er sollte wenn möglich direkt am Bett liegen.

Lagerungsarten

Prinzipiell unterscheidet man vier Lagerungsarten, die zur Dekubitusprophylaxe ↑ S. 242 im Wechsel eingesetzt werden. Hinzu kommen noch einige therapeutische Lagerungen bei speziellen Erkrankungen (z. B. Atemwegserkrankungen ↑ S. 488, Herzerkrankungen ↑ S. 504, Erste Hilfe ↑ S. 532).

In der **Rückenlage** ist i. d. R. der Oberkörper leicht erhöht. Um eine physiologische Mittelstellung des Kniegelenks zu erreichen, bietet sich der Einsatz einer Knierolle an. Die Unterarme können auf dem Bauch oder auf Kissen gelagert werden. Die Rückenlage gilt als bequem und kommunikationsfördernd und wird von vielen Pflegebedürftigen bevorzugt. Nachteilig ist das große Auflagegewicht auf Schulterblättern, Steiß und Fersen (Dekubitusgefahr ↑ S. 242) sowie der Druck der Bettdecke auf die Fußspitzen (Spitzfußgefahr ↑ S. 240).

Die **30°-Seitenlage** kann, muss aber nicht mit erhöhtem Oberkörper erfolgen. Bei ihr wird der Rumpf seitlich um ca. 30° angehoben und durch ein Kissen stabilisiert. Ein Bein liegt leicht angewinkelt über dem anderen und wird durch ein weiteres Kissen gestützt. Die auf der Matratze aufliegende Schulter wird leicht vorgezogen, um den Arm in eine bequeme Position zu bringen. Ziel dieser Seitenlagerung ist die Entlastung des Steißes. Nachteilig wirkt sich die umso stärkere Belastung des Hüftknochens aus (Dekubitusgefahr).

Die **135°-Seitenlage** ist stabiler als die 30°-Lagerung und bietet eine noch bessere Entlastungdekubitusgefährdeter Stellen, erschwert aber die Kommunikation mit dem Pflegebedürftigen. Hierbei liegt der Pflegebedürftige fast auf dem Bauch, der Oberkörper ist nicht erhöht. Ein Kissen zwischen Matratze und seitlichem Rumpf sowie ein weiteres Kissen unter dem angewinkelten Bein stabilisieren die Lage. Achten Sie darauf, dass die Atemwege nicht durch das Kopfkissen verlegt werden.

Die **Bauchlage** wird eher selten eingesetzt. Zum einen ist die Umlagerung fast nur mit zwei Personen zu bewältigen (insbesondere wenn Zu- und Ableitungen, wie z. B. Blasenverweilkatheter ↑ S. 288, die Drehungen erschweren), zum anderen ist sie für viele, v. a. ältere Menschen, ungewohnt. Der Kopf liegt zur Seite gedreht auf dem Kopfkissen, der Oberkörper ist nicht erhöht.

Rückenlage

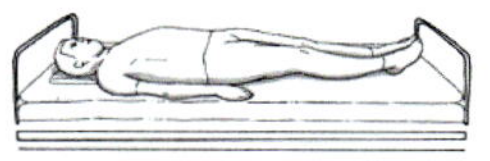

Beschreibung	Pflegebedürftiger liegt flach auf dem Rücken oder mit leicht erhöhtem Oberkörper
Anwendung	im Wechsel mit anderen Lagerungen, mit erhöhtem Oberkörper zur Kommunikation mit anderen, zum Fernsehen oder zu anderen Beschäftigungen, dabei aber große Belastung der dekubitusgefährdeten Stellen von Gesäß und Rücken

30°-Seitenlage

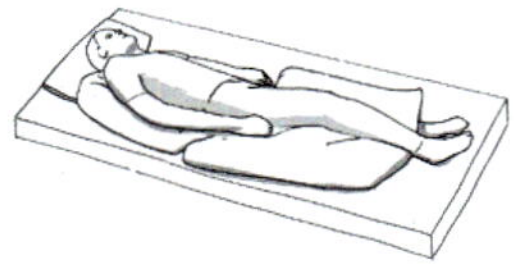

Beschreibung	Pflegebedürftiger wird durch Lagerungskissen um ca. 30 ° angehoben, Kopf leicht erhöht
Anwendung	im Wechsel mit anderen Lagerungen zur Dekubitusprophylaxe im Rücken- und Steißbereich

135°-Seitenlage

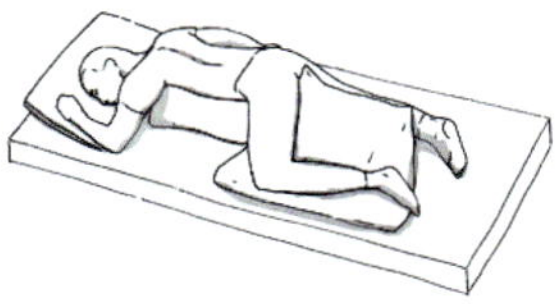

Beschreibung	Pflegebedürftiger liegt fast auf dem Bauch; große Kissen unter das angewinkelte Knie, unter den Bauch, Brustkorb und Kopf legen.
Anwendung	im Wechsel mit anderen Lagerungen, zur Dekubitusprophylaxe, stabiler als 30°-Lagerung, nicht ganz so unbequem wie Bauchlage

Bauchlage

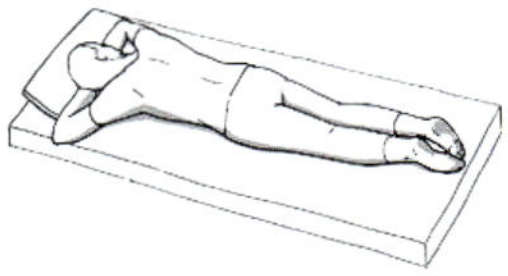

Beschreibung	sofern der Pflegebedürftige dies toleriert, Bauchlage mit Kissen unter dem Kopf, Arme nach oben, unter dem Kopf verschränkt oder seitlich gelagert
Anwendung	im Wechsel mit anderen Lagerungen, beste Entlastung des Rückens und Steißbeins, ältere Menschen lehnen diese Lage oft ab, da sie sie nicht kennen bzw. als unbequem empfinden

Prophylaxen

Sturzprophylaxe

Was ist ein Sturz?

Ein Sturz ist ein Ereignis, in dessen Folge eine Person unbeabsichtigt auf dem Boden oder einer tieferen Ebene zu liegen kommt. Jedes Jahr kommt es allein in Deutschland zu 4–5 Millionen Sturzereignissen, ca. eine halbe Million Menschen müssen in der Folge medizinisch behandelt werden. Stürzen ältere Leute, steigt das Risiko schwerer Verletzungen (z. B. Oberschenkelhalsbruch ↗ S. 519). Zudem leiden sie in der Folge unter Angst vor weiteren Stürzen, was zu Bewegungseinschränkungen führen kann.

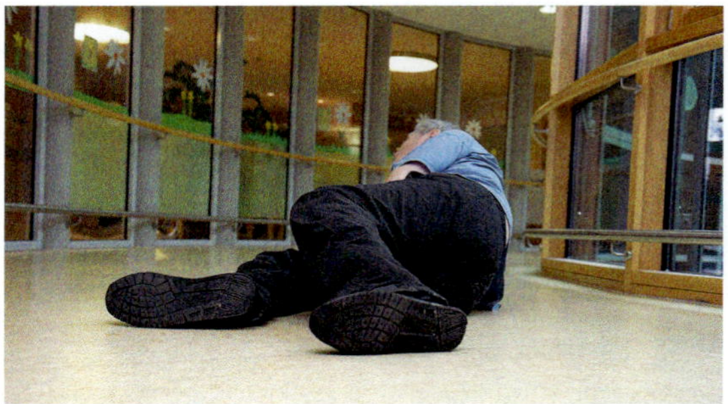

Das Risiko, sich bei einem Sturz ernsthaft zu verletzen, ist bei älteren Menschen deutlich erhöht.

Hinweis Es existiert ein Expertenstandard ↗ S. 161 Sturzprophylaxe in der Pflege. Er dient Einrichtungen als Leitlinie für die Umsetzung von sturzprophylaktischen Maßnahmen.

Risikofaktoren und -einschätzung

Die sturzbegünstigenden Risikofaktoren werden in intrinsische und extrinsische unterteilt und umfassen nach dem Expertenstandard folgende Bereiche:

Intrinsische Risikofaktoren	Extrinsische Risikofaktoren
Einschränkungen der Beweglichkeit ↗ S. 232	Verwendung von Hilfsmitteln
Sehbeeinträchtigungen ↗ S. 250	wenig stabilisierende oder unpassende Schuhe
psychische Beeinträchtigungen und Bewusstseinsstörungen, z. B. Demenz ↗ S. 484, Depression ↗ S. 480, Delir ↗ S. 486	sich auf Kreislauf und/oder Bewusstsein auswirkende Medikamente, z. B. Schlafmittel
Erkrankungen, die zu kurzzeitiger Ohnmacht führen, z. B. Unterzuckerung ↗ S. 443, Herzrhythmusstörungen	Umgebungsgefahren, wie z. B. schlechte Beleuchtung, Stolperfallen, unebene Gehwege und Straßen
verändertes Ausscheidungsverhalten, z. B. Dranginkontinenz ↗ S. 285, Nykturie ↗ S. 282	
Angst vor Stürzen	
Sturzvorgeschichte	

Anhand dieser Risikofaktoren kann eingeschätzt werden, ob ein Pflegebedürftiger sturzgefährdet ist oder nicht. Treffen ein oder mehrere Faktoren zu, sollten diese wenn möglich beseitigt oder weitere sturzprophylaktische Maßnahmen ergriffen werden. Laut Expertenstandard gibt es keine geeigneten Assessmentinstrumente ↗ S. 65.

www.dnqp.de
Hier können Sie den Expertenstandard Sturzprophylaxe in der Pflege bestellen.

intrinsisch von innen her
extrinsisch von außen her

Maßnahmen

Maßnahmen zur Sturzprophylaxe gehen im Allgemeinen über das rein pflegerische Aufgabenfeld hinaus. Daher ist es sinnvoll, sie gemeinsam mit anderen Berufsgruppen (z. B. Physiotherapeuten, Ärzten, Sozialarbeitern) oder den Angehörigen zu planen und umzusetzen. Mögliche Maßnahmen sind:

- Beseitigung von Stolperfallen im unmittelbaren Umfeld, z. B. Teppichkanten befestigen, Netzkabel und Kleinmöbel entfernen oder sichern
- Regelungen zur Beseitigung von Stolpergefahren im allgemeinen Umfeld treffen, z. B. Aufstellen von Warnschildern beim Wischen, Beleuchtungsverhältnisse optimieren, Handläufe in langen Fluren anbringen
- gemeinsam mit Physiotherapeuten Kraft- und Balanceübungen sowie Training für Gehhilfen und andere Hilfsmittel durchführen
- Bad und Toilette baulich anpassen, z. B. durch Haltegriffe, Entfernen von Schwellen, Toilettensitzerhöhung, Duschhocker
- Kleidung und Schuhe auf Funktionstüchtigkeit überprüfen, z. B. rutschende Hosen ändern lassen, feste Schuhe mit flachen Absätzen vorziehen, Bademantelgürtel an Schlaufen befestigen
- **Hüftprotektoren** zur Vermeidung von sturzbedingten Hüftverletzungen anbieten
- (unerwünschte) Wirkungen von Medikamenten besprechen und ggf. Dosis oder Wirkspektrum durch den Arzt anpassen lassen

Kommt es dennoch zum Sturz, sollte nach der Einleitung von Erste-Hilfe-Maßnahmen und medizinischer Betreuung unbedingt ein **Sturzprotokoll**, auch Sturzereignisbogen genannt, angefertigt werden. Durch die Auswertung der Sturzprotokolle können Sturzrisiken in einer Einrichtung erfasst und im nächsten Schritt beseitigt werden. Weiterhin können straf- und haftungsrechtlich ↗ S. 154 wichtige Aspekte dokumentiert werden.

Hinweis Entgegen einer weit verbreiteten Annahme sind die meisten freiheitseinschränkenden Maßnahmen (Bettgitter, Festbinden an Stühlen) keine wirksame Sturzprophylaxe. Sie erhöhen sogar die Verletzungsgefahr, sollte der Pflegebedürftige versuchen, sie zu überwinden.

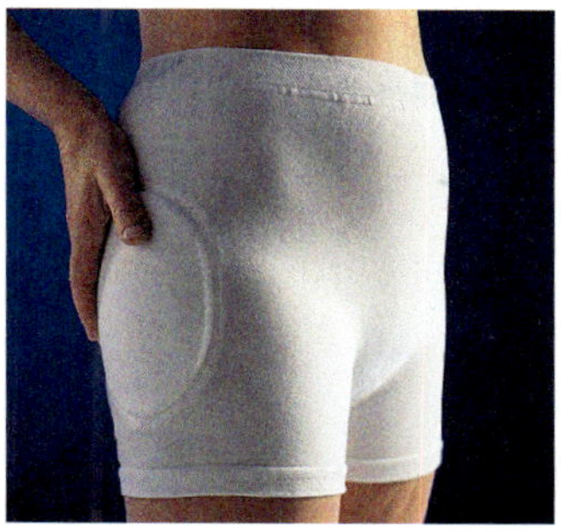

Hüftprotektorhose

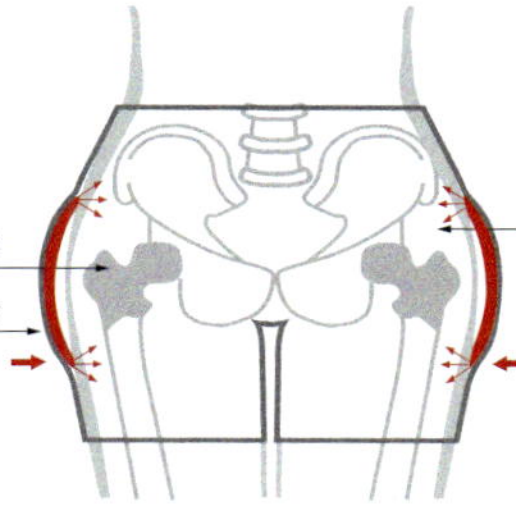

Funktionsprinzip von Hüftprotektoren

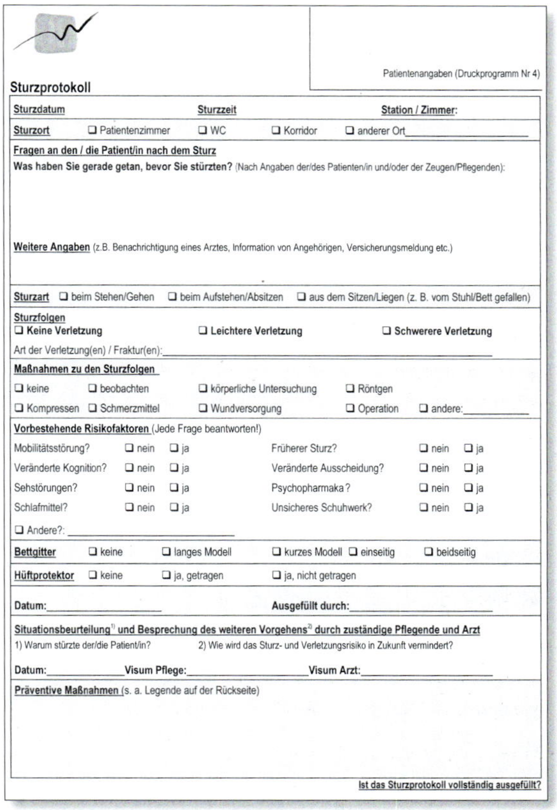

Patientenangaben (Druckprogramm Nr 4)

Sturzprotokoll

Sturzdatum **Sturzzeit** **Station / Zimmer:**

Sturzort ☐ Patientenzimmer ☐ WC ☐ Korridor ☐ anderer Ort______

Fragen an den / die Patient/in nach dem Sturz
Was haben Sie gerade getan, bevor Sie stürzten? (Nach Angaben der/des Patienten/in und/oder der Zeugen/Pflegenden):

Weitere Angaben (z.B. Benachrichtigung eines Arztes, Information von Angehörigen, Versicherungsmeldung etc.)

Sturzart ☐ beim Stehen/Gehen ☐ beim Aufstehen/Absitzen ☐ aus dem Sitzen/Liegen (z. B. vom Stuhl/Bett gefallen)

Sturzfolgen
☐ **Keine Verletzung** ☐ **Leichtere Verletzung** ☐ **Schwerere Verletzung**
Art der Verletzung(en) / Fraktur(en):______

Maßnahmen zu den Sturzfolgen
☐ keine ☐ beobachten ☐ körperliche Untersuchung ☐ Röntgen
☐ Kompressen ☐ Schmerzmittel ☐ Wundversorgung ☐ Operation ☐ andere:______

Vorbestehende Risikofaktoren (Jede Frage beantworten!)

Mobilitätsstörung?	☐ nein	☐ ja	Früherer Sturz?	☐ nein	☐ ja
Veränderte Kognition?	☐ nein	☐ ja	Veränderte Ausscheidung?	☐ nein	☐ ja
Sehstörungen?	☐ nein	☐ ja	Psychopharmaka?	☐ nein	☐ ja
Schlafmittel?	☐ nein	☐ ja	Unsicheres Schuhwerk?	☐ nein	☐ ja

☐ Andere?: ______

Bettgitter ☐ keine ☐ langes Modell ☐ kurzes Modell ☐ einseitig ☐ beidseitig

Hüftprotektor ☐ keine ☐ ja, getragen ☐ ja, nicht getragen

Datum:______ **Ausgefüllt durch:**______

Situationsbeurteilung[1)] **und Besprechung des weiteren Vorgehens**[2)] **durch zuständige Pflegende und Arzt**
1) Warum stürzte der/die Patient/in? 2) Wie wird das Sturz- und Verletzungsrisiko in Zukunft vermindert?

Datum:______**Visum Pflege:**______**Visum Arzt:**______

Präventive Maßnahmen (s. a. Legende auf der Rückseite)

Ist das Sturzprotokoll vollständig ausgefüllt?

Sturzprotokolle dienen der Erfassung und anschließenden Beseitigung von Sturzrisiken und sind kein Kontrollinstrument für „gute" oder „schlechte" Pflege.

Kontrakturprophylaxe

Was ist eine Kontraktur?

Eine Kontraktur ist die Funktions- und Bewegungseinschränkung eines Gelenks ↗ S. 222, die durch Verkürzung von gelenknahen Muskeln, Schrumpfungen der Gelenkkapsel oder Verwachsungen innerhalb des Gelenks entstehen.

Weitere Ursachen von Kontrakturen können sein:

- Immobilität
- Entzündungen, Narben oder Verletzungen von Knochen und Muskeln im gelenknahen Bereich
- spastische Lähmungen
- schmerzbedingte Schonhaltung ↗ S. 466

Nach ihrer Fehlstellung werden Kontrakturen unterteilt in

- Beugekontraktur,
- Streckkontraktur,
- Abduktionskontraktur und
- Adduktionskontraktur.

Eine besondere Form der Kontraktur ist der Spitzfuß. Hier sind die Sehnen und Muskeln im Wadenbereich verkürzt, was zu der typischen Spitzfußhaltung führt. Neben spastischen Lähmungen im Unterschenkel oder Fuß ist v. a. ein erhöhter Druck auf die Fußspitze (z. B. durch die Bettdecke) für die Spitzfußentstehung verantwortlich.

Risikofaktoren und -einschätzung

Das Kontrakturrisiko ist erhöht bei

- fehlender oder unsachgemäßer Lagerung immobiler Pflegebedürftiger,
- Bewegungseinschränkungen,
- verringerter Blutzufuhr z. B. durch Ödeme ↗ S. 195, Blutergüsse, schlecht sitzende Gipsverbände,
- Nervenschädigungen,
- hohem Fieber ↗ S. 440,
- spastischen Lähmungen ↗ S. 511,
- Bewusstseinsstörungen ↗ S. 311 oder
- demenziellen Erkrankungen ↗ S. 484.

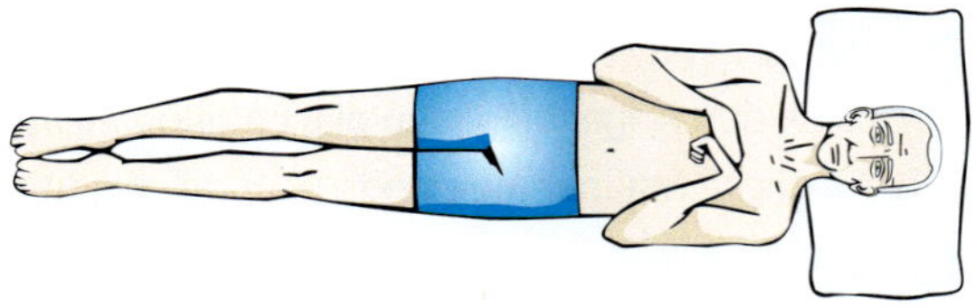

Typische Kontrakturen an Händen und Füßen durch spastische Lähmung bei einem Menschen im Wachkoma.

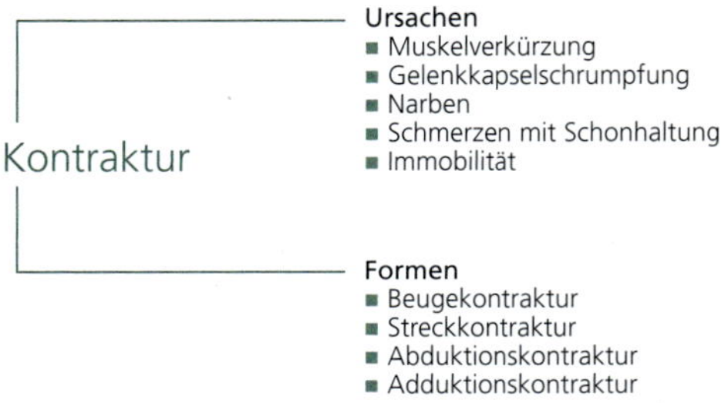

Ursachen und Formen von Kontrakturen

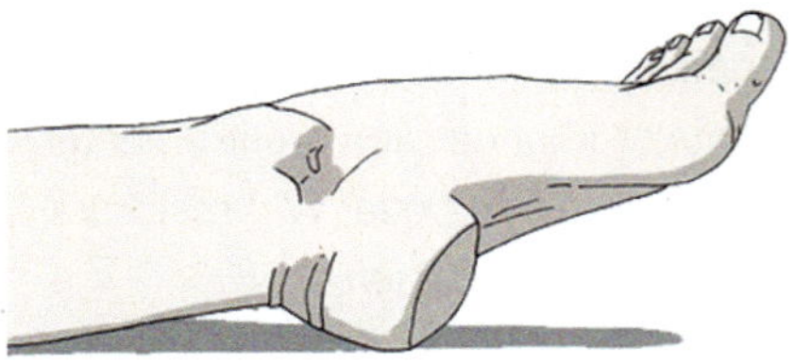

Spitzfuß

Hinweis Kontrakturen entstehen meist über einen längeren Zeitraum. Kommen allerdings mehrere Einflussfaktoren zusammen und werden durch einen schlechten Allgemeinzustand, starke Schmerzen oder hohes Fieber begünstigt, können Kontrakturen auch innerhalb weniger Tage entstehen.

Maßnahmen

Um die Entstehung von Kontrakturen zu vermeiden, sind verschiedene Maßnahmen sinnvoll. Die beste Kontrakturprophylaxe ist die Mobilisation. Hierzu reichen die allgemeinen täglichen Aktivitäten wie das Gehen kurzer Wegstrecken sowie die Bewegung der Arme und Hände beim An- und Ausziehen aus. Bei immobilen Pflegebedürftigen sollten in Absprache mit und nach Anleitung von Physiotherapeuten und Fachkräften tägliche Bewegungsübungen durchgeführt werden, um die Gelenke beweglich zu halten.

Wenn möglich, sollten vorhandene Risikofaktoren gemindert werden, z. B. durch:

- ärztliche Behandlung bei Ödemen und anderen kontrakturfördernden Krankheitsbildern
- Korrektur schlecht sitzender Gipsverbände (meist im Krankenhaus)
- Erfassung möglicher Schmerzen sowie Absprache mit Arzt oder Pflegefachkraft über eine Anpassung der Schmerztherapie

Wenn eine Lagerung nötig ist, so erfolgt diese in **physiologischer Mittelstellung**. Dies ist die Stellung eines Gelenks in lockerer Haltung zwischen Beugung und Streckung. Dies gilt v. a. für die Ellenbogen-, Hand- und Fingergelenke, aber auch für Schulter-, Hüft-, Knie- und Fußgelenke. Beachten Sie dabei Folgendes:

- **Lagerung im Bett:** Entlasten Sie die Zehen, indem Sie die Bettdecke über den Bettrahmen hängen oder einen **Bettbogen** einsetzen (Spitzfußprophylaxe). Das früher häufig übliche Anziehen von knöchelhohen Schuhen stabilisiert zwar die Fußgelenke, erhöht aber die Dekubitusgefahr ↗ S. 242 und sollte daher nur mit Bedacht eingesetzt werden.
- **Lagerung im Sitzen:** Die Höhe von Tisch, Stuhl und Fußboden zueinander sollte eine physiologische Sitzhaltung begünstigen. Ein **Fußbänkchen** kann eine Gelenkstellung der Füße im rechten Winkel ermöglichen.
- **Lagerung der Hände:** Gerade bei Lähmungen der Arme kommt es schnell zu Kontrakturen im Handbereich. Der Einsatz von Bällen kann eine physiologische Handstellung unterstützen.

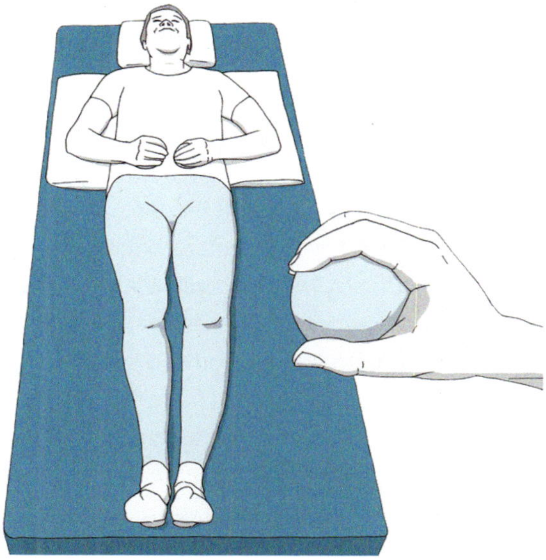

Lagerung in physiologischer Mittelstellung

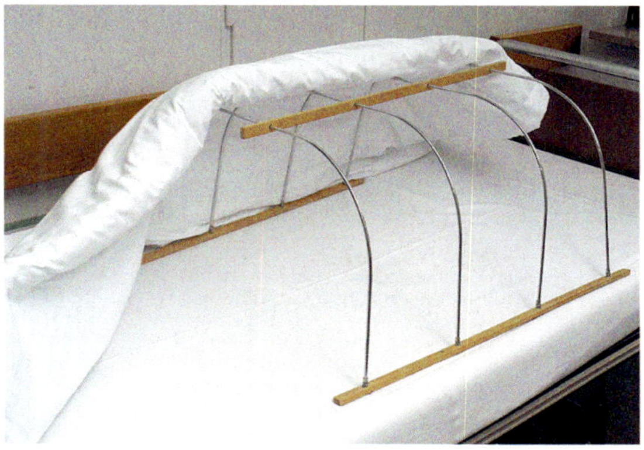

Bettbogen („Bettbahnhof")

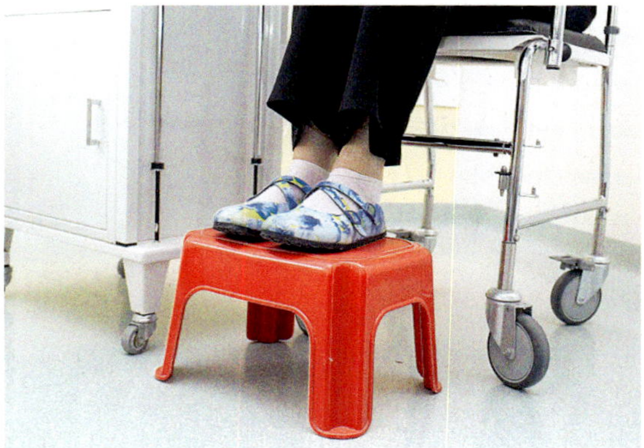

Einsatz eines Fußbänkchens

Dekubitusprophylaxe

Was ist ein Dekubitus?

Ein Dekubitus ist ein Druckgeschwür der Haut mit Verletzung einer oder mehrerer Gewebsschichten. Er wird auch als Dekubitalgeschwür bezeichnet. Die Ursache eines Dekubitus ist die Minderdurchblutung der betroffenen Haut (*Ischämie*). Dadurch wird das Gewebe nicht mehr ausreichend mit Sauerstoff und Nährstoffen versorgt und schädliche Stoffwechselendprodukte können sich ansammeln.

Je länger die Minderdurchblutung anhält, desto größer ist die Dekubitusgefahr.

Die Schwere eines Dekubitus wird in vier Grade eingeteilt.

Hinweis Es existiert ein Expertenstandard ↗ S. 161 Dekubitusprophylaxe in der Pflege. Er dient Einrichtungen als Leitlinie für die Umsetzung dekubitusprophylaktischer Maßnahmen.

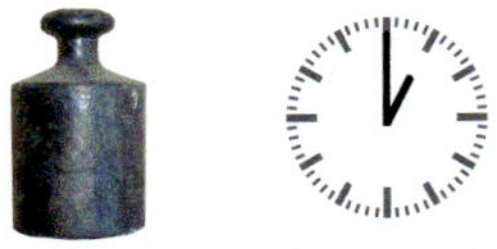

Druck ↑ x Zeit ↑ = Dekubitusgefahr ↑

Je höher der Druck und je länger dieser einwirkt, desto größer ist die Dekubitusgefahr.

Dekubitusgrade	
Grad 1	umschriebene, nicht wegdrückbare Hautrötung, die Haut ist intakt, der Fingertest ergibt Minderdurchblutung
Grad 2	Hautdefekt der Oberhaut und evtl. der Lederhaut, ist als Blase, Geschwür oder Abschürfung zu sehen
Grad 3	tiefer Hautdefekt, Verletzung aller Hautschichten, Nekrosen ↗ S. 495 sind möglich
Grad 4	tiefer Hautdefekt aller Schichten, Schädigung von Muskeln, Sehnen, Bändern und Knochen

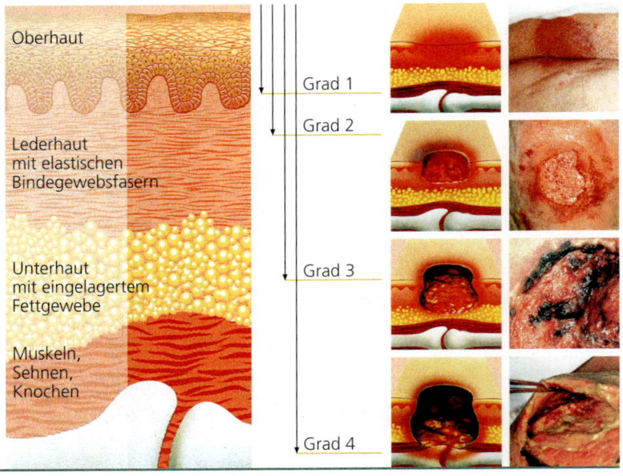

Risikofaktoren und -einschätzung

Besonders dekubitusgefährdet sind Menschen

- im höheren Lebensalter,
- in schlechtem Ernährungszustand,
- mit Bewegungseinschränkungen,
- mit Inkontinenz ↗ S. 285 oder
- mit Bewusstseinsstörungen ↗ S. 311.

Dekubitalgeschwüre entstehen zumeist an Stellen mit geringem Unterhautfettgewebe und hervorstehenden Knochen.

Zur Risikoeinschätzung wird im Expertenstandard die Braden-Skala empfohlen.

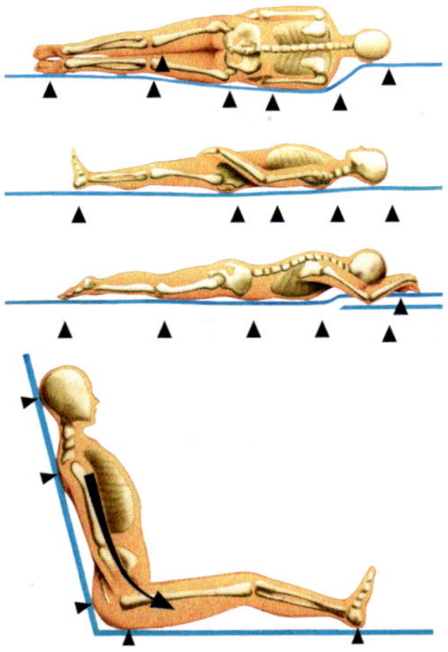

Gefährdungsstellen

Maßnahmen

Dekubitusprophylaktische Maßnahmen dienen der Druckreduzierung sowie der Beseitigung von Risikofaktoren. Die wichtigste dekubitusprophylaktische Maßnahme ist die Mobilisation.

Druckreduzierende Maßnahmen umfassen:

- Förderung der Bewegung durch eine **aktivierende Pflege**
- Anregung der Betroffenen zu wiederholten **Mikrobewegungen**, kleinen Körperbewegungen, die die lokale Durchblutung fördern, z. B. kurzes Anheben der Schulter, der Hüfte oder der Fersen oder Mikrolagerungen
- **Lagerungswechsel** bei immobilen Pflegebedürftigen nach Bedarf bzw. im zweistündigen Wechsel nach einem Lagerungsplan ↑ S. 75. Besteht bereits ein Dekubitus, muss dieser bei jeder Lagerung entlastet sein, um die ↑Wundheilung nicht zu stören bzw. den Haut- oder Gewebeschaden nicht zu verstärken.
- **Mobilisation** nach Bewegungsplan
- Einsatz von druckreduzierenden Hilfsmitteln, wie z. B. speziellen Antidekubitusmatratzen. Die Matratzen sollten nicht zu weich sein, um die Körperwahrnehmung nicht zu beeinträchtigen. Sie ersetzen nicht den regelmäßigen Lagerungswechsel.

Hinweis Antidekubitusmatratzen sind Medizinprodukte. Daher bedarf es einer Unterweisung in den Gebrauch (haftungsrechtliche Aspekte ↑ S. 154).

Sind weitere Risikofaktoren bekannt, sollten sie, wenn möglich, eingeschränkt oder beseitigt werden. Dazu gehören u. a.:

- Vermeidung von Vorschädigungen der Haut durch gute **Hautpflege** und **Inkontinenzversorgung** ↑ S. 285.
- **Verbesserung des Ernährungszustands** in Absprache mit Arzt oder Diätassistent, z. B. durch eiweißhaltige Kost

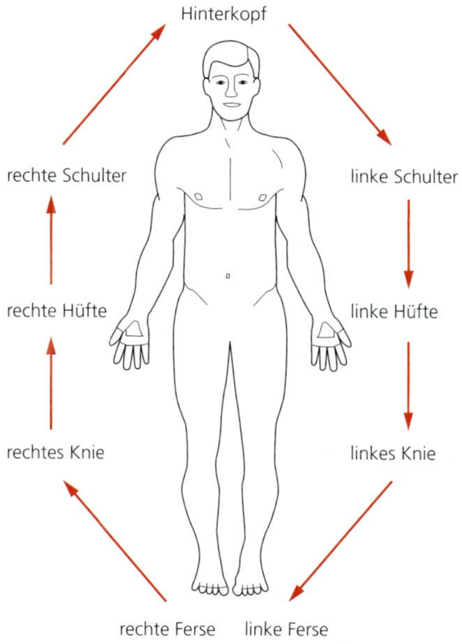

Bei Mikrolagerungen werden einzelne Körperareale kurzzeitig, z. B. mit Hilfe eines Handtuchs, höher gelagert. Damit kommt es zur wechselnden Druckentlastung von Körperpartien.

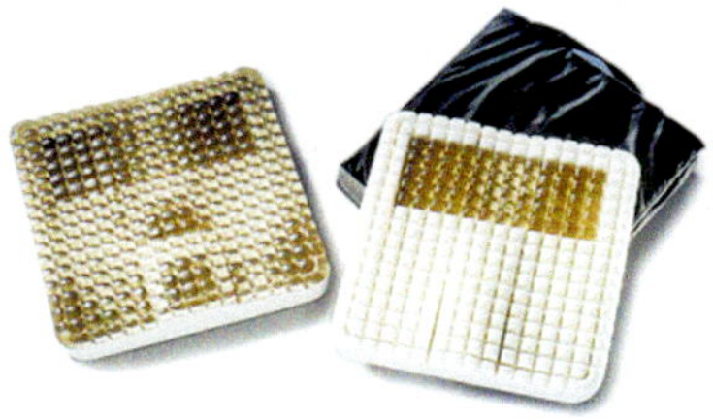

Gelkissen

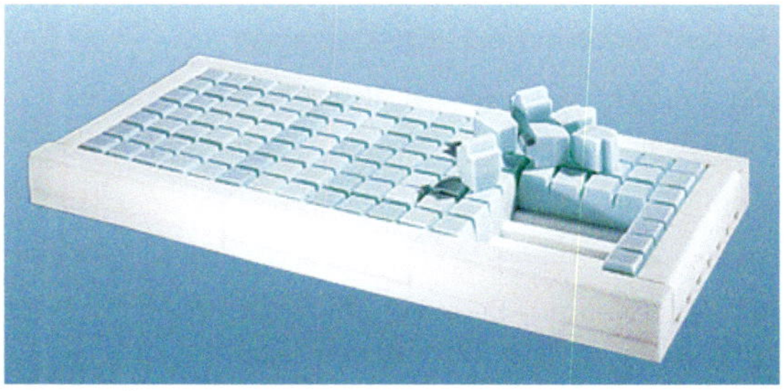

Schaumstoffmatraze

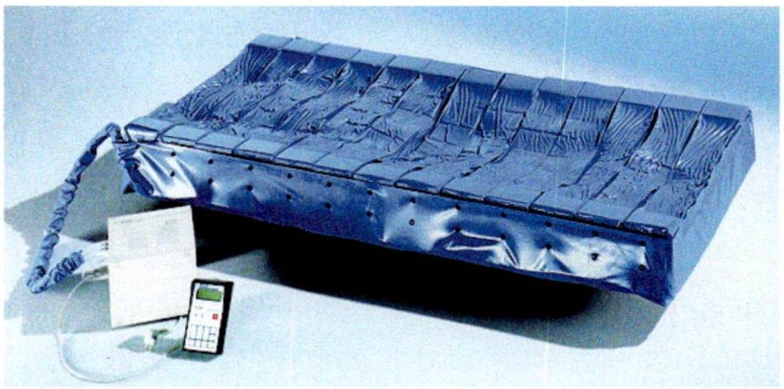

Wechseldruckmatraze

Druckreduzierende Hilfsmittel

Thromboseprophylaxe

Was ist eine Thrombose?

Eine Thrombose ist ein Blutgerinnsel in einem venösen oder arteriellen Blutgefäß, das zum teilweisen oder vollständigen Verschluss des Gefäßes führen kann. Das Blutgerinnsel wird **Thrombus** genannt. Löst es sich und wird mit dem Blut weggeschwemmt, nennt man es **Embolus**. Dieser kann in anderen Organsystemen (z. B. der Lunge) zu lebensgefährlichen Gefäßverschlüssen führen (z. B. Lungenembolie).

Die meisten Thrombosen entstehen in den tiefen Beinvenen (tiefe Beinvenenthrombose). In der Folge kommt es zu Durchblutungsstörungen, teilweise verbunden mit ziehenden Schmerzen, einer Blau-Rot-Färbung sowie Druckempfindlichkeit am betroffenen Bein.

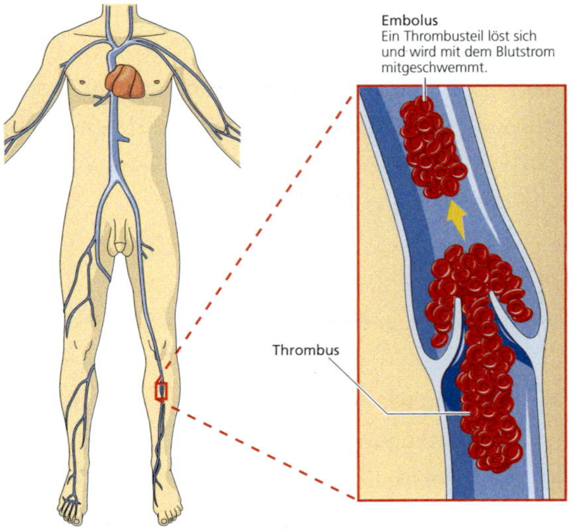

Ein Thrombus verursacht eine Thrombose, meistens in den tiefen Beinvenen. Ein Embolus verursacht Gefäßverschlüsse in höher gelegenen Organsystemen, häufig in der Lunge.

Thrombosen entstehen, wenn

- der Blutstrom verlangsamt ist (z. B. bei Immobiliät),
- die Blutgerinnungsneigung erhöht ist (z. B. bei Aktivierung der Blutgerinnung ↗ S. 433 nach Operationen) und/oder
- die Gefäßwände geschädigt sind (z. B. durch Arterioklerose ↗ S. 506).

Diese drei Ursachen werden **Virchow'sche Trias** genannt.

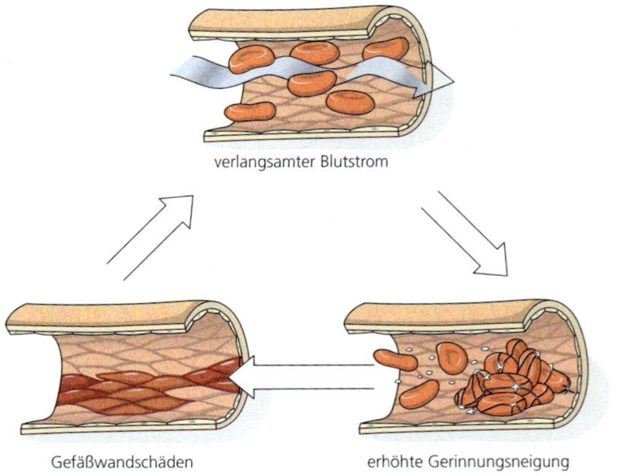

Die Einzelfaktoren der Virchow'schen Trias verstärken sich gegenseitig. So verlangsamt eine erhöhte Gerinnungsneigung häufig den Blutstrom, Schäden an den Gefäßwänden aktivieren das Gerinnungssystem und führen zu einer erhöhten Gerinnungsneigung.

Risikofaktoren und -einschätzung

Die Virchow'sche Trias ist besonders im höheren Lebensalter und bei schweren Erkrankungen von Bedeutung. Damit steigt das Risiko, an einer Thrombose zu erkranken. Weitere Risikofaktoren sind u. a.:

- Herz-Kreislauf-Erkrankungen
- Rauchen
- Übergewicht
- Beinknochenbrüche oder Gefäßverletzungen im unteren Körperbereich (z. B. Oberschenkelhalsbruch)
- Operationen

Im ambulanten und stationären Pflegebereich wird das Thromboserisiko i. d. R. durch Ärzte eingeschätzt. Pflegefachkräfte können z. B. die Frowein-Skala zur Risikoeinschätzung verwenden.

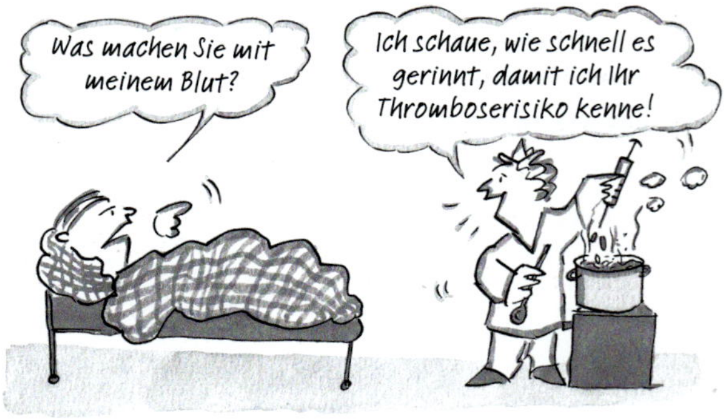

Maßnahmen

Auch beim Thromboserisiko ist die bestmögliche Prophylaxe die Mobilisation der Pflegebedürftigen. Dadurch wird die Muskelpumpe angeregt. Die **Mobilisation** wird ergänzt durch pflegerische und medizinisch-medikamentöse Maßnahmen. Auch die pflegerischen Maßnahmen müssen mit einer Pflegefachkraft abgesprochen werden, da sie bei verschiedenen Krankheitsbildern nicht angewendet werden dürfen.

Das **Ausstreichen der Beine** ist eine pflegerische Tätigkeit und kann in die Körperpflege integriert werden (z. B. beim Eincremen der Beine). Der Pflegebedürftige sollte dazu bereits 10 bis 20 Minuten gelegen haben, damit sich das Blut nicht in den Beinen gestaut hat. Streichen Sie mit beiden Händen herzwärts, d. h. von den Fußknöcheln in Richtung Hüfte. Diese Maßnahme führt zu einer kurzzeitigen Entstauung der Beinvenen, was eine verbesserte Durchblutung zur Folge hat.

Die **Kompressionstherapie** wird i. d. R. ärztlich angeordnet. Sie unterstützt den venösen Blutfluss und kann entweder mit Kompressionsverbänden ↑ S. 460 oder speziellen Strümpfen, den medizinischen Thromboseprophylaxestrümpfen (MTS), erfolgen. Die MTS müssen genau passen und werden daher von einer Pflegefachkraft ausgemessen. Achten Sie auf richtigen Sitz: Sie

- dürfen nicht zu fest und nicht zu locker sitzen,
- sie lassen die Zehen frei (um eine Zyanose ↑ S. 62 erkennen zu können) und
- dürfen keine Schmerzen verursachen.

Die **medikamentöse Thromboseprophylaxe** erfolgt durch Antikoagulation, d. h., die Medikamente hemmen die Blutgerinnung. Verschiedene gerinnungshemmende Medikamente werden vom Pflegepersonal verabreicht:

- Heparin wird häufig nach Operationen subkutan ↑ S. 451 gespritzt.
- Thrombozytenaggregationshemmer und Blutgerinnungshemmer werden längerfristig eingesetzt und als Tabletten ↑ S. 447 eingenommen.

Hinweis Blutgerinnungshemmer (z. B. Marcumar®, Falithrom®) führen zu einer (gewollten) erhöhten Blutungsneigung. Vorsicht bei Nassrasur oder Stürzen!

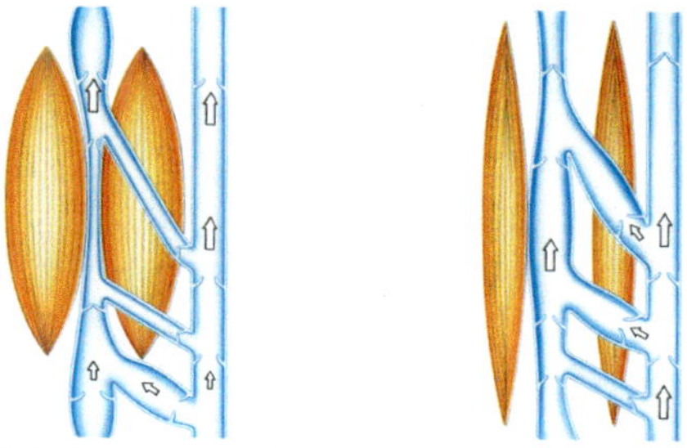

a) Bei jeder Anspannung der Beinmuskulatur werden die Venen komprimiert. Dadurch wird das Blut nach oben gedrückt.

b) Bei jeder Entspannung der Beinmuskulatur wird erneut Blut von peripher angesaugt.

Funktion der Muskelpumpe

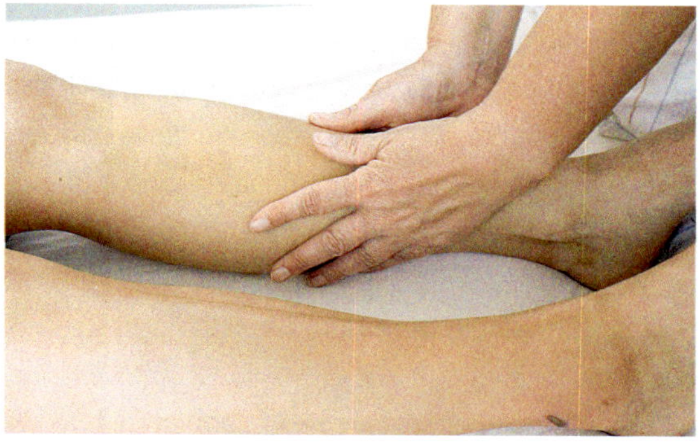

Die Beine werden herzwärts ausgestrichen. Bei Pflegebedürftigen mit einer Herzinsuffizienz, Ödemen an den Beinen oder einem Verdacht auf eine Thrombose dürfen die Beine nicht ausgestrichen werden.

1 entstauende Lagerung (ca. 10–20 Min.)
2 Strumpf „auf links ziehen"
3 Strumpf über den Vorfuß ziehen
4 Strumpf über die Ferse ziehen
5 Strumpf bis zum Oberschenkel ziehen

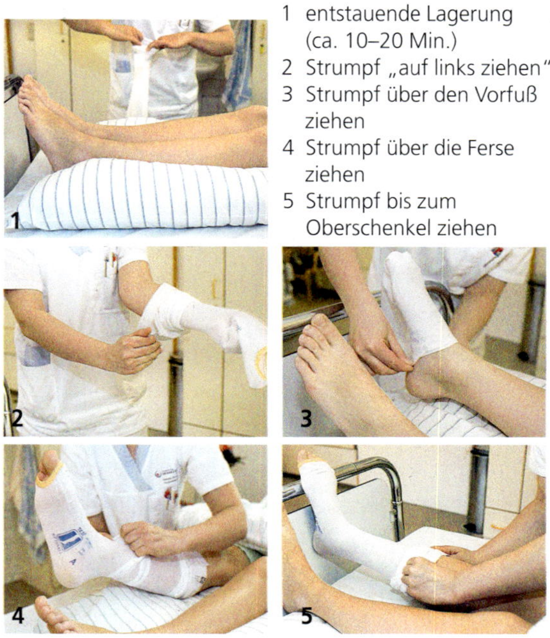

Anziehen der MTS

Das Auge

Der Augapfel – eine menschliche Kamera

Der Augapfel liegt geschützt in der knöchernen Augenhöhle, die durch die Schädelknochen ↑ S. 225 gebildet wird. Seine runde, apfelähnliche Form entsteht durch den im Inneren liegenden Glaskörper, der aus einer gallertartigen und klaren Substanz besteht. Ihn umgeben Netzhaut, Aderhaut und Lederhaut. Im vorderen Augenbereich gehen die Aderhaut in die Regenbogenhaut (*Iris*) und die Lederhaut in die Hornhaut über. Zwischen Iris und Glaskörper liegt die Linse. Sie ist durchsichtig und elastisch und an Linsenbändern aufgehängt, über die der Ringmuskel die Form der Linse verändern kann.

Im hinteren Bereich, am so genannten Blinden Fleck, tritt der Sehnerv aus, der die vom Auge aufgefangenen Lichtstrahlen als elektrischen Reiz zum Gehirn weiterleitet. Im Gehirn erfolgen dann die weiteren Schritte des Wahrnehmungsprozesses ↑ S. 56.

Der Augapfel wird durch sechs Augenmuskeln bewegt, die aus quergestreifter Skelettmuskulatur ↑ S. 226 bestehen und durch Hirnnerven ↑ S. 228 gesteuert werden.

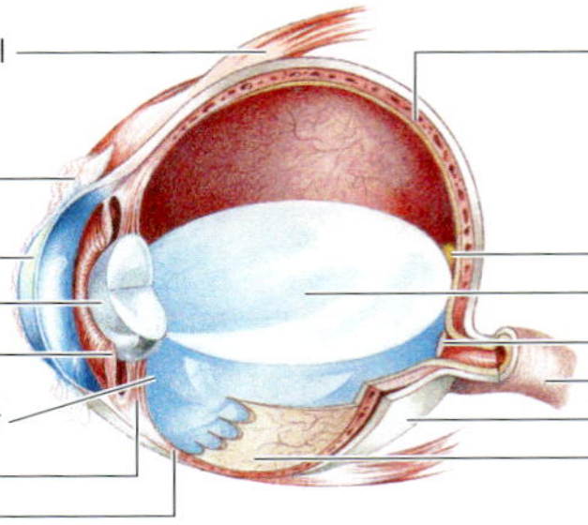

Im vorderen Bereich des Augapfels sitzt die Linse, im hinteren Bereich tritt der Sehnerv aus. Dazwischen liegen Glaskörper und andere Strukturen, die für die Funktion des Auges von Bedeutung sind.

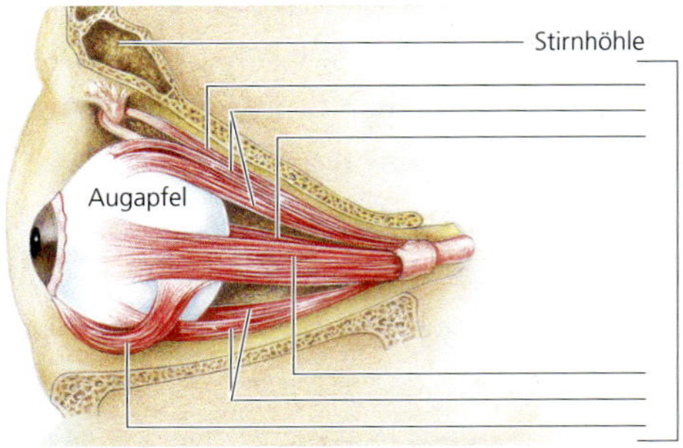

Die Augenmuskeln setzen am Augapfel an und sorgen für seine Beweglichkeit. Sie werden willkürlich gesteuert.

Hüte es wie deinen Augapfel – die Schutzeinrichtungen des Auges

Das Auge gilt als wichtigstes Sinnesorgan des Menschen. Augenlider- und -wimpern sowie Tränendrüsen sorgen für seinen Schutz.

Die Augenlider mit ihren Wimpern schließen sich bei Gefahr reflexhaft und können damit den Eintritt von Fremdkörpern verhindern. Dringt doch ein Fremdkörper ein, kann das von den Tränendrüsen produzierte wässrige Sekret (Tränen) den Fremdkörper herausspülen. Aber auch starke Emotionen ↑ S. 34, wie z. B. Trauer oder Freude, können den Tränenfluss anregen. Hauptaufgabe der Tränen ist allerdings das Feuchthalten der Hornhaut und der Schutz vor Infektionen.

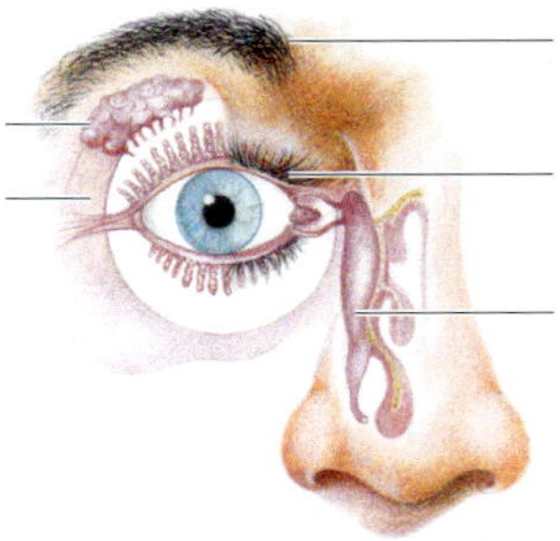

Unser Auge ist durch Augenlid, Wimpern und Tränendrüse geschützt.

Licht – physikalische Grundlage des Sehens

Der Mensch kann Gegenstände nur dann sehen, wenn sie beleuchtet sind. Lichtstrahlen verlaufen geradlinig. Treffen sie auf Oberflächen oder treten sie von einem Medium (z. B. Luft) in ein anderes Medium (z. B. Wasser) über, werden sie gebrochen oder zurückgeworfen (*reflektiert*).

Beispiel

Sie können Lichtbrechung bei einem einfachen **Versuch** beobachten: Betrachten Sie einen Trinkhalm, der in einem Glas Wasser steht. Aus einem bestimmten Winkel sieht es aus, als ob der Trinkhalm einen Knick macht. Die Lichtstrahlen werden gebrochen. Schauen Sie aus einem anderen Winkel, können Sie den ins Wasser eingetauchten Teil des Trinkhalms gar nicht mehr sehen. Das Licht wird an der Wasseroberfläche reflektiert.

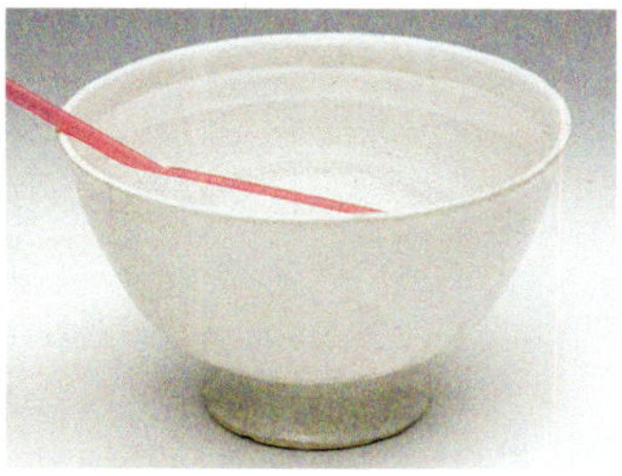

Trinkhalm „mit Knick"

Vom Licht zum Bild – Sehfunktion des Auges

Trifft das von einem Gegenstand zurückgeworfene Licht auf unser Auge, wird es an Hornhaut und Linse gebrochen. Das Auge ist genau so geformt, dass die Lichtstrahlen auf der Netzhaut ein Bild ergeben. Die besten Bilder entstehen am so genannten **Gelben Fleck**, da hier die Anzahl der Nervenzellen am größten ist. Diese wandeln die Bilder in einen elektrischen Reiz um, den der Sehnerv zum Gehirn weiterleitet.

Abhängig davon, wie weit der zu sehende Gegenstand vom Auge entfernt ist, muss die Linse wie der Fokus einer Kamera eingestellt werden. Dieser Vorgang heißt **Akkomodation** und erfolgt als Zusammenspiel aus Linsenbändern, Linse und dem Ringmuskel. Bei der Fernakkomodation wird die Linse gestreckt und somit flacher, bei der Nahakkomodation bekommt die Linse eine eher runde Form.

Die Regenbogenhaut regelt den Lichteinfall ins Auge. Bei hellem Licht wird die **Pupille** verengt (*Miosis*), bei Dunkelheit erweitert (*Mydriasis*). Auch bei Stress oder Angst kann die Pupille erweitert sein. Bestimmte Medikamente oder Drogen können ebenfalls die Pupillenweite beeinflussen.

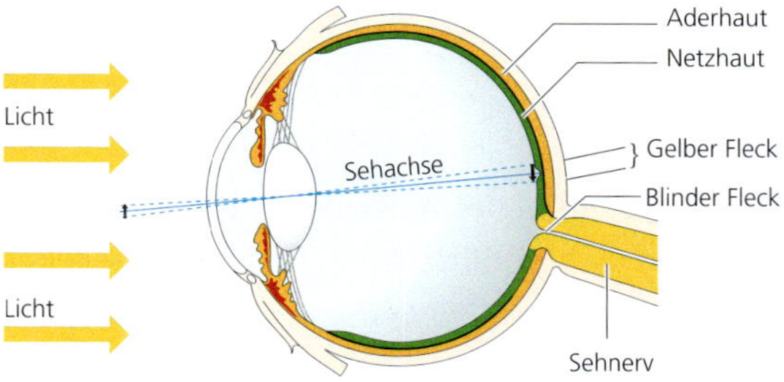

Das ins Auge einfallende Licht wird an Hornhaut und Linse so gebrochen, dass es am Gelben Fleck ein Bild ergibt.

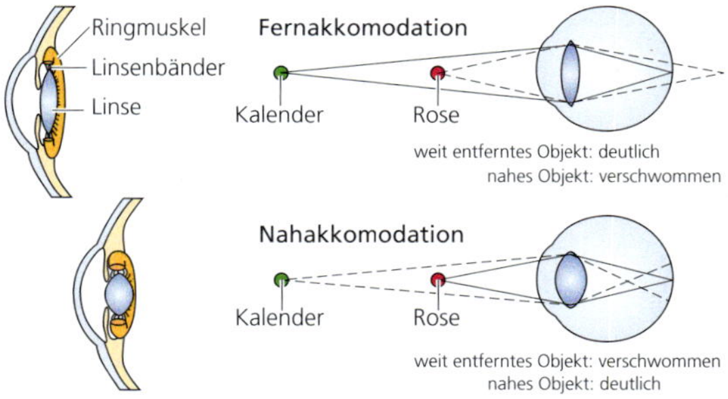

Fern- und Nahakkomodation des Auges

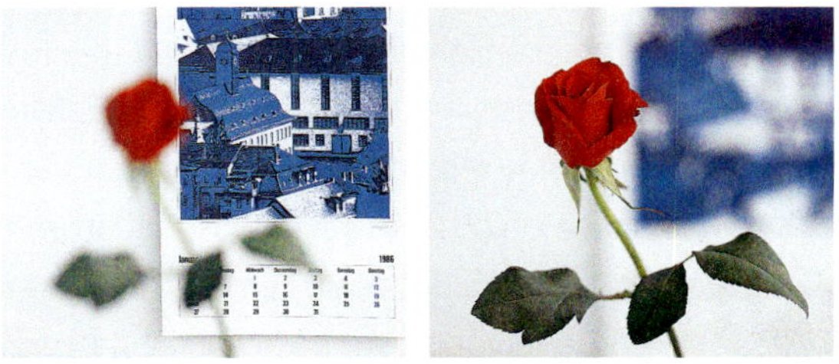

Abhängig davon, ob die Linse auf Fern- oder Nahakkomodation eingestellt ist, sieht das Auge entweder die Rose oder den Kalender scharf.

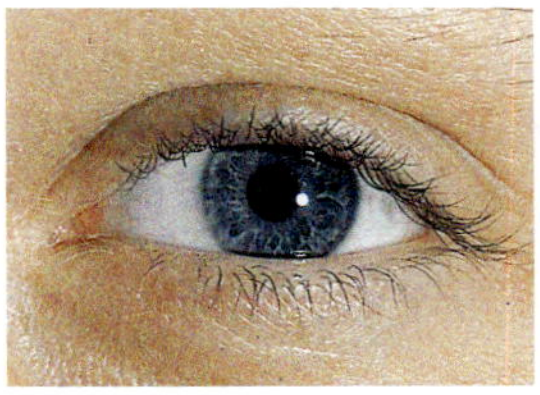

Miosis

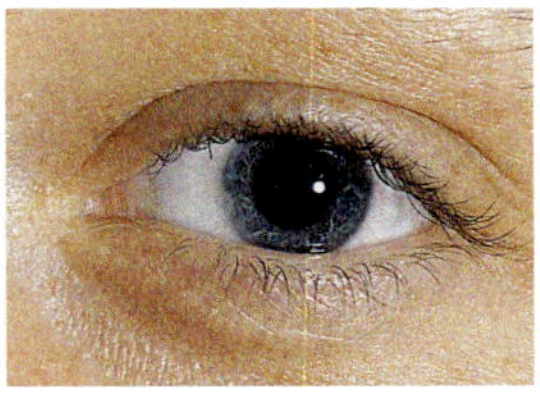

Mydriasis

Das Ohr

Bestandteile und Aufbau

Das Ohr besteht aus drei Teilen:

- Außenohr
- Mittelohr
- Innenohr

Das **Außenohr** ist der von außen sichtbare Teil, wird von Ohrmuschel und äußerem Gehörgang gebildet und endet mit der äußeren Seite des Trommelfells. Die Ohrmuschel ist elastisch und besteht aus von Haut überzogenem Knorpel. Die Form der Ohrmuschel begünstigt die Weiterleitung der Schallwellen in den Gehörgang und von dort zum Trommelfell. Der äußere Gehörgang ist zu zwei Dritteln aus Knorpel und im inneren Drittel durch das Schläfenbein geformt. In der auskleidenden Haut befinden sich Talg- und Knäueldrüsen, die zusammen das Ohrenschmalz produzieren.

Das **Mittelohr** besteht aus der Paukenhöhle und ist für die Schallübertragung von der inneren Seite des Trommelfells auf die Gehörknöchelchen zuständig. Die Gehörknöchelchen heißen wegen ihrer Form Hammer, Amboss und Steigbügel. Sie verstärken die Schallwellen. Die Paukenhöhle ist durch die Eustachische Röhre mit dem Nasen-Rachen-Raum verbunden, hierdurch kann ein Luftdruckausgleich erfolgen.

Das **Innenohr** besteht aus dem knöchernen Labyrinth, das die Bogengänge mit dem Gleichgewichtsorgan ↑ S. 230 und die Hörschnecke mit dem Hörorgan enthält. Das Labyrinth ist durch das ovale Fenster mit dem Mittelohr verbunden und geht im Schädelinneren in den inneren Gehörgang über, der u. a. Hör- und Gleichgewichtsnerv sowie Blutgefäße führt.

Die Hörschnecke ist mit Flüssigkeit gefüllt und besteht aus drei Gängen, dem Vorhof-, dem Pauken- und dem Schneckengang. Das eigentliche Hörorgan, Corti-Organ genannt, liegt im Schneckengang. In ihm nehmen Hörsinneszellen, die Haarzellen, den Schall auf und leiten ihn über den Hörnerv zum Gehirn weiter.

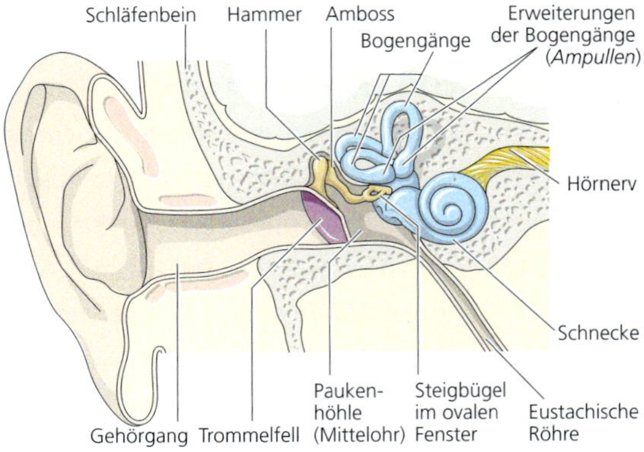

Aufbau des Ohrs. Der Gleichgewichtsnerv ist nicht eingezeichnet. Seine Fasern beginnen an den Haarzellen in den Ampullen der Bogengänge und ziehen als Gleichgewichtsnerv nach innen. Am Beginn des inneren Gehörgangs vereinigt sich der Gleichgewichtsnerv mit dem Hörnerv zum Hör- und Gleichgewichtsnerv.

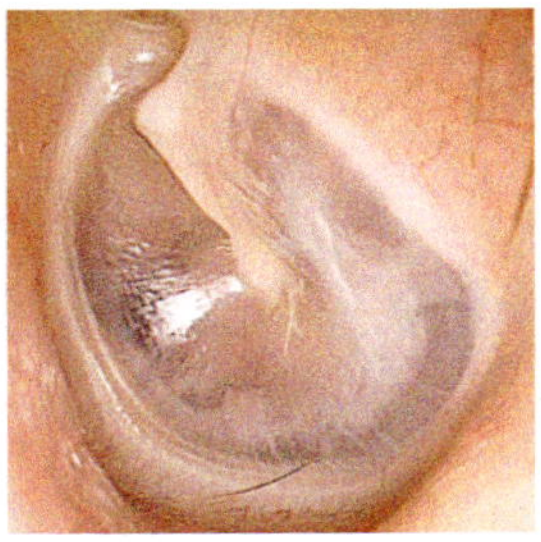

Normales Trommelfell (Ohrenspiegelung).

Hinweis Bei Erkältungen schwillt häufig die Eustachische Röhre zu. Der dadurch erhöhte Druck im Mittelohr hemmt das Trommelfell, die Schallwellen werden nur noch reduziert übertragen und das Hörvermögen ist eingeschränkt.

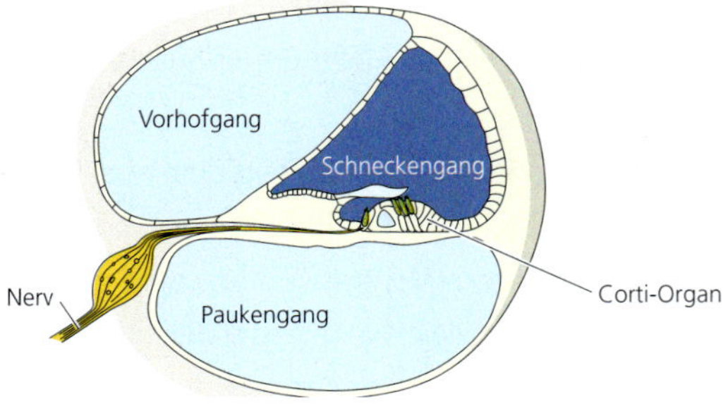

Querschnitt durch die Hörschnecke

Schall – physikalische Grundlagen des Hörens

Geräusche, Klänge und Töne werden im Allgemeinen als Schall bezeichnet. Im physikalischen Sinn ist Schall eine Welle, die sich nach bestimmten Gesetzen ausbreitet. Abhängig von der Schwingungsanzahl (*Frequenz*) der Welle nimmt der Mensch verschiedene Tonhöhen wahr. Die Tonhöhe wird in Hertz (Hz) gemessen. Die empfundene Lautstärke wiederum ist von der Auslenkung (*Amplitude*) der Schallwelle abhängig. Das Maß der Lautstärke ist Dezibel (dB).

Menschen können Tonhöhen zwischen 16 und 20 000 Hz hören. Bestimmte Tierarten hören hingegen in ganz anderen Frequenzbereichen, wie z. B. die Fledermaus (2 000 – 150 000 Hz).

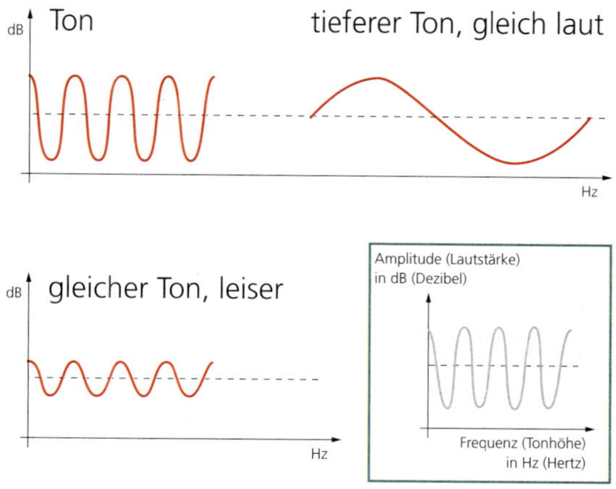

Schallwellen: Im Vergleich zum links oben abgebildeten Ton ist der rechts oben abgebildete Ton zwar gleich laut, jedoch tiefer; der Ton links unten ist zwar gleich hoch, aber leiser.

Vom Schall zum Ton – Hörfunktion des Ohrs

Der von einer Schallquelle produzierte Schall wird von der Ohrmuschel eingefangen und in den äußeren Gehörgang weitergeleitet. Das Trommelfell nimmt den Schall in Form von Schwingungen auf. Diese Schwingungen werden von den Gehörknöchelchen in eigene Bewegungen umgewandelt und leiten damit den Schall bis zum ovalen Fenster weiter. Durch die Schwingungen des ovalen Fensters entsteht eine Druckwelle, die auf die Flüssigkeit in den Gängen des Labyrinths übertragen wird. Diese Welle in der Flüssigkeit regt die Hörsinneszellen an. Unterschiedliche Schallfrequenzen werden von verschiedenen Hörsinneszellen aufgenommen und in elektrische Reize umgewandelt, die vom Gehirn als Töne unterschiedlicher Frequenz wahrgenommen werden.

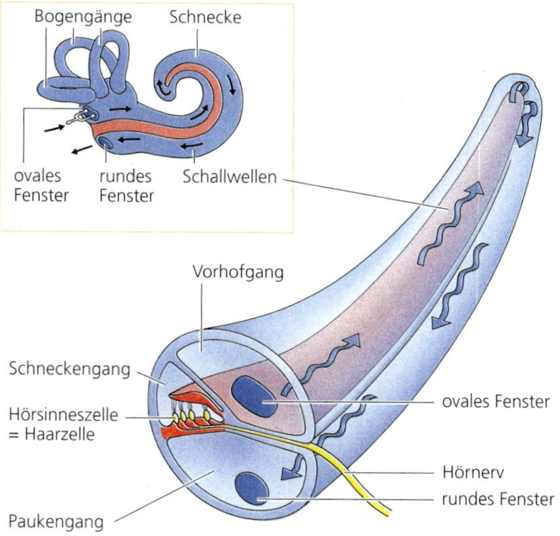

Weg des Schalls im Innenohr

Hinweis Permanenter oder starker Lärm zerstört die Hörsinneszellen und führt zu Lärmschwerhörigkeit. So ist regelmäßiger Lärm ab 85 dB (z. B. LKW im Straßenverkehr, Lautstärke in Diskotheken) oder eine kurze Lärmeinwirkung schon ab 115 dB (z. B. direkter Flugzeuglärm) schädlich.

www.laermorama.ch
Hier finden Sie einen interaktiven Lernpfad zum Thema Schall und Lärm.

Beeinträchtigungen des Hörens und Sehens

Beeinträchtigungen des Sehens

Kurzsichtigkeit

Bei **Kurzsichtigkeit (*Myopie*)** können die betroffenen Menschen weiter entfernte Gegenstände schlecht sehen, da das bei der Lichtbrechung entstehende Bild vor der Netzhaut erscheint. Ursache der Kurzsichtigkeit ist meist ein zu langer Augapfel. Kurzsichtigkeit wird mit Brillen bzw. Kontaktlinsen ausgeglichen.

Weitsichtigkeit

Bei Weitsichtigkeit (*Hyperopie*) können die betroffenen Menschen nahe Gegenstände schlecht sehen, da das bei der Lichtbrechung entstehende Bild hinter der Netzhaut erscheint. Weitsichtige Menschen halten ein Buch beim Lesen weiter weg. Ursache der Weitsichtigkeit ist entweder eine Linsenstörung oder ein zu kurzer Augapfel. Weitsichtigkeit tritt häufig im Alter auf (Altersweitsichtigkeit, *Presbyopie*), da die Elastizität der Linse im Alter nachlässt. Weitsichtigkeit wird mit Lesebrillen, teilweise auch mit so genannten Mehrstärkenbrillen behoben, die den Brillenwechsel bei unterschiedlichen Sehentfernungen ersparen.

Grüner Star

Der Grüne Star (*Glaukom*) entsteht durch zu hohen Augendruck, der langfristig den Sehnerv schädigt und damit zur Erblindung führen kann. Die meisten Betroffenen spüren keine Symptome. Die Erkrankung wird beim Augenarzt durch Messung des Augeninnendrucks erkannt und mit Medikamenten (Augentropfen) oder ggf. mit einem operativen Eingriff behandelt.

Grauer Star

Der **Graue Star** (*Katarakt*) ist eine Trübung der Linse, welche zur Störung der Lichtbrechung führt. Die Betroffenen fühlen sich bei Lichteinfall schnell geblendet und haben den Eindruck, durch eine milchige Glasscheibe zu sehen. Die Erkrankung kann nur operativ durch Austausch der Linse behandelt werden.

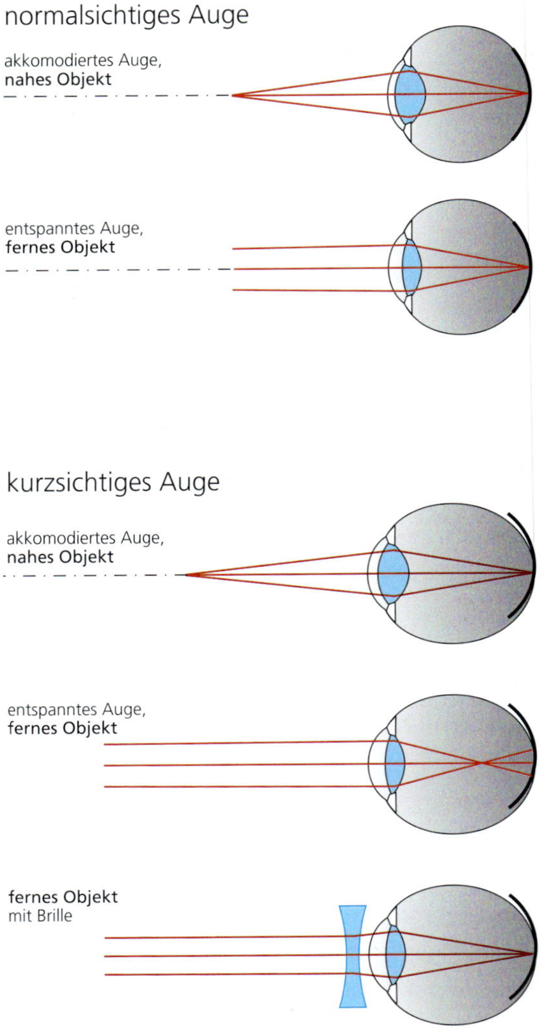

Bei Normalsichtigkeit entsteht ein scharfes Bild auf der Netzhaut (oben). Bei Kurzsichtigkeit bedarf es beim Sehen ferner Objekte der Korrektur durch Brille bzw. Kontaktlinsen (unten).

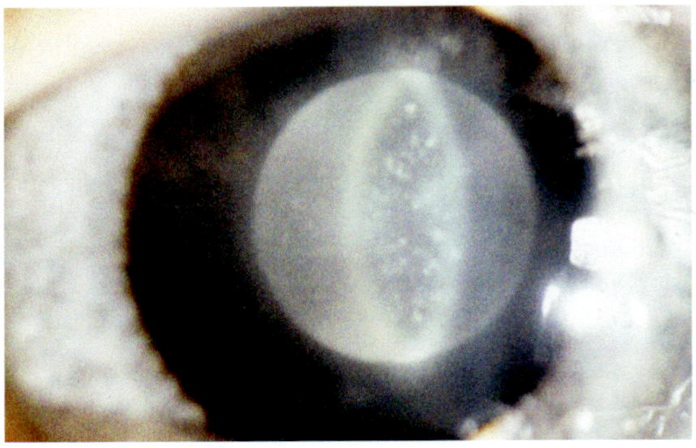

Auge mit Grauem Star

Bindehautentzündung

Eine Bindehautentzündung am Auge (*Konjunktivitis*) ist durch gerötete, schmerzende oder juckende Augen gekennzeichnet, häufig kommt starke (eitrige) Sekretbildung hinzu. Bindehautentzündungen können durch **Bakterien** ↗ S. 416 oder Viren, Allergene ↗ S. 415 oder Fremdkörper (z. B. Rauch, Staub) ausgelöst werden. Sie werden medikamentös (Augentropfen) behandelt.

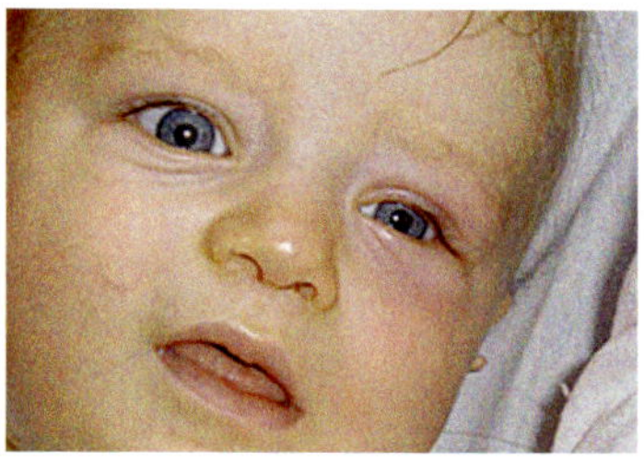

Eine Bindehautentzündung hat häufig – gerade bei Kindern – bakterielle Ursachen. Die Ansteckungsgefahr ist bei viralen Entzündungen sehr hoch.

Netzhautveränderungen

Netzhautveränderungen (*Retinopathien*) können u. a. durch altersbedingte Abbauprozesse (*Makuladegeneration*) oder durch Durchblutungsstörungen und Einblutungen (z. B. bei **Diabetes mellitus** ↗ S. 502) entstehen. Meist leiden die Betroffenen unter Sehschärfeverlust oder verzerrten Bildern bis hin zur Erblindung. Die therapeutischen Möglichkeiten sind gering.

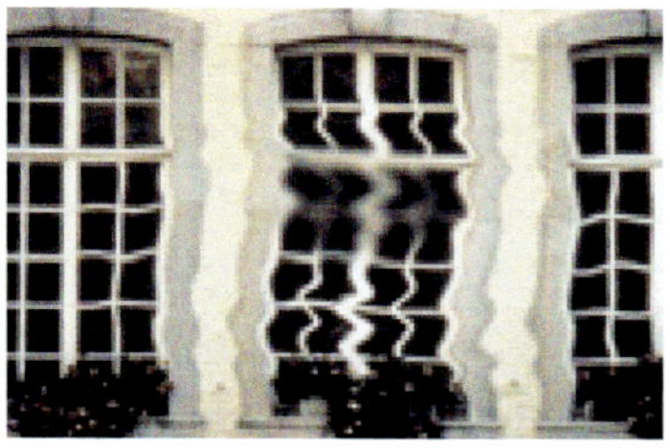

Bildverzerrungen bei Makuladegeneration

Beeinträchtigungen des Hörens

Ohrgeräusche und Hörsturz

Ohrgeräusche (*Tinnitus*) können vorübergehend oder dauerhaft auftreten. Die Betroffenen hören dabei Geräusche, die nicht von einer äußeren Schallquelle stammen. Die Ursachen sind vielfältig. Ohrgeräuschen liegt häufig eine zu hohe Lärmbelastung zu Grunde, gerade bei Jugendlichen. Ungeklärt ist die Ursache des Hörsturzes, der ggf. mit Ohrgeräuschen, Schwindel und Druckgefühl im Ohr verbunden ist und bis hin zur Taubheit führen kann. Es gibt zahlreiche Therapieansätze bei Ohrgeräuschen und Hörsturz, nicht selten ist der Verlauf jedoch chronisch.

Normale Netzhaut

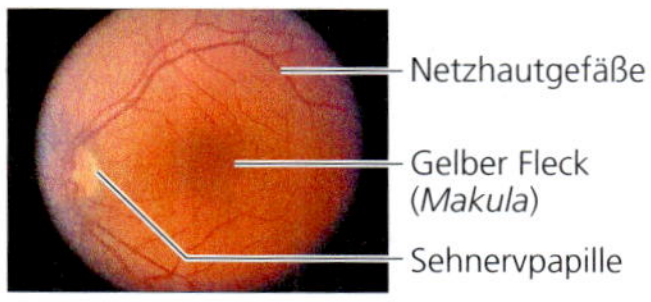

Retinopathie

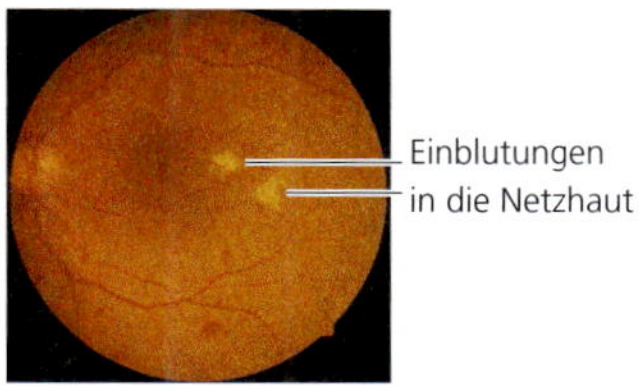

Normaler Augenhintergrund (oben) und Diabetische Retinopathie mit Einblutungen und Gefäßaussackungen (*Mikroaneurysmen*)

Mittelohrentzündung

Eine Mittelohrentzündung (*Otitis media*) entsteht meist durch Sekretstau in Folge einer Erkältung (Eustachische Röhre ↗ S. 248). Die Betroffenen können unter starken Ohrenschmerzen, Fieber oder Schwerhörigkeit leiden. Das **Trommelfell** ist stark gerötet. Die Mittelohrentzündung wird meist mit abschwellenden Nasentropfen behandelt, um den Sekretstau zu lösen. In schweren Fällen müssen Antibiotika ↗ S. 446 und ggf. ein operativer Eingriff Abhilfe schaffen.

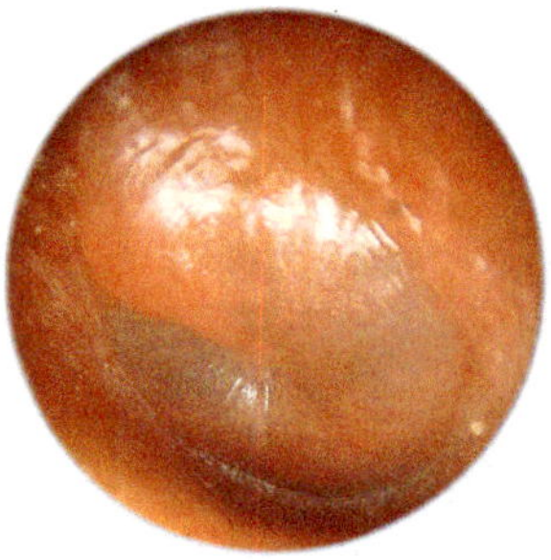

Sicht auf ein Trommelfell bei einer Mittelohrentzündung

Beobachtung und pflegerische Unterstützung sehbehinderter oder blinder Menschen

Beobachtung

Veränderungen des Auges
Veränderungen des Auges, wie z. B. Rötung oder starke Sekretbildung, können auf eine entzündliche oder allergische Augenerkrankung hinweisen und sollten durch einen Arzt untersucht werden.

Bei manchen Menschen ist die Tränenflüssigkeit verringert oder der Lidschluss funktioniert nicht oder nicht vollständig. In diesen Fällen kann es zu einem trockenen Auge kommen. In der Regel schaffen ärztlich verordnete Augensalben oder Augentropfen Abhilfe.

Bei Stürzen kommt es nicht selten zu einem so genannten „blauen Auge", auch Einblutungen im Auge können auftreten. Bei allen Verletzungen des Auges sollte auf jeden Fall ein Arzt hinzugezogen werden.

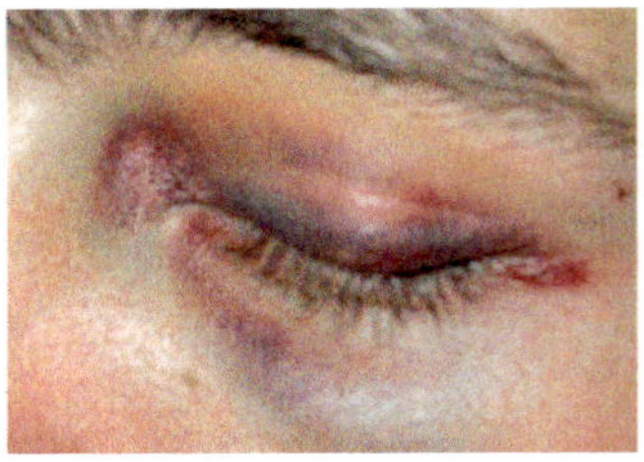

Bei einem blauen Auge, wie auch bei allen anderen Verletzungen in und um das Auge, sollte ein Arzt hinzugezogen werden.

Veränderungen der Sehfähigkeit
Geben Menschen plötzliche Veränderungen der Sehfähigkeit an, z. B. Sehfeldeinschränkungen, Flimmern vor den Augen oder Augenschmerzen, kann dies auf ein akutes Krankheitsgeschehen hinweisen und muss unbedingt, ggf. von einem Notarzt, untersucht werden.

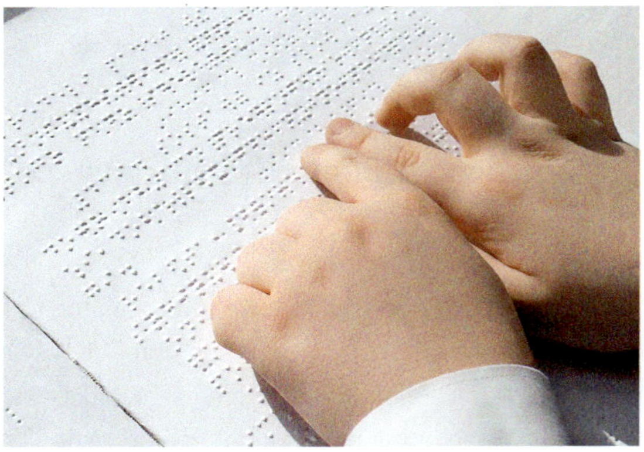

Die Braille-Schrift, auch Blindenschrift genannt, ermöglicht blinden Menschen das Lesen. Vor allem von Geburt an blinde Menschen beherrschen diese Technik.

Pflegerische Unterstützung

Prinzipien im Umgang mit sehbehinderten Menschen
Sehbehinderte Menschen haben i. d. R. eigene Wege gefunden, sich in der Welt zu orientieren. Bieten Sie Hilfestellung an, überlassen Sie es aber der sehbehinderten Person, die Hilfe anzunehmen. Erklären Sie mit Worten, was sie nicht sehen kann, führen Sie auf Wunsch Arm oder Hand der Person, um bestimmte Gegenstände zu ertasten.

Sorgen Sie dafür, dass alle notwendigen Hilfsmittel immer in greifbarer Nähe sind und alle persönlichen Dinge immer an denselben und dem sehbehinderten Menschen bekannten Orten bereitliegen.

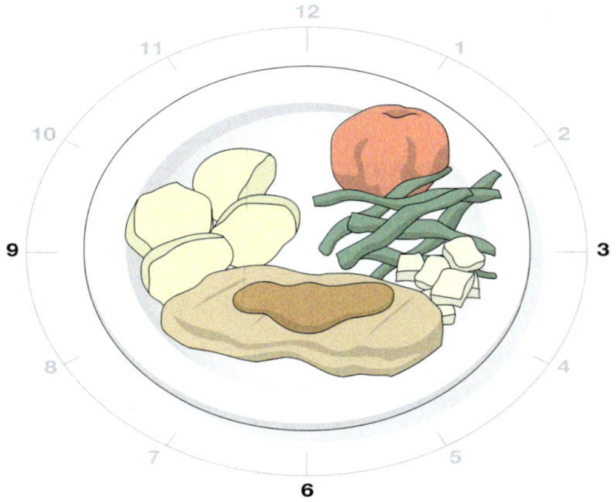

Sie können die Lage von Gegenständen genau beschreiben, indem Sie das Ziffernblatt einer Uhr als Orientierungshilfe nutzen. Auf diesem Teller liegt das Fleisch z. B. „auf sechs Uhr".

Umgang mit Sehhilfen

Sehhilfen (Brillen oder Kontaktlinsen) korrigieren einige Augenkrankheiten und ermöglichen eine weitgehend normale Sehfähigkeit.

Brillen bestehen aus einem Brillengestell und Brillengläsern. Beide können leicht zerbrechen, daher ist ein sorgsamer Umgang mit Brillen unumgänglich, ein Brillenetui bietet guten Schutz in der Zeit des Nichttragens. Damit der Brillenträger gut sehen kann, sollten die Brillengläser immer gut durchsichtig, also geputzt sein. Dies geschieht mindestens einmal täglich unter fließendem, warmem Wasser, das Abtrocknen erfolgt mit einem fusselfreien Tuch. Für eine Reinigung zwischendurch eignen sich spezielle Brillenputztücher. Die Brille sollte stabil auf der Nase sitzen und die Bügel sollten nicht an der Schläfe oder hinter den Ohren drücken. Lassen Sie ggf. einen Optiker das Brillengestell nachkorrigieren.

Kontaktlinsen sitzen direkt auf der Hornhaut. Um eine Reizung der Hornhaut zu vermeiden, sollten Kontaktlinsen nachts herausgenommen und in einem speziellen Reinigungsbad gesäubert werden. Beachten Sie dabei die Herstellerangaben.

Kontaktlinsen werden häufig aus ästhetischen Gründen einer Brille vorgezogen, es gibt aber auch medizinische Gründe für das Tragen von Kontaktlinsen.

Hinweis So weit wie möglich sollten Pflegebedürftige mit Sehhilfen oder Augenprothesen selbstständig umgehen. Beachten Sie aber, dass der Pflegebedürftige ohne Sehhilfe wenig oder gar nichts sehen kann und daher beim Nichttragen der Sehhilfe auf zusätzliche Unterstützung angewiesen sein kann.

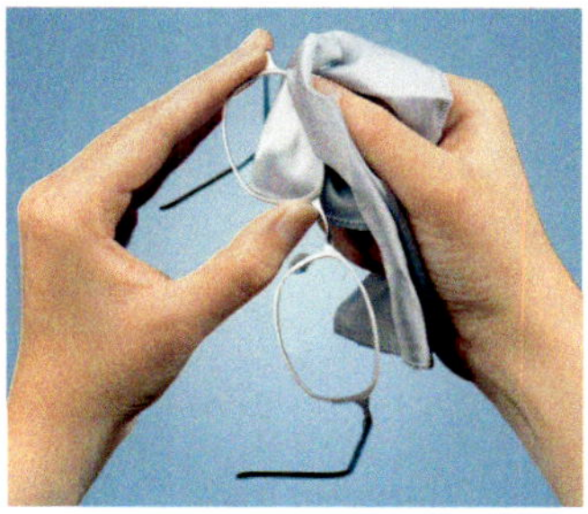

Fusselfreie Tücher oder spezielle Brillenputztücher sorgen auch zwischendurch für eine einwandfreie Sicht.

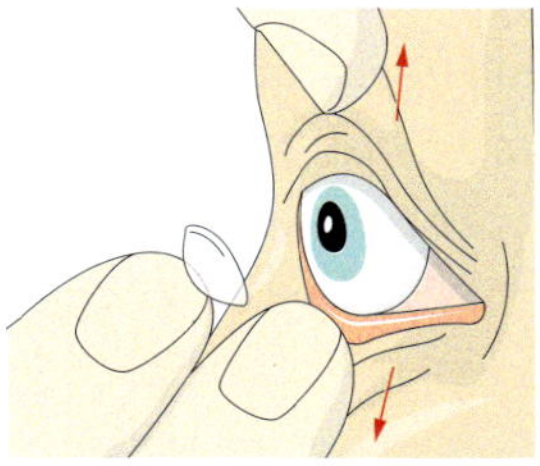

Einsetzen von Kontaktlinsen	Herausnehmen von Kontaktlinsen
1 Hände gründlich mit Seife reinigen	**1** Hände gründlich mit Seife reinigen
2 Linse auf dem Zeigefinger platzieren	**2** Oberlid nach oben und Unterlid nach unten ziehen
3 Oberlid nach oben und Unterlid nach unten ziehen	**3** Linse vorsichtig zwischen Daumen und Zeigefinger greifen
4 Linse auf Augapfel/Hornhaut aufsetzen	**4** Linse sanft abziehen
5 Pflegebedürftigen zum Blinzeln auffordern	**5** Linse in richtiges Fach des Linsenbehälters legen
6 Fragen, ob die Linse richtig sitzt	**6** Linse reinigen

Umgang mit Augenprothesen

Augenprothesen füllen die Augenhöhle bei Fehlen des Augapfels aus, sie haben keine Sehfunktion. Die so genannten Glasaugen werden einmal täglich herausgenommen und unter fließendem, warmem Wasser gereinigt.

Hinweis Augenprothesen sind nicht, wie vielleicht zu erwarten wäre, kugelrund, sondern schalenförmig mit kleinen runden Ausbuchtungen. Somit können Sie sich optimal an die Augenhöhle anpassen.

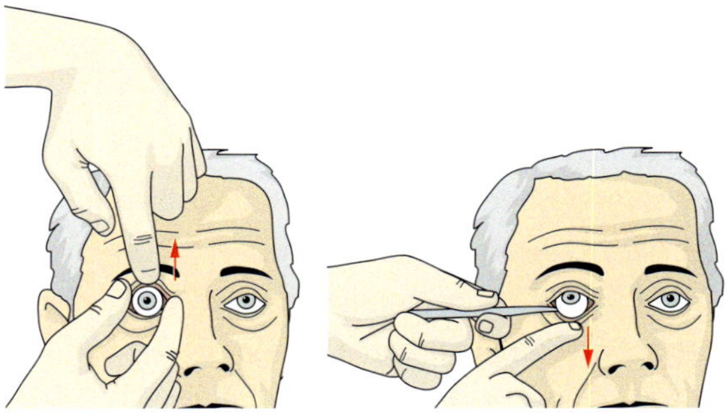

Beim Einsetzen der Augenprothese (links) blickt der Pflegebedürftige nach oben, das Oberlid wird leicht nach oben gezogen, die Augenprothese in die Augenhöhle eingesetzt und anschließend das Unterlid vorsichtig nach unten gezogen, bis die Prothese in den Bindehautsack gleitet.

Beim Herausnehmen der Augenprothese (rechts) blickt der Pflegebedürftige nach oben, das Unterlid wird leicht nach vorne gezogen und Zeigefinger oder ein spezielles Glasstäbchen unter die Augenprothese geschoben. Nun kann die Prothese entnommen werden.

Beobachtung und Unterstützung schwerhöriger und gehörloser Menschen

Beobachtung

Veränderungen des Ohrs

Am Ohr treten häufiger Hautveränderungen ↗ S. 194 auf. Bei Sekretaustritt aus dem Ohr sollte eine Pflegefachkraft oder ein Arzt hinzugezogen werden. Verstärkter Austritt von Ohrenschmalz bedarf meistens nur einer häufigeren Ohrenpflege ↗ S. 207. Der Austritt von eitrigem Sekret hingegen kann Hinweis auf den Riss des Trommelfells bei einer Mittelohrentzündung ↗ S. 251 sein. Tritt Blut aus dem Ohr aus, ist dies ein Notfall.

Veränderungen der Hörfähigkeit

Gerade im Alter ist die Abnahme der Hörfähigkeit, insbesondere in höheren Tonlagen, ein physiologischer Abbauprozess. Aber auch die Verlegung des Trommelfells durch einen Schmalzpfropf oder eine starke Erkältung können zu Einschränkungen der Hörfähigkeit führen. Jede zunehmende Schwerhörigkeit sollte ärztlich untersucht werden. Plötzlich auftretende starke Ohrgeräusche ↗ S. 251 oder Taubheit können auf einen Tinnitus oder Hörsturz ↗ S. 251 hinweisen und sind Notfälle.

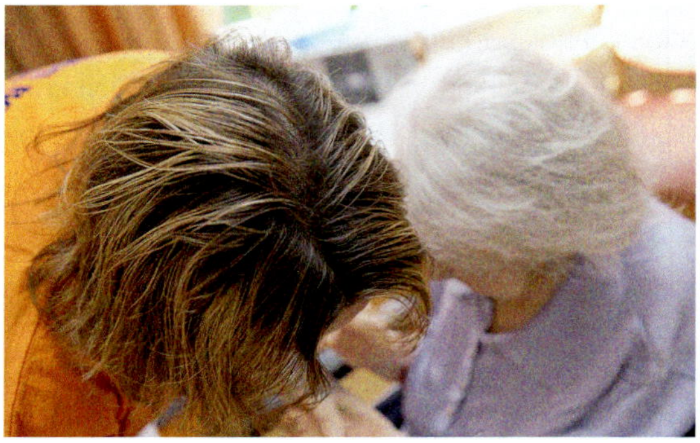

Manche von Altersschwerhörigkeit betroffene Menschen möchten ihre Einschränkung nicht wahrhaben und reagieren wütend oder gar depressiv, wenn sie das Gesagte nicht verstehen. Hier ist viel Einfühlungsvermögen gefragt.

Pflegerische Unterstützung

Prinzipien im Umgang mit hörbehinderten Menschen

Viele hörbehinderte Menschen haben gelernt, ihre fehlende Hörfähigkeit durch Lippenlesen auszugleichen. Daher ist es wichtig, langsam, deutlich und möglichst tief zu sprechen und die Betroffenen immer von vorn anzusprechen. Vermeiden Sie bei Altersschwerhörigkeit zu lautes Sprechen, da laute Stimmen sich eher im hohen Frequenzbereich befinden und daher nicht besser verstanden werden. Achten Sie ggf. auf funktionierende und eingesetzte Hörgeräte ↗ S. 255. Vergewissern Sie sich, dass das Gesagte verstanden wurde. Beherrscht der Betroffene die Gebärdensprache, kann ein Gebärdendolmetscher hinzugezogen werden.

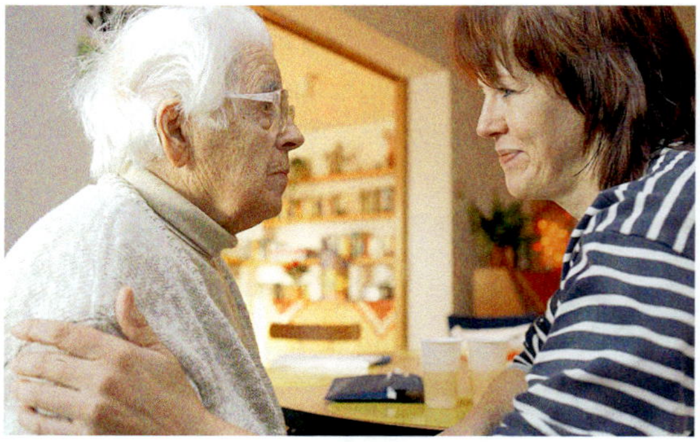

Kommunikation mit schwerhörigen Menschen: erst Blickkontakt aufnehmen, dann sprechen

Hinweis Vereinbaren Sie Sichtzeichen, wenn Sie in das Zimmer eines hörbehinderten Menschen eintreten. Das Anklopfen wird i. d. R. nicht gehört. Eine Lichtklingel kann Abhilfe schaffen, aber auch das kurze Ein- und Ausschalten des Deckenlichts gibt dem Betroffenen die Möglichkeit, sich auf Ihre Anwesenheit einzustellen.

Umgang mit Hörhilfen

Es gibt zahlreiche verschiedene Formen von Hörgeräten, daher sollten Sie sich von dem Pflegebedürftigen, einem Angehörigen oder Hörgeräteakustiker in den Gebrauch des jeweiligen Gerätes einweisen lassen.

Häufig gebräuchlich sind **Im-Ohr-Geräte (IO-Geräte) und Hinter-dem-Ohr-Geräte (HdO-Geräte)**. Beide benötigen eine Energieversorgung durch Batterien und können **ein- und ausgeschaltet** werden. Beachten Sie im Umgang mit den Geräten Folgendes:

- Das funktionstüchtige Gerät pfeift beim Anschalten in der Hand. Um dem Pflegebedürftigen das unangenehme Pfeifen zu ersparen, sollten die Geräte immer erst nach dem Einsetzen angeschaltet werden.
- Die Reinigung erfolgt nach Herstellerangaben, i. d. R. mit einem weichen, trockenen Tuch. Spezielle Mittel reinigen IO-Geräte sowie das im Ohr sitzende Ohrpassstück bei HdO-Geräten.
- Erfragen Sie die individuellen Tragegewohnheiten der Betroffenen. Die meisten bevorzugen das Herausnehmen des Gerätes während des Schlafens. In diesen Fällen muss das Gerät ausgeschaltet werden. Bei längerem Pausieren sollten die Batterien entnommen werden.
- Die meisten Hörgeräte sind nicht wasserfest und werden beim Duschen, Baden oder Haarewaschen herausgenommen, ebenso beim Haarefönen.
- Die Geräte müssen regelmäßig nach Herstellerangaben **entfeuchtet** werden. Hierzu gibt es spezielle Sets.

Inzwischen existiert eine Vielzahl technischer Geräte auf dem Markt, die hörbehinderten Menschen den Alltag erleichtern. Informieren Sie sich am besten im Sanitätshaus oder bei einem Hörgeräteakustiker.

Ein einfach einzusetzendes Hilfsmittel ist eine kleine Tafel, auf der Sie wichtige Informationen, z. B. Telefonnummern oder schwer verstehbare Namen und Adressen, schriftlich festhalten können.

Hinweis Manche Hörgeräte enthalten spezielle Programme, die z. B. zum Telefonieren oder zur Unterdrückung von Nebengeräuschen auf der Straße gewählt werden können.

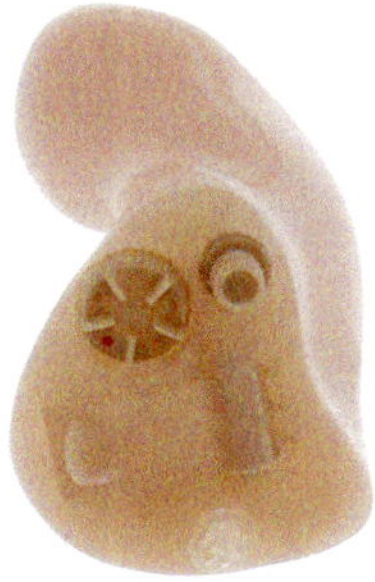

IO-Gerät

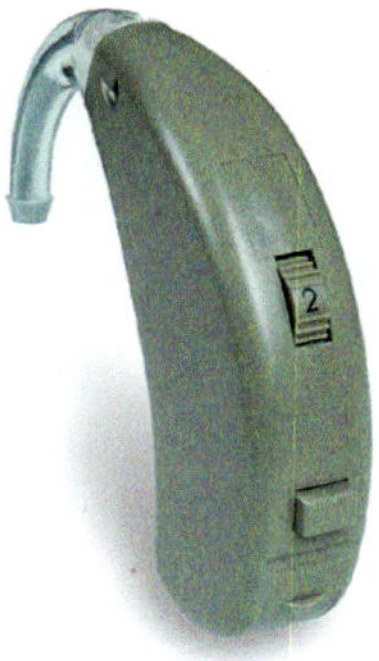

HdO-Gerät

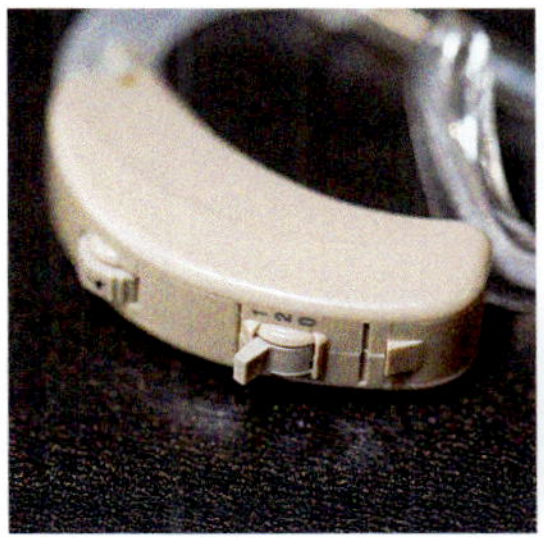

eingeschaltetes Hörgerät

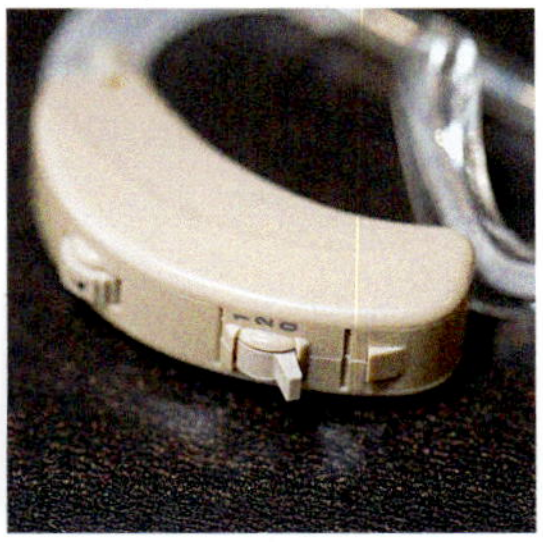

ausgeschaltetes Hörgerät

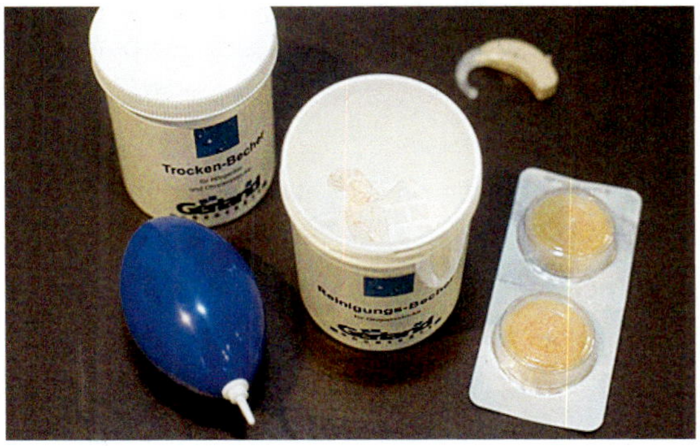

Entfeuchtungsset für Hörgeräte

www.schwerhoerigen-netz.de
> Service
> DSB-Ratgeber
Hier sind zahlreiche Ratgeber des Deutschen Schwerhörigenbundes, z. B. zu Lärm, Tinnitus, Verständigung mit Schwerhörigen oder technischen Hilfen, abrufbar.

Bestandteile der Nahrung

Energiegehalt der Nahrungsmittel und Energiebedarf des Körpers

Jedes Nahrungsmittel hat einen eigenen **Energiegehalt**. Dieser wird physiologischer Brennwert genannt. Die Einheit für Energie ist das Joule (J). In der Ernährungslehre findet man häufig auch noch die veraltete Maßeinheit Kalorie (cal). Dabei entspricht eine Kalorie ungefähr 4,19 Joule. Diese Energiemengen sind sehr klein, häufiger sind daher die Bezeichnungen Kilojoule (kJ) oder Kilokalorie (kcal), die entsprechend 1000-fache Menge. Die einzelnen Nährstoffe verfügen immer über folgenden Energiegehalt:

- 1 g Kohlenhydrate 17 kJ ~ 4 kcal
- 1g Fett 39 kJ ~ 9 kcal
- 1g Eiweiß 17 kJ ~ 4 kcal

Der Mensch benötigt Energie für die Aufrechterhaltung aller Lebensfunktionen. Diese Energie bezieht er aus den in der Nahrung enthaltenen Kohlenhydraten, Eiweißen und Fetten. Sie werden vom Körper aufgenommen, unter Sauerstoffverbrauch „verbrannt" und zu Kohlendioxid und Wasser abgebaut. Das Kohlendioxid wird über die Lunge ↗ S. 293 abgeatmet, das Wasser über die Nieren ↗ S. 276 ausgeschieden.

Der **Energiebedarf** des Menschen setzt sich zusammen aus Grundumsatz (abhängig von Alter, Geschlecht, Körpergewicht und -größe) und Leistungsumsatz (abhängig von der körperlichen Aktivität). Grundsätzlich ist der Grundumsatz

- bei Frauen niedriger als bei Männern,
- in der Kindheit und Jugend höher als im Alter,
- bei großen oder schweren Menschen höher als bei kleinen oder leichten Menschen.

Je niedriger die körperliche Aktivität, desto niedriger der Leistungsumsatz. Daher kann es keine generelle Empfehlung für die notwendige Energiezufuhr geben.

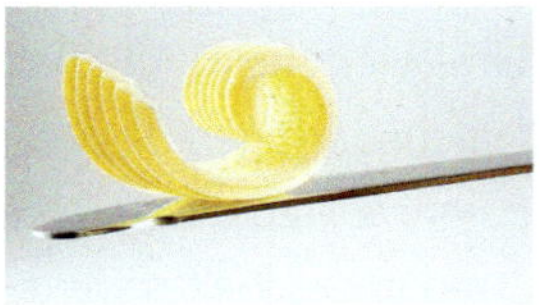

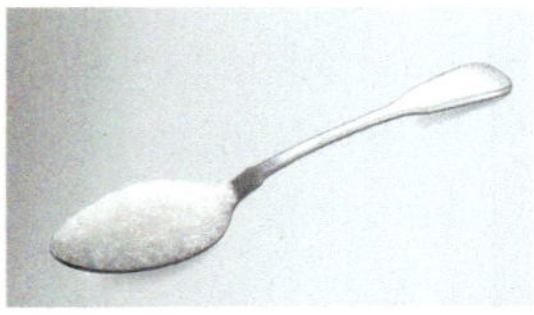

Die gleiche Menge Fett hat einen mehr als doppelt so hohen Energiegehalt wie Kohlenhydrate oder Eiweiß.

Täglicher Energie- und Nährstoffbedarf

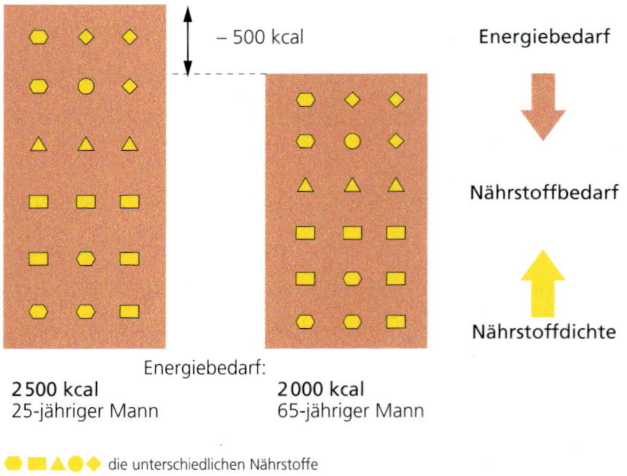

Im Alter sinkt der Energiebedarf. Der Bedarf an hochwertigen Nährstoffen wie Eiweißen, ungesättigten Fettsäuren und Vitaminen bleibt jedoch bestehen. Daher ist eine sorgfältige Auswahl der Nahrungsmittel von besonderer Wichtigkeit.

Hinweis Der persönliche Energiebedarf setzt sich aus Grund- und Leistungsumsatz zusammen. Zahlreiche Programme im Internet bieten die Möglichkeit, diesen zu berechnen.

Joule nach einem britischen Physiker benannte Maßeinheit, ausgesprochen „dschuhl"

Nährstoffe aus chemischer Sicht

Nahrungsmittel decken den Nährstoff- und Energiebedarf unseres Körpers. Man kann die Nährstoffe in Nährstoffgruppen unterteilen.

Kohlenhydrate

Kohlenhydrate sind die idealen Energielieferanten und hauptsächlicher Bestandteil pflanzlicher Nahrungsmittel. Umgangssprachlich sind sie uns als Stärke und Zucker geläufig. Man unterscheidet Kohlenhydrate nach der Anzahl ihrer chemischen Grundbausteine in Einfach-, Doppel- und Vielfachzucker.

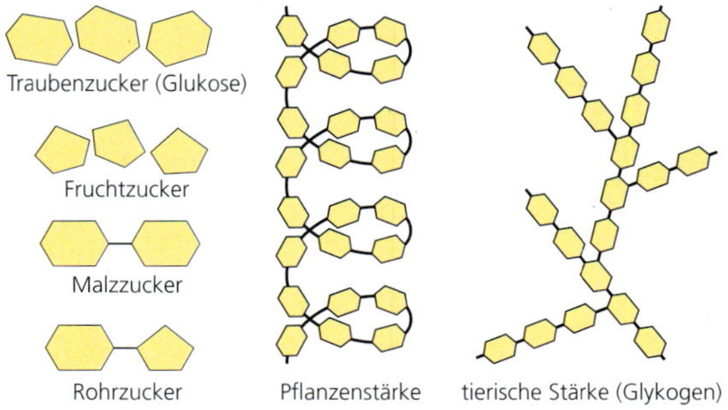

In unterschiedlichen Kombinationen bauen Einfachzucker sowohl Doppelzucker als auch Vielfachzucker auf. Alle Kohlenhydrate bestehen aus den chemischen Elementen Kohlenstoff, Wasserstoff und Sauerstoff.

Eiweiße

Eiweiße (*Proteine*) dienen dem Körper als Bau- und Betriebsstoff. Die Bausteine der Eiweiße sind Aminosäuren. In ihrer langkettigen Form spielen Eiweiße als Aufbau- und Ersatzmaterial im Baustoffwechsel ↑ S. 187 fast aller Organstrukturen eine wichtige Rolle. In kugeliger Form kommen sie z. B. als Hormone oder Enzyme vor.

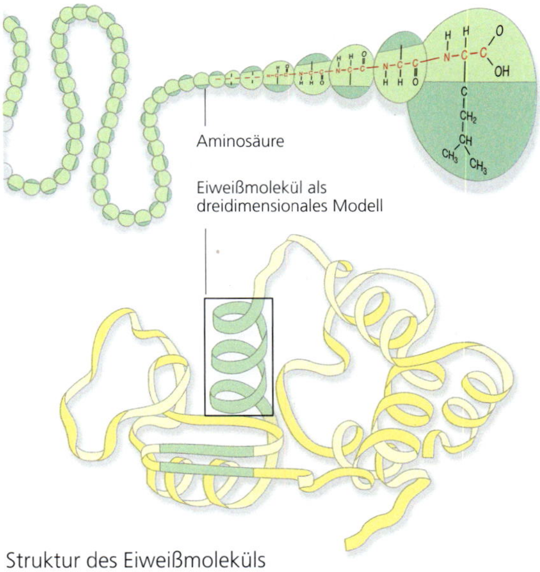

Struktur des Eiweißmoleküls

Fette

Die Hauptaufgabe der Fette (*Lipide*) ist die Energieversorgung, sie sind aber auch für die Aufnahme z. B. fettlöslicher Vitamine vonnöten. Fette bestehen aus Glyzerin und Fettsäuren, man unterscheidet nach ihren chemischen Eigenschaften gesättigte (meist tierische) Fettsäuren von ungesättigten (meist pflanzlichen) Fettsäuren. Einige Fettsäuren sind lebensnotwendig und heißen daher essenzielle Fettsäuren. Sie werden mit der Nahrung aufgenommen.

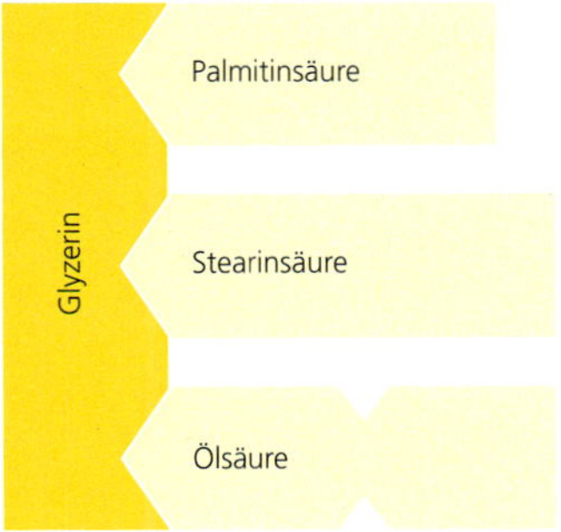

Fette bestehen aus den gleichen chemischen Elementen wie Kohlenhydrate, bilden aber andere Molekülstrukturen. Fettmoleküle bestehen aus einem Glyzerinmolekül und meist drei Fettsäuremolekülen.

Nicht Energie liefernde Nährstoffe

Neben den Energie liefernden Fetten, Kohlenhydraten und Eiweißen gibt es noch folgende Nährstoffgruppen:

- **Ballaststoffe:** unverdauliche Kohlenhydrate
- **Vitamine:** lebenswichtige Nahrungsbestandteile, die der Körper nicht selbst herstellen kann
- **Mineralstoffe:** anorganische Nahrungsbestandteile, z. B. Natrium oder Magnesium
- **sekundäre Pflanzenstoffe:** pflanzliche Schutz- und Abwehrstoffe

anorganisch „unbelebt", chemische Stoffe ohne Kohlenstoffanteil

Verdauungsorgane und Verdauungsvorgänge

Der Weg der Nahrungsmittel durch den Körper

Das Verdauungssystem erstreckt sich vom Mund bis zum After. Seine Länge beträgt ungefähr acht Meter. Speisen und Getränke durchlaufen eine abwechslungsreiche Reise, die zwischen zwei und fünf Tagen dauert.

Das Verdauungssystem kann in ein oberes und ein unteres Verdauungssystem unterteilt werden. Das obere Verdauungssystem liegt im Kopf- und Halsbereich und besteht aus

- Mund,
- Rachen und
- Speiseröhre.

Das untere Verdauungssystem liegt im Rumpf des Körpers und besteht aus

- Magen,
- Dünndarm und
- Dickdarm.

Verschiedene Drüsen produzieren die notwendigen Verdauungssäfte. Die meisten Drüsen liegen in den Wänden der Verdauungsorgane. Die Leber mit der Gallenblase und die Bauchspeicheldrüse bilden eigenständige Organe, deren Verdauungssäfte in den Dünndarm fließen.

Während eines durchschnittlichen Menschenlebens durchlaufen ca. 30 000 kg Nahrung und 50 000 Liter Flüssigkeit das Verdauungssystem. Aufgabe des Verdauungssystems ist die Aufspaltung der in den Nahrungsmitteln enthaltenen Nährstoffe und die anschließende Aufnahme und Abgabe der Nährstoffe in die Blutbahn, um den menschlichen Stoffwechsel aufrechtzuerhalten. Unverdauliche Nahrungsreste werden als Stuhlgang ausgeschieden.

Hinweis Unsere Verdauung wird durch Hormone und ein eigenes Nervensystem ↗ S. 307 mit über 100 Millionen Nervenzellen gesteuert.

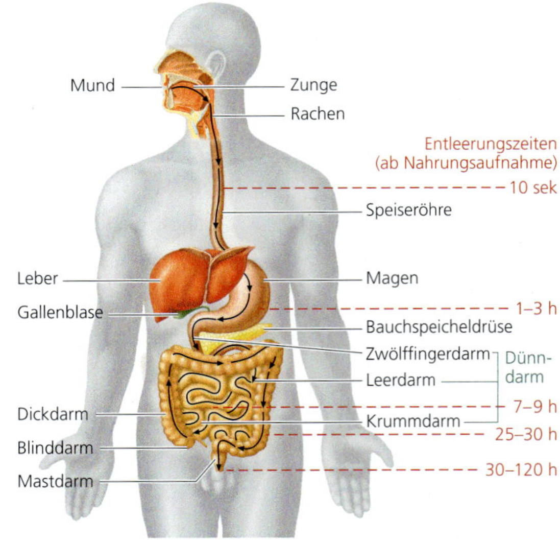

Das Verdauungssystem arbeitet bei jedem Menschen unterschiedlich schnell. Die Verweildauer des Nahrungsbreis in den einzelnen Organen hängt von der Art und Zusammensetzung der Speisen und Getränke sowie körperlichen Aktivitäten und dem aktuellen Wohlbefinden ab.

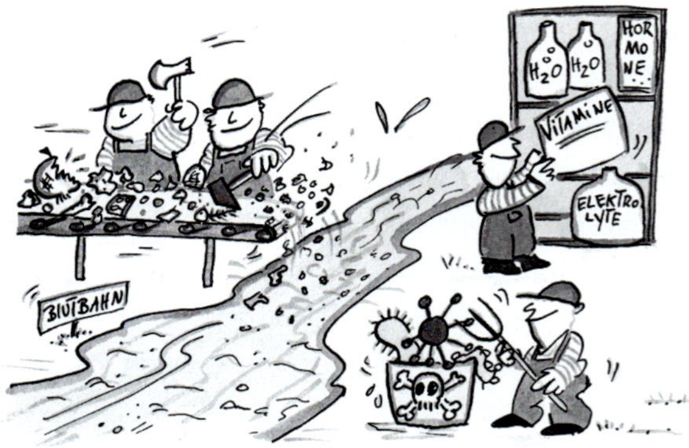

Hormon körpereigener Botenstoff, der eine Funktionsänderung im Körper bewirkt

Oberes Verdauungssystem

Mund und Rachen

Im **Mund** (*Os*) wird die Nahrung durch Kauen zerkleinert, wobei sie durch den Lippenschluss beim Kauen im Mund verbleibt. Je besser die Nahrung zerkleinert ist, desto leichter können die Verdauungssäfte ihre Arbeit vollbringen. Die Zunge transportiert die Nahrung im Mund von einer Zahnreihe zur anderen und schließlich zum Rachen.

Der Rachen (*Pharynx*) stellt die Verbindung zwischen dem Mund-Nasen-Raum und der Speise- bzw. Luftröhre her. Er dient damit sowohl als Luftweg beim Atmen als auch als Speiseweg beim Schlucken.

Damit kein Speisebrei in die Luftröhre ↑ S. 293 gerät, gilt bei einem normalen Schluckvorgang: Die Luftröhre ist durch den Kehldeckel ↑ S. 292 verschlossen. Der Schluckvorgang läuft in fünf Schritten (in der Abb. A–E) ab. Er kann willkürlich eingeleitet werden, wird aber durch den Schluckreflex unwillkürlich ausgeführt.

- **A+B:** Die Zunge schiebt den Speisebrei von den Zahnreihen in Richtung Rachen.
- **C:** Der weiche Gaumen verschließt den oberen Rachen bzw. Nasenraum und der Zungengrund hebt sich.
- **D:** Durch den Schluckreflex verschließt der Kehldeckel die Luftröhre.
- **E:** Die Nahrung tritt in die Speiseröhre ein.

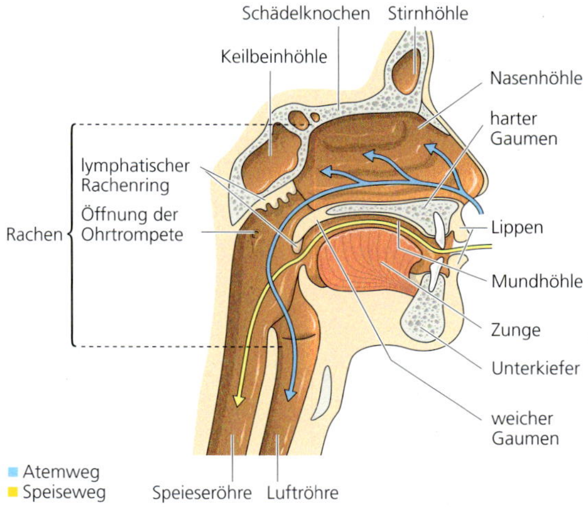

Im Rachen überkreuzen sich Luft- und Speiseweg.

Hinweis Der Rachen ist auch ein wichtiges Organ unseres Immunsystems ↑ S. 422. Der lymphatische Rachenring dient der Abwehr von Krankheitserregern.

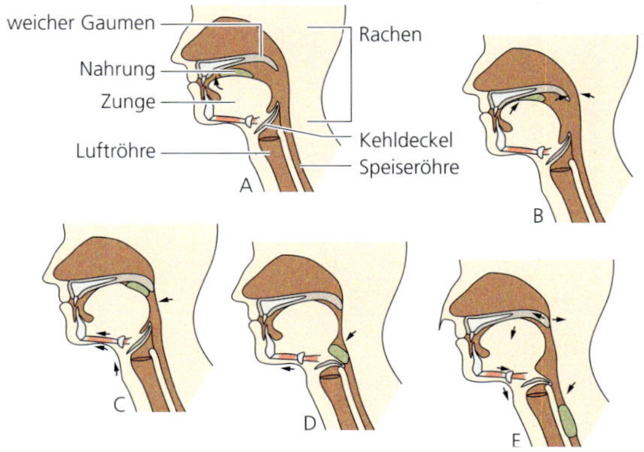

Schluckvorgang

Speiseröhre

Die Speiseröhre (*Ösophagus*) verbindet mit einer Länge von ca. 25 cm den Rachen mit dem Magen. Sie ist ein elastischer, ringförmiger Muskelschlauch, der sich in Wellen zusammenziehen kann (*Kontraktion*) und dadurch den Speisebrei in den Magen transportiert.

Die Speiseröhre durchbricht auf ihrem Weg vom Brust- in den Bauchraum das Zwerchfell. Zum Mageneingang ist die Speiseröhre verschlossen, damit keine Magensäure hochfließen kann. Dieser Verschluss kann sich beim Eintritt des Speisebreis in den Magen für kurze Zeit öffnen.

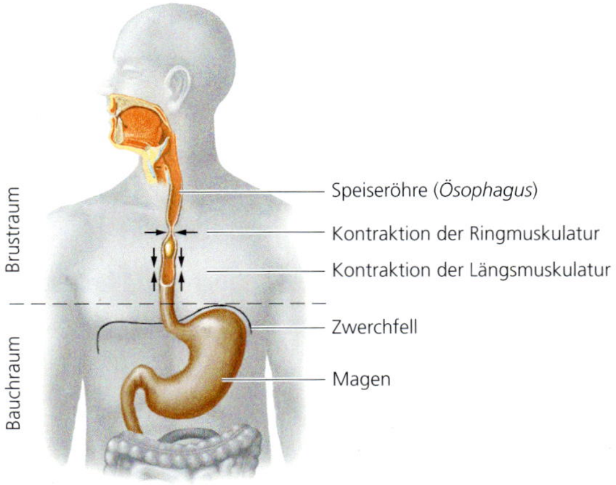

Die Muskulatur der Speiseröhre kann sich sowohl ringförmig als auch in der Länge zusammenziehen.

Unteres Verdauungssystem

Magen

Der Magen (*Gaster*) liegt im linken Oberbauch dem Zwerchfell an. Er ist ein schlauchförmiges Muskelgebilde mit einer angelhakenähnlichen Form und verbindet Speiseröhre und Dünndarm. Seine Größe variiert mit seiner Füllung. Er kann bis zu 1,5 Liter Inhalt aufnehmen. Wichtige Magenanteile sind:

- Mageneingang mit dem unteren Speiseröhrenverschluss
- Magengewölbe, Speicher für den Speisebrei
- Magenstraße, hier wird Flüssigkeit am Speisebrei vorbei direkt in den Dünndarm geleitet
- Magenausgang, auch Pförtner genannt, der mit seinem ringförmigen Schließmuskel die Weiterleitung des Speisebreis kontrolliert

Die Aufgaben des Magens sind:

- Durchmischung des Speisebreis mit Magensaft ↗ S. 262, Andauung der Eiweiße und Verminderung der Keime durch Magensäure,
- Zwischenlagerung der angedauten Nahrung und
- Weitertransport zum Dünndarm.

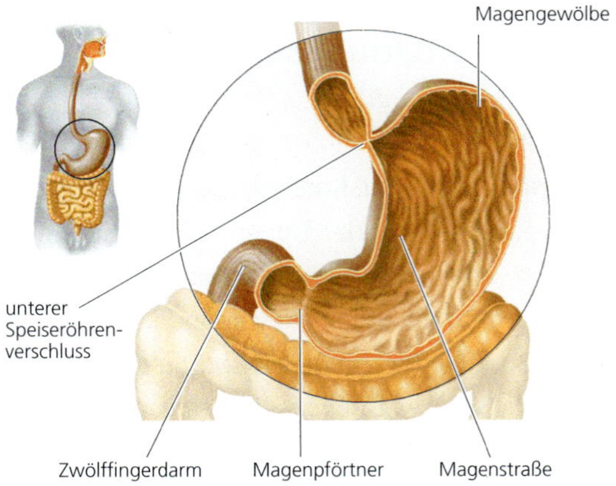

Magenaufbau

Dünndarm

Der Dünndarm ist mit ca. fünf Metern der längste Abschnitt des Verdauungssystems und besteht aus drei Abschnitten:

- Zwölffingerdarm (*Duodenum*) mit Einmündung von Gallen- und Bauchspeicheldrüsengang
- Leerdarm (*Jejunum*)
- Krummdarm (*Ileum*)

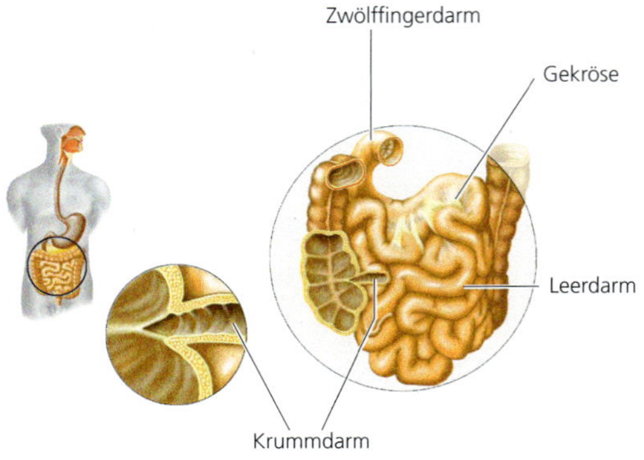

Dünndarmabschnitte

Der Dünndarm liegt in zahlreichen Schlingen aufgerollt im Bauch und verbindet Magen und Dickdarm miteinander. Mit dem Gekröse, indem auch Blut- und Lymphgefäße verlaufen, ist er an der Bauchwand befestigt. Im Dünndarm findet die eigentliche Verdauung statt: Die Nährstoffe werden mittels der Gallen- und Bauchspeichelenzyme ↗ S. 263 aufgespalten und gelangen durch die Dünndarmwand ins Blut bzw. in die Lymphbahn (*Resorption*). Um möglichst effektiv zu arbeiten, hat der Darm Falten und unzählige Zotten, die seine Oberfläche auf bis zu 500 Quadratmetern erweitern.

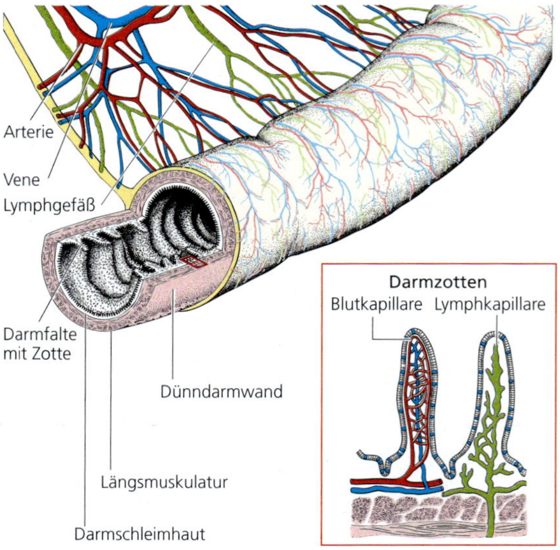

Aufbau von Dünndarmwand und Zotten; jede Zotte enthält Blutgefäße (Arterien und Venen), Lymphgefäße und Nervenbahnen.

Dickdarm

Der Dickdarm (*Colon*) ist der letzte, ca. 1,4 m lange Abschnitt des Verdauungssystems und ist vom Dünndarm durch die Dickdarmklappe getrennt. Der erste Teil des Dickdarms heißt Blinddarm (*Caecum*), an den ein aufsteigender, ein quer liegender und ein absteigender Dickdarmast anschließen. Diese bilden eine Art Rahmen für die im Bauchraum liegenden Dünndarmschlingen. Der absteigende Dickdarm geht in die s-förmige Sigmaschleife sowie den Mastdarm (*Rectum*) über, der die stuhlspeichernde Ampulle enthält und in den von Schließmuskeln umgebenen Analkanal mit After mündet.

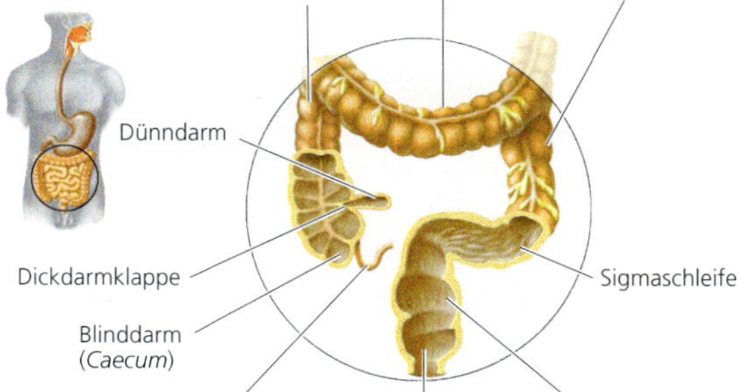

Dickdarmabschnitte

Hinweis Die im Volksmund Blinddarmentzündung genannte Erkrankung ist eigentlich die Entzündung einer Blinddarmausbuchtung, des Wurmfortsatzes (*Appendix vermiformis*), und wird in der medizinischen Fachsprache Appendizitis genannt. Im Wurmfortsatz sammeln sich häufig Speisereste, die bei ungünstigen Umständen die sehr schmerzhafte und bei Nichtbehandlung lebensbedrohliche Entzündung auslösen können.

Die Hauptaufgabe des Dickdarms ist, dem durch die große Menge an Verdauungssäften stark verdünnten Verdauungsbrei das Wasser zu entziehen und gleichzeitig Mineralstoffe ↗ S. 257 und wasserlösliche Vitamine ↗ S. 257 in die Blutbahn aufzunehmen. Eine Vielzahl von Darmbakterien (*Darmflora*) zersetzen noch verbliebene Nahrungsbestandteile und produzieren dabei Darmgase.

Die Stuhlentleerung (*Defäkation*) wird durch einen Reflex ↗ S. 229 eingeleitet, kann aber willkürlich unterdrückt werden. Stuhldrang entsteht dann, wenn die Ampulle mit Stuhl gefüllt ist. Der Stuhlgang wird durch die Entspannung der Schließmuskeln im Analkanal sowie die gleichzeitige Anspannung der Bauchmuskulatur (Bauchpresse) ermöglicht.

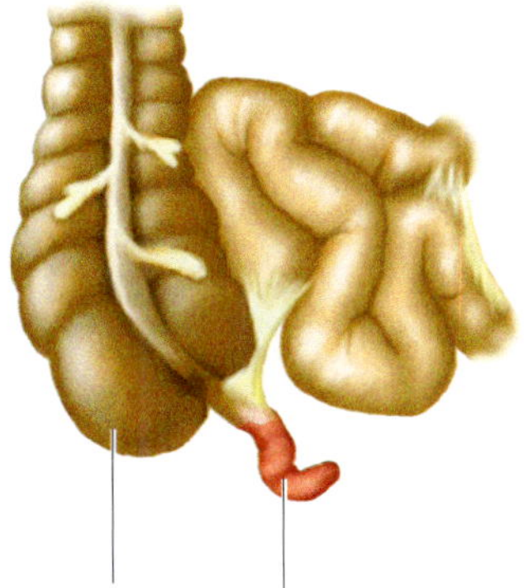

Entzündung des Wurmfortsatzes (*Appendizitis*), in der Umgangssprache Blinddarmentzündung genannt

Hinweis Die Häufigkeit der Stuhlentleerung variiert beim gesunden Menschen zwischen dreimal täglich und dreimal wöchentlich. Im Alter sind die Eigenbeweglichkeit des Darms (*Peristaltik*) sowie der Stuhlentleerungsreflex vermindert. Daher leiden ältere Menschen häufiger unter Verstopfung ↗ S. 287.

Die Verdauungssäfte

Die Verdauungssäfte spalten die einzelnen Nährstoffgruppen auf.

Verdauung einzelner Stoffgruppen

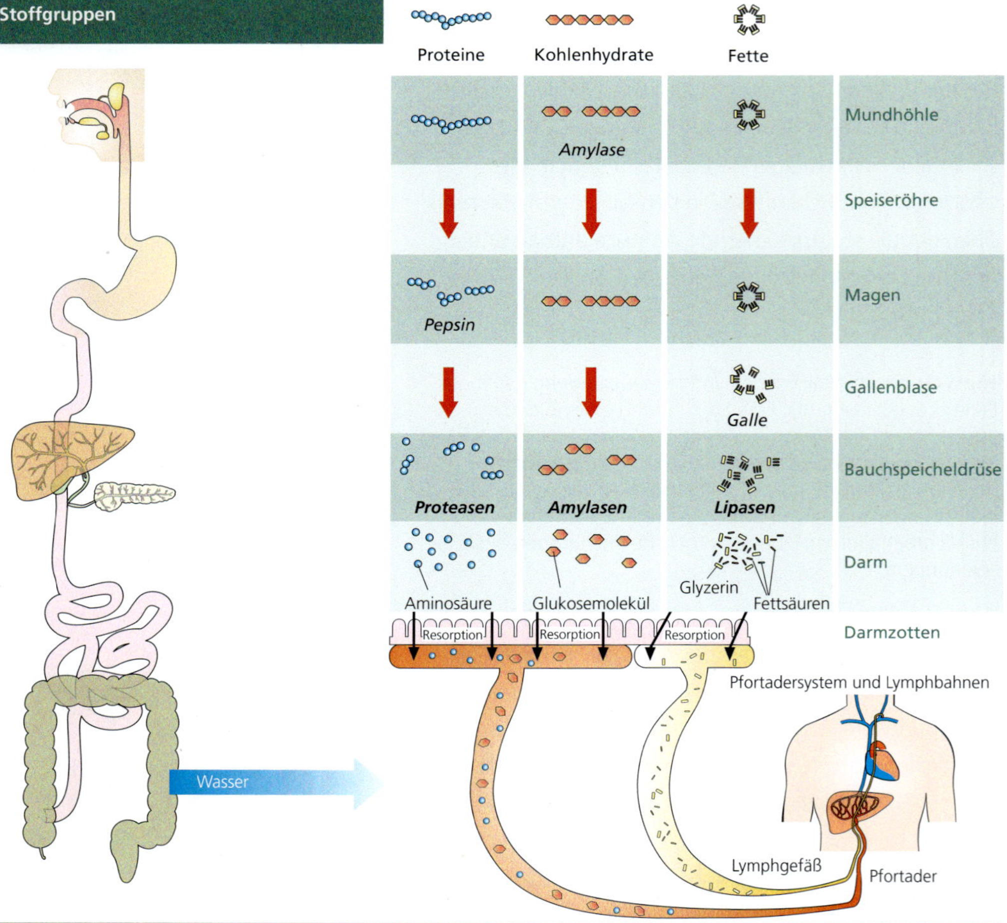

Speichel

Der Speichel vermischt sich im Mund mit der zerkleinerten Nahrung und zerlegt mit Hilfe des Enzyms α-Amylase Kohlenhydrate, genauer gesagt Stärkemoleküle, in Malzzucker (*Maltose*).

Magensaft

Die in der Magenwand liegenden Magendrüsen produzieren pro Tag ca. 2–3 Liter Magensaft. Er besteht aus:

- **Salzsäure:** tötet Bakterien ab
- **Pepsin:** eiweißspaltendes Enzym
- **Magenschleim:** schützt die Magenschleimhaut vor der von ihr produzierten Säure
- **Intrinsic factor:** ermöglicht die Aufnahme des lebenswichtigen Vitamins B_{12}

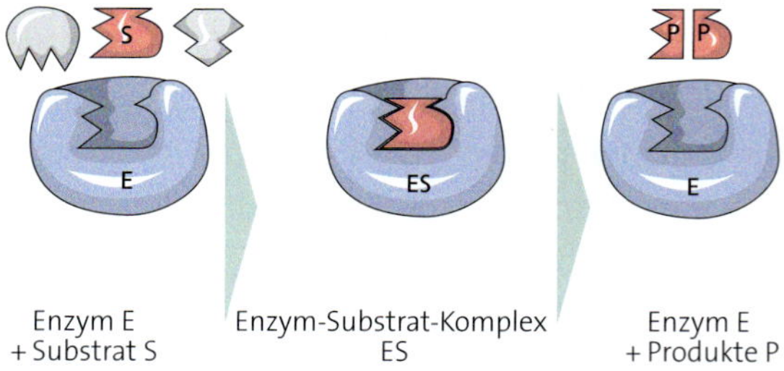

Enzyme (E) sind hochspezialisierte Eiweiße, die biochemische Reaktionen beschleunigen (*katalysieren*). Sie können i. d. R. nur eine bestimmte Reaktion eines bestimmten Stoffes (S = Substrat) katalysieren. Dazu geht das Enzym mit dem Substrat eine Bindung ein (ES = Enzym-Substrat-Komplex). In der nun folgenden biochemischen Reaktion wird das Substrat in zwei oder mehr neue Stoffe (P = Produkt) aufgespalten und das Enzym geht wieder in seinen Ursprungszustand über.

Bauchspeichel

Die Bauchspeicheldrüse (*Pankreas*) ist ca. 13–15 cm lang und liegt im mittleren Oberbauch unterhalb des Magens. Sie produziert zum einen 1,5–2 Liter Bauchspeichel täglich, der über den Bauchspeicheldrüsengang in den Zwölffingerdarm geleitet wird, und zum anderen die Hormone Insulin ↗ S. 443 und Glukagon ↗ S. 443, die zur Steuerung des Blutzuckerspiegels ↗ S. 442 in die Blutbahn abgegeben werden. Der Bauchspeichel besteht aus Enzymen, die Eiweiß (*Proteasen*), Kohlenhydrate (*Amylasen*) und Fette (*Lipasen*) aufspalten, und Bikarbonat, um die Salzsäure abzupuffern (Puffer ↗ S. 279).

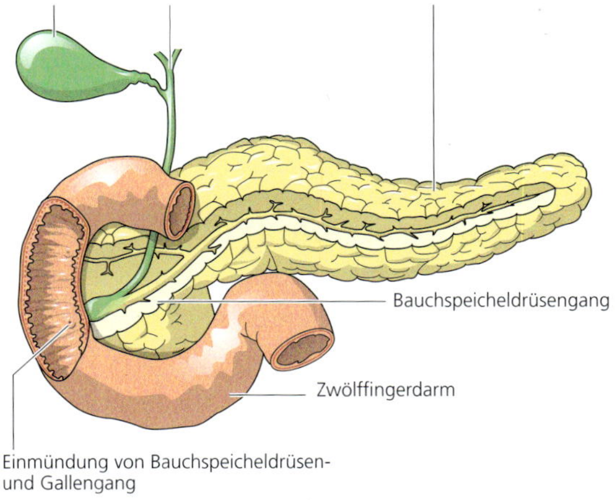

Lage und Aufbau der Bauchspeicheldrüse

Galle

Die Galle ist ein Verdauungssaft, den die Leber (*Hepar*) produziert und in der an der Unterseite der Leber liegenden Gallenblase (*Cholecystis*) zwischenspeichert, bevor er durch den Gallengang in den Zwölffingerdarm abgegeben wird. Der Gallensaft besteht hauptsächlich aus Gallensäuren, die das Nahrungsfett zerlegen, und aus dem gelblich-braunen Bilirubin, einem Abbauprodukt des roten Blutfarbstoffes Hämoglobin ↗ S. 432. Das Bilirubin verleiht dem Stuhl seine bräunliche Färbung.

Die **Leber** liegt im rechten Oberbauch unterhalb des Zwerchfells. Sie wird durch den rechten Rippenbogen geschützt. Die Unterseite der Leber liegt den Bauchorganen auf und besitzt die so genannte Leberpforte, durch die Blut- und Lymphgefäße ein- und austreten. Ein besonderes Blutgefäß ist die Pfortader, die venöses Blut aus dem Magen-Darm-Trakt führt. In ihm sind viele Nähr-, aber auch Giftstoffe aus der Nahrung enthalten, die in der Leber verstoffwechselt werden: Die Leber kann sowohl Stoffe abbauen (z. B. körperfremde Giftstoffe wie Alkohol, aber auch körpereigene Stoffe, wie z. B. Hämoglobin ↗ S. 432) als auch wichtige körpereigene Stoffe aufbauen (z. B. Speicherzucker, Fettmoleküle oder Eiweiße), die über die Lebervene in den Blutkreislauf abgegeben werden.

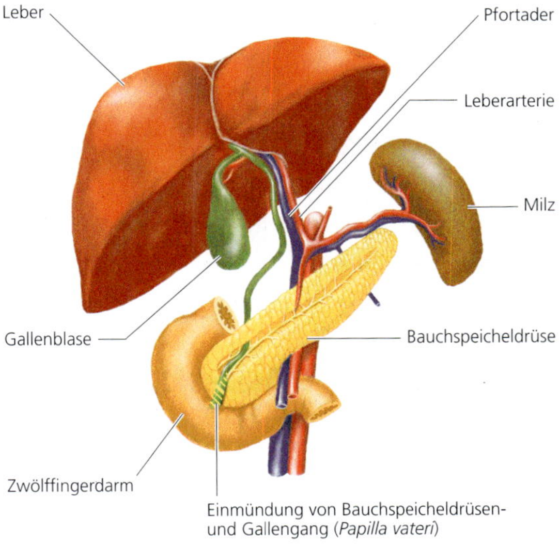

Lage von Leber, Gallenblase und Bauchspeicheldrüse (Zur besseren Sichtbarkeit wurde die Leber in der Abbildung „angehoben".)

Hinweis Die meisten Giftstoffe, aber auch Medikamente, werden in der Leber abgebaut. Eine ständige Überforderung der Leber (z. B. durch starken Alkoholkonsum) kann zu Schädigungen bis hin zum Leberversagen führen.

Ausgewogene Ernährung, Kostformen und Diäten

Ernährungsgewohnheiten

Bestimmten früher die regionalen Angebote, aber auch wirtschaftliche Zwänge unsere Ernährung, scheint heute in Ernährungsfragen „alles möglich". Heutige Ernährungsgewohnheiten sind beeinflusst von

- **regionalen und kulturellen Einflüssen:** viele Menschen lieben die Speisen aus ihrer Heimatregion, ob Spätzle aus Süddeutschland oder das türkische Pide,
- **religiösen Vorschriften:** die meisten Glaubensrichtungen und Religionen beinhalten bestimmte Essregeln, z. B. ist es bei gläubigen Christen verpönt, freitags Fleisch zu essen,
- **Lebens- und Arbeitsstil:** körperlich schwer arbeitende Menschen benötigen kalorienreichere Lebensmittel als Menschen, die im Büro arbeiten sowie
- **persönlichen Vorlieben und Abneigungen:** häufig verbunden mit bestimmten Lebenserinnerungen: „Nach dem Krieg gab es nur Margarine, seitdem kann ich keine Margarine mehr sehen."

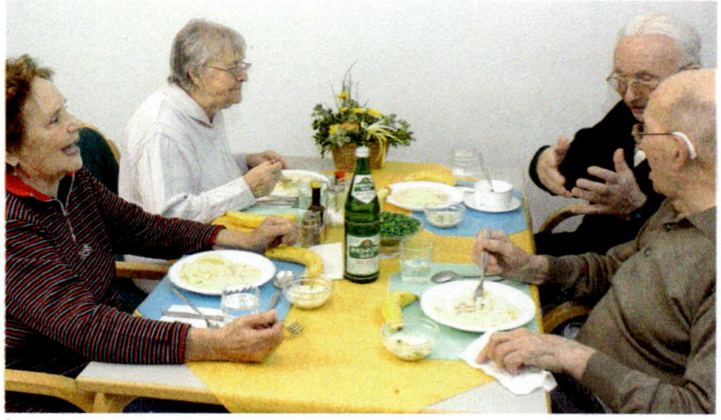

Für viele ältere Menschen gilt bis heute der meist samstags gereichte Eintopf aus verschiedenen regionalen und saisonalen Gemüsesorten, reichlich Fleischeinlage und Kartoffeln als Inbegriff der gewohnten „Hausmannskost".

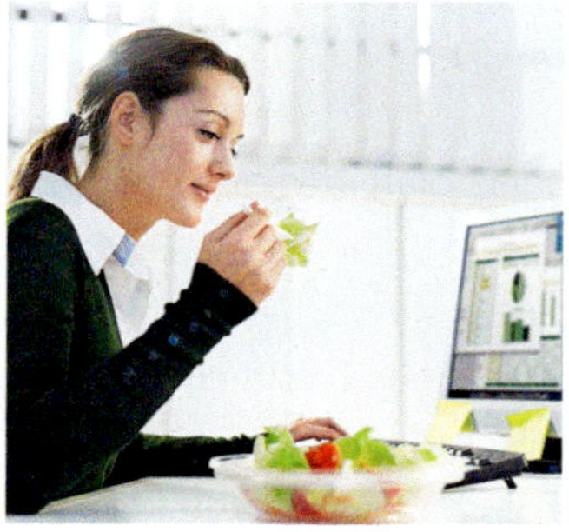

Bei sitzenden Tätigkeiten werden wenig Kalorien verbrannt. Um sich gesund zu halten, sollten daher im Büro tätige Menschen häufig eine leichte Kost vorziehen.

Zusammensetzung einer ausgewogenen Ernährung

Die Deutsche Gesellschaft für Ernährung (DGE) empfiehlt eine Zusammensetzung des Speiseplans anhand eines Ernährungskreises und zehn einfacher Regeln:

1. vielseitig essen
2. reichlich Getreideprodukte und Kartoffeln
3. Gemüse und Obst: Nimm „5" am Tag!
4. täglich Milch und Milchprodukte; ein- bis zweimal Fisch pro Woche; Fleisch, Wurst und Eier in Maßen
5. wenig Fett und fettreiche Lebensmittel
6. Zucker und Salz in Maßen
7. reichlich Flüssigkeit: rund 1,5 l Wasser oder kalorienarme Getränke täglich
8. Essen schmackhaft und schonend zubereiten
9. sich Zeit nehmen, das Essen genießen
10. aufs Gewicht achten, in Bewegung bleiben

Vollwertig essen – und gesund bleiben

Der Ernährungskreis nach den zehn Regeln der Deutschen Gesellschaft für Ernährung (DGE)
Empfohlene Zusammensetzung des Speiseplans*

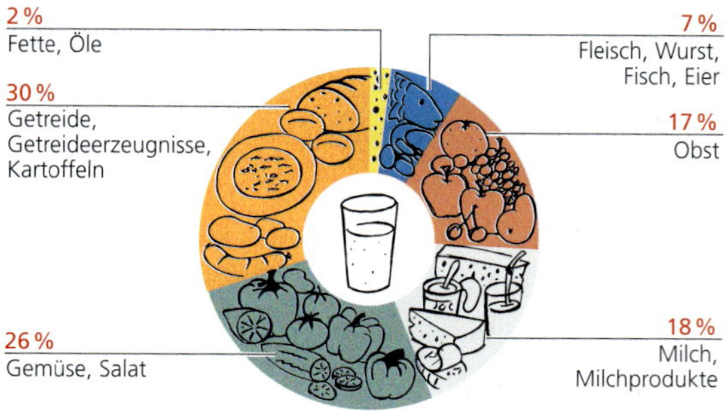

* Mengenverhältnis

www.dge.de
Auf der Seite der Deutschen Gesellschaft für Ernährung finden Sie zahlreiche Informationen und Hinweise zu Ernährungsfragen.

Kostformen

Unter Kostform versteht man die generelle Nahrungszusammensetzung. Die allgemeine Ernährung im mitteleuropäischen Bereich wird als Mischkost, im Krankenhaus auch als Vollkost bezeichnet. Verschiedene gesundheitliche, ethische oder religiöse Gründe veranlassen Menschen dazu, andere Kostformen zu bevorzugen, dazu gehören z. B.:

- **Schonkost:** salz- und gewürzarme, besonders bekömmliche Mischkost
- **Vollwerternährung:** Kostform auf Basis ursprünglicher, unbehandelter Lebensmittel
- **vegetarische Ernährung:** Kostform auf Basis pflanzlicher Nahrungsmittel, ggf. ergänzt durch Milch- und Eiprodukte
- **schweinefleischfreie Ernährung:** in vielen Religionen gilt Schweinefleisch als unrein

Hinweis Im Krankenhaus werden häufig noch die passierte Kost (für Menschen mit Kau- oder Schluckstörungen ↑ S. 305) sowie die Wunschkost (zur Appetitanregung) unterschieden.

Immer mehr Menschen entscheiden sich aus gesundheitlichen, politischen oder Umweltschutzgründen für Lebensmittel aus ökologischem Landbau. Die Bandbreite biologisch bzw. ökologisch erzeugter Lebensmittel ist inzwischen sehr groß, und sie sind auch im Supermarkt erhältlich.

Diätetische Ernährung

Versteht man umgangssprachlich unter Diät eine kalorienreduzierte Ernährung zum Zwecke des Abnehmens, umfasst eine Diät aus medizinischer Sicht Ernährungsgrundsätze, die Therapien (bei bestimmten Erkrankungen) unterstützen oder das Auftreten bestimmter Erkrankungen vermeiden sollen. Dazu gehören Nahrungsmittelallergien und -unverträglichkeiten (z. B. gegen Nüsse) oder spezielle Diäten bei:

- **Diabetes mellitus** ↑ S. 502: Besonderheiten bei der Aufnahme von Kohlenhydraten
- **Gicht**: Besonderheiten bei der Aufnahme bestimmter Eiweiße
- **Herz-Kreislauf-Erkrankungen**: Besonderheiten bei der Aufnahme bestimmter Fette und Salz

Hinweis Alle Kostformen und Diäten sollten trotz aller Einschränkungen oder Regeln den Grundsätzen einer ausgewogenen Ernährung entsprechen.

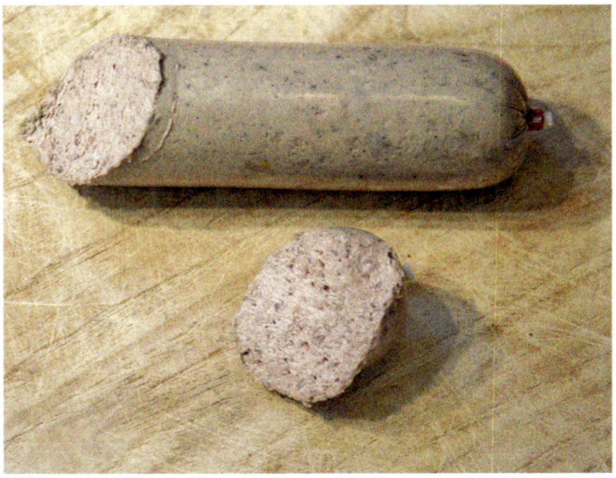

Menschen mit Gicht können ihre Gesundheit positiv durch eine purinarme Ernährung beeinflussen. Purine sind Eiweiße, die v. a. in Innereien wie Leber oder Nieren enthalten sind. Leberwurst sollte daher nicht auf dem Speiseplan stehen, kann aber auf Wunsch durch andere Streichwurst oder Käse ersetzt werden.

Beobachtung der Ernährung

Ernährungszustand

Der Ernährungszustand (EZ) kann über Beobachtung und über die Erhebung des Körpergewichts sowie dessen Einschätzung mit Hilfe des Body-Mass-Index (BMI) beurteilt werden.

Liegen keine anderen Störungen vor, ist ein **normaler Ernährungszustand** als Normalgewicht definiert. Dies liegt nach der Broca-Formel bei „Körpergröße in cm minus 100" oder einem BMI zwischen 18,6 und 25 kg/m².

Als **untergewichtig** gelten Menschen, deren Körpergewicht 20 % unter dem Normalgewicht bzw. deren BMI < 18,5 kg/m² ist. Ihr Aussehen wird häufig als ausgezehrt (*kachektisch*) beschrieben, da sie über wenig bis keine Fettpolster verfügen, Knochen und Sehnen stark unter der Haut hervortreten. Man spricht auch von einem reduzierten Ernährungszustand.

Als **übergewichtig** werden Menschen bezeichnet, die 10% über dem Normalgewicht liegen bzw. einen BMI zwischen 25 und 29,9 kg/m² aufweisen.

Als **fettleibig** (*adipös*) werden Menschen bezeichnet, deren Körpergewicht 20–30 % über dem Normalgewicht bzw. deren BMI über 30 kg/m² liegt. Bei fettleibigen Menschen kann i. d. R. ein erhöhter Bauchumfang (bei Frauen > 88 cm, bei Männern > 102 cm) gemessen sowie eine übergroße Menge an gleichmäßig am Körper verteiltem Fettgewebe beobachtet werden.

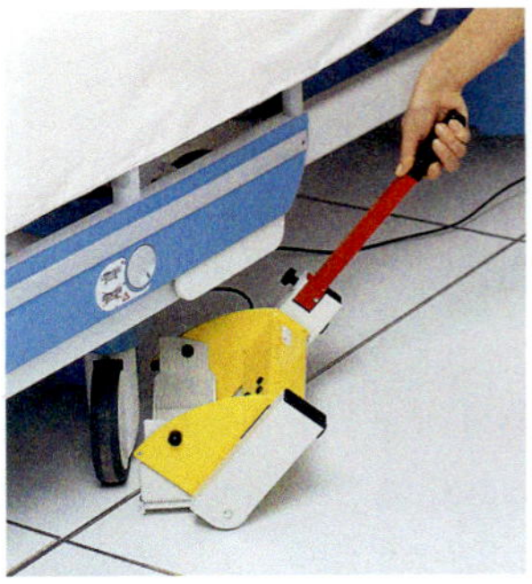

Die Gewichtskontrolle kann mit einer handelsüblichen Körperwaage oder speziellen Sitz- oder Bettwagen (wie hier im Bild) durchgeführt werden. Zur besseren Vergleichbarkeit sollte das Körpergewicht immer zur selben Tageszeit (am besten morgens vor dem Frühstück) und unbekleidet bzw. in Unterwäsche durchgeführt werden.

BMI	Kategorie
18,5–24,9	Normalgewicht
25–29,9	Übergewicht
30–34,9	Adipositas I
35–39,9	Adipositas II
>40	Adipositas III

$$BMI = \frac{kg}{m^2}$$

Der BMI setzt das Körpergewicht ins Verhältnis zur Körperoberfläche (Körpergröße im Quadrat) und ist daher genauer als die Körpergewichtsformel nach Broca.
Der BMI verschiebt sich mit steigendem Alter nach oben.

Ernährungsverhalten

Das Ernährungsverhalten kann Ursache des Ernährungszustands sowie von Störungen bei der Nahrungsaufnahme sein oder auch ihre Folge. Bei der Beobachtung des Ernährungsverhaltens wird eingeschätzt:

- Anzahl, Umfang und Zusammenstellung von Mahlzeiten und Zwischenmahlzeiten
- Steuerung des Essverhaltens, z. B. Appetitlosigkeit, Heißhunger, Widerwillen oder Ekel
- Essgewohnheiten, z. B. Ort der Nahrungsaufnahme, Rituale vor, bei oder nach dem Essen

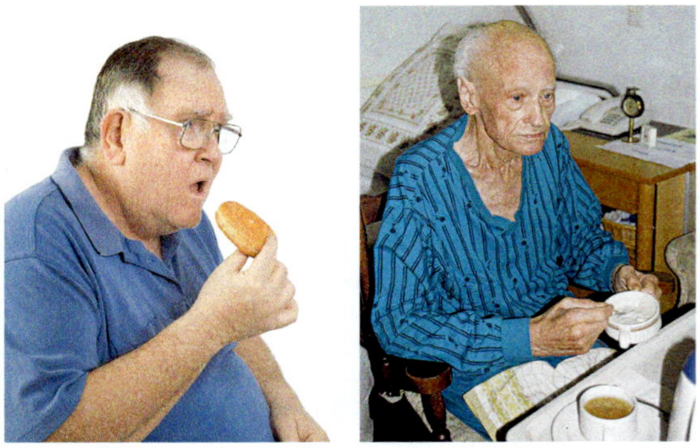

Adipöse Menschen (links) nehmen i. d. R. mehr Energie durch Nahrungsmittel auf, als ihr Körper benötigt. Kachektische Menschen (rechts) nehmen weniger Energie auf, als ihr Körper benötigt oder können, wie z. B. bei Tumorerkrankungen, die aufgenommenen Nährstoffe nicht verwerten.

Störungen bei der Nahrungsaufnahme

Veränderungen des Ernährungszustandes oder des Ernährungsverhaltens können unterschiedliche Ursachen haben. Diese gilt es durch gezieltes Fragen und Beobachten zu erkennen, in der Dokumentation festzuhalten und zur Abklärung eine Fachkraft bzw. ggf. einen Arzt hinzuzuziehen. Es kann eine Anpassung der Pflegeplanung, aber auch eine medizinische Behandlung notwendig werden.

Erkrankungen des Verdauungsapparats führen häufig zu Appetitlosigkeit, aber auch zu Unwohlsein oder Schmerzen im Bauchbereich, die Menschen vom Essen abhalten können.

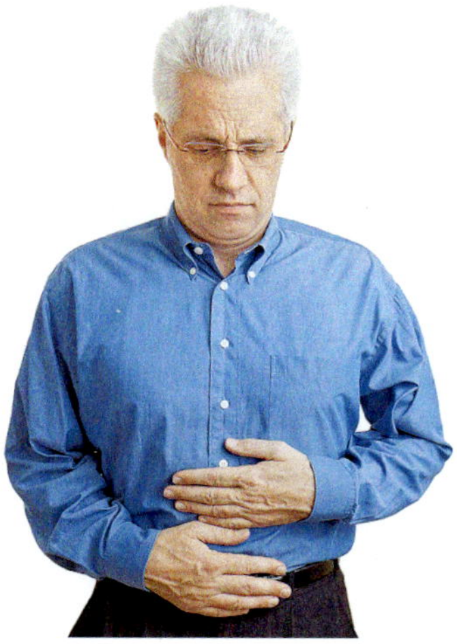

Bauchschmerzen wirken sich meistens negativ auf das Essverhalten aus.

Erkrankungen der Mundhöhle und des Zahnapparats führen zu Einschränkungen beim Kauen und Schlucken. Dies können z. B. eine Gingivitis ↑ S. 215 oder Parodontitis ↑ S. 215 sein, auch Mundtrockenheit ↑ S. 213 oder eine nicht passende Zahnprothese können bei der Nahrungsaufnahme hinderlich sein.

Seelische Belastungen wie Trauer oder Angst können den Appetit stark hemmen, Frust kann zu Heißhungerattacken führen.

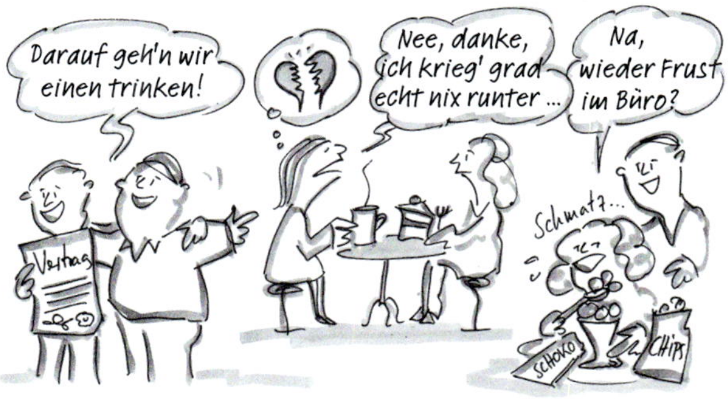

Unser seelisches Befinden beeinflusst unser Ess- und Trinkverhalten.

Veränderungen des Umfelds führen nicht selten zur Verschlechterung des Appetits. Das kann die neue Situation im Speisesaal nach einem Heimeinzug ↑ S. 574 sein, die Notwendigkeit, das Mittagessen im Bett zu sich zu nehmen, aber auch der schmatzende Mitbewohner am gegenüberliegenden Tischplatz.

Störungen des Bewusstseins oder kognitive Einschränkungen können dazu führen, dass Menschen nicht mehr selbstständig Essen zubereiten oder zu sich nehmen können. Vor allem bei demenziellen Erkrankungen ↑ S. 484 benötigen die Betroffenen häufig Unterstützung beim Essen und Trinken. Zum Beispiel weil Hunger und Durstgefühl fehlen oder Abläufe verlorengehen und z. B. das Weiter- oder Fertigessen vergessen wird.

Körperliche Einschränkungen, z. B. Sehschwäche, Lähmungen der Extremitäten, Schluckstörungen oder fehlende Muskelkoordination, können dazu führen, dass Menschen sich nicht mehr selbstständig ernähren können. Hier kann der Einsatz von Hilfsmitteln ↑ S. 270 sinnvoll sein.

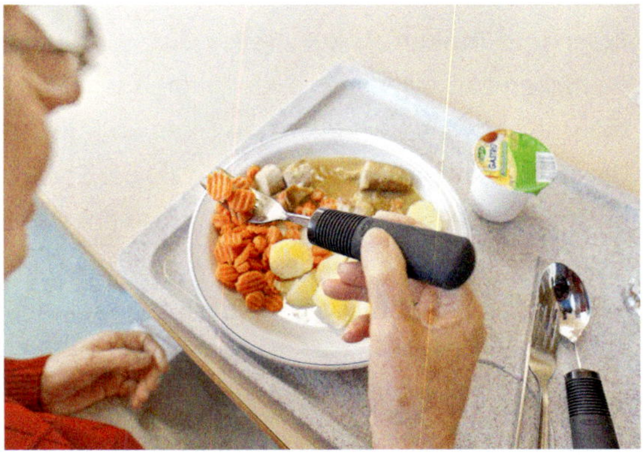

Es gibt inzwischen zahlreiche Hilfsmittel zum Essen, die körperliche Einschränkungen kompensieren können.

Unterstützung beim Essen und Trinken

Essen und Trinken – mehr als nur Ernährung

In vielen Medien wird ein Bild von Nahrungsaufnahme gezeichnet, das v. a. auf die „gesunde" Ernährung ausgerichtet ist, die über die „richtige" Zusammensetzung von Nährstoffen verfügt. Aus naturwissenschaftlich-medizinischer Sicht mag es angemessen erscheinen, die Bestandteile der Nahrung zu messen und zu „zählen". Auch in der Pflege spielt natürlich eine ausreichende Versorgung der Patienten oder Pflegebedürftigen gerade in Zeiten der Rekonvaleszenz ↗ S. 403 eine große Rolle. In den meisten Fällen pflegerischer Betreuung geht es aber gar nicht primär um Fragen der Ernährung, also der ausreichenden Versorgung mit Nährstoffen, sondern um die Unterstützung beim Essen und Trinken. Dies sind alltägliche Handlungen, die von vielen kulturellen und sozialen Faktoren beeinflusst sind.

Den Unterschied zwischen Ernährung und „Essen und Trinken" wird jeder sofort verstehen, der zum Zwecke der Gewichtsreduktion schon einmal eine Formula-Diät gemacht hat: „Drei Shakes am Tag enthalten alle notwendigen Nährstoffe für den Körper." Das körperliche und seelische Befinden der Diätbeflissenen ist spätestens am dritten Tag am Nullpunkt angekommen. Es fehlen der Genuss, der Geschmack sowie das soziale Miteinander beim Essen und Trinken.

Essen und Trinken als kulturelles Gut

Menschen entwickelten in allen Kulturen sehr früh Gebräuche und Regeln rund um das Essen und Trinken. Dies betraf sowohl die Art und Auswahl der Speisen, deren Zubereitung, aber auch die Formen des sozialen Zusammenseins während des Essens und Trinkens. In vielen Religionen entwickelten sich Regeln, die dem Schutz der Gesundheit und der Aufrechterhaltung der Gemeinschaft galten und teilweise noch bis heute gültig sind (z. B. Fastenzeit, Verzicht auf Schweinefleisch in heißen Ländern).

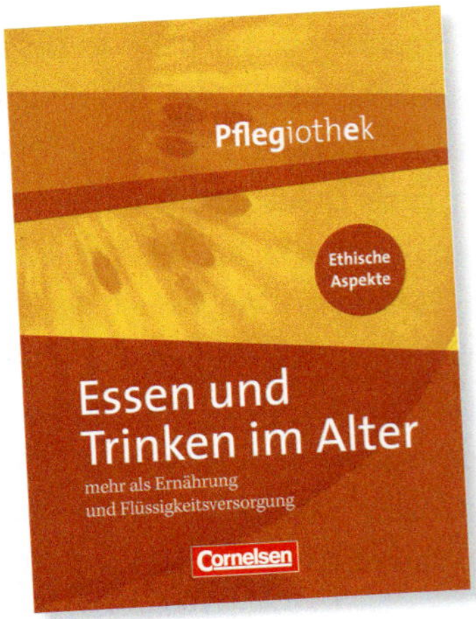

Vertiefende Inhalte zu ethischen Fragen in Zusammenhang mit Essen und Trinken finden Sie in dem Buch „Essen und Trinken im Alter" aus der Cornelsen-Reihe „Pflegiothek"

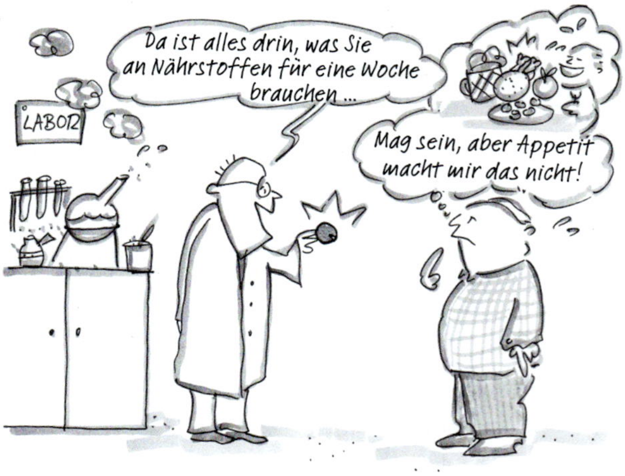

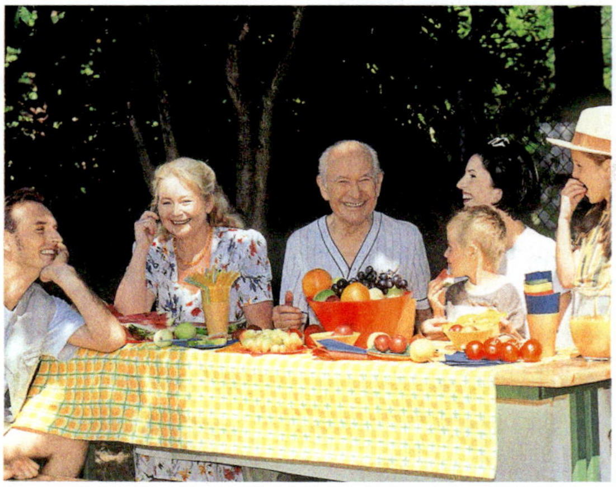

Zum geselligen Beisammensein gehört fast überall auf der Welt gutes Essen und Trinken.

Gestaltung einer essförderlichen Umgebung

Die meisten Menschen nehmen Essen in Gesellschaft und zu festen Zeiten bzw. an bestimmten Orten zu sich. Familien essen gemeinsam am Esstisch, die Zeiten der Nahrungsaufnahme folgen einem festen Tagesrhythmus.

Viele ältere Menschen halten an diesen Gepflogenheiten auch dann fest, wenn die Kinder aus dem Haus sind oder gar der Partner verstirbt. Erst wenn sie auf die Hilfe anderer angewiesen sind, kann es passieren, dass bestimmte Rahmenbedingungen (z. B. Essenszeiten in einem Pflegeheim) die Gewohnheiten durchbrechen. Aber auch in neuen Umgebungen oder bei Bettlägerigkeit können kleine Handgriffe eine essförderliche Umgebung schaffen:

- Ermöglichen Sie das Essen am Tisch oder in aufrecht sitzender Haltung.
- Sorgen Sie für eine aufgeräumte und gelüftete Raumumgebung, dekorieren Sie den Essplatz mit einer kleinen Blume oder Serviette.
- Setzen Sie Hilfsmittel ↗ S. 270 nur ein, wenn Sie benötigt werden – nicht jeder Pflegebedürftige benötigt einen Schnabelaufsatz zum Trinken.

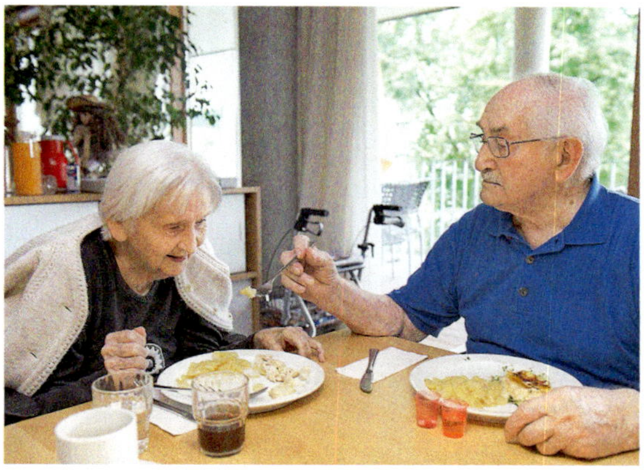

Auch bei Pflegebedürftigkeit halten viele Ehepaare an den gemeinsamen Mahlzeiten fest.

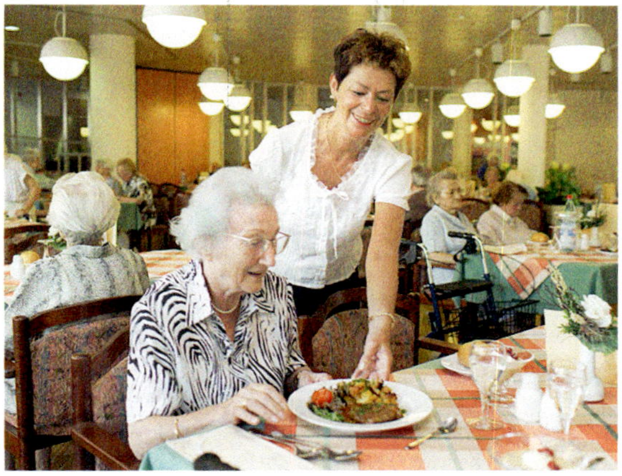

Ein schön eingerichteter Speisesaal sowie die Gesellschaft von anderen Menschen wirken appetitanregend.

Ethische Aspekte

Insbesondere demenziell erkrankte Menschen ↗ S. 484 können häufig ihre Wünsche oder Bedürfnisse nicht mehr äußern und bei Ablehnung von Speisen und Getränken bleibt unklar, ob die Betroffenen nicht mehr essen können oder wollen. Die Anlage einer PEG-Sonde ↗ S. 274 wirft insbesondere am Lebensende Fragen und Probleme auf. Folgende Vorgehensweisen im Team können in solchen Situationen hilfreich sein:

- Einigen Sie sich im Team auf eine einheitliche Vorgehensweise und diskutieren Sie ggf. die Notwendigkeit von Anordnungen wie „Trinkmenge mind. 1 l täglich" mit dem Arzt.
- Auch wenn ein Pflegebedürftiger mehrfach Essen oder Trinken ablehnt, sollten weiterhin kleine Speisen und Getränke angeboten werden.
- Eine Nahrungsablehnung ist meist eine Willensbekundung. Zwangsmaßnahmen sind daher i. d. R. aus ethischen und auch rechtlichen Gründen nicht zu rechtfertigen ↗ S. 156.

Hinweis Die weit verbreitete Bezeichnung „Nahrungsverweigerung" enthält bereits eine Wertung, so als verweigere der Pflegebedürftige etwas, zu dem er eigentlich verpflichtet sei. Die Ablehnung zu essen oder zu trinken kann jedoch auch eine letzte Möglichkeit der Willensbekundung sein. Dies sollte aus Respekt vor der Autonomie und den Eigenheiten der Pflegebedürftigen durch die angemesseneren Ausdrücke „Ablehnung" oder „Zurückweisung" gewürdigt werden.

Unterstützung bei eingeschränkter Ess- und Trinkfähigkeit

Hilfsmittel zur Förderung der Selbstständigkeit

Bei bestimmten körperlichen Einschränkungen können Hilfsmittel die Selbstständigkeit beim Essen und Trinken unterstützen bzw. fördern. Es gibt eine Vielzahl solcher Hilfsmittel, eine Übersicht können Ergotherapeuten ↗ S. 122 oder Mitarbeiter von Sanitätshäusern geben. Häufig eingesetzt werden:

- Fixierschneidebrett
- gebogene Messerklinge
- Tellerranderhöhung
- Trinkbecher mit Halterung
- Griffband für Spezialbesteck
- Schneideapparaturen

Hinweis In der Regel verfügen die Betroffenen nur über ein Exemplar eines Hilfsmittels. Sorgen Sie dafür, dass es nach jeder Mahlzeit sofort gespült wird und für die nächste Mahlzeit zur Verfügung steht.

Hilfen beim Essen und Trinken

Können Pflegebedürftige bestimmte Einzelhandlungen nicht mehr ausführen, sollten diese übernommen werden. Dazu können z. B. gehören:

- Öffnen von Essenspackungen
- Zerkleinern von Nahrungsmitteln
- Hand zum Mund führen

Eine besondere Situation besteht bei Bettlägerigkeit. Grundsätzlich sollte es den Pflegebedürftigen ermöglicht werden, außerhalb des Bettes zu essen. Ist dies nicht möglich, unterstützen folgende Maßnahmen das Essen und Trinken:

- Kopfteil wenn möglich in 90°-Stellung bringen, Knierolle o. Ä. nutzen, um ein Herunterrutschen im Bett zu verhindern
- nach dem Essen die Möglichkeit zum Reinigen von Mund und Händen geben
- nach dem Essen die Pflegebedürftigen in die gewünschte bzw. notwendige Position bringen (Lagerung ↗ S. 236)

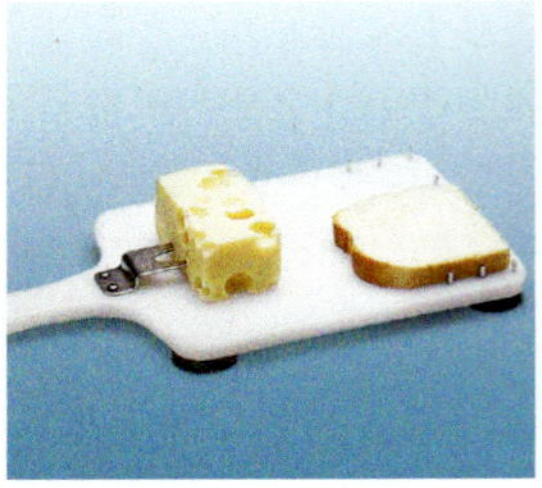

Fixierschneidebrett zur Förderung der selbstständigen Nahrungszubereitung

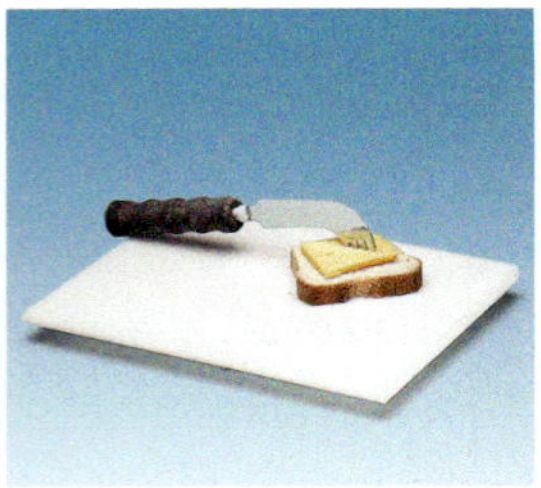

Die gebogene Messerklinge kann durch ihre Zinken gleichzeitig als Gabel verwendet werden.

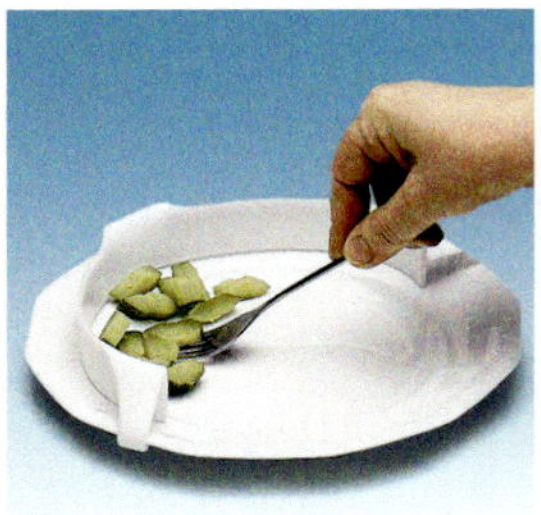

Tellerranderhöhung

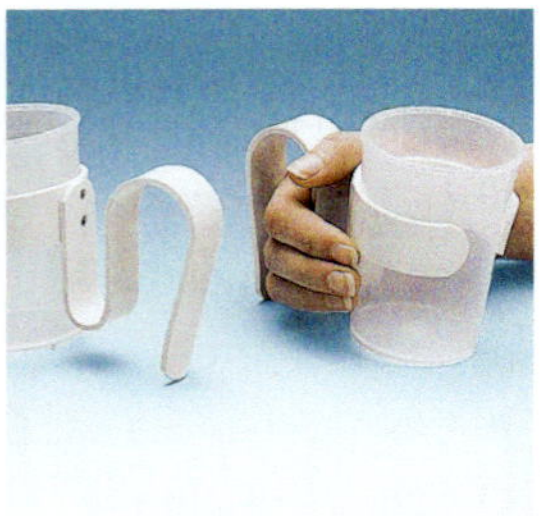

Trinkbecher mit Halterung für Pflegebedürftige mit gestörter, aber noch erhaltener Restgreiffunktion

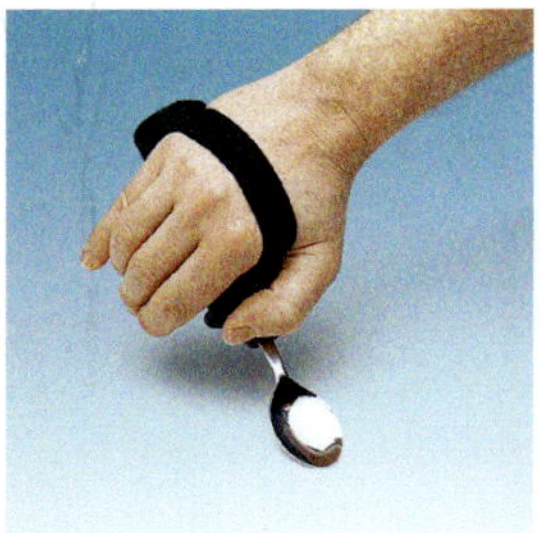

Das Griffband bietet einen sicheren Halt für das Spezialbesteck.

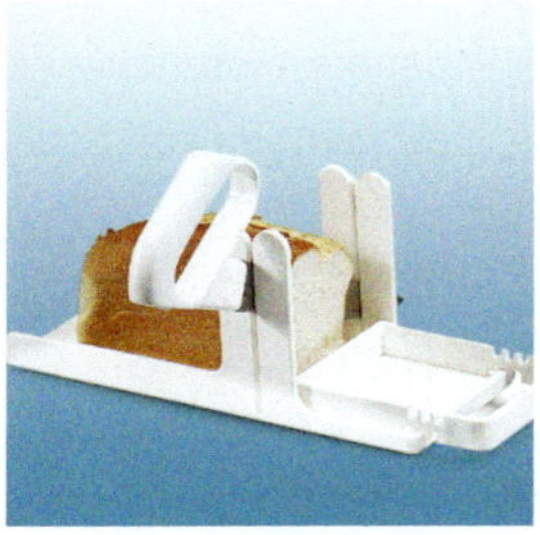

Die senkrechten Ständer leiten das Messer, um Personen mit bestehender Greifschwäche oder mit zitternden Händen die relativ schwierige Tätigkeit des Scheibenschneidens zu ermöglichen.

Hilfsmittel für die Förderung der Selbstständigkeit beim Essen und Trinken

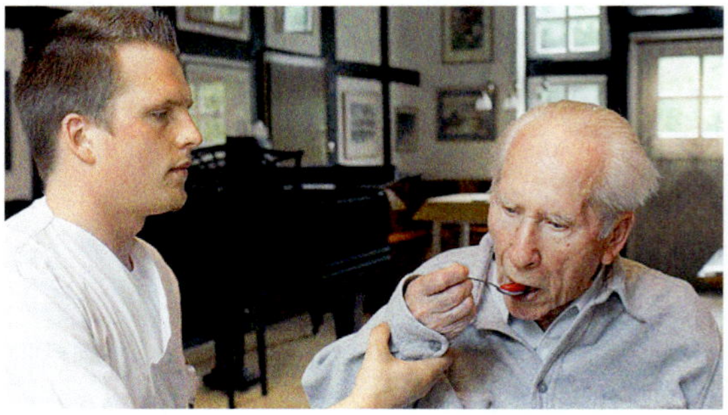

Unterstützung der Armführung beim Essen

Essen anreichen

Ist eine Person auch mit Hilfsmitteln nicht mehr in der Lage, das Essen selbstständig zu sich zu nehmen, übernehmen Pflegende das Anreichen des Essens.

Das Anreichen von Speisen und Getränken ist kein technischer Akt, dessen fester Ablauf vorgegeben ist. Im Gegenteil ist sehr viel Einfühlungsvermögen nötig, um das gewünschte Esstempo des Pflegebedürftigen zu erspüren und darauf zu reagieren. Folgende Prinzipien sollten beim Anreichen von Essen und Trinken berücksichtigt werden:

- Sitzen Sie möglichst auf **gleicher Höhe** mit dem Pflegebedürftigen.
- Sorgen Sie mit Thermobehältern oder erneutem Anwärmen in der Mikrowelle für eine angemessene Essenstemperatur, lauwarmes Mittagessen schmeckt den wenigsten Menschen.
- Signalisieren Sie Ruhe – Hektik und Zeitdruck hemmen den Pflegebedürftigen.
- Zerkleinern Sie – wenn nötig – das Essen vor den Augen des Pflegebedürftigen. Bereits im Vorfeld zerkleinerte Nahrung sieht schnell unappetitlich aus.
- Ist es z. B. bei Schluckstörungen nötig, das Essen zu **pürieren**, sollten die einzelnen Lebensmittelbestandteile getrennt püriert werden, damit sie anhand der Farbe und des Aromas noch zu erkennen sind.
- Versichern Sie sich, dass der Pflegebedürftige die Speise oder das Getränk mag.
- Reduzieren Sie die Kommunikation auf die Momente, in denen der Pflegebedürftige kein Essen im Mund hat (Aspirationsgefahr ↑ S. 305).
- Auch angereichtes Essen sollte appetitlich angerichtet sein. Ein Tablett mit einer farbigen Serviette oder eine Tomate zum belegten Brot setzen **Farbakzente**, die appetitanregend wirken.

Hinweis Sprache kann sehr viel über Machtverhältnisse aussagen. So widerspricht es dem Respekt vor dem Pflegebedürftigen, in der Tier- oder Säuglingspflege übliche Begriffe wie „Füttern" oder „Lätzchen" zu gebrauchen. Auch gut gemeinte Motivationsversuche wie „Noch ein Löffelchen für Annegret!" sollten – wenn überhaupt – der Kinderbetreuung überlassen bleiben.

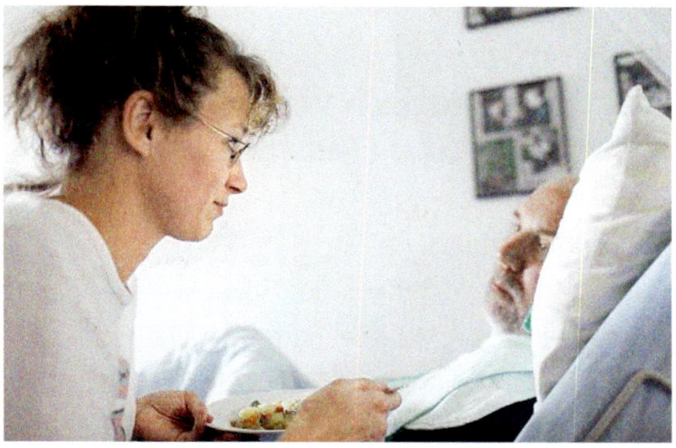

Einem bettlägerigen Bewohner wird das Essen angereicht.

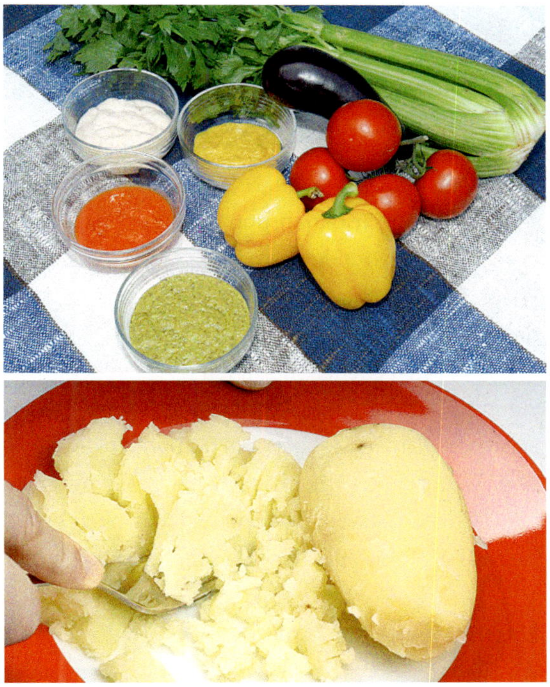

Bei Schluckstörungen sollten feste Lebensmittel püriert (oben) und weiche zerdrückt (unten) werden.

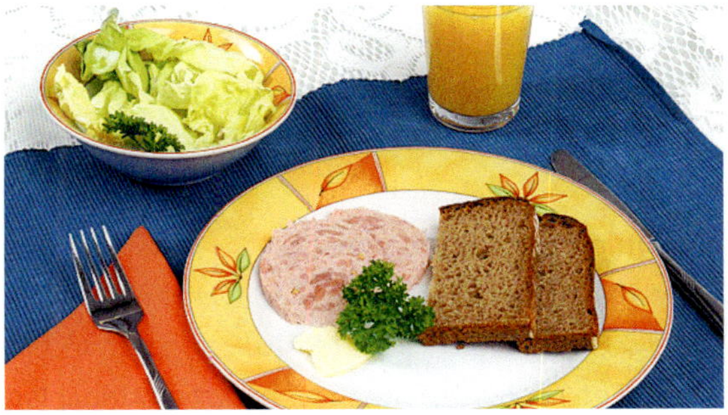

Durch Farbkontraste können Pflegebedürftige die einzelnen Komponenten besser erkennen.

Unterstützung bei therapeutisch veränderter Nahrungs- und Flüssigkeitszufuhr

Reduktionsdiät

Eine Reduktionsdiät dient der Gewichtsabnahme bei übergewichtigen Menschen und ist in der täglichen Energiezufuhr auf ca. 1 500 bis 2 000 kcal beschränkt. Motivieren Sie die Pflegebedürftigen mit realistischen Zielen, z. B. Gewichtsabnahme von einem Kilo in zwei Wochen. Spielen Sie nicht den Moralapostel, der jedes Stück Schokolade verbietet. Ein hübsch zubereiteter Obstteller kann hilfreich und motivierend sein.

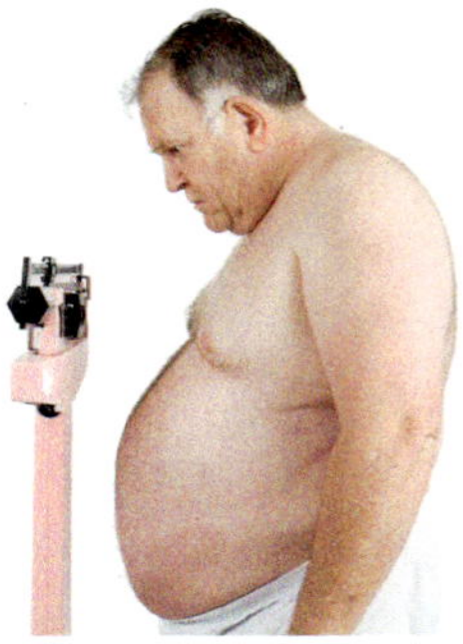

Vermeiden Sie tägliche Gewichtskontrollen. Ist das Ziel, 1 kg pro Woche abzunehmen, reicht auch eine Gewichtskontrolle einmal pro Woche aus. Ist dann das Ziel erreicht, ist die Motivation zum Durchhalten gleich viel größer.

Aufbaukost

Bei stark untergewichtigen Pflegebedürftigen kann eine Aufbaukost nötig werden. Nicht selten wird ärztlicherseits bestimmte Trinknahrung verordnet, die über eine erhöhte Kalorien- oder Eiweißmenge verfügt. Vielen Pflegebedürftigen schmeckt diese gekühlt am besten, da sie sehr süß ist.

Die meisten Pflegebedürftigen verlieren den Appetit, wenn sie allzu große Essensportionen sehen. Reichen Sie lieber kleinere Mengen, die dafür hochkalorisch sind. So bringt ein Stückchen Butter im Gemüse bereits ca. 100 kcal mehr auf den Speiseplan. Dokumentieren Sie, was und wie viel gegessen und getrunken wurde.

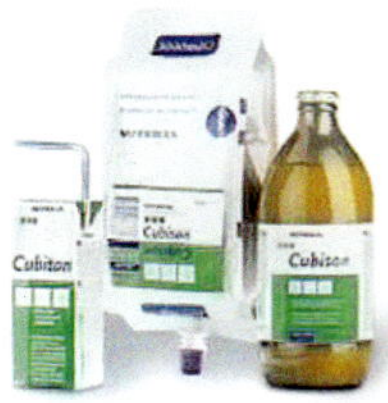

Hochkalorische Energiedrinks sind immer nur Nahrungsergänzung. Sie ersetzen weder den Geschmack noch den Gehalt einer vollwertigen Mahlzeit. Es gibt sie unabhängig von den Geschmackssorten in verschiedenen Zusammensetzungen, daher darf den Pflegebedürftigen immer nur die Sorte gegeben werden, die vom Arzt empfohlen bzw. verordnet wurde.

Einschränkung der Trinkmenge

Vor allem bei Herz- oder Nierenerkrankungen kann eine Einschränkung der Trinkmenge nötig werden. Erstellen Sie einen Trinkplan mit über den Tag verteilten Einzelrationen. Nutzen Sie dementsprechend kleinere Trinkgefäße (z. B. 150 ml). Eine genaue Dokumentation der Trinkmenge (Bilanzierung ↗ S. 282) ist unerlässlich. Gegen den Durst können flache Eisstückchen zum Lutschen oder zuckerfreie Kaugummis helfen.

Erhöhung der Trinkmenge

Viele ältere Menschen nehmen zu wenig Flüssigkeit zu sich, was sich negativ auf Kreislauf und Stoffwechsel auswirken kann. Auch hier unterstützt ein Trinkplan sowie eine Auswahl von Lieblingsgetränken die täglichen Zielmengen.

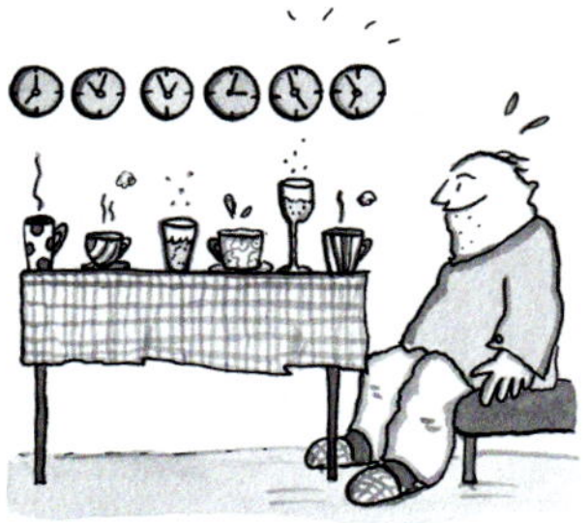

Frühstück	1 Becher Kaffee	150 ml
vormittags	1 Becher Tee	200 ml
Mittagessen	1 Glas Wasser	150 ml
nachmittags	1 Becher Tee	200 ml
Abendessen	1 Glas Wasser	150 ml
abends	1 Glas Wasser	150 ml
gesamt		**1 000 ml**

Ein gemeinsam erstellter Trinkplan ist Kontrolle und Motivation in einem.

Exsikkoseprophylaxe

Exsikkose ist der Fachbegriff für einen Flüssigkeitsmangel des Körpers, teilweise auch als Dehydration oder Dehydratation bezeichnet. Sie führt zu einer Verschiebung des Wasser-Salz-Haushalts ↗ S. 278 und in der Folge zum Verlust lebensnotwendiger Körperfunktionen. Erste Anzeichen einer Exsikkose sind ein geringer Hauttonus ↗ S. 194, Verwirrtheit bis hin zum Delirium ↗ S. 486 und ggf. eine erhöhte Körpertemperatur.

Eine Exsikkose ist die Folge entweder einer zu geringen Flüssigkeitsaufnahme oder eines zu hohen Flüssigkeitsverlusts. Besonders betroffen sind ältere oder psychisch erkrankte Menschen, die keinen ausreichenden **Durst** verspüren. Eine weitere Risikogruppe stellen Menschen dar, die aufgrund bestimmter Erkrankungen (z. B. Durchfall ↗ S. 281) mehr Flüssigkeit verlieren als sie zu sich nehmen. Auch starkes Schwitzen (z. B. durch hohe Außentemperatur oder große körperliche Anstrengung) kann bei bereits geschwächten Menschen zu einer Exsikkose führen.

Maßnahmen der Exsikkoseprophylaxe sind:

- Beobachten des Trinkverhaltens
- Erstellen einer Flüssigkeitsbilanz
- Pflegebedürftige zum Trinken motivieren, indem immer Getränke **verfügbar** sind und ggf. zum Trinken aufgefordert wird
- bei Bedarf **Unterstützen beim Trinken**, z. B. durch geeignete Becher oder Einsatz von Strohhalmen
- Erstellen und Überwachen eines Trinkplans

Sind bereits Anzeichen einer Exsikkose vorhanden, muss eine Pflegefachkraft oder ein Arzt verständigt werden, um mit Hilfe parenteraler Infusionen ↗ S. 450 Abhilfe zu schaffen.

Hinweis Eine verminderte Flüssigkeitsaufnahme und die daraus resultierende Exsikkose sind Teil des Sterbeprozesses ↗ S. 523. Maßnahmen zur Exsikkoseprophylaxe bedürfen in dieser Situation einer sorgfältigen Abwägung und Absprache zwischen Angehörigen, Pflegefachkräften und Ärzten.

Viele Menschen verspüren im Alter oder bei bestimmten psychischen Erkrankungen keinen Durst. Diese sind die Hauptzielgruppe der Exsikkoseprophylaxe.

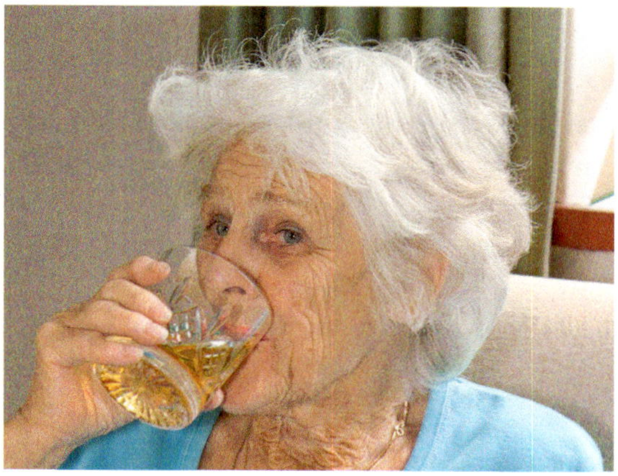

Gerade ältere Menschen sollten, wenn möglich, immer ein Getränk in greifbarer Nähe haben, um das Trinken nicht zu vergessen.

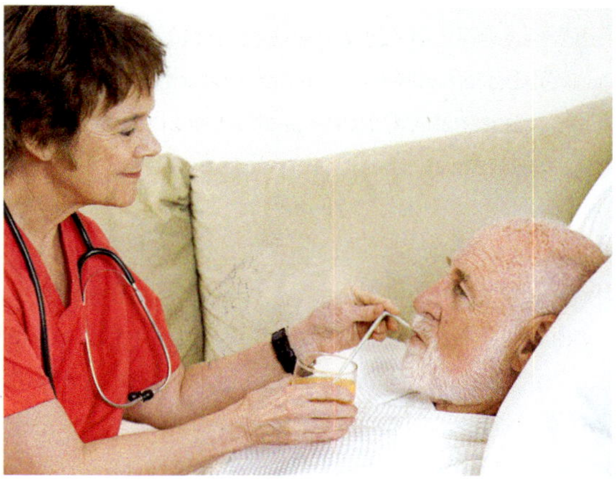

Sind Menschen, z. B. durch eine Erkrankung, stark geschwächt, müssen sie beim Trinken unterstützt werden.

Enterale Ernährung

Begriffsklärung und Gründe

Als enterale Ernährung bezeichnet man die Ernährung über eine Sonde. Im Gegensatz zur parenteralen Ernährung mit Hilfe einer Infusion durchläuft die Nahrung den Verdauungstrakt. Eine enterale Ernährung kann notwendig werden bei

- Kau- und Schluckstörungen, z. B. bei einer fortgeschrittenen Parkinsonerkrankung ↗ S. 514,
- Bewusstseinsstörungen, z. B. bei komatösen Menschen sowie
- kognitiven Einschränkungen, z. B. bei fortgeschrittener Demenz.

Verschiedene Formen der enteralen Ernährung

Ernährungssonden können entweder durch die Nase (*nasal*) oder den Mund (*oral*) in den Magen führen oder durch die Bauchdecke (*perkutan*) in Magen (PEG-Sonde) bzw. Dünndarm (PEJ-Sonde) gelegt sein. Die perkutanen Sonden werden unter lokaler Betäubung von Ärzten gelegt.

Versorgung über eine Sonde

Die Sonden werden mit Sondennahrung sowie Flüssigkeit bestückt. Die Sondennahrung besteht aus einer speziell auf die Ernährungsbedürfnisse des Betroffenen abgestimmten Nährstoffzusammensetzung. Sie muss den Herstellerangaben entsprechend gelagert und verabreicht werden. Die Sondennahrung deckt nicht den Flüssigkeitsbedarf, dieser wird durch Tee oder abgekochtes Wasser ergänzt (ca. 1 Liter pro Tag). Im Langzeitpflegebereich wird meist eine Ernährungspumpe eingesetzt. Eine leichte Oberkörperhochlagerung ist empfehlenswert.

Sprechen keine medizinischen Gründe dagegen, können Pflegebedürftige mit PEG/PEJ normale Speisen und Getränke zu sich nehmen. Die zusätzlichen Mengen müssen ebenso wie alle verabreichten Sondenkost- und Flüssigkeitsmengen dokumentiert werden.

Hinweis Kamillen- oder Fencheltee haben sich bei der Sondenbestückung bewährt, da ihnen eine verdauungsfördernde Wirkung zugeschrieben wird, Früchtetee beinhaltet zu viel Säure. Manche Einrichtungen bevorzugen abgekochtes Wasser, um die Ablagerungen und Verfärbungen in der Sonde zu vermeiden.

Hinweis Die „schnellere" Versorgung von Pflegebedürftigen mit Nahrung ist KEINE Indikation, eine Sonde zu legen.

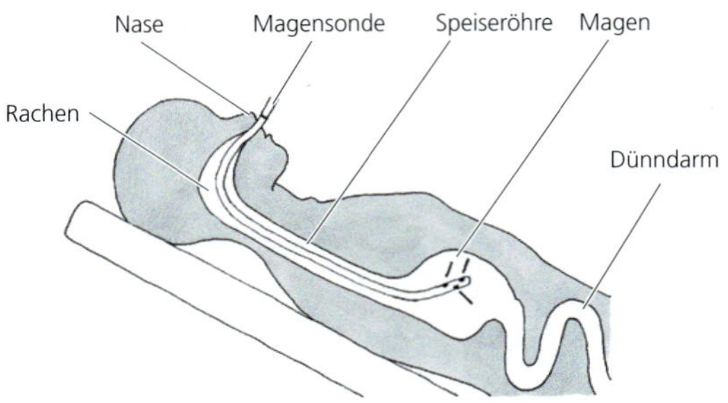

Nasogastrale Sonde: Als Lagerung ist eine leichte Oberkörperhochlagerung empfehlenswert.

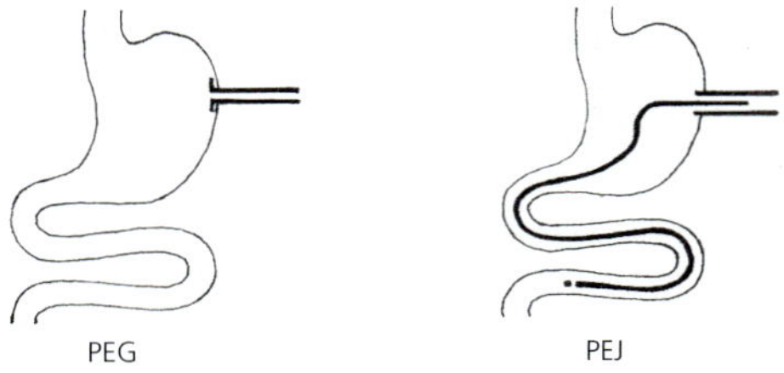

PEG-Sonde und PEJ-Sonde (Prinzip)

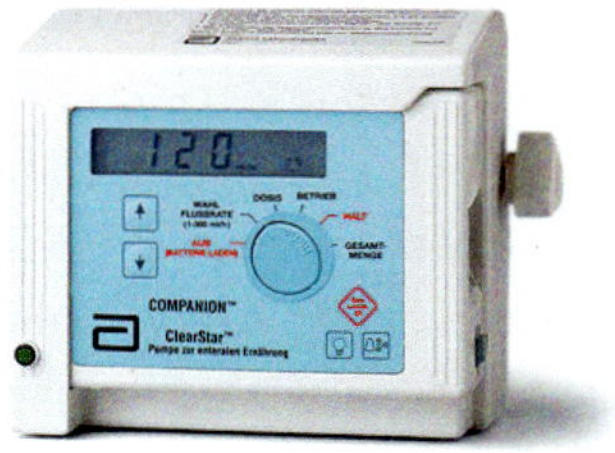

Ernährungspumpe

enteral über den Verdauungstrakt
parenteral unter Umgehung des Verdauungstrakts
PEG perkutane endoskopisch kontrollierte Gastrostomie, mit Hilfe einer Magenspiegelung durch die Haut gelegter Magenzugang
PEJ perkutane endoskopisch kontrollierte Jejunostomie, mit Hilfe einer Dünndarmspiegelung durch die Haut gelegter Dünndarmzugang

Pflege der liegenden Sonden

Nasale oder orale Sonden werden nur kurzfristig eingesetzt. Die Eintrittsstellen müssen von Krusten und Belägen gereinigt werden und die umliegende Haut sorgfältig auf Druckstellen überprüft werden.

Hinweis Die Pflege der Sonde, die Bestückung der Sonde mit Sondenkost sowie der Umgang mit der Ernährungspumpe sind i. d. R. Pflegefachkräften vorbehalten. Dies gilt auch für den Verbandwechsel der Sondeneintrittsstelle.

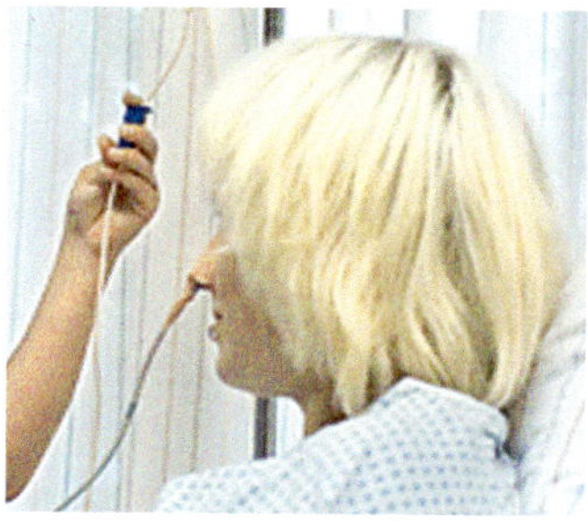

Durch die Befestigung mit Pflasterstreifen auf der Haut wird die Sonde gegen die Nase und die Nasenschleimhaut gedrückt. Dies begünstigt die Entstehung eines Dekubitus.

Perkutane Sonden erfordern einen regelmäßigen Verbandwechsel sowie die Beobachtung der Eintrittsstelle auf Entzündungszeichen ↗ S. 197. Die Eintrittsstelle einer perkutanen Sonden ist eine Wunde und damit eine Eintrittspforte für Keime. Ziel des Verbandwechsels ist die Vermeidung einer Wundinfektion. Es gelten alle Prinzipien eines aseptischen Verbandwechsels ↗ S. 462. Sie benötigen folgende Materialien:

- Hautdesinfektionsmittel (Sprühflasche)
- sterile Tupfer
- sterile Schlitzkompresse
- sterile Kompresse
- Pflasterverband, ggf. Pflasterstreifen

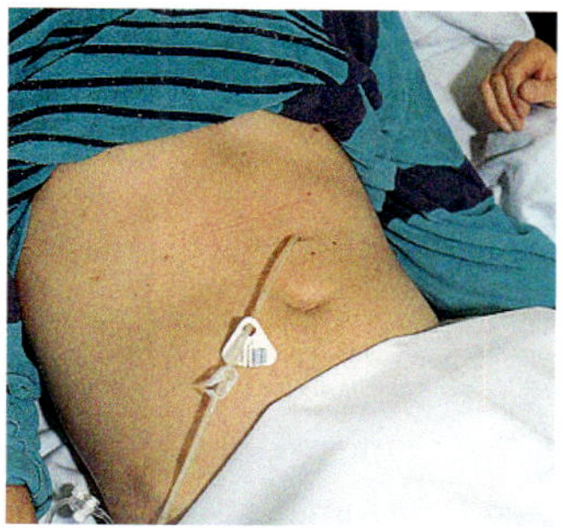

PEG-Anlage nach Entfernen des alten Verbandes und dem Öffnen der Halteplatte (Dreieck)

Zum Verbandwechsel entfernen Sie den alten Verband und öffnen die Befestigung an der Halteplatte. Führen Sie nun folgende Schritte durch:

- Desinfizieren Sie Einstichstelle, Sonde und Halteplatte mit einem Hautdesinfektionsmittel.
- Reinigen Sie die Halteplatte mit einem sterilen Tupfer von innen nach außen und überprüfen Sie durch leichte Bewegungen die Beweglichkeit der Sonde.
- Legen Sie eine sterile Schlitzkompresse um die Sonde.
- Decken Sie die Halteplatte mit einer Kompresse ab und befestigen Sie die Kompressen mit einem Stretchpflaster.
- Zum Schluss befestigen Sie die Sonde auf der Bauchdecke.

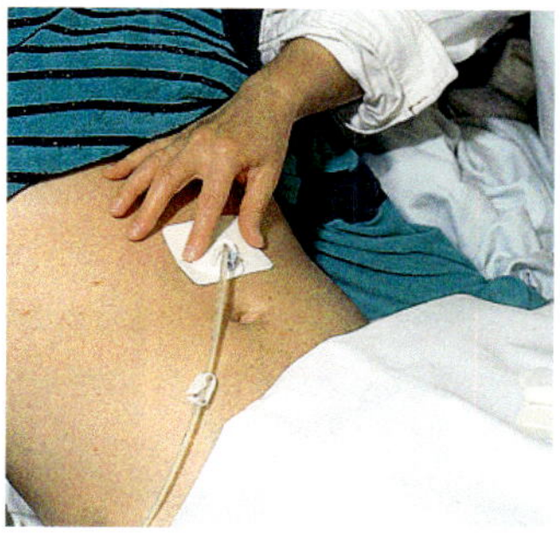

Anlegen der Schlitzkompresse

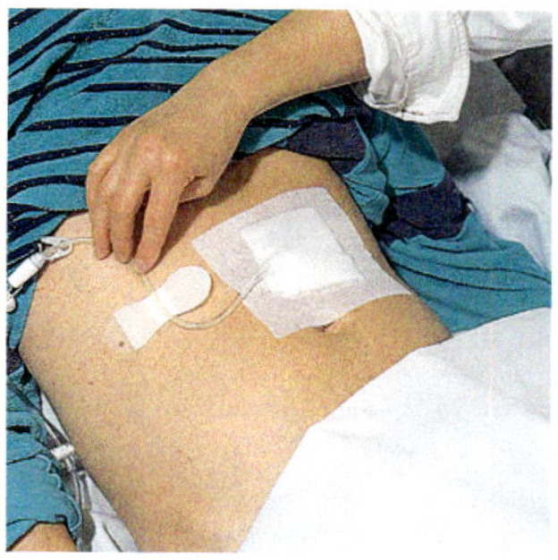

Die PEG-Anlage nach dem Verbandwechsel

Neben der Sondeneintrittsstelle bedarf auch die Sonde selbst einer gewissen Pflege. Um eine Verstopfung der Sonde zu verhindern, spülen Sie sowohl die transnasale als auch die perkutane Sonde nach jeder Nahrungs- oder Arzneimittelgabe mit ca. 30–50 ml Tee (kein Schwarz- oder Früchtetee) oder abgekochtem Wasser.

Harnbildung und Harnableitung

Nieren und Harnwege

Nieren und Harnwege sind die urin-/harnproduzierenden und -ableitenden Organe. Ihre Funktion ist überlebenswichtig.

Lage

Der gesunde Mensch verfügt über zwei bohnenförmige **Nieren** (*Ren*), die im hinteren Bauchraum beidseits der Wirbelsäule in Höhe der unteren Rippen liegen. Von ihnen geht jeweils ein Harnleiter (*Ureter*) ab, der in die im unteren Bauchraum liegende Harnblase (*Vesica urinaria*) mündet. Die Harnröhre (*Uretra*) bildet die Verbindung zwischen Harnblase und der weiblichen Harnröhrenmündung in der Scheide ↗ S. 193 bzw. der männlichen Harn-Samen-Röhre im Penis ↗ S. 192.

Die Nebennieren sind hormonproduzierende Drüsen und liegen den Nieren jeweils an den Polen auf.

Aufbau

Die **Nieren** sind von einer festen, bindegewebsartigen Nierenkapsel umgeben. An der zur Wirbelsäule gelegenen Seite findet sich die Eintrittspforte (*Nierenhilus*) für Nierenarterie und -vene sowie die Harnleiter. Im Innneren finden sich Nierenrinde mit Nierenkörperchen und Nierenkanälchen sowie das Nierenmark mit seinen 12 bis 18 in das Nierenbecken mündenden Markpyramiden.

Nierenkörperchen und Nierenkanälchen bilden eine Einheit, **Nephron** genannt, in der der Urin aus dem Blut der Nierenkapillare gefiltert wird. Die Nierenkanälchen werden im weiteren Verlauf durch das Nierenmark von einem engen Netz aus Kapillaren umgeben, bilden dabei die Markpyramiden und münden schließlich in die Sammelröhre.

Die Harnblase ist ein muskuläres Hohlorgan, das im Inneren mit Schleimhaut ausgekleidet ist. An der Einmündung der Harnleiter sowie dem Austritt der Harnröhre befinden sich kleine Schließmuskel, die dafür sorgen, dass der Urin nicht zu den Nieren zurückfließen bzw. das Wasserlassen bewusst gesteuert werden kann.

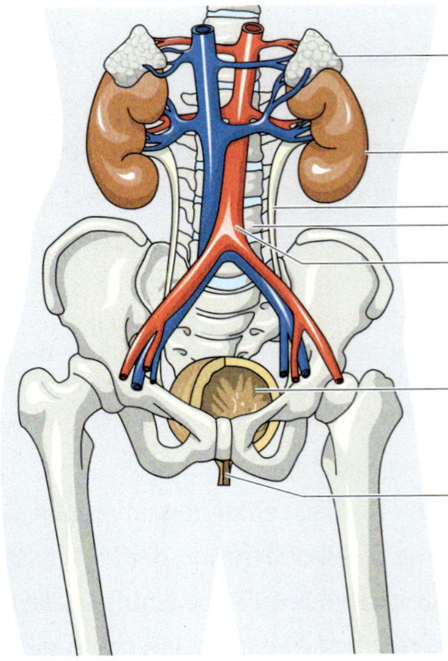

Lage der Nieren im Körper

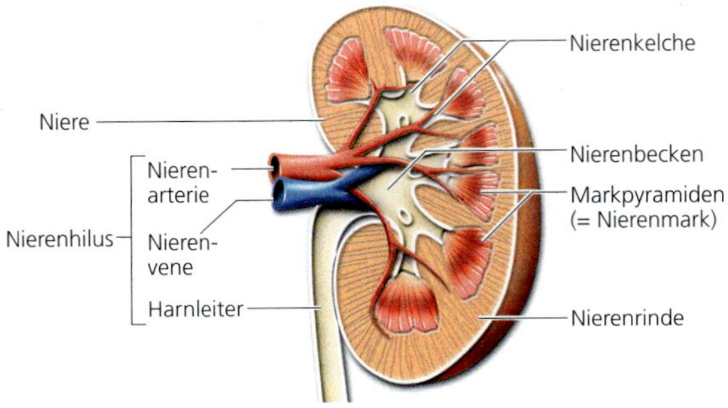

Innerer Aufbau der Nieren

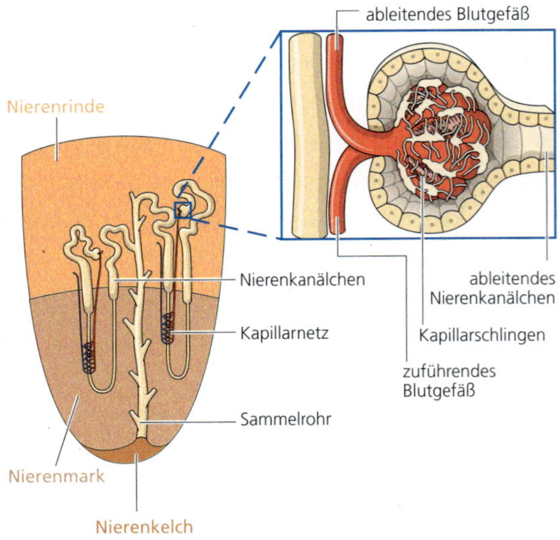

Verlauf eines Nephrons (mit Sammelrohr) in Nierenrinde und Nierenmark

Urinproduktion

Die Nierenkörperchen filtern pro Tag aus ca. 1500 l die Nierengefäße durchlaufendem Blut ungefähr 180 l als **Primärharn** bezeichnete Flüssigkeit. Sie verfügen dazu über spezielle Zellen, die an der Gefäßwand der Nierenkapillare Wasser und kleinere Blutbestandteile durchlassen, aber Blutzellen und Eiweiße zurückhalten. Im weiteren Verlauf werden an den Kapillarnetzen der Nierenkanälchen ein Großteil des Wassers sowie kleinere, für den Körper wichtige Bestandteile, wie z. B. Salze und Glukose ↗ S. 257, zurückgewonnen. Die nun verbleibende Flüssigkeit wird **Sekundärharn** oder Endharn genannt, der in das Nierenbecken und von dort in die Harnleiter fließt und in der Harnblase gesammelt wird. Die Nieren produzieren täglich ca. 1,5 l Sekundärharn, der dem ausgeschiedenen Urin entspricht.

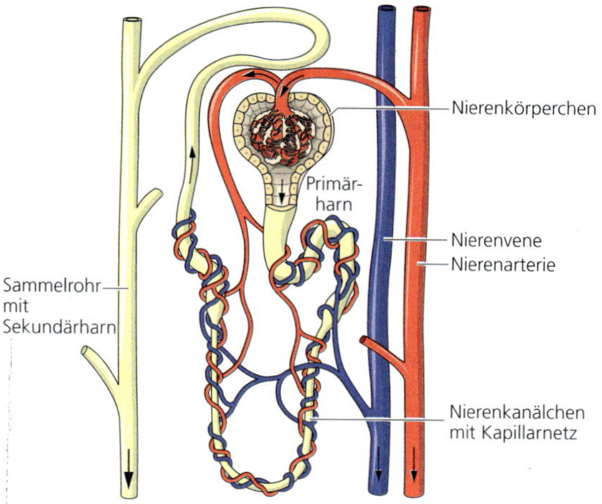

Nierenkörperchen und Sammelrohr

Hinweis Die Urinproduktion wird v. a. über zahlreiche Hormone gesteuert. Ziel ist die Erhaltung des Gleichgewichts im Körper über die Ausscheidung von Wasser und so genannten harnpflichtigen Substanzen, z. B. Stoffwechselendprodukte, körperfremde oder schädliche Substanzen.

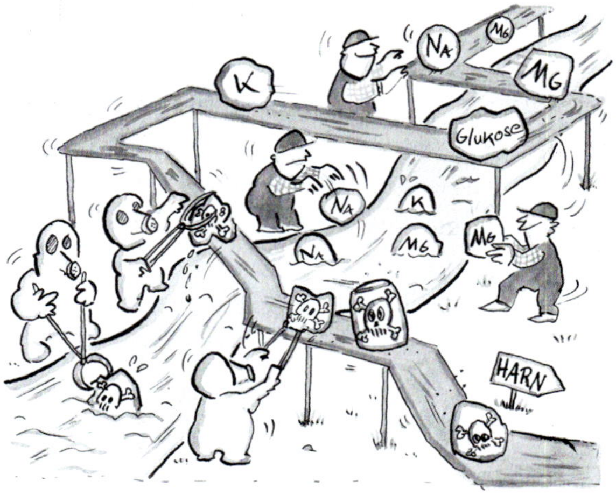

Urinausscheidung

Der in der Harnblase gesammelte Urin wird über die Harnröhre ausgeschieden. Die Steuerung der Blasenentleerung erfolgt unwillkürlich, kann aber willentlich beeinflusst werden. Die unwillkürliche Steuerung erfolgt durch das autonome Nervensystem ↗ S. 307. Gesunde Menschen sind i. d. R. in der Lage, die Entleerung der Blase willentlich zurückzuhalten oder zu verstärken, dies wird Kontinenz genannt.

Die Urinausscheidung (*Miktion*) wird bei ausreichender Blasenfüllung reflektorisch in Gang gesetzt. Der innere Schließmuskel zur Harnröhre öffnet sich, man verspürt einen Harndrang. Bei bewusster Kontrolle der Kontinenz wird erst zum passenden Zeitpunkt die Beckenbodenmuskulatur sowie der äußere Schließmuskel entspannt und die Miktion kann erfolgen. Ist die willentliche Steuerung nicht möglich, entleert sich die Harnblase i. d. R. reflektorisch, man spricht von Harninkontinenz.

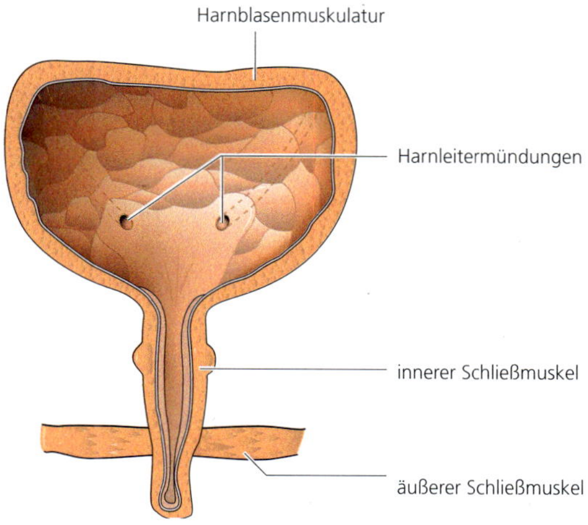

Die Harnblase und ihre Schließmuskeln

Steuerung des Wasser-, Salz- und Säure-Basen-Haushalts des Menschen

Wasser- und Salzhaushalt

Wasser macht ca. 50–70 % des Körpergewichts eines Menschen aus. Man unterscheidet die Flüssigkeit in den Zellen (intrazelluläre Flüssigkeit) und die Flüssigkeit außerhalb der Zellen (extrazelluläre Flüssigkeit). Der Körper nimmt Wasser über die Nahrung und Getränke in das Verdauungssystem auf, bildet es bei Verbrennung von Glukose und scheidet es über Lungen, Nieren und Haut aus. Die Aufgaben des Wassers im Körper sind u. a.:

- Transport- und Lösungsmittel: So kann z. B. in Wasser gelöste Glukose zu den Zellen transportiert werden.
- Baustein: Wasser ist Bestandteil der Körperzellen.
- Reaktionspartner: Wasser ist an zahlreichen chemischen Reaktionen im Körper beteiligt.
- Wärmeregulation ↗ S. 440: Wasser kühlt die Körpertemperatur durch Verdunsten auf der Haut.

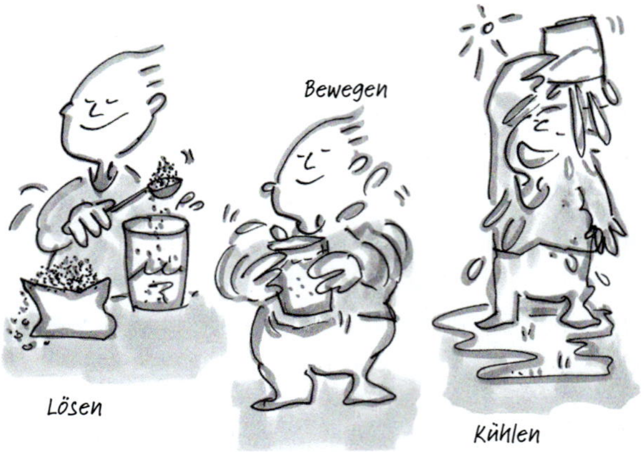

Die Aufgaben des Wassers kann man mit „Lösen – Bewegen – Kühlen“ zusammenfassen.

Salze halten im Körper den Wasserhaushalt sowie den Blutdruck und die Zellfunktion aufrecht. Sie lösen sich in Wasser in elektrisch geladene Ionen (*Elektrolyte*) auf, durch die viele Zellfunktionen erst ermöglicht werden.

Mit Hilfe des Wasser-Salz-Haushalts wird der Blutdruck aufrechterhalten. Je höher die im Wasser gelöste Salzmenge, desto höher auch der Druck, der vom Wasser ausgeht (*osmotischer Druck*). Ein ausreichender Blutdruck ist wiederum für die Nierenfunktion von entscheidender Bedeutung.

Verschiedene Hormone steuern den Salz-Wasser-Haushalt. Bei Wassermangel wird durch das antidiuretische Hormon (ADH) Durst ausgelöst und die Wasserausscheidung der Niere vermindert. Durch den niedrigen Blutdruck an der Niere wird bei Wassermangel Angiotensin gebildet, das die Blutgefäße engstellt. Außerdem wird Aldosteron ausgeschüttet, das Salz und Wasser im Körper zurückhält. Insgesamt wird damit die Wassermenge im Körper wieder erhöht und der Blutdruck aufrechterhalten.

Elektrolyt	Wirksystem
Natrium	osmotischer Druck, elektrische Erregung an den Zellen
Kalium	Eiweiß- und Kohlenhydratstoffwechsel, elektrische Erregung an den Zellen
Magnesium	neuromuskuläre Übertragung ↗ S. 228, Knochenaufbau
Kalzium	Blutgerinnung, Nervenfunktion, Knochenaufbau
Chlorid	elektrische Erregung an den Zellen, Säure-Basen-Haushalt

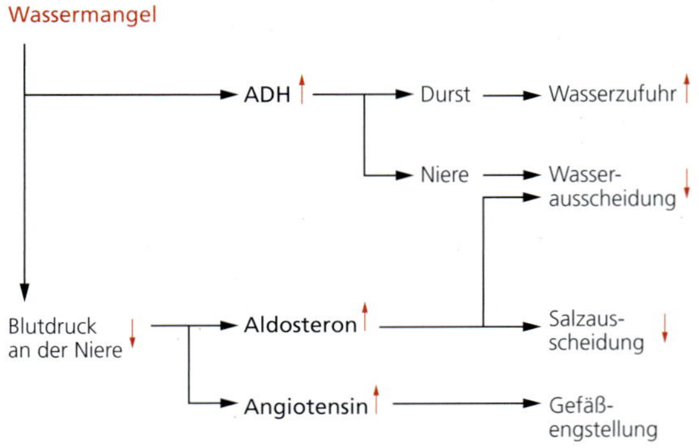

Steuerung des Salz- und Wasserhaushalts über verschiedene Hormone

Ionen elektrisch geladene Teilchen (Atome oder Moleküle)

Säure-Basen-Haushalt

Damit Blut und andere Körperzellen ihren Aufgaben nachkommen können, benötigen sie einen gewissen Säuregrad.

Im chemischen Sinne sind Säuren Stoffe, die Wasserstoffionen abgeben können und Basen sind Stoffe, die Wasserstoffionen aufnehmen können. Werden Säuren oder Basen in Wasser gelöst, entstehen saure oder basische (*alkalische*) Lösungen. Saure und basische Lösungen sind Gegenspieler. Reagieren sie chemisch miteinander, neutralisieren sie sich und es entstehen Wasser und Salz.

Ob eine Lösung sauer oder basisch ist, beschreibt der **pH-Wert**. Seine Zahlenangabe zwischen 0 und 14 steht für die Konzentration von Wasserstoffionen in einer Lösung. Eine Lösung ist

- sauer, wenn sie einen niedrigen pH-Wert und damit viele (positiv geladene) Wasserstoffionen (H^+) enthält,
- basisch, wenn sie über einen hohen pH-Wert und damit viele (negativ geladene) Hydroxidionen (OH^-) enthält oder
- neutral, wenn ihr pH-Wert 7 beträgt.

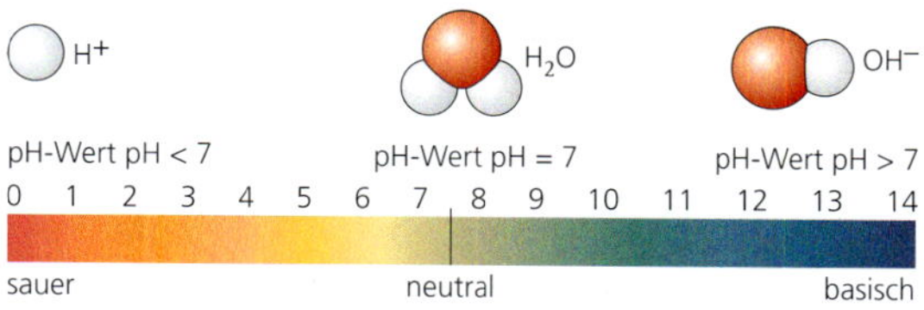

Der pH-Wert einer Lösung von sauer bis basisch

Verschiedene **Körperflüssigkeiten** benötigen für ihre speziellen Aufgaben einen bestimmten pH-Wert. Der Blut-pH-Wert spielt eine besondere Rolle. Zu seiner Aufrechterhaltung dient ein besonderes Puffersystem. Überschüssige Wasserstoffionen werden über die Nieren ausgeschieden, sodass sich der Blut-pH-Wert beim gesunden Menschen zwischen 7,35 und 7,45 bewegt.

Sekret	pH-Wert	Wirkung
Blut	7,35–7,45	Enzyme und Hormone wirken am besten in diesem Bereich
Duodenalsekrete	8,0	enzymatische Spaltung der Nährstoffe am besten in diesem Bereich möglich
Magensaft	1,77	Bakterien abtötend
Speichel	6,9	Wirkung der Amylase ↗ S. 262 am besten in diesem Bereich möglich
Schweiß	5,5	Abwehr gegen Bakterien durch leicht saures Milieu
Vaginalsekret	5	Abwehr gegen Bakterien durch leicht saures Milieu
Sperma	7–7,8	Neutralisation des Vaginalsekretes, da Spermien in alkalischem Milieu beweglicher sind

Im menschlichen Organismus sind Flüssigkeiten (Sekrete) mit unterschiedlichen pH-Werten vorhanden.

Störungen des Wasser-, Salz- oder Säure-Basen-Haushalts

Kommt es im Körper zu Verschiebungen des Wasser-Salz- oder Säure-Basen-Haushalts, können viele Körperfunktionen beeinträchtigt werden. Ursachen können z. B. Erkrankungen der Nieren, aber auch massiver Wasserverlust z. B. bei Durchfall oder Erbrechen sein. Diese Störungen gehen häufig mit Bewusstseinsstörungen ↗ S. 311 einher, können lebensbedrohlich sein und müssen sofort ärztlich behandelt werden.

Puffersystem auf bestimmten chemischen Stoffen und Vorgängen beruhendes System, das Schwankungen im pH-Wert abfängt

Ausgewählte Erkrankungen und Störungen der Ausscheidung

Harnwegsinfekte

Harnwegsinfekte (HWI) sind durch Erreger ausgelöste Entzündungen eines oder mehrerer Harnwegsorgane. Die Krankheitserreger, häufig Darmbakterien, steigen meistens über die Harnröhre auf. Die Betroffenen klagen über starkes Brennen beim Wasserlassen, allgemeines Unwohlsein, ggf. Fieber und krampfartige Schmerzen im Unterleib. Der Urin kann milchig bis blutig sein. Die Behandlung umfasst die Gabe von harnwegspülenden Tees, schmerz- und krampflösenden Medikamenten bis hin zu Antibiotika. Man unterscheidet Harnwegsinfekte nach ihrem Auftreten in:

- Harnröhrenentzündung (*Urethritis*)
- Blasenentzündung (*Zystitis*)
- Nierenbeckenentzündung (*Pyelonephritis*)

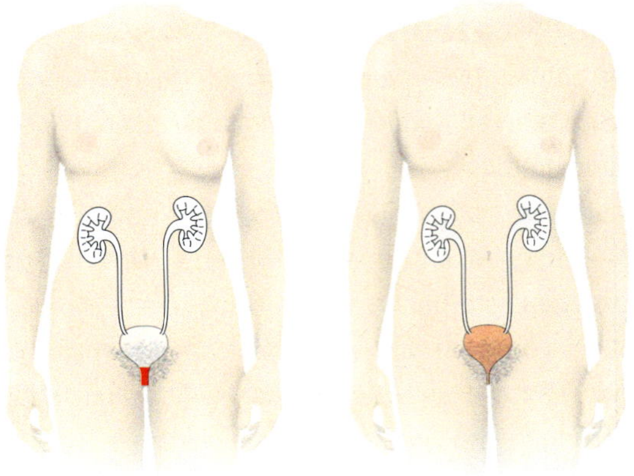

Am häufigsten treten Entzündungen der Harnröhre (links) und der Harnblase (rechts) auf. Frauen sowie Menschen mit Abwehrschwäche oder Blasenverweilkathetern sind besonders häufig betroffen.

Harn- und Nierensteine

So genannte Harnsteine entstehen aus auskristallisierten Bestandteilen des Urins und können sich in den Nieren und harnableitenden Wegen festsetzen und diese verlegen. Die daraus folgende Nierenkolik äußert sich in stärksten krampfartigen Schmerzen, Fieber und ggf. Schüttelfrost sowie einer Hämaturie ↗ S. 282. Eine akute Nierenkolik wird durch Schmerzmittel gelindert, die Steine müssen im Anschluss zerstört, entfernt oder ausgeschieden werden. Um eine erneute Steinbildung zu vermeiden, müssen die Betroffenen bestimmte Nahrungsmittel meiden und viel trinken oder abhängig von der Zusammensetzung der Steine langfristig verschiedene Medikamente einnehmen.

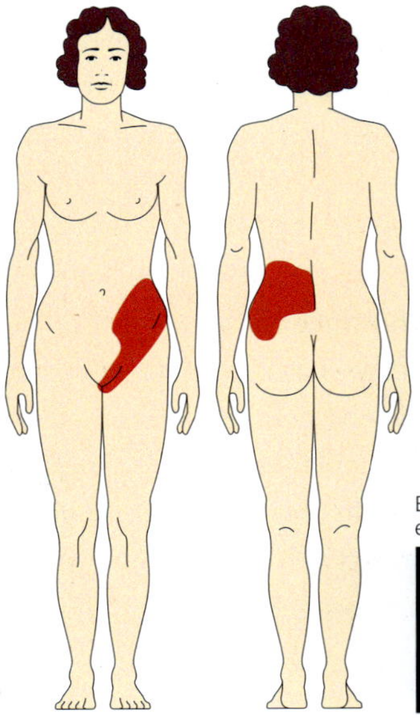

Typische Schmerzlokalisationen bei Nierensteinen (rechts) und Harnleitersteinen (links)

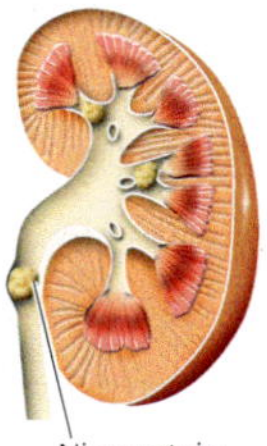

Ein mit Hilfe einer Schlinge entfernter Harnleiterstein

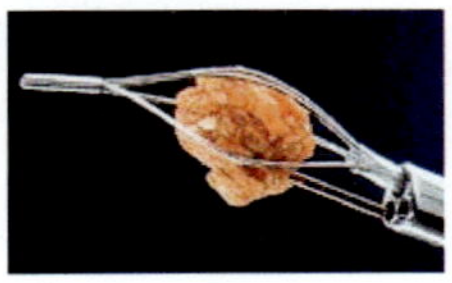

Harnverhalt

Bei einem Harnverhalt können die Betroffenen trotz gefüllter Harnblase und Harndrang keinen Urin lassen, was sehr schmerzhaft ist. Die Ursachen können vielfältig sein. Bei einem akuten Harnverhalt wird die Blase katheterisiert ↗ S. 288. Langfristig müssen die Ursachen bekämpft werden.

mechanisch	besonders häufig bei einer vergrößerten Prostata sowie Verletzungen der Harnwege, Harn- oder Nierensteine, anderen Tumoren
postoperativ	bei bestimmten Narkoseverfahren
medikamentös	z. B. bei Einnahme von Antidepressiva ↗ S. 487
neurogen	Nervenläsionen durch Bandscheibenvorfall ↗ S. 224 oder Multiple Sklerose ↗ S. 513

Mögliche Ursachen eines Harnverhalts

Prostatahyperplasie

Die Prostatahyperplasie ist eine Vergrößerung der männlichen Vorsteherdrüse (*Prostata*) auf Grund einer Zellvermehrung (*Hyperplasie*). In den meisten Fällen ist die Erkrankung gutartig und führt zu Störungen beim Wasserlassen, z. B. zum schwächerem Harnstrahl oder zum Nachtröpfeln bis hin zur Harninkontinenz ↗ S. 285. Die Betroffenen leiden häufig unter Harnwegsinfekten und Harnverhalt. Eine medikamentöse Behandlung kann Abhilfe schaffen, aber nur ein operativer Eingriff der Krankheit Einhalt gebieten.

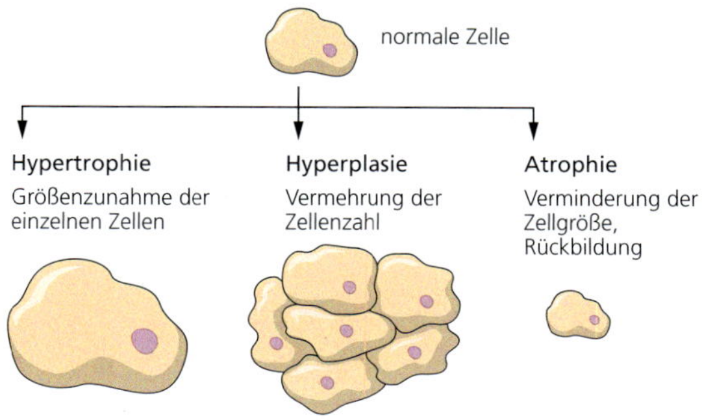

Eine Zunahme von Körpergewebe beruht auf Zellvermehrung (*Hyperplasie*) oder Zellvergrößerung (*Hypertrophie*). Die Gewebsabnahme wird Atrophie genannt.

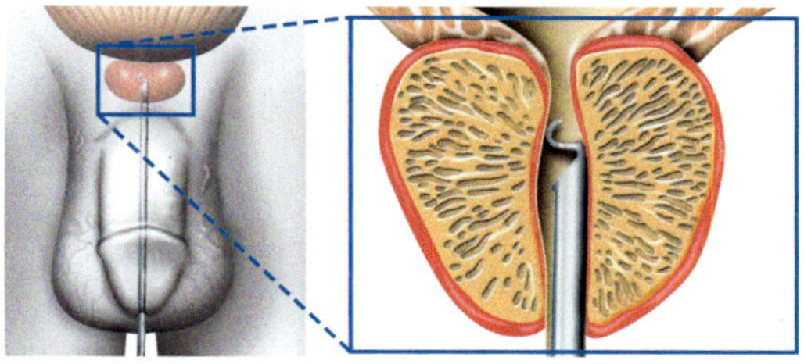

Die operative Teilentfernung der Prostata erfolgt heute meistens über die Harnröhre (Transurethrale Resektion der Prostata, TURP). Die Patienten müssen hierfür einige Tage im Krankenhaus betreut werden.

Übelkeit und Erbrechen

Übelkeit (*Nausea*) und Erbrechen (*Emesis*) entstehen häufig in Folge von Magen-Darm-Erkrankungen (z. B. bei einer akuten Magenschleimhautentzündung, Störungen bzw. Verletzungen des zentralen Nervensystems ↗ S. 307 (z. B. nach einer Gehirnerschütterung) oder als unerwünschte Wirkungen bestimmter Medikamente (z. B. Chemotherapeutika ↗ S. 299). Meistens geht dem Erbrechen die Übelkeit voraus. Bei lang anhaltendem Erbrechen besteht die Gefahr von Störungen des Wasser-Salz-Haushalts, der Unterzuckerung ↗ S. 443 und einer Mangelernährung. Ist keine ursächliche Behandlung möglich, können bestimmte Medikamente die Übelkeit eindämmen. Bei länger anhaltendem Erbrechen muss mit Hilfe von Infusionen der Flüssigkeits-, Salz- und Nährstoffbedarf gedeckt werden.

Hinweis Leiden bewusstseinsgestörte ↗ S. 311 Pflegebedürftige unter Übelkeit und Erbrechen, besteht akute Aspirationsgefahr. Die Betroffenen müssen in die stabile Seitenlage ↗ S. 533 gebracht werden oder bei aufrechtem Oberkörper den Kopf nach vorn halten, damit kein Erbrochenes in die Luftröhre gelangen kann.

Durchfall

Durchfall (*Diarrhö*) ist die Folge von Verdauungsstörungen, i. d. R. von Störungen der Nährstoffaufnahme aus dem Darm in die Blut- bzw. Lymphbahn. Durchfälle werden nach ihren Ursachen eingeteilt. Die Betroffenen leiden unter häufigen, sehr flüssigen, faulig riechenden Stuhlgängen. In der Folge kann es zu Störungen des Wasser-Salz-Haushalts, zu Gewichtsabnahme sowie allgemeiner Schwäche kommen. Wenn möglich werden Durchfälle ursächlich oder mit einer darmschonenden Diät behandelt. Bei länger anhaltenden Durchfällen muss mit Hilfe von Infusionen der Flüssigkeits-, Salz- und Nährstoffhaushalt gedeckt werden.

osmotische Diarrhö	Bestimmte Nahrungsmittel entziehen dem Körper Wasser, das den Stuhl verflüssigt = Wirkprinzip vieler Abführmittel.
sekretorische Diarrhö	Bakterien oder andere Erreger regen die Wassersekretion im Darm (Darmsaftproduktion) an.
andere Ursachen	Schädigungen der Darmschleimhaut, z. B. bei Bestrahlung des Bauchraums, Tumoren ↗ S. 299

Einteilung der Diarrhö nach ihren Ursachen

Beobachtung der Ausscheidung

Beobachtung der Urinausscheidung

Die portionsweise Ausscheidung von Urin wird **Miktion** genannt. Beobachtet werden Häufigkeit, Zeitpunkt und Menge. Beim gesunden Menschen verteilen sich abhängig von der Trinkmenge ca. 4–6 Miktionen mit jeweils 200–400 ml über den Tag sowie maximal ein bis zwei nächtliche Miktionen. Abweichungen von Häufigkeit und Menge können auf Erkrankungen hindeuten und werden mit Fachbegriffen bezeichnet.

Veränderung	Beschreibung
Nykturie	häufiges, nächtliches Wasserlassen
Pollakisurie	häufiges Wasserlassen in kleinen Mengen
Dysurie	erschwertes und schmerzhaftes Wasserlassen
Algurie	schmerzhaftes Wasserlassen
Anurie	weniger als 100 ml am Tag
Oligurie	100 bis 400 ml am Tag
Polyurie	Mehr als 10 l am Tag

Störungen der Urinausscheidung

Urinbeschaffenheit

Normaler, frischer Urin ist klar, leicht gelblich und fast geruchlos. Nach längerem Stehen entwickelt Urin einen typischen, stechenden **Geruch**. Riecht Urin nach Nagellackentferner (*Azeton*), ist dies ein Hinweis auf eine Stoffwechselstörung. Nach „fauligen Eiern" riecht der Urin bei Harnwegsinfekten oder Krebserkrankungen. Farbveränderungen des Urins werden durch Nahrungsmittel, bestimmte Erkrankungen oder Medikamente ausgelöst. Die **Lichtdurchlässigkeit** kann z. B. bei Harnwegsinfekten durch Beimengungen wie Schleim oder Zellen getrübt sein.

Farbveränderung	Mögliche Ursache
rot	Blutbeimengungen (*Hämaturie*), Rote Beete, bestimmte Abführmittel und Antibiotika
rotviolett	Rhabarber
dunkelgelb	konzentrierter Urin auf Grund zu geringer Trinkmenge, bestimmte Antibiotika und Medikamente gegen Morbus Parkinson ↗ S. 514
grün	Medikamente zur Malariaprophylaxe, Methylenblau
braun	Leber- und Gallenerkrankungen, bestimmte Antibiotika

Physiologische und pathologische Farbveränderungen des Urins

Flüssigkeitsbilanz

Pflegende unterstützen die Erstellung einer Flüssigkeitsbilanz unter Anleitung einer Pflegefachkraft i. d. R. nach ärztlicher Anordnung. Dabei werden unter **Einfuhr** alle zugeführten Flüssigkeitsmengen (z. B. Getränke) in ml aufgeführt und unter **Ausfuhr** die ausgeschiedene Urinmenge in ml festgehalten, ggf. auch die Menge von Erbrochenem oder Durchfall. Einmal täglich zu einer festen Uhrzeit werden Ein- und Ausfuhrmengen einzeln zusammengezählt und voneinander abgezogen: Einfuhr – Ausfuhr = Flüssigkeitsbilanz. Ist die Differenz größer als 0, ist die Flüssigkeitsbilanz positiv, ist sie kleiner als 0, negativ. Ist ein Zielwert für die Bilanz vorgegeben (z. B. „+ 500 ml"), muss bei Abweichungen ein Arzt oder eine Pflegefachkraft informiert werden.

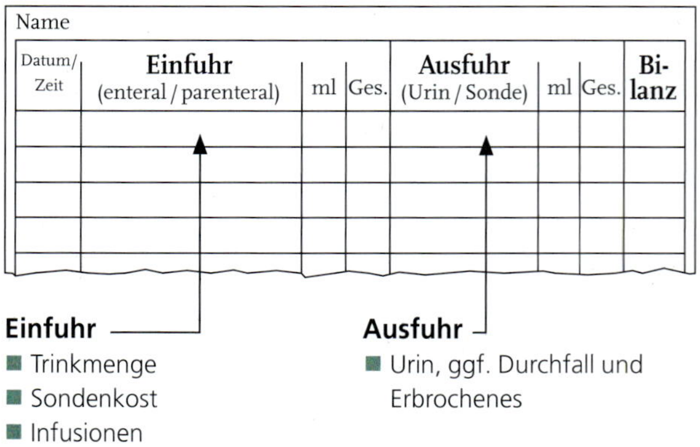

Beispiel einer Flüssigkeitsbilanzierung

Beobachtung der Stuhlausscheidung

Die Stuhlausscheidung wird Stuhlgang oder Defäkation genannt. Die normale **Stuhlmenge** beträgt zwischen 100 und 500 g täglich, wird aber i. d. R. nicht erfasst.

Die **Häufigkeit** variiert zwischen dreimal täglich und dreimal pro Woche. Mehr als drei dünnflüssige Stuhlentleerungen täglich werden als Durchfall (*Diarrhö*) bezeichnet, weniger als drei Stuhlentleerungen pro Woche als Verstopfung (*Obstipation*). Ein längeres Ausbleiben kann auf einen Darmverschluss (*Ileus*) hinweisen, eine lebensbedrohliche Situation, die auch mit Koterbrechen (*Miserere*) einhergehen kann.

Die **Stuhlfarbe** ist normalerweise hell- bis dunkelbraun. Bestimmte Nahrungsmittel, aber auch Erkrankungen können zu Farbveränderungen führen. Die Stuhlkonsistenz wird unterschieden zwischen sehr hart, fest, weich, breiig und flüssig.

Nicht selten finden sich im Stuhl **Beimengungen**, z. B. aus unverdauten Nahrungsresten. Bestimmte Beimengungen können auf Erkrankungen hinweisen: Bei Magen-Darm-Blutungen kommt es zu sichtbaren Beimengungen aus Blut und Schleim, bei Wurmerkrankungen können die beweglichen Eingeweidewürmer häufig mit bloßem Auge beobachtet werden.

Hinweis Die Häufigkeit der Stuhlausscheidung wird durch Erfragen der Pflegebedürftigen oder ihrer Angehörigen erfasst. Auf Grund der heute weit verbreiteten Tiefspültoilettenbecken ist eine alltägliche Stuhlbeobachtung nicht mehr üblich. Bei Verdacht auf Stuhlveränderungen muss z. B. ein Steck- oder ein anderes Auffangbecken genutzt werden, um den Stuhl beobachten zu können. Dies ist auch der Fall, wenn Stuhlproben für ärztliche Untersuchungen entnommen werden sollen.

Farbveränderung	Mögliche Ursache
schwarzbraun	Rotwein, Blaubeeren, rohes Fleisch, Eisenpräparate, medizinische Kohle (wird bei Durchfall gegeben)
schwarz	so genannter Teerstuhl durch Blutungen im oberen Verdauungstrakt
grünbraun	Spinat, grüner Salat und Gemüse
rotbraun	Rote Beete
gelbbraun	Ei- und Milchprodukte in großen Mengen
	Kontrastmittel bei bestimmten Röntgenuntersuchungen
grau-lehmfarben	Lebererkrankungen
grünlich (flüssig)	Salmonellose ↗ S. 498

Physiologische und pathologische Farbveränderungen des Stuhls

Beobachten von Erbrochenem und der betroffenen Person

Das Erbrochene wird beobachtet hinsichtlich:

- **Zeitpunkt und Häufigkeit:** wann und wie oft
- **Menge:** ungefähre Angabe in ml
- **Art:** im Schwall oder (häufiger) nach vorangegangener Übelkeit und Würgen
- **Zusammensetzung:** (unverdaute) Nahrungsbestandteile, Schleim, Blut, Galle (grünlich), frischblutig, schwarzes Blut (kaffeesatzartig), Koterbrechen

Die betroffene Person zeigt häufig Anzeichen einer Kreislaufschwäche (Blässe, Schwitzen, beschleunigter Puls und Atmung) und äußert Übelkeit. Eine enge Kreislaufkontrolle sollte im Anschluss erfolgen.

Hinweis Meistens kündigt sich Erbrechen durch Übelkeit an. Schwallartiges Erbrechen ohne vorherige Übelkeit kann auf Schädigungen des zentralen Nervensystems, z. B. durch Verletzungen oder Vergiftungen, hindeuten. Nicht selten kommt es in diesem Zusammenhang auch zu Bewusstseinsstörungen. In diesem Fall müssen alle notwendigen Erste-Hilfe-Maßnahmen eingeleitet werden und sofort ein Arzt gerufen werden. Die betroffene Person darf auf keinen Fall allein gelassen werden.

Unterstützung beim Ausscheiden

Allgemeine Maßnahmen

In bestimmten Situationen benötigen Pflegebedürftige Unterstützung bei der Ausscheidung. Dazu gehören Pflegebedürftige

- mit Bettruhe,
- mit starker Einschränkung ihrer Beweglichkeit,
- mit Bewusstseinsstörungen oder
- mit Störungen der Ausscheidungsfunktion.

Können die Pflegebedürftigen aufstehen und gehen, werden sie zur Toilette begleitet (Toilettengang). Bei starker Gangunsicherheit oder zur Nacht kann ein im Zimmer aufgestellter **Toilettenstuhl** mit einem eingehängten Toiletteneimer oder Steckbecken längere Wege verkürzen.

Bei stark immobilen oder bettlägerigen Pflegebedürftigen kommen Steckbecken oder Urinflasche als Hilfsmittel in Frage. Das Steckbecken wird beim Stuhlgang sowie bei Frauen zum Wasserlassen eingesetzt. Bei Männern empfiehlt sich zur Unterstützung beim Wasserlassen der Einsatz der Urinflasche. Es gibt **verschiedene Möglichkeiten** des Einsatzes.

Hinweis In vielen Einrichtungen sind „Spitznamen" wie z. B. „Egon" für Toilettenstuhl oder „Ente" für Urinflasche üblich. Bei „neuen" Pflegebedürftigen sollten die korrekten Namen genannt und ggf. der Zweck der Hilfsmittel erläutert werden.

Nach der Benutzung werden die Ausscheidungen beobachtet. In stationären Einrichtungen werden sie im Anschluss in speziellen **Fäkalienspülen** gereinigt. Im Privathaushalt erfolgt die Entleerung in die Toilette. Der anschließenden Reinigung mit haushaltsüblichen Mitteln folgt eine Sprühdesinfektion ↗ S. 428. Saubere Urinflaschen und Steckbecken sollten nahe am Bett zu jeder Zeit verfügbar sein. Hierfür gibt es spezielle Halterungen.

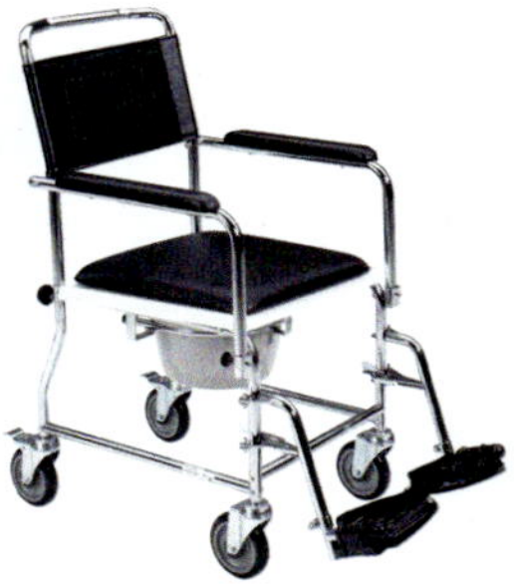
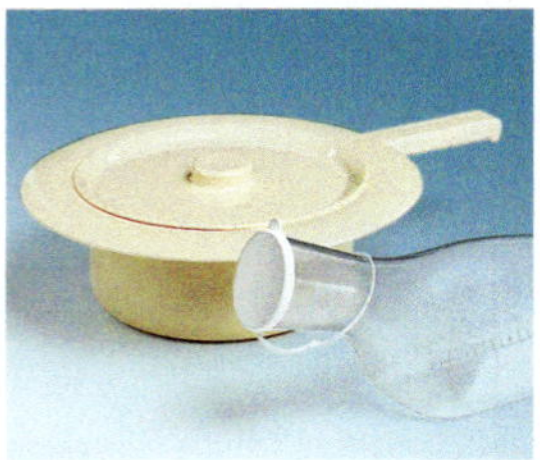

Toilettenstuhl mit Toiletteneimer (links) sowie Steckbecken und Urinflasche (rechts)

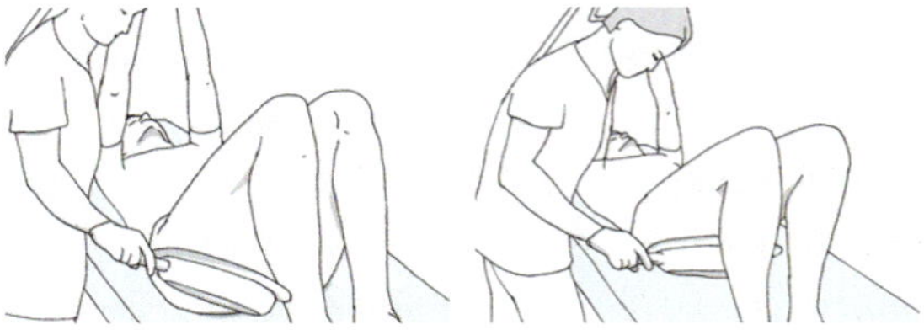

Unterschieben des Steckbeckens (1. Möglichkeit)

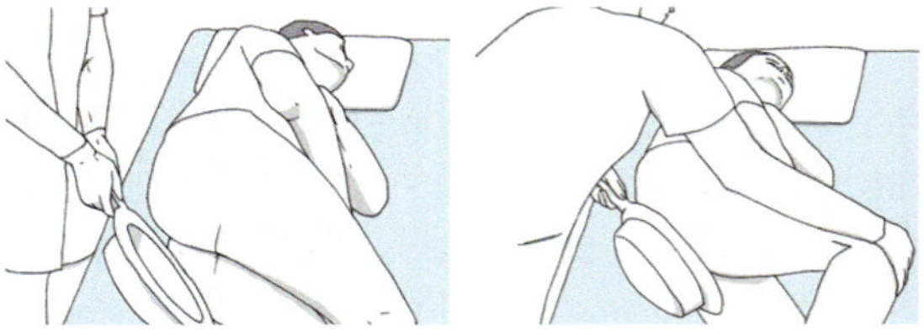

Unterschieben des Steckbeckens (2. Möglichkeit)

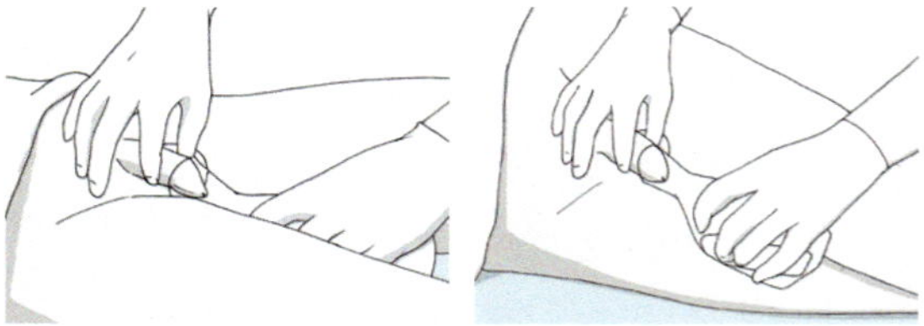

Anlegen der Urinflasche auf dem Rücken liegend — seitlich

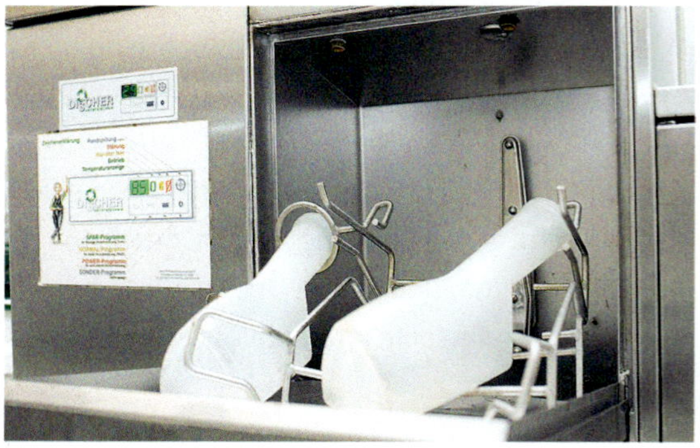

Fäkalienspüle

Unterstützung bei Harninkontinenz

Harninkontinenz (Urininkontinenz) ist die Unfähigkeit, Harn in der Blase zu halten oder kontrolliert auszuscheiden. Ziel der Unterstützung ist es in erster Linie, den Betroffenen die Teilhabe am gesellschaftlichen Leben zu ermöglichen. Der Umgang mit der Inkontinenz ist für viele schambesetzt und erfordert Diskretion.

Den unwillkürlichen Urinabgang können verschiedene Inkontinenzmaterialien auffangen. Sie müssen ärztlich verordnet werden. Die Kosten werden i. d. R. von der Krankenkasse erstattet. Man unterscheidet:

- **aufsaugende Systeme:** Vorlagen oder Inkontinenzslips, Netzhosen dienen der Fixierung, Inkontinenzunterlagen schützen die Bettwäsche oder ggf. auch Polstermöbel.
- **ableitende Systeme:** Kondomurinal oder Penistasche, sie werden selten und ausschließlich bei Männern eingesetzt.

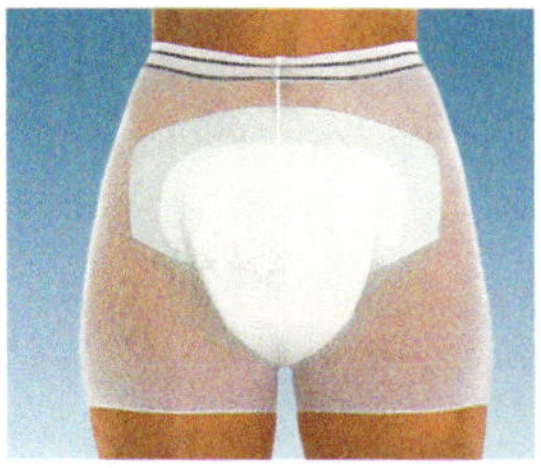

Inkontinenzeinlage mit Netzhose

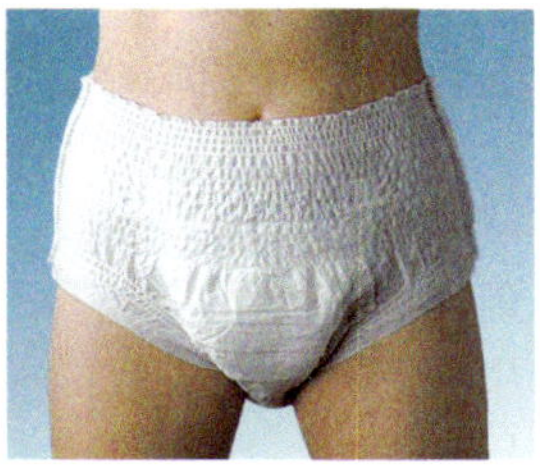

Inkontinenzslip

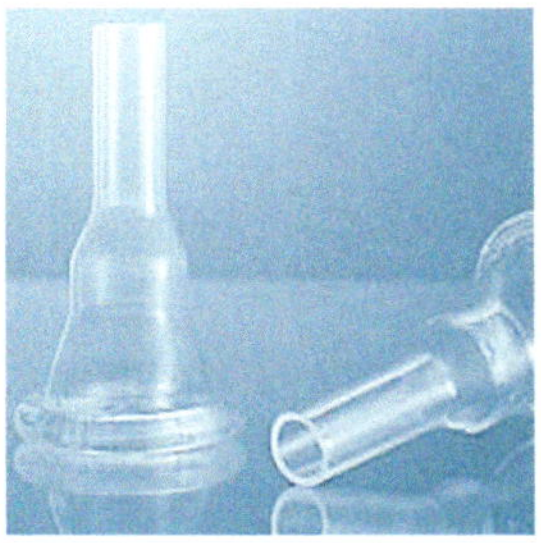

Kondomurinal

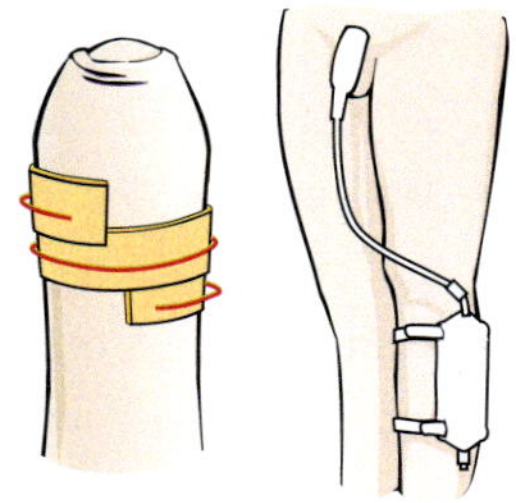

Anlegen des Kondomurinals

Bei Einschränkungen der Beweglichkeit oder des Bewusstseins benötigen Pflegebedürftige häufig Unterstützung beim Anlegen oder Wechsel der Inkontinenzmaterialien. Inkontinenzslips können entweder geschlossen wie Unterhosen oder offen mit Klebestreifen wie Windelsysteme gewechselt werden. Kann der Pflegebedürftige stehen, können Sie beim Wechsel von Vorlagen wie folgt vorgehen:

1. Stellen Sie sich hinter den Pflegebedürftigen.
2. Ziehen Sie Hose bzw. Unterhose oder Strumpfhose und im Anschluss die Netzhose bis auf Kniehöhe herunter.
3. Falten Sie die neue Einlage wie ein „Schiffchen" und ziehen Sie sie von vorn nach hinten ein.
4. Falten Sie die Einlage am Bauch und am Gesäß auseinander.
5. Fixieren Sie die Einlage am Gesäß vorübergehend mit ihrem eigenen Körper, bis sie die Netzhose hochgezogen haben.
6. Kleiden Sie nun den Pflegebedürftigen fertig an und entsorgen Sie die gebrauchte Vorlage.

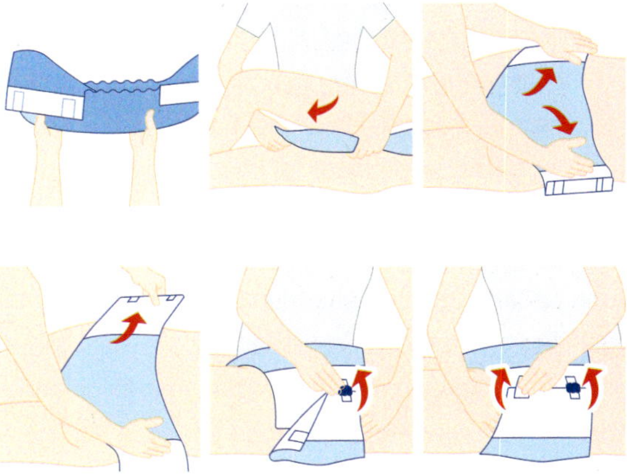

Wechsel von Inkontinenzslips im Liegen; um eine Keimverschleppung von der Analregion zur Harnröhrenmündung zu vermeiden, werden Inkontinenzslips, aber auch Vorlagen immer von vorne nach hinten sowohl entfernt als auch neu eingezogen.

Diskretion verschwiegener oder vertraulicher Umgang mit einem Thema

Unterstützung bei Urinprobengewinnung

Anhand des Urins können im Labor Hinweise auf Erkrankungen z. B. des Stoffwechsels oder der Nieren gefunden werden. Um geeignete Ergebnisse zu erzielen, gibt es verschiedene Methoden der Urinprobengewinnung, die gemeinsam mit der Untersuchung ärztlich angeordnet werden und i. d. R. durch Pflegefachkräfte durchgeführt wird:

- **Spontanurin:** Urin wird zu einer beliebigen Tageszeit aufgefangen und eine Probe entnommen.
- **Mittelstrahlurin:** Wie Spontanurin, aber der erste Teil des Urinstrahls wird verworfen.
- **Morgenurin:** Wie Spontanurin, er wird aber nüchtern direkt nach dem Aufstehen gewonnen.
- **Katheterurin:** Steriler Urin, er wird entweder aus liegendem Blasenverweilkatheter oder durch Einmalkatheterisierung gewonnen.
- **Sammelurin:** Über 24 Stunden ausgeschiedener und in *einem* Gefäß gesammelter Urin, aus dem die Probe entnommen wird.

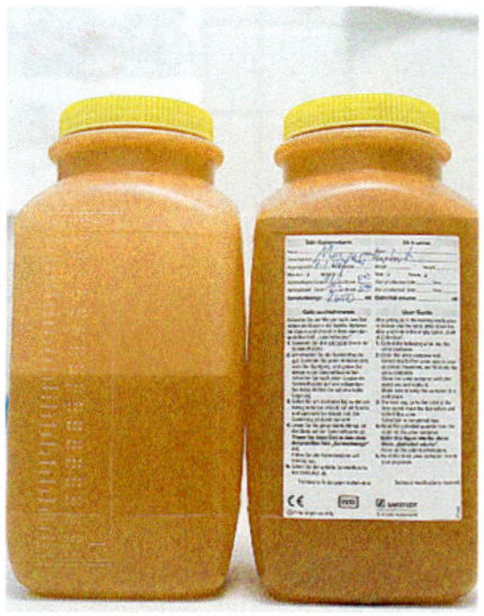

Behälter für Sammelurin

Hinweis Ist die Gewinnung einer Urinprobe angeordnet, informiert der Arzt oder die Pflegefachkraft den Pflegebedürftigen oder seine Angehörigen über diese Maßnahme. Besprechen Sie gemeinsam mit einer Pflegefachkraft, ob und welche Form der Unterstützung der Pflegebedürftige benötigt wird (z. B. Bereithalten eines Steckbeckens oder Sammelbechers zum Auffangen des Urins).

Unterstützung bei Stuhlinkontinenz

Stuhlinkontinenz ist die Unfähigkeit, Stuhlgang willkürlich zu entleeren oder den Stuhldrang zu kontrollieren. Neben organischen Ursachen (z. B. bei Störungen des zentralen Nervensystems) können auch Bewusstseinsstörungen ↗ S. 311 zu Stuhlinkontinenz führen. Stuhlinkontinenz ist für die Betroffenen sehr belastend und bedarf einer eingehenden Beratung und ggf. zielgerichteten medizinischen Therapie.

Zum Auffangen des Stuhls können verschiedene Hilfsmittel eingesetzt werden:

- **aufsaugende Systeme** ↗ S. 285: werden im Pflegebereich am häufigsten eingesetzt
- **Analtampon:** wird in das Rektum eingeführt und kann über einen gewissen Zeitraum (festen) Stuhl zurückhalten
- **Fäkalkollektor:** Auffangbeutel, der mit einem speziellen selbsthaftenden Plattensystem in der Analregion befestigt wird; er ist für mobile Pflegebedürftige eher nicht geeignet.

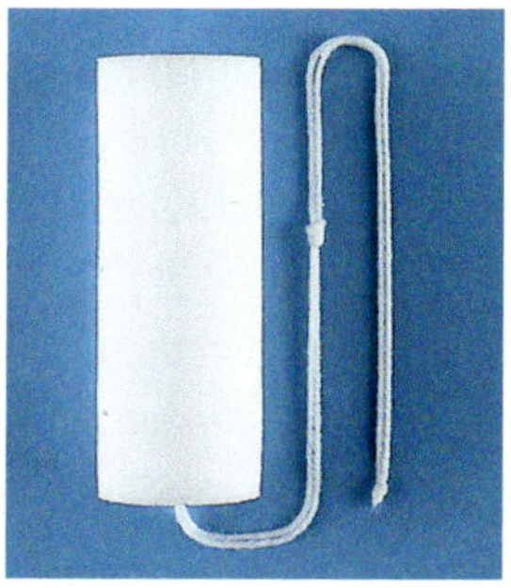

Analtampon

Hinweis Sowohl bei Urin- als auch bei Stuhlinkontinenz müssen beim Wechsel von Inkontinenzmaterialien eine gründliche Reinigung, z. B. mit lauwarmem Wasser, sowie die Pflege der Haut erfolgen, da Urin und Stuhl hautaggressive Stoffe beinhalten. Die Hautbeobachtung ↗ S. 194 sollte im gesamten Intimbereich besonders sorgfältig und regelmäßig erfolgen (Intertrigoprophylaxe ↗ S. 211).

Unterstützung bei Obstipation

Obstipation liegt vor, wenn weniger als drei Stuhlgänge in einer Woche zu verzeichnen sind. Ist dies der Fall, erfolgen in Absprache mit der Pflegefachkraft oder nach ärztlicher Anordnung folgende, i. d. R. durch Pflegefachkräfte durchgeführte Maßnahmen:

- Einsatz medikamentöser Abführmittel (*Laxanzien*)
- Einlauf: Eine mit bestimmten Wirkstoffen versetzte Flüssigkeit wird mit Hilfe eines Klistiers oder eines Irrigators in den Enddarm eingeführt.
- digitale Ausräumung: Im Enddarm vorhandener sehr fester Stuhl (Kotsteine) wird mit den Fingern entfernt.

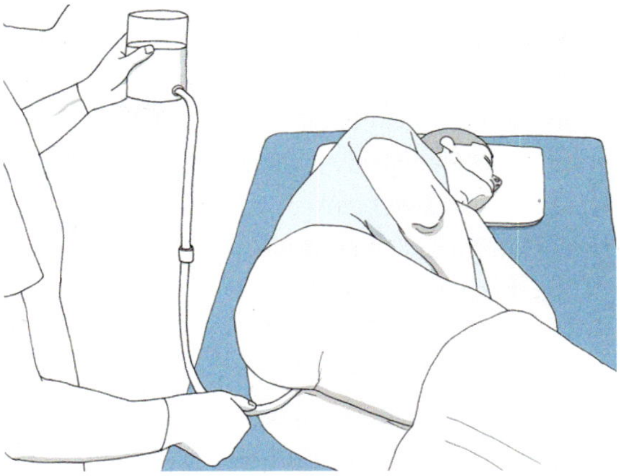

Einlauf mit Hilfe eines Irrigators

Unterstützung bei Durchfall

Vor allem bei länger anhaltenden Durchfällen sind die Betroffenen geschwächt und benötigen daher Unterstützung bei den Toilettengängen. Bei stark geschwächtem Allgemeinzustand empfiehlt sich der Einsatz eines Toilettenstuhls, Steckbeckens oder von Inkontinenzmaterialien. Kontrollieren Sie in engen Abständen Kreislauf und Bewusstsein sowie ggf. die Flüssigkeitsbilanz. Der starke Wasserverlust kann zu Austrocknung (*Exsikkose* ↑ S. 273) und in der Folge zu Kreislauf- und Bewusstseinsstörungen führen. Es besteht Sturzgefahr (↑ S. 238 Sturzprophylaxe).

Durchfall	Erbrechen
Begleitung zur Toilette/ Toilettenstuhl/Steckbecken	Bereithalten eines Auffangbehältnisses
ggf. Unterstützung bei der Reinigung der Analregion	Unterstützung bei der Mundpflege
Beobachtung des Stuhlgangs	Beobachtung des Erbrochenen
Beobachtung des Betroffenen (Allgemeinzustand, Vitalzeichen)	

Pflegerische Maßnahmen bei Durchfall und Erbrechen

Unterstützung bei Erbrechen

Muss ein Pflegebedürftiger erbrechen, wird er zur Toilette begleitet oder ein Behältnis (z. B. Spuckbeutel oder Nierenschale) bereitgehalten. Stützen Sie den Oberkörper. Bieten Sie im Anschluss eine Mundspülung an. Auf das Zähneputzen sollte in der ersten halben Stunde nach dem Erbrechen verzichtet werden, da die Magensäure den Zahnschmelz angreift und das zusätzliche Zähneputzen dies noch verstärken kann. Der Betroffene benötigt anschließend Ruhe. Überwachen Sie in den ersten zwei Stunden in regelmäßigen Abständen den Kreislauf und Allgemeinzustand des Betroffenen.

Klistier im heutigen Sprachgebrauch: fertig hergestellte Tubenspritze mit kleiner Flüssigkeitsmenge zur Reinigung des Enddarms

Blasenkatheterpflege

Was ist ein Blasenkatheter?

Als Katheter werden alle im medizinischen Bereich eingesetzten weichen, biegsamen Röhren bezeichnet, die in den Körper hineinführen und Flüssigkeiten ein- oder ableiten. Ein Blasenkatheter leitet den Urin aus der Harnblase ab. Er wird im Krankenhaus durch Pflegefachkräfte gelegt, im stationären und ambulanten Pflegebereich häufig durch einen Arzt. Patienten können die Technik des Selbstkatheterismus erlernen

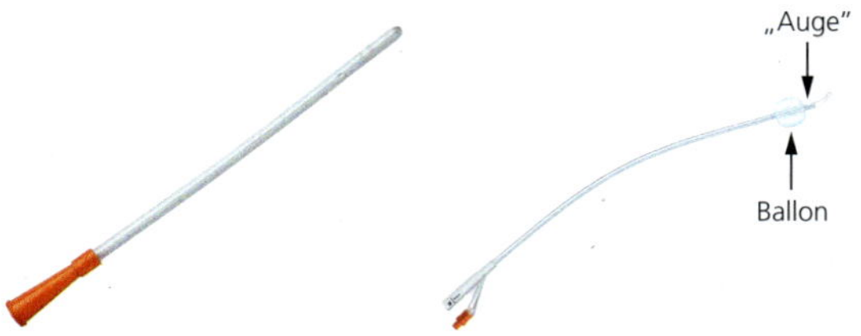

Blasenverweilkatheter (rechts) unterscheiden sich von Einmalkathetern (links) durch einen Ballon an der Katheterspitze, durch dessen Füllung mit Flüssigkeit der Katheter in der Blase fixiert wird.

Gründe für das Legen eines Blasenkatheters

Im Krankenhaus werden Katheter häufig kurzfristig zur Flüssigkeitsbilanzierung ↗ S. 282 sowie zur Vermeidung bzw. Behebung eines Harnverhalts ↗ S. 280 nach einer Operation eingesetzt.

Im Langzeitpflegebereich werden Blasenverweilkatheter v. a. bei besonderen Inkontinenzformen eingesetzt (*Reflexinkontinenz*) oder bei einem chronischen Harnverhalt sowie bei Pflegebedürftigen, deren Ausscheidung kontinuierlich überwacht werden muss.

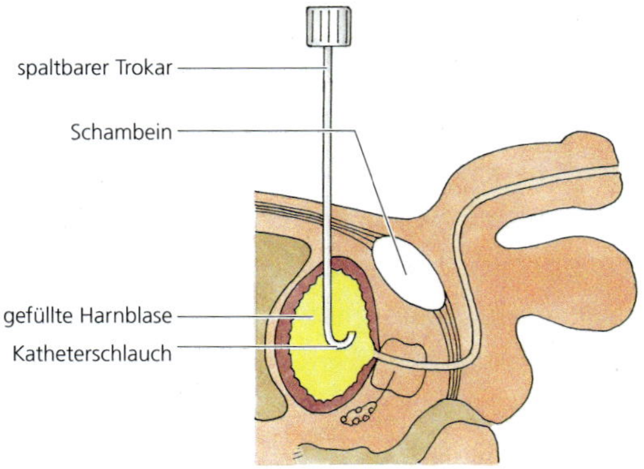

Legen eines suprapubischen Blasenkatheters

Katheterarten

Grundsätzlich werden Einmal- von Blasenverweilkathetern unterschieden. Einmalkatheter werden entweder zu diagnostischen Zwecken eingesetzt oder gezielt zur regelmäßigen Blasenentleerung, z. B. bei chronischem Harnverhalt. Blasenverweilkatheter, auch Dauerkatheter genannt, werden in der Blase durch einen kleinen mit Flüssigkeit gefüllten Ballon fixiert, sodass sie über einen längeren Zeitraum (bis zu acht Wochen) im Körper verweilen können.

Einmal- und Blasenverweilkatheter werden durch die Harnröhre eingeführt. Im Gegensatz dazu werden suprapubische Blasenkatheter durch die Bauchdecke operativ angelegt. Dies geschieht v. a., wenn die Urinableitung über einen längeren Zeitraum nötig sein wird.

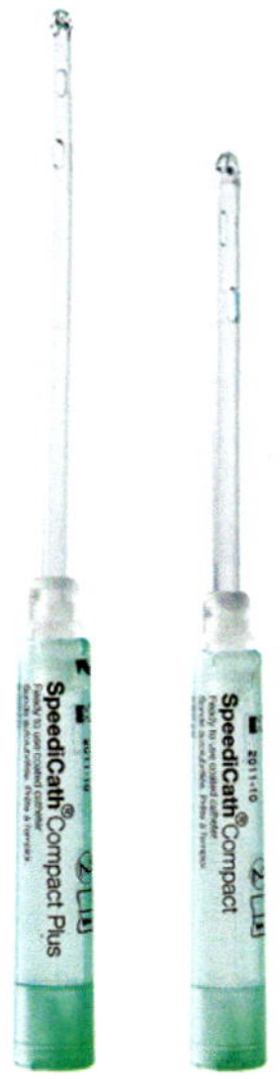

Gebrauchsfertiger Einmalkatheter zur intermittierenden Katheterisierung, hier für Frauen

Hinweis Ein Blasenverweilkatheter birgt das höchste Zystitisrisiko. Daher sollte nach Möglichkeit einem suprapubischen Katheter bzw. der regelmäßigen Blasenentleerung mit Hilfe von Einmalkathetern (*intermittierender Blasenkatheterismus*) der Vorzug gegeben werden.

suprapubisch oberhalb des Schambeins

Urinauffangsysteme

Bei dauerhaft liegenden Blasenkathetern fließt der Urin über eine Urindränage (Schlauch) in ein Urinauffangsystem. Die verschiedenen Produkte unterscheiden sich in ihrer Handhabung und Messgenauigkeit.

Der im Katheterbeutel für alle sichtbare Urin ist für viele Menschen mit Scham besetzt. Für diese Situationen, aber auch zwecks verbesserter Mobilität können spezielle, am Oberschenkel zu befestigende Beinbeutel eingesetzt werden, die jedoch weniger Urin auffangen können als die gewöhnlichen Systeme.

Hinweis Alle Urinauffangsysteme müssen unter Blasenniveau befestigt sein, um den Urinabfluss zu gewährleisten. Sind die Systeme am Bett oder Stuhl befestigt, müssen sie vor jeder Mobilisation gelöst werden.

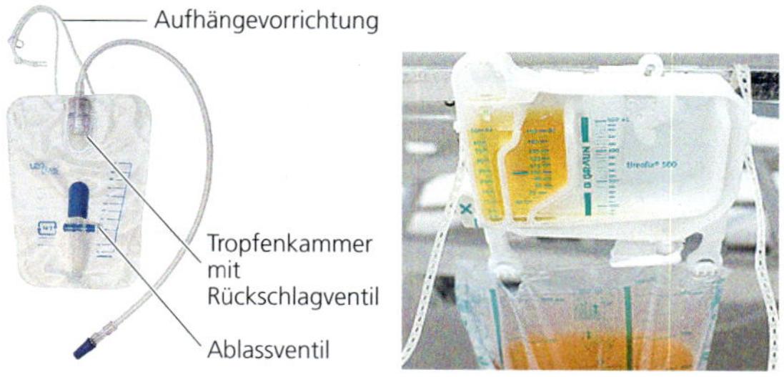

Urinauffangbeutel (links) verfügen i. d. R. über eine gröbere Flüssigkeitsmessskala als Urinstundenmessungen (rechts).

Entleeren eines Urinauffangsystems

Die meisten Urinauffangsysteme verfügen über ein Ventil, über das der Urin in einen Behälter (z. B. ein Steckbecken) abgelassen werden kann. Dies erfolgt unter hygienischen Bedingungen mit Einmalhandschuhen mehrmals täglich nach Plan.

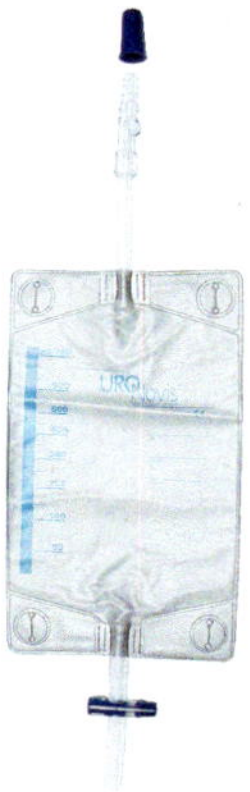

So genannte Beinbeutel ermöglichen den Betroffenen einen diskreten Umgang mit ihrer Ausscheidung.

Körperpflege bei liegendem Blasenkatheter

Die Intimpflege bei einem Blasenverweilkatheter erfolgt wie gewohnt. Verkrustungen am Katheterschlauch werden mit Mullkompressen gereinigt, die in 3 %-iger Wasserstoffperoxidlösung getränkt sind. Antiseptische Produkte sollten zum Schutz des natürlichen Schleimhautmilieus nicht eingesetzt werden.

Die Eintrittstelle des suprapubischen Blasenkatheters wird genauso versorgt wie die einer transkutanen Ernährungssonde ↑ S. 274.

Spezielle Maßnahmen zur Katheterpflege

Ziel aller Maßnahmen ist die Vermeidung von aufsteigenden Harnwegsinfekten ↑ S. 280. Neben den allgemeinen Maßnahmen zur Zystitisprophylaxe ↑ S. 291 müssen die Urinauffangsysteme alle zwei Wochen oder nach Hausstandard gewechselt werden. Dazu wird die Konnektionsstelle zwischen Katheterschlauch und Urindränagesystem desinfiziert, der Blasenkatheter oberhalb der Konnektionsstelle abgeklemmt und das System ausgetauscht.

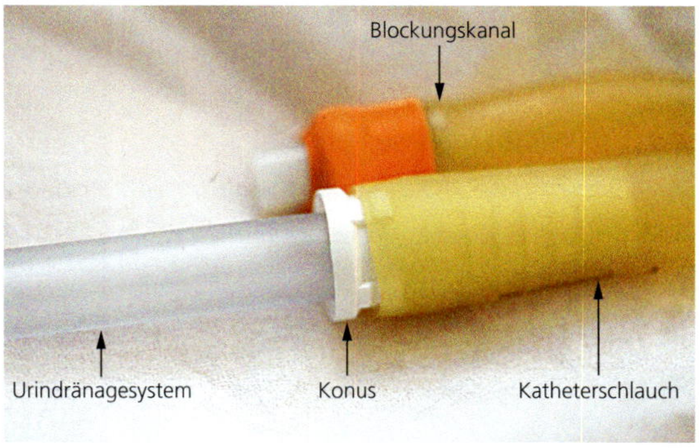

Konnektionsstelle zwischen Urinbeutel und Katheterschlauch

Konnektion Verbindung

Prophylaxen

Kontinenzförderung

Ziel

Kontinenzförderung hat zum Ziel,

- eine drohende Harninkontinenz zu verhindern,
- die Symptome einer bestehenden Harninkontinenz zu lindern,
- die Harnkontinenz wiederherzustellen oder
- bestehende Harnkontinenz zu erhalten.

Risikofaktoren

Verschiedene organische Probleme erhöhen das Risiko einer Harninkontinenz. Dazu gehören z. B.

- die Senkung der Beckenorgane bei der Frau,
- eine Prostatavergrößerung beim Mann,
- eine ständige Belastung der Beckenbodenmuskulatur durch starkes Heben oder Husten sowie durch Übergewicht oder Verstopfung.

Hinzu können umgebungsbezogene Risikofaktoren, wie ein erschwerter Zugang zu Toiletten, die Symptome einer Harninkontinenz verstärken. Auch kognitive Beeinträchtigungen (z. B. Demenz ↗ S. 484) und Bewusstseinsstörungen führen zu Harninkontinenz.

Maßnahmen

Die Planung erfolgt mit einer Pflegefachkraft nach Assessment ↗ S. 65 entsprechend des „Expertenstandards Förderung der Harnkontinenz in der Pflege".
Allgemeine Maßnahmen umfassen:

- ausreichende Flüssigkeitszufuhr, da stark konzentrierter Urin den Harndrang verstärkt
- Obstipationsprophylaxe
- Förderung der Selbstständigkeit und Mobilität
- ggf. Gewichtsreduktion bei Übergewicht

Die speziellen Maßnahmen sind von der jeweiligen Inkontinenzform abhängig, werden im Beisein von Pflegefachkräften oder Physiotherapeuten geübt und umfassen Blasen- oder Toilettentraining mit Hilfe eines Miktionsprotokolls sowie Beckenbodentraining.

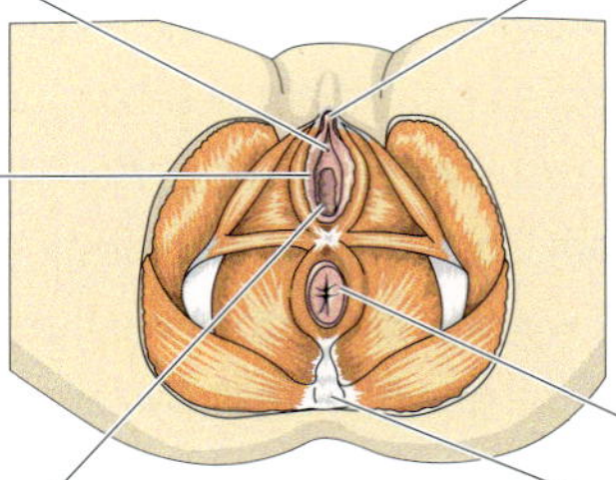

Die Beckenbodenmuskulatur (im Bild die der Frau) beeinflusst die Schließmuskulatur von Harnblase und Anus. Sie kann durch bestimmte Übungen gestärkt werden (Beckenbodentraining).

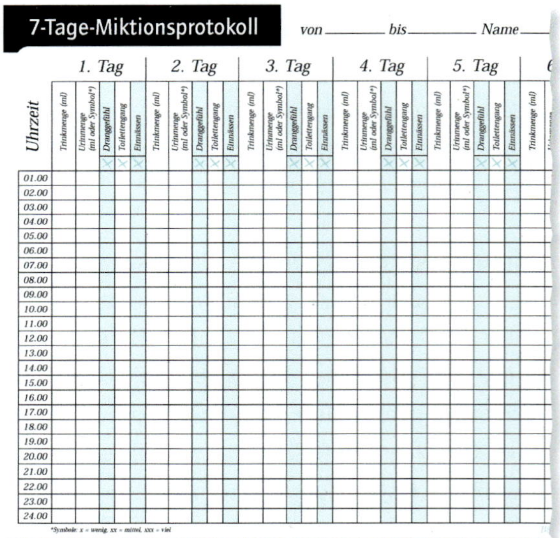

7-Tage-Miktionsprotokoll von ______ bis ______ Name ______

	1. Tag					2. Tag					3. Tag					4. Tag					5. Tag					6
Uhrzeit	Trinkmenge (ml)	Urinmenge (ml oder Symbol*)	Dranggefühl	Toilettengang	Einnässen	Trinkmenge (ml)	Urinmenge (ml oder Symbol*)	Dranggefühl	Toilettengang	Einnässen	Trinkmenge (ml)	Urinmenge (ml oder Symbol*)	Dranggefühl	Toilettengang	Einnässen	Trinkmenge (ml)	Urinmenge (ml oder Symbol*)	Dranggefühl	Toilettengang	Einnässen	Trinkmenge (ml)	Urinmenge (ml oder Symbol*)	Dranggefühl	Toilettengang	Einnässen	Trinkmenge (ml)
			X	X	X			X	X	X			X	X	X			X	X	X			X	X	X	
01.00																										
02.00																										
03.00																										
04.00																										
05.00																										
06.00																										
07.00																										
08.00																										
09.00																										
10.00																										
11.00																										
12.00																										
13.00																										
14.00																										
15.00																										
16.00																										
17.00																										
18.00																										
19.00																										
20.00																										
21.00																										
22.00																										
23.00																										
24.00																										

*Symbole: x = wenig, xx = mittel, xxx = viel

In einem Miktionsprotokoll können Toilettengänge geplant und dokumentiert werden. Beim Blasentraining ist das Ziel, die Blase auf feste Entleerungszeiten zu „trainieren". Hier ist die genaue Einhaltung der Blasenentleerungszeiten von großer Wichtigkeit. Das Toilettentraining ist auch für Menschen mit kognitiven Einschränkungen geeignet. Ihnen wird immer zur selben Zeit ein Toilettengang angeboten, auch wenn die Miktion zu einer anderen Zeit stattfindet.

www.dieblase.de
>Service
>Beckenbodengymnastik
Hier finden Sie Übungen zur Stärkung des Beckenbodens.

www.dnqp.de
Auf dieser Seite können Sie den „Expertenstandard Förderung der Harnkontinenz in der Pflege" bestellen.

Zystitisprophylaxe

Die Zystitisprophylaxe dient der Verhinderung von Harnwegsinfekten ↗ S. 280, im engeren Sinne der Blasenentzündung (*Zystitis*).

Frauen haben auf Grund ihrer kürzeren Harnröhre ein höheres Risiko für Harnwegsinfekte als Männer. Im pflegerischen Berufsfeld tragen insbesondere Menschen mit **Blasenverweilkathetern** ein besonders hohes Risiko, da die natürliche „Bakterienbarriere" durch den Katheterschlauch durchbrochen ist.

Die Maßnahmen zur Zystitisprophylaxe umfassen:

- Intimpflege ↗ S. 206
- ausreichende Trinkmenge, ggf. mit harntreibenden oder antibakteriell wirkenden Getränken (z. B. Blasentee oder **Cranberrysaft**)
- regelmäßige Blasenentleerung
- Vermeiden eines feuchten Milieus bei Menschen mit Inkontinenz durch regelmäßigen Wechsel aufsaugenden Inkontinenzmaterials
- Beachtung aller hygienischer Prinzipien im Umgang mit Blasenverweilkathetern (Katheterpflege ↗ S. 288)

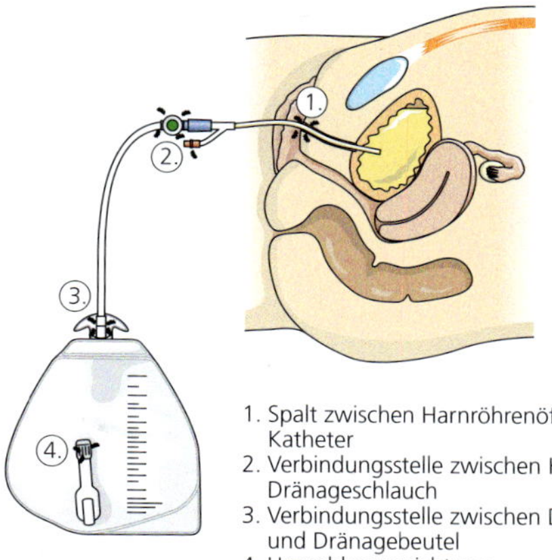

1. Spalt zwischen Harnröhrenöffnung und Katheter
2. Verbindungsstelle zwischen Katheter und Dränageschlauch
3. Verbindungsstelle zwischen Dränageschlauch und Dränagebeutel
4. Harnablassvorrichtung

Eintrittspforten für Bakterien beim liegenden Blasenverweilkatheter

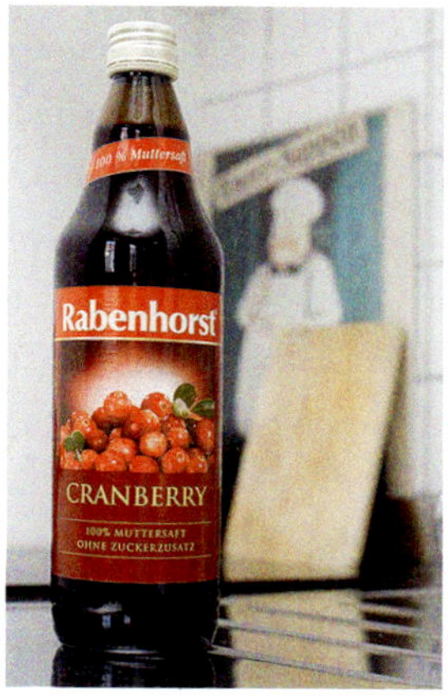

Cranberrysaft ist in vielen Drogerien und Supermärkten oder im Reformhaus erhältlich.

Obstipationsprophylaxe

Ziel der Obstipationsprophylaxe ist ein regelmäßiger, möglichst weicher und schmerzfreier Stuhlgang. Auf Grund der fehlenden Bewegung tragen pflegebedürftige oder kranke Menschen ein erhöhtes Obstipationsrisiko. Dies wird durch geringe Trinkmengen und ballaststoffarme Ernährung verstärkt.

Die Maßnahmen der Obstipationsprophylaxe umfassen ein eingehende Beratung durch Pflegefachkräfte oder Ärzte hinsichtlich der

- Einhaltung einer ausreichenden Trinkmenge (ca. 1,5–2 l pro Tag),
- Bewegungsförderung,
- Ernährungsumstellung sowie
- Einhaltung regelmäßiger Darmentleerungszeiten.

Weiterhin können Pflegefachkräfte oder Physiotherapeuten versuchen, durch **Kolonmassagen** die Darmtätigkeit anzuregen.

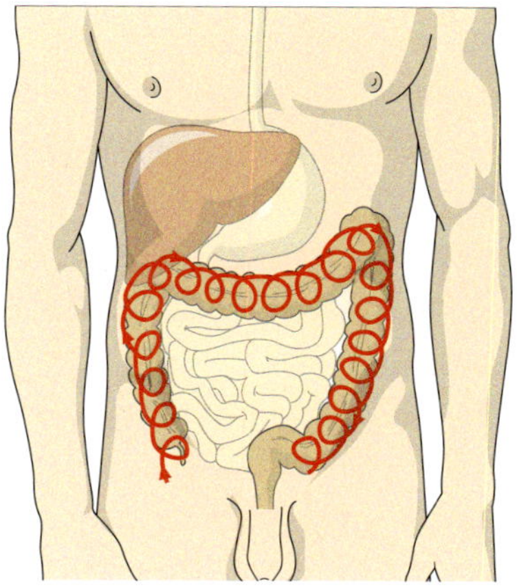

Die Kolonmassage gehört zum Aufgabengebiet der Physiotherapie. Dabei wird der Dickdarm abschnittsweise mobilisiert. Pflegende können die Darmbewegung mittels einer Streichmassage im Uhrzeigersinn anregen.

Die Atemwege

Die oberen Atemwege

Die oberen Atemwege umfassen die Nase, die Nasennebenhöhlen, den Rachen ↗ S. 259 sowie den Kehlkopf. Sie sind mit **Flimmerepithel** ausgekleidet, das durch seine winzigen beweglichen Oberflächenhärchen Fremdstoffe nach außen transportieren kann. Die oberen Atemwege dienen dem Transport, der Reinigung, der Anfeuchtung und Erwärmung der Atemluft.

Nase und Nasennebenhöhlen

Die **Nase** besteht aus einem knöchernen und einem knorpeligen Anteil. Der knöcherne Anteil wird von den Schädelknochen ↗ S. 225 gebildet. Der knorpelige Anteil formt die Nasenlöcher als Verbindung zur Außenwelt, im knöchernen Teil gibt es zwei innere Öffnungen, die Choanen, die die Nase mit dem Rachen verbinden.

Die Nase ist durch die knöcherne Nasenscheidewand in eine linke und rechte Nasenhöhle geteilt, aus denen jeweils drei Nasengänge in die Nasenmuscheln und von dort in die **Nasennebenhöhlen** führen. Nasenmuscheln und -nebenhöhlen vergrößern die Oberfläche der Nasenhöhle, dienen der Anfeuchtung und Anwärmung der Atemluft, beinhalten das Riechorgan und unterstützen die Resonanz der Stimme.

Kehlkopf

Der **Kehlkopf** (*Larynx*) trennt den Rachen von Luft- und Speiseröhre. Er besteht aus mehreren Knorpeln, die verschiedene Aufgaben erfüllen:

- Der Kehldeckel verschließt beim Schluckvorgang ↗ S. 259 die Luftröhre und verhindert damit das Verschlucken.
- Der Ringknorpel bildet die untere Begrenzung des Kehlkopfs.
- An den Stellknorpeln sind die für die Stimmbildung notwendigen Stimmbänder befestigt. Abhängig von deren Stellung erzeugt die Ausatemluft verschiedene Töne (Stimme).
- Der Schildknorpel ist v. a. bei Männern als „Adamsapfel“ tast- und teilweise auch sichtbar.

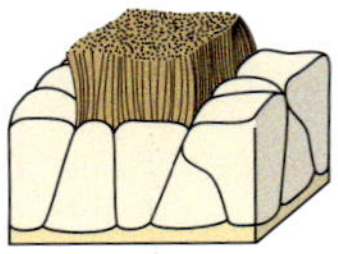

Das Flimmerepithel ist eine Sonderform der Schleimhaut und durch seine winzigen Transporthaare gekennzeichnet.

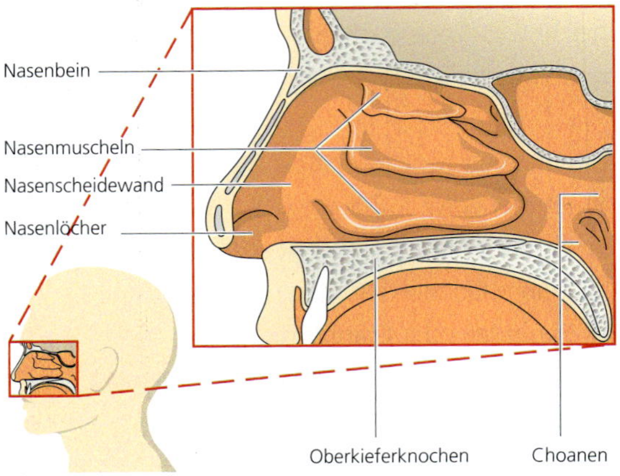

Seitenansicht der Nase

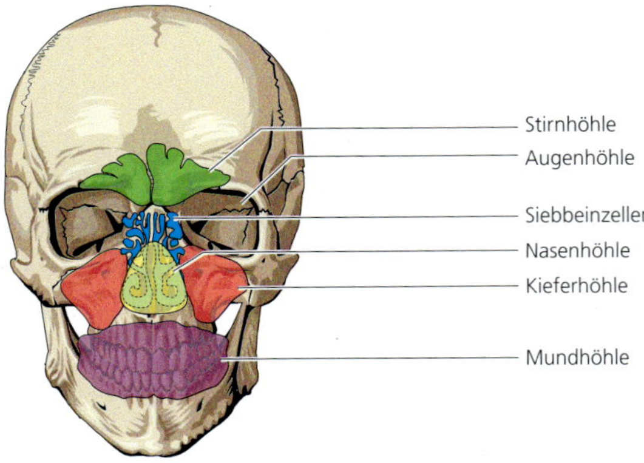

Nasennebenhöhlen

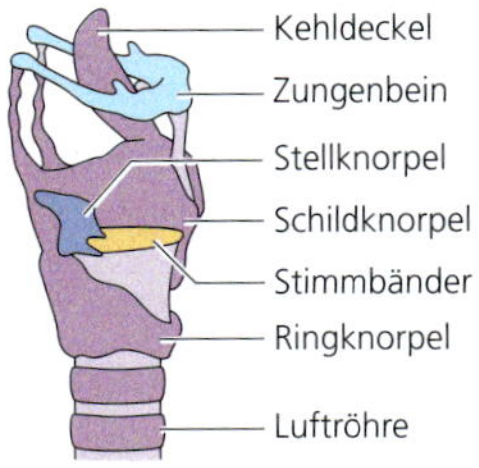

Kehlkopf

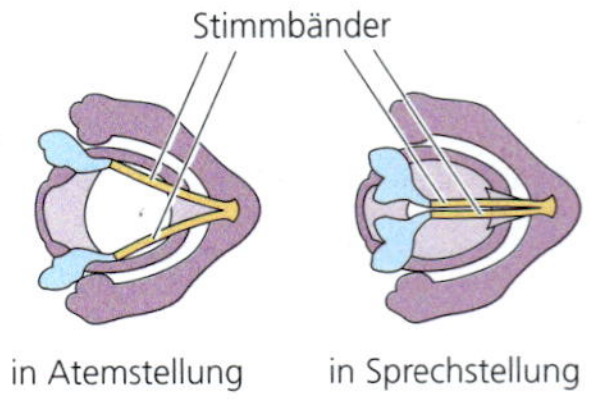

Kehlkopf in Atem- und Sprechstellung

Resonanz Mittönen, Mitschwingen

Die unteren Atemwege

Luftröhre

Die Luftröhre (*Trachea*) bildet die Verbindung zwischen Kehlkopf und Bronchien. Zirka 20 hufeisenförmige Knorpelspangen halten die Luftröhre beim Ein- und Ausatmen offen. Auch die Luftröhre ist von Flimmerepithel ausgekleidet.

Bronchien

Am unteren Ende teilt sich die Luftröhre in zwei Teile auf: die Hauptbronchien. Diese verzweigen sich wie die Äste eines Baumes in immer feinere, von Flimmerepithel ausgekleidete Luftwege: die Bronchien. Haben sie durch ihre Verzweigung einen Durchmesser von ca. 1 mm erreicht, werden sie Endbronchien (*Bronchiolen*) genannt und gehen in die Lungenbläschen (*Alveolen*) über. Diese sind von einem feinen Netz aus Blutkapillaren ↗ S. 433 umgeben, an denen letztendlich der Gasaustausch ↗ S. 294 stattfindet.

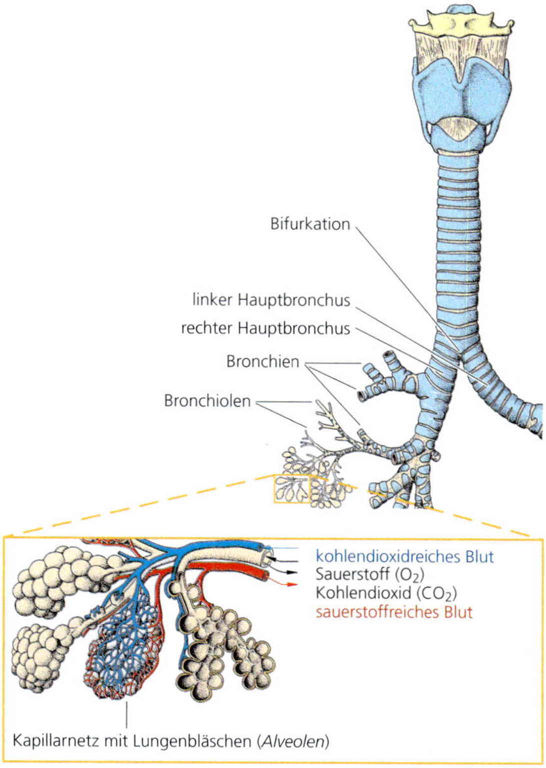

Trachea mit Bronchialbaum und Lungenbläschen

Lungen

Der Bronchialbaum bildet das Gerüst für die paarig angelegten Lungenflügel. Um ihn herum finden sich das elastische Lungengewebe und Blutgefäße. Die Lunge (*Pulmo*) liegt im Brustkorb (*Thorax*), nach außen durch die knöchernen Rippen geschützt. Die beiden Lungenflügel liegen dem Zwerchfell (*Diaphragma*) auf, einem platten Muskel, der den Brust- vom Bauchraum trennt und eine wichtige Rolle bei der Atemmechanik ↗ S. 295 spielt.

Die Lungenoberflächen wie auch die Innenwand des Brustkorbs sind von einer feinen Haut, dem Brustfell (*Pleura*) überzogen. Die der Lunge aufliegende Pleura wird Lungenfell, die der Brustwand aufliegende Pleura Rippenfell genannt. Beide zusammen bilden eine doppelwandige Hülle, deren Spalt mit einer kleinen Menge Flüssigkeit gefüllt ist und unter Vakuum steht.

Hinweis Im Pleuraspalt herrscht ein Unterdruck. Wird der Brustkorb bzw. die Pleura verletzt, kann Luft in den Brustkorb eindringen, sodass die Lungen zusammenfallen (*Pneumothorax* ↗ S. 493). Dies ist ein lebensbedrohlicher Zustand, der sofortiger ärztlicher Hilfe bedarf.

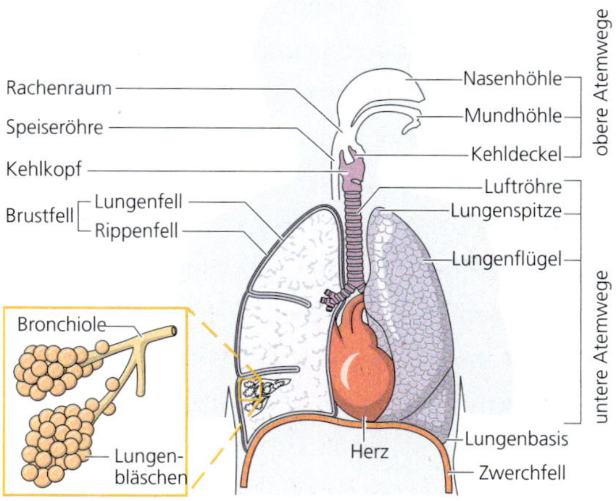

Aufbau der obereren und unteren Atemwege mit Lungen und Lungenbläschen

Vakuum abgeschlossener und (luft)leerer Raum, in den nichts eindringen kann

Der Atemvorgang

Innere und äußere Atmung

Als innere Atmung wird die Zellatmung bezeichnet, also diejenigen Vorgänge an der Zelle, bei denen unter Sauerstoffverbrauch Energie für den Stoffwechsel erzeugt wird. Bei diesem Verbrennungsvorgang fällt Kohlendioxid (CO_2) ab.

Den für die innere Atmung notwendigen Sauerstoff erhält der Körper über die äußere Atmung, bei der der Gasaustausch zwischen den Blutkapillaren an den Lungenbläschen und der Umgebungsluft stattfindet.

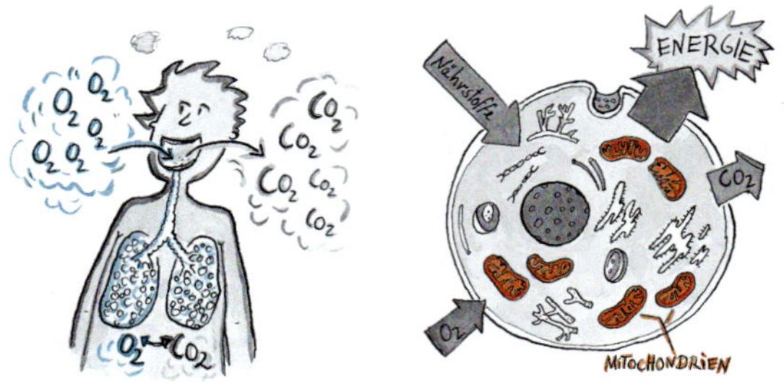

Äußere (links) und innere (rechts) Atmung

Gasaustausch

Der Gasaustausch der Blutgase (Sauerstoff und Kohlendioxid) erfolgt an der äußerst dünnen Wand der Lungenbläschen. Durch diese Wand geht der Sauerstoff (O_2) aus der Einatemluft in das Kapillarblut über. Gleichzeitig wandert das bei den Verbrennungsvorgängen der inneren Atmung entstehende Kohlendioxid (CO_2) aus dem Kapillarblut durch die Lungenbläschenwand in die Ausatemluft.

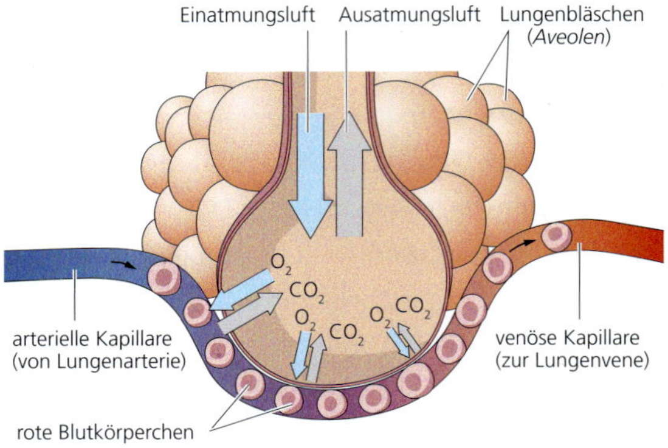

Gasaustausch in der Lunge

Steuerung der Atmung

Die Steuerung der Atmung erfolgt über den Atemantrieb im Atemzentrum des zentralen Nervensystems ↗ S. 307. Verschiedene Rezeptoren messen dabei Sauerstoff- bzw. Kohlendioxidgehalt des Blutes oder die Dehnung der Lunge, leiten ihre Informationen an das Atemzentrum weiter und lösen damit das Ein- oder Ausatmen aus. Auch verschiedene unspezifische Faktoren wie Fieber, Schmerz oder Aufregung erhöhen den Atemantrieb. Die Atmung funktioniert also erst einmal unwillkürlich über Reflexe ↗ S. 229 und chemische Einflüsse. Dennoch können wir die Atmung bis zu einem gewissen Grad auch willkürlich steuern. So können wir für eine Weile die Luft anhalten, bis die Dehnungssensoren in der Lunge signalisieren: „Ausatmen". Folgende Faktoren beeinflussen die Atmung maßgeblich:

- **Kohlendioxidgehalt im Blut:** Der Atemantrieb steigt, je höher der CO_2-Gehalt im Blut ist.
- **Sauerstoffgehalt im Blut:** Der Atemantrieb steigt, je niedriger der O_2-Gehalt im Blut ist.

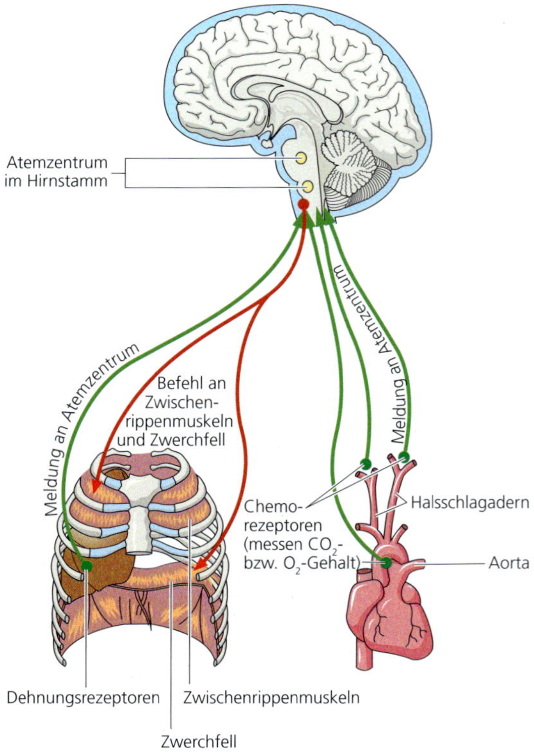

Steuerung der Atmung mit den wichtigsten Einflüssen

Atemmechanik

Der Atemvorgang besteht aus dem Einatmen (*Inspiration*) und dem Ausatmen (*Exspiration*). Die Atemmuskulatur ermöglicht die Einatmung durch Vergrößern des Brustkorbes sowie das Auspressen der Luft bei heftiger Ausatmung. Man unterscheidet die **Atemmuskeln von den Atemhilfsmuskeln**. Die Atemmuskeln werden zur Atmung in Ruhe eingesetzt. Dazu gehören

- Zwerchfell zur Ein- und Ausatmung
- äußere Zwischenrippenmuskeln zur Einatmung
- innere Zwischenrippenmuskeln zur Ausatmung

Bei verstärkter Atmung, z. B. bei sportlichen Aktivitäten, kommen zusätzlich die Atemhilfsmuskeln zum Einsatz. Diese bestehen aus verschiedenen Muskeln im Hals-, Brust- und Rückenbereich.

Hinweis Bei einem Asthmaanfall ↗ S. 490 können die Atemhilfsmuskeln durch das Aufstellen der Arme unterstützt werden.

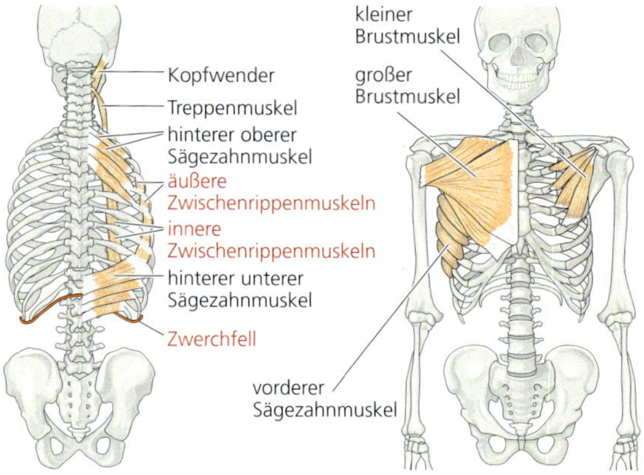

Atemmuskeln (rot) und Auswahl von Atemhilfsmuskeln

Bei der Atmung folgen die Lungenflügel den Bewegungen des Brustkorbs. Beim Einatmen dehnt er sich aus und beim Ausatmen zieht er sich zusammen. Diese Bewegungen ermöglicht die Atemmuskulatur bzw. die Eigenelastizität der Lunge. Man unterscheidet abhängig von der jeweils eingesetzten Muskulatur beim gesunden Menschen zwei **Atemtypen**:

- Bei der **Bauchatmung** flacht das Zwerchfell beim Einatmen ab und die Lunge dehnt sich bauchwärts aus.
- Bei der **Brustatmung** werden die Rippen mit Hilfe der äußeren Zwischenrippenmuskeln nach oben gezogen, der Brustkorb vergrößert sich und die Lungen dehnen sich nach außen aus.

Normalerweise treten beide Atemtypen als **Mischtypen** auf. Frauen neigen eher zur Brust-, Männer eher zur Bauchatmung.

Je tiefer der Atemzug, desto besser ist die Lunge belüftet (*ventiliert*). Eine gute Belüftung (*Ventilation*) der Lunge ist v. a. in aufrechter Position möglich, bei der sich der Brustkorb in alle Richtungen ausdehnen kann.

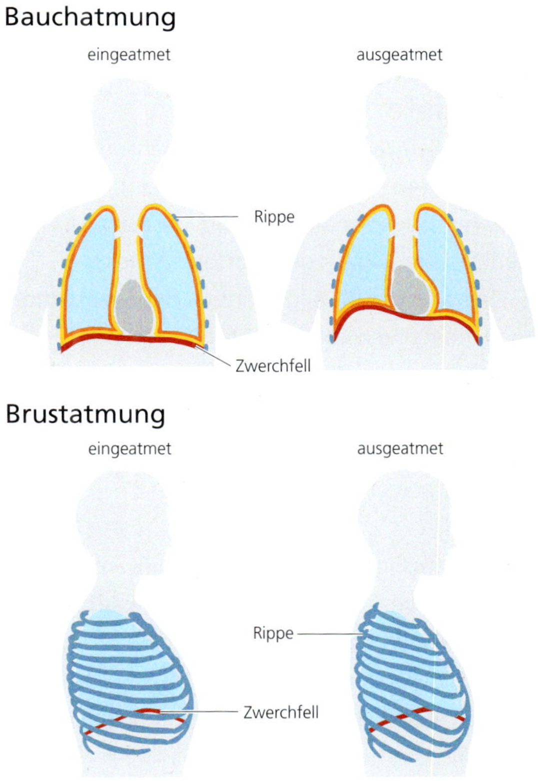

Bauch- und Brustatmung

Elastizität Dehnbarkeit

Beobachtung der Atmung, des Hustens und des Sputums

Die Atmung gehört zu den Vitalzeichen des Menschen. Die normale Atmung wird **Eupnoe** genannt.

Atemfrequenz

Die Atemfrequenz beschreibt die Atemzüge pro Minute, bestehend aus Ein- und Ausatmung. Sie werden gezählt, indem beim liegenden Menschen das Anheben des Brustkorbs beobachtet wird. Bei geschwächten Menschen kann es zur Atemfrequenzermittlung nötig sein, die Hand auf den Brustkorb zu legen. Die normale Atemfrequenz in Ruhe beträgt bei Erwachsenen ca. 12 – 16 Atemzüge pro Minute. Eine erhöhte Atemfrequenz wird als **Tachypnoe**, eine niedrige Atemfrequenz als **Bradypnoe** bezeichnet.

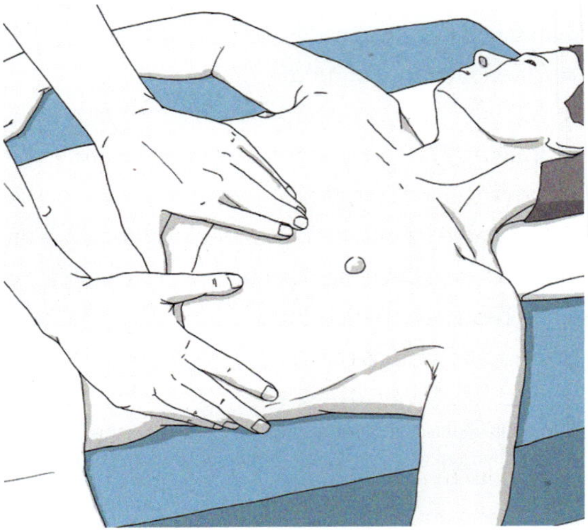

Atemfrequenzermittlung bei flacher Atmung

Atemtiefe

Die Atemtiefe (auch Atemintensität genannt) ist abhängig von der ein- bzw. ausgeatmeten Luftmenge. Bei einer normalen Atemtiefe erfolgt die Atmung gleichmäßig, ruhig und bei geschlossenem Mund.

Eine zu flache Atmung wird als **Hypoventilation** bezeichnet und kommt vor bei Menschen mit

- Erkrankungen des zentralen Nervensystems,
- Schock,
- Schonatmung bei Schmerzen oder stark geschwächtem Allgemeinzustand.

Eine übermäßig gesteigerte Atemtiefe wird als **Hyperventilation** bezeichnet. Sie kann in Stresssituationen auftreten und führt zu Kribbeln im Gesicht sowie verkrampften Händen (Pfötchenstellung). Bei bestimmten Stoffwechselerkrankungen sowie Störungen des zentralen Nervensystems kann es ebenfalls zur vertieften Atmung kommen.

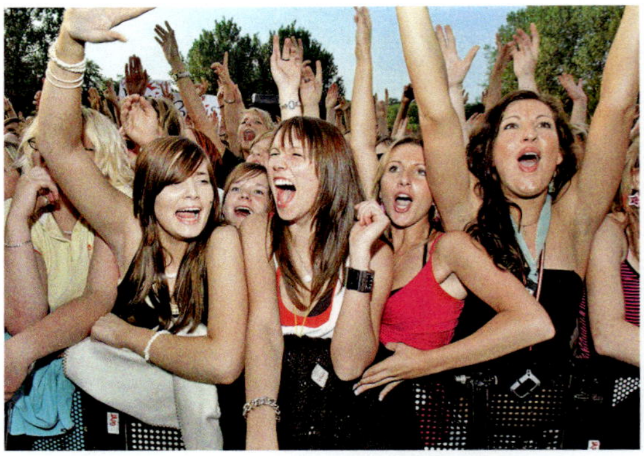

Hyperventilation taucht nicht selten bei Popkonzerten auf, bei denen die Fans beim Anblick ihrer Idole in Ekstase geraten. Erste Hilfe kann das wiederholte Aus- und Einatmen in eine Tüte leisten.

Hinweis Sowohl bei Hypo- als auch bei Hyperventilation kommt es durch die Veränderungen der Blutgaszusammensetzung zu Stoffwechselstörungen, die bei Nichtbehandlung lebensbedrohlich sein können.

Atemgeräusche

Die normale Atmung ist geräuschfrei. Veränderungen der Atemgeräusche werden Stridor genannt. Abhängig davon, ob sie bei der Ein- oder Ausatmung zu hören sind, spricht man von inspiratorischem oder exspiratorischem Stridor. Ein Stridor ist i. d. R. die Folge einer Verlegung der Atemwege, abhängig von der Lage der Hindernisse unterscheiden sich die Atemgeräusche.

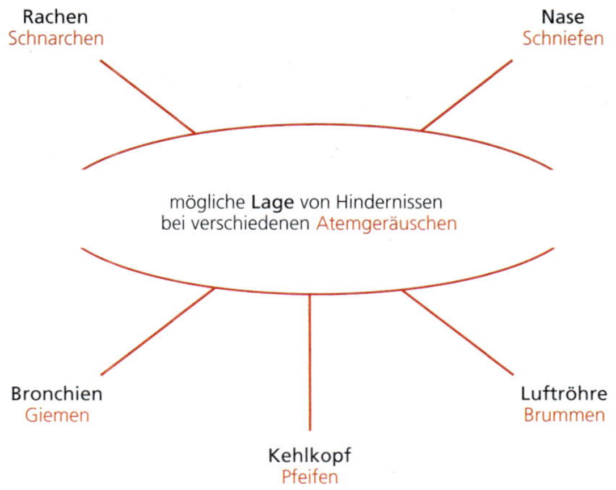

Lage von Hindernissen bei Atemgeräuschen

Husten

Husten ist die Folge eines Reizes durch eingeatmete Fremdkörper (z. B. Staub) oder einer Erkrankung der Atemwege. Durch das Husten sollen der Fremdkörper bzw. das durch die Erkrankung verursachte Sekret nach außen befördert werden. Beobachtungskriterien können die Dauer, die Häufigkeit und der Zeitpunkt des Hustens sein. Man unterscheidet generell:

- **produktiver Husten:** Es ist Sekret vorhanden, das abgehustet werden kann.
- **trockener Husten:** Es ist kein Sekret vorhanden.

Auswurf

Als Auswurf (*Sputum*) wird Sekret bezeichnet, das in den Bronchien produziert wird. Beim gesunden Menschen tritt nur wenig Sputum auf, das glasig hell aussieht und geruchlos ist. Bei bestimmten Erkrankungen tauchen Abweichungen auf von

- **Farbe**, z. B. gelb-grünlich oder rötlich-braun,
- **Konsistenz**, z. B. zäh, Fäden ziehend,
- **Menge**, z. B. große Mengen („maulvoll") und
- **Geruch**, z. B. faulig.

Hinweis Sputum kann zum Zweck einer Laboruntersuchung in speziellen Sputumbechern gesammelt werden. Zur täglichen Beobachtung reicht es, den Pflegebedürftigen den Auswurf in ein Taschentuch husten zu lassen.

Atemmuster

Ein normales Atemmuster bildet eine regelmäßige Atemkurve aus Ein- und Ausatmung. Verschiedene Atemmuster können auf Erkrankungen hinweisen.

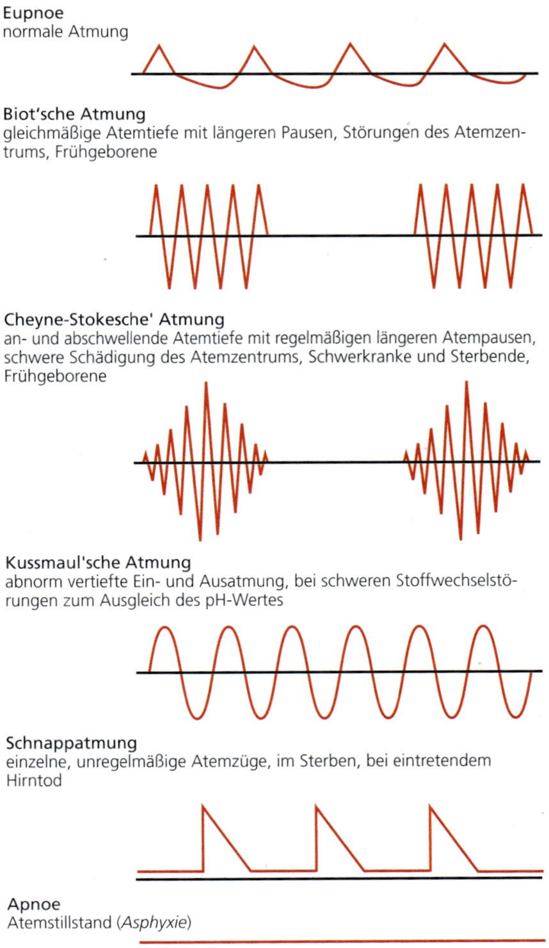

Atemmuster

Störungen und ausgewählte Erkrankungen der Atemwege

Dyspnoe

Dyspnoe bedeutet erschwerte Atmung oder Atemnot. Sie ist ein Leitsymptom von Atemwegserkrankungen und Folge

- einer Verringerung der Atemfläche, z. B. bei einer Pneumonie ↗ S. 305,
- einer Verengung der Atemwege, z. B. bei COPD ↗ S. 489 oder
- eines eingeschränkten Sauerstofftransports, z. B. bei Herzinsuffizienz ↗ S. 504.

Eine plötzlich auftretende Dyspnoe führt bei den Betroffenen zu starker Angst bis hin zu Todesangst. Damit startet ein Teufelskreis, da Angst Tachypnoe und Hyperventilation und damit eine ineffektive Atmung auslöst, die wiederum die Dyspnoe verstärkt.

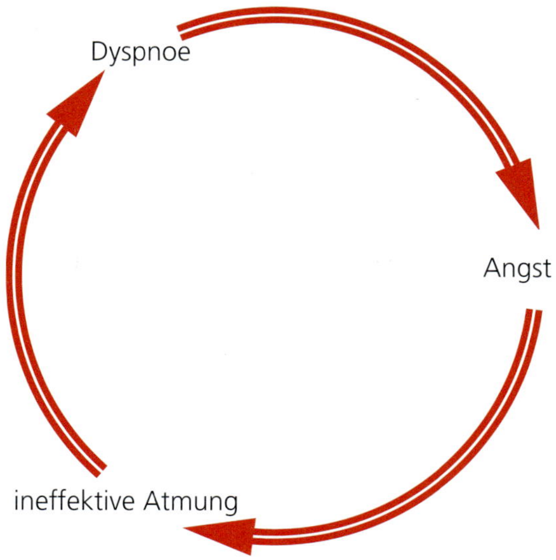

Teufelskreis der Atemnot (*Dyspnoe*)

Obstruktion

Eine Obstruktion der Atemwege bedeutet deren Behinderung durch eine generelle oder örtlich begrenzte Verlegung der Atemwege, z. B. durch eine Schwellung der Schleimhaut oder einen Bronchospasmus. In der Folge kommt es beim Ausatmen zu einem erhöhten Luftströmungswiderstand, meistens zu erkennen an einem exspiratorischen Stridor ↗ S. 297. Dieser Widerstand führt wiederum zu einer zusätzlichen Belastung der Atemwege, die die Entstehung weiterer Erkrankungen wie Bronchitis ↗ S. 488 oder Pneumonie begünstigt.

Restriktion

Als Restriktion bezeichnet man die Einschränkung der Lungenelastizität, i. d. R. durch Vermehrung von Bindegewebe, z. B. bei Lungenfibrose ↗ S. 492, oder durch die Erstarrung des knöchernen Brustkorbs, z. B. bei bestimmten rheumatischen Erkrankungen. In der Folge werden bestimmte Bereiche der Lunge nicht mehr ausreichend belüftet, es kommt zum Sauerstoffmangel.

	Dyspnoe	Obstruktion	Restriktion
Begriffsbestimmung	**Atemnot**	**Verlegung der Atemwege**	**Einschränkung der Lungenelastizität**
Ursache	■ Verringerung der Atemfläche ■ Verengung der Atemwege ■ eingeschränkter Sauerstofftransport	■ Schwellung der Schleimhaut ■ Bronchospasmus	■ Vermehrung von Bindegewebe
mögliche Erkrankungen	■ Bronchitis ↗ S. 488 ■ COPD ■ Herzinsuffizienz	■ COPD ■ Pneumonie ↗ S. 305	■ Lungenfibrose ↗ S. 492

Störungen der Atemfunktion (Übersicht)

Bronchospasmus Verkrampfung der Atemwegsmuskulatur

Lungenkrebs

Entstehung von Tumoren

Der Begriff Tumor bedeutet Schwellung. Im engeren Sinne ist ein Tumor eine Gewebsneubildung, die auf einem fehlgesteuerten Zellwachstum beruht. Tumoren sind in der medizinischen Fachsprache an der Endung *-om* erkennbar und werden in gutartig (*benigne*) und bösartig (*maligne*) unterschieden. Karzinome (Tumoren des Epithelgewebes) und Sarkome (Tumoren des Binde- und Stützgewebes) sind Beispiele für bösartige Tumoren, umgangssprachlich auch Krebs genannt. Sie unterscheiden sich in ihren Eigenschaften wesentlich von gutartigen Tumoren.

Gutartige Tumoren müssen (operativ) entfernt werden, wenn sie entweder anderes Körpergewebe in seiner Funktion behindern (z. B. ein wichtiges Blutgefäß abdrücken) oder wenn die Gefahr besteht, dass sie bösartig werden (Entartung). Bösartige Tumoren schaden durch die Verdrängung gesunden Gewebes, sodass die Organe ihre ursprüngliche Funktion nicht mehr wahrnehmen können. Sie können am besten in ganz frühen Stadien bekämpft und geheilt werden, in denen sie noch keine Metastasen gebildet haben. Metastasen sind Tochtergeschwülste, die sich über die Blut- oder Lymphbahn im Körper ausbreiten können.

Bösartige Tumoren werden durch Bestrahlung, Chemotherapie oder eine operative Entfernung des betroffenen Gewebes und seiner Umgebung behandelt.

Bronchialkarzinom

Das Bronchialkarzinom ist ein bösartiger Tumor des Lungengewebes. Am häufigsten sind die Epithelzellen der Bronchien betroffen (Plattenepithelkarzinom). Als Hauptursache gilt das Rauchen, weitere Ursachen können andere Schadstoffe der Luft sein (z. B. Asbest). Das Bronchialkarzinom ist im Frühstadium kaum zu erkennen, da die Hauptsymptome Husten, leicht blutiger Auswurf und Dyspnoe erst im fortgeschrittenen Stadium auftreten. Um ein Bronchialkarzinom heilen zu können, ist es entscheidend, das betroffene Lungengewebe i. d. R. operativ zu entfernen. Dies ist jedoch nur bei einem Drittel der Betroffenen möglich.

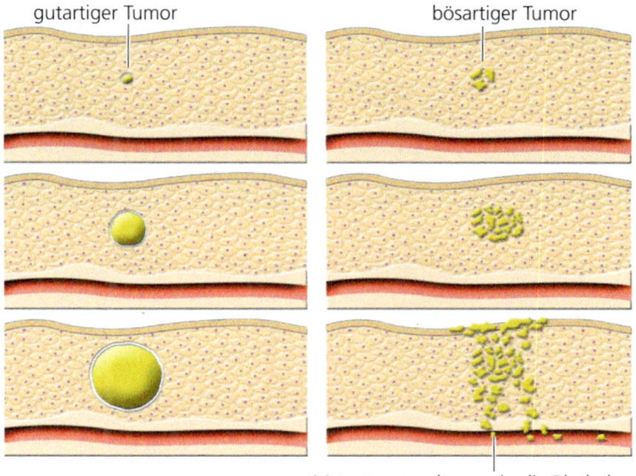

Gutartige Tumoren sind vom umliegenden Gewebe abgegrenzt und wachsen langsam (links). Bösartige Tumoren wachsen häufig schneller und in das gesunde Gewebe hinein und bilden Metastasen, die über das Blut oder das Lymphsystem im Körper verteilt werden. Daher kann die Erkrankung auch nach operativer Entfernung des Ursprungstumors weiterbestehen (rechts).

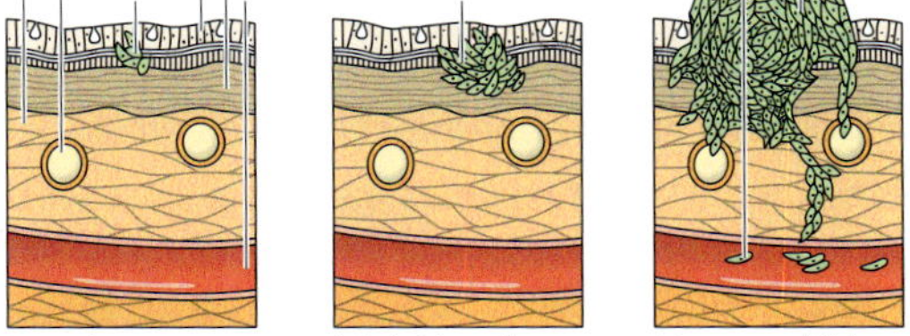

Entwicklung des Bronchialkarzinoms (schematisch)

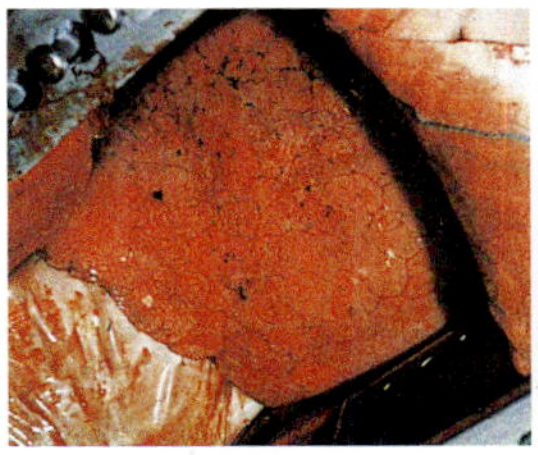

Lunge eines Nichtrauchers

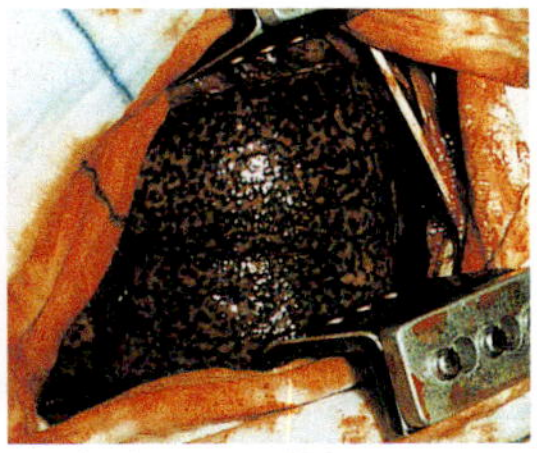

Raucherlunge: 30 Zigaretten am Tag, Krebstod mit 40 Jahren

Lunge eines Nichtrauchers (links) und eines Rauchers (rechts); die Inhaltsstoffe des Rauches führen zu Veränderungen des Lungengewebes und begünstigen dessen bösartige Entartung und damit die Krebsentstehung.

Chemotherapie Einsatz von Medikamenten, die u. a. Tumorzellen zerstören können (*Chemotherapeutika*); diese wirken auch auf andere Zellen sehr aggressiv und können bei Patienten starke Nebenwirkungen auslösen. Dies gilt auch für Pflegende, die Hautkontakt mit dem Medikament oder Kontakt mit Patientenausscheidungen haben.

Unterstützung bei der Atmung

Eine Unterstützung der Atmung wird notwendig, wenn Pflegebedürftige an den Atemwegen erkrankt oder im Allgemeinzustand so geschwächt sind, dass sie nicht effizient genug atmen (Pneumonieprophylaxe ↑ S. 305).

Förderung der Lungenbelüftung

Eine ausreichende Lungenbelüftung ist Voraussetzung für eine gute Sauerstoffversorgung des Körpers. Dies setzt voraus, dass die Raumluft eine gute Qualität aufweist. Lüften Sie daher die Aufenthaltsräume von Pflegebedürftigen regelmäßig.

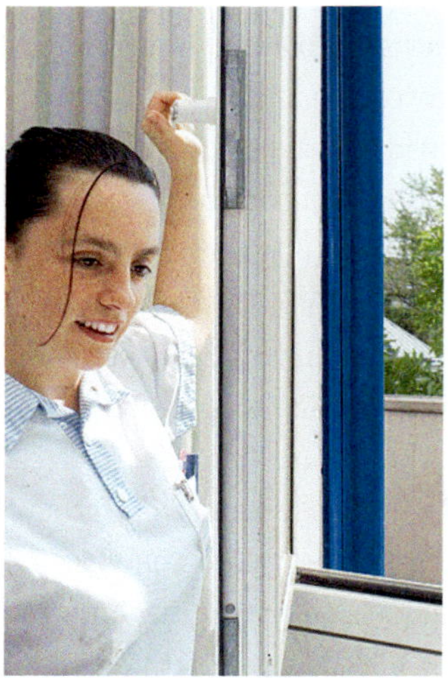

Das regelmäßige Stoßlüften der Patientenzimmer sorgt für eine gute Luftqualität.

Lagerungen

Durch das Einsetzen von Lagerungshilfsmitteln können bestimmte Lungengebiete gezielt gedehnt und damit belüftet werden. Diese Lagerungsformen müssen mit einer Pflegefachkraft abgesprochen und dem Allgemeinzustand des Pflegebedürftigen angepasst sein.

Ventilationsfördernde Lagerungen

V-Lagerung

Wirkung
Dehnung im Bereich der Lungenbasis und der Flanken und dadurch bessere Belüftung

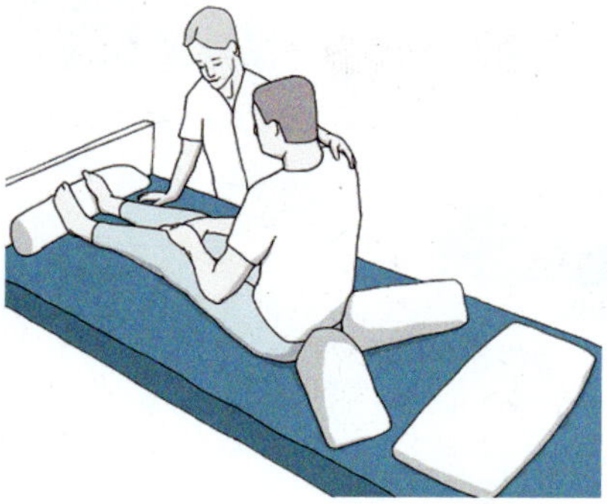

A-Lagerung

Wirkung
Dehnung im Bereich der Lungenspitzen und der Flanken und dadurch bessere Belüftung

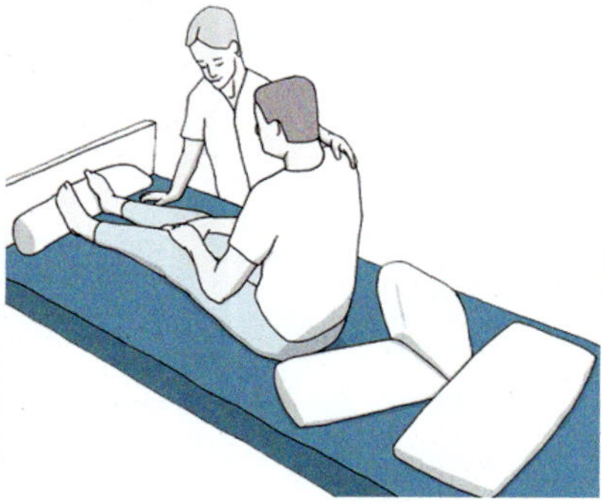

T-Lagerung

Wirkung
Dehnung im Bereich der Lungenspitzen und dem mittleren Lungenbereich und dadurch bessere Belüftung

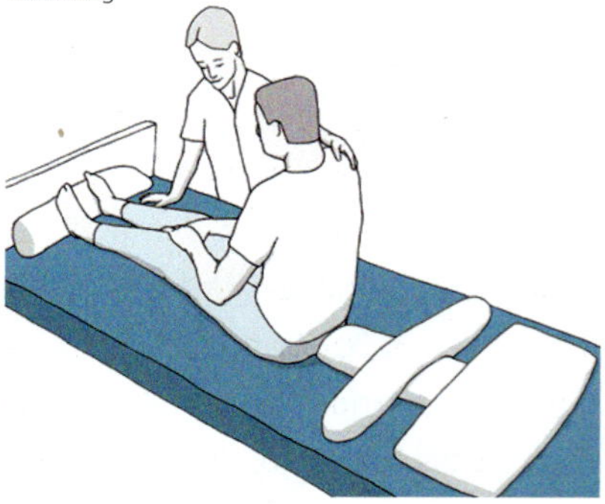

Sitzen oder Oberkörperhochlagerung

Wirkung
Brustkorb hat insgesamt mehr Freiheit und bessere Dehnungsmöglichkeiten; bessere Belüftung von Lungenbasis und Lungenspitzen

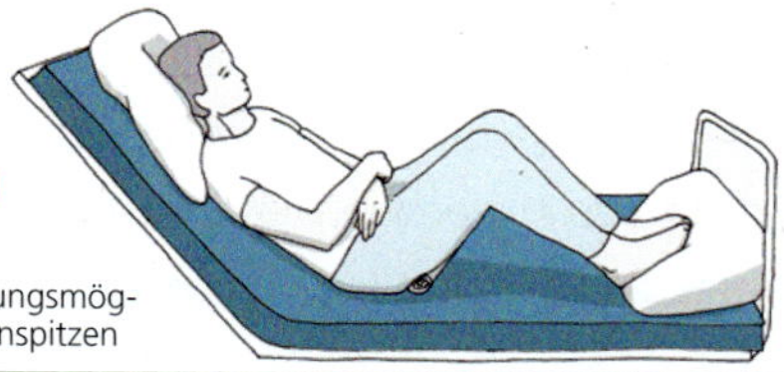

Atemgymnastische Übungen

Atemgymnastische Übungen erfolgen i. d. R. unter der Anleitung von Physiotherapeuten. Beherrschen die Pflegebedürftigen die Übungen, können Sie unterstützend tätig werden. Nehmen Sie ggf. Rücksprache mit einer Pflegefachkraft oder dem zuständigen Physiotherapeuten. Alle Übungen dienen

- dem Training der Atemmuskulatur,
- der Vergrößerung des Lungenvolumens und
- der vollständigen Belüftung der Lungen.

Ein zur Atemgymnastik häufig eingesetztes Hilfsmittel ist der SMI-Trainer, der die anhaltende tiefe Einatmung (im Englischen ***s**ustained **m**aximal **i**nspiration*) trainiert.

Atemstimulierende Einreibung

Ziel: Die atemstimulierende Einreibung (ASE) kann das Wohlbefinden und die Atmung positiv beeinflussen. Sie ist Teil des Konzepts der Basalen Stimulation®. Sie sollte intensiv und unter fachlicher Anleitung geübt werden, bevor sie bei Pflegebedürftigen zum Einsatz kommt.

Materialien: Nach Absprache mit dem Pflegebedürftigen können Sie Pflegelotion oder Massageöl, ggf. Aromaöle und Lagerungshilfsmittel einsetzen.

Vorbereitung: Sorgen Sie für eine ruhige Umgebung und lassen Sie den Pflegebedürftigen eine bequeme Position einnehmen bzw. lagern Sie ihn bei Bedarf. Rücken bzw. Oberkörper müssen entblößt sein.

Durchführung: Lotion in den Händen anwärmen und mit streichenden Bewegungen vom Nacken zum Steiß verteilen. Führen Sie die Bewegungen der Atmung entsprechend durch: Abwärtskreis = Ausatmung, Aufwärtskreis = Einatmung. Atmen Sie gemeinsam mit dem Pflegebedürftigen, das Zeitverhältnis zwischen Ein- und Ausatmung sollte ca. 1:2 betragen. Während der gesamten Einreibung sollte der Kontakt zwischen Ihren Händen und dem Pflegebedürftigen nicht abbrechen.

Nachbereitung: Unterstützen Sie den Pflegebedürftigen beim Ankleiden und lagern Sie ihn ggf. Ermöglichen Sie ihm ausreichend Ruhe, beobachten Sie den Rücken auf eventuelle Hautreizungen. Diese können ein Hinweis auf eine Unverträglichkeit des Massage- bzw. Aromaöls sein.

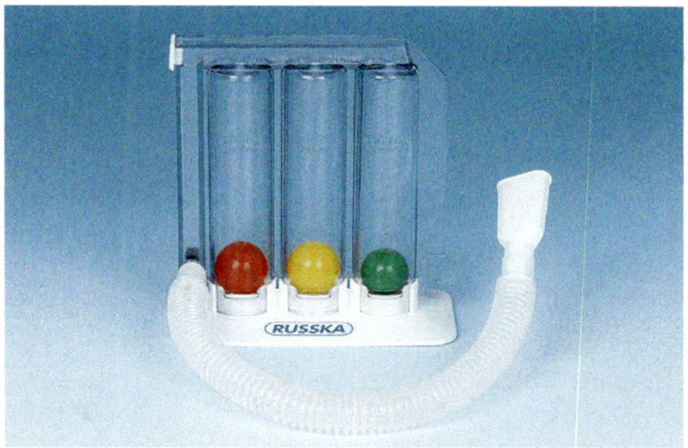

Die Pflegebedürftigen sollen durch das Mundstück ein- und ausatmen. Durch den Sog bei der Einatmung werden die Kugeln bewegt und die Pflegebedürftigen können anhand der aufsteigenden Kugeln erkennen, ob sie tief genug eingeatmet haben.

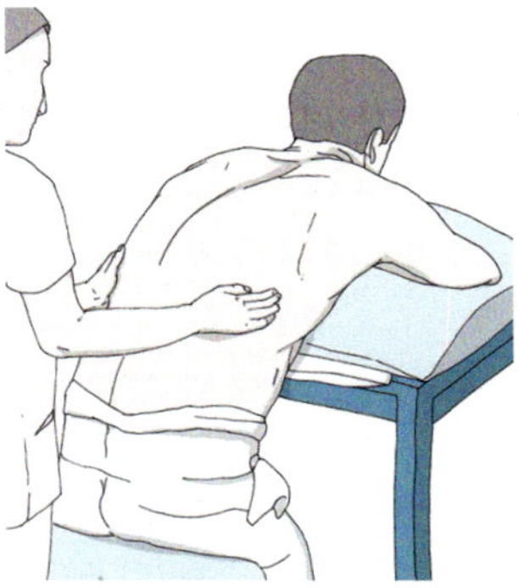

Sitzende Position zur atemstimulierenden Einreibung

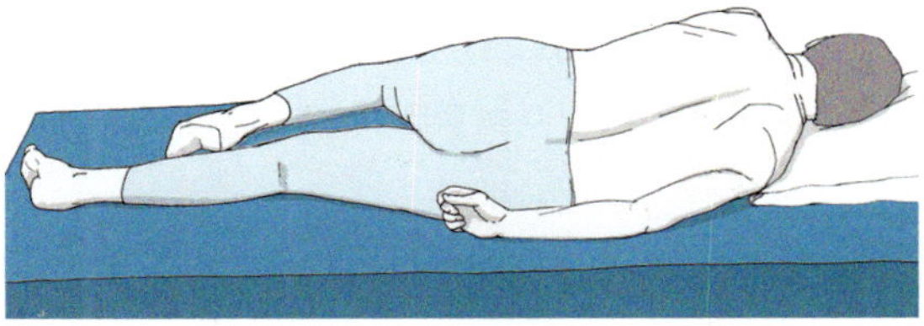

Liegende Position in 135°-Lagerung zur atemstimulierenden Einreibung

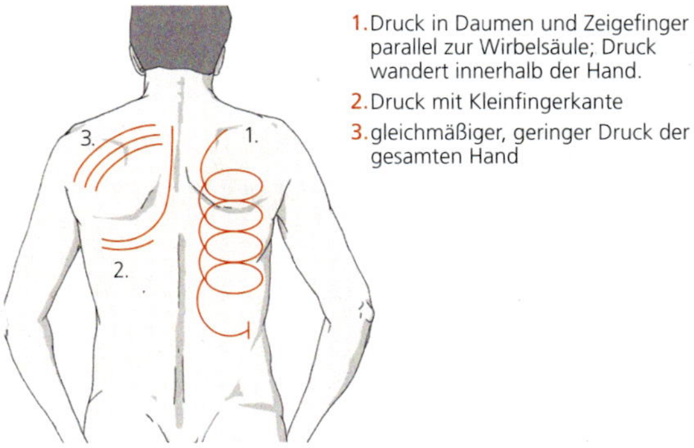

Massagerichtung zur atemstimulierenden Einreibung

Sekretlösung

Fast alle Erkrankungen der Atemwege gehen mit einer vermehrten Sekretbildung einher. Verbleibt das Sekret in den Bronchien, bietet es einen guten Nährboden für Krankheitserreger (Pneumonieprophylaxe ↗ S. 305) und verhindert eine ausreichende Lungenbelüftung.

Hinweis Nur lockeres, flüssiges Sekret kann gut abgehustet werden. Eine ausreichende Flüssigkeitsversorgung und Raumluftfeuchtigkeit können daher zur Sekretlösung beitragen.

Lagerungen

Bei bestimmten Erkrankungen, z. B. einer chronischen Bronchitis ↗ S. 488, kann eine gezielte Lagerung den Abfluss (*Dränage*) von Sekret aus den einzelnen Lungenabschnitten unterstützen. Die Lagerungen werden nach ärztlicher Anordnung im Beisein einer Pflegefachkraft oder eines Physiotherapeuten durchgeführt.

Unterstützung beim Abhusten

In ihrem Allgemeinzustand geschwächte oder schmerzkranke Pflegebedürftige schaffen es häufig nicht aus eigenem Antrieb, das Sekret produktiv abzuhusten. Es bleibt bei einem Hüsteln, das Sekret kann nicht nach außen befördert werden. Unterstützen Sie das Abhusten, indem Sie den Pflegebedürftigen aufrecht sitzen lassen. Halten Sie ein Taschentuch zum Ausspucken des Sekrets bereit und beobachten Sie den Auswurf ↗ S. 297.

Inhalation

Beim Inhalieren werden Medikamente in Tröpfchenform direkt in die Atemwege eingebracht. Hierzu gibt es verschiedene Hilfsmittel, die im Allgemeinen Inhalatoren genannt werden. Am wirkungsvollsten sind Ultraschall- und Düsenvernebler (z. B. PariBoy®), da sie die Tröpfchengröße so verkleinern, dass die Wirkstoffe bis in die Lungenbläschen gelangen können.

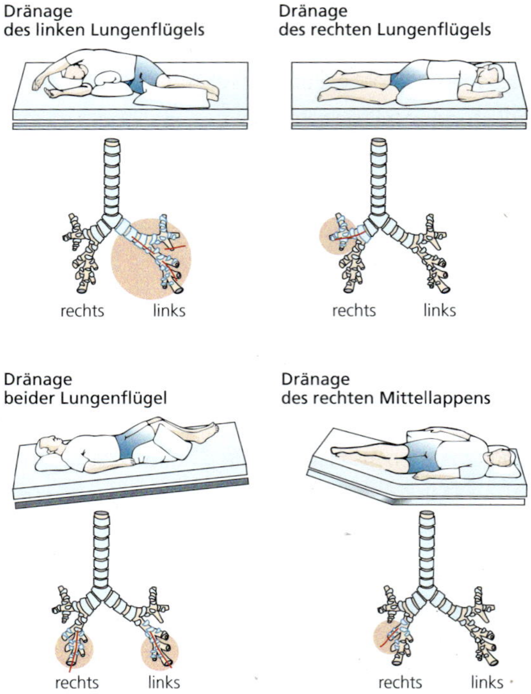

Lagerungsschema zur Ableitung von Atemsekret

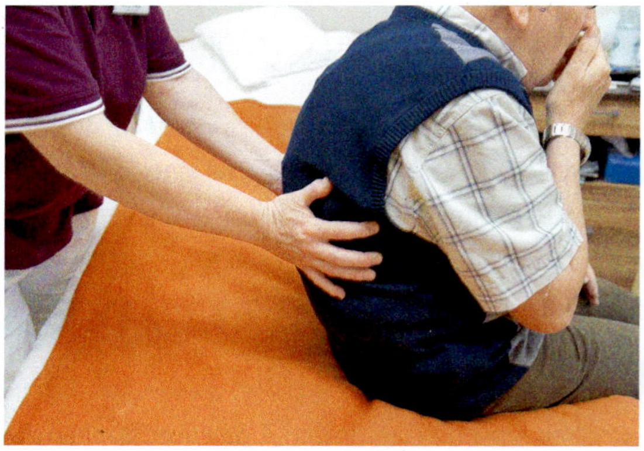

Eine Kompression des Brustkorbs durch Ihre oder die Arme des Pflegebedürftigen kann die Atemmuskulatur unterstützen.

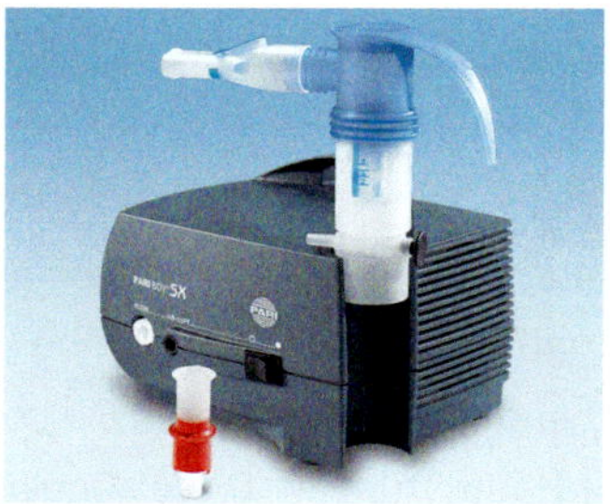

PariBoy® zur Inhalation von Medikamenten; werden sekretlösende Medikamente verabreicht, sollten ausreichend Taschentücher zum anschließenden Abhusten bereitliegen.

Sauerstoffgabe

Leidet ein Pflegebedürftiger unter Sauerstoffmangel, z. B. durch Atemwegserkrankungen, kann die Einatemluft mit Sauerstoff angereichert werden. Dies erfolgt ausschließlich auf ärztliche Anordnung unter Aufsicht einer Pflegefachkraft.

Der Sauerstoff kann entweder aus weißen **Sauerstoffflaschen** oder aus Sauerstofftanks mit Wandanschluss (meist nur in spezialisierten Einrichtungen) kommen und wird über **Sauerstoffbrillen**, -sonden oder -masken verabreicht.

Hinweis Der Sauerstoff ist unter Druck abgefüllt und ist ein explosives Gasgemisch. Offenes Feuer und Rauchen ist in der Nähe von Sauerstoffflaschen oder -armaturen zu vermeiden.

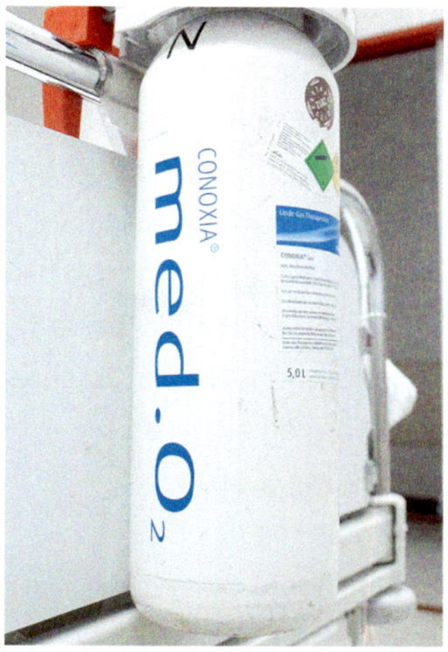

Sauerstoffflaschen sind international durch ihre weiße Farbe zu erkennen. Leere Flaschen werden als solche gekennzeichnet.

Im ambulanten Bereich verfügen viele Pflegebedürftige über mobile Sauerstoffkonzentratoren, die den Sauerstoffgehalt aus der Umgebungsluft konzentrieren.

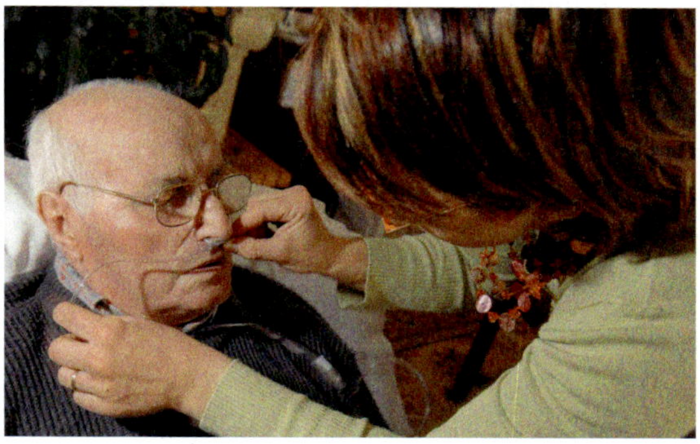

Sauerstoffverabreichung über eine Sauerstoffbrille, hier bei einem Pflegebedürftigen zu Hause

Bei Sauerstoffgabe müssen folgende Aspekte beobachtet werden:

- **Hautfarbe:** Eine Blaufärbung von Lippen oder Fingerkuppen (*Zyanose*) weist auf eine Minderversorgung mit Sauerstoff hin.
- **Hautzustand:** Sauerstoffsonden, -brillen oder -masken können Druckstellen verursachen.
- **Atmung:** Eine Tachypnoe kann ein Hinweis auf einen Sauerstoffmangel sein.
- **Apparatur:** Die ärztlich angeordnete Sauerstoffmenge darf auf keinen Fall eigenmächtig verändert werden. Kontrollieren sie bei stark pflegeabhängigen Klienten gerade im ambulanten Bereich vor dem Verlassen der Wohnung den **Feinregler sowie den Luftanfeuchter**.

Bei allen Auffälligkeiten muss sofort eine Pflegefachkraft informiert werden.

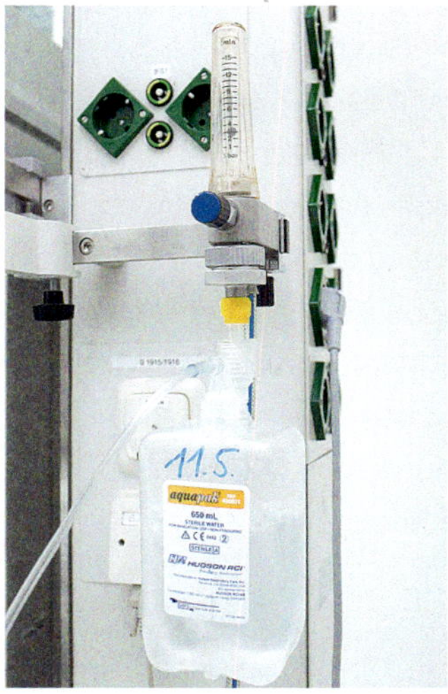

Feinregler und Luftanfeuchter bei einem Wandanschluss

Hinweis Zu hohe Sauerstoffdosen können v. a. bei Menschen mit chronischen Atemwegserkrankungen den Atemantrieb hemmen und zum Atemstillstand führen. Dies erkennt man daran, dass sie unter Sauerstoffgabe schläfrig werden.

Tracheostomapflege

Ein Tracheostoma ist eine künstliche Öffnung der Luftröhre. Die Anlage eines Tracheostomas wird bei bestimmten Erkrankungen der oberen Atemwege (z. B. Kehlkopfkrebs) oder bei einer dauerhaften maschinellen Beatmung nötig. Um eine dauerhafte Atmung über das **Tracheostoma** zu ermöglichen, werden Trachealkanülen in verschiedenen Formen eingesetzt:

- Trachealkanüle mit **Blockung (*Cuff*)**
- **zweiteilige Trachealkanüle** mit einer herausnehmbaren Innenkanüle
- **Sprechkanüle** mit speziellem Aufsatz.

Die Trachealkanülen sind i. d. R. mit einem **Halteband** um den Hals befestigt. Zum Schutz der umliegenden Haut wird eine geschlitzte (Metalline-)Kompresse um den Wundrand gelegt. Verbandwechsel, Kanülenwechsel sowie das Absaugen der unteren Atemwege ist i. d. R. Pflegefachkräften vorbehalten.

Beachten Sie im Umgang mit einem Tracheostoma Folgendes:

- Bei der Körperpflege darf weder Seife noch Wasser in die Trachealkanüle geraten. Um dies und das Eindringen anderer Fremdkörper zu vermeiden, können spezielle **Filter** aufgesetzt werden, die auch die Einatemluft anwärmen und befeuchten.
- Schnäuzen und Abhusten von Sekret aus den oberen Atemwegen sind häufig nicht möglich. Eine sorgfältige Mund- und Nasenpflege ist notwendig.
- Die Betroffenen dürfen nur nach ausdrücklicher ärztlicher Genehmigung Nahrung oral zu sich nehmen. Ist dies nicht der Fall, sind sie auf Sondenernährung ↑ S. 274 angewiesen.
- Die Betroffenen haben häufig große Angst vor dem Ersticken bei Verlegung der Kanüle. Daher ist eine sorgfältige Kanülenpflege durch den Betroffenen bzw. eine Pflegefachkraft von größter Wichtigkeit.
- Die Betroffenen müssen in vielen Fällen neue Formen der Kommunikation erlernen, häufig mit Hilfe eines Logopäden.

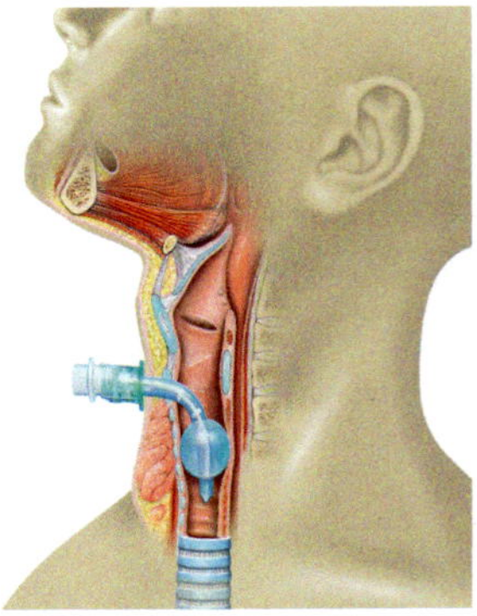

Tracheostoma mit eingelegter und geblockter Trachealkanüle; der Cuff wird mit Luft gefüllt und verhindert damit ein Verrutschen der Kanüle sowie ein Austreten von Ausatemluft an der Kanüle vorbei.

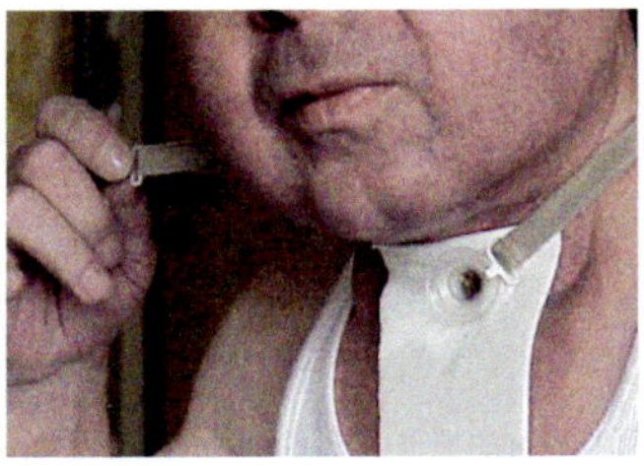

Trachealkanüle mit Halteband und Kompresse

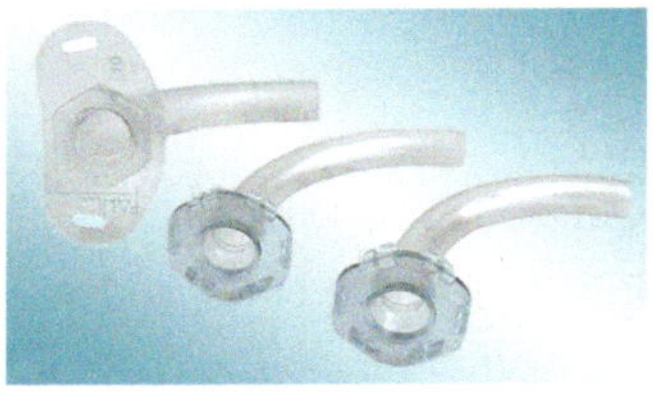

Zweiteilige Trachealkanülen bestehen aus einer Außen- sowie einer Innenkanüle („Seele“), die „Seele“ kann zur Reinigung herausgenommen werden.

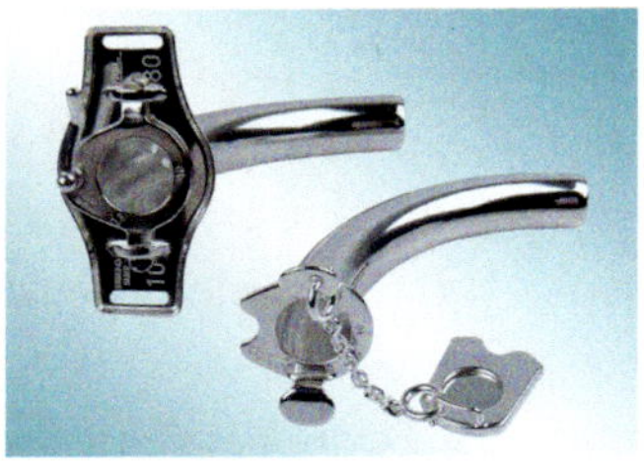

Sprechkanülen ermöglichen bei intaktem Kehlkopf das Sprechen.

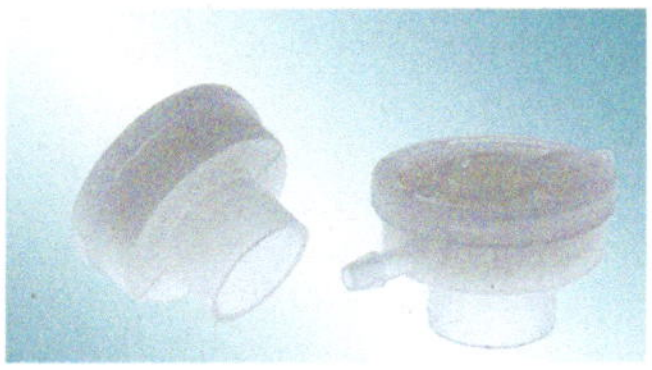

Filteraufsätze gibt es in verschiedenen Ausführungen. Sie vermeiden das Eindringen von Fremdkörpern, wärmen und befeuchten die Einatemluft und können mit zusätzlichen Anschlüssen für eine Sauerstoffzufuhr versehen sein.

Prophylaxen

Pneumonieprophylaxe

Eine Pneumonie (Lungenentzündung) ist eine akute oder chronische Entzündung der Lungenbläschen und des Lungengewebes. Sie wird meistens durch Krankheitserreger, wie z. B. Pneumokokken, ausgelöst, in selteneren Fällen durch chemische oder physikalische Reizungen (z. B. nach Rauchvergiftungen). Der Allgemeinzustand der Betroffenen verschlechtert sich innerhalb weniger Stunden, unbehandelt kann eine Lungenentzündung zum Tod führen. Ein besonders hohes Erkrankungsrisiko haben Menschen mit einem geschwächten Immunsystem bzw. Allgemeinzustand, bettlägerige Pflegebedürftige, Patienten nach Operationen sowie maschinell beatmete Patienten.

Das vorrangige Ziel der Pneumonieprophylaxe ist eine möglichst vollständige Lungenbelüftung. Dazu dienen alle Maßnahmen zur Förderung der Lungenbelüftung ↑ S. 300 sowie der Sekretlösung ↑ S. 302.

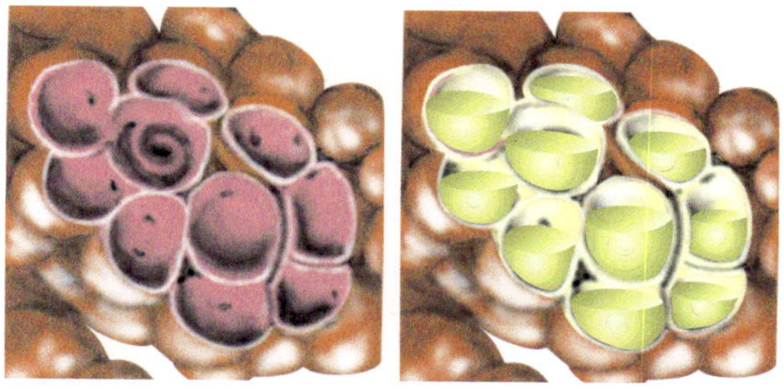

Normale Lungenbläschen (*Alveolen*) (links); Pneumonie mit Entzündung der Alveolen, in denen sich je nach Erreger ein klares oder eitriges Sekret bildet (rechts).
Durch die Entzündung kann an den betroffenen Lungenbläschen kein Gasaustausch mehr stattfinden, dies führt zum lebensbedrohlichen Sauerstoffmangel bzw. Kohlendioxidüberschuss im Blut.

Aspirationsprophylaxe

Aspiration ist das Eindringen fester oder flüssiger Substanzen in die Luftröhre („sich verschlucken"). In der Folge kann es zur lebensgefährlichen Verlegung der Atemwege kommen. Ein besonderes Risiko haben Menschen mit Schluckstörungen (z. B. Menschen nach einem Schlaganfall ↑ S. 510), bettlägerige Pflegebedürftige oder Menschen mit einem Tracheostoma ↑ S. 304.

Für diese Pflegebedürftigen gilt bei der Nahrungsaufnahme besondere Vorsicht. Folgende Maßnahmen können eine Aspiration verhindern:

- nach Möglichkeit zur Nahrungsaufnahme eine aufrecht sitzende Position einnehmen
- beim Essenanreichen auf kleine Portionen und ein langsames Esstempo achten
- Menschen mit kognitiven Beeinträchtigungen (z. B. bei Demenz ↑ S. 484) zum sorgfältigen Kauen und Schlucken motivieren
- gründliche Mundpflege ↑ S. 217 nach dem Essen durchführen, insbesondere die Wangentaschen auf Nahrungsreste inspizieren

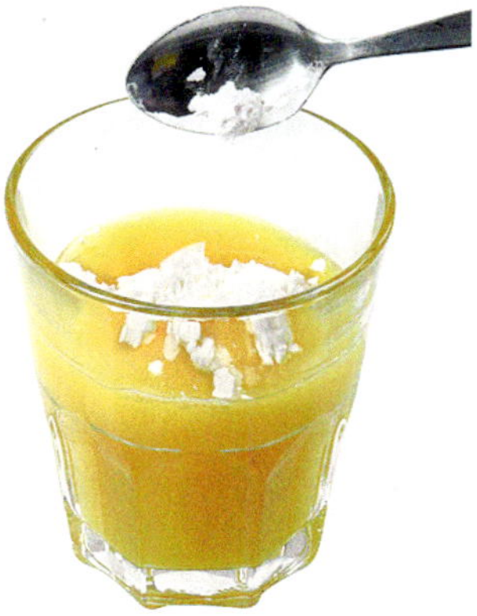

Menschen mit Schluckstörungen haben häufig besondere Probleme bei wässrigen Speisen und Getränken. Diese können mit bestimmten Spezialprodukten angedickt werden.

Hinweis Wenn Sie bei Pflegebedürftigen Schluckstörungen beobachten, sollten Sie Rücksprache mit einer Pflegefachkraft nehmen. Unter ihrer Anleitung sowie ggf. einem Ergo- ↑ S. 122 oder Physiotherapeuten ↑ S. 122 kann ein spezielles Schlucktraining durchgeführt werden.

Nervengewebe und Nervensystem

Immer unter Strom – die Nervenzelle

Nervenzellen (*Neuronen*) sind für die Übernahme, Weitergabe und Verarbeitung von Reizen im Nervensystem zuständig. Die meisten Nervenzellen bestehen aus

- Nervenzellkörper mit Zellkern,
- mehreren kurzen Fortsätzen zur Aufnahme von Informationen (*Dendriten*) und
- einem langen, faserigen Fortsatz zur Weiterleitung von Informationen (*Axon*), auch Nervenfaser genannt.

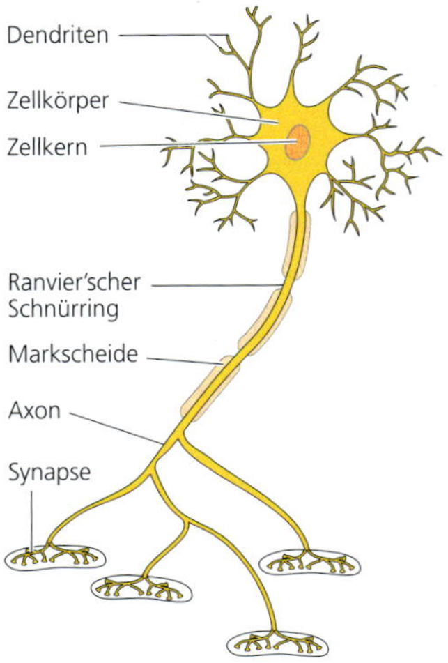

Aufbau einer Nervenzelle (Schema)

Die Axone sind von einer oder mehreren Schichten von Stützzellen (*Gliazellen*) umhüllt, der Nervenscheide. Sie ernährt die Nervenzellen und isoliert sie elektrisch voneinander. Besitzt das Axon nur eine Schicht Gliazellen, heißt die Nervenscheide Gliascheide. Mehrere Schichten von Gliazellen bilden die Markscheide mit ihren Ranvier'schen Schnürringen.

An den Nervenscheiden erfolgt die **Reizweiterleitung** auf elektrischem Wege (Erregungsleitung). Durch den Aufbau von Spannung wird ein elektrischer Strom erzeugt, der als Impuls von einem Abschnitt an den nächsten weitergegeben wird.

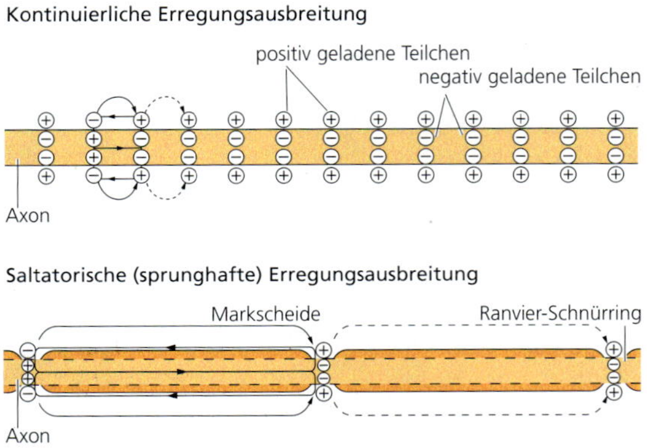

An den Markscheiden springt die elektrische Erregung in Form elektrisch geladener Teilchen von Schnürring zu Schnürring und ist damit sehr viel schneller als an Nervenzellen mit Gliascheiden, an denen sich die Erregung kontinuierlich ausbreitet.

An den Enden der Axone befinden sich die Endknöpfchen (*präsynaptische Endigungen*). Sie bilden mit dem synaptischen Spalt und der postsynaptischen Endigung am Dendriten der nächsten Nervenzelle bzw. an der Zelle des Erfolgsorgans die Synapse als Verbindungsstelle zu anderen Zellen. An der Synapse findet die **Reizübertragung** auf chemischem Wege statt. Dazu löst der elektrische Impuls am Axon die Freisetzung von chemischen Botenstoffen (*Neurotransmitter*) im Endknöpfchen aus, die dann über den synaptischen Spalt zur nachfolgenden Zelle wandern. An spezialisierten Rezeptoren der benachbarten Zellmembran ↗ S. 186 erfolgt die Reizübernahme, indem der Neurotransmitter eine Reaktion erzeugt (z. B. Zusammenziehen der Muskelzelle oder Weitergabe eines elektrischen Impulses).

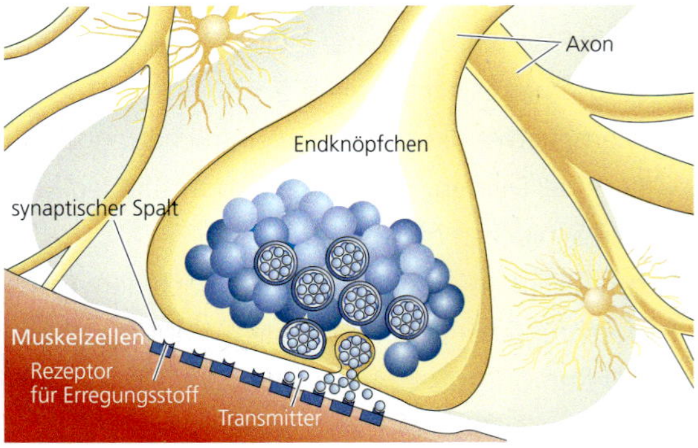

Reizübertragung und -übernahme an der Synapse

Biologisches Networking – unser Nervensystem

Mehrere in eine Richtung laufende Nervenzellen bilden gemeinsam einen Nerv. Die meisten Nerven sind gemischte Nerven, d. h., sie enthalten motorische und sensible Nervenfasern. Die Nerven sind untereinander stark vernetzt und bilden das Nervensystem, das man nach verschiedenen Aspekten unterscheidet:

- **nach den Erfolgszellen:** Erstrecken sich die Axone bzw. Dendriten einer Nervenzelle in den Körper (*Peripherie*), wie z. B. Kopf, Beine, Arme, spricht man vom peripheren Nervensystem (PNS), enden die Axone in Gehirn oder Rückenmark, werden sie dem zentralen Nervensystem (ZNS) ↗ S. 308 zugerechnet.
- **nach der Steuerungsmöglichkeit:** Können die Nerven durch den Willen bewusst gesteuert werden, spricht man vom willkürlichen (*somatischen*) Nervensystem, ist dies nicht möglich, vom unwillkürlichen (*autonomen* oder *vegetativen*) Nervensystem.

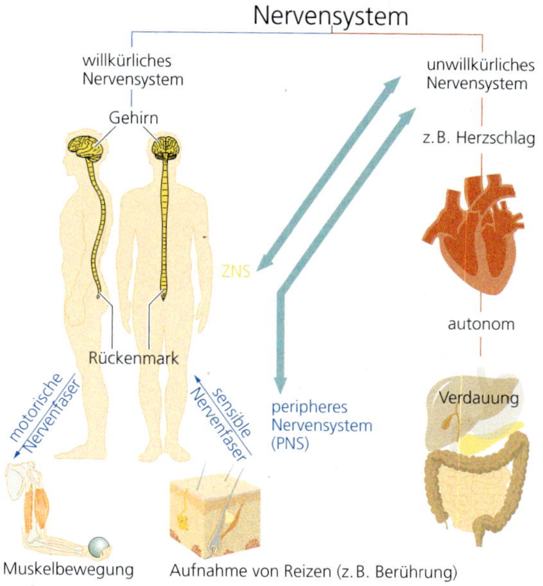

Die Verbindungen im Nervensystem

Die verschiedenen Nervensysteme stehen untereinander in Verbindung. Das **willkürliche Nervensystem** setzt sich aus dem ZNS und dem PNS zusammen. Das PNS übernimmt im ZNS erzeugte Reize und leitet diese Bewegungsimpulse (motorische Reize) an die Erfolgsorgane weiter. Gleichzeitig nimmt es Sinnesreize (sensible Reize) auf und leitet sie an das ZNS.

Auch das **unwillkürliche Nervensystem** besteht aus Anteilen des PNS und des ZNS. Es steuert alle überlebenswichtigen Aufgaben des Körpers, wie z. B. den Herzschlag. Im unwillkürlichen Nervensystem treten zwei Gegenspieler auf: Sympathikus und Parasympathikus. Der Sympathikus steuert alle Körperfunktionen, die Wachheit und Leistungsbereitschaft erfordern, er steigert den Energiestoffwechsel, beschleunigt den Herzschlag und erhöht den Blutdruck. Der Parasympathikus steuert Tätigkeiten, die in Ruhe vollzogen werden, wie z. B. den Schlaf oder die Verdauung. So senkt er Energiestoffwechsel, Herzschlag und Blutdruck. Fast alle inneren Organe werden von Parasympathikus und Sympathikus innerviert und erhalten damit das Gleichgewicht zwischen Ruhe und Aktivität aufrecht.

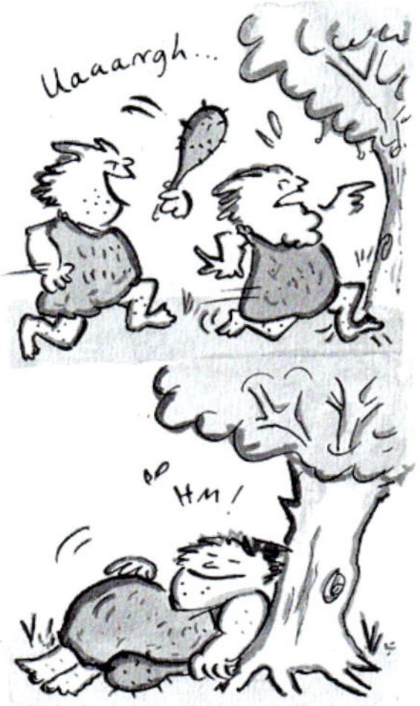

Die Zuständigkeitsbereiche des unwillkürlichen Nervensystems kann man mit „*fight and flight*" (kämpfen und fliehen) und „*rest and digest*" (ruhen und verdauen) beschreiben. Während der Sympathikus eher nach außen, auf Stress oder Aggression ausgerichtete Tätigkeiten steuert (oben), ist der Parasympathikus für nach innen, z. B. auf die Verdauung und Ausscheidung, gerichtete Tätigkeiten zuständig (unten).

Zentrales Nervensystem

Das zentrale Nervensystem (ZNS) setzt sich aus Gehirn (*Encephalon*, *Cerebrum*) und Rückenmark (*Medulla spinalis*) zusammen. Das Gehirn sitzt im knöchernen Schädel und wird in **verschiedene Abschnitte** unterteilt. Das Rückenmark kann als Verlängerung des Gehirns gesehen werden und liegt innerhalb der Wirbelsäule ↑ S. 224.

Das Gehirn ist zum Schutz vor Erschütterungen von **Nervenwasser** (*Liquor*) umgeben, das zwischen den unteren beiden Hirnhäuten liegt und in Hohlräumen (*Ventrikeln*) im Gehirninneren gebildet wird. Drei Hirnhäute (*Meningen*) umgeben die Gehirnoberfläche. Sie sind für Aufhängung, Ernährung und Schutz des Gehirns zuständig.

Großhirn

Das Großhirn besteht aus zwei spiegelbildlich aufgebauten Hälften. Es erscheint von außen her gefurcht, die Oberfläche besteht aus den Zellkörpern der Nervenzellen und wird Hirnrinde oder ihrer Farbe entsprechend auch „graue Substanz" genannt. Die darunterliegenden Axone bilden das Hirnmark, auch als „weiße Substanz" bezeichnet. Das Großhirn ist für höhere geistige Funktionen wie Sprache oder logisches Denken sowie die Bewegungssteuerung zuständig, die zuständigen Nervenzellverbände lassen sich als **Felder** im Großhirn abbilden. Jedes Feld ist dabei einer bestimmten Aufgabe zugeordnet.

Zwischenhirn

Das Zwischenhirn ist zwischen den beiden Großhirnhälften eingebettet. Es filtert alle ein- und ausgehenden Informationen zwischen Großhirn und Hirnstamm und besteht aus drei Anteilen mit unterschiedlichen Funktionen:

- **Thalamus:** Filtern der Wahrnehmung, nur bedeutsame Informationen gelangen ins Bewusstsein
- **Hypothalamus:** Steuerung lebenswichtiger Körperfunktionen (z. B. Temperatur, Blutdruck), Hormonproduktion, Mitwirkung an der Entstehung von Emotionen ↑ S. 34)
- **Hypophyse:** hormonelle Steuerung von Körperfunktionen, z. B. der Schilddrüse oder der Keimdrüsen (Hoden bzw. Eierstöcke)

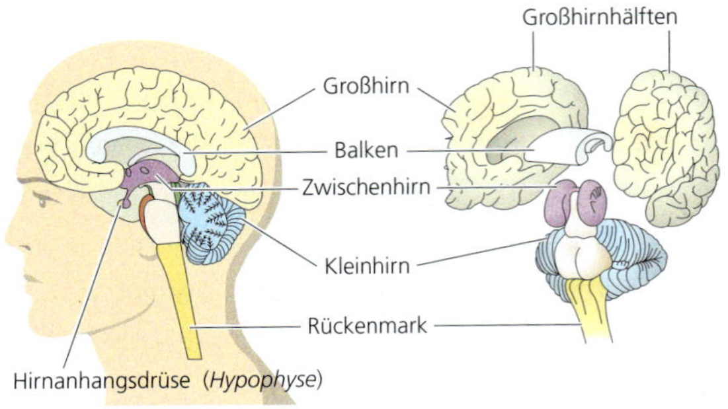

Abschnitte des Gehirns

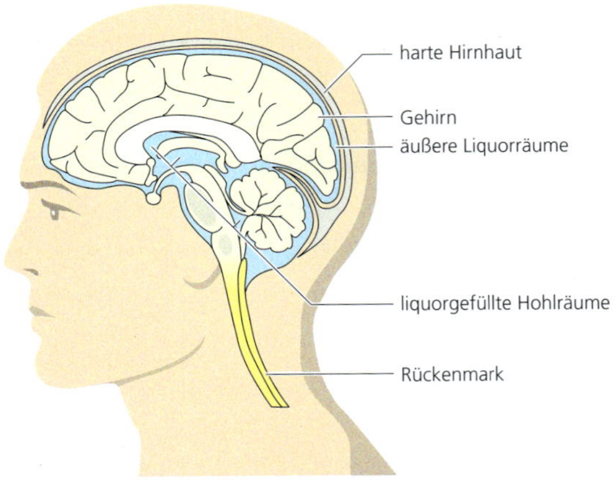

Verteilung des Nervenwassers (*Liquor*)

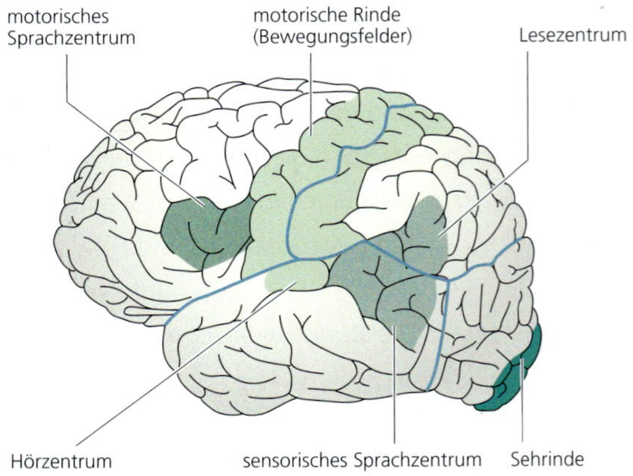

Großhirnfelder

Hirnstamm und Kleinhirn

Der Hirnstamm besteht aus verlängertem Mark (*Medulla oblongata*), Brücke (*Pons*) und Mittelhirn und beherbergt die Steuerzentralen aller wichtigen Kreislauffunktionen wie Herzfunktion und Atmung.

Das **Kleinhirn** (*Cerbellum*) liegt im hinteren unteren Teil des Schädels. Seine Aufgaben liegen in der Steuerung des Gleichgewichts ↗ S. 230 sowie der Abstimmung von Bewegungen.

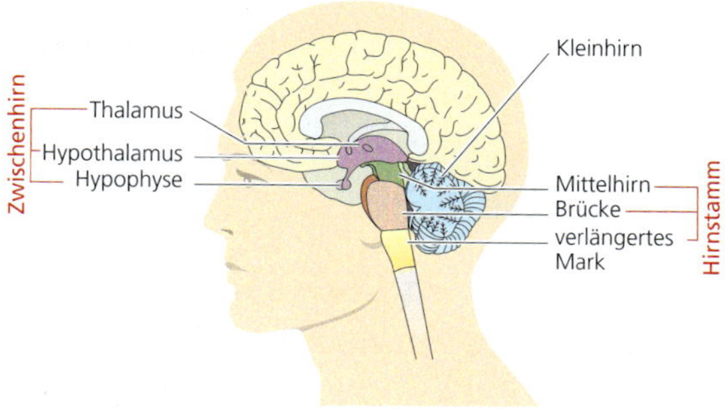

Zwischenhirn und Hirnstamm

Rückenmark

Das Rückenmark erstreckt sich innerhalb des Wirbelkanals zwischen Hirnstamm und dem 1. bis 2. Lendenwirbelkörper. Es setzt sich analog der einzelnen Wirbel aus 31 Teilabschnitten (*Segmenten*) zusammen und ist als Fortsetzung von Hirnhäuten und Nervenwasser von Rückenmarkshäuten sowie Rückenmarksflüssigkeit (*Liquor*) umgeben. Als zentrales Nervenbündel ermöglicht es die Reizweiterleitung vom Gehirn in den Körper und umgekehrt.

Betrachtet man das Rückenmark im Querschnitt, erkennt man eine außen liegende weiße Substanz, in der Nervenfasern vom bzw. zum Großhirn verlaufen. In der innen liegenden schmetterlingsförmigen grauen Substanz befinden sich u. a. die Zellkörper der Rückenmarksnerven. Entsprechend der Lage im Körper bezeichnet man die „Flügelspitzen" als Vorder- und Hinterhorn des Rückenmarks. Aus ihnen treten die zu Nervenwurzeln gebündelten motorischen Nervenfasern aus (vordere Wurzel) bzw. die sensiblen Nervenfasern ein (hintere Wurzel). Sensible und motorische Anteile jeder Segmentseite vereinen sich in einem Rückenmarksnerv, der zum Körper zieht.

Die Reize der sensiblen Nervenfasern werden an einem Nervenknoten (*Spinalganglion*) von einer Nervenzelle an eine andere weitergeleitet.

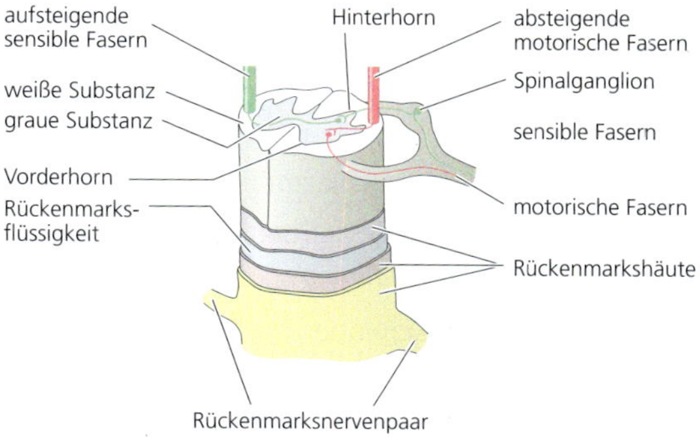

Rückenmark und Rückenmarkshäute

Hinweis Jedem Rückenmarkssegment entspricht eine Region der Körperoberfläche, Dermatom genannt. Ist das Rückenmark z. B. bei einer Querschnittslähmung ab einem Segment geschädigt, fehlt in dem entsprechenden Dermatom sowie den darunterliegenden Körperarealen das Berührungsempfinden (*Sensibilität*).

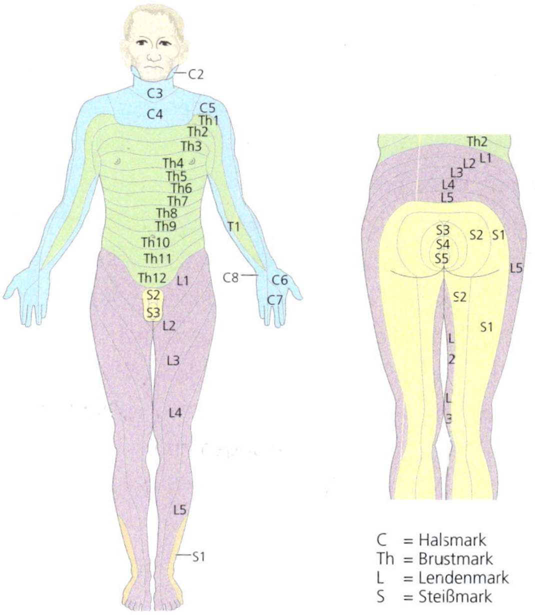

Dermatome
Über den Sensibilitätsverlust der Dermatome kann bei einem Querschnittssyndrom auf die Höhe der Schädigung geschlossen werden.

Beobachtung von Bewusstsein und Schlaf

Bewusstsein und Schlaf beim gesunden Menschen

Bewusstsein kann psychologisch oder medizinisch definiert werden. Aus psychologischer Sicht gehört zum Bewusstsein z. B. die gerichtete Aufmerksamkeit, die Sprachfähigkeit und die Selbsterkenntnis. Medizinisch werden dagegen als Bewusstseinsqualitäten „Wachheit", „Orientierung" und „Aufmerksamkeit" gerechnet (Bewusstseinsstörungen).

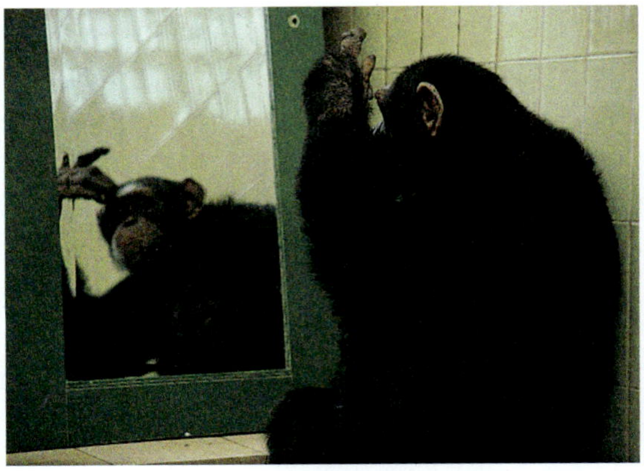

Die Fähigkeit, sich selbst zu erkennen, ist neben dem Menschen nur sehr wenigen Tierarten – wie hier im Bild den Schimpansen – vorbehalten. Sie kann mit Hilfe des „Spiegeltests" festgestellt werden: Untersuchen die Tiere beim Sehen des Spiegelbilds sich selbst, ist ihnen ihr Selbst bewusst. Die meisten Tiere, aber auch Kleinkinder, untersuchen den Spiegel, in dem sie den vermeintlich Fremden sehen.

Bewusstsein ermöglicht dem Menschen, seine Umwelt zu erkennen und zu verstehen sowie mit ihr in Kontakt zu treten. Es entsteht im Zusammenspiel von Gehirnrinde und den darunterliegenden Gehirnstrukturen. Grundlage für diese Gehirnaktivitäten sind intakte Nerven sowie eine ausreichende Versorgung mit Sauerstoff und Energielieferanten (z. B. Glukose).

Beim gesunden Menschen wechseln sich die zwei Bewusstseinszustände „wach" und „schlafend" in regelmäßigen Intervallen ab. Ist der Mensch wach, verfügt er über ein volles, klares Bewusstsein. Schlaf ist der physiologische Ausgleichszustand zum Wachsein. Der Schlaf verläuft in mehreren Phasen mit unterschiedlicher Hirnaktivität, aus denen man mehr oder weniger leicht erweckbar ist. Während der ca. alle 90 Minuten auftretenden und ca. 20 Minuten andauernden Traumphasen kommt es zu sich schnell wiederholenden Augenbewegungen (im Englischen *rapid eye movement* – REM – genannt). Danach wird der Schlaf in REM- und Non-REM-Phasen unterteilt.

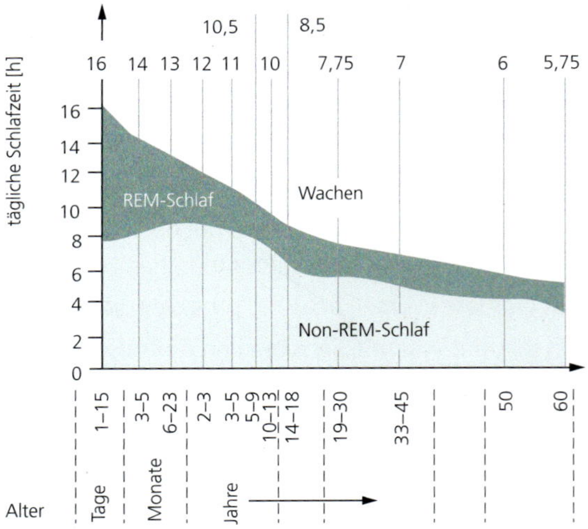

Im Laufe des Lebens nimmt nicht nur der Gesamtschlafbedarf ab, sondern auch die Verteilung zwischen REM- und Non-REM-Phasen.

Der Wach-Schlaf-Rhythmus ist individuell sehr unterschiedlich. Man kann grundsätzlich zwei Schlafmuster bzw. Schlaftypen unterscheiden:

- **Lerchetyp:** geht früh zu Bett und steht morgens früh auf
- **Euletyp:** bleibt abends lange auf und schläft morgens länger

Störungen von Bewusstsein und Schlaf

Um den Bewusstseinszustand zu überprüfen, gehen Sie wie folgt vor:

- Pflegebedürftigen ansprechen oder wecken
- bei Verdacht auf Verwirrtheit gezielte Fragen zur Orientierung stellen
- Reaktion auf Ansprache und Fragen beobachten und einschätzen

Anhand der Reaktionen unterscheidet man folgende Störungen der Bewusstseinslage:

- **Benommenheit:** erweckbar, verlangsamte Orientierungs- und Reaktionsfähigkeit
- **Schläfrigkeit** (*Somnolenz*): nur durch stärkere äußere Reize (z. B. am Arm rütteln) erweckbar
- **tiefer Schlaf** (*Sopor*): nur durch stärkste, schmerzhafte Reize erweckbar
- **tiefer, fester Schlaf** (*Koma*): auch durch stärkste Reize nicht erweckbar
- **Erstarrung** (*Stupor*): geistige und körperliche Erstarrung ohne jegliche Willens- oder Denkleistung
- **Verwirrtheit** (*Desorientierung*): fehlende Orientierung sowie Unruhe und sinnloses Handeln
- **Teilnahmslosigkeit** (*Apathie*): wach und ansprechbar, ohne Eigenantrieb
- **Delirium**: wahnhafte Vorstellungen, Schwitzen, Zittern, äußerste Unruhe
- **Sinnestäuschungen** (*Halluzinationen*): Wahrnehmen von nicht Vorhandenem, häufig in Verbindung mit Wahn- und Angstvorstellungen

Schlafstörungen können zum physischen und psychischem Leistungsabfall führen. Sie werden durch Befragen der Pflegebedürftigen festgestellt und grob unterteilt in:

- **Einschlafstörungen:** langes Wachliegen vor dem Einschlafen
- **Durchschlafstörungen:** häufiges Aufwachen während des Schlafens
- **Tagesschläfrigkeit:** starke Tagesmüdigkeit bis hin zu häufigem Einnicken
- **Schlaf-Wach-Rhythmusstörungen:** nachts wach, tagsüber müde, z. B. Tag-Nacht-Umkehr bei Demenz ↑ S. 484

Orientierung	mögliche Fragen
zur Person	„Wie heißen Sie?"
zur Zeit	„WelchenTag, welches Datum, welche Tageszeit haben wir?"
zum Ort	„Wo befinden Sie sich?"
zur Situation	„Wissen Sie, wer ich bin?"

Mit Hilfe dieser Fragen kann festgestellt werden, ob der Pflegebedürftige verwirrt (*desorientiert*) ist.

Hinweis Bewusstseinsstörungen können die Betroffenen stark gefährden, da sie häufig nicht mehr in der Lage sind, sich an die Umwelt anzupassen bzw. sich selbst zu kontrollieren oder zu schützen. Sie sind zumeist Folgen von Erkrankungen z. B. des zentralen Nervensystems oder des Stoffwechselsystems, größerer Operationen sowie der (falsch dosierten) Einnahme von bestimmten Medikamenten, Drogen oder anderen Giften. Plötzlich auftretende Bewusstseinsstörungen erfordern Erste-Hilfe-Maßnahmen ↑ S. 532 sowie die sofortige Verständigung einer Pflegefachkraft und eines Arztes.

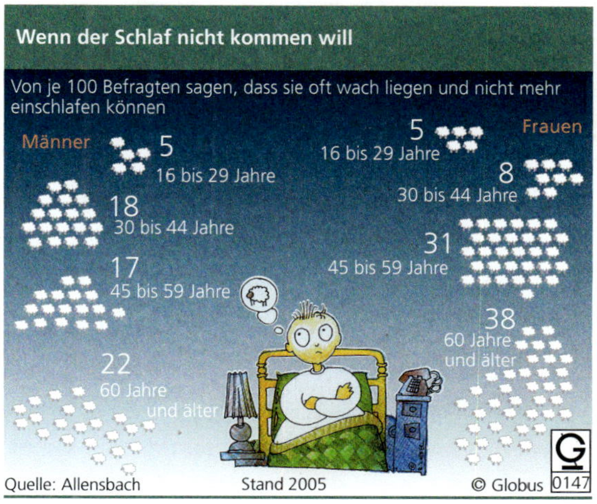

Schlafunterstützende Pflegemaßnahmen

Pflegebett und Krankenhausbett

Das Pflegebett unterscheidet sich vom typischen Krankenhausbett v. a. im Material. Das Krankenhausbett besteht zur besseren Reinigung und Desinfektion aus Metall. Das Pflegebett soll eine wohnliche Atmosphäre schaffen und ist daher in verschiedenen Holzvarianten erhältlich. Beide Bettentypen sind sowohl am Kopf- als auch am Fußteil kippbar und insgesamt höhenverstellbar. Während die meisten Krankenhausbetten immer noch hydraulisch verstellt werden müssen, verfügen Pflegebetten i. d. R. über einen mit Fernbedienung ausgestatteten Motor. Pflegebetten können bei Bedarf als Hilfsmittel von der Krankenkasse finanziert werden.

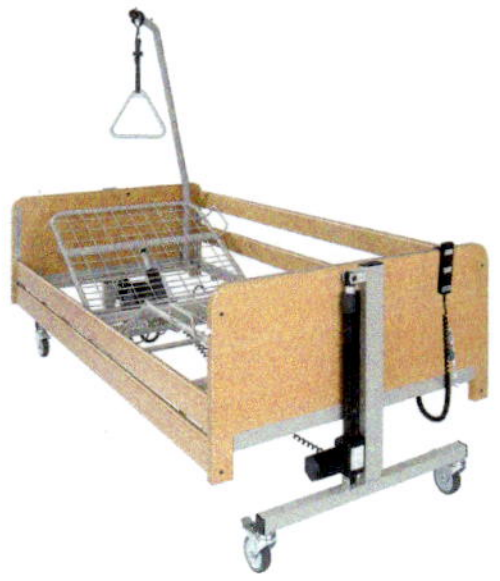

Pflegebetten werden in Einrichtungen der Altenhilfe sowie in der häuslichen Pflege eingesetzt.

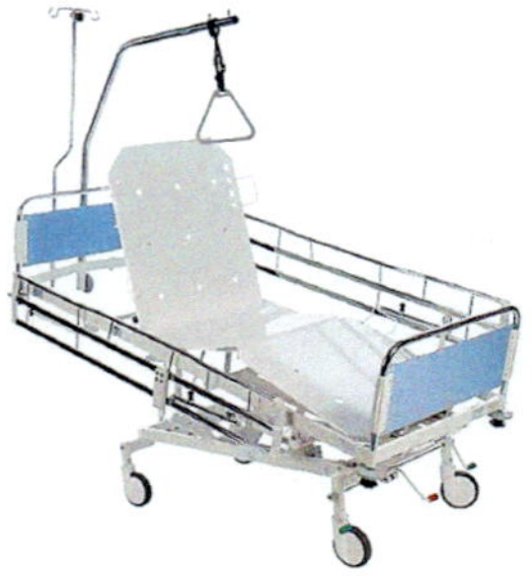

Krankenhausbett

Im Privathaushalt möchten viele Pflegebedürftige nicht auf ihre herkömmliche Bettwäsche verzichten. Demgegenüber wird in stationären Pflegeeinrichtungen meist funktionelle, v. a. gut zu reinigende Bettwäsche eingesetzt. Neben Schonbezug und Bettlaken schützen Bettschutzeinlage und ggf. ein Stecklaken die Matratze vor Flüssigkeiten und Verunreinigungen.

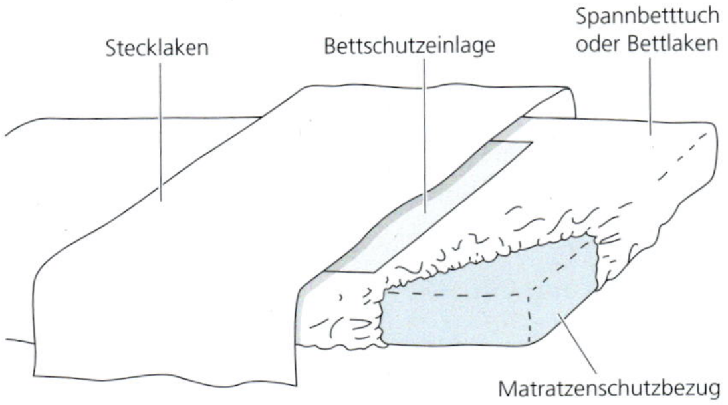

Bettwäsche zum Schutz der Matratze; bei zur Dekubitusprophylaxe eingesetzten Wechseldruckmatratzen sollten die Bettlaken nur aufliegen und nicht eingespannt werden – auf Stecklaken und Spannbettlaken sollte verzichtet werden, um die druckmindernde Wirkung nicht einzuschränken.

Richten des Bettes

Können Pflegebedürftige ihr Bett tagsüber verlassen, wird das Bett nach dem Aufstehen gerichtet. Hierzu gehören

- Aufschütteln, ggf. Lüften von Bettdecke und Kopfkissen,
- Straffziehen des Bettlakens,
- ggf. Austausch von Bettschutzeinlagen oder Stecklaken und
- ggf. Wechsel der Bettwäsche bei Verunreinigungen oder nach Plan.

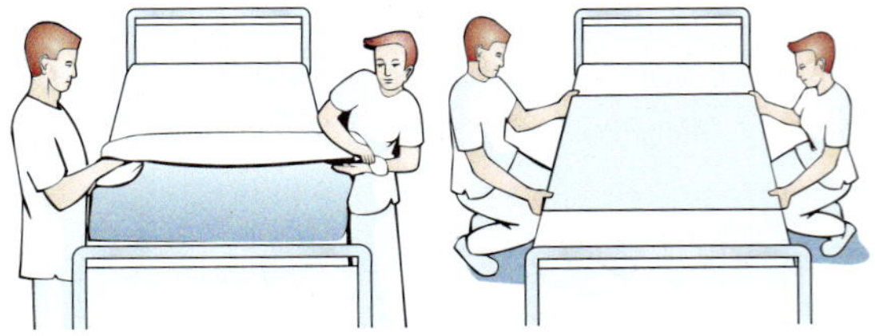

Einspannen von Bett- und Stecklaken

Stellen Sie sich nach Möglichkeit das Bett auf Arbeitshöhe ein und arbeiten Sie zu zweit. Arbeiten Sie sich beim Beziehen des Lakens vom Kopf- zum Fußende des Bettes vor und legen Sie währenddessen Kissen und Decke auf einen Sessel oder eine Ablage.

hydraulisch mit Flüssigkeitsdruck oder Wasserantrieb arbeitend und mit Körperkrafteinsatz verstellbar

Wäschewechsel am belegten Bett

Sind Pflegebedürftige bettlägerig und verbringen einen großen Teil des Tages im Bett, bestehen besondere Anforderungen an Bett, Bettwäsche und Bettstandort. Das Richten des Bettes sowie der Bettwäschewechsel bedürfen spezieller Techniken. Häufig wird in diesem Zusammenhang auch vom „Betten des Pflegebedürftigen" gesprochen.

Das Betten ist für den bettlägerigen Pflegebedürftigen, aber auch für die Pflegenden sehr anstrengend. Berücksichtigen Sie folgende Grundsätze:

- Die (gefühlte) Sicherheit des Pflegebedürftigen ist von äußerster Wichtigkeit, arbeiten Sie nach Möglichkeit zu zweit und halten Sie immer mindestens eine Hand am Körper des Pflegebedürftigen sowie eine Klingel oder ein Handy griffbereit.
- Halten Sie auch beim Richten des Bettes immer Wechselwäsche sowie ggf. frisches Inkontinenzmaterial ↗ S. 285 bereit.
- Lösen bzw. lockern Sie vor dem Wäschewechsel alle am Bett befestigten Schläuche oder Zugänge (z. B. Blasenverweilkatheter ↗ S. 288, Magensonde ↗ S. 274) und sichern Sie diese.
- Bringen Sie das Pflegebett vor dem Betten auf Arbeitshöhe, um ein rückenschonendes Arbeiten zu ermöglichen. Nach Abschluss aller pflegerischen Maßnahmen stellen Sie die normale Betthöhe wieder ein. Legen Sie alle für den Pflegebedürftigen notwendigen Pflegemittel und Alltagshilfsmittel in für ihn erreichbare Nähe.

Prinzipiell kann der Wäschewechsel am belegten Bett von oben nach unten oder von der Seite erfolgen. Der Wäschewechsel von oben nach unten erfordert jedoch eine weitgehende Mobilität des Pflegebedürftigen sowie nach Möglichkeit einen Patientenaufrichter.

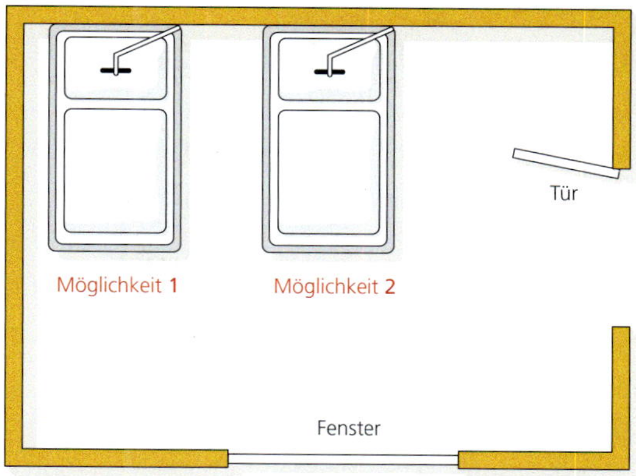

Der Bettstandort in einem Raum kann das Wohlbefinden des Pflegebedürftigen, aber auch die Arbeitsmöglichkeiten der Pflegenden maßgeblich beeinflussen. Vermittelt Möglichkeit 1 durch den Eckplatz eher ein Gefühl von Geborgenheit für den bettlägerigen Pflegebedürftigen, bietet Möglichkeit 2 den Zugang zum Pflegebett von beiden Seiten. Grundsätzlich sollte das Bett wenn möglich so stehen, dass der Pflegebedürftige sowohl aus dem Fenster blicken als auch zur Tür hereinkommende Personen erkennen kann.

Wäschewechsel von oben nach unten

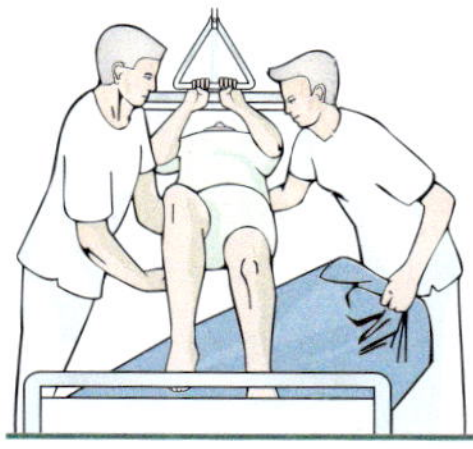

Während der Pflegebedürftige den Oberkörper aufrichtet, wird von oben das schmutzige Bettlaken (blau) entfernt und ein frisches (weiß) eingezogen. Im Anschluss hebt der Pflegebedürftige das Becken an und die Bettlaken können nach unten ab- bzw. aufgezogen werden.

Wechsel der Bettwäsche von der Seite

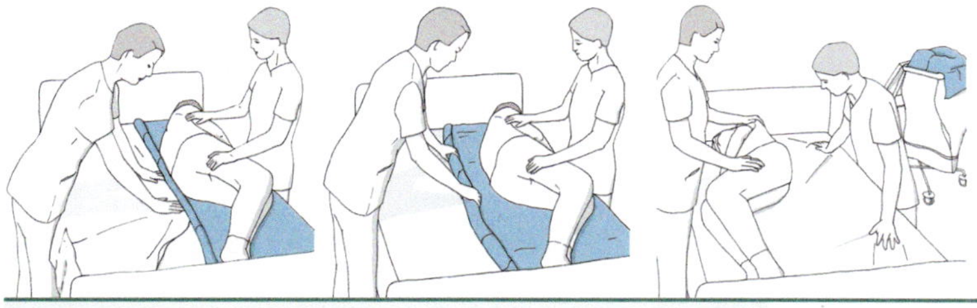

Um den Pflegebedürftigen nicht unnötig zu belasten, wird er nur jeweils einmal auf eine Seite gedreht, notwendige Pflegemaßnahmen (z. B. Rückenwaschen, Wechsel von Inkontinenzmaterialien) können mit integriert werden. Während die schmutzige Bettwäsche (blau) entfernt wird, wird die saubere Bettwäsche (weiß) gleich eingezogen.

Allgemeine schlaffördernde Maßnahmen

Erholsamer Schlaf ist für unser Wohlbefinden von größter Bedeutung. Im Alter und bei bestimmten Krankheiten können sich jedoch der Schlafbedarf und das Schlafverhalten verändern. Viele Pflegebedürftige leiden unter Schlafstörungen ↑ S. 311, die ärztlich diagnostiziert und behandelt werden.

Pflegende können durch einfache Maßnahmen dafür Sorge tragen, dass Pflegebedürftige ihr gewohntes Schlafverhalten beibehalten oder wiederherstellen. Dazu gehören folgende allgemeine Maßnahmen:

- Alle planbaren pflegerischen Maßnahmen sollten vor der individuellen Schlafenszeit beendet sein.
- Der Spätdienst sollte bei seiner letzten Runde ausstehende Wünsche oder Bedürfnisse erfragen und bei Bedarf das Bett richten.
- Bündeln Sie nach Möglichkeit alle in den Nachtstunden notwendigen Maßnahmen (z. B. Lagerungswechsel) und führen Sie sie so geräuscharm wie möglich durch. Vermeiden Sie grelles Deckenlicht, sondern verwenden Sie vielmehr Taschenlampen oder ein Nachtlicht.
- Stellen Sie notwendige Utensilien (z. B. Urinflasche, Klingel) in Reichweite des Bettes.

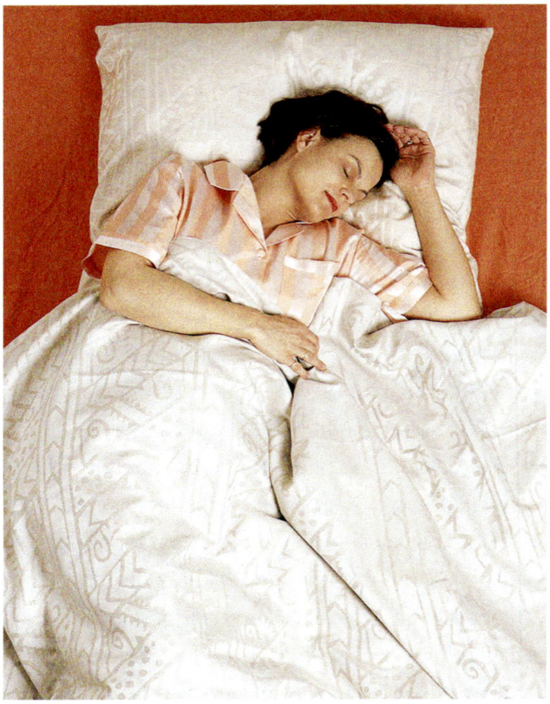

Schlaf dient der Erholung von Körper und Geist. Ist der Schlaf gestört, fühlt sich jeder Mensch müde und unwohl.

Hinweis Schlaffördernde Medikamente, so genannte Schlaftabletten, dürfen nur auf ärztliche Anordnung eingenommen werden. Auch pflanzliche, nicht rezeptpflichtige Präparate ↑ S. 448 können bei alten oder kranken Menschen zu unerwünschten Wirkungen führen. Beobachten Sie häufiger eine morgendliche, starke Übermüdung, informieren Sie eine Pflegefachkraft oder einen Arzt. Haben Pflegebedürftige am Abend eine Schlaftablette eingenommen, können Sie unter Umständen beim Erwecken in der Nacht verwirrt sein und unter Gleichgewichtsstörungen leiden. Es besteht Sturzgefahr ↑ S. 238.

Entspannende Maßnahmen

Ein häufiger Grund für Schlafstörungen sind seelische oder körperliche Anspannungen. In Absprache mit einer Pflegefachkraft und mit Einverständnis der Pflegebedürftigen können bestimmte entspannende Maßnahmen Abhilfe schaffen. Erfragen Sie ggf. bereits vorhandene Entspannungsrituale, wie z. B. Lesen, Beten, ein bestimmtes warmes Getränk oder Musikhören, und unterstützen Sie den Pflegebedürftigen bei der Einhaltung der gewohnten Rituale. Weitere entspannende Maßnahmen sind z. B.:

- warmes Fußbad
- atemstimulierende Einreibung ↑ S. 301
- spezielle, zu erlernende Entspannungsübungen, z. B. autogenes Training

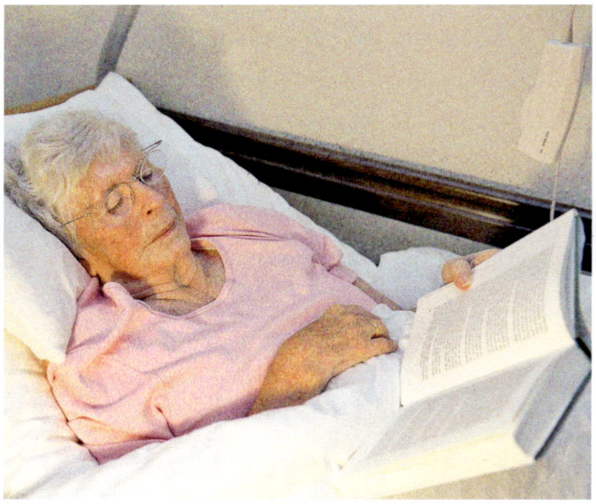

Entspannungsrituale, wie z. B. das abendliche Lesen, fördern den Schlaf.

Tagesstrukturierende Maßnahmen

Für berufstätige Menschen ist der Tag i. d. R. klar strukturiert. Zwischen Aufstehen und Insbettgehen findet sich keine Zeit für ein Nickerchen. Verlieren Menschen im Alter ihre Tagesstruktur, z. B. durch den Umzug in ein Pflegeheim oder den Tod des zu versorgenden Lebenspartners, kann dies dazu führen, dass sie die nicht mehr vorhandene Beschäftigung durch Schlaf ersetzen. Dies führt wiederum dazu, dass sie in den Nachtstunden nicht schlafen können. Am Morgen fühlen sie sich so übermüdet, dass sie wieder tagsüber schlafen, es entsteht ein Teufelskreis.

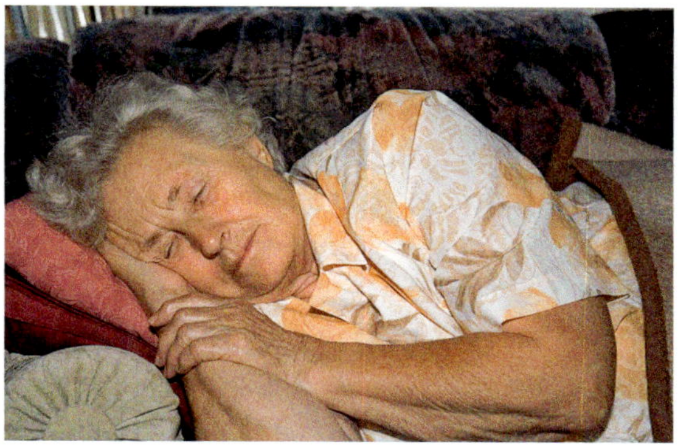

Zu viel Schlaf am Tag kann Schlafstörungen in der Nacht verursachen.

Generell ist es sinnvoll, Pflegebedürftigen während der Tagesstunden ein abwechslungsreiches Programm aus körperlicher und geistiger Betätigung anzubieten, sodass sie in den Abendstunden eine ausreichende Müdigkeit verspüren. Finden Freizeitangebote, aber auch Essenszeiten und mögliche Therapien immer zur gleichen Zeit statt, kann sich der Körper auf diesen Rhythmus einstellen.

Hinweis Insbesondere zeitlich desorientierte Menschen benötigen tagesstrukturierende Maßnahmen ↗ S. 315.

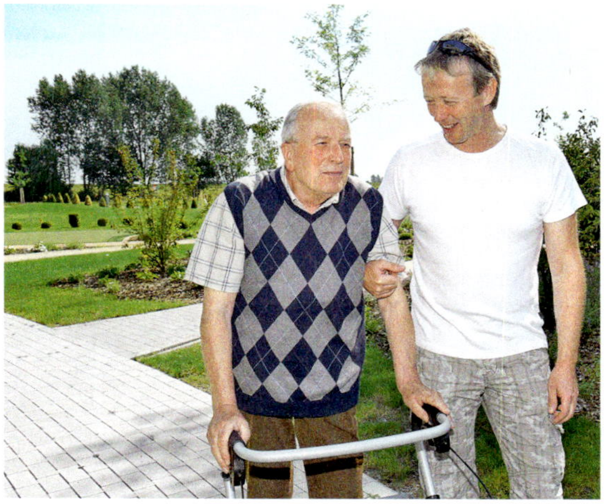

Körperliche Betätigung an der frischen Luft fördert die abendliche Müdigkeit.

Führen eines Schlafprotokolls

Das persönliche Empfinden des Schlafs ist nicht immer deckungsgleich mit dem tatsächlichen Schlafverhalten bzw. Schlafbedürfnis. Um dies und darüber hinaus schlafhemmende Faktoren herauszufinden, können Ärzte oder Pflegefachkräfte ein Schlafprotokoll führen lassen. Unterstützen Sie den Pflegebedürftigen im Führen des Schlafprotokolls. Folgende Punkte können in einem Schlafprotokoll erfasst werden:

- alle Schlaf- und Ruhezeiten (auch Mittagsschlaf und andere Tagesschlafzeiten)
- Qualität des Schlafes, z. B. „häufig aufgewacht"
- Zeiten und Mengen der zu sich genommenen Speisen und Getränke
- Einnahmezeiten und -dosen von (schlaffördernden oder schlafhemmenden) Medikamenten oder Genussmitteln

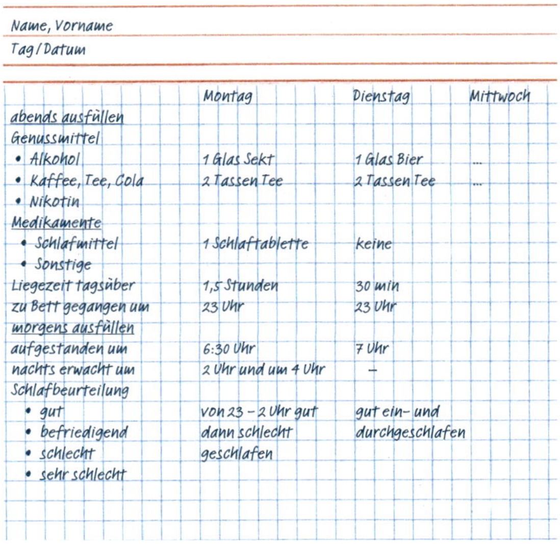

Name, Vorname

Tag / Datum

	Montag	Dienstag	Mittwoch
abends ausfüllen			
Genussmittel			
• Alkohol	1 Glas Sekt	1 Glas Bier	...
• Kaffee, Tee, Cola	2 Tassen Tee	2 Tassen Tee	...
• Nikotin			
Medikamente			
• Schlafmittel	1 Schlaftablette	keine	
• Sonstige			
Liegezeit tagsüber	1,5 Stunden	30 min	
zu Bett gegangen um	23 Uhr	23 Uhr	
morgens ausfüllen			
aufgestanden um	6:30 Uhr	7 Uhr	
nachts erwacht um	2 Uhr und um 4 Uhr	–	
Schlafbeurteilung			
• gut	von 23 – 2 Uhr gut	gut ein- und	
• befriedigend	dann schlecht	durchgeschlafen	
• schlecht	geschlafen		
• sehr schlecht			

Schlafprotokoll

Körpernahe Unterstützung leisten

1 Berühren

1. Beschreiben Sie die Merkmale von Pflege als Berührungsberuf.
2. Erklären Sie den Unterschied zwischen nackt sein und sich nackt fühlen.
3. Nennen Sie drei pflegerische Situationen, die mit Scham für Sie oder den Pflegebedürftigen besetzt sein könnte.

2 An- und Auskleiden

4. Beschreiben Sie die dem Körper zur Verfügung stehenden Mechanismen der Wärmeabgabe.
5. Nennen Sie drei Bespiele für Einschränkungen beim An- und Auskleiden.
6. Erläutern Sie allgemeine Unterstützungsmaßnahmen beim An- und Auskleiden.

3 Haut und Körper pflegen

7. Zählen Sie die vier Grundbestandteile jeder Zelle auf.
8. Benennen Sie vier Gewebearten.
9. Erklären Sie die Funktionsweise von Diffusion.
10. Erklären Sie die Funktionsweise von Osmose.
11. Erläutern Sie die Unterschiede und Gemeinsamkeiten von Diffusion und Osmose.
12. Benennen Sie die drei Hautschichten und ihre Aufgaben.
13. Beschreiben Sie den Aufbau der männlichen und weiblichen Geschlechtsorgane.
14. Geben Sie drei Beispiele für Hauterkrankungen und ihre Symptome.
15. Nennen Sie die drei Hauptkriterien der Hautbeobachtung.
16. Zählen Sie die fünf Entzündungszeichen auf.
17. Beschreiben Sie das Vorgehen bei einer unterstützenden Waschung außerhalb des Bettes.
18. Nennen Sie die für die Ganzkörperwäsche im Bett notwendigen Materialien.

4 Mund und Zähne pflegen

19. Nennen Sie die Bestandteile der Mundhöhle.
20. Beschreiben Sie den Aufbau eines Zahns.
21. Geben Sie fünf Beispiele für Veränderungen an Mund und Zähnen.
22. Nennen Sie die für das Spülen der Mundhöhle notwendigen Materialien.
23. Beschreiben Sie das Vorgehen beim Reinigen von Zahnprothesen.
24. Beschreiben Sie das Vorgehen bei der Soor- und Parotitisprophylaxe.
25. Beschreiben Sie das Vorgehen bei der Kariesprophylaxe.

5 Bewegen

26. Nennen Sie Formen und Funktion von Binde- und Stützgewebe.
27. Beschreiben Sie den Aufbau eines Röhrenknochens.
28. Beschreiben Sie den Aufbau eines Gelenks.
29. Beschreiben Sie Aufbau und Funktion der Wirbelsäule.
30. Nennen Sie drei Arten von Muskelgewebe.
31. Erklären Sie die Funktionsweise der Skelettmuskulatur.
32. Erläutern Sie, wie Informationen von den Nerven an die Muskeln weitergegeben werden.
33. Begründen Sie die Wichtigkeit von Körperreflexen.
34. Nennen Sie drei allgemeine Maßnahmen bei Schwindel.
35. Geben Sie drei Beispiele für Einschränkungen der Beweglichkeit.
36. Nennen Sie drei Grundprinzipien der Mobilisation.
37. Benennen Sie das Ziel von Lagerungsmaßnahmen.

38. Beschreiben Sie die vier prinzipiellen Lagerungsarten und ihre Einsatzmöglichkeiten.
39. Beschreiben Sie das Vorgehen bei folgenden Prophylaxen:
    - Sturzprophylaxe
    - Kontrakturprophylaxe
    - Dekubitusprophylaxe
    - Thromboseprophylaxe

6 Sehen und Hören

40. Beschreiben Sie Aufbau und Funktion des Auges.
41. Beschreiben Sie Aufbau und Funktion des Ohrs.
42. Nennen Sie drei Beeinträchtigungen des Sehens.
43. Nennen Sie drei Beeinträchtigungen des Hörens.
44. Beschreiben Sie den Umgang mit Sehhilfen.
45. Erklären Sie, wie ein Hörgerät eingesetzt wird.

7 Essen und Trinken

46. Beschreiben Sie die drei Energie liefernden Nährstoffgruppen.
47. Geben Sie zwei Beispiele für nicht Energie liefernde Nährstoffgruppen.
48. Nennen Sie die beiden umgangssprachlichen Bezeichnungen für Kohlenhydrate.
49. Nennen Sie die Funktion der Eiweiße.
50. Nennen Sie die Anteile des oberen und unteren Verdauungssystems.
51. Beschreiben Sie die einzelnen Schritte des Schluckvorgangs.
52. Nennen Sie die Aufgaben von Magen, Dünndarm und Dickdarm.
53. Erklären Sie die Funktion eines Enzyms.
54. Geben Sie zwei Beispiele für Verdauungssäfte und ihre Zusammensetzung.
55. Zählen Sie die zehn Regeln einer ausgewogenen Ernährung auf.
56. Geben Sie drei Beispiele für Kostformen und ihr Einsatzgebiet.
57. Erklären Sie die medizinische Bedeutung des Begriffs „Diät" und nennen Sie drei Beispiele für Diäten.
58. Nennen Sie jeweils zwei Beispiele für Beobachtungskriterien des Ernährungszustands und -verhaltens sowie von Störungen der Nahrungsaufnahme.
59. Benennen Sie zwei Möglichkeiten, mit denen eine essförderliche Umgebung geschaffen werden kann.
60. Beschreiben Sie Möglichkeiten des Vorgehens bei Nahrungsablehnung.
61. Nennen Sie vier Prinzipien beim Anreichen von Essen.
62. Beschreiben Sie das Vorgehen bei der Exsikkoseprophylaxe.

8 Ausscheiden

63. Beschreiben Sie Aufbau und Funktion der Nieren und Harnwege.
64. Nennen Sie die Hauptaufgaben des Wassers im Körper.
65. Nennen Sie die Hauptaufgaben von Salzen im Körper.
66. Geben Sie drei Beispiele für Salze und ihre Wirkung im Körper.
67. Erklären Sie das pH-System.
68. Geben Sie drei Beispiele für Erkrankungen oder Störungen der Ausscheidung sowie ihre Symptome.
69. Geben Sie drei Beispiele für Störungen der Urinaus¬scheidung.
70. Erläutern Sie die Vorgehensweise bei der Erstellung einer Flüssigkeitsbilanz.
71. Geben Sie drei Beispiele für Störungen der Stuhlausscheidung.
72. Nennen Sie die Beobachtungskriterien von Erbrochenem und der betroffenen Person.
73. Nennen Sie drei Methoden der Urinprobengewinnung.
74. Beschreiben Sie das Vorgehen bei folgenden Prophylaxen:
    - Kontinenzförderung
    - Zystitisprophylaxe
    - Obstipationsprophylaxe

Körpernahe Unterstützung leisten

9 Atmen

75. Nennen Sie die Anteile der oberen und unteren Atemwege.
76. Beschreiben Sie die Funktion innerer und äußerer Atmung.
77. Erklären Sie das Prinzip des Gasaustauschs.
78. Nennen Sie jeweils zwei Beobachtungskriterien der Atmung, des Hustens und des Sputums.
79. Beschreiben Sie zwei Störungen oder Erkrankungen der Atemwege mit Symptomen und Maßnahmen.
80. Erläutern Sie die Entstehung eines Tumors.
81. Beschreiben Sie zwei atemunterstützende Maßnahmen.
82. Beschreiben Sie das Vorgehen bei der Tracheostomapflege.
83. Beschreiben Sie das Vorgehen bei der Pneumonie und Aspirationsprophylaxe.

10 Wachsein und Schlafen

84. Erklären Sie Aufbau und Funktion der Nervenzelle.
85. Beschreiben Sie die Einteilung des Nervensystems.
86. Benennen Sie Anteile und Funktion des zentralen Nervensystems.
87. Nennen Sie drei Beobachtungskriterien von Bewusstsein und Schlaf.
88. Geben Sie zwei Beispiele für schlafunterstützende Maßnahmen

Beziehungen gestalten und Gespräche führen

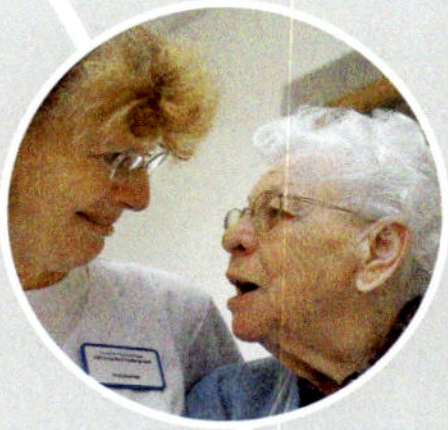

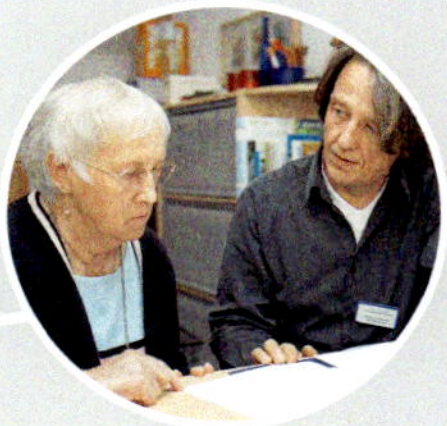

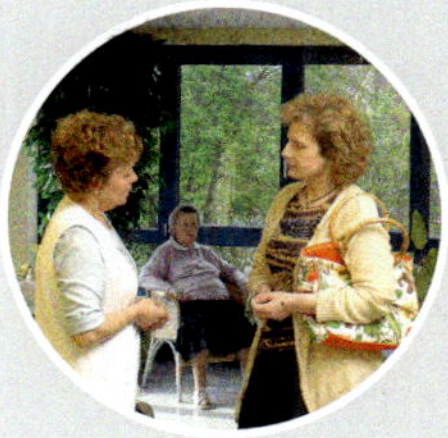

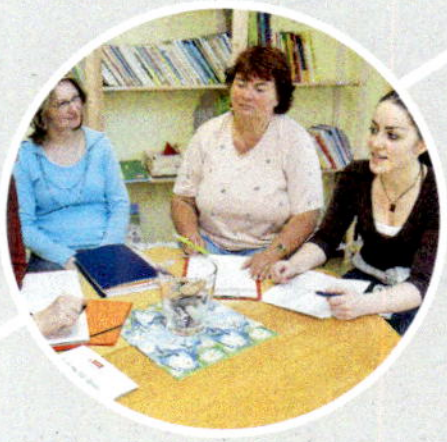

Grundlagen der Interaktion

Ohne Beziehung geht es nicht

Menschen sind nicht gern allein. Beziehungen mit anderen pflegen gehört zu den Grundelementen menschlichen Lebens. Dabei ist nicht entscheidend, dass wir uns im selben Raum aufhalten. Sich zu hören oder voneinander zu lesen, zeigt uns genauso, dass wir in Kontakt zu anderen stehen. Immer wenn zwei oder mehr Menschen im Kontakt miteinander sind, geschieht etwas zwischen den beteiligten Personen. Dieses wechselseitige Geschehen nennt man Interaktion.

Wir sind alle mit sehr verschiedenen Menschen in Beziehung, doch diese Beziehungen unterscheiden sich stark durch ihr Maß an Nähe und Sympathie.

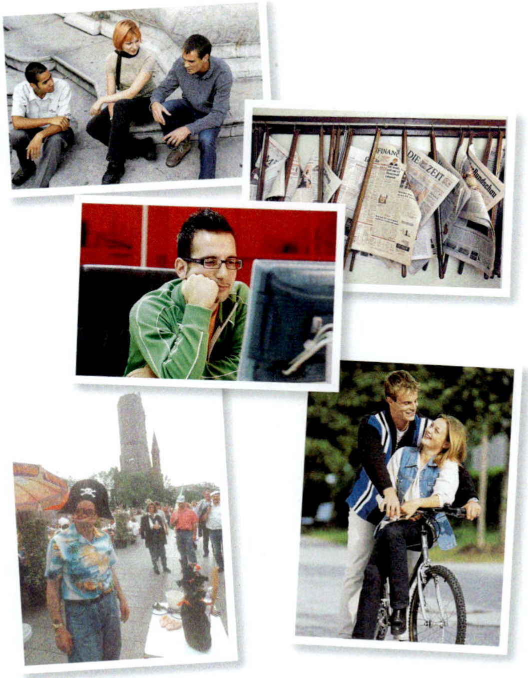

Es gibt viele Möglichkeiten, miteinander in Beziehung (Kontakt) zu treten.

Die Sach- und Beziehungsebene

Wenn wir mit anderen Menschen im Austausch sind bzw. interagieren, sind immer zwei Ebenen betroffen. Die (sichtbare) **Sachebene** bezieht sich auf konkrete Inhalte, gemeinsame Arbeitsaufträge usw. Auf der (unsichtbaren) **Beziehungsebene** geht es um die Wünsche, Erwartungen und Gefühle der Beteiligten.

Die Beziehungsebene wird umso wichtiger, je länger und intensiver der Kontakt zwischen den Beziehungspartnern ist. Das spielt z. B. eine wichtige Rolle in einem Stationsteam, das längere Zeit zusammenarbeitet und eine gemeinsame Aufgabe zu erfüllen hat.

Das Verhältnis von Sach- zu Beziehungsebene lässt sich sehr anschaulich mit dem Eisberg-Modell zeigen. Charakteristisch für einen Eisberg ist, dass nur etwa 15 % des Eises (Sachebene) aus dem Wasser herausragten, während sich etwa 85 % (Beziehungsebene) unterhalb der Wasseroberfläche befinden.

Störungen in der Interaktion spielen sich oft nur scheinbar auf der Sachebene ab. Häufiger sind Konflikte auf der Beziehungsebene, die dann auf der vermeintlich neutralen Sachebene diskutiert werden.

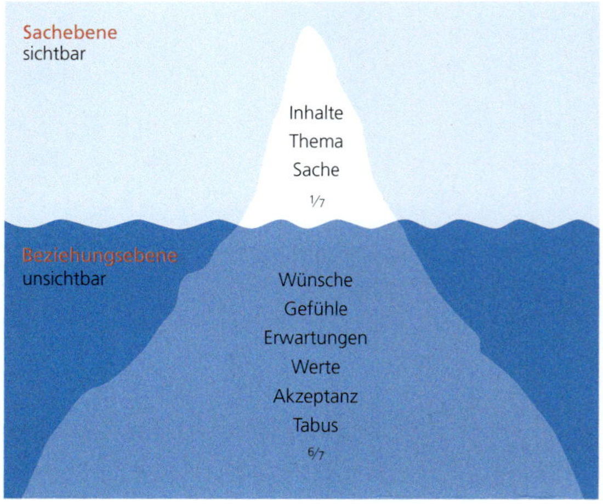

Das Eisberg-Modell zeigt, dass etwa 85 % der Interaktion auf der (unsichtbaren) Beziehungsebene liegen.

Hinweis Oft liegt einem scheinbar einfachen Sachkonflikt ein unausgesprochener Beziehungskonflikt zu Grunde, der eine Lösung des Sachkonflikts behindert.

Beziehungen wollen gestaltet werden

In der Pflegearbeit treten wir mit vielen Menschen in recht engen Kontakt. Das ergibt sich aus der körpernahen Aufgabe. Dabei sind die Kontakte i. d. R. nicht freiwillig gewählt. Weder können sich die pflegebedürftigen Menschen aussuchen, von wem sie betreut werden, noch haben beruflich Pflegende die Wahl, welche Menschen sie versorgen wollen und welche nicht.

Viele pflegebedürftige Menschen sind aus Krankheits- oder Altersgründen nicht mehr in der Lage, die Beziehung zu anderen Menschen bewusst zu formen. Dagegen gehört es zu den zentralen Aufgabe der Pflegenden, die Beziehungen zu den Pflegebedürftigen in einer Weise zu gestalten, dass beide Seiten sich wohlfühlen können. Das bedeutet für den beruflichen Alltag, Gefühle von Sympathie und Antipathie zu kontrollieren und eine innere Haltung der Wertschätzung und Empathie ↗ S. 321 zu entwickeln.

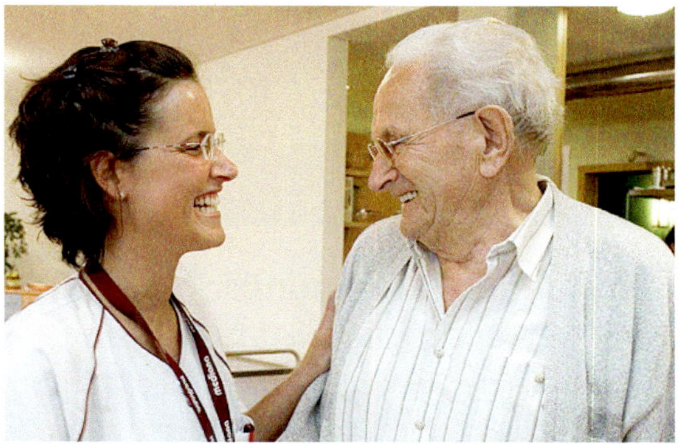

Eine offene und freundliche Begrüßung ebnet den Weg für alle künftigen Begegnungen.

Hinweis Eine wertschätzende und empathische Haltung gegenüber anderen Menschen ist die wichtigste Grundlage positiver Beziehungsgestaltung.

Personenzentrierte Interaktion

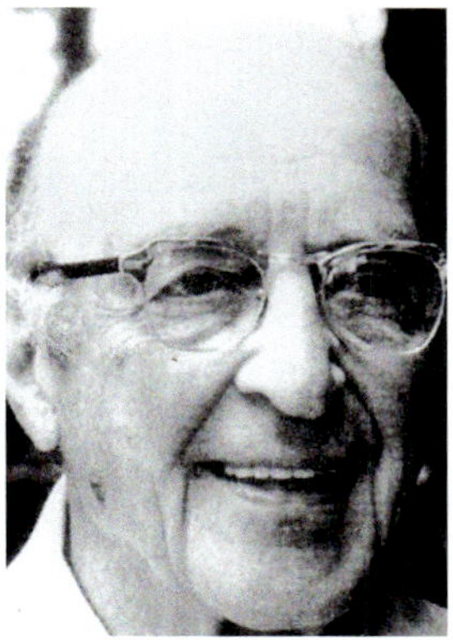

Carl Rogers (1902–1987), amerikanischer Psychotherapeut

Der Psychotherapeut Carl Rogers nennt drei Elemente der Beziehungsgestaltung, die besonders geeignet sind, eine vertrauensvolle Interaktion zu fördern:

- **Akzeptanz** bedeutet wertschätzende Anteilnahme und bedingungsfreie Zuwendung. Die Person wird auch dann respektiert, wenn ihr Verhalten befremdlich wirkt. Das heißt nicht, dass man alles für gut befinden muss, aber man achtet den anderen als Menschen mit all seinen Eigenheiten.
- **Empathie** bedeutet ein nicht wertendes Sich-Einfühlen in die andere Person, um diese besser verstehen zu können. Dann kann ihr auch leichter ein entsprechendes Feedback gegeben werden.
- **Echtheit** oder Kongruenz bedeutet die Übereinstimmung mit sich selbst. In der Interaktion auftauchende Gefühle werden wahrgenommen und – falls Beziehungsstörungen drohen – auch zum Thema gemacht. Die Sach- und Beziehungsebene haben beide ihren Platz im Gespräch. Die eigene Position wird vertreten.

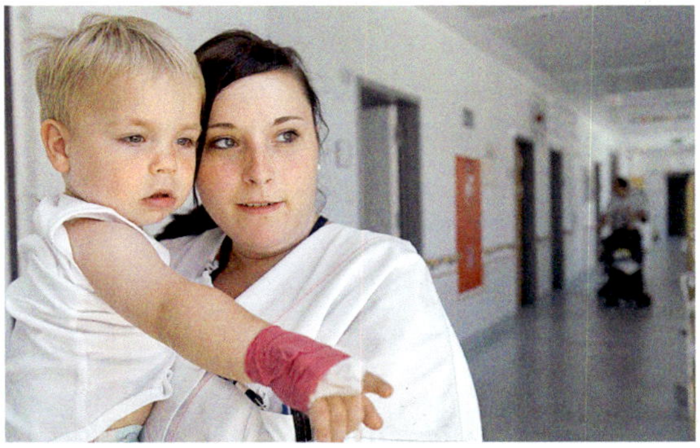

Kleinere Kinder zeigen i. d. R. deutlich, was sie fühlen und was ihnen Probleme macht. Sie sind kongruent. Erst mit fortschreitenden Erfahrungen lernen wir, unsere Gefühle zu verbergen – und verändern damit auch unsere Kommunikation.

Antipathie Abneigung, Widerwille
Feedback Rückmeldung
Kongruenz Übereinstimmung

Grundlagen der Kommunikation

Miteinander kommunizieren heißt: sich mitteilen und verständigen

Das menschliche Zusammenleben hängt ganz entscheidend davon ab, wie wir uns verständigen. Wo immer Menschen miteinander in Kontakt sind, sei es privat, in der Arbeit, beim Public Viewing oder in der trauten Zweierbeziehung, da kommunizieren wir.

Hinweis Man kann nicht nicht kommunizieren!

Allerdings liegen erhebliche Unterschiede darin, wie wir uns mit wem verständigen. Mit Vorgesetzten kommunizieren wir anders als mit Kollegen. Auch verhalten wir uns Kindern gegenüber anders als gegenüber Erwachsenen, und bei alten Menschen ist es wieder anders. Kommunikation geschieht also einerseits dauernd und überall, andererseits ist die Art und Weise sehr von der Situation abhängig.

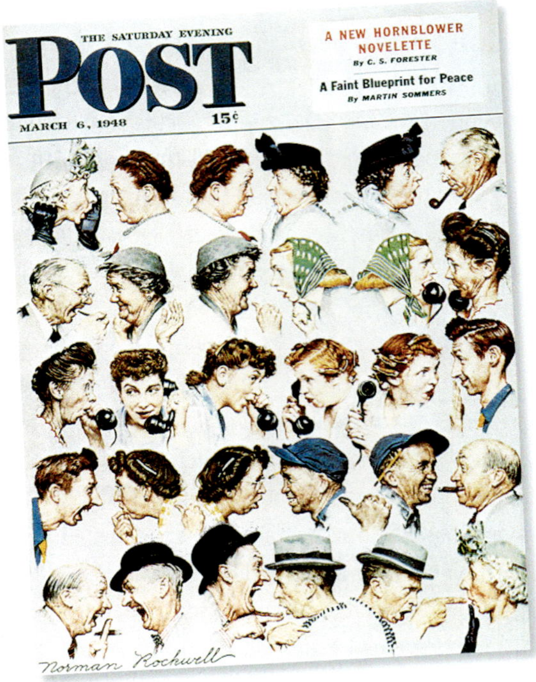

Titelbild der Zeitschrift „Saturday Evening Post", 1948, hier werden die zahlreichen Möglichkeiten menschlicher Kommunikation deutlich.

Formen der Kommunikation

Kommunizieren heißt nicht nur, miteinander zu reden, sich in Worte zu fassen (*verbal*), sondern es gibt auch die umfassendere wortlose (*nonverbale*) Kommunikation. Die folgende Übersicht zeigt die wesentliche Merkmale unserer verbalen und nonverbalen Sprache.

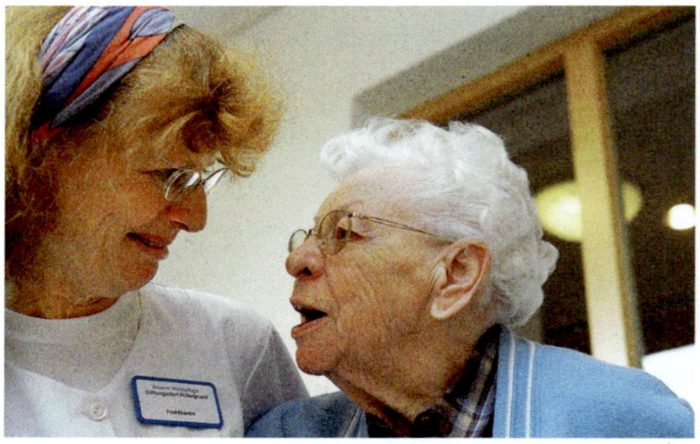

Das Bild lässt uns auch ohne Worte die Beziehung zwischen den beiden Damen erkennen.

Kommunikation

- sprachlich/verbal
  - Sprache
    - geschrieben
    - gesprochen
      - Lautstärke
      - Sprechgeschwindigkeit
      - Sprechpausen
      - Stimmvariation
- nicht sprachlich/nonverbal
  - Körper
    - Körperhaltung (Gestik)
    - Körperkontakt
    - Blickkontakt
    - Gesichtsausdruck (Mimik)
  - Objekt
    - Kleidung
    - Statussymbole
  - Raum
    - räumliche Distanz zwischen den Kommunikationspartnern

Nonverbale Kommunikation

Die nonverbale Kommunikation umfasst alle Ausdrucksmöglichkeiten, die ohne Worte erfolgen. Dazu gehören:

- Mimik (Gesichtsausdruck, Blickkontakt, Mund)
- Gestik (Bewegungen mit Armen, Händen, Kopf)
- Körperhaltung (Oberkörper, Beine, Arme)
- Verhalten im Raum (Abstand zu anderen)
- Berührungen

Der wichtigste nonverbale Ausdruck erfolgt also über unsere Körpersprache – sie ist die ursprünglichere und oft auch die ehrlichere Sprache, weil wir unseren Körperausdruck nur schwer kontrollieren können.

Verbale Kommunikation

Die verbale Kommunikation ist an das mündliche oder schriftliche Wort gebunden. Mit Worten, sofern sie aus derselben Sprache stammen, können wir uns austauschen, können beraten, erklären, anleiten, trösten, argumentieren oder uns Wissen aneignen. Worte ermöglichen es uns, Dinge zu benennen, Zusammenhänge zu erkennen sowie unsere Gedanken und Gefühle zum Ausdruck zu bringen.

Die verbale Sprache hat den Vorteil, dass wir uns dazu nicht sehen müssen. Wir können auch per SMS, E-Mail, Telefon oder Brief miteinander kommunizieren.

Verschiedene Aspekte beeinflussen die verbale Kommunikation und haben einen zusätzlichen Einfluss auf unser Hör- und Leseverständnis:

- Sprechtempo
- Aussprache und Sprachmelodie
- Stimmlage und Lautstärke
- Wortwahl und Satzbau
- Ausdrucksweise

Hinweis Gesprächspartner brauchen eine gemeinsame Sprache, um sich zu verstehen. Pflegebedürftigen Menschen ist zumeist die pflegerisch-medizinische Fachsprache (z. B. Dekubitus) nicht bekannt.

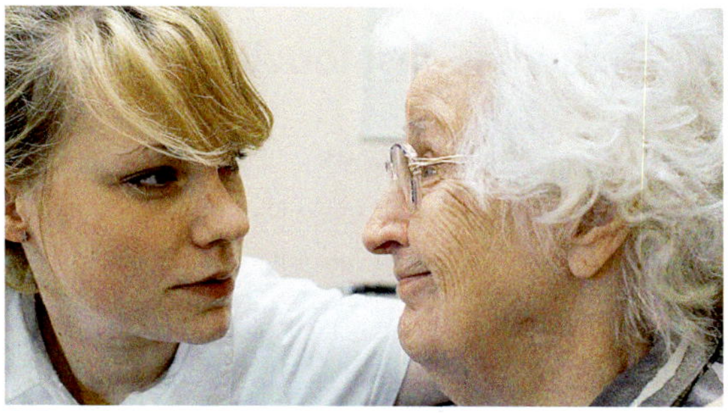

Unsere Mimik ist grundlegender Bestandteil der Kommunikation und sagt oft mehr als Worte.

Hinweis Wenn unsere Körpersprache und unsere Worte verschiedene Dinge ausdrücken, dann wirken wir nicht glaubwürdig.

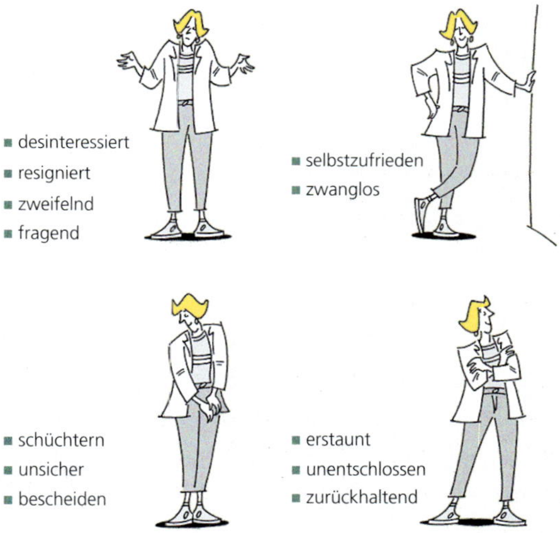

Was sagt uns die Körperhaltung?

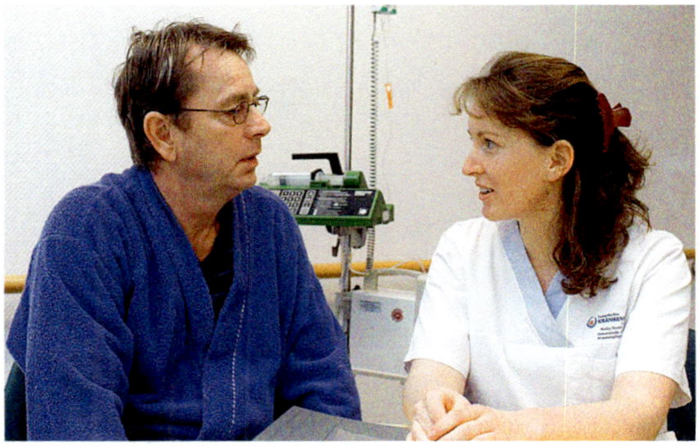

Beratungsgespräch durch eine Pflegefachkraft

Kommunikationsmodelle

Sender-Empfänger-Modell

Modelle sind eine vereinfachte Darstellung der Wirklichkeit. Kommunikationsmodelle erleichtern es uns, gelingende oder gestörte Kommunikation besser zu verstehen und Kommunikationsbeziehungen bildlich darzustellen.

Nach dem **Grundmodell** der Kommunikation gehören zu dieser immer drei Elemente: eine Nachricht, ein Sender (der die Nachricht verschickt) und ein Empfänger (der sie entgegennimmt). Da jeder Sender eine Antwort oder **Reaktion** erwartet, wird er automatisch selbst auch zum Empfänger und jeder Empfänger zum Sender. Auch wer keine Antwort gibt, sendet etwas aus. Jeder Mensch ist also immer gleichzeitig Sender und Empfänger, Kommunikation beruht auf Gegenseitigkeit.

Wir sind kaum imstande, wirklich eindeutig zu kommunizieren, unsere Nachrichten sind i. d. R. **codiert**, d. h. verschlüsselt. Der Empfänger hat die Aufgabe, diesen Code zu entschlüsseln (*decodieren*), um die Botschaft zu verstehen.

Wegen der unterschiedlichen Kommunikationsebenen – verbal und nonverbal – kann dieselbe Nachricht von unterschiedlichen Empfängern unterschiedlich interpretiert, also gedeutet werden.

Missverständnisse gehören zum Alltag in der Kommunikation. Das liegt daran, dass Menschen auf der Basis ihrer je eigenen Erfahrungen kommunizieren, die anders sind als die Erfahrungen anderer. Die Stolpersteine der Kommunikation beschreiben nebenstehende Zeilen, zitiert nach dem Verhaltensforscher Konrad Lorenz.

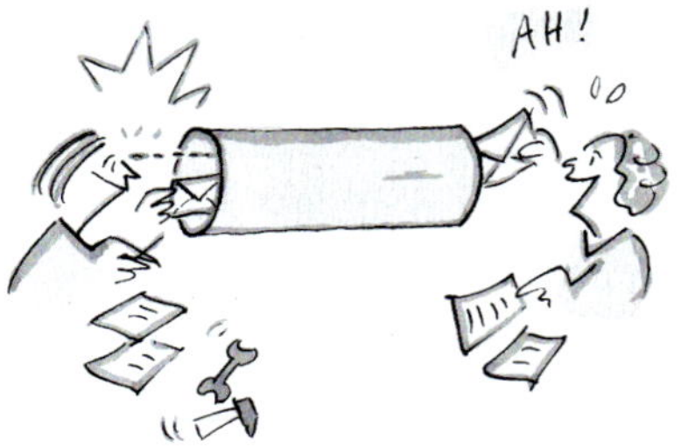

Sender-Empfänger-Modell

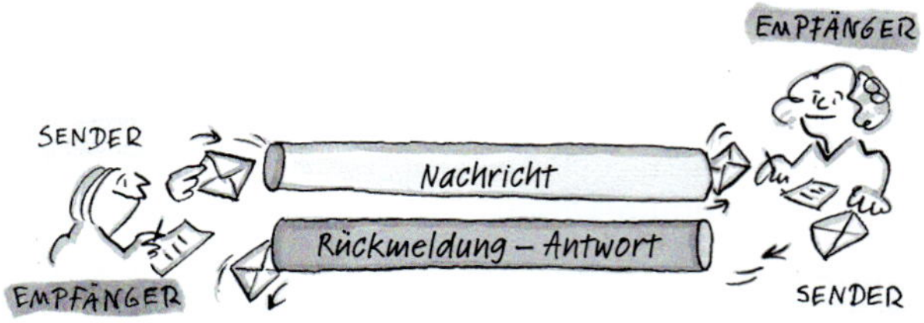

Auf jede Nachricht erfolgt eine Rückmeldung. Auch keine Antwort ist eine Antwort.

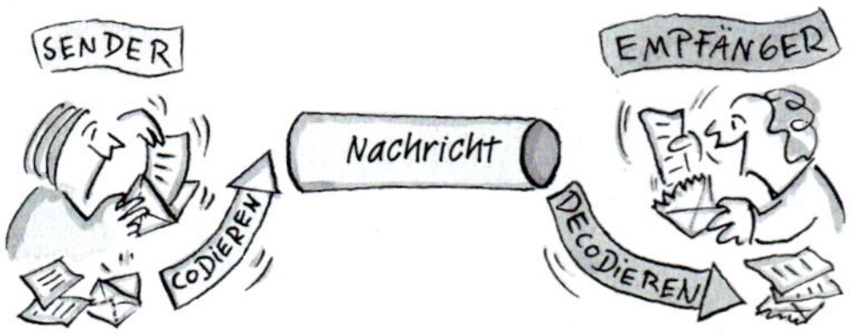

Codieren und Decodieren von Nachrichten

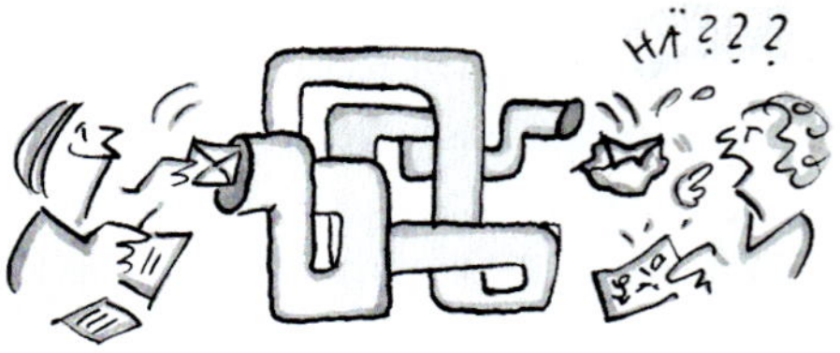

Missverständnis

„Gemeint ist nicht gleich gesagt,
gesagt ist nicht gleich gehört,
gehört ist nicht gleich verstanden,
verstanden ist nicht gleich einverstanden,
einverstanden ist nicht gleich ausprobiert,
ausprobiert ist nicht gleich beibehalten,
beibehalten ist nicht gleich gekonnt."
(nach Konrad Lorenz)

Kommunikationsquadrat

Nach dem Modell des Psychologen Friedemann Schulz von Thun enthält jede Nachricht vier Seiten:

- **Sachinhalt**: „Darüber informiere ich dich."
- **Selbstoffenbarung**: „Das lasse ich dich über mich wissen."
- **Beziehungshinweis**: „So stehen wir zueinander."
- **Appell**: „Ich möchte, dass du das tust."

Hinweis Nachrichten werden auf vier verschiedenen Verstehensebenen gesendet und empfangen.

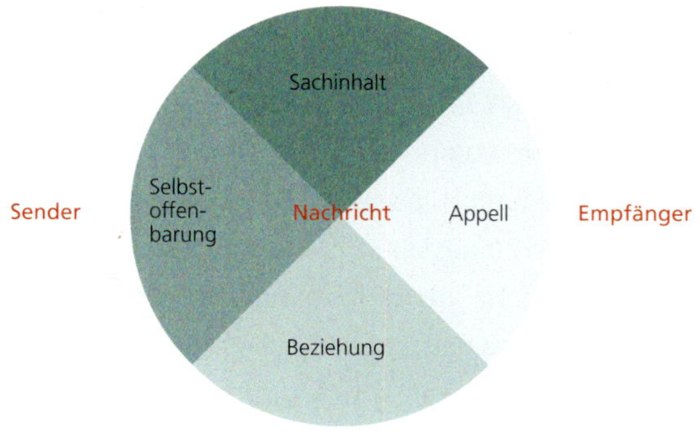

Vier Seiten einer Nachricht

Anteile der Nachricht

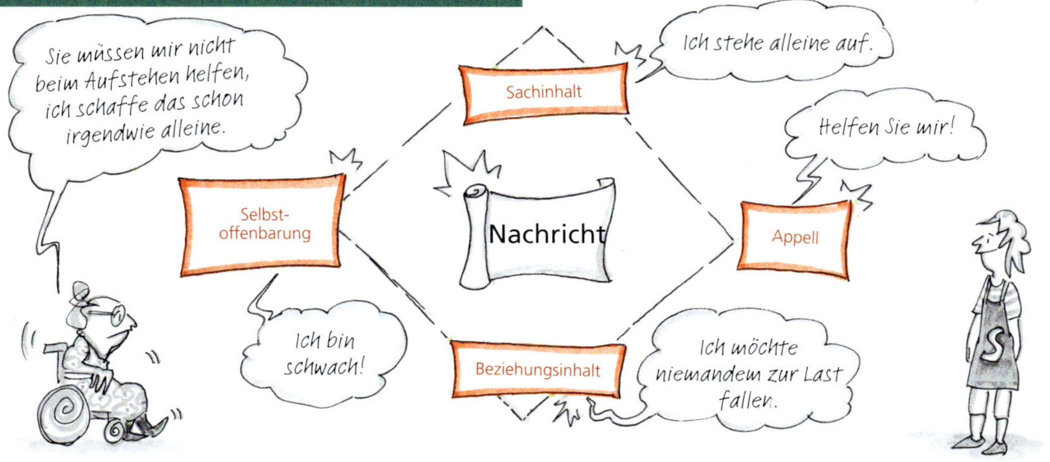

Nachrichten sind nie wirklich neutral, da sie immer von konkreten Menschen in einer ganz bestimmten Situation mitgeteilt werden. Das gilt für den Sender, aber auch für den Empfänger. Entsprechend der vier verschiedenen Bedeutungsmöglichkeiten „hört" der Empfänger sie auch mit vier verschiedenen „Ohren":

- **Sachohr:** „Was willst Du mir sagen?"
- **Selbstoffenbarungsohr:** „Wer und wie bist Du?"
- **Beziehungsohr:** „Was denkst Du über mich?"
- **Appellohr:** „Was willst Du von mir?"

Die „vier Ohren" des Empfängers sind nicht alle gleich stark auf Empfang geschaltet, manche Nachricht wird unbewusst sehr einseitig gedeutet. Einmal hören wir mit dem einen „Ohr" mehr, dann wieder mit dem anderen. Der unterschiedliche Einsatz der „Ohren" kann auch Ursache für Kommunikationsstörungen oder Konflikte ↑S. 46 sein.

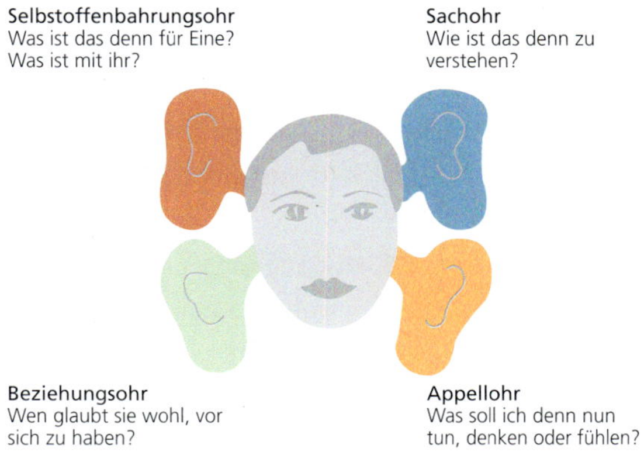

Vier-Ohren-Modell

Hinweis Die gesendete und die empfangene Nachricht sind nie ganz identisch.

Gute Kommunikation wächst mit der sozialen Kompetenz

Unter sozialer Kompetenz verstehen wir die Fähigkeit, die Beziehungen zu anderen Menschen bewusst und angemessen zu gestalten. Sie besteht aus einem erlernbaren Bündel persönlicher Fertigkeiten und Einstellungen, das uns hilft, unsere eigenen Vorstellungen mit den Einstellungen und Werten anderer Menschen in Beziehung zu setzen, sie zu respektieren und auch zu beeinflussen.

Hinweis Soziale Kompetenz fällt einem nicht in den Schoß. Ihre **Entwicklung** beginnt im frühen Kindesalter, wird durch soziales Lernen ↑ S. 40 gefördert und ist Teil eines lebenslangen Lernprozesses. Man geht heute sogar davon aus, dass Kinder bereits vorgeburtlich durch die **Kontaktaufnahme** der Eltern geprägt werden.

Soziale Kompetenz zeichnet sich durch folgende Fähigkeiten und Haltungen aus:

- Achtung vor jedem anderen Menschen
- Respekt vor dem Anderssein der anderen
- Bereitschaft, sich auf den anderen empathisch ↑ S. 321 und wertschätzend einzulassen
- Fähigkeit, sich in der Kommunikation und Interaktion auf die Ebene des anderen einzustellen
- **Aufgeschlossenheit** und die Bereitschaft, dem anderen zuzuhören
- Fähigkeit, sich auf Kompromisse einzulassen
- Fähigkeit, Situationen auch dann auszuhalten, wenn die eigenen Bedürfnisse nicht befriedigt werden (*Frustrationstoleranz*)
- Bereitschaft und Fähigkeiten, mit anderen zusammenzuarbeiten (Kooperation im Team)
- Kritikfähigkeit ↑ S. 335
- mit Konflikten ↑ S. 46 konstruktiv umzugehen
- die eigenen Kommunikationsmöglichkeiten auszubauen und gezielt einzusetzen
- Feedback ↑ S. 334 geben und annehmen zu können

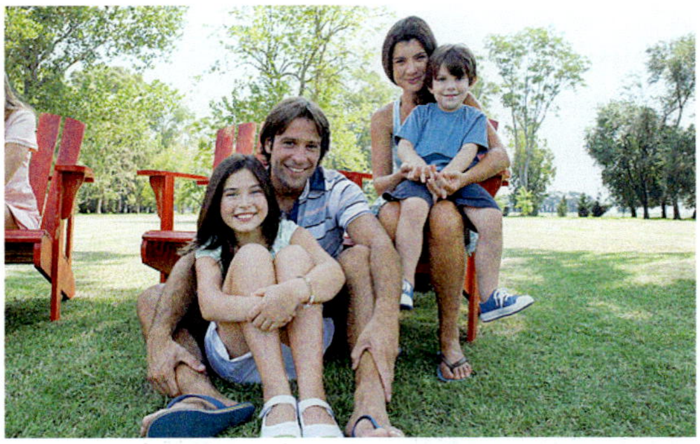

In der Familie wird der Grundstock für die soziale Kompetenz gelegt.

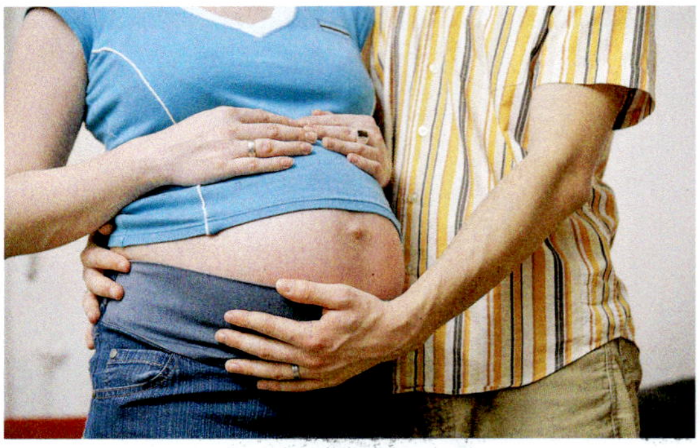

Schon vorgeburtlich beginnen wir zu kommunizieren.

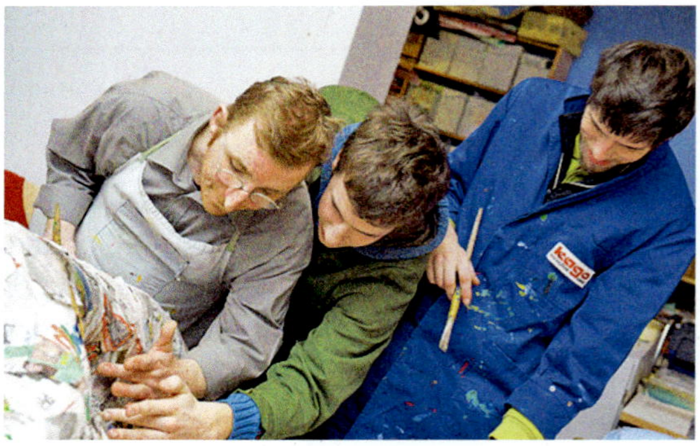

Soziale Kompetenz zeigt sich in der Bereitschaft, sich auf die Lebenswelt und die Möglichkeiten eines anderen einzulassen.

Kommunikationsstörungen

Immer wieder lässt sich feststellen, dass die Interaktion und Kommunikation zwischen zwei oder mehreren Menschen nicht richtig funktioniert. Das hat verschiedene Gründe, mangelnde soziale Kompetenz ist einer davon. Einen weiteren zeigt das folgende Beispiel.

Beispiel
Eine Schülerin will für das nahende Examen lernen. Sie hat schon alles vorbereitet, es fehlt ihr nur ein Buch. Die Sitznachbarin aus der Schule hat das Buch.

Also beschließt sie, in der Schule zu ihr zu gehen und das Buch auszuleihen. Sie packt ihre Sachen und macht sich auf den Weg. Doch da kommen ihr Zweifel: Was, wenn die Mitschülerin ihr das Buch nicht leihen will? „Schon gestern hat sie kaum mit mir gesprochen. Vielleicht war sie in Gedanken. Aber vielleicht war das Nachdenken auch nur vorgeschoben und sie hat was gegen mich? Und was? Ich habe ihr nichts getan; die bildet sich da was ein. Wenn jemand von mir ein Buch borgen wollte, ich gäbe es ihm sofort. Und warum sie nicht? Wie kann man einem Mitmenschen einen so einfachen Gefallen abschlagen? Leute wie diese vergiften einem das Leben. Und dann bildet sie sich noch ein, ich sei auf sie angewiesen. Bloß weil sie das Buch hat. Jetzt reicht es mir wirklich." – Kaum in der Schule angekommen, stürmt sie durchs Klassenzimmer und baut sich vor dem Tisch der Mitschülerin auf. Diese blickt auf, doch bevor sie „Guten Morgen" sagen kann, schreit sie unsere Schülerin an: „Behalt doch dein blödes Buch, du Egoistin!" *frei nach Paul Watzlawick*

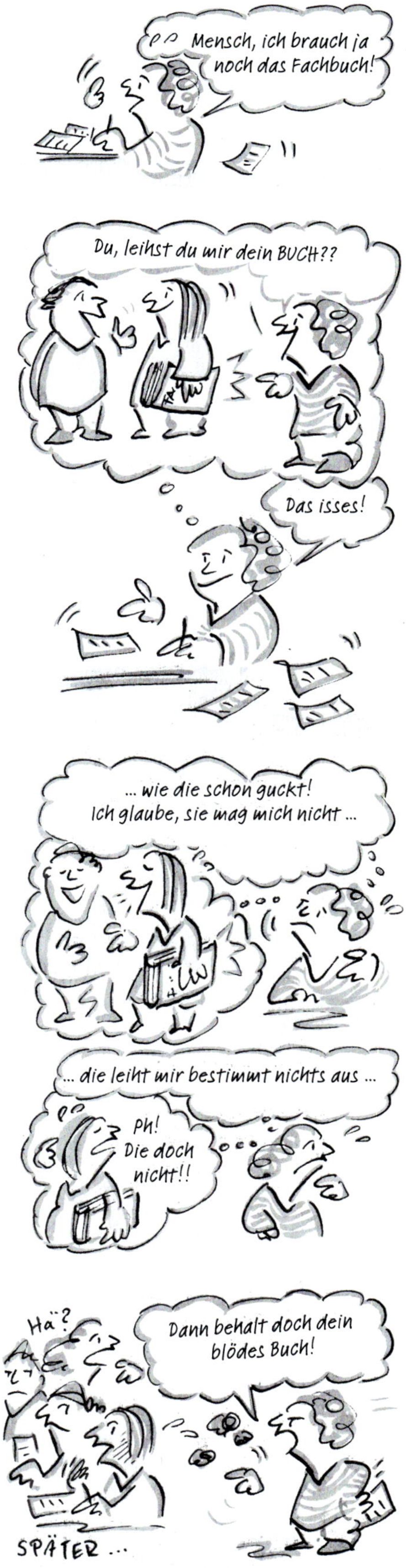

In diesem Fall wird aus der Fantasie der Schülerin ein Konflikt regelrecht selbst gebastelt. In anderen Fällen treffen unterschiedliche Wertvorstellungen oder Lebensweisen aufeinander, die zu heftigen Auseinandersetzungen führen können (z. B. verschiedene Glaubensüberzeugungen). Ein wesentlicher Grund liegt auch in der Verwendung der Sprache: Manchmal scheint es, als wenn zwei Menschen unterschiedliche Sprachen sprechen würden, so sehr reden sie aneinander vorbei.

Hinweis Menschen bauen sich ihre Wirklichkeit teilweise selbst, setzen sie zusammen aus Träumen, Erwartungen, Ängsten, Wünschen und Erfahrungen. Diese selbst gebastelte Wirklichkeit bestimmt unser Handeln oft mehr als die Orientierung an der realen Außenwelt.

Rollenverständnis

Was ist eine Rolle?

Der Begriff Rolle bezeichnet die Verhaltensweisen, die einer Person in einem bestimmten Umfeld zugeschrieben werden. Die Rolle hängt von den Erwartungen ab, die man gesellschaftlich mit einer bestimmten Position oder Aufgabe verbindet. Die meisten Menschen leben mehrere soziale Rollen nebeneinander.

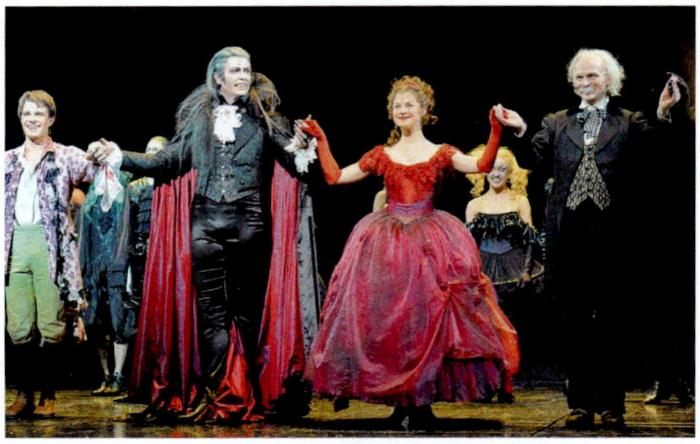

Wie Schauspieler auf der Theaterbühne nehmen alle Menschen im Alltag verschiedene Rollen ein.

Hinweis Rollenerwartungen sind oft gesellschaftlich vordefiniert. So gibt es klare Vorstellungen, wie eine beruflich Pflegende zu sein hat (einfühlsam, geduldig, kompetent, hilfsbereit, jederzeit ansprechbar usw.).

Beispiel

Frau Wasner ist Pflegefachkraft und arbeitet halbtags in einem Pflegeheim. Zu ihren Aufgaben gehört auch die Praxisanleitung für neue Kollegen.

Frau Wasner ist verheiratet, hat zwei schulpflichtige Kinder und lebt mit der Familie in einem Doppelhaus, das sie mit den Schwiegereltern teilen.

Mit ihren zwei Freundinnen trifft sie sich regelmäßig zum Sport. Die drei verstehen sich sehr gut und helfen sich bei Problemen gegenseitig. Manchmal meint ihr Mann, die beiden seien ihr wichtiger als er.

Seit die Kinder in der Schule sind, ist Frau Wasner auch im Elternbeirat der Schule und organisiert dort die Festivitäten. Von den anderen Eltern wird sie schon mal um Rat gefragt, wenn es um Krankheiten oder Pflege geht.
Vor Kurzem hat sie begonnen, Pflegepädagogik zu studieren, damit sie für die Zeit, wenn die Kinder sie nicht mehr brauchen, eine neue Perspektive hat.

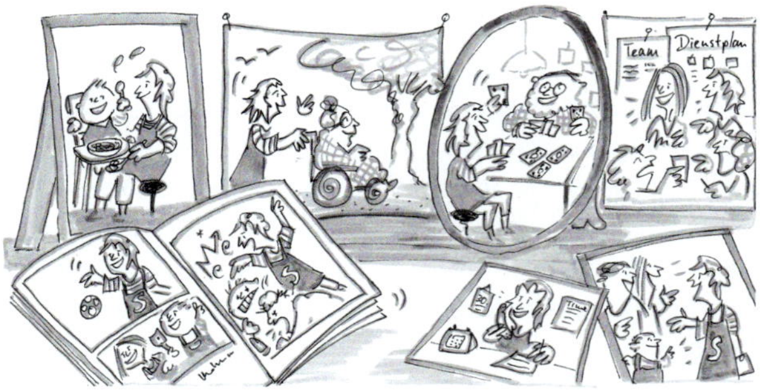

Rollenerwartungen

An dem Beispiel von Frau Wasner kann man erkennen, dass Menschen im Allgemeinen mehrere Rollen übernehmen. Schwierig wird es, wenn entweder zu viele Rollen aufeinandertreffen oder zwei Rollen zu Reibungen führen (Ehefrau, beste Freundin).

Generell lassen sich Rollen unterteilen in private (Mutter, Ehefrau), berufliche (Pflegefachkraft) und gesellschaftliche (ehrenamtliche Elternbeirätin) Rollen.

Wann ein Mensch welche Rollen übernimmt, wird oft bestimmt durch Lebensalter, Berufswahl und Tradition.

Rollen von Frau Wasner	Beispielhafte Zuschreibungen
Pflegefachkraft	kompetent, verbindlich, freundlich, aufmerksam
Praxisanleiterin	kompetent, pädagogische Fähigkeiten, wohlwollend, strukturiert
Kollegin	kompetent, kollegial, aufgeschlossen, ehrlich
Mutter	fürsorglich, verständnisvoll, lenkend, jederzeit ansprechbar
Ehefrau	liebevoll, verständnisvoll, organisiert
Schwiegertochter	ansprechbar, mithelfend, zugewandt
Freundin	tolerant, aufgeschlossen, hilfsbereit
Elternvertreterin	aktiv, engagiert, organisierend
Studentin	aufnahmebereit, motiviert, kritisch

Rollenkonflikte

Die verschiedenen Rollenerwartungen führen nicht selten zum Konflikt, weil es nicht immer möglich ist, allen Erwartungen gleichermaßen gerecht zu werden. Man unterscheidet zwei Formen von Rollenkonflikten.

Intrarollenkonflikt

Damit wird ein Konflikt bezeichnet, der sich aus Situationen innerhalb einer Rolle ergibt:

Beispiel

Frau Wasner vertritt als Pflegerfachkraft die Überzeugung, dass Menschen am Lebensende besondere Begleitung brauchen. Andererseits weiß sie, dass sie, wenn sie mehr Zeit bei einem sterbenden Bewohner verbringt, entweder die anderen Bewohner vorübergehend vernachlässigen muss oder ihre Kollegen noch mehr Arbeit übernehmen müssen.

Interrollenkonflikt

Damit wird ein Konflikt zwischen zwei Rollen bezeichnet, an die jeweils unterschiedliche Erwartungen geknüpft sind.

Beispiel

Die Kolleginnen erwarten von Frau Wasner, dass sie häufiger einspringt, wenn jemand krank wird. Frau Wasner arbeitet bewusst nur halbtags, um noch hinreichend Zeit für ihre Familie und Freunde zu haben. Die Familie wiederum beschwert sich, dass sie dauernd für andere einspringen würde.

Rollendistanz, Spannungstoleranz

Rollen lassen sich nicht einfach ablegen oder auflösen. Aber wir können unsere Rollen quasi von außen betrachten und mitentscheiden, welche daran geknüpften Erwartungen wir erfüllen wollen (können) und welche nicht (Rollendistanz).

Besonders hilfreich ist das Erarbeiten einer gewissen **Spannungstoleranz**: Da wir praktisch immer mehrere Rollen besetzen, geht es darum, Unklarheiten oder auch sich widersprechende Erwartungen in einer Situation aushalten zu lernen und das nicht Veränderbare so anzunehmen, wie es ist.

Rollenkonflikte

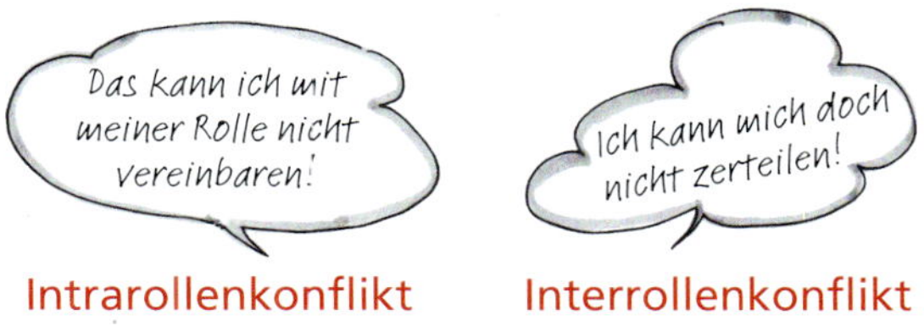

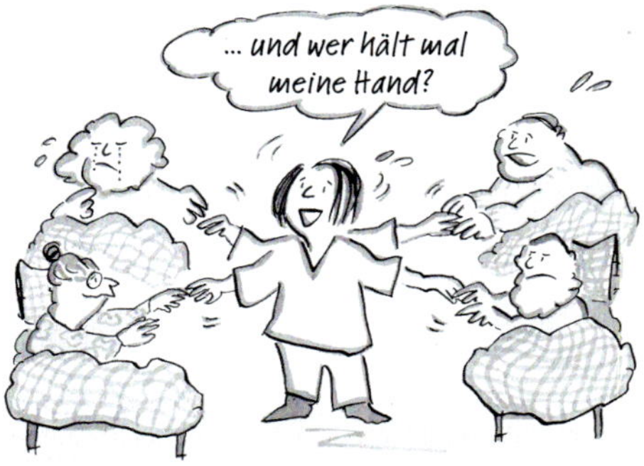

Intrarollenkonflikt

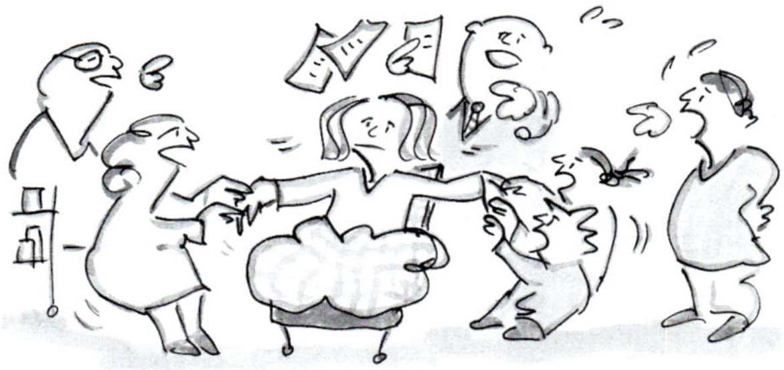

Interrollenkonflikt

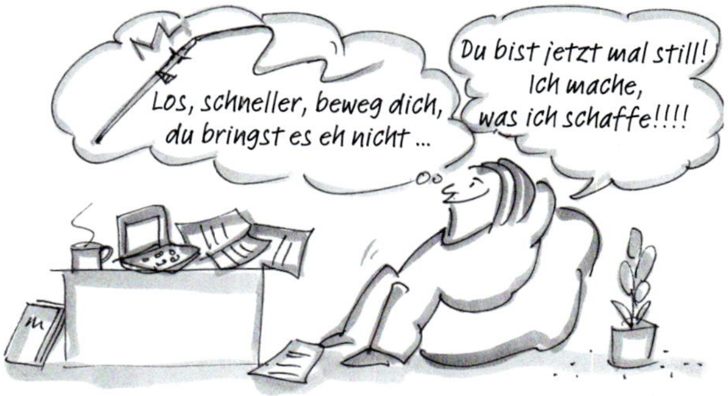

Spannungstoleranz

Gesprächsführung

Miteinander reden verbindet …

Gespräche sind verbale Kommunikation ↗ S. 323 und stellen einen sozialen Kontakt dar. Die Art des Gespräches wird bestimmt durch die jeweilige Rolle ↗ S. 328, die wir gerade einnehmen. Das berufliche Gespräch als Pflegeassistentin mit einem Bewohner wird anders aussehen als das private Gespräch mit den Freundinnen. Form und Inhalt eines Gespräches werden also mitbestimmt von der jeweiligen Rolle und von der Umgebung, in der es stattfindet.

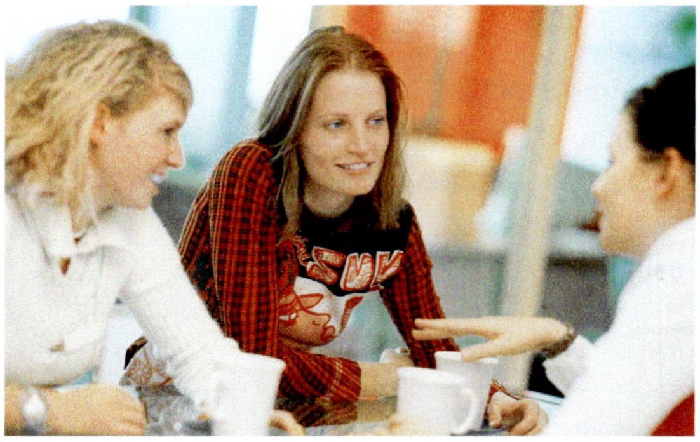

Aufmerksames Zuhören schafft privat wie beruflich eine positive Atmosphäre.

Hinweis Private und berufliche Gespräche unterscheiden sich durch Rolle, Inhalt und Vorbereitung.

Grundlegende Gesprächsformen

Bis vor wenigen Jahrzehnten gab es nur das persönliche Gespräch – also den direkten Kontakt mit dem Gegenüber. Heute werden Gespräche auch über Telefon, Video oder Internet geführt.

Der **Dialog**, der Austausch zwischen zwei oder mehreren Personen in Rede und Gegenrede ist die Urform des persönlichen Gesprächs.

Als **Smalltalk** bezeichnen wir Gespräche über alltägliche Dinge wie das Wetter, das Essen usw. Sie sind inhaltlich nicht entscheidend. Smalltalk dient dazu, Kontakt herzustellen und Vertrauen aufzubauen.

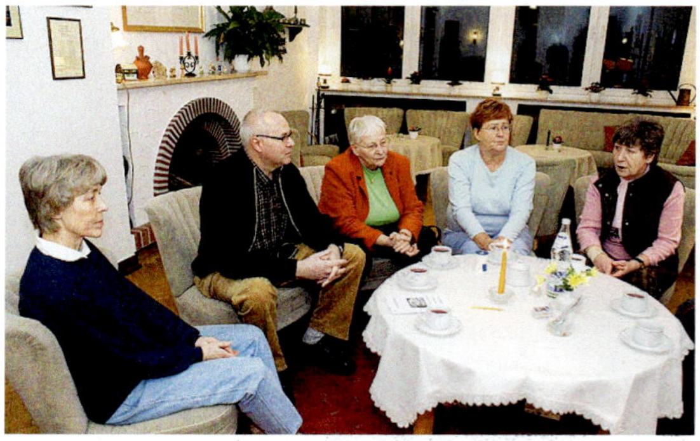

Gemütliche Runde beim Smalltalk

Eine **Diskussion** dient dem Austausch unterschiedlicher Standpunkte und Meinungen. Positiv gestaltet, respektieren die Diskussionspartner einander, auch wenn sie verschiedene Meinungen vertreten. Muss eine Entscheidung getroffen werden, spricht man von ergebnisorientierter Diskussion, durch die alle gemeinsam eine vertretbare Lösung suchen.

Diskussionen werden oft moderiert, d. h. eine Person übernimmt die Diskussionsleitung und achtet auf die Einhaltung gemeinsam verabredeter Regeln.

Zu den **berufsspezifischen Gesprächsformen** zählen das Informations-, Beratungs- und Anleitungs- sowie das Beschwerde- und Kritikgespräch ↗ S. 335.

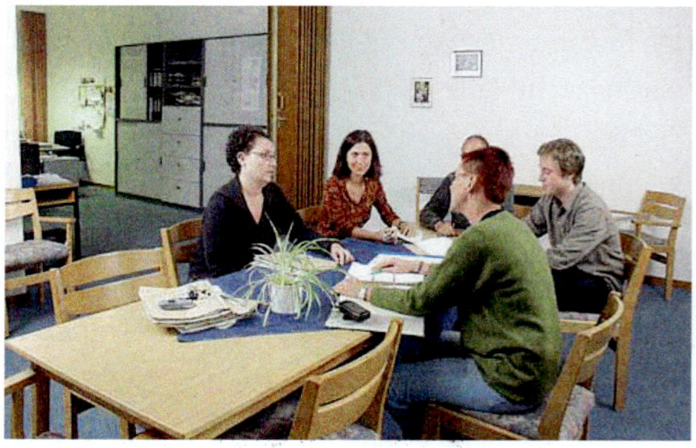

Diskussion, in diesem Fall über die Dienstplangestaltung

Informieren, beraten, anleiten

Im Umgang mit pflegebedürftigen Menschen haben Pflegende die Aufgabe, diesen zu unterschiedlichen Themen hilfreiche Informationen zu geben und sie bei bestimmten Maßnahmen anzuleiten. Auch Pflegeassistentinnen haben im Rahmen ihrer Verantwortung diese Aufgabe.

Informationen sind Daten, die dem Empfänger helfen, eine Wissenslücke zu schließen. Informieren heißt also, konkrete Inhalte so weiterzugeben, dass der Empfänger sie verstehen und verwenden kann.

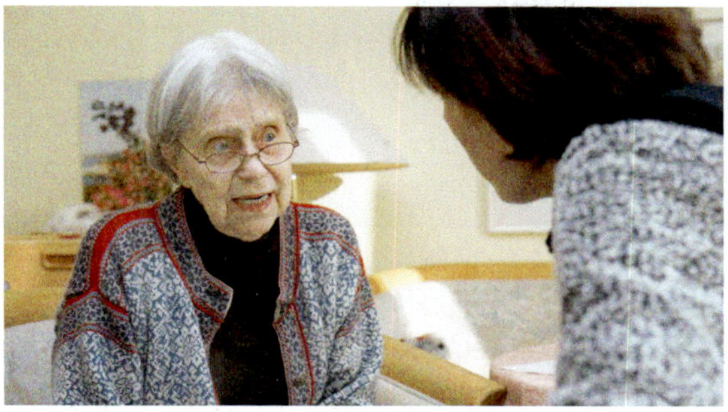

Informationen sollen möglichst kurz und verständlich ausgedrückt werden.

Beispiel
Herr Notker fragt die Pflegeassistentin Frau Ammer, ob sie weiß, wo er einen Toilettenaufsatz bekommen könne. Frau Ammer nennt ihm das nahe gelegene Sanitätshaus, von dem ihr bekannt ist, dass es dieses Hilfsmittel hat.

Die **Beratung** geht deutlich über eine reine Information hinaus. In der Pflegebeziehung hat die Beratung die Funktion, den betroffenen Menschen sowie deren Angehörigen bei einer Problemlösung zu helfen. Der Ratsuchende bekommt Hilfe bei der Klärung seiner Fragen und gewinnt dadurch an Entscheidungssicherheit. Das Beratungsgespräch gehört zum Aufgabenbereich von Pflegefachkräften.

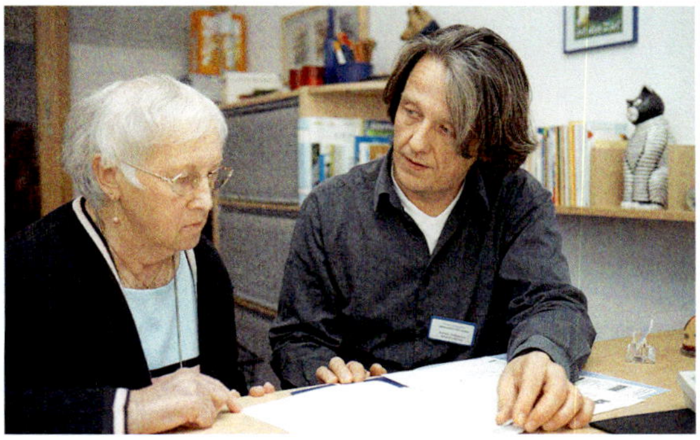

Ratsuchende und Berater im Gespräch

Beispiel
Herr Notker ist unschlüssig, ob er auf Dauer zu Hause leben kann. Die Pflegefachkraft Frau Löser erläutert ihm die verschiedenen Vor- und Nachteile von Alten-Wohngemeinschaften, betreutem Wohnen und Seniorenheim.

Anleiten kann sich sowohl auf Pflegebedürftige als auch auf neue Mitarbeiter beziehen. Es bedeutet in erster Linie, einem anderen Menschen dabei zu helfen, eine neue Fertigkeit zu entwickeln.

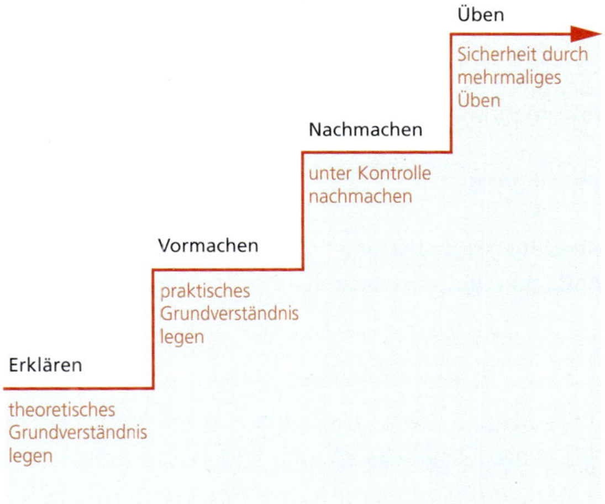

Ein Modell der Anleitung ist das der Vier-Stufen-Methode.

Beispiel
Frau Ammer macht ihre Arbeit schon viele Jahre sehr zuverlässig. Von der Pflegedienstleitung bekommt sie den Auftrag, den neuen Pflegeassistenten Herrn Paso in die Arbeit einzuweisen und ihn in der selbstständigen Durchführung anzuleiten.

Hinweis Wer informiert, berät oder anleitet, muss wissen, wie weit seine Kompetenzen tatsächlich reichen.

Gesprächstechniken

Berufliche Gespräche gestalten

Gespräche werden durch ihren Anlass bestimmt, also durch die Frage: „Warum führe ich dieses Gespräch und mit welchem Ziel?" Ein Mensch, der gerade einen Angehörigen verloren hat, braucht ein ganz anderes Gespräch als jemand, der sich über einen unaufmerksamen Kollegen beschwert.

Neben dem Anlass gibt es eine Reihe weiterer Einflussfaktoren, die den Verlauf eines Gespräches bestimmen. Dazu zählen z. B.:

- der Zeitpunkt und die Dauer
- die Vorbereitung
- der Raum und die Sitzordnung
- die Teilnehmenden

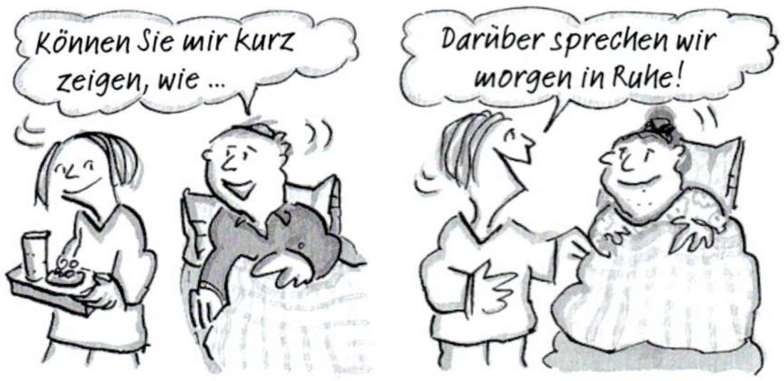

Manchmal ist es besser, ein Gespräch zu verschieben, um Zeit und Ruhe dafür zu haben.

Wenn möglich, sollten berufliche Gespräche mit Mitarbeitern oder Pflegebedürftigen gut vorbereitet werden. Folgender Aufbau kann hilfreich sein:

Phase	Erläuterung
Vorbereitung	Klären Sie für sich den Anlass und Ihr Ziel dieses Gespräches und überlegen Sie sich Ihre Argumente.
Kontaktaufnahme und Anfrage	Sprechen Sie die Person an, mit der Sie ein Gespräch führen wollen. Informieren Sie Ihren Gesprächspartner über Ihr Anliegen und fragen Sie nach, ob und wann diese zu einem gemeinsamen Gespräch bereit ist.
Informationsaustausch	Tauschen Sie mit dem Gesprächspartner die anstehenden Informationen, Meinungen und Fragen aus, bleiben Sie eng am Thema.
Beendigung	Fassen Sie die Ergebnisse, Ziele und noch offenen Fragen zusammen und verabreden Sie – falls nötig – weitere Gesprächszeiten.
Abschluss und Ausklang	Gestalten Sie freundliche Rituale der Verabschiedung, z. B. etwas Plauschen zum Ausklingen.
Reflexion und Auswertung	Überlegen Sie im Nachhinein, ob alle relevanten Punkte besprochen wurden und ob das Gespräch zu einem guten Abschluss geführt hat. Wenn nicht, dann bedenken Sie, was beim nächsten Mal besser vorbereitet werden könnte.

Nicht alle Gespräche können und müssen immer vorbereitet werden, zumal sich viele Gespräche aus der Situation heraus ergeben. Aber bei wichtigen Gesprächsinhalten oder zur Klärung möglicher Missverständnisse ist es besser, einen Gesprächstermin zu vereinbaren.

Hinweis Gespräche sollten nicht zu sehr in die Länge gezogen werden, das weckt Ungeduld und Langeweile.

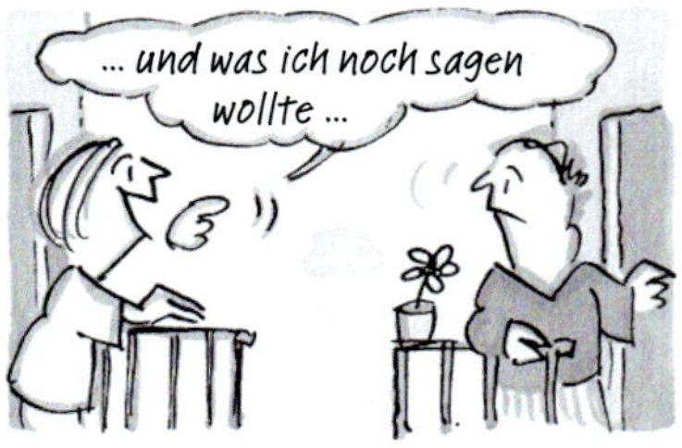

Ausgewählte Gesprächsförderer und Gesprächshemmer

Das Grundmuster einer gelingenden Kommunikation liegt immer im gegenseitigen Sichwahrnehmen und Zuhören der Gesprächspartner. Keine Technik kann diese grundlegende Bereitschaft ersetzen.

Die Bereitschaft dazu wird gefördert durch eine offene und klare Gesprächsführung, die deutlich macht, dass die Meinungsäußerung aller Teilnehmenden ehrlich erwünscht ist. Einladende Fragen unterstützen diesen Prozess.

In der folgenden Tabelle werden Verhaltensweisen beschrieben, die ein Gespräch positiv (Gesprächsförderer) oder negativ (Gesprächshemmer) beeinflussen.

Hinweis Aufmerksam zuhören und aktiv am Gespräch teilnehmen sind die wichtigsten Regeln

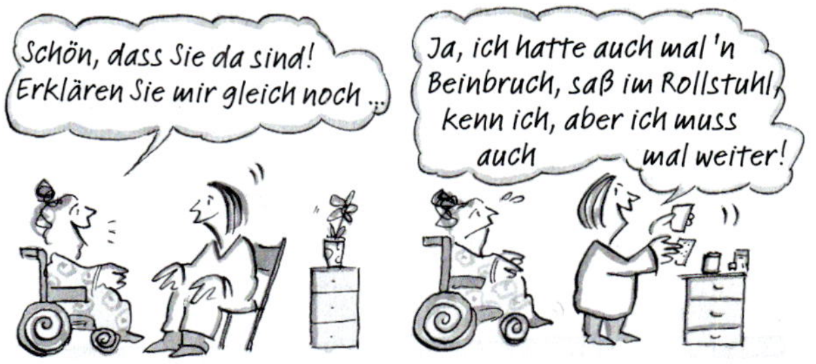

Die Bereitschaft wirklich zuzuhören zeigt sich in der Körpersprache und dem Vermeiden eigener Geschichten, die von dem Anliegen des Gesprächspartners ablenken.

Gesprächsförderer	Gesprächshemmer
Aktiv zuhören. Nehmen Sie die Worte und Ansichten des Gesprächspartners erst einmal auf und geben Sie ihm Gelegenheit, ins Gespräch zu finden.	**Störungen**. Vermeiden Sie, Ihren Gesprächspartner nonverbal (Augen verdrehen) oder verbal (unterbrechen) zu stören, weil er nicht „auf den Punkt" kommt.
Ich-Botschaften verwenden. Formulieren Sie persönliche Ansichten, Gefühle und Wünsche in der Ich-Form. „Ich wünsche mir, dass du mir mehr zuhörst."	**Du-Botschaften**. Du-Botschaften wirken schnell verletzend und vorwurfsvoll und führen leicht zu Streit. „Du hörst mir nie zu."
Feedback geben. Geben Sie konstruktive und wertschätzende Rückmeldungen an den Gesprächspartner, wie Sie die Situation wahrnehmen.	**Herunterspielen**. Hinweise darauf, dass andere es noch schlechter hätten, zeigen dem Gesprächspartner, dass sein Anliegen für nicht wichtig erachtet wird.
Paraphrasieren und Respekt zeigen. Wiederholen Sie die wichtigsten Punkte in eigenen Worten. Damit sichern Sie das Verständnis ab und zeigen, dass Sie das Gesprochene bewusst aufgenommen haben.	**Eigene Erfahrungen in den Vordergrund stellen**. Jeder Mensch hat seine eigenen Erfahrungen.
Rückfragen stellen. Fragen Sie bei Verständnisproblemen rechtzeitig nach, um Missverständnisse zu vermeiden. Fragen zeigen auch das eigene Interesse.	**Bewerten statt akzeptieren**. Hinweise, wonach eine Sicht- oder Verhaltensweise falsch sei, entwerten den Gesprächspartner und blockieren das Gespräch.
Zugewandt sein. Konzentrieren Sie sich auf den Gesprächspartner und seine Aussagen.	**Unkonzentriert sein**. Ablenkungen während eines Gesprächs wie Telefonate führen oder E-Mail lesen geben dem Gesprächspartner das Gefühl, er oder sein Anliegen seien zu unwichtig, um sich darauf einzulassen.
Ausreden lassen. Um sich gegenseitig zu verstehen, hilft es, wenn nur ein Gesprächspartner spricht.	**Ins Wort fallen**. Unterbrechungen stören den Gedankenfluss. Sie sind nur dann zulässig, wenn jemand durch dauerhaftes Reden das Gespräch völlig dominiert oder der Zeitplan drängt.

Hinweis Es gibt weitere Gesprächshemmer wie Befehle, Drohungen, Belehrungen usw. Ihre größte negative Wirkung besteht in der Zerstörung von Vertrauen.

konstruktiv aufbauend, zusammensetzend
paraphrasieren einen Sachverhalt erklärend umschreiben

Hilfreiche Kommunikationsweisen

Ich-Botschaften

Für die Klärung von Arbeits- und Beziehungsstörungen sind Ich-Botschaften hilfreich. Mit Ich-Botschaften bringt der Sender ↗ S. 324 zum Ausdruck, wie er selbst eine Situation erlebt und was er (vielleicht) ändern möchte. Damit können Missverständnisse und Ungereimtheiten aufgelöst werden.

Ich-Botschaften werden in Gesprächen eingesetzt, um

- eine Situation konkret zu beschreiben („Während ich mit Ihnen spreche, scheint bei Ihnen dauernd das Telefon zu klingeln." statt „Es ist aber laut bei Ihnen."),
- das eigene Gefühl auszudrücken („Ich werde zunehmend unruhiger und unkonzentrierter." statt „Man versteht ja gar nichts."),
- den Wunsch nach Veränderung auszudrücken („Ich möchte gern in Ruhe mit Ihnen sprechen." statt „So rede ich nicht mit Ihnen.") und
- Grenzen zu setzen und eine konkrete Veränderung anzukündigen („Bitte rufen Sie mich zurück, wenn wir ungestört sprechen können.").

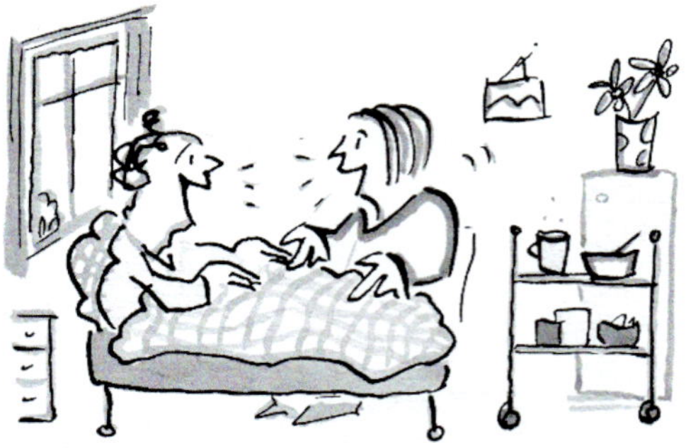

Aktiv zuhören heißt, sich auf den anderen einlassen.

Aktives Zuhören

Aktives Zuhören bedeutet zweierlei:

- sich der Person konzentriert zuzuwenden und keine Störung aufkommen zu lassen
- das Gehörte mit eigenen Worten zu wiederholen und damit dem Gegenüber die Chance zu geben, etwas zu korrigieren

Beispiel

„Ich will nicht mehr leben." „Meinen Sie, dass das Leben für Sie nicht mehr lebenswert ist?" „Nein, aber ich habe oft solche Schmerzen, dann mag ich nicht mehr." „Habe ich richtig verstanden, dass Sie sehr starke Schmerzen haben?" „Ja, manchmal meine ich, verrückt zu werden."

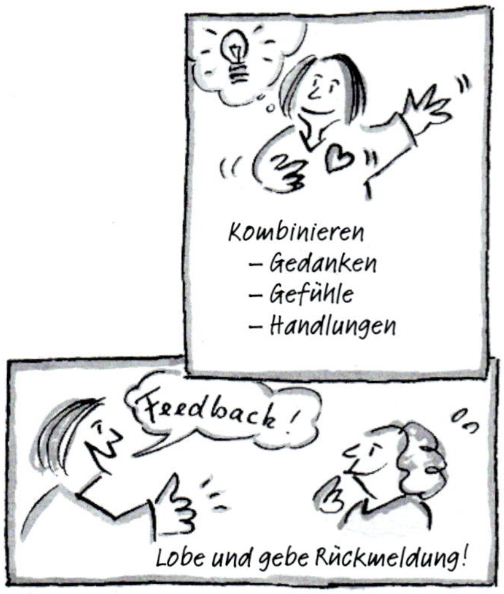

Beim Feedback werden im Idealfall Gedanken, Gefühle und Handlungen in Bezug zueinander gesetzt. Eine positive Haltung wirkt sich dabei hilfreich aus.

Feedback geben

Feedback bezeichnet die Rückmeldung auf Aussagen oder ein bestimmtes Verhalten einer oder mehrerer Personen. Das kann nonverbal (Kopf nicken, Augen verdrehen, Lächeln usw.) oder verbal geschehen.

Hinweis Ein konstruktives Feedback zeichnet sich aus durch Wertschätzung, Klarheit und zeitnahe Ansprache.

Schwierige Gespräche führen

Zu den nicht ganz einfachen Lernaufgaben in der Pflege gehört der Umgang mit Kritik und Beschwerden. Man braucht dazu die Fähigkeit, sich selbst zu reflektieren, also quasi von außen auf sich selbst zu schauen. Das ist eine Kompetenz, die im Verlauf der Ausbildung erlernt und im Laufe des Lebens verfeinert werden kann.

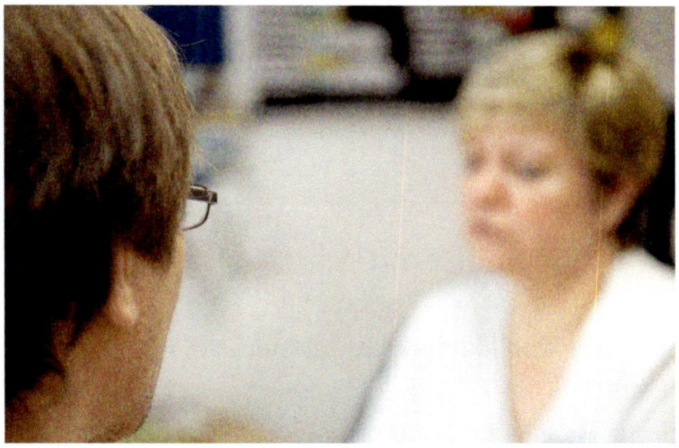

Kritik kann erst einmal betroffen machen; der kompetente Umgang mit ihr kann jedoch erlernt werden

Hinweis Kritisieren bedeutet nicht, etwas schlechtmachen, sondern zu unterscheiden zwischen richtig und falsch, angemessen und nicht angemessen, gut oder schlecht.

Kritikfähigkeit und Kritikgespräch

Kritikfähig sein heißt, Kritik sowohl zuzulassen als auch selbst angemessen zu kritisieren und in beiden Fällen durch Fragen herauszuarbeiten, was genau als kritikwürdig erlebt wird. Ein konstruktives Kritikgespräch zeichnet sich durch folgende Aspekte aus:

- Es wird ein passender Zeitpunkt ausgewählt.
- Der Respekt vor dem Gegenüber wird gewahrt.
- Trotz emotionaler Belastung wird sachlich und in Ich-Botschaften formuliert.
- Der eigentliche Kritikpunkt wird so genau wie möglich herausgearbeitet.
- Es wird gemeinsam nach einer Lösung gesucht.

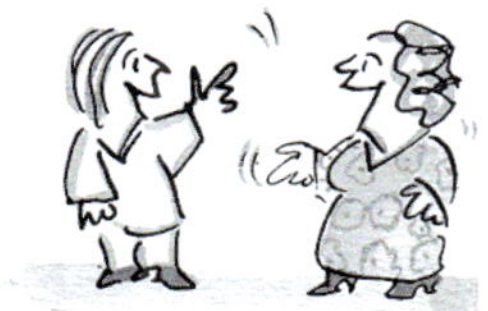

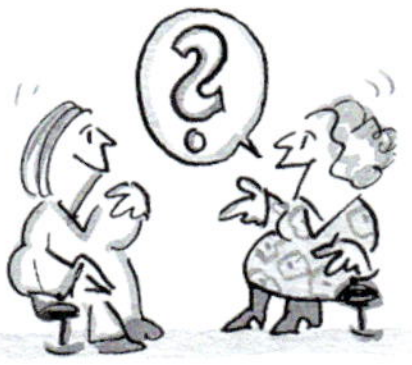

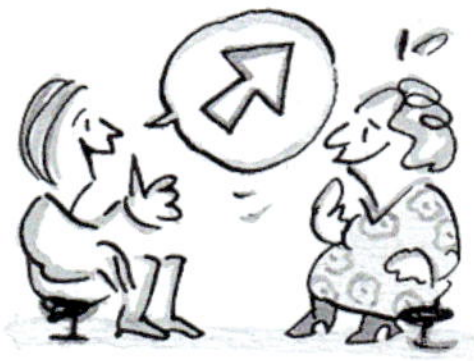

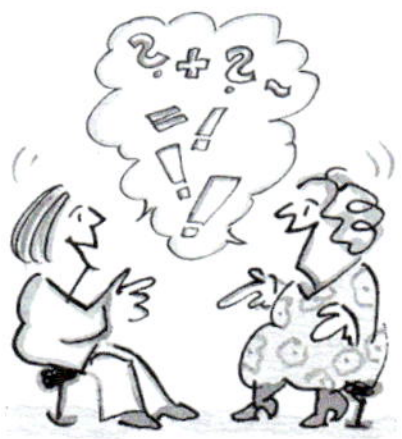

Idealer Ablauf eines Kritikgesprächs

Beschwerdegespräch

Menschen, die sich nicht verstanden oder nicht ausreichend betreut fühlen, beschweren sich möglicherweise. Die Beschwerde geht i. d. R. von Patienten oder Angehörigen aus. Auch wenn Beschwerden unangenehm sind, geht es hier nicht um Verteidigung der eigenen Position, sondern v. a. um Zuhören und Finden einer akzeptablen Lösung. Für ein Beschwerdegespräch gibt es ebenfalls Regeln:

- Jede Beschwerde wird zeitnah und mit den richtigen Gesprächspartnern bearbeitet.
- Die sich beschwerende Person kann zuerst ihre Beschwerde und ihren Ärger ohne Unterbrechung zum Ausdruck bringen.
- Die wichtigsten Punkte werden aufgegriffen und zur Sicherung des Verständnisses wiederholt.
- Es werden Vorschläge zur Lösung des Problems unterbreitet und eine rasche Bearbeitung zugesichert und durchgeführt.
- Zuletzt wird das Bedauern darüber ausgedrückt, dass eine Beschwerde überhaupt notwendig war.

Verstehen und kommunizieren

Was geschieht mit mir?

Die Situation akut erkrankter Menschen
Menschen, die krank werden, befinden sich in einer Krise. Sie sind mit ihrer Krankheit und den möglichen oder tatsächlichen Folgen beschäftigt. Diese Auseinandersetzung macht Angst, die Menschen werden manchmal mutlos, traurig oder aggressiv, oder sie verdrängen ihre Situation, weil sie ihnen unerträglich scheint.

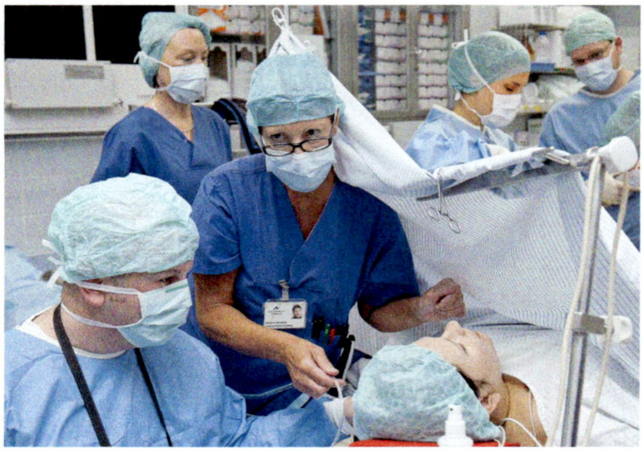

Krank, allein und voller Angst unter lauter Unbekannten

Die Situation zunehmend pflegebedürftiger Menschen
Ähnliches gilt für pflegebedürftige Menschen, die z. B. auf Grund ihres Alters mit dem Alltag nicht mehr zurechtkommen. Sie machen sich Sorgen, wie es weitergehen soll, müssen manchmal das Zuhause aufgeben, um in ein Heim zu gehen. Geldsorgen spielen eine nicht geringe Rolle und auch die Angst, vom vertrauten Umfeld Abschied nehmen zu sollen. Der Gedanke an den Tod rückt unaufhaltsam näher.

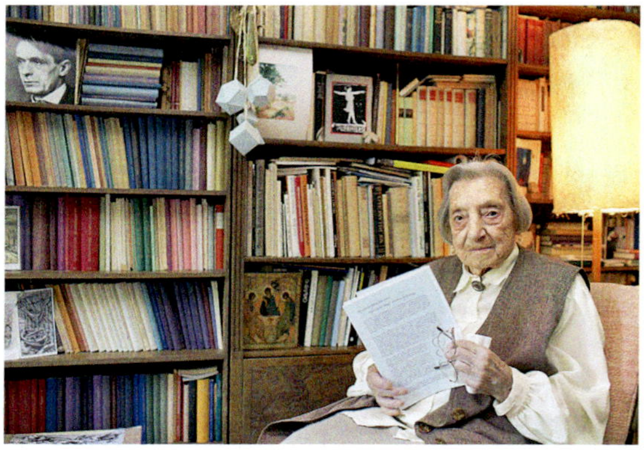

„Ich will nicht ohne meine Bücher sein."

Vieles ist zu bewältigen
Alle Menschen, die pflegebedürftig werden, müssen lernen, vorübergehend oder dauerhaft Hilfe von fremden Menschen anzunehmen, obwohl sie bisher ihr Leben selbstständig gemeistert haben. Das ist für manche Menschen schwer zu ertragen und sie reagieren oft niedergeschlagen. Hinzu kommen die fremde Umgebung und die meist verlangte Anpassung an die Abläufe im Krankenhaus oder Altenheim, die sich wenig an den individuellen Bedürfnissen der Menschen orientieren.

All die auftauchenden Gefühle, die Verstimmung und Verzweiflung, die Mutlosigkeit und der übertriebene Optimismus, die Verdrängung und der Zorn sind ganz und gar berechtigt und brauchen ihren Platz. Den Raum bieten Pflegende, indem sie für entlastende und orientierende Gespräche (Informieren ↗ S. 331) oder auch wortlose Kommunikation ↗ S. 323 zur Verfügung stehen.

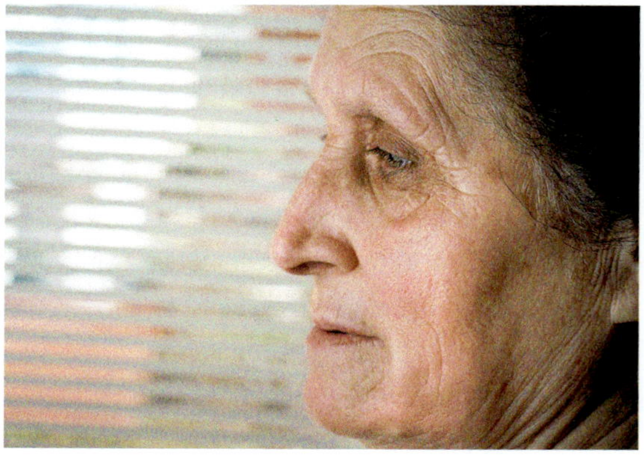

Pflegebedürftigkeit geht bei vielen Menschen mit einer tiefen Niedergeschlagenheit einher, die nicht mit „Undankbarkeit" verwechselt werden sollte.

Wem gilt das Gespräch?

Pflegende sprechen mit Menschen aus verschiedenen Kulturen in unterschiedlichen Lebensaltern und mit vielfältigen Lebensentwürfen. Auch die Gründe, warum es pflegerischer Unterstützung bedarf, unterscheiden sich teilweise erheblich. Menschen mit chronischer Krankheit befinden sich in einer anderen Situation als jene, die eine schwere akute Krankheit, z. B. ein Herzinfarkt, aus der Bahn wirft. Junge Menschen mit Behinderung reagieren anders als alte Menschen, die mit 80 Jahren erstmals Unterstützung brauchen. Menschen, die immer allein gelebt haben, reagieren anders als jene, die die meiste Zeit ihres Lebens eine Familie um sich hatten. Wer es gewohnt ist, immer mit wenig Geld zurechtzukommen, reagiert anders als jener, der es gewohnt ist, Geld zu haben. All dies sind nur angedeutete Beispiele für die Unterschiedlichkeit menschlicher Lebenszusammenhänge, die auch bei Pflegegesprächen eine Rolle spielen.

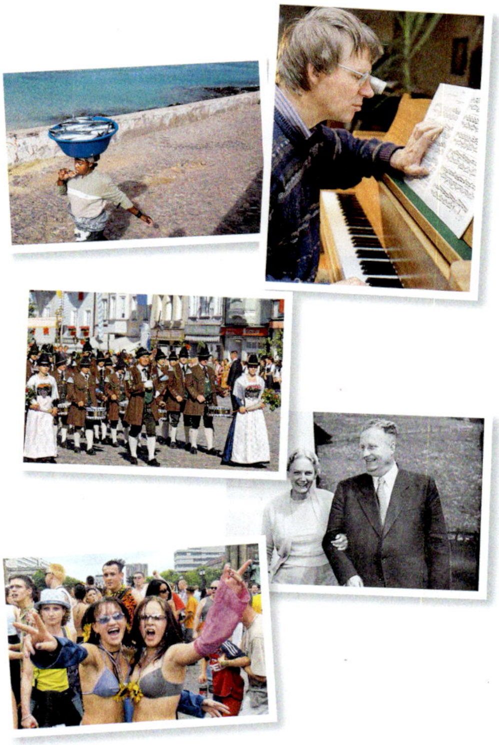

Menschen sind und leben unterschiedlich.

Worauf zielt das Gespräch ab?

Inhalte der Pflegegespräche unterscheiden sich zB. abhängig vom Gesprächspartner oder der Situation. Bei der morgendlichen Grundpflege kann die persönliche Befindlichkeit des Pflegebedürftigen im Vordergrund stehen oder die Wettervorhersage für die kommende Woche. Beim Richten des Bettes kommentieren politisch interessierte Pflegebedürftige das Tagesgeschehen, während andere lieber vom neu geborenen Enkelkind erzählen.

Sie werden schnell feststellen, dass Sie nicht immer die Meinungen der Pflegebedürftigen teilen oder ihren Gedanken folgen können. Versuchen Sie dennoch, im Gespräch aufmerksam zu sein und sich in aller Höflichkeit an dem Gespräch zu beteiligen. Zeigen Sie durch Nachfragen Ihr Interesse und nehmen Sie sich in Ihrer eigenen Meinung – nach Möglichkeit – zurück. Über einen längeren Zeitraum können die vielen einzelnen Gesprächsinhalte möglicherweise eine spannende Lebensgeschichte ergeben.

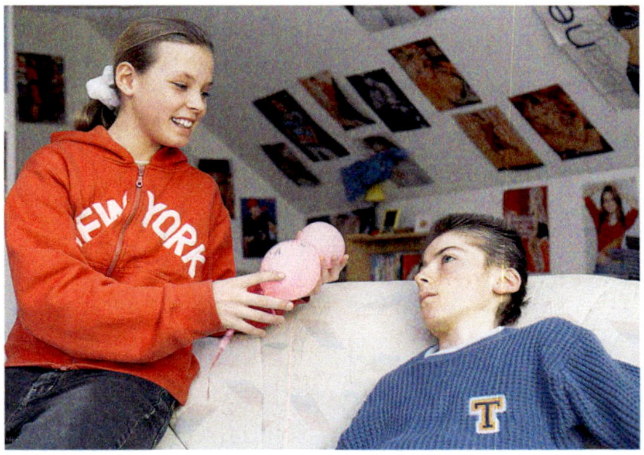

Je entspannter die Gesprächssituation ist, desto unkomplizierter verläuft ein Gespräch.

Hinweis Ziel von Pflegegesprächen ist die Begleitung und Unterstützung der Menschen in ihrem selbstverantwortlichen Denken und Handeln.

Mit alten Menschen kommunizieren

Die Kommunikation mit alten Menschen unterscheidet sich nicht grundlegend von der Kommunikation mit Menschen anderer Altersgruppen. Allerdings können das Nachlassen der Sinnesleistungen (Sehen und Hören) sowie Veränderungen auf Grund von Krankheiten die Kommunikation beeinträchtigen. Eine Folge ist, dass sich dadurch oft die Sozialkontakte und auch das Kommunikationsverhalten wandeln. Demenzielle Veränderungen ↗ S. 484 oder **Medikamente** können Beziehungsgestaltung und Gesprächsmöglichkeiten beeinflussen. Daher sind einige Dinge besonders zu beachten:

- Suchen Sie immer den **Blickkontakt**, bevor Sie jemanden ansprechen.
- Vermeiden Sie Nebengeräusche und Ablenkung.
- Sprechen Sie deutlich, aber nicht zu laut.
- Bilden Sie kurze Sätze. Lange Sätze können oft nicht voll erfasst werden.
- Zeigen Sie Geduld und Verständnis, wenn es etwas länger dauert, bis Ihr Gegenüber sein Anliegen formuliert oder seine Geschichte erzählt hat.
- Akzeptieren Sie den Gesprächsinhalt, lassen Sie auch Klagen zu, ohne sie durch hilflose Floskeln („Das wird schon wieder.") abzubrechen.
- Beschönigen Sie nicht die Verluste an geliebten Menschen oder der eigenen Gesundheit.
- Ermutigen Sie die Betroffenen, ihre Gefühle von Angst, Scham, Zorn, Trauer und Schmerz in Worte zu fassen.
- Informieren Sie in klaren Worten, z. B. über mögliche Hilfsangebote.
- Regen Sie zu **Erinnerung** und Erzählung an.
- Sprechen Sie in der Ich-Form ↗ S. 44
- Zeigen Sie Ihrem Gegenüber Respekt vor dessen Lebensleistung.
- Lernen Sie, auch längere Gesprächspausen auszuhalten, gerade bei Trauer- und Trostgesprächen.

Hinweis Geduld zeigen ist bei alten Menschen besonders wichtig.

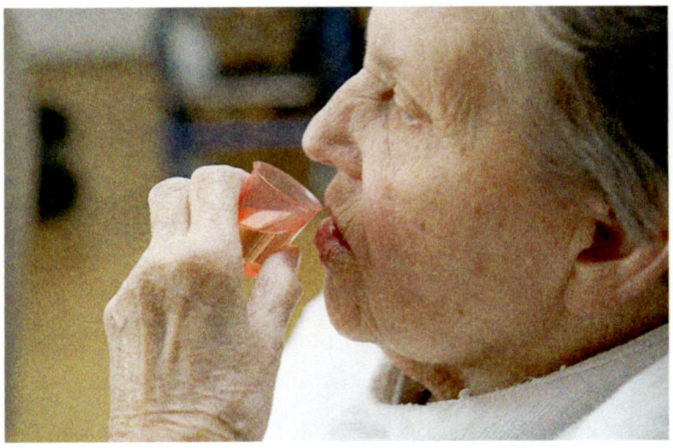

Die Wirkungen von Medikamenten können die Kommunikation erschweren.

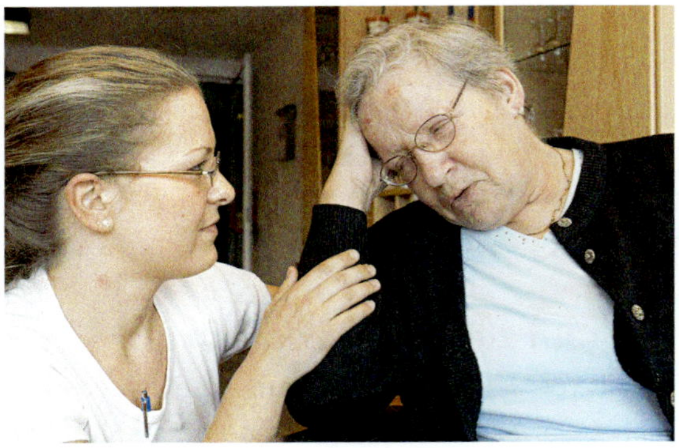

Der direkte Blickkontakt und manchmal auch der Körperkontakt können das Gespräch unterstützen.

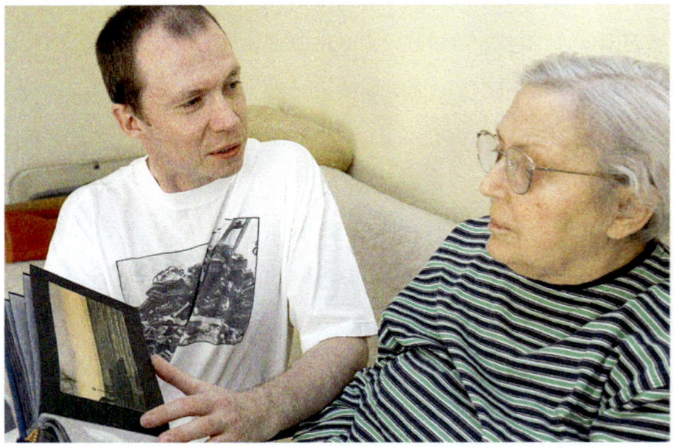

Fotos unterstützen die Erinnerung und regen zum Erzählen an. Sie sind wichtiger Bestandteil der Biografiearbeit ↗ S. 585.

Und wer redet mit den Angehörigen?

Menschen, die krank oder pflegebedürftig sind, haben in den meisten Fällen ein starkes Bedürfnis danach, ihnen nahestehende Menschen um sich zu spüren.

Hinweis Es gibt immer mehr Menschen, die kaum Angehörige, also Verwandte haben, dafür aber gute Freunde und Bekannte. So wird mittlerweile auch von Zugehörigen gesprochen, um Angehörige und sonstige Bezugspersonen gleichermaßen zu umfassen.

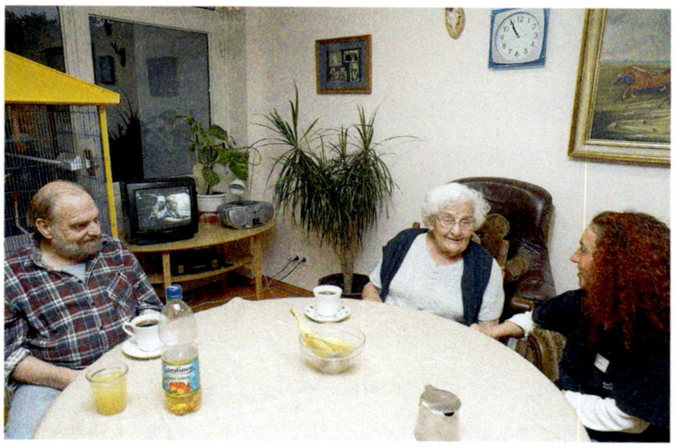

Die Anwesenheit von Angehörigen mildert das Gefühl der Einsamkeit und stärkt die Lebensfreude.

Gleichzeitig sind die **Angehörigen** jene Menschen, die die Betroffenen versorgen und pflegen, sich um Haushalt und Arztbesuche usw. kümmern.

Hinweis Angehörige sind die wichtigsten Menschen der zu betreuenden Personen und sollten als solche auch von den Pflegenden wahrgenommen und respektiert werden.

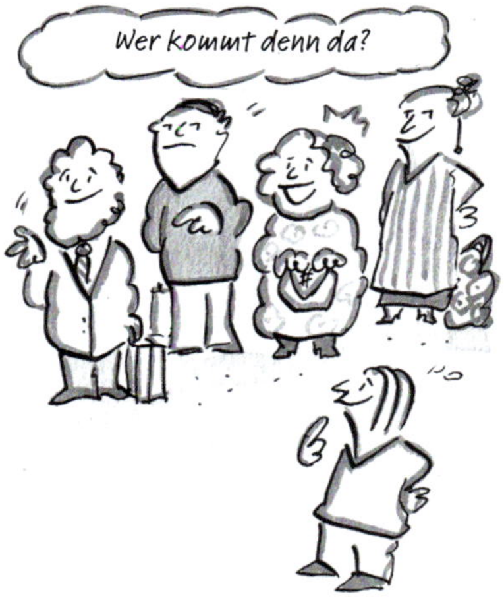

Angehörige kommen manchmal in großer Anzahl. Klären Sie möglichst bald, wer für die Pflegende die konkrete Ansprechperson sein wird.

Bei der Integration der Angehörigen stellt sich die Frage, welche Unterstützung sie leisten können und wollen. Vielfach möchten sie etwas tun, haben aber keine Vorstellung und kein Wissen davon, was sie neben der emotionalen Unterstützung einbringen könnten.

Es zählt zu den Aufgaben der Pflegenden, die Angehörigen als gleichberechtigte **Partner** in die Betreuung mit **einzubinden**, ohne sie durch bloße Delegation zu überfordern. Folgende Aspekte sind hilfreich:

- Stellen Sie sich den Angehörigen vor und klären Sie zusammen mit den Pflegefachkräften, mit wem Sie über den Zustand des Patienten sprechen dürfen, ohne die Schweigepflicht ↗ S. 157 zu verletzen.
- Bemühen Sie sich, sich empathisch in die Situation der Angehörigen einzufühlen, die oft von Hilflosigkeit, Angst und weiteren heftigen Gefühlen begleitet wird.
- Schaffen Sie eine vertrauensvolle Atmosphäre, die zu Gesprächen einlädt.
- Klären Sie zusammen mit der Pflegefachkraft, welche gegenseitigen Wünsche und Erwartungen es gibt und welche davon umgesetzt werden könnten.
- Informieren Sie die Angehörigen über bestehende organisatorische Abläufe sowie über die verschiedenen Beratungsangebote im Haus.
- Ermöglichen Sie großzügige Besuchszeiten.

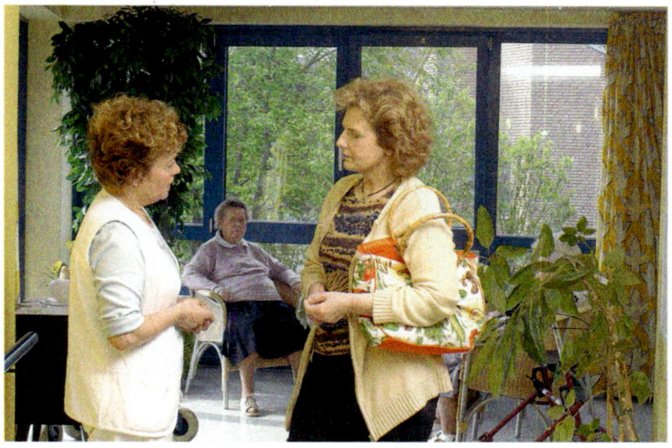

Gut informierte Angehörige sind nicht nur für die Pflegebedürftigen eine wertvolle Unterstützung.

Gute Zusammenarbeit erfordert gute Kommunikation

Gespräche mit Kollegen

Die wichtigste und regelmäßige Gesprächsform unter Kollegen ist die **Dienstübergabe** ↗ S. 66. Sie dient der Weitergabe aktueller Informationen über alle Belange, die Pflegebedürftige betrifft. Die häufigste Variante der Übergabe ist die Informationsweitergabe im Besprechungsraum zu einer festgelegten Zeit. Manchmal wird sie auch im Bewohnerzimmer unter Einbeziehung des Pflegebedürftigen durchgeführt. Grundlage der Übergabe sind die Dokumentationsunterlagen, in denen alle wichtigen Daten und Informationen über die Pflegebedürftigen vermerkt sind.

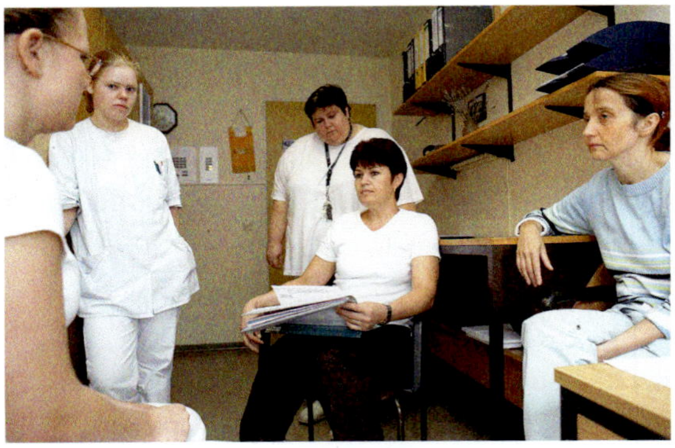

Dienstübergaben bieten die Möglichkeit, die wichtigsten Informationen über die Pflegebedürftigen auszutauschen.

Hinweis Das Ziel der Dienstübergabe besteht darin, alle Mitglieder des Pflegeteams aktuell über die Patienten bzw. Bewohner sowie über Arbeitsabläufe zu informieren.

Zur **Teambesprechung** (mancherorts auch als Dienstbesprechung bezeichnet) treffen sich alle Mitglieder des Teams regelmäßig, z. B. einmal im Monat zu einer festgelegten Zeit. Vorbereitet und durchgeführt wird die Teambesprechung von der Teamleitung. Die wichtigsten Themen der Teambesprechung sind:

- alle Teammitglieder über dienstliche Belange auf den gleichen Informationsstand bringen
- Neuerungen vorstellen (z. B. Pflegestandards) und gemeinsam in die bisherige Pflegearbeit integrieren bzw. überarbeiten
- Dienstplanfragen und Urlaubsplanung
- Eingliederung neuer Mitglieder
- Teamentwicklung ↗ S. 139
- Fallbesprechung

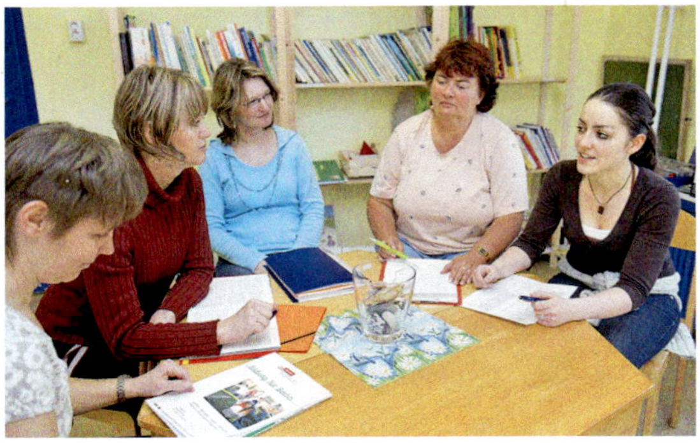

Teambesprechungen sind der richtige Ort, um anstehende Fragen und Probleme zu klären.

Fallbesprechungen dienen dazu, pflegerische, ethische, soziale oder bedürfnisorientierte Fragen zu einzelnen Pflegebedürftigen ausführlicher zu beraten und gemeinsam nach einer Lösung zu suchen.

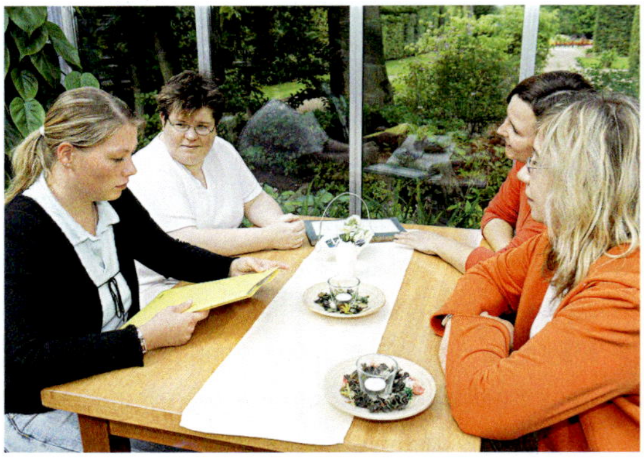

Bei Fallbesprechungen sollte der Pflegebedürftige im Mittelpunkt stehen. Sie zeichnen sich häufig dadurch aus, dass verschiedene Berufsgruppen daran teilnehmen.

Gespräche mit Vorgesetzten

Vorgesetzte haben vier Hauptaufgaben zu erfüllen:

- **Leiten:** Pflegerichtlinien vorgeben und Zielvereinbarungen treffen, die Abläufe planen und kontrollieren
- **Führen:** Zielvorstellung (Leitbild) entwickeln sowie die gesamte Personalplanung und -führung verantworten
- **Verwalten:** alle Aufgaben im Bereich der Abrechnung, Buchführung und Arbeitsorganisation durchführen
- **Beraten:** Mitarbeitergespräche und Maßnahmen der Teamentwicklung durchführen.

In Abhängigkeit von Art und Größe einer pflegerischen Einrichtung kann es sein, dass alle Aufgaben in der Hand der **Pflegedienstleitung** (PDL) liegen. Es kann aber auch sein, dass sich eine Geschäftsführung (oder Heimleitung) die Aufgaben mit der Pflegedienstleitung teilt. Das ist insofern von Bedeutung, weil beide weisungsbefugte Vorgesetzte sind. Dabei ist die PDL immer für Pflegefachfragen zuständig.

In den letzten Jahren hat das so genannte **Mitarbeitergespräch** an Bedeutung gewonnen. Das ist ein offizielles Gespräch, das ein Vorgesetzter i. d. R. jährlich mit jedem Mitarbeiter führt. Die Inhalte werden in einem **Protokoll** festgehalten und von beiden unterschrieben. Mitarbeitergespräche können je nach Anlass unterschieden werden in:

- Zielvereinbarungsgespräch
- Beurteilungsgespräch
- Kritikgespräch ↑ S. 335
- Konfliktgespräch

Ziele der Mitarbeitergespräche sind

- das Besprechen der Ziele, die der Betrieb, aber auch der Mitarbeiter haben,
- eine individuelle Einschätzung des Mitarbeiters sowie
- das Anregen von Entwicklungsprozessen und strategischer Karriereplanung.

Mitarbeitergespräche sollten in einer offenen Gesprächsatmosphäre stattfinden, die ein vertrauensvolles Gespräch ermöglicht.

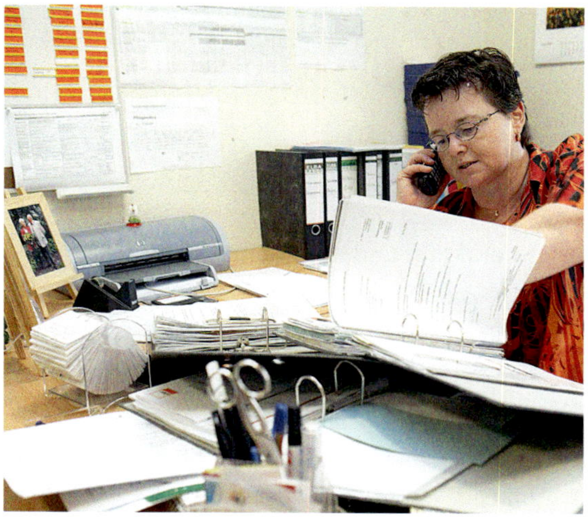

Pflegedienstleitungen haben sehr viel Organisations- und Verwaltungsarbeit zu leisten.

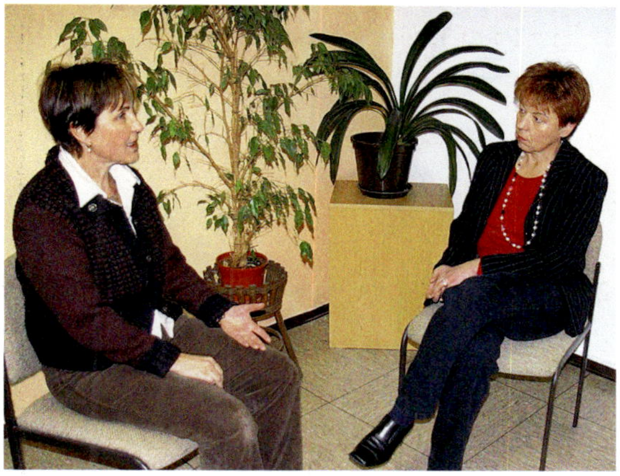

Mitarbeitergespräche können das Vertrauen fördern und Raum für neue Ideen schaffen.

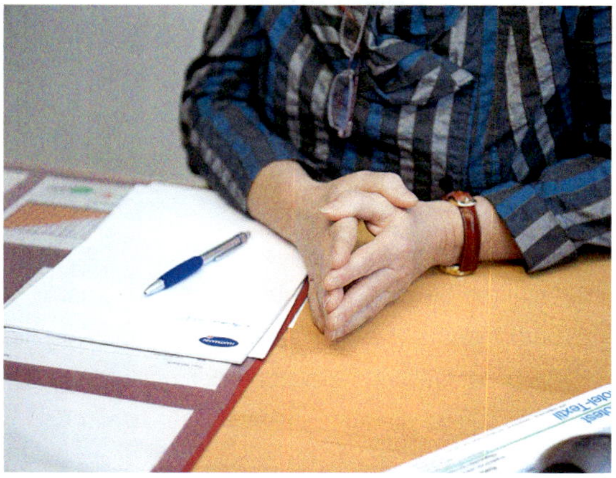

Die Inhalte des Mitarbeitergesprächs werden in einem Protokoll festgehalten.

Beziehungen gestalten und Gespräche führen

1 Interaktion und Kommunikation

1. Erklären Sie, was das Eisberg-Modell darstellt.
2. Benennen Sie die drei Elemente der Beziehungsgestaltung nach Rogers.
3. Beschreiben Sie den Unterschied zwischen verbaler und nonverbaler Kommunikation.
4. Erklären Sie das Vier-Ohren-Modell.
5. Erläutern Sie den Begriff „soziale Kompetenz".
6. Umschreiben Sie, was man unter einer „sozialen Rolle" versteht.
7. Schildern Sie einen Intrarollenkonflikt.
8. Besprechen Sie in der Gruppe Ihre eigenen sozialen Rollen und berichten Sie von einem Interrollenkonflikt.

2 Gesprächsführung und Gesprächstechniken

9. Geben Sie drei Beispiele für grundlegende Gesprächsformen.
10. Verdeutlichen Sie die Unterschiede zwischen den Begriffen „informieren", „beraten" und „anleiten".
11. Legen Sie dar, wie ein berufliches Gespräch vorbereitet und aufgebaut sein sollte.
12. Listen Sie die sieben Gesprächsförderer auf.
13. Reflektieren Sie, was es bedeutet, kritikfähig zu sein.

3 Gespräche mit Patienten und Angehörigen

14. Nennen Sie sechs Gesprächsregeln, die besonders bei alten Menschen zu berücksichtigen sind.
15. Begründen Sie, warum es wichtig ist, die Angehörigen über Gespräche einzubinden.

4 Gespräche mit Kollegen und Vorgesetzten

16. Stellen Sie wichtige Inhalte einer Dienstübergabe zusammen.
17. Sammeln Sie fünf wichtige Themen einer Teambesprechung.
18. Geben Sie die drei wichtigsten Ziele von Mitarbeitergesprächen wieder.

Gefühls- und Emotionsarbeit leisten

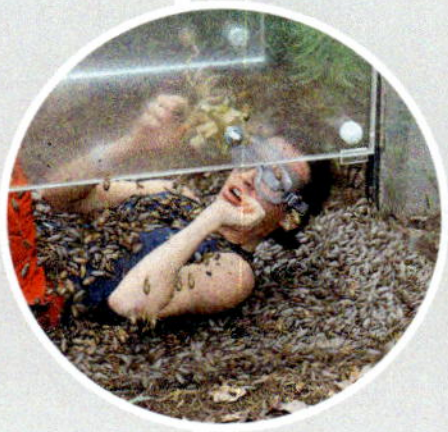

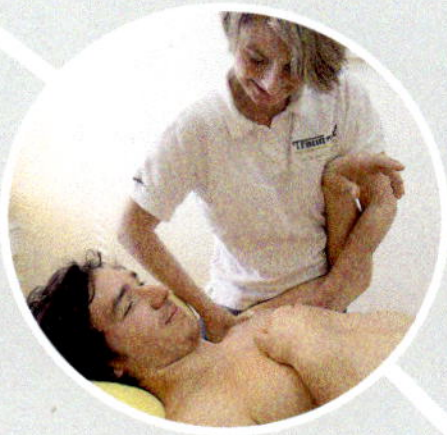

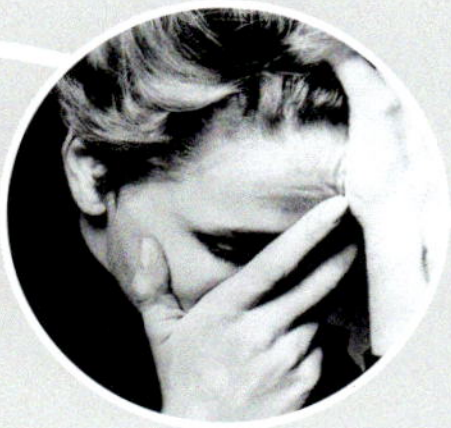

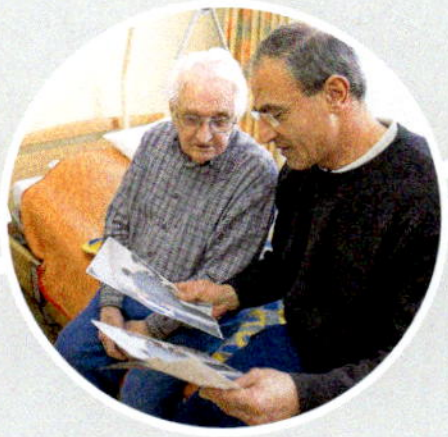

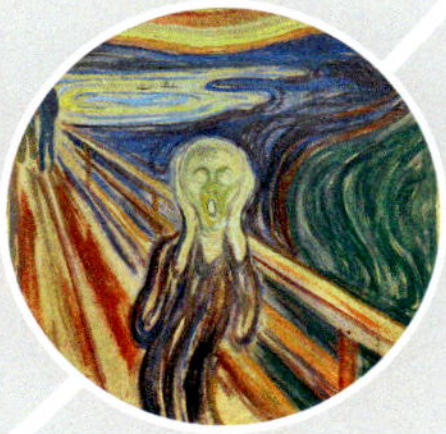

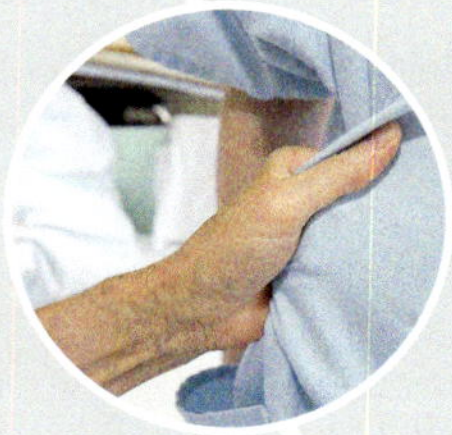

Gefühls- und Emotionsarbeit

Pflegende arbeiten mit Gefühlen

Pflege ist ein Beruf, der ganz entscheidend von der Interaktion ↗ S. 320 zwischen Menschen geprägt ist. Dabei spielen Gefühle eine wichtige Rolle, und Pflegende leisten ein hohes Maß an Gefühls- und Emotionsarbeit.

Gefühlsarbeit

Gefühlsarbeit ist die Arbeit, die Pflegende im Hinblick auf die Gefühle anderer erbringen. Zur Gefühlsarbeit gehören z. B. Vertrauen herzustellen, Sicherheit zu geben, Angst abzubauen, Zuversicht und Mut zuzusprechen, Traurigkeit zuzulassen, zu trösten und Leid zu lindern.

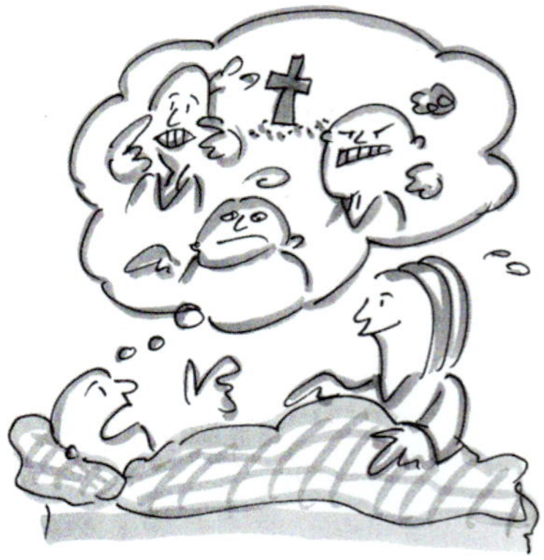

Gefühlsarbeit

Beispiel

Frau Werner hatte ihre Mutter nach einem schweren Sturz zu sich in ihre Wohnung geholt und dort mehrere Monate mit Unterstützung eines ambulanten Pflegedienstes gepflegt. Die Pflegende Frau Malcik hat Frau Werner immer wieder Mut zugesprochen und sie in ihrem Tun unterstützt. Als die Mutter im Sterben liegt, hilft es Frau Werner sehr, wenn Frau Malcik anwesend ist und ihr Beistand leistet.

Emotionsarbeit

Emotionsarbeit ist die Arbeit, die Pflegende im Blick auf die eigenen Gefühle erbringen. Zur Emotionsarbeit gehört im Wesentlichen, eigene, „negative" Gefühle (z. B. Ekel, Angst, Aggression, Ärger, Hilflosigkeit, Scham) zu kontrollieren und dem anderen gegenüber „positive" Gefühle (z. B. Freundlichkeit, Zugewandtheit, Zuversicht) zu zeigen.

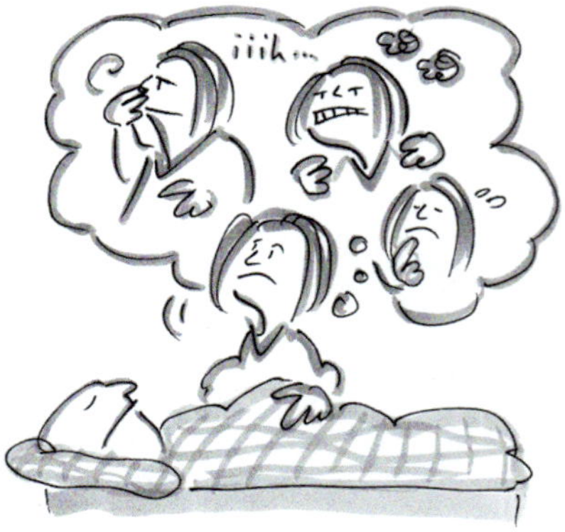

Emotionsarbeit

Beispiel

Frau Malcik fällt es nicht leicht, die Mutter von Frau Werner zu betreuen. Zu sehr erinnert es sie an das Sterben ihrer eigenen Mutter und sie fühlt sich oft hilflos. Dennoch spricht sie Frau Werner und ihrer Mutter Mut zu und lässt sich ihre Hilflosigkeit nicht anmerken.

Formen emotionaler Selbstkontrolle

Wer beruflich mit schwierigen Situationen klarkommen muss, braucht die emotionale Selbstkontrolle. Diese ist auf drei Ebenen möglich (körperlich, expressiv, kognitiv). An einem „Ekel"-Beispiel wird das ausgeführt:

Beispiel

Die 86-jährige Frau Brettig leidet unter fortgeschrittener Demenz. Sie spielt mit ihrem eigenen Kot und steckt ihn auch in den Mund.

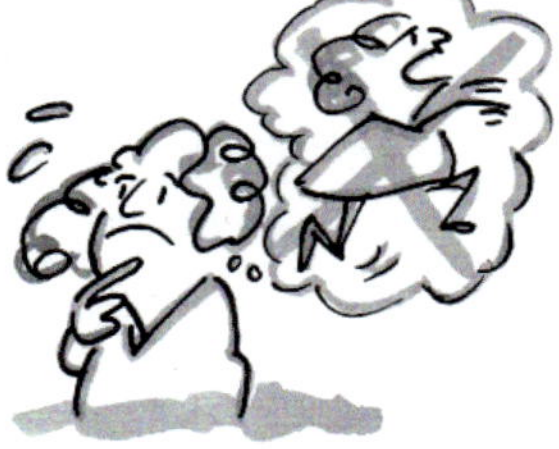

körperliche Ebene

Die **körperliche** Ebene: Manfred Rentig hat so etwas noch nie erlebt. Als er ins Zimmer tritt, braucht er seine ganze Selbstbeherrschung, um seine aufsteigende Übelkeit angesichts der Kot essenden Frau zu kontrollieren.

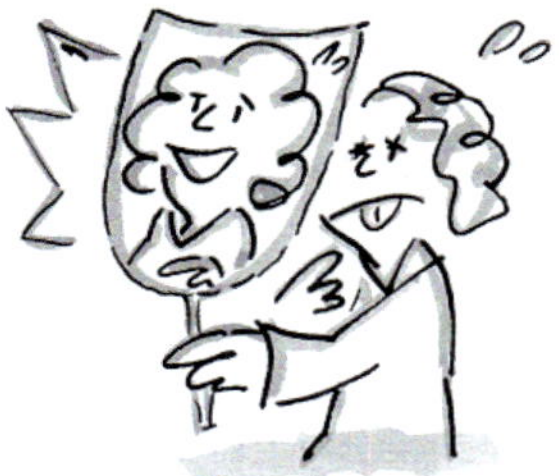

expressive Ebene

Die **expressive** Ebene, das „**Surface-Acting**" oder „Oberflächenhandeln": Mascha Brenner sind ähnliche Situationen nicht neu, sie hat inzwischen aber gelernt, ihre Gefühle nicht zu zeigen. So wendet sie sich Frau Brettig freundlich lächelnd zu, um die unangenehme, evtl. peinliche Situation zu entschärfen. Ihre Mimik (freundlich-warmer Blick) und der Körper (der Patientin zugewandt) werden als Ausdruckswerkzeug eingesetzt. Diese Variante ist auf Dauer die beste, weil die eigenen Gefühle noch wahrgenommen werden.

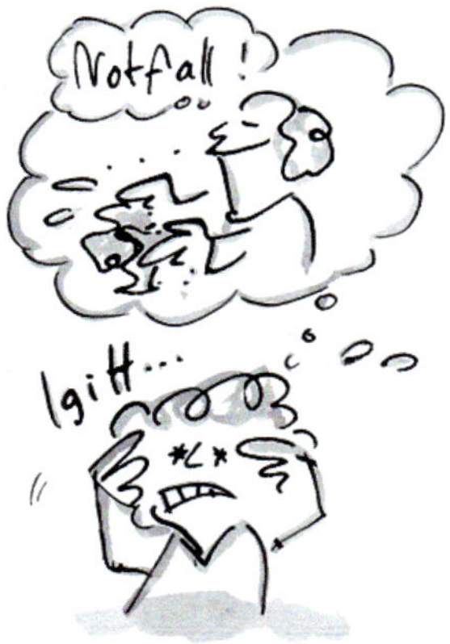

innere Ebene

Die **kognitive** oder **innere** Ebene, das „**Deep-Acting**" oder „Tiefenhandeln": Die Situation wird so interpretiert, dass sich nicht nur die äußere Reaktion, sondern auch das innere Gefühl verändert. Britta Neuwirth hat als Altenpflegerin schon öfter erlebt, wie Menschen mit demenziellen Veränderungen mit ihrem Kot spielen, ihn auch in den Mund stecken. In einer Fortbildung hat sie gelernt, dass die Betreffenden Kot als etwas ihnen Zugehöriges erleben (wie Kleinkinder) und daher gern damit spielen, ihn „probieren". Entsprechend greift sie auf ihre empathischen („Die arme Frau, sie kann ja nichts dafür. Ob sie sich wohl einsam fühlt?") oder medizinischen („Hoffentlich aspiriert sie nicht!") Ressourcen zurück.

Hinweis Wer über einen langen Zeitraum die eigenen Gefühle nur kontrolliert, aber sie nicht reflektiert, nimmt sie irgendwann nicht mehr wahr. Das kann zum Burnout ↗ S.360 führen. Daher sollten schwierige Gefühle regelmäßig in einer Supervision ↗ S. 108 oder im Rahmen einer kollegialen Beratung ↗ S. 109 besprochen werden.

Umgang mit Ekel

Ekel – eine gewaltige Emotion

Mit Ekel bezeichnen wir eine starke Abneigung, einen heftigen Widerwillen gegen bestimmte Substanzen. Die Fähigkeit, Ekel zu empfinden, ist angeboren. Es gibt kaum Menschen, die sich nicht ekeln. Ausnahmen sind kleine Kinder bis zu drei Jahren und Menschen mit bestimmten Hirnschäden. Konkrete Ekelgefühle werden jedoch erst durch Auslöser von Ekel im Laufe der Sozialisation nach dem Vorbild von anderen erlernt und sind kulturell beeinflusst. Psychologen vermuten, dass sich das Ekelgefühl kulturell ausgeweitet hat zu einer Art „Schutzengel der Seele", etwa wenn wir bestimmte Verhaltensweisen (z. B. Kindesmissbrauch) oder Personen (z. B. Triebtäter) als widerlich bezeichnen.

Weltweit am häufigsten als Ekel erregend bezeichnet werden Leichen, offene Wunden, Körperprodukte wie Kot, Urin oder Eiter, der Geruch verdorbener Lebensmittel und bestimmte Tiere wie Maden oder Parasiten. Individuelle Unterschiede werden deutlich beim Essen: Was dem einen eklig ist, gilt dem anderen als Delikatesse, z. B. Austern. Assoziationen spielen dabei eine entscheidende Rolle.

Über alle Kulturen hinweg gibt es einen typischen Gesichtsausdruck für den Ausdruck von Ekel: Die Nase wird gerümpft und die Oberlippe hochgezogen, während die Mundwinkel nach unten gehen. Körperliche Reaktionen sind Würgereflex, Speichelfluss, Übelkeit mit Brechreiz und Schweißausbrüche.

Feindseligkeitstrias

Der amerikanische Psychologe Carroll Izard versteht unter Ekel eine grundlegende selbstständige Emotion, die oft in Verbindung mit zwei weiteren starken Emotionen – Zorn und Geringschätzung – auftritt, die wiederum Widerwillen, Reizbarkeit und Distanz auslösen. Diese bezeichnet er als Feindseligkeitstrias, die sich sowohl gegen andere wie auch gegen sich selbst richten kann.

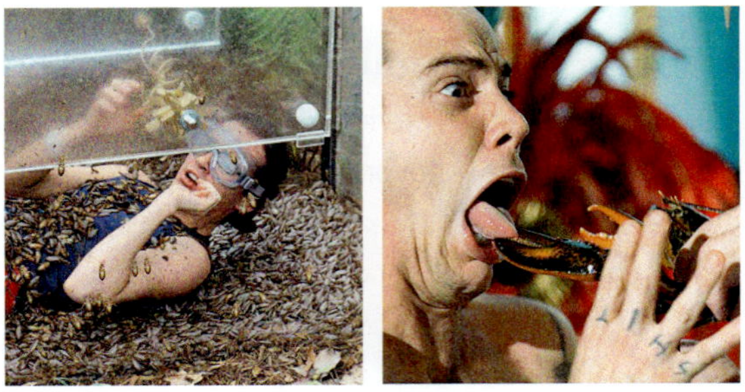

In den Medien dient Ekel als Quotenfänger, Ekel erregende Vorgänge dienen auch als Mutproben.

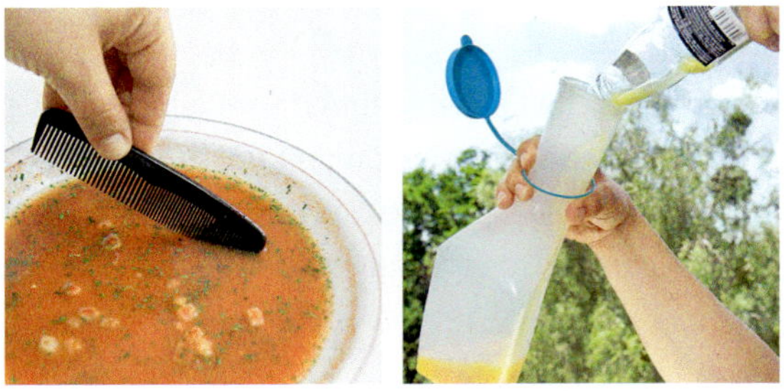

Ekelassoziationen: Viele Teilnehmer einer Studie zum Thema Ekel weigerten sich, Suppe zu essen, die mit einem fabrikneuen Kamm umgerührt wurde oder Orangensaft aus einer neuen, sterilen Urinflasche zu trinken.

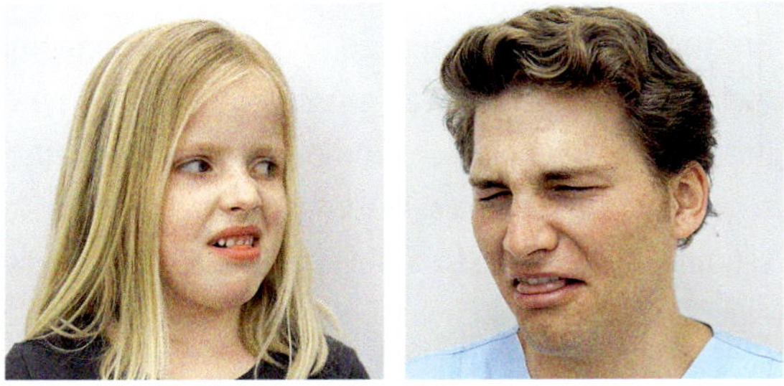

Der typische Gesichtsausdruck für Ekel

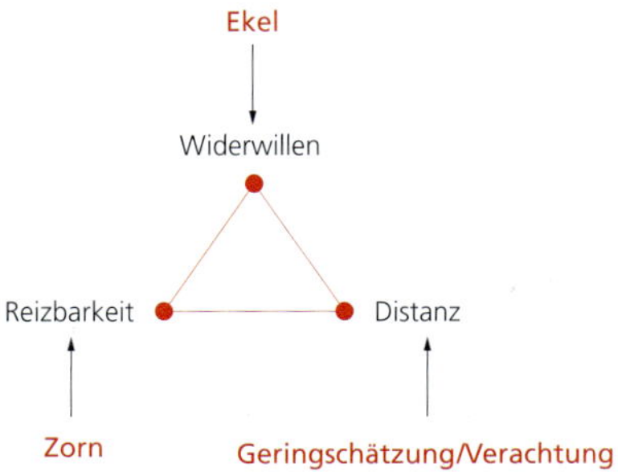

Die Feindseligkeitstrias (Ekel, Zorn, Geringschätzung/Verachtung) wurde z. B. im Nationalsozialismus ↗ S. 116 ausgenutzt, um die Tötungshemmung gegenüber anderen Menschen herabzusetzen. So wurden Juden als Parasiten oder Ratten beschimpft, Tiere, vor denen sich die meisten Menschen ekeln.

Assoziation (gedankliche) Verbindung
Trias Dreierfigur

Ekel in der Pflege

Pflegende kommen in ihrem Beruf mit vielen Dingen in Kontakt, die gemeinhin als **ekelerregend** gelten. Dazu gehören Körperausdünstungen, Körperausscheidungen oder schwere Hauterkrankungen und Wunden. Menschen reagieren unterschiedlich, jeder Mensch hat andere Ekelschranken, das heißt, was für manche unerträglich ist, ist für andere ziemlich harmlos. Tatsächlich gewöhnt man sich im Laufe der Zeit an vieles, was einem zunächst unerträglich erschien – und es geht recht schnell.

Besonders am Berufsanfang hilft ein Austausch mit Kollegen, denen es häufig ähnlich ergeht. Man erfährt dann, dass man nicht allein Probleme mit Ekelgefühlen hat. Manchmal führt der im Gespräch entstehende „Galgenhumor" auch zu einem befreienden Lachen – und die Ekelschwelle wird wieder etwas höher.

Manche reagieren mit einem übermäßigen Gebrauch an Pflegehilfsmitteln, z. B. **Handschuhen**, Desinfektionsmitteln, Raumspray. Das erhält die Arbeitsfähigkeit, wirkt aber manchmal für die Pflegebedürftigen sehr befremdlich. Außerdem werden allergische Reaktionen begünstigt.

Belastende Tätigkeiten können mit Kollegen getauscht werden, gerade weil die Ekelschwelle unterschiedlich ist. Es gibt aber auch Situationen, in denen alle an ihre Grenzen kommen – dann sollte man grundsätzlich **zu zweit** daran arbeiten, den Widerwillen zu mindern.

Eine weitere Entlastung kann sein, zwischendurch patientenferne Arbeiten durchzuführen, damit eine vielleicht verloren gegangene professionelle Distanz ↑S. 349 wiedergefunden werden kann.

Auch die Besprechung in der Supervision ↑ S. 108 oder der kollegialen Beratung ↑ S. 109 bietet eine deutliche Entlastung. Das hilft, mit den eigenen schwierigen Gefühlen wieder besser klarzukommen.

Hinweis Welche Strategie zur Entlastung eine Pflegende letztlich auswählt, hängt davon ab, was ihr hilft, mit Ekel umzugehen.

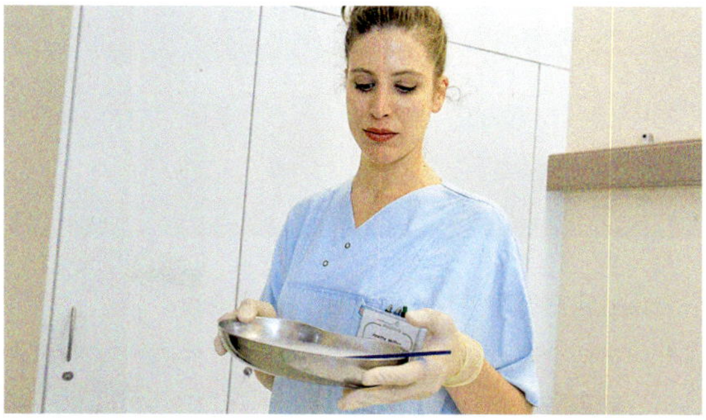

Der Umgang mit dem Speichel fremder Menschen oder Geräusche im Zusammenhang mit der Mundpflege lösen bei vielen Menschen Ekel aus, gehören jedoch zum Alltag von Pflegenden.

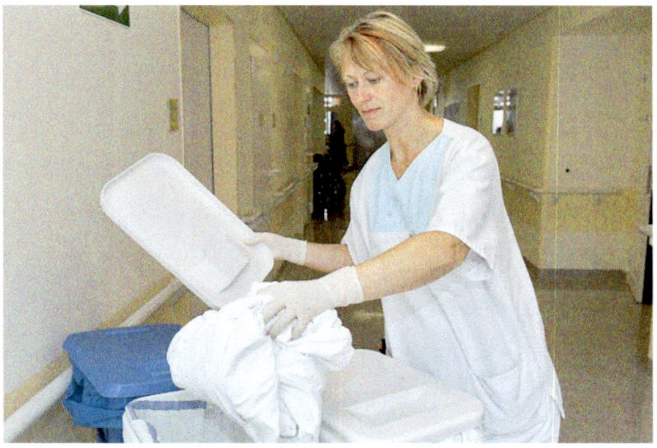

Der Einsatz von Handschuhen dient zum einen dem (hygienischen) Selbstschutz, kann aber auch ein hilfreiches Mittel gegen die eigenen Ekelgefühle sein.

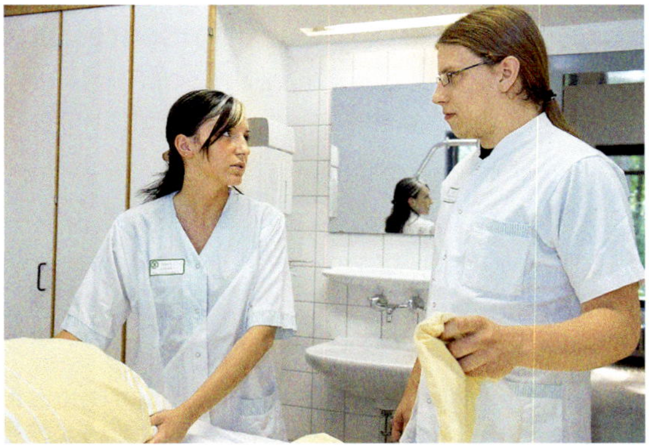

Zu zweit lässt sich vieles leichter ertragen.

Grenzüberschreitungen

Balance suchen und halten

Im professionellen Umgang mit Menschen ist eine stimmige Nähe notwendig. Die richtige Balance zwischen Nähe und Distanz zu finden, gehört zu den wichtigsten Lern- und Entwicklungsaufgaben in der Pflege. Die Balance muss in der Begegnung mit jedem Menschen immer wieder neu gesucht werden. Es ist ein Zeichen von Professionalität, trotz der körperlichen Nähe die richtige Distanz zu halten.

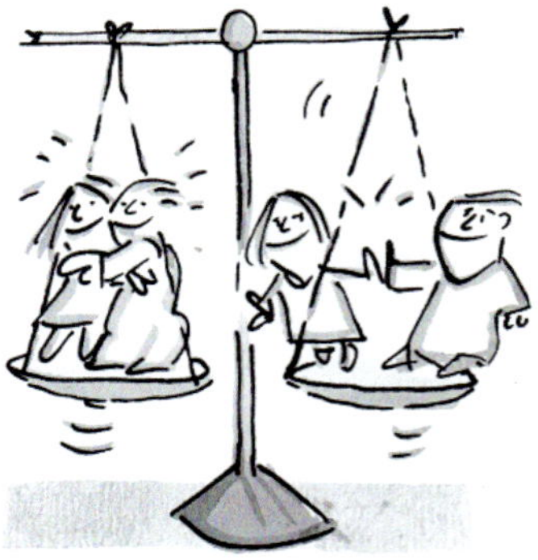

Die Balance muss immer neu gesucht werden.

Räumliche Distanzzonen	
Intimdistanz (bis ca. 45 cm)	Wahrnehmung von Körpergeruch und Wärme der Haut
persönliche Distanz (45–120 cm)	Ausdehnung einer Armlänge: Kontakt zu Freunden
soziale Distanz (120–170 cm)	keine Körperberührung, Kontakt zu Bekannten oder Fremden

Körperliche Nähe zu Fremden

Einander fremde Menschen halten normalerweise einen gewissen Abstand ein. Familienmitglieder und Freunde kommen sich auf Grund ihrer engeren Beziehung deutlich näher.

In der beruflichen Pflege kommen Pflegende den Pflegebedürftigen sehr nahe, obwohl keine enge Beziehung besteht. Die körperliche Nähe ist ein zentraler Punkt in der Pflegearbeit, weil Pflege ein Berührungsberuf ↗S. 178 ist. Damit greifen Pflegende auch umfassend in das körperliche und emotionale Selbstverständnis anderer Menschen ein.

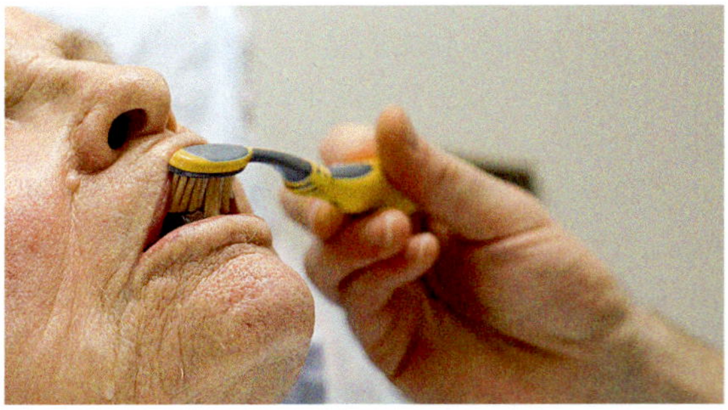

Mundpflege ist für Pflegebedürftige wie Pflegende wegen der Überschreitung der Intimdistanz nicht ganz einfach.

Pflegearbeit ist grenzüberschreitend

Körperliche Pflege ist nur möglich, wenn die normale Distanz zu Fremden überschritten wird, sie ist also notwendig grenzüberschreitend. Das gilt für die Pflegebedürftigen, aber auch für die Pflegenden selbst. Auch Pflegende müssen lernen, ihre eigenen Scham- und Kontaktgrenzen zu überwinden, weil sonst z. B. eine Waschung im Intimbereich nicht möglich ist.

Wenn einerseits die Grenzen auf beiden Seiten regelmäßig überschritten werden müssen, um überhaupt pflegen zu können, braucht es andererseits ebenso notwendige Grenzen, die eingehalten werden müssen, damit die körperliche Nähe überhaupt erträglich wird. Entscheidende „Luftkissen" im Umgang damit sind Höflichkeit, Freundlichkeit und Respekt.

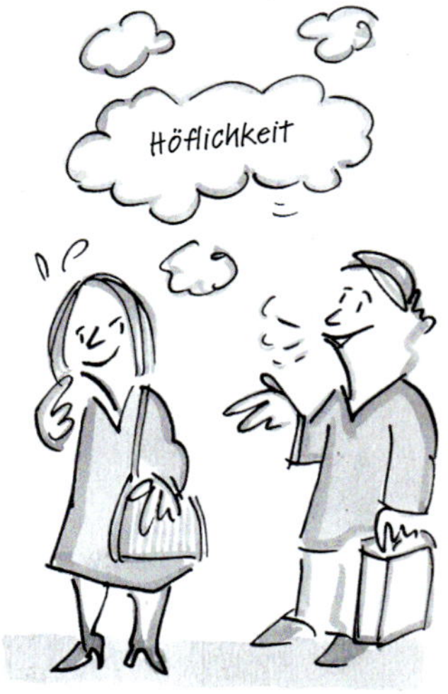

Höflichkeit ist das Luftkissen in der Beziehung.

Die Stachelschweine – Ein Text zum Nachdenken

„Eine Gesellschaft Stachelschweine drängte sich, an einem kalten Wintertage, recht nahe zusammen, um sich durch die gegenseitige Wärme vor dem Erfrieren zu schützen. Jedoch empfanden sie bald die gegenseitigen Stacheln; welches sie dann wieder voneinander entfernte. Wenn nun das Bedürfnis der Erwärmung sie wieder näher zusammenbrachte, wiederholte sich jenes zweite Übel; sodass sie zwischen beiden Leiden hin- und hergeworfen wurden, bis sie eine mäßige Entfernung voneinander herausgefunden hatten, in der sie es am besten aushalten konnten.

So treibt das Bedürfnis der Gesellschaft, aus der Leere und Monotonie des eigenen Inneren entsprungen, die Menschen zueinander; aber ihre vielen widerwärtigen Eigenschaften und unerträglichen Fehler stoßen sie wieder voneinander ab. Die mittlere Entfernung, die sie endlich herausfinden, und bei welcher ein Beisammensein bestehen kann, ist die Höflichkeit und feine Sitte. Dem, der sich nicht in dieser Entfernung hält, ruft man in England zu: keep your distance! Vermöge derselben wird zwar das Bedürfnis gegenseitiger Erwärmung nur unvollkommen befriedigt, dafür aber der Stich der Stacheln nicht empfunden."

Arthur Schopenhauer, Parerga und Paralipomena: kleine philosophische Schriften.

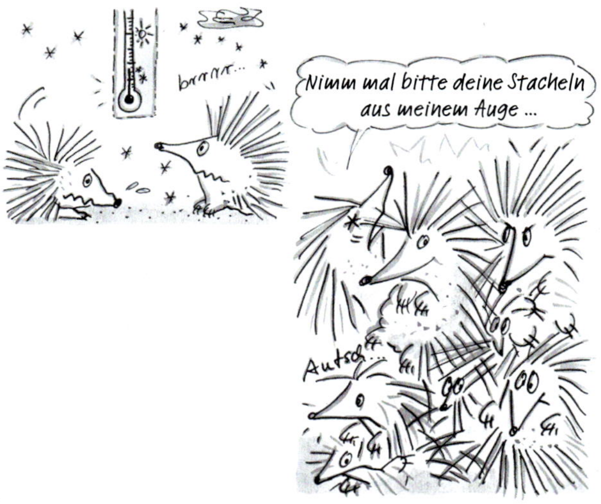

Hinweis **Professionelle Nähe und Distanz** beschreibt einerseits das Zusammenspiel von körperlicher Nähe und Empathie. Andererseits ist die Fähigkeit gemeint, zu den eigenen Gefühlen innerlich vorübergehend in Distanz zu treten. Beide Fähigkeiten können durch Reflexion und Erfahrung gelernt werden.

Empathisch sein heißt, sich zeitlich begrenzt in die Situation einer anderen Person einzufühlen. Empathie darf nicht mit Identifikation verwechselt werden. Wer sich identifiziert, glaubt an sich selbst zu erleben, was die andere Person fühlt – das zeugt eher von Respektlosigkeit.

Grenzen einhalten

Professionelle Nähe und Distanz erfordern emotionale Sensibilität sowie den Mut, sich sowohl auf einen Menschen einzulassen als sich auch von ihm abzugrenzen. Es geht um die Einhaltung von Grenzen, die die Pflegebedürftigen ebenso brauchen wie die Pflegenden selbst.

Die größte Schwierigkeit liegt in einer empathischen, nicht kalt wirkenden Abgrenzung bei gleichzeitiger körperlicher Nähe. Dieser Balanceakt gelingt nicht immer, auch weil die Nähe- bzw. Abgrenzungswünsche auf beiden Seiten oft sehr verschieden sind. Es bedarf eines ständig neuen Ausbalancierens wie bei den Stachelschweinen. Auch sie müssen versuchen, einen Abstand zu finden, der sie einerseits wärmt, ohne dass sie sich andererseits mit ihren verschiedenen Eigenheiten (Stacheln) gegenseitig verletzen.

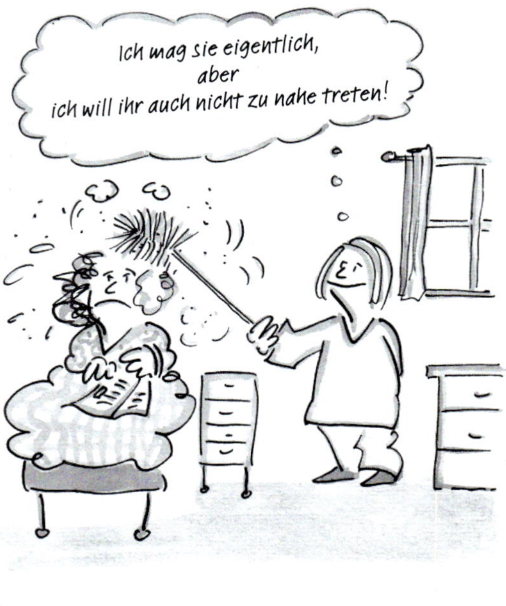

Distanzlosigkeit

Wie zeigt sich Distanzlosigkeit?

Wo Grenzen nicht eingehalten werden, spricht man von Distanzlosigkeit. Sie gibt es sowohl auf Seiten der Pflegebedürftigen wie auch der Pflegenden. Sie zeigt sich in

- enger Kontaktsuche, ohne dass gefragt wird, ob dieser soziale Kontakt überhaupt gewünscht ist,
- übergriffigen Kommunikationsformen, die der Stellung gegenüber dem anderen nicht angemessen sind, z. B. sofortiges Duzen, nicht erlaubte Anrede mit „Oma“ oder „Schwesterchen“, ungefragtes Umarmen,
- dem Erzwingen von Nähe trotz Zurückweisung oder
- ungefragter Verletzung der Intimsphäre.

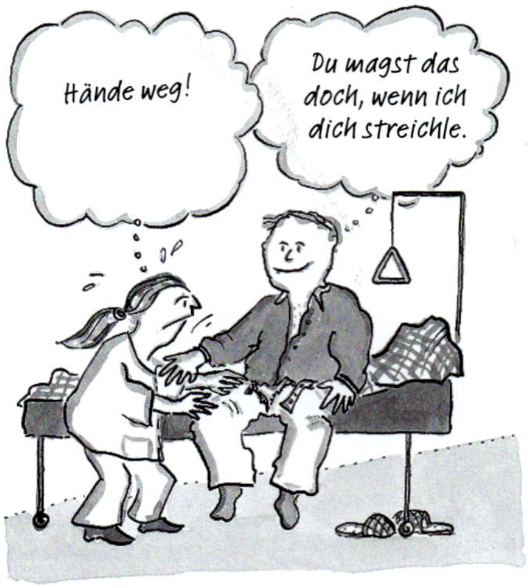

Ach, Schwesterchen …

Auf Distanzlosigkeit von pflegebedürftigen Menschen reagieren Pflegende oft sehr empfindlich mit massiver Abgrenzung. Doch es gibt verschiedene – auch krankheitsbedingte – Gründe für derartiges Verhalten, wie z. B.

- eine genetisch oder unfallbedingte Schädigung bestimmter Hirnregionen,
- demenzielle Veränderungen,
- bestimmte psychiatrische Krankheitsbilder oder
- medikamentös bedingte Enthemmung (z. B. bei manchen Psychopharmaka ↗ S. 487).

Nicht krankheitsbedingte Distanzlosigkeit ist nicht in jedem Fall zu klären. Hintergründe könnten sein,

- der Versuch, die eigene Einsamkeit mit Hilfe Pflegender zu lindern oder
- der falsche Gedanke: „Wenn eine Pflegerin in meinen Intimbereich eingreift, dann muss ich das umgekehrt auch dürfen.“

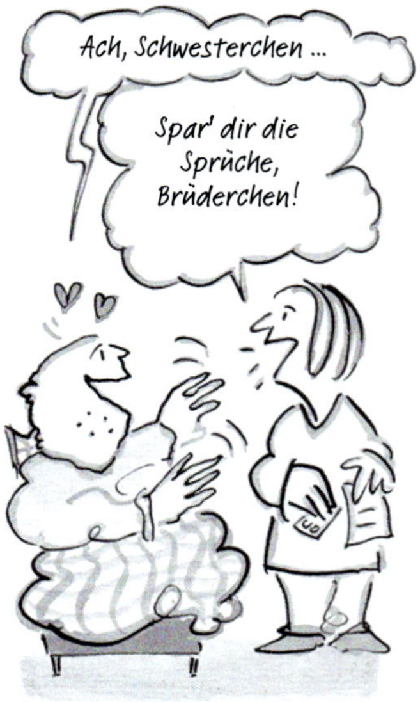

Distanzlosigkeit und sexuelle Belästigung gehen manchmal nahtlos ineinander über.

Hinweis Pflegende dürfen und sollen Pflegebedürftige freundlich darauf aufmerksam machen, wo ihnen die gesuchte Nähe zu groß wird. Eine aggressive oder gewalttätige Zurückweisung ist nicht angebracht.

Na, Opa, wie geht's uns denn heute?

Auch manche Pflegende kennen ihre Grenzen nicht immer. Vielleicht auch gefördert durch die beruflich notwendige körperliche Grenzüberschreitung, verlieren sie das Gefühl für unbedingt zu respektierende Grenzen. Beispiele sind:

- die unangebrachte Anrede älterer Damen und Herren mit „Oma" oder „Opa"
- ins Zimmer platzen, ohne vorher anzuklopfen (bzw. die Antwort abzuwarten)
- ungefragt über das Gesicht oder Haar zu streicheln, übertrieben zu umarmen
- das Durchsuchen persönlicher Sachen ohne Erlaubnis

Im **ambulanten** Dienst halten sich Pflegende in der Wohnung von Pflegebedürftigen auf. Dies birgt zusätzliche Gefahren der Grenzüberschreitung, z. B.:

- Betreten von Räumen, die nicht für die Pflege benötigt werden
- ungefragtes bzw. nicht erlaubtes Durchsuchen von Schränken und Schubladen nach Wäsche
- neugieriges Ausfragen des privaten Umfeldes
- ungebetene Kommentare zur Einrichtung, zu persönlichen Gegenständen in der Wohnung
- nicht erbetenes Aufräumen der Wohnung

Die **häusliche 24-Stunden-Pflege** findet rund um die Uhr in der Wohnung der Betroffenen und ihrer Angehörigen statt. Den Angehörigen bleibt oft nur das eigene Schlafzimmer als Rückzugsraum. Sie müssen aushalten, dass fremde Menschen im eigenen Zuhause anwesend sind. Besonders schwer erträglich wird es, wenn Pflegende sich „wie zu Hause fühlen" und sich in der fremden Wohnung verhalten, als wäre es ihre eigene. Das ist übergriffig und löst Gefühle von Unwohlsein bis zu Aggressionen insbesondere bei den Angehörigen aus.

Hinweis „My home is my castle." Das Zuhause ist den meisten von uns sehr kostbar, es bietet Schutz und Zuflucht. Pflegende achten diesen Schutzraum.

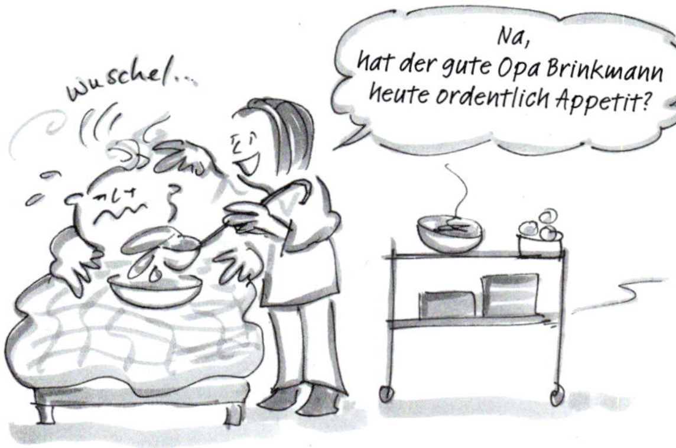

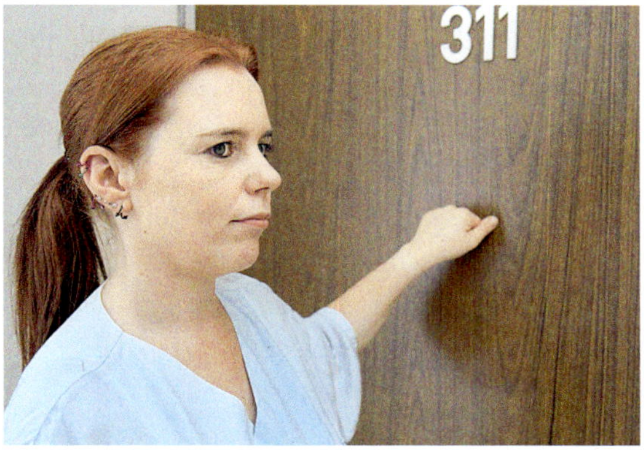

Das Patientenzimmer bietet den einzigen etwas geschützten Raum für Patienten im Krankenhaus und Heim. Deshalb sollte es selbstverständlich sein, anzuklopfen und ein „Herein" abzuwarten, bevor man das Zimmer betritt.

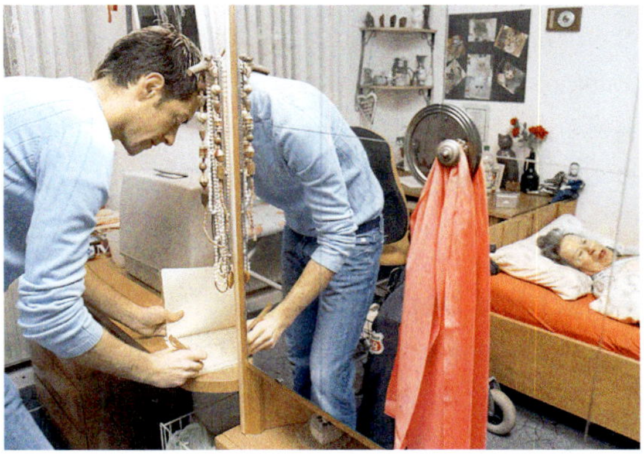

Pflegende sind Besucher in der Wohnung von Klienten. Es versteht sich von selbst, dass ungefragt keine Gegenstände weggenommen oder verrückt werden. Auch ungefragtes Aufräumen zeugt von distanzlosem Verhalten. Jeder Mensch hat ein Recht auf seine „eigene Ordnung".

Sag beim Abschied leise …

Abschied bedeutet Trennung

Wer sich von jemandem oder etwas verabschiedet, der lässt etwas zurück; manchmal gerne („Das Thema bzw. der Mensch ist für mich gestorben."), manchmal unter großen Schmerzen („Wie konntest du mir das antun?"). Abschied nehmen heißt immer, loslassen müssen, sich trennen, etwas sterben lassen.

Junge Menschen erfahren das in doppelter Weise: Sie verlassen die vertraute Schule, oft auch Elternhaus und Wohnort, um an einem fremden Ort mit der Ausbildung zu beginnen. In der Pflege arbeiten sie tagtäglich mit Menschen, die ihre Gesundheit verloren haben, alt oder krank sind, leiden und auch sterben. Das bedeutet, sie sind nicht nur mit ihren eigenen Abschieden (z. B. Heimweh) beschäftigt, sondern werden zusätzlich mit existenziellen Verlustängsten der Pflegebedürftigen konfrontiert.

Etwas hergeben müssen oder verlieren ist eine schmerzhafte Angelegenheit. Elisabeth Kübler-Ross hat in ihrer Arbeit mit Sterbenden fünf so genannte Sterbephasen ↗ S. 525 (Leugnung, Aggression, Verhandlung, Depression, Annahme) aufgezeigt. Allerdings gelten diese Phasen nicht nur in Bezug auf das Sterben, sondern auch für viele Abschiedssituationen. Die meisten Menschen haben selbst irgendwann einmal erlebt, welches Gefühlschaos mit Abschieden verbunden sein kann, z. B. bei Liebeskummer.

Abschied bedeutet Entwicklung

Nur wer Vertrautes aufgibt, kann Neues beginnen. Das ist das Gesetz des Lebens. Kinder werden zu Jugendlichen, Jugendliche zu Erwachsenen, Erwachsene zu Alten, sofern der Tod nicht dazwischenfährt. Diese Übergänge sind normal – aber funktionieren nicht immer reibungslos. Die neuen Abschnitte gelingen jedoch nur, wenn man das Vergangene loslassen lernt. Auch wer freiwillig geht, spürt oft den dazugehörigen Trennungsschmerz.

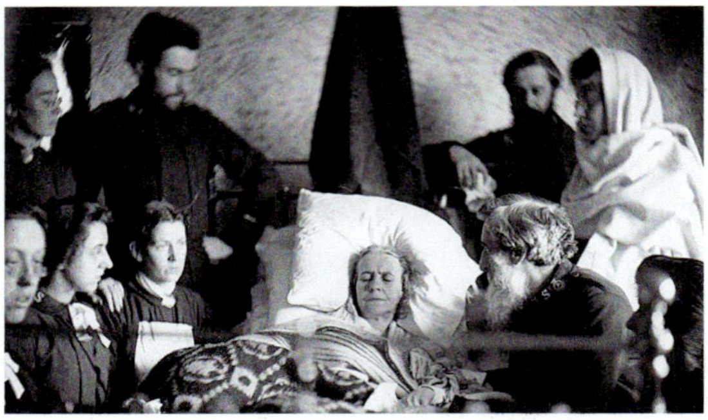

Bis ins 20. Jahrhundert hinein war es üblich, dass Menschen zu Hause im Kreise ihrer Angehörigen starben.

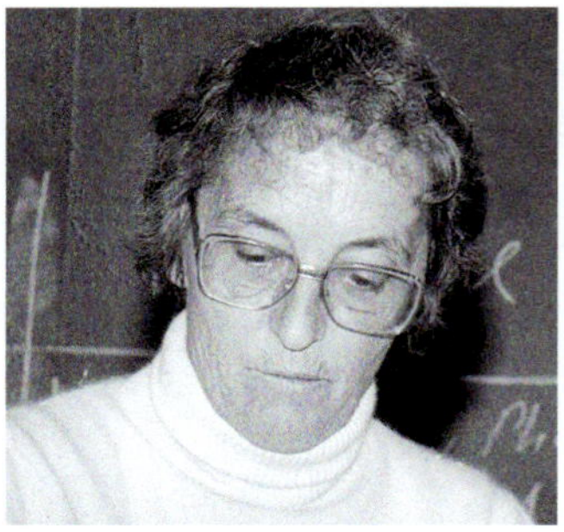

Die Schweizerin Elisabeth Kübler-Ross war eine der bedeutendsten Sterbeforscherinnen. Mit dem Buch „Interviews mit Sterbenden" warb sie weltweit um ein neues Verständnis für Sterbende und ihre Bedürfnisse.

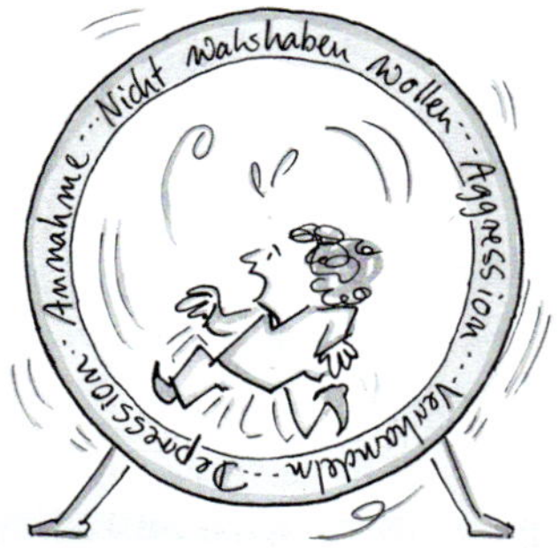

Der Wechsel der Gefühle ähnelt zeitweilig dem endlosen Treten im Laufrad.

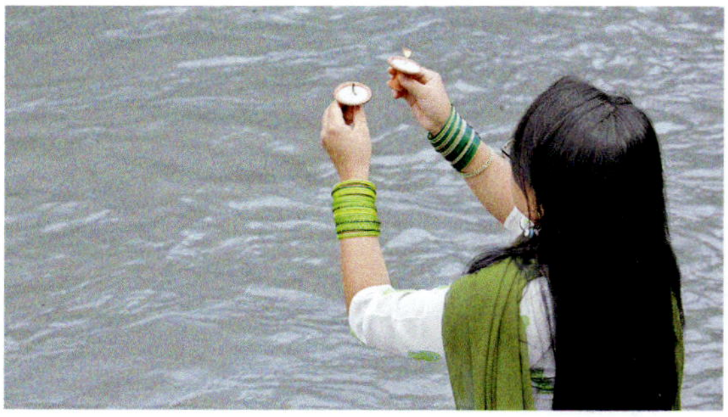

Es gibt zahlreiche Rituale des Abschiednehmens – hier eine junge Hindu, die eine Kerze am Ganges entzündet.

Abschied als Verlust

Deutlich schmerzhafter sind Verlusterfahrungen. Verlust kommt von Verlieren. Wir gestalten keine vorbereitete Trennung, sondern etwas oder jemand Wichtiges im Leben kommt uns abhanden.

Einen symbolhaften Gegenstand zu verlieren (z. B. die Uhr vom geliebten Großvater), tut weh. Der Verlust eines langjährigen Haustieres schmerzt manche Menschen ebenso wie der Verlust eines Menschen. Manchmal verlieren wir befreundete Menschen aus den Augen – und stellen fest, die Freundschaft ist verloren gegangen. Manchmal verlieren wir das Vertrauen in uns oder andere und manchmal verlieren wir unsere körperliche oder seelische Gesundheit. Wir alle haben Verluste im Leben erfahren, auch wenn wir nicht immer darüber nachdenken. Darüber nachzudenken kann aber helfen, andere Menschen in solchen Situationen besser zu verstehen.

- Um was für einen Verlust handelt es sich und in welchem Alter wurde er erlebt?
- Welche Bedeutung hat der Verlust für das weitere Leben (positiv und negativ)?
- Was half bei der Verarbeitung des Verlustes und was behinderte die Verarbeitung?

Besonders schwer wird es, wenn nahestehende Menschen sterben – und mit ihnen oft ein Teil unserer Lebensgeschichte und unseres Selbstverständnisses. Dies zeigt sich insbesondere in langjährigen Partnerbeziehungen, wenn plötzlich „die bessere Hälfte" fehlt. Das kann durch Tod geschehen, aber auch durch Trennung. Die Betroffenen fühlen sich neben dem eigentlichen Verlust oft zusätzlich in ihrer eigenen Identität bedroht, sie wissen zeitweise nicht mehr so genau, wer sie sind und wofür sie leben.

Hinweis Verluste gehören zum Leben, doch der Umgang damit ist nicht immer einfach. Manchmal möchten wir lieber vor ihnen weglaufen statt sie auszuhalten und zu verarbeiten.

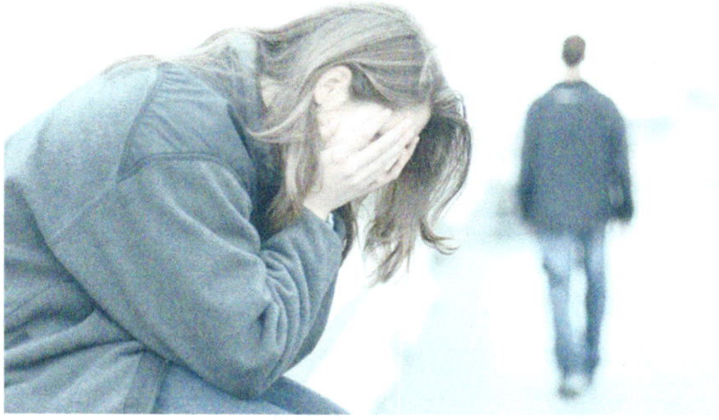

Trennungsschmerz, das „gebrochene Herz", kann Menschen in existenzielle Krisen stürzen.

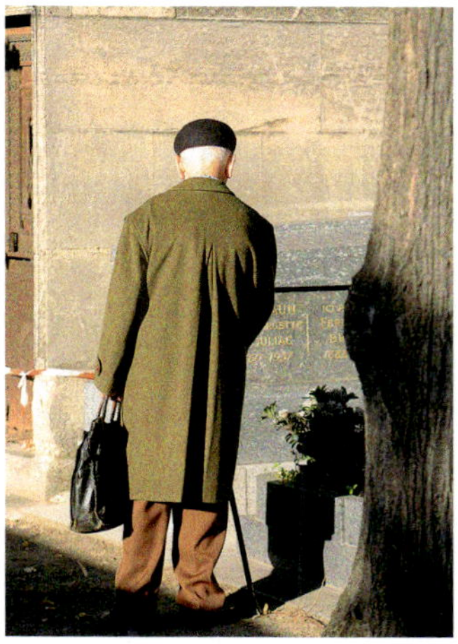

Der regelmäßige Besuch des Grabes eines geliebten Menschen dient der Trauerbewältigung.

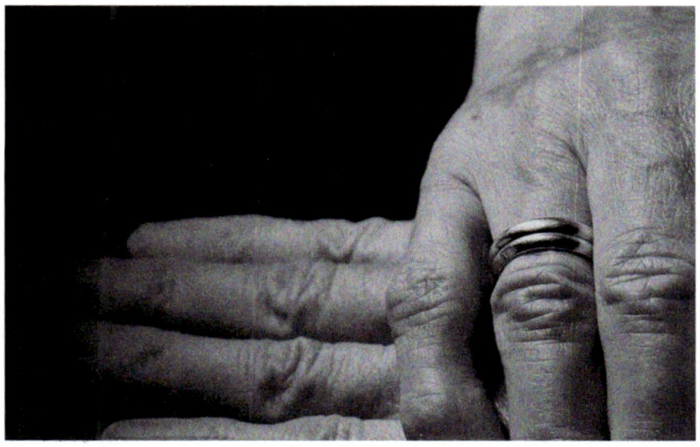

Alte Menschen sind häufig über viele Jahrzehnte verheiratet gewesen. Stirbt der Ehepartner, vermissen sie nicht nur ihn, sondern es scheint ihnen auch der Sinn ihres Lebens abhanden gekommen zu sein.

Identität Übereinstimmung mit sich selbst

Abschied im Leben – Trauer

Trauer ist keine Krankheit

Trauer ist eine Form des Abschiednehmens, die es erlaubt, irgendwann am Leben wieder neu teilzunehmen. Der Trauernde selbst befindet sich irgendwo zwischen dem „nicht mehr“ und dem „noch nicht“.

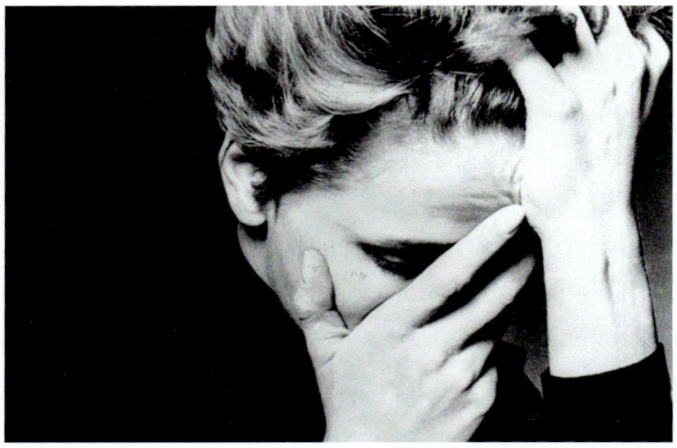

Einen geliebten Menschen zu verlieren, ist eine sehr intensive Form des Schmerzes.

In der nebenstehenden Zeichnung ist ein Paar dargestellt. Die beiden leben seit vielen Jahren zusammen. Sie reden und streiten miteinander, gehen gemeinsam ihren Lebensweg, halten sich manchmal an der Hand. Sie sind sich Gesprächspartner, Wertegaranten und Geliebte. Zeitweise sind sie böse aufeinander, dann wieder liegen sie sich versöhnt in den Armen. Sie geben einander Sicherheit, trösten sich, machen sich Mut. Sie lieben sich, ärgern sich und manchmal hassen sie sich auch. Sie haben Kinder, gemeinsame Freunde und Interessen, sind sich einig in der Ablehnung mancher Menschen und manchmal auch sehr uneins. Sie verbindet ein bunter, vielfältiger Strang gemeinsamen Erlebens. Nun geht einer der beiden, stirbt oder trennt sich, und es entsteht folgende Situation:

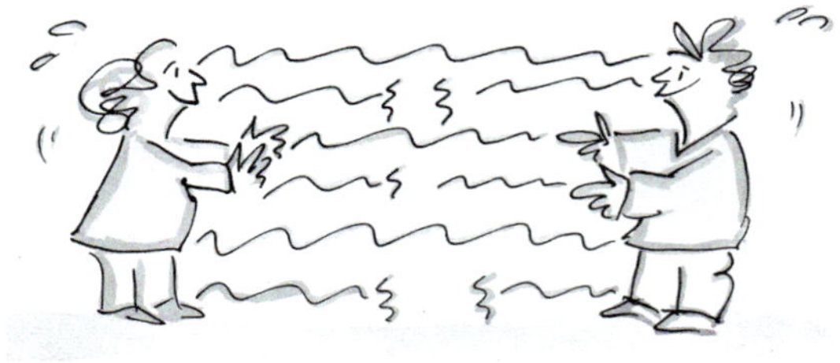

Zwei gehören zusammen, die Bindungslinien finden einen Halt.

Für den Menschen, der zurückbleibt, heißt das, im Beziehungsfeld klafft eine riesige Wunde. Alle Fäden, die ihn mit dem anderen verbunden haben, laufen jetzt ins Leere – es ist keiner mehr da, der die Fäden aufnimmt. Auch wenn auf anderen Seiten noch Bindungsstränge (Freunde, Kinder, Hobbys) existieren: Selten sind sie so stark, dass sie die zurückbleibende Person direkt im Gleichgewicht halten können. Die vielfältigen Beziehungsfäden, die im Laufe der Jahre geknüpft wurden, ziehen nach unten, weil sie keinen Anknüpfungspartner mehr finden. Der Zurückgebliebene verliert „den Boden unter den Füßen“, erlebt sich teilweise seiner Identität beraubt und vom Leben abgeschnitten.

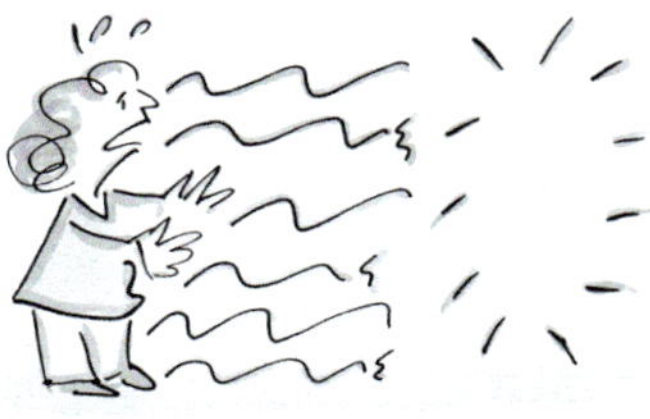

Das aufnehmende Gegenüber fehlt plötzlich, die Bindungen laufen ins Leere.

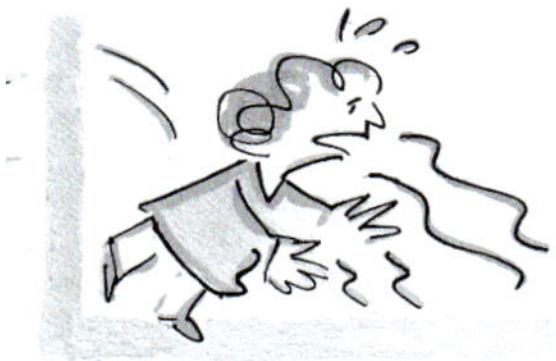

Es scheint, als verliere man jeglichen Halt.

Hinweis Trauern ist schmerzhaft, aber notwendig, um wieder einen neuen Bezug zum Leben zu finden.

Trauerarbeit

Trauerarbeit besteht darin, die Verbindungen zu dem Verlorenen zu lösen und alle Lebenskraft, die in der Bindung zu dem anderen steckte, in sich selbst zurückzuholen. Trauerarbeit leisten bedeutet also, einen mehr oder weniger langen Entbindungs- und Reintegrationsprozess einzugehen. Nur langsam können im Rahmen der Erinnerungsarbeit die nach außen gerichteten Beziehungsfäden Stück für Stück eingeholt und im Inneren als Schatz des gemeinsamen Lebens aufbewahrt werden. Wieder und wieder werden in der Erinnerung bestimmte Ereignisse, gemeinsame Erfahrungen nacherlebt. Scheinen sie anfangs wie in Stein gehauen, verändert sich in der vielfachen Wiederholung, der „Nacherzählung" ganz allmählich die Perspektive, die Sichtweise. Es ist ein prozesshaftes Geschehen.

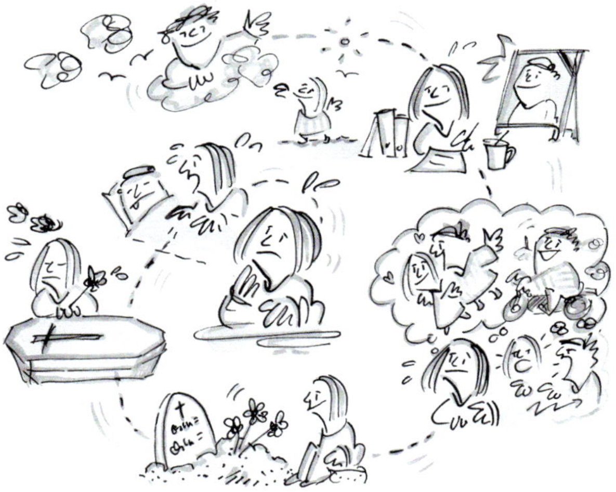

Das Sicherinnern gleicht einer nach oben sich öffnenden Spirale, die immer wieder dieselben Stellen umkreist und dabei allmählich den Blick für das neue Leben weitet.

Der Trauerprozess

Stellvertretend für diverse Modelle werden hier die Trauerphasen nach Verena Kast vorgestellt.

- Schock – **Die Phase des Nichtwahrhaben-Wollens**: „Nein, es kann nicht sein, ich habe ihm doch eben noch zugewunken …" Die Schockstarre, das Nicht-aufnehmen-Können des Ungeheuerlichen dauert wenige Stunden bis Tage. Diese Zeit wird wie im Nebel erlebt.
- Aufbrechende Emotionen – **Gefühlschaos**: An die Stelle der Empfindungslosigkeit treten heftige Gefühle wie Verlassenheit, Protest, Wut, Verzweiflung, Sehnsucht, Selbstvorwürfe, Schuldzuweisungen, Orientierungslosigkeit, Angst und Einsamkeit. Diese Phase wechselt sich ab mit
- Klärung durch Erinnerung – **Suchen und sich trennen**: Der trauernde Mensch erinnert sich wieder und wieder und durchlebt das Gewesene so lange, bis sich allmählich herausschält, was bleibende Erinnerungen sind und was losgelassen, vergessen werden darf.
- Phase des neuen Selbst- und Weltbezugs: Der Mensch entwickelt einen neuen Zugang zu seinem Leben und lernt, „abschiedlich" zu leben, er akzeptiert, dass Verluste zum Leben gehören.

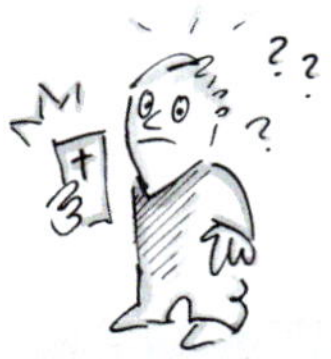

Schockphase

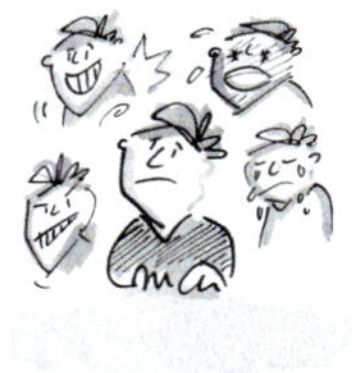

Phase des Gefühlschaos

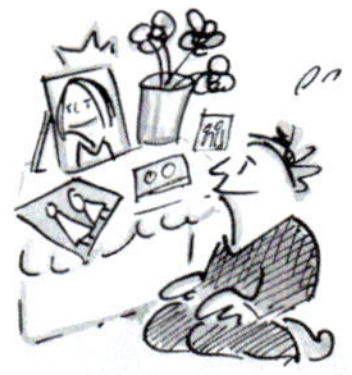

Phase der Klärung durch Erinnerung

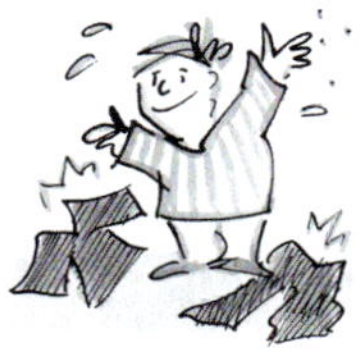

Phase des neuen Selbst- und Weltbezugs

Professionelles und nicht professionelles Helfen

Die Bedeutung von Helfen in der Gesellschaft

Zu allen Zeiten und in allen Kulturen hat Helfen eine hohe Bedeutung für das Zusammenleben. Jeder Mensch kennt aus eigener Erfahrung Situationen, in denen er von anderen abhängig und auf deren Hilfe angewiesen war. Das ist im Kindesalter besonders augenfällig, gilt aber grundsätzlich das ganze Leben. Traditionell gilt die nicht professionelle Hilfe primär Familienmitgliedern, Nachbarn oder einer selbst ausgewählten Gruppe von Menschen. Diese Hilfe ist spontan und situationsgebunden, sie kann auch unterlassen werden.

Helfen ist v. a. ein Akt der Solidarität, ein Verhalten aus wechselseitiger Verbundenheit und Mitverantwortung für die Mitglieder einer sozialen Gruppe oder Gemeinschaft und wird als Altruismus bezeichnet. Solidarische Hilfsbereitschaft ist der Kitt, der eine Gesellschaft zusammenhält.

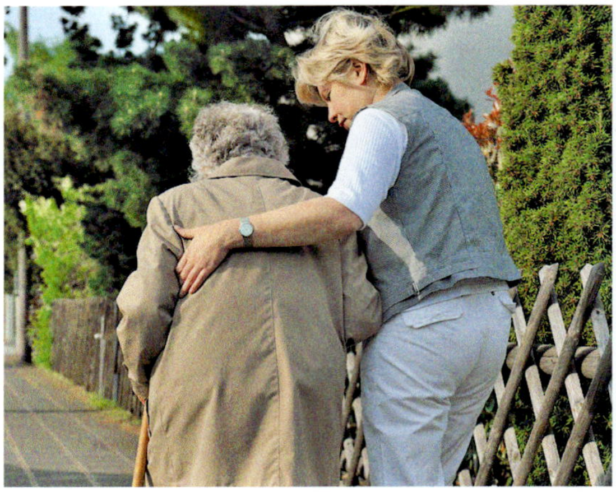

In Deutschland sind ca. 23 Millionen Menschen ehrenamtlich tätig, hier ein Beispiel aus der Seniorenbetreuung

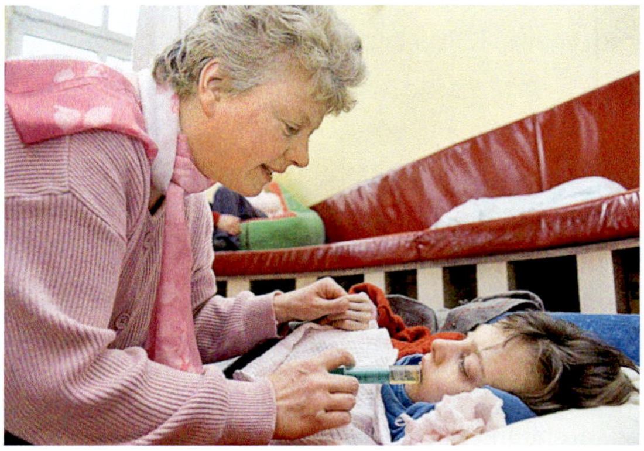

Ehrenamtliche Hospizhilfe

Gesellschaftliche Veränderung

Wegen einer veränderten Gesellschaftsstruktur mit zunehmend differenzierten Lebenswelten (Kleinfamilie, Berufstätigkeit der Frauen, wirtschaftlich geforderte Mobilität, alternde Bevölkerung) verändert sich auch die Helferstruktur. Ehrenamt allein reicht nicht, soziale Unterstützungssysteme müssen organisiert werden. Das heißt, viele Dienste, die in früheren Zeiten in Familie und Nachbarschaft geleistet wurden, müssen heute von professionell Helfenden als bezahlte Hilfe übernommen werden. Zwar gibt es schon lange bezahlte Helferberufe, doch ihre Bedeutung nimmt zu.

Hinweis Ehrenamtliche Unterstützung und professionelle Hilfsangebote schließen sich nicht aus, sondern sollen sich vielmehr ergänzen.

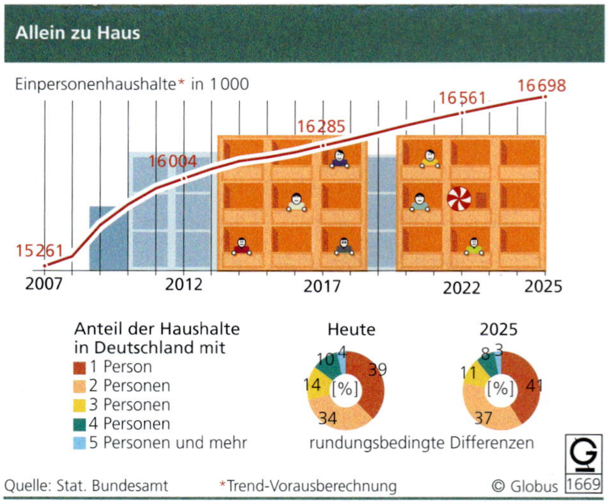

Solidarität Haltung der Verbundenheit
Altruismus Uneigennützigkeit, ein dem Egoismus entgegengesetztes Handeln

Helfen als Beruf

Zu den Helferberufen zählen alle Gesundheits- und Sozialberufe. Zu ihrer Professionalität gehört, dass

- sie generell mit Menschen arbeiten, die in irgendeiner Form Unterstützung benötigen,
- es grundsätzlich um Hilfe zur Selbsthilfe geht,
- das nötige Wissen und Können vorhanden ist,
- die Hilfe dauerhaft und stabil organisiert wird,
- die Helfenden einen klaren Arbeitsauftrag haben und ihre Berufsrolle geklärt ist,
- sie dafür angemessen bezahlt werden,
- die Helfenden gegenüber ihren Auftraggebern rechenschaftspflichtig sind,
- ihr beruflicher Einsatz zeitlich begrenzt ist und
- es eine klare Trennung zwischen beruflichem und privatem Einsatz gibt.

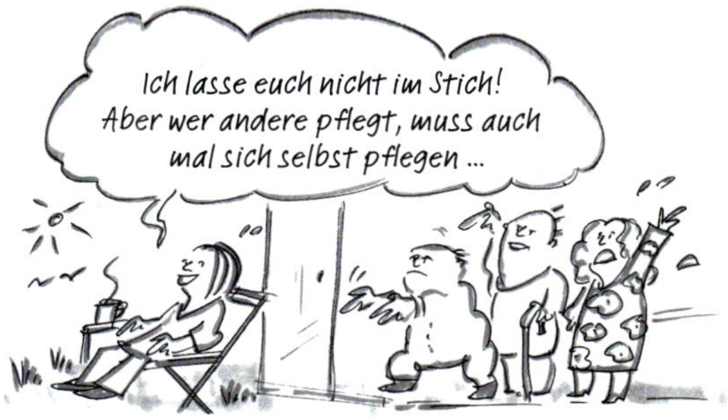

Die Trennung zwischen Beruf und Privatleben dient auch dem Selbstschutz. Dies bewahrt Pflegende davor, den Beruf als Lebensaufgabe misszuverstehen.

Die Aufgabe der Helfenden in allen Bereichen besteht darin, unterstützungsbedürftigen Menschen so viel Unterstützung und Fürsorge zukommen zu lassen, wie sie brauchen, um möglichst bald wieder selbstständig leben zu können. Das erklärte Ziel professioneller Hilfe besteht also darin, die eigene Leistung so schnell wie möglich überflüssig zu machen. In manchen Fällen geht das nicht – etwa wenn ein Mensch keinesfalls mehr gesund bzw. selbstständig werden kann. Dann besteht die Hilfe v. a. im Aushalten und Begleiten.

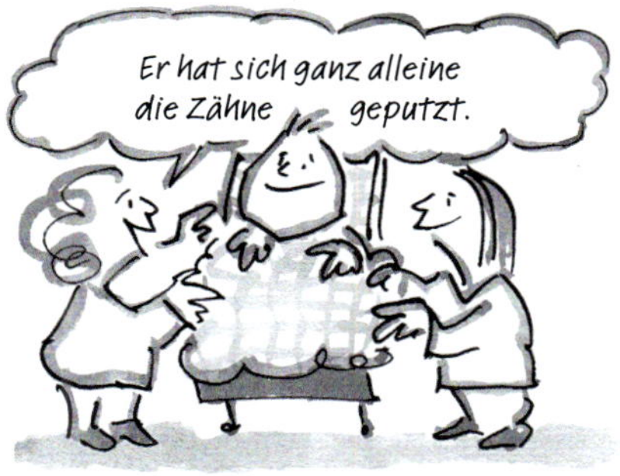

Ressourcen erkennen und fördern ist hilfreicher als mit übertriebener Fürsorge jede Eigenständigkeit zu ersticken.

Hilflosigkeit der Helfenden

Alle Helfenden machen irgendwann die Erfahrung, dass sie sich selbst hilflos fühlen. Obwohl man zum Helfen ausgebildet wird, gibt es Situationen, in denen man nichts mehr ändern kann. In der Pflege wird die eigene Hilflosigkeit besonders häufig im Umgang mit Sterbenden erlebt. Das ist belastend und doch ganz wichtig, weil wir in diesem Moment ein Gefühl dafür entwickeln können, wie sich die Betroffenen selbst fühlen mögen. Auch die Sterbenden und ihre Angehörigen sind dem Tod letztlich hilflos ausgeliefert. In solchen Momenten die eigene und fremde Hilflosigkeit nicht durch sinnlose Beschäftigung zu übergehen, sondern gemeinsam durchzustehen, ist ein wesentlicher Akt professioneller Unterstützung.

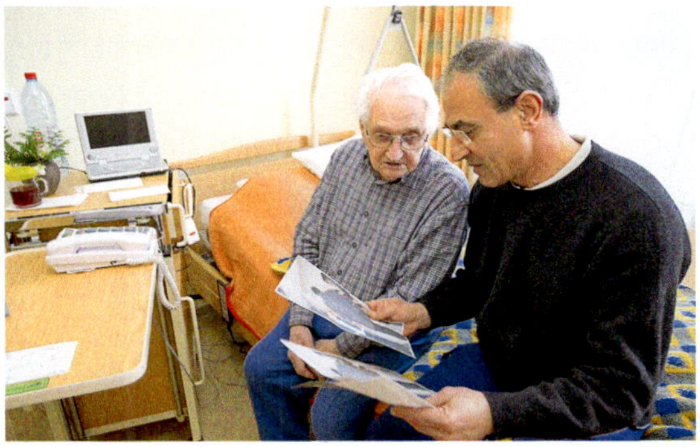

Sich Zeit nehmen ist oft hilfreicher als unruhiger Aktionismus.

Helfersyndrom

Was ist ein Helfersyndrom?

Als Helfersyndrom bezeichnet man ein Hilfeverhalten, das nicht spontan und solidarisch angelegt ist. Es dient vielmehr der Abwehr eigener schwieriger Gefühle. Menschen mit Helfersyndrom bevorzugen soziale Berufe, um Ängste vor eigener Abhängigkeit und Schwäche abzuwehren. Der „Helfersyndrom-Mensch" meidet alle sozialen Beziehungen, in denen er nicht der Gebende und Versorgende ist. Personen mit Helfersyndrom neigen dazu, sich Partner mit Schwierigkeiten (z. B. Alkohol) zu suchen, um diese zu retten.

Im Gegenzug erwarten sie dafür Dankbarkeit und Anerkennung. Bleibt diese aus, reagieren sie oft mit massiver Abwertung und Aggression gegen diejenigen, die ihnen die Anerkennung versagen.

Eine **schwache Ausprägung** des Helfersyndroms ist weit verbreitet und lässt sich gut kontrollieren. Problematischer ist eine **starke Ausprägung** des Syndroms, das krankhafte Züge enthält. Diese Menschen erleben ihre eigene Schwäche nicht nur als unangenehm, sondern als Ausdruck ihrer Wertlosigkeit. Daraus entsteht ein emotionaler Zwang zu helfen, Helfen wird zur Sucht, um Anerkennung zu erhalten. Das verhindert eine vernünftige Auseinandersetzung mit den eigenen Grenzen (Burnout-Risiko ↗S. 360) und den Grenzen anderer. Sich durch Helfen stärker als andere zu fühlen, gibt ihnen ein Gefühl von Sicherheit. Das gilt besonders für idealistische Menschen, für die Gutsein bedeutet, anderen, schwächeren, kranken, benachteiligten oder bedürftigen Menschen zu helfen. Gleichzeitig haben Helfersyndrom-Menschen viel Mitgefühl und Empathie für die Schwächen anderer.

Hinweis Die Hilfe (Pflege) von Helfersyndrom-Menschen ist nicht vorrangig an den Bedürfnissen des Patienten orientiert, sondern an den eigenen Wünschen und Bedürfnissen.

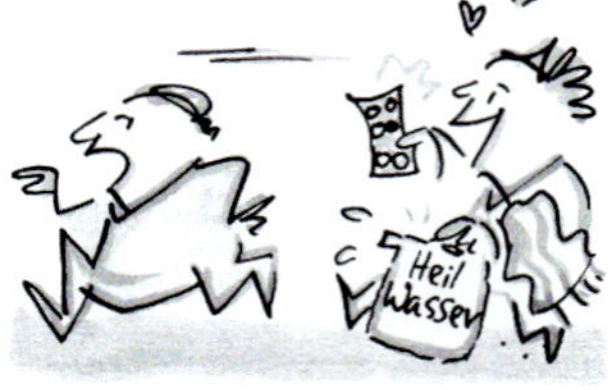

„Der Fürsorgliche
Nicht, weil er bös ist, nein: zu gut:
quält uns oft einer bis aufs Blut.
Selbst Wünsche, die wir gar nicht hatten,
erfüllt er, ohne zu ermatten,
in einem Übermaß von Hulden
und: ohne Widerspruch zu dulden."

Eugen Roth,
Ernst und Heiter (München 1969)

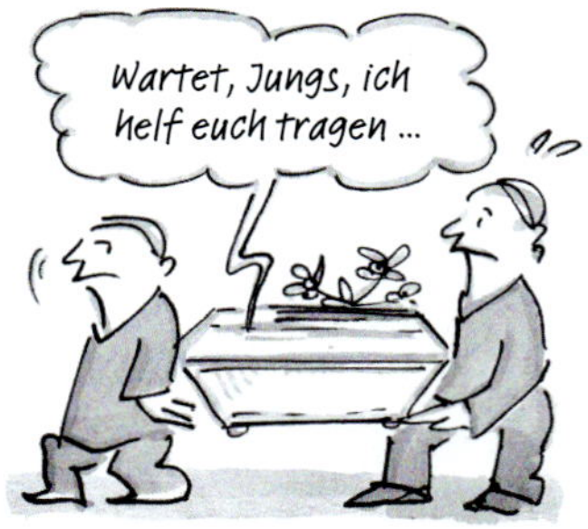

„Wirklich, er war unentbehrlich!
Überall, wo was geschah zu dem Wohle der Gemeinde,
er war tätig, er war da.

(...)

Ohne ihn war nichts zu machen, keine Stunde hatt' er frei.
Gestern, als sie ihn begruben, war er richtig auch dabei."

Wilhelm Busch

idealistisch sein hier: nach vollkommen empfundenen Vorbildern und Ideen streben

Vorbeugende Maßnahmen

Wer einen Helferberuf anstrebt, hat in der Regel mehrere Motive, manche sind klar, andere eher unbewusst. Schwierig sind die unbewussten Anteile, wie sie im Helfersyndrom angelegt sind. Daher ist die wichtigste präventive Maßnahme die Reflexion der eigenen Wünsche und Bedürfnisse. Dazu können folgende Überlegungen hilfreich sein:

- Warum will ich diesen Beruf machen?
- Der Wunsch zu helfen reicht allein nicht für eine stabile Motivation. Wichtiger ist die Entwicklung einer klaren Berufsrolle.
- Helfen bedeutet nicht, alle Menschen zu **retten**, sondern die eigene Arbeit nach den Regeln der Kunst durchzuführen.
- Gute Pflegearbeit ist auch dann gut, wenn ein Pflegebedürftiger keine Anerkennung gibt, nicht dankbar ist oder „trotzdem“ stirbt.
- Nur wer für sich selbst gut sorgt, kann auch für andere sorgen. Dazu gehört ein **Privatleben**, das der Selbstsorge dient.
- Helfende müssen einen angemessenen Umgang mit Stress erlernen, das Erlernen von Bewältigungsstrategien (↗ S. 361) gehört dazu.
- Hoher persönlicher Einsatz kann eine schlechte Organisation nicht dauerhaft ausgleichen.
- Pflegearbeit ist ähnlich wie Familienarbeit nie zu Ende – sie wird nur durch die Arbeitszeit begrenzt. Diese sollte eingehalten werden.
- Manche Menschen wollen keine Hilfe – das ist zu akzeptieren und nicht als persönliche Kränkung zu deuten.
- Eigene Schwächen sind kein Zeichen von Wertlosigkeit, sondern Teil des Menschseins.

Hinweis Die Pflegearbeit ist ein sehr anspruchsvoller Beruf, in dem Denken, Fühlen und Handeln gleichermaßen gefordert sind. Das ist auch für starke und leistungsfähige Menschen nicht immer einfach.

Starke Menschen wissen, dass auch sie Unterstützung brauchen. Sie holen sich diese zur rechten Zeit, z. B. in Form von **Supervision**.

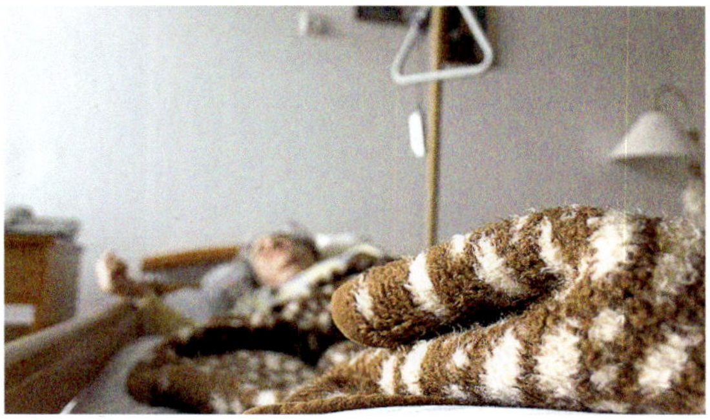

Häufig sind Pflegende betroffen von der Einsamkeit ihrer Klienten. Es ist in diesen Situationen wichtig, die eigenen Möglichkeiten nicht zu überschreiten, sondern bei Bedarf andere Hilfsangebote zu organisieren.

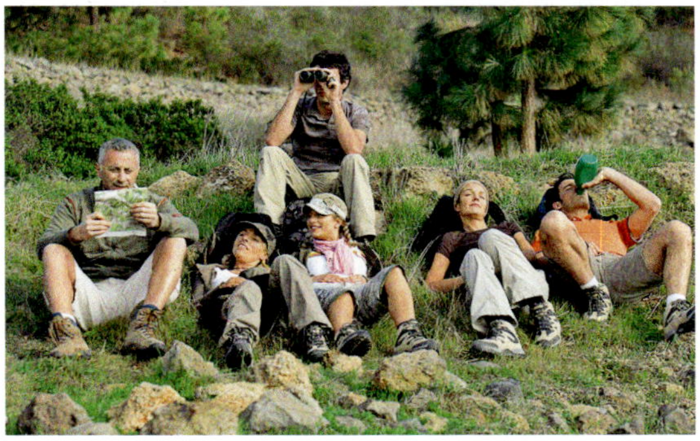

Mit vertrauten Menschen zu wandern, eignet sich gut, um den Kopf von der Arbeit freizubekommen und neue Energie zu tanken.

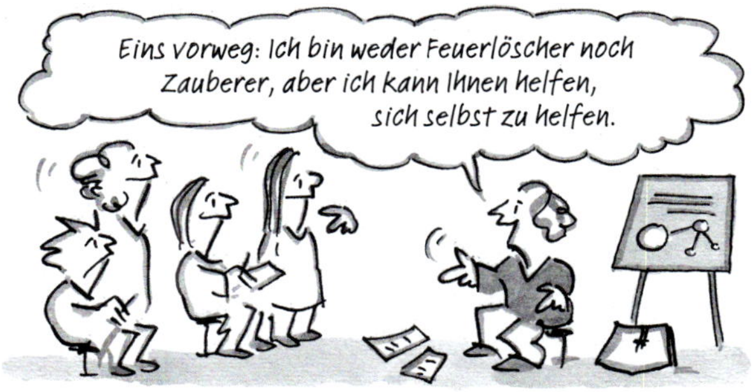

Auch bei der Supervision steht die Hilfe zur Selbsthilfe im Vordergrund.

präventiv vorbeugend

Burnout-Syndrom

Beschreibung und Ursachen

Das **Leitsymptom** von Burnout ist die emotionale Erschöpfung. Sie ist verbunden mit dem Gefühl, den Anforderungen in der Arbeit nicht mehr gewachsen zu sein, „nicht mehr zu können und zu wollen". Gefühle der Überforderung, der inneren Leere und einer chronischen Ermüdung machen sich breit. Das zeigt sich in zunehmender Gleichgültigkeit und wachsendem Widerwillen und Ärger gegenüber den Pflegebedürftigen.

Familie und Freunde werden als zusätzliche Verpflichtung erlebt. In den Ferien gelingt es nicht, sich wirklich zu erholen. Reizbarkeit und Nervosität stellen sich nach Arbeitsbeginn schnell wieder ein.

Die **Ursachen** für Burnout liegen v. a. in den beruflichen Belastungen, denen eine Person über längere Zeit ausgesetzt ist. Die Belastung kann in der Arbeitsaufgabe (Überforderung), am (schlechten) Teamklima und an den Arbeitsbedingungen liegen. Ungenügender Entscheidungsspielraum und mangelnde Anerkennung fördern die Entwicklung von Burnout. Eine persönliche Disposition, wie ausgeprägtes Selbstbewusstsein oder Helfersyndrom ↗ S. 358, kann die Entwicklung von Burnout ebenso hemmen wie begünstigen.

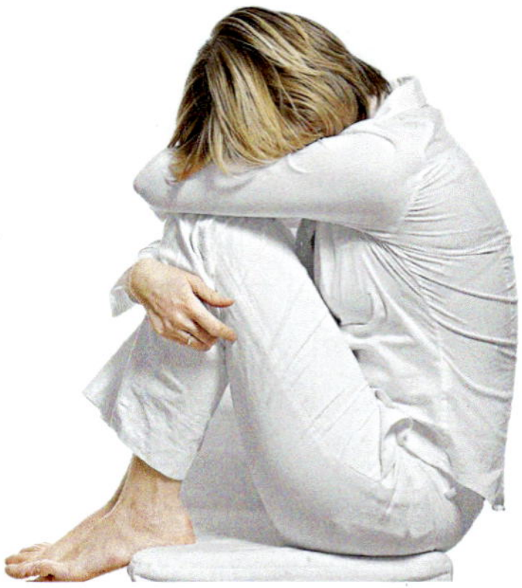

Menschen mit Burnout fühlen sich ausgebrannt, verzweifelt und leer sowie den täglichen Anforderungen nicht mehr gewachsen.

Stadien des Burnouts

Das Burnout ist durch vier Stadien gekennzeichnet, die nacheinander oder auch wiederholt auftreten können.

Überhöhter Energieeinsatz: Er zeigt sich in hohen Idealen gepaart mit Ehrgeiz und Leistungsdruck.

Stagnation (Einbruchphase): Die Freude an der Arbeit geht verloren, die Betreffenden fühlen sich ausgenutzt und erlauben sich schon mal „krankzufeiern".

Frustration (Abbauphase): Sie greifen zu Suchtmitteln, erleben eine deutliche Persönlichkeitsveränderung, bauen in ihrer Leistungsfähigkeit ab und werden häufiger krank.

Apathie und Verzweiflung: Die Betroffenen resignieren, werden depressiv und zynisch. Es besteht ein gesteigertes Risiko für Selbsttötung (*Suizid*).

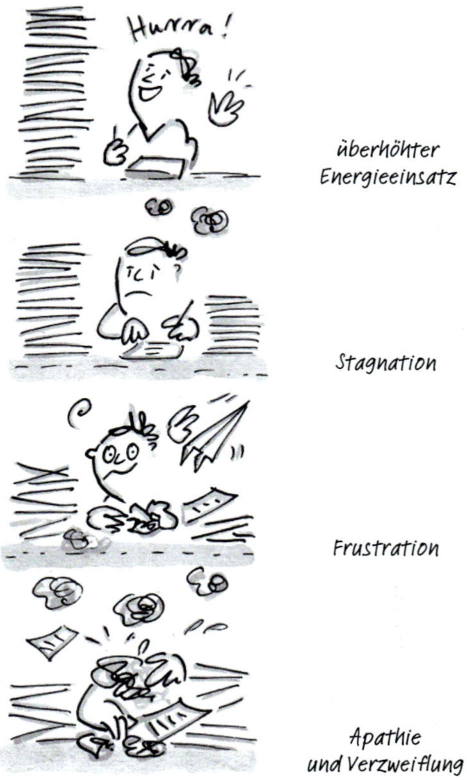

Stadien des Burnouts

Burnout engl. = ausgebrannt sein; als Syndrom bezeichnet es im medizinischen Sinne eine Vielzahl von auftretenden Symptomen
Disposition Anfälligkeit für die Ausbildung von Krankheiten
zynisch bissig-spöttisch, verächtlich

Stressreaktionen als Warnsignale

Stressreaktionen treten in vier Bereichen auf.

- **Muskuläre Reaktionen:** Schulter- und Nackenverspannungen, Kopfschmerz, Zähneknirschen („Stress zermalmen")
- Kognitive **Reaktionen:** Konzentrationsstörungen, wachsende Vergesslichkeit, die Gedanken drehen sich im Kreis, man sieht nur noch das nächste Problem. Nachts wird in Träumen „weitergearbeitet".
- **Emotionale Reaktionen:** Unruhe, Verunsicherung, Anspannung, Unzufriedenheit, Ärger, Gereiztheit, Aggressivität oder Misstrauen. Konflikte werden nicht gelöst, sondern verdrängt. Das Selbstwertgefühl leidet, Versagensgefühle verstärken sich.
- **Vegetative** ↗ S. 307 **Reaktionen:** Sie zeigen sich neben Müdigkeit, Schlafstörungen und Abgeschlagenheit in Symptomen, die Krankheitswert bekommen können.

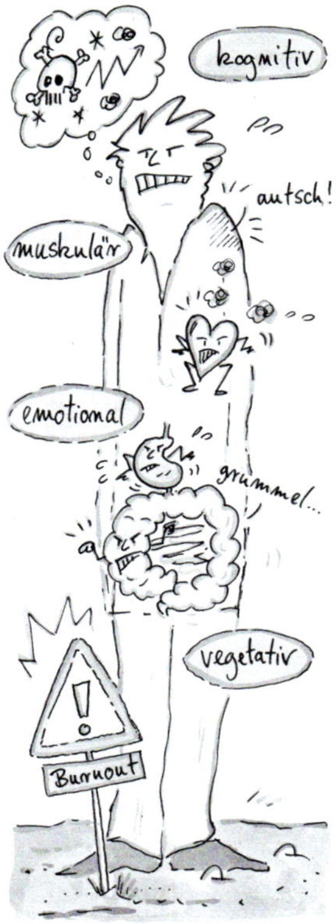

Organsystem	Symptome
Immunsystem	Abwehrschwäche, häufige Erkältungen
Herz-Kreislauf	Herzklopfen, erhöhter Blutdruck
Atmung	Kurzatmigkeit, Enge in der Brust
Magen, Darm	flaues Gefühl im Magen, Übelkeit, Durchfall, Magenschmerzen
Innenohr	Tinnitus ↗ S. 251, Hörsturz, Schwindel

Beispiele für vegetative Reaktionen

Vorbeugung und Bewältigung

Burnout ist nicht nur ein individuelles Problem, sondern auch ein Gesellschaftsphänomen. Insofern müssen Veränderungen und vorbeugende Maßnahmen auf mehreren Ebenen ansetzen:

- **Politisch** – durch eine neue Arbeitskultur
- **Organisatorisch** – durch Strukturen in der Einrichtung, die den Mitarbeitern Wertschätzung und Anerkennung zukommen lässt

Dazu gehören:

- Förderung der Mitbestimmung und Autonomie ↗ S. 126
- flache Hierarchien ↗ S. 144, klare Arbeitsaufträge
- gerechte Entlohnung
- Gewährung angemessener Rückzugszeiten
- Angebote für Fort- und Weiterbildung, insbesondere für Supervision ↗ S. 108 und Teamentwicklung

Hinweis Auf der **individuellen Ebene** kann ein angemessenes Verhältnis zwischen Arbeit und Privatleben, auf Englisch Work-Life-Balance genannt, einem **Burnout vorbeugen**. Im fortgeschrittenen Stadium bedarf es i. d. R. einer Psychotherapie ↗ S. 109.

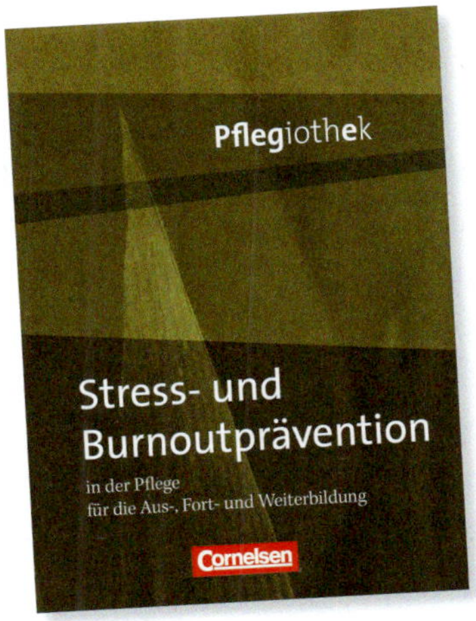

Dieses Buch aus der Reihe Pflegiothek enthält zahlreiche Hinweise zur Vorbeugung von Burnout.

kognitiv das Denken und Erkennen betreffend

„Angst essen Seele auf"

Die Bedeutung von Angst

Angst ist ein elementares Lebensgefühl, das zur seelischen Grundausstattung jedes Menschen gehört. Sie ist das Hauptmotiv für unterschiedlichste Verhaltensweisen. Vor Angst „wie gelähmt sein" ist eine Erfahrung, die die meisten Menschen kennen. Umgekehrt kann die Angst, z. B. vor drohendem Verlust, Grundlage äußerst mutiger Verhaltensweisen sein.

Angst spüren wir häufig als negatives Gefühl von Enge, Erregung und Beklemmung. Sie wird begleitet von qualvoller innerer Unruhe bis hin zu Verzweiflung und Handlungsunfähigkeit. Die Bewegungsfreiheit ist eingeschränkt, das eigene Selbstvertrauen erschüttert, Hilflosigkeit macht sich breit. Körperlich zeigt sich Angst in deutlichen Stressreaktionen (↑ S. 94): Puls, Blutdruck, Blasen- und Darmtätigkeit verändern sich, es kommt zu Schweißausbrüchen oder Zittern, die Atmung wird oberflächlich, der Brustkorb eng, der ganze Organismus wird durch die Freisetzung von Stresshormonen in Hochspannung versetzt.

Gefühle der Angst

Während umgangssprachlich immer von Angst die Rede ist, kann man im psychologisch-medizinischen Sinne zwischen verschiedenen Formen von Angst unterscheiden:

- **Angst:** sinnvolles Gefühl der Bedrohung in gefährlichen Situationen, das die Sinne schärft und Energie freisetzt
- **Ängstlichkeit** (generalisierte Angst): oft grundlose Befürchtung, es könnte etwas Schlimmes passieren
- **Panik** (Angstattacke): plötzliches Erschrecken, das die Vernunft ausschaltet und zu unkontrollierten Fluchtreaktionen führt
- **Phobie:** sich unkontrolliert aufdrängende Angst vor bestimmten „Objekten" (Spinnen, Platzangst, Flugangst) ohne tatsächliche Bedrohung

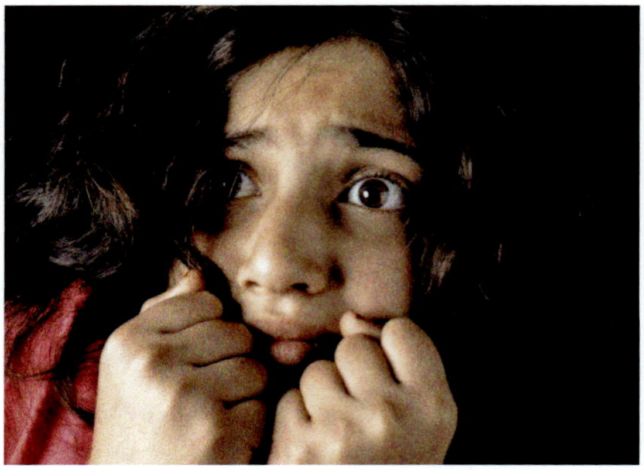

Vor allem Kinder haben häufig Angst. Im Zuge des Erwachsenwerdens lernen die meisten Menschen, mit den kindlichen Ängsten (z. B. vor Monstern oder der Dunkelheit) umzugehen.

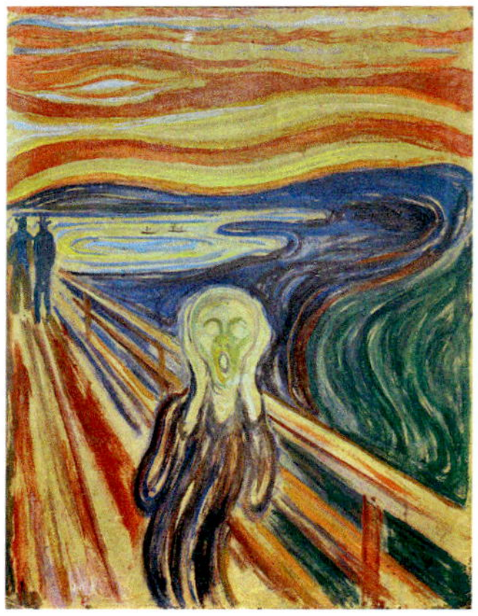

„Der Schrei" von Edvard Munch (1863 – 1944) zeigt einen zutiefst verängstigten, schreienden Menschen. Dieses Gemälde ist auf Grund seiner Eindrücklichkeit weltberühmt.

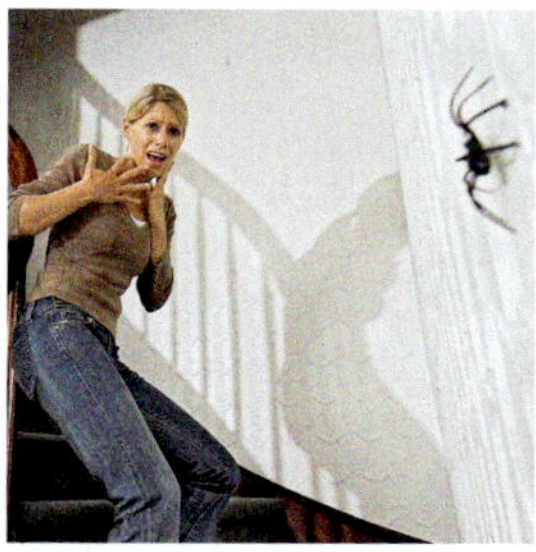

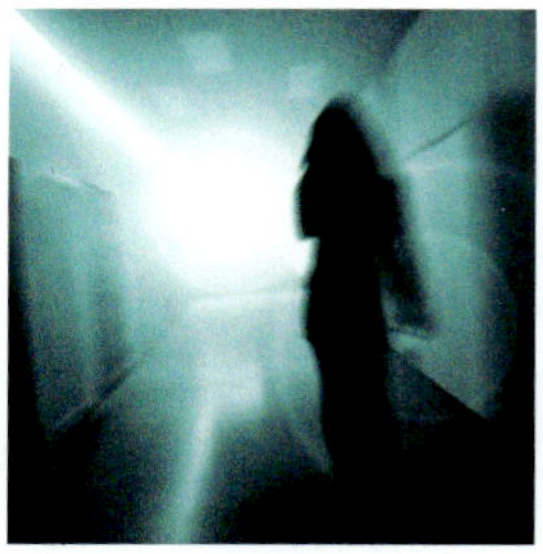

Phobien oder Panik können z. B. durch den Anblick einer Spinne oder einer etwas gruseligen Umgebung ausgelöst werden.

Hinweis Ältere Menschen sind oft ängstlicher als junge, weil sie glauben, sich nicht mehr so gut wehren zu können. Kranke und pflegebedürftige Menschen sind generell angstanfälliger, weil sie sich in einer schwachen, abhängigen Position befinden.

Ängste kranker, pflegeabhängiger Menschen und ihrer Angehörigen

Die oft unbestimmte Angst vor Krankheit, Leid und Sterben nimmt deutlich zu, sobald jemand wirklich krank und aus seinem normalen Lebensrhythmus geworfen wird. Ebenso wachsen die Ängste von Angehörigen. Der Gedanke an den möglichen Verlust eines nahestehenden Menschen ist ebenso schwer wie die Sorge, wie es weitergehen soll.

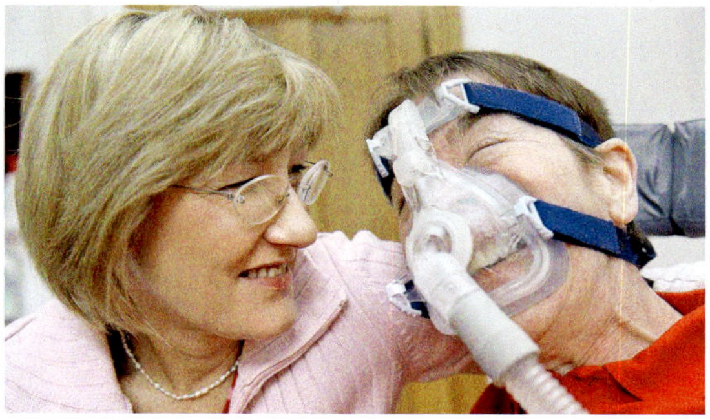

Atemnot macht Angst. Eine angenehme Atmosphäre und ruhige Begleitung lindern Panik und Atemnot.

Ängste der Pflegenden

Pflegende haben mit ihren eigenen, auch berufsbedingten Ängsten zu kämpfen:

- Die Angst vor Ansteckung kommt von dem nahen (körperlichen) Kontakt mit Krankheit, Leid und Tod.
- Die Angst, „aufgefressen" zu werden, ist eine Reaktion auf die mitunter nicht endenden Bedürfnisse pflegebedürftiger Menschen.

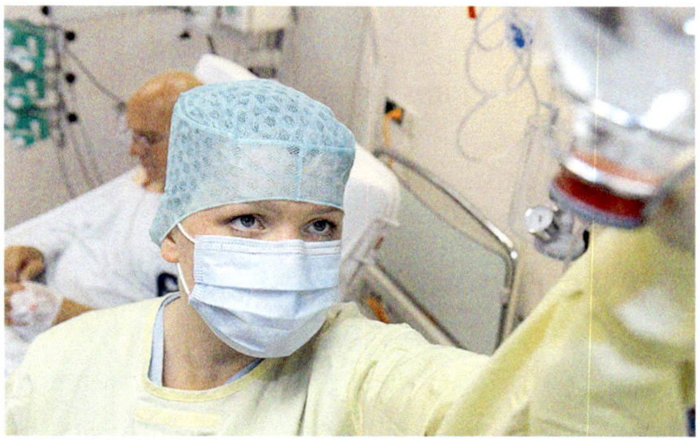

Pflegende versuchen nicht nur andere, sondern auch sich selbst vor Ansteckung zu schützen.

Umgang mit Angst

Professionell arbeiten bedeutet nicht, die eigenen Ängste zu leugnen oder „wegzustecken". Hilfreicher ist es, sich der eigenen Ängste bewusst zu werden und zu lernen, damit kontrolliert umzugehen. Das ist ein permanenter Lernprozess. Wissen und Erfahrung helfen dabei, Situationen besser einzuschätzen. Wer noch nie Fahrrad gefahren ist, hat anfangs Angst. Mit Hilfe einer anderen Person lernt es sich leichter – und nach einiger Zeit, wenn man sich sicher fühlt, kommt die Freude über das Können.

Ähnlich ist es mit der Pflegearbeit. Es ist mutiger zu sagen, „ich habe Angst davor, einen Sterbenden zu begleiten" als „wir haben keine Zeit für Sterbebegleitung, die Station muss laufen". Die erste Aussage bedeutet, dass ich zu mir stehe, die zweite ist v. a. eine Ausrede. Im ersten Fall werde ich versuchen, die Angst mit Hilfe einer erfahrenen Kollegin zu überwinden, im zweiten Fall stirbt die sterbende Person unbegleitet.

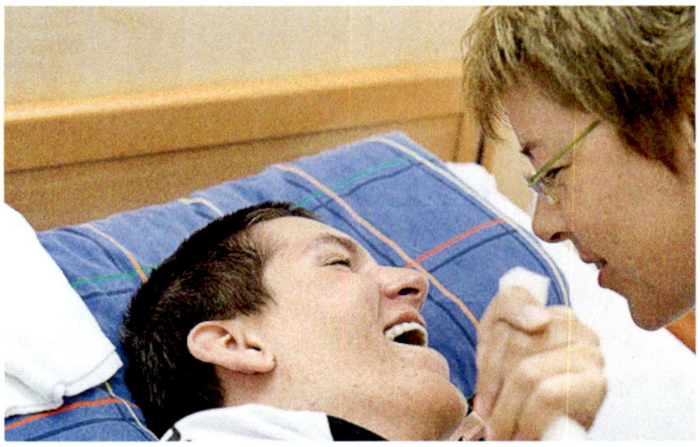

Bei jeder Begleitung geht es immer wieder um das Ausloten von gewünschter und erträglicher Nähe und Distanz.

Hinweis Wer die eigenen Ängste anerkennen kann, dem fällt es auch leichter, auf die Ängste anderer einzugehen, das heißt, sie ernst zu nehmen statt wegzureden.

Aggressionen – Manchmal möcht' ich schreien …

Aggression verstehen lernen

Konstruktive ↗S.333 Aggression ist ein Gefühl positiver Lebenskraft und Energie: für zielorientiertes Handeln, zur Abgrenzung, Selbstbehauptung und zum Selbstschutz. Der Übergang zur destruktiven Aggression ist allerdings fließend. Destruktive Aggression ist ein beabsichtigtes Verhalten, um einen anderen Menschen zu schädigen. Zu den destruktiven Formen zählt auch die Autoaggression, ein sich selbst schädigendes Verhalten, das von verschiedenen Suchtformen über Essstörungen und „Ritzen" bis hin zum Suizid ↗S.474 reichen kann. **Aggressivität** meint die Bereitschaft, sich aggressiv zu verhalten.

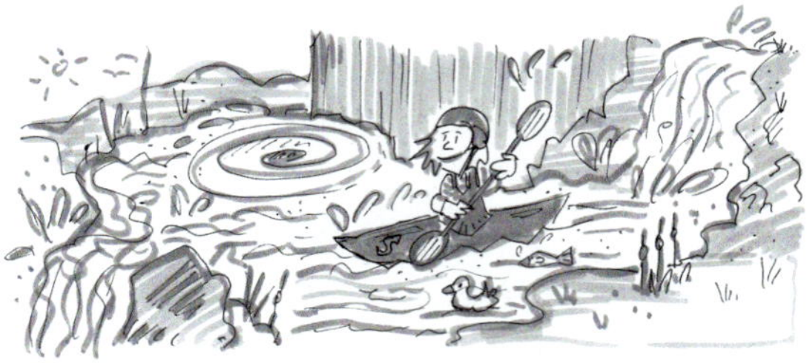

Es tut gut, die eigene Kraft zu spüren.

Ursachen und Auslöser

Meist trifft ein ganzes Bündel an Ursachen für Aggressionen zusammen: Angst, Neid, Konkurrenz, geringes Selbstwertgefühl, Eifersucht, Abweisung. Oft braucht es dann nur eines scheinbar unbedeutenden Auslösers, damit jemand „explodiert".

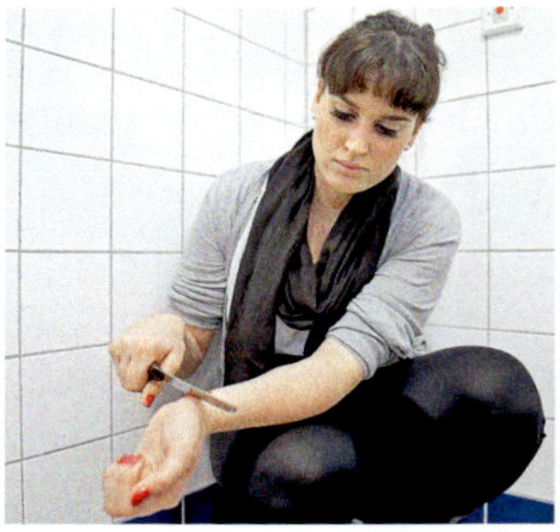

Sich selbst zu schädigen ist oft Ausdruck von Unsicherheiten im eigenen Selbstbild, von Minderwertigkeitsgefühlen.

Äußerungen von Aggression

- spontane Unmutsäußerung, Schimpfen
- Machtdemonstration
- Selbstschutz und Verteidigung
- Vergeltung oder Rache
- jemanden „wegekeln" (Mobbing ↗S.370)

Sie zeigen sich in verschiedenen Formen:

- körperliche Anspannung, roter Kopf
- Stimme wird lauter, manchmal auch leiser, Argumente werden nicht gehört
- falsche Freundlichkeit und verbale „Giftspritzen"
- stechender Blick, gereizter Ton, Ungeduld, aufreizendes Grinsen, ausgestreckter Finger
- abweisendes Verhalten, Rückzug, Unruhe
- Wutanfall, körperlicher Angriff, Zerstörungswut, Verletzung von Personen oder Tieren

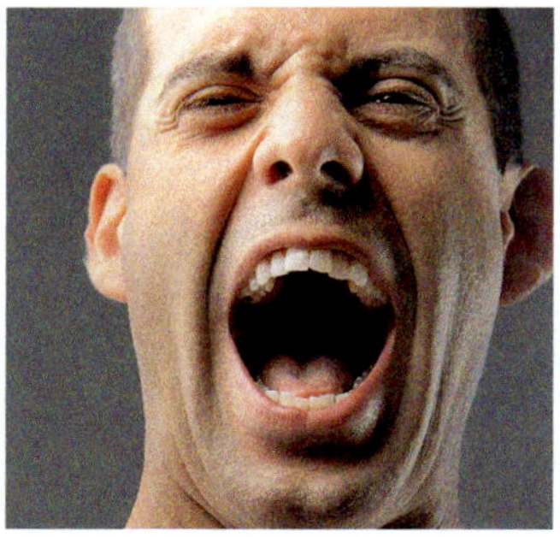

Aggressives Verhalten ist häufig von einem bestimmten Mienenspiel, bestehend aus aufgerissenen Augen und Mund sowie von einer extremen Anspannung der Hals- und Oberkörpermuskulatur begleitet.

destruktiv zerstörerisch

Aggressionsverstärkende oder -mindernde Faktoren

Aggressionsverstärkende Faktoren	Aggressionsmindernde Faktoren
■ aggressive Vorbilder und Gruppennormen	■ gewaltfreie Vorbilder
■ eigene Erfolge mit Aggression	■ Stärken des Selbstwertgefühls durch Anerkennung
■ mangelndes Selbstwertgefühl	■ Besprechen aggressiver Gefühle und ihrer Auslöser
■ eigene unbearbeitete Ängste	■ Unterstützung durch professionelle Hilfe (z. B. Supervision)
■ Gefühl, immer Opfer zu sein	■ Stärken des Empathievermögens
■ Vorurteile gegen andere	■ eigene Gefühle und die Gefühle anderer ernst nehmen
■ Provokation, Langeweile	■ autonome Gestaltungsmöglichkeiten in Beruf und Freizeit
■ abgewiesen werden	■ Entwickeln von Gelassenheit und Toleranz
■ nicht ernst genommen werden	■ Überwinden von Vorurteilen
■ Neid, Eifersucht und Habgier	■ sinnvolle Beschäftigung und echte Freunde
■ Überforderung, Dauerstress	■ spielerische Freude und Humor
■ ausgeprägtes Konkurrenzdenken	■ Abreagieren an Ersatzobjekten
■ (zu) hohe Ziele setzen	
■ Bevormundung, Zwang	
■ Suchtkrankheiten	

Umgang mit Aggressionen

Damit sich Aggressionen nicht verstärken, sollten sie – wenn möglich in einem vertrauten Umfeld – offen ausgesprochen und reflektiert werden. Dabei können folgende Gesichtspunkte die Reflexion unterstützen:

- Ethische Prinzipien: Respekt vor der Würde ↑S. 126 und Autonomie ↑S. 126 jedes Menschen (auch von Kollegen)
- Aufrichtigkeit im Umgang miteinander
- Fairness und solidarisches Verhalten
- sich nicht nur als Opfer, sondern auch als Täter erkennen
- verstehen lernen, dass Aggression häufig ein Zeichen von Selbstschutz ist
- die eigene Aggression bewusst annehmen und allmählich in positive Energie verwandeln
- lernen, das Energiepotenzial in Aggressionen auch bei Patienten wahrzunehmen und konstruktiv zu nutzen
- Reduktion aggressionsfördernder Abläufe und Zwänge im Stationsgetriebe
- zwischen Ursache und Auslöser unterscheiden lernen

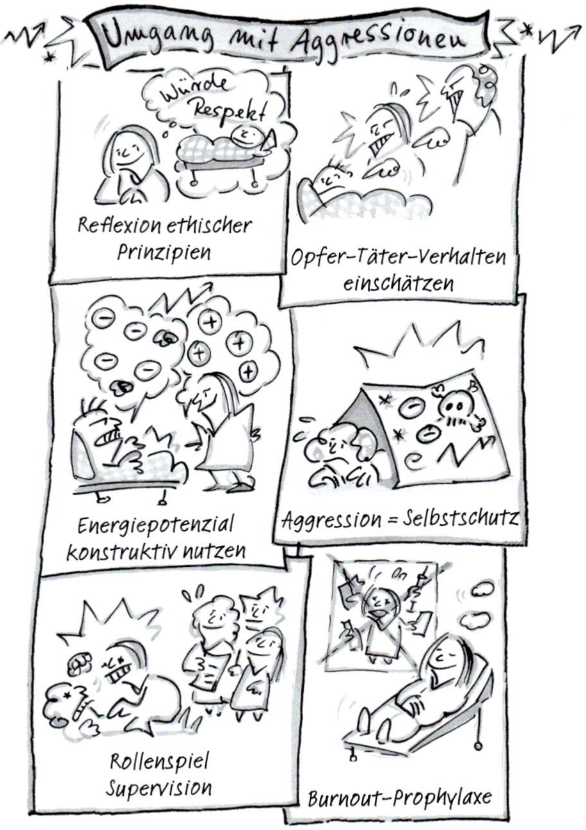

Gewalt erkennen

„Es gibt viele Arten zu töten.
Man kann einem ein Messer in den Bauch stecken,
einem das Brot entziehen,
einen von einer Krankheit nicht heilen,
einen in eine schlechte Wohnung stecken,
einen zum Selbstmord treiben,
durch Arbeit zu Tode schinden,
einen in einen Krieg führen usw.
Nur weniges davon ist in unserem Staat verboten."

Bertolt Brecht

Definition von Gewalt

Definieren heißt: das Wesentliche benennen. Der folgende Definitionsansatz dient zunächst als allgemeine Grundlage: Gewalt ist

- jede einmalige oder dauerhafte Handlung bzw. Unterlassung,
- die den Willen oder Widerstand eines anderen Menschen überwinden oder brechen will und
- ihm in seiner leiblichen Integrität Schaden zufügt.

Schnell scheint man sich einig, dass Gewalt in der Pflege nicht geschehen darf. Dass dies nicht ganz einfach ist, machen zwei Gesichtspunkte deutlich:

- Nicht jede Form von Gewalt ist offensichtlich. Manchmal bedarf es erst der Sensibilisierung dafür, dass gewisse Umstände oder Maßnahmen eine Gewaltanwendung bedeuten.
- In der Pflege kann es notwendig und damit ethisch und rechtlich legitimiert sein, bestimmte Zwangsmaßnahmen umzusetzen (z. B. Fixierung ↗ S. 158), die gegen den Willen der betroffenen Person geschehen und damit Gewalt darstellen.

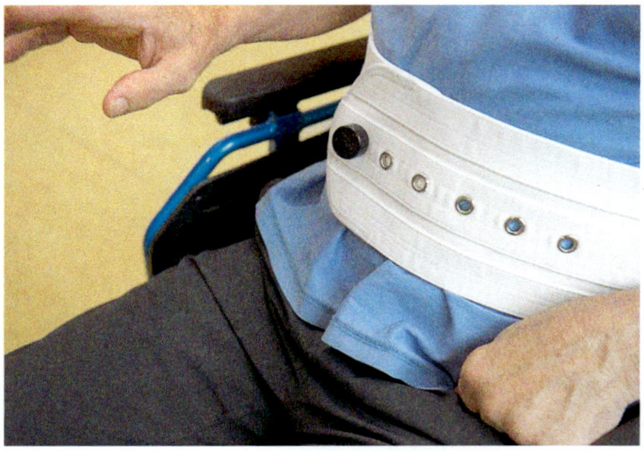

Die Fixierung mit dem Bauchgurt ist eine Form von Gewalt. Ob sie gerechtfertigt ist oder nicht, hängt von den Begleitumständen ab.

Man kann also zwischen ethisch und rechtlich gerechtfertigter und nicht gerechtfertigter Gewalt unterscheiden, wie die folgende Übersicht zeigt.

leibliche Integrität individuelle Unversehrtheit der Einheit von Körper, Geist und Psyche eines Menschen

Ethisch nicht zu rechtfertigende Gewalt	Kriterien, unter deren Beachtung Gewaltanwendung ethisch und rechtlich legitimiert sein kann
■ Einer Person werden absichtlich physische oder psychische Schmerzen zugefügt. ■ Verbale (Anschreien) oder psychische Gewalt (Demütigung, Nötigung, Beschämung usw.) wird angewendet. ■ Körperliche Gewalt wird ohne Rechtsgrundlage eingesetzt. ■ Autonomie und Menschenwürde werden verletzt. ■ Die Verhältnismäßigkeit zwischen Anlass und Maßnahme wird nicht gewahrt. ■ Nicht angepasstes Verhalten wird bestraft („kalte Dusche"). ■ Wichtige Informationen werden verschwiegen, es kommt zu Lügen und Verleumdung. ■ Mobbing ↗ S. 370 wird als gezielte Aktion eingesetzt, um jemanden „loszuwerden"	■ Menschen sollen vor sich und anderen geschützt werden ■ Das Ziel einer Zwangsmaßnahme wird vorher geklärt, die Maßnahme ist verhältnismäßig. ■ Der Respekt vor der Person wird gewahrt. ■ Das zu Grunde liegende Krankheitsbild wird berücksichtigt. ■ Vor Einsatz einer Zwangsmaßnahme werden mögliche Alternativen erwogen. ■ Körperliche Zwangsmaßnahmen werden so schonend wie möglich und ohne verbale Entgleisungen (z. B. Beschimpfung) durchgeführt. ■ Alle Zwangsmaßnahmen orientieren sich strikt an der Einhaltung der Menschenrechte und den staatlichen Rechtsgrundlagen.

Formen von Gewalt

Gewalt tritt in verschiedenen Formen auf, die sich gegenseitig verstärken können.

Indirekte Gewalt wirkt wie ein unsichtbares Netz von Strukturen und Verbindlichkeiten, das das Leben der Menschen beeinflusst. Unter **direkter** Gewalt werden alle unmittelbaren Gewalthandlungen verstanden.

Strukturelle und **kulturelle** Gewalt wirken indirekt über Gesetze, Normen und Organisationsformen, also Strukturen. Alle Beteiligten sehen sich „durch die Umstände" gezwungen, so zu handeln, wie sie es tun.

Die Kultur eines Hauses (Leitkultur) ist durch eine Vielzahl meist ungeschriebener Normen geprägt. Wer sich nicht anpassen will oder kann, wird auch das als gewalttätig erleben.

Beispiel
Ein Pflegeheim hält sich zugute, dass täglich alle Bewohner geduscht werden. Das vordergründig gute Ansinnen, jedem Bewohner eine gründliche Körperpflege zukommen zu lassen, kehrt sich zu einer gewalttätige Handlung dann um, wenn das Duschen gegen den Willen des Bewohners erfolgt.

Personale Gewalt trifft den anderen ganz konkret und ohne Umweg. Sie geschieht durch Misshandlung (Beschimpfen, Drohen, Beschämen, Demütigen, zwangsweise Essen oder Medikamente eingeben, Fixieren, grobes Anfassen, Ruhigstellung mit Medikamenten) und Vernachlässigung (bewusstes Unterlassen nötiger Hilfeleistungen, Ausstellen der Klingel, Schmerzen oder Bedürfnisse nicht ernst nehmen, „Vergessen" versprochener Hilfeleistung, mangelnde Pflege wegen Unwissenheit, Ignorieren benötigter Hilfestellung).

Funktionale (fürsorgliche) Gewalt entsteht aus Fürsorge (z. B. notwendige Inkontinenzversorgung), aber gegen den Willen des Pflegebedürftigen. Sie wird mit einem Behandlungs- oder Pflegeziel begründet. Funktionale Gewalt wird i. d. R. ausgeübt, um Schaden für die Pflegebedürftigen zu vermeiden, und so oft nicht als Gewalt verstanden. Das erhöht das Risiko, gedankenlos die notwendigen Grenzen zu missachten.

Hinweis Funktionale Gewalt ist die häufigste Form von Gewalt in der Pflege – und die am wenigsten erkannte.

Formen der Gewalt

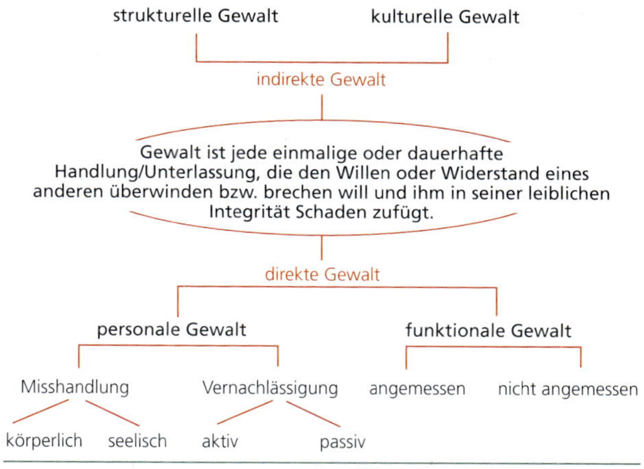

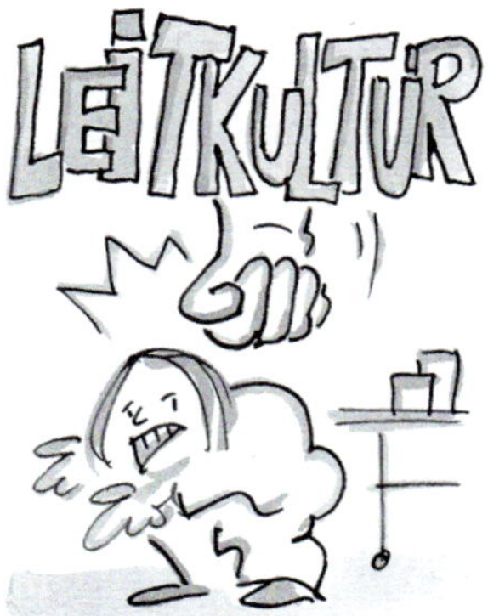

Auch die Leitkultur eines Hauses kann Gewalt fördern.

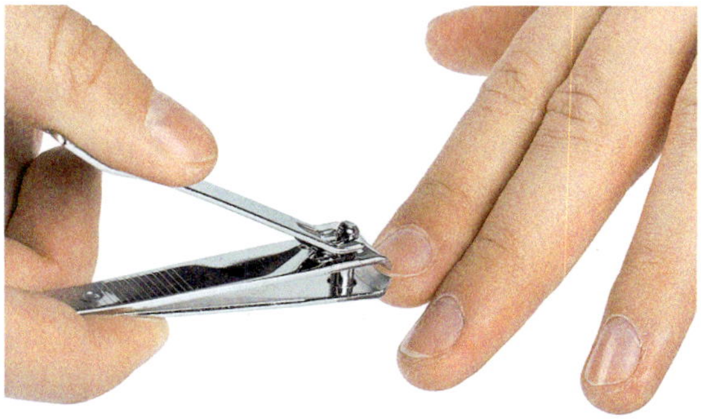

Gerade bei der Körperpflege kann es zu funktionaler Gewalt kommen, wenn unterschiedliche Vorstellungen über einen „gepflegten" Körper aufeinander treffen. Ein Beispiel ist die Nagelpflege: Der Pflegebedürftige möchte seine immer schon langen Fingernägel behalten, die Pflegende möchte sie mit der Begründung kürzen, dass sich unter den Fingernägeln Bakterien sammeln.

Faktoren, die Gewalt begünstigen

Persönliche Faktoren: Helfersyndrom ↗ S. 358, falsch verstandene Fürsorge, emotionale Verschlossenheit

Berufliche Faktoren: Stress durch ständige Nähe zu abhängigen Menschen mit ihren vielfältigen Bedürfnissen, mangelhafte berufliche Autonomie ↗ S. 126

Institutionelle Faktoren: zu wenig Personal, zu geringer Anteil an Fachkräften, Konzentration auf bestimmte Bewohner- oder Patientengruppen, tristes, schlecht ausgestattetes Umfeld

Gesellschaftliche Faktoren: Zunahme schwieriger Pflegesituationen bei gleichzeitig öffentlicher Ausgrenzung von Krankheit, Alter, Demenz, Gebrechlichkeit, Behinderung und Sterben

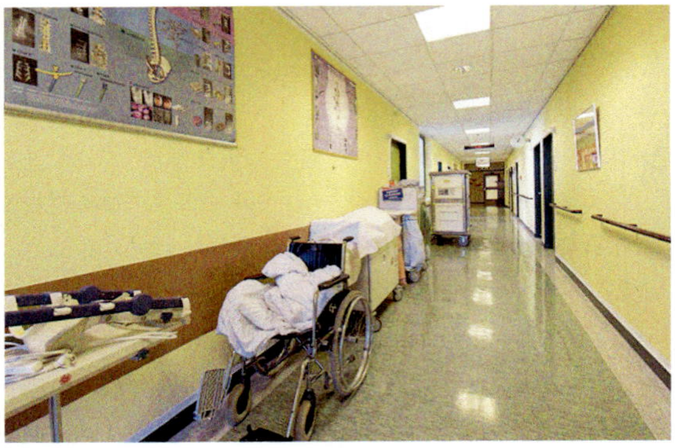

Trister Krankenhausflur

Gewalt gegen Pflegende

Auch pflegebedürftige Menschen können Gewalt ausüben: weil sie sich bedroht fühlen, Schmerzen haben, ihre eigene Abhängigkeit von anderen nicht aushalten, Pflegende als Servicedienstleister sehen oder ungeduldig sind. Die Abwehr- und Gewaltreaktionen reichen von Schreien, Spucken, Kratzen, Beschimpfen bis Schlagen.

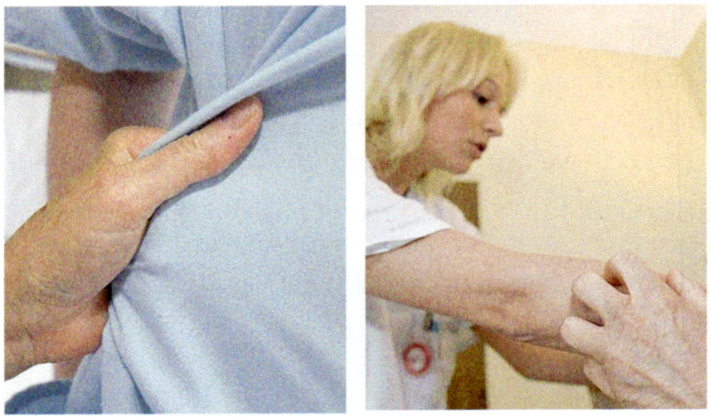

Gewalt Pflegebedürftiger gegen Pflegende

Gewalt durch pflegende Angehörige

Etwa 70 % der Pflegebedürftigen werden zu Hause von ihren Angehörigen gepflegt. Das bedeutet für diese, dass sie häufig über viele Jahre bis zu 24 Stunden am Tag, 365 Tage im Jahr gefordert sind. Das ist eine ungeheure Leistung, die an den Kräften zehrt.

Vor diesem Hintergrund mag es verständlich sein, dass auch Angehörige manchmal gewalttätig werden, aber es darf nicht ignoriert oder entschuldigt werden. Gleichzeitig sind die Angehörigen die engsten Bezugspersonen der Pflegebedürftigen – eine sehr heikle Situation.

Pflegende sollten hier grundsätzlich das Gespräch suchen, wenn möglich im Pflegeteam oder auch mit überforderten Angehörigen – ohne allerdings die Schweigepflicht ↗ S. 157 zu verletzen.

In schweren Fällen ist evtl. die Polizei oder das Betreuungsgericht ↗ S. 158 einzuschalten.

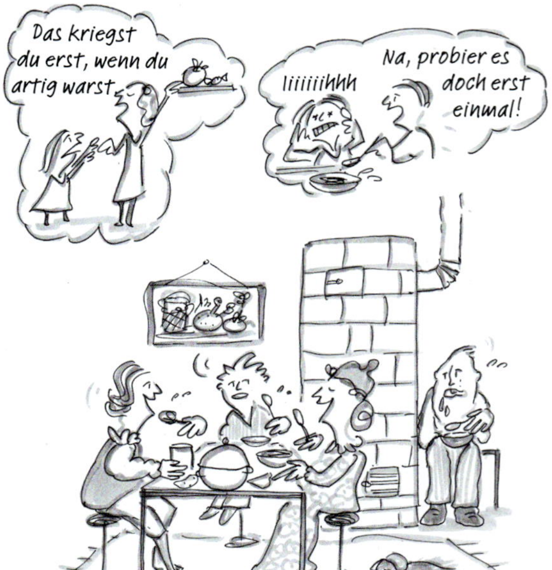

Es ist schmerzhaft, von den engsten Bezugspersonen ausgegrenzt zu werden.

Folgen von Gewalterfahrung

Wer Gewalt erfährt, kann ein Trauma erleben. Betroffene Menschen können je nach individueller Empfänglichkeit und je nach der Intensität der Erfahrung mit unterschiedlich ausgeprägten Symptomen reagieren – den posttraumatischen Stresssymptomen (PTS).

- Schock, Unglaube, Nichtwahrhaben-Können
- Verlust der Selbstachtung und des Vertrauens in die eigene Kompetenz
- Gefühle wie Wut, Scham, Schuld, Angst, Panikattacken
- Beeinträchtigung persönlicher Beziehungen, Vermeidungsverhalten
- Muskelverspannungen, Kopf- oder Bauchschmerzen, höhere Krankheitsanfälligkeit
- Burnout ↑ S. 360

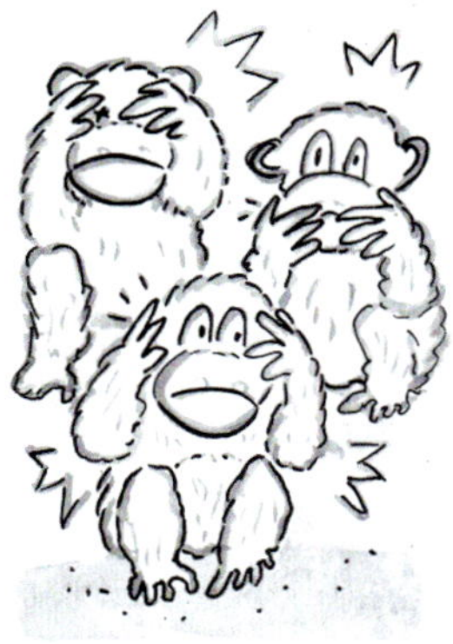

Die drei Affen zeigen sinnbildhaft, dass sie oder wir etwas nicht sehen, nicht hören und nicht aussprechen können oder wollen. Es sind Zeichen der Abwehr und Vermeidung möglicher Konflikte.

Umgang mit Gewalt

Gewalt kann nur reduziert und vermieden werden, wenn die Pflegenden bereit sind, Anzeichen von Gewalt zur Kenntnis zu nehmen. Was nicht als real **wahrgenommen** wird, kann auch nicht bearbeitet werden.

Ist es erst einmal zu einem Gewaltvorfall gekommen, sollte dieser **systematisch** aufgearbeitet werden, um auslösende Faktoren herauszuarbeiten. Damit können diese und damit auch die Gewalt möglicherweise in der Zukunft vermieden werden.

Bei der Reflexion nach einem Gewaltvorfall können folgende Fragen hilfreich sein:

- Was kann die Gewalt ausgelöst haben?
- Gab es Hinweise, die nicht beachtet wurden?
- Gibt es krankheitsbedingte Einflüsse?
- Gegen wen oder was richtete sich die Aggression?
- Wie zeigte sich die Gewalt?
- Wer war daran beteiligt?
- Welche Deutungen des Vorfalls gibt es?
- Ist eine ähnliche Situation schon öfter aufgetreten?
- Gibt es eine Art Muster?
- Wurde im Team darüber gesprochen und mit welchem Ergebnis für die Zukunft?
- Gibt es eine begleitete Täter-Opfer-Konfrontation?

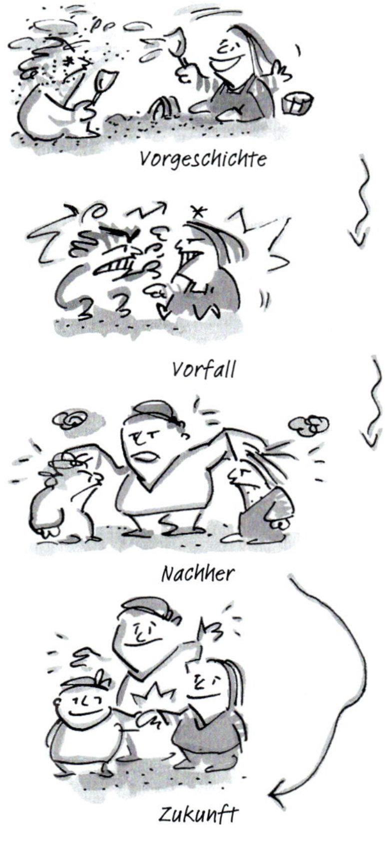

Zur systematischen Aufarbeitung eines Gewaltvorfalls gehört die Analyse der Vorgeschichte und des Vorfalls im Anschluss des Geschehens (Nachher), um für die Zukunft vorzubeugen.

Hinweis Gewalt lässt sich nur reduzieren, wenn man gemeinsam darüber spricht.

Trauma seelische Erschütterung bzw. körperliche Verletzung durch die Einwirkung von Gewalt

Mobbing – Gewalt gegen Kollegen

Definition

Bei Mobbing handelt es sich um schädigende oder verletzende Handlungen gegen eine bestimmte Person über mehrere Monate und mindestens einmal pro Woche. Es ist ganz konkret Gewalt gegen eine Person.

Insbesondere in Schulen ist Mobbing sehr weit verbreitet. In Deutschland sind vermutlich mehrere Millionen Arbeitnehmer von Mobbing betroffen – mit hohen Gesundheitskosten für die Gesellschaft.

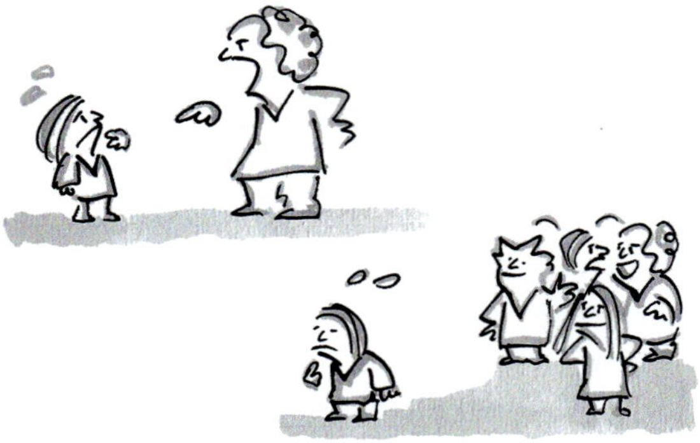

Beschreibung und Ziel

Mobbing ist die gezielte Schikane oder Ausgrenzung einer (unerwünschten) Person. Es bezieht sich auf ein Verhaltensmuster und nicht auf einzelne Handlungen. Mobber verfolgen systematisch das Ziel, die betreffende Person loszuwerden. Die Vorgehensweise ist unterschiedlich, sie kann verbal (beschimpfen), nonverbal (Informationen nicht weitergeben), physisch (jemanden einfach „stehen lassen") oder psychisch (demütigen) erfolgen.

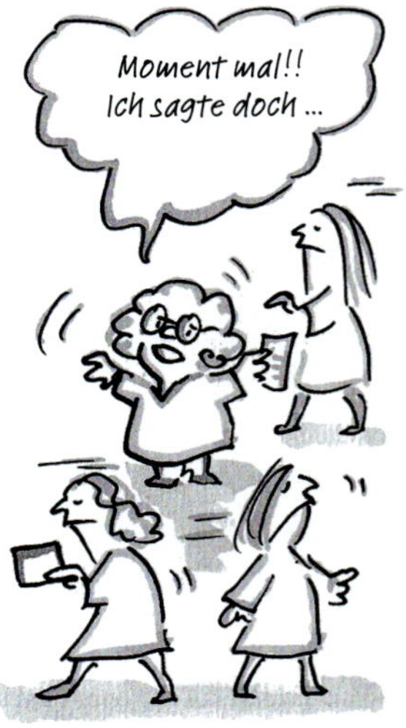

Mobbing verläuft in vier Phasen:

Phase 1: Ein ungelöster Konflikt steht im Raum. In diesem Zusammenhang kommt es zu vereinzelten Angriffen und Schuldzuweisungen.

Phase 2: Der Psychoterror beginnt. Der ursprüngliche Konflikt wird nebensächlich, die betroffene Person wird immer häufiger Opfer von Konflikten und von den anderen isoliert.

Phase 3: Die Situation eskaliert. Die betroffene Person wird immer unsicherer, kann sich nicht mehr konzentrieren, begeht Fehler. Vorgesetzte reagieren mit Abmahnung oder Androhung der Kündigung.

Phase 4: Der Ausschluss wird vollzogen. Die betroffene Person kündigt von sich aus oder es wird ihr gekündigt.

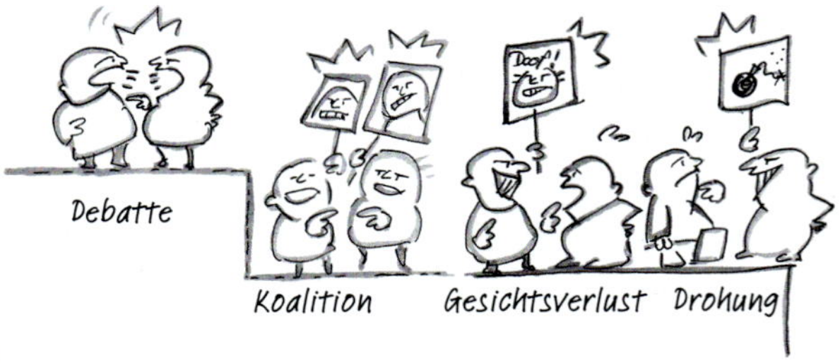

Bei Mobbing wird ein Konflikt gerne damit „gelöst", dass man sich Verbündete sucht, die mithelfen, den „Schuldigen" aus dem Team zu entfernen.

eskalieren steigern, verschärfen von Mitteln

Hintergründe und Alarmsignale

Mobbing passiert nicht einfach, sondern wird i. d. R. von einer Person (Mobber) gezielt in Gang gesetzt, indem z. B. **Gerüchte gestreut** oder Unwahrheiten verbreitet werden. Dies gelingt allerdings nur dann, wenn die Atmosphäre schon angespannt ist. Das heißt, ein Mobber baut auf vorbereitetem Boden auf. Anzeichen und Vorboten lassen sich wie folgt erkennen:

- Jedem Mobbingprozess gehen unterschwellige, nicht gelöste Konflikte im Team voraus.
- Mobbingopfer dienen oft als **Ersatzobjekt** zum Abreagieren von Aggression und Unzufriedenheit.
- Ein **autoritärer Führungsstil** ↗ S. 145 und konkurrenzförderndes Verhalten von der Leitungsseite („Es gibt genügend andere …") erzeugen Angst und Druck.
- Wenig transparente Informations- und Entscheidungsstrukturen, Monotonie oder Langeweile verführen zu Klatsch, Gerüchten und Intrigen, sie bieten zunächst einen gewissen „Unterhaltungswert".
- Kritik wird destruktiv, verallgemeinernd und persönlich kränkend mitgeteilt.
- Die Zahl der Krankmeldungen steigt und es findet zunehmend häufiger ein Personalwechsel (Fluktuation) statt.
- Die Bereitschaft, an neuen Aufgaben und wichtigen Sachthemen mitzuarbeiten, sinkt.
- Die Fehlerquote steigt, damit verbunden verschlechtert sich das Arbeitsklima, es kommt zu erneuten Schuldzuweisungen, der Teufelskreis schließt sich.

Mobbing wirkt sich in Arbeitsbereichen, in denen ein professionell zugewandter Umgang mit abhängigen Menschen zur Basis des Berufes zählt, besonders fatal aus. Damit wird aus einer wechselseitigen Unterstützung, die einen an sich schon sehr belastenden Beruf erleichtern könnte, ein zusätzliches „Berufsbeendigungsprogramm". Mobbingopfer leiden an massivem Stress und geraten leicht in einen Burnout ↗ S. 360.

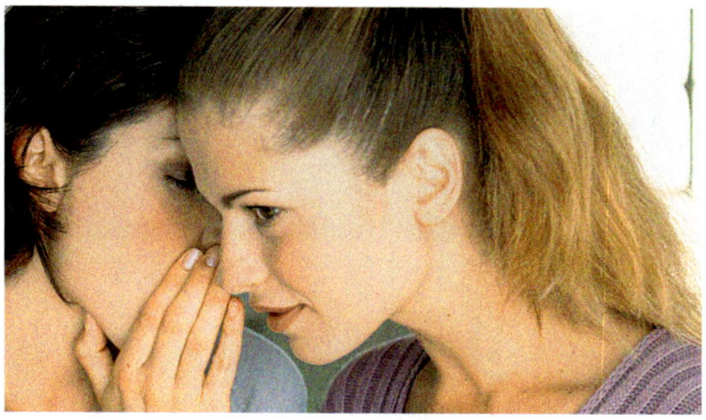

Mobbing beginnt häufig mit Getuschel hinter dem Rücken der Betroffenen.

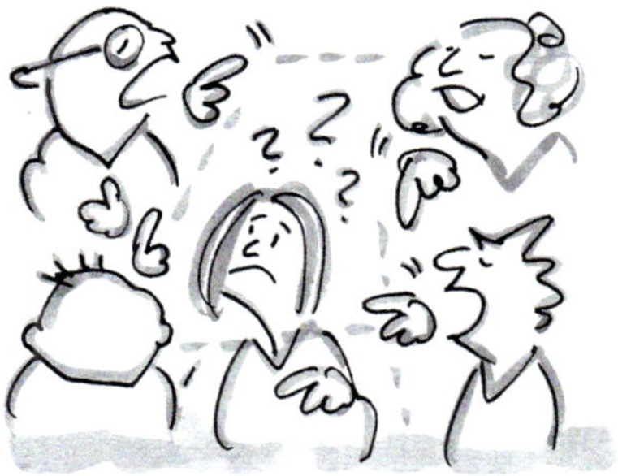

Eine Person wird zum Sündenbock für allgemeine Unzufriedenheit gemacht

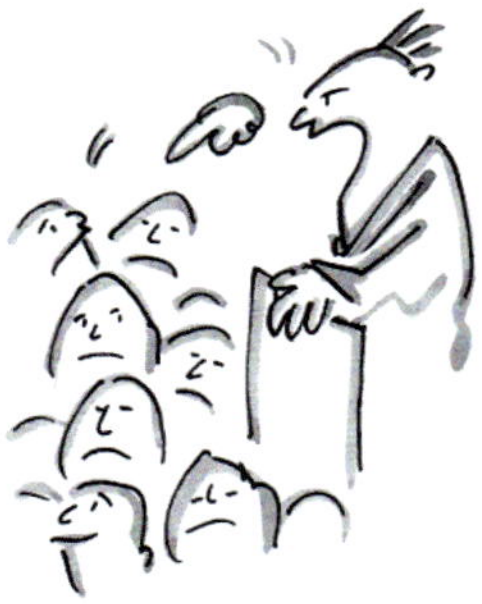

autoritärer Führungsstil

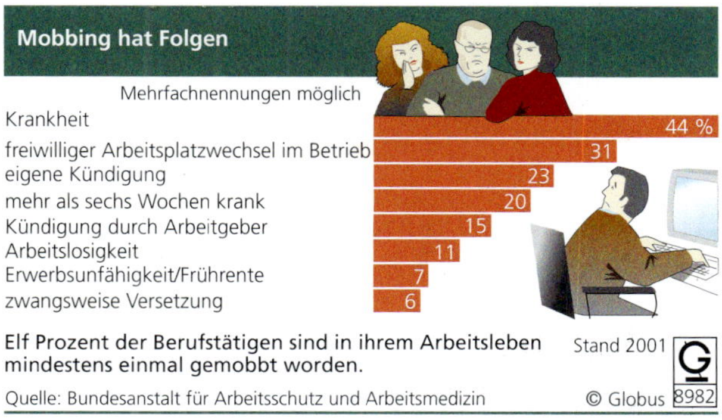

www.berufsinformation.org
> Mobbing
> Mobbing Beratungsstellen und Selbsthilfegruppen
Auf dieser Seite finden Sie eine Liste mit Mobbingberatungsstellen in Deutschland.

Gefühls- und Emotionsarbeit leisten

1 Ekel

1. Umschreiben Sie die Begriffe Emotions- und Gefühlsarbeit.
2. Beschreiben Sie die drei Formen emotionaler Selbstkontrolle.
3. Erklären Sie die Feindseligkeitstrias.
4. Zeigen Sie drei Möglichkeiten für einen erleichternden Umgang mit Ekel.

2 Nähe und Distanz

5. Erläutern Sie, inwiefern Pflegearbeit grenzüberschreitend ist.
6. Diskutieren Sie die Wichtigkeit von professioneller Nähe und Distanz in der Pflege.
7. Nennen Sie drei Beispiele für Distanzlosigkeit auf pflegerischer Seite.

3 Abschied und Trauer

8. Erläutern Sie die drei Aspekte von Abschied.
9. Begründen Sie die Wichtigkeit von Trauerarbeit.
10. Geben Sie die vier Phasen des Trauerprozesses nach Verena Kast wieder.

4 Helfen und hilflos sein

11. Benennen Sie die wichtigsten Unterschiede zwischen professioneller und nichtprofessioneller Hilfe.
12. Erörtern Sie das Helfersyndrom.
13. Nennen Sie fünf vorbeugende Maßnahmen zur Verminderung eines Helfersyndrom-Verhaltens.
14. Charakterisieren Sie das Burnout-Syndrom und seine vier Hauptstadien.
15. Stressreaktionen werden in vier Bereichen beschrieben. Nennen Sie je drei Beispiele pro Bereich.

5 Angst und Aggression

16. Beschreiben Sie die Bedeutung von Angst.
17. Schildern Sie, warum ein positiver Umgang mit Angst in der Pflege so wichtig ist.
18. Erläutern Sie die positiven und negativen Wirkungen von Aggression.
19. Geben Sie jeweils fünf Beispiele für aggressionsverstärkende und aggressionshemmende Faktoren.
20. Führen Sie fünf Beispiele an für den Umgang mit Aggressionen.

6 Gewalt

21. Umschreiben Sie die Definition von Gewalt mit Ihren eigenen Worten.
22. Geben Sie je drei Beispiele für ethisch zu rechtfertigende und ethisch nicht zu rechtfertigende Gewalt.
23. Erklären Sie, warum fürsorgliche Gewalt in der Pflege recht häufig vorkommt.
24. Nennen Sie zwei Beispiele für jeden Faktor, der das Aufkommen von Gewalt begünstigt.
25. Stellen Sie sechs Fragen, die der Aufarbeitung eines Gewaltvorfalls dienen.
26. Charakterisieren Sie die Definition, das Ziel und die vier Phasen von Mobbing.
27. Zeigen Sie fünf Alarmsignale auf, die darauf hinweisen können, dass sich Mobbing in einem Team entwickelt.

Lebensweltbezogen pflegen

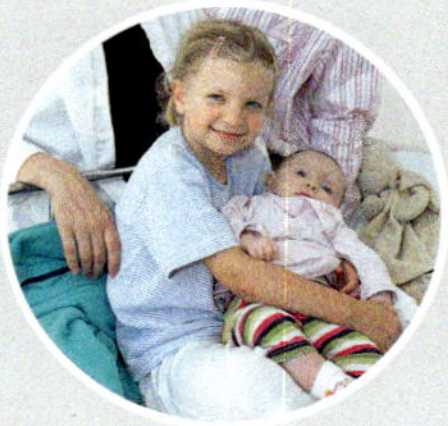

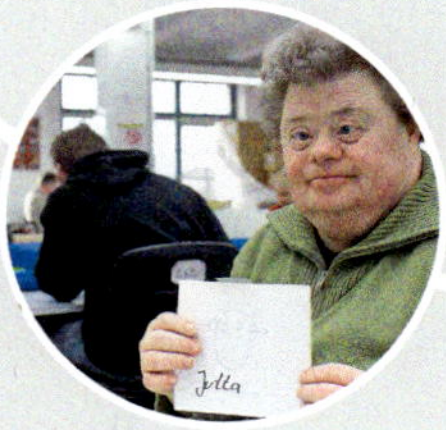

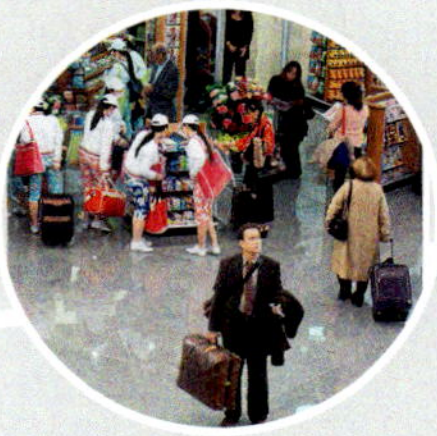

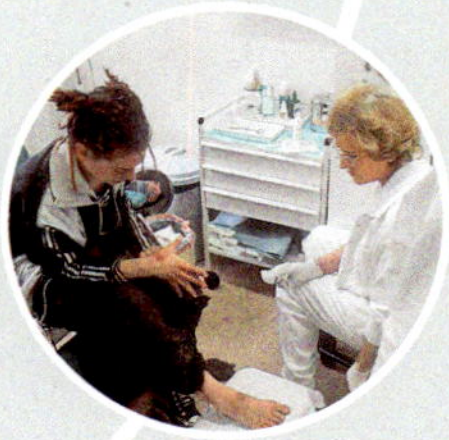

Kinder und Jugendliche

Entwicklung in Kindheit und Jugend

Von der Geburt bis zur Volljährigkeit im Alter von 18 Jahren durchläuft der Mensch eine rasante Entwicklung. Der Körper wächst, die Bewegungsfähigkeit entwickelt sich vom völlig hilflosen Säugling bis zum aufrecht stehenden und gehenden Erwachsenen. Der Mensch lernt sprechen und verstehen, denken und fühlen. Er erwirbt vielfältige Fähigkeiten im Umgang mit anderen Menschen und nicht zuletzt die Fähigkeit, moralisch zu urteilen (Moral ↗ S. 125). Diese vielfältigen Entwicklungen verlaufen allmählich, in einem individuellen Tempo und in aufeinander aufbauenden Schüben.

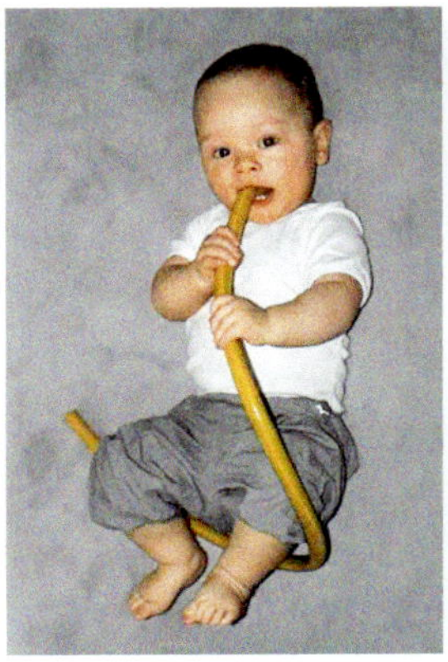

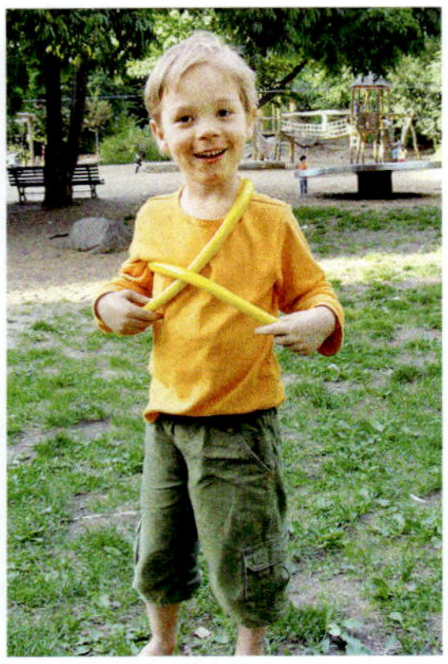

Am Beispiel eines Gartenschlauchs und Oscar – links im Alter von 6 Monaten, rechts im Alter von 4 1/2 Jahren – kann man gut die rasante körperliche Entwicklung nachvollziehen, die Kinder in den ersten Lebensjahren erfahren.

Kindergarten

Durch die Veränderungen in der Gesellschaft übernehmen heute neben der Familie Kinderbetreuungseinrichtungen einen Teil der Erziehung von Kindern im Alter von 0–6 Jahren. Kindergarten ist der Überbegriff für verschiedene Einrichtungsformen und -namen. Die Kinder sind von Erziehern und Kinderpflegern betreut und lernen neben alltagspraktischen Fähigkeiten (z. B. mit Besteck essen) und methodischen Kompetenzen ↗ S. 40 (z. B. mit einer Schere oder Stiften umzugehen) soziale Kompetenz im freien Spiel mit anderen Kindern. In den meisten Bundesländern gibt es Lernziele spätestens für das Jahr vor der Einschulung (Vorschule). Hier sollen die Kinder bereits erste Kenntnisse über Zahlen und Buchstaben erwerben, z. B. ihren eigenen Namen schreiben oder die Zahlen auf einem Würfel erkennen.

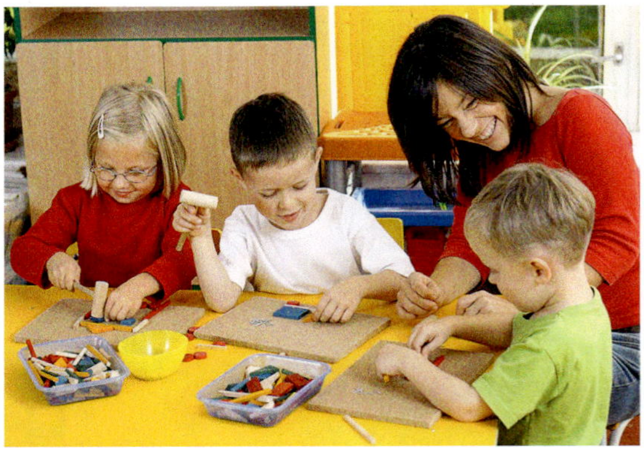

Anhand des „Hämmerchen-Spiels“ können Kinder motorische Fähigkeiten sowie methodische und soziale Kompetenzen erwerben und ihrer Kreativität freien Lauf lassen. Durch die Auseinandersetzung mit Farben und Formen schulen sie bereits erste mathematische Fähigkeiten.

Schule

Kinder lernen in der Schule weit mehr als nur die Kulturtechniken des Lesens und Schreibens. In der Gemeinschaft mit anderen Kindern, in der Auseinandersetzung mit Lehrern und Lerninhalten erwerben sie im besten Fall alle für ihr Erwachsenenleben notwendigen Kompetenzen (schulische Bildung ↗ S. 49).

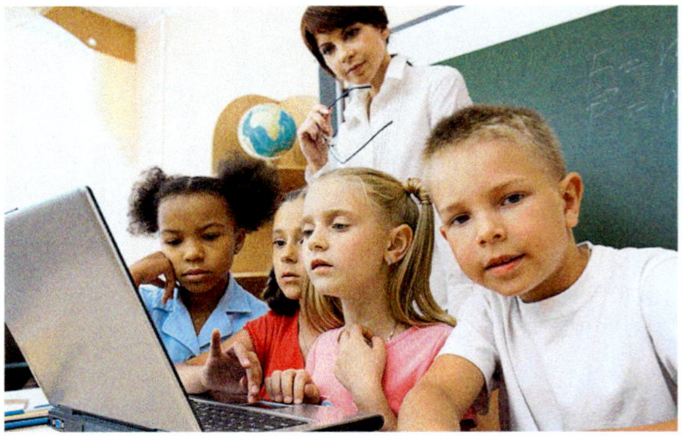

Die meisten Kinder genießen in der Schule die Gemeinschaft mit anderen Kindern und die Möglichkeit, Neues lernen zu können.

Versorgung kranker und pflegebedürftiger Kinder und Jugendlicher

In der Regel werden Kinder und Jugendliche bei Krankheit von ihrer Familie, insbesondere von den Müttern, versorgt. Bei schwerwiegender Erkrankung kann eine Einweisung in ein Krankenhaus nötig sein. Die Behandlung erfolgt wenn möglich auf Kinderstationen durch speziell ausgebildete Kinderärzte und Gesundheits- und Kinderkrankenpfleger. Auch bei chronischer Krankheit oder Behinderung übernehmen in erster Linie Familienangehörige die Pflege. Sie können von ambulanten Pflegediensten, v. a. in der medizinischen Versorgung, unterstützt werden.

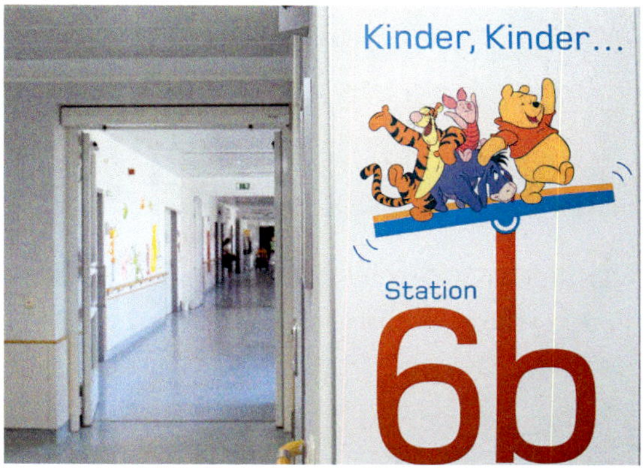

Kinderstationen sind auf die speziellen Bedürfnisse von Kindern eingestellt.

Besonderheiten kranker und pflegebedürftiger Kinder und Jugendlicher

Klein- und Schulkinder können häufig die Bedeutung einer Krankheit nicht einschätzen. Sie verspüren Angst und merken, dass „irgendetwas nicht in Ordnung ist". Sie vertrauen in diesen Situationen meist ganz auf ihre Eltern. Sind diese nicht da, fühlen sie sich schutzlos. Erst mit beginnender Pubertät können Jugendliche verstehen, welche Auswirkungen eine Krankheit auf ihren Körper und ihr Leben haben könnte. Die Entwicklung von Kindern und Jugendlichen kann durch eine schwere Krankheit oder einen Krankenhausaufenthalt verzögert oder beschleunigt werden.

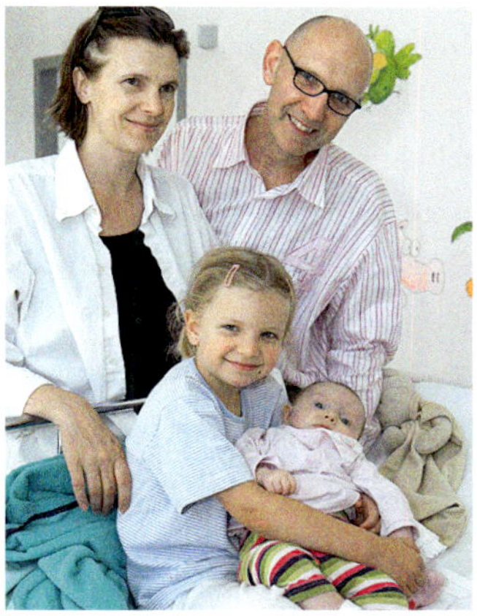

Die Anwesenheit der Eltern vermittelt Kindern im Krankenhaus Sicherheit. Aus diesem Grund ist heute in den meisten Kinderkliniken das „Rooming in" der Eltern zumindest bei Kleinkindern nicht nur erlaubt, sondern sogar erwünscht.

Eltern kranker und pflegebedürftiger Kinder und Jugendlicher

Elternliebe ist sehr groß und sorgt dafür, dass Eltern ihre Kinder in allen Situationen betreuen und beschützen wollen. Ist das Kind krank, fühlen sie sich hilflos. Bei schweren oder unheilbaren Erkrankungen ist die Angst, das Kind zu verlieren, unermesslich groß. Es fällt den Eltern schwer, mögliche Geschwisterkinder zu versorgen, dem Alltag oder ihrem Beruf nachzugehen. Arbeitsausfall und hohe Kosten durch An- und Abfahrt zu Spezialkliniken oder besondere Behandlungsmethoden können Eltern in finanzielle Schwierigkeiten bringen.

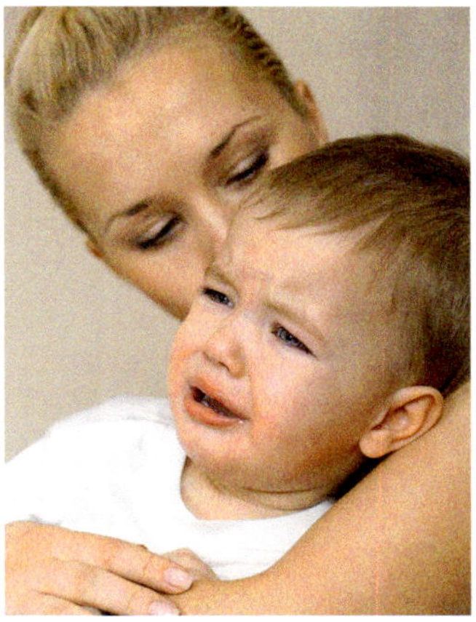

Eltern wollen ihr Kind auch während einer Krankheit beschützen. Ist dies nicht möglich, fühlen sie sich hilflos.

Pubertät Entwicklungszeitraum zwischen Kindheit und Erwachsensein, der mit starken biologischen (z. B. Geschlechtsreife) sowie psychosozialen Umbrüchen einhergeht.

Menschen im jungen und mittleren Erwachsenenalter

Vom Jugendlichen zum Erwachsenen

In der Entwicklungspsychologie schließen sich dem Jugendalter das junge (18–35) und mittlere Erwachsenenalter (36–65) an. Das junge **Erwachsenenalter** ist von Selbstfindung und Freiheitsgefühl auf der einen Seite und Gründung einer selbstständigen Existenz auf der anderen Seite gekennzeichnet. Die jungen Erwachsenen nehmen im Gegensatz zu den Jugendlichen bereits einen festen Platz in der erwerbstätigen Bevölkerung ein.

Das **mittlere Erwachsenenalter** ist von weitgehender Stabilität gekennzeichnet. Es geht vorrangig darum, den erworbenen Status ↗ S. 116 in der Gesellschaft aufrechtzuerhalten und die Rolle im privaten und beruflichen Umfeld zu festigen.

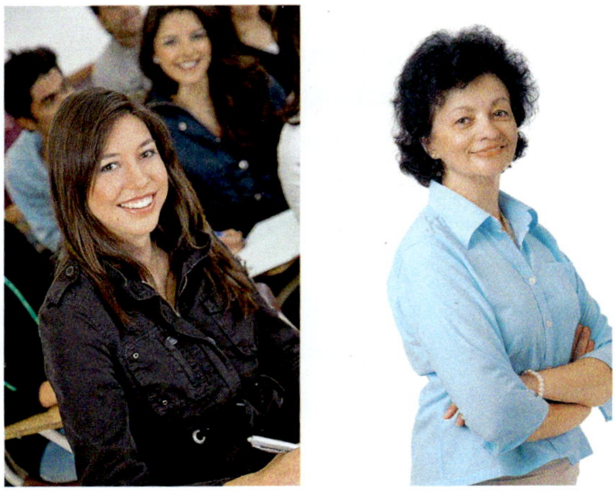

Die Wahrnehmung des Übergangs vom jungen (links) zum mittleren (rechts) Erwachsenenalter ist individuell verschieden.

Einstieg in das Berufsleben

Eine Berufsausbildung ist bis heute die beste Absicherung gegen Arbeitslosigkeit und sozialen Abstieg. Eine durchgehende Erwerbsbiografie (Ausbildung und lebenslange Tätigkeit beim selben Arbeitgeber bzw. durchgehende Erwerbstätigkeit bis zum Rentenalter) findet man heute kaum noch. Dennoch nimmt das berufliche Leben für viele Menschen einen Hauptanteil in ihrem Leben ein. Es steht nicht nur für das finanzielle Auskommen, sondern auch für das Ansehen in der Gesellschaft. Kontakte aus dem Berufsleben werden zunehmend auch zu privaten Kontakten.

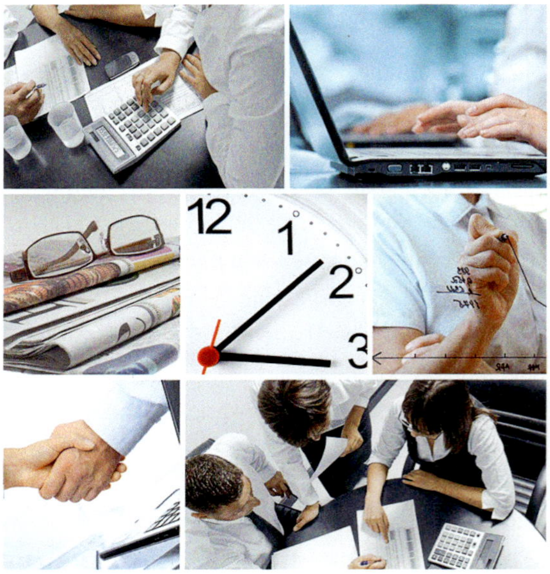

Das Berufsleben steht für viele Menschen im Mittelpunkt ihres Lebens.

Familiengründung

Auch wenn das Singledasein heute kein gesellschaftlicher Makel mehr ist, tendieren viele Menschen zur Familiengründung, ob mit oder ohne Kinder. Familie bedeutet, nicht mehr ausschließlich für sich, sondern auch für den Partner oder die Kinder Verantwortung zu übernehmen.

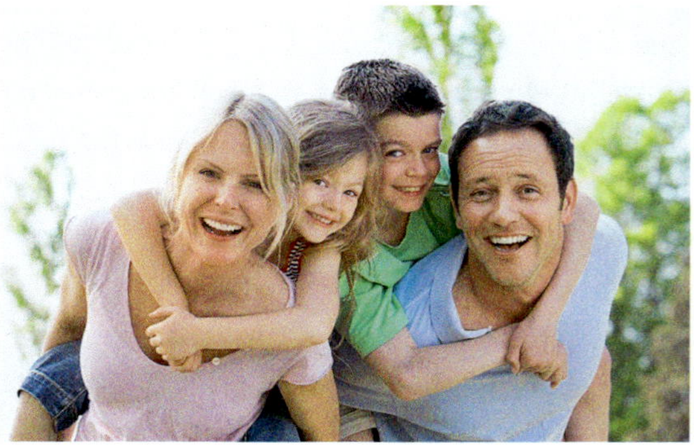

In Deutschland überwiegt heute die Kleinfamilie mit ein oder zwei Kindern.

Das Erleben von Krankheit und Pflegebedürftigkeit im jungen und mittleren Erwachsenenalter

Menschen im jungen Erwachsenenalter fühlen sich durch Krankheit häufig aus ihren „besten Jahren" herausgerissen. Das junge Erwachsenenalter ist i. d. R. von gesundheitlicher Stabilität gekennzeichnet. Menschen in dieser Lebensphase machen sich um gesundheitliche Probleme meist noch keine Gedanken. Häufig werden sie plötzlich von Krankheit und in der Folge von Pflegebedürftigkeit getroffen. Sie müssen Berufsausbildungen unter- oder abbrechen, nicht immer ist jemand an ihrer Seite, der die Pflege oder Betreuung übernehmen kann. Die Auseinandersetzung mit Gedanken über ihre (berufliche) Existenz, Krankheit, Pflegebedürftigkeit oder gar Tod ist für sie ungewohnt.

Menschen im mittleren Erwachsenenalter fühlen sich durch Krankheit oder Pflegebedürftigkeit in ihrer Existenz bedroht. Möglicherweise verlieren sie ihren Arbeitsplatz, können die Mietkosten nicht mehr tragen oder Kredite nicht mehr abbezahlen. Haben sie Familie, leiden sie häufig darunter, ihre Ernährerrolle bzw. Fürsorgerolle nicht mehr wahrnehmen zu können. Auf der anderen Seite kann die Familie Sicherheit und Geborgenheit geben und ggf. die Betreuung und Pflege übernehmen.

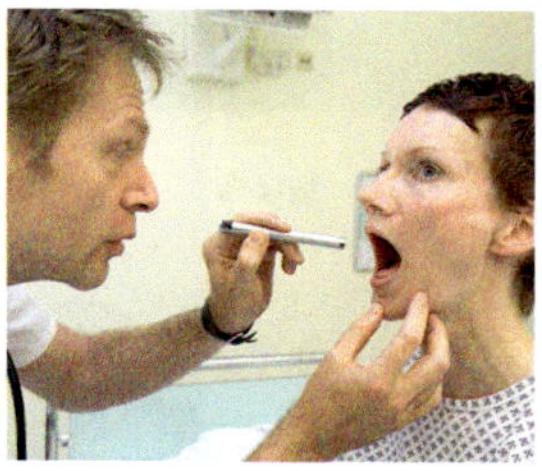

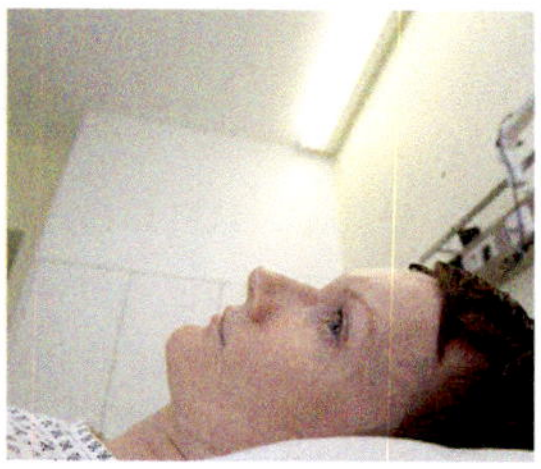

Für junge Erwachsene kommen im Fall einer Krankheit häufig zum ersten Mal existenzielle Ängste auf. Auch spielt der eventuelle Verlust von Attraktivität, z. B. durch Narben oder dauerhafte Behinderungen, eine große Rolle im Erleben von Krankheit oder Pflegebedürftigkeit.

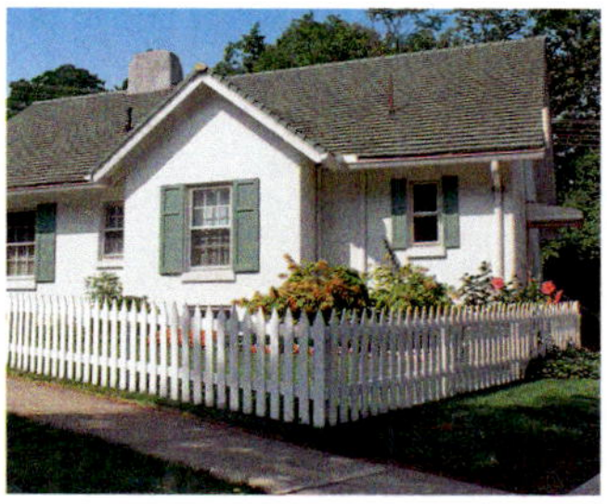

In Deutschland bestreiten die Männer immer noch den Hauptteil des Familieneinkommens. Verlieren sie auf Grund von Krankheit oder Pflegebedürftigkeit ihren Arbeitsplatz, kann es passieren, dass sie Kredite, z. B. für den Hausbau, nicht mehr abbezahlen können. Die Angst vor dem sozialen Abstieg ist in solchen Fällen groß.

Angehörige kranker oder pflegebedürftiger Erwachsener

Die Angehörigen haben meistens den Wunsch, dass der Kranke oder Pflegebedürftige so schnell wie möglich genesen möge oder dass es ihm so gut wie möglich gehe. In ihrer Sorge sind sie häufig sehr kritisch gegenüber Ärzten und Pflegenden. Sie beobachten jeden Handgriff und erwarten ausreichende Informationen. Übernehmen Angehörige die Pflege, sind sie psychisch und physisch stark beansprucht. Ähnlich wie die Angehörigen kranker oder pflegebedürftiger Kinder und Jugendlicher können auch sie von finanziellen Sorgen geplagt sein.

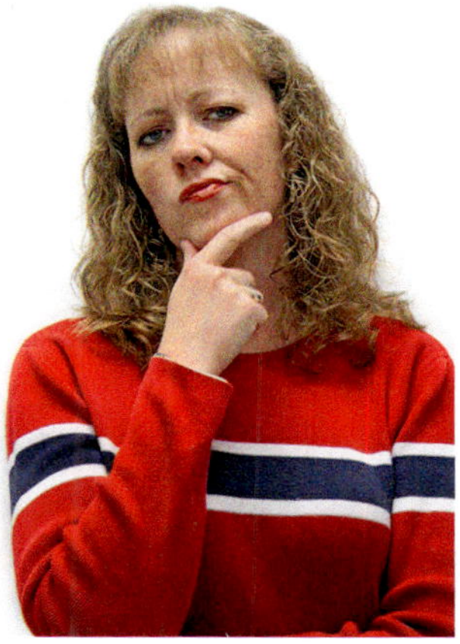

Angehörige vermitteln häufig einen sehr skeptischen Eindruck, sie scheinen die Pflege und Betreuung des Pflegebedürftigen ständig kontrollieren und verbessern zu wollen, während Pflegende oft eher Dankbarkeit erwarten.

Menschen im höheren und hohen Erwachsenenalter

Alt oder hochbetagt

Die letzte Lebensphase nach Eintritt ins Rentenalter ist heute so lang geworden, dass man sie zum besseren Verständnis noch einmal unterteilt. Menschen im höheren Erwachsenenalter (65– 80 Jahre) gelten heute als weitgehend „rüstig", genießen ihr Rentnerdasein mit einer aktiven Freizeitgestaltung. Menschen im hohen Erwachsenenalter (>80 Jahre), auch Hochbetagte genannt, haben sehr viel häufiger mit Krankheit und Pflegebedürftigkeit zu kämpfen.

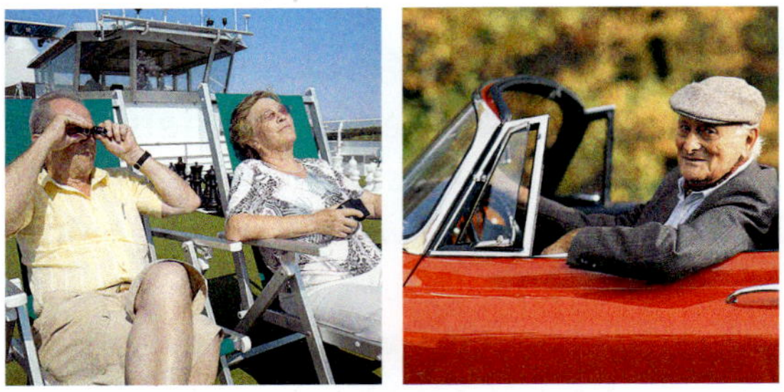

Das Bild der Ruhe genießenden Rentner steht neben dem Bild des aktiven, unternehmenslustigen alten Herren.

Alt werden – alt sein

Das kalendarische Alter gibt das Alter eines Menschen in Jahren an. Ob mit der Altersangabe auch das Gefühl des Altseins verbunden ist, hängt von vielen Faktoren ab. Viele Menschen **fühlen sich jünger**, als sie tatsächlich sind, solange ihr Gesundheitszustand zufriedenstellend ist und sie ihren Alltag weitgehend selbstständig gestalten können. Dies bezeichnet man als das subjektive Alter. Das biologische Alter entspricht dem körperlichen Alterungsprozess.

Altsein ist in unserer Gesellschaft normal geworden. Dennoch fürchten viele das Alter, denn Jugendlichkeit gilt als hohes Gut. Jung sein bedeutet, attraktiv und leistungsfähig zu sein. Deshalb versuchen viele, sich diese Zuschreibungen durch eine aktive und bewusste Lebensführung so lange wie möglich zu erhalten. Den Menschen stehen heute sehr viele Wege offen, das eigene Alter nach den eigenen Wünschen auszugestalten. Deshalb gibt es auch keine einheitliche Vorstellung davon, wie Alter ist.

Bevölkerungsentwicklung in Deutschland 1910–2050

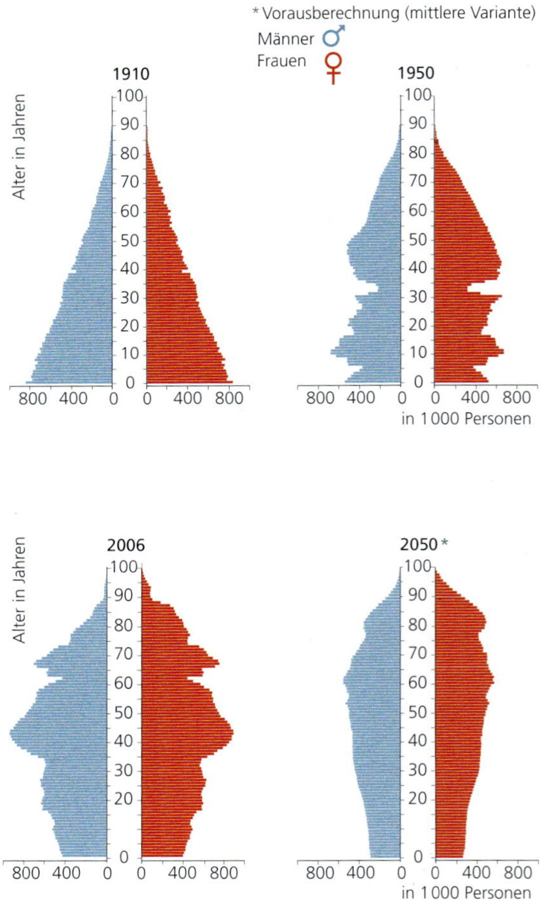

Demografische Aspekte

Die Demografie beschäftigt sich mit der Zusammensetzung und der Entwicklung einer Bevölkerung. Dazu werden regelmäßig statistische Daten ausgewertet und in **grafischer Form** zur Verfügung gestellt.

Stellt man den Anteil der Menschen in ihrem jeweiligen Lebensalter grafisch dar, ähnelte diese Darstellung über viele Jahrzehnte einer Pyramide: Es gab viele junge Menschen und wenige alte Menschen (oben). Heute ist dieses Bild verschoben und der Trend hält an: Ältere Menschen werden immer älter, weniger Kinder werden geboren; die Grafik ähnelt eher einem Baum (unten).

Bevölkerungsentwicklung und ihre Ursachen

Bis Anfang des 20. Jahrhunderts gab es in Deutschland viele kinderreiche Familien und die Lebenserwartung insgesamt war niedrig. Mit Aufkommen der modernen Medizin, z. B. der Entdeckung der Antibiotika ↗ S. 446, wuchs die Lebenserwartung und damit die Bevölkerung. Dass sich der Lebensbaum heute nach unten hin so verschlankt, hat mit einer stark gesunkenen Geburtenrate zu tun. Seit den 1960er Jahren ist es durch Erfindung der Pille den Frauen möglich, erfolgreich zu verhüten. Das hat dazu geführt, dass heute die Ein- oder Zweikindfamilie vorherrscht. Auch wenn dies teilweise durch Zuzug von Migranten ↗ S. 390 ausgeglichen wird, schrumpft die deutsche Bevölkerung insgesamt.

Ein Leben lang

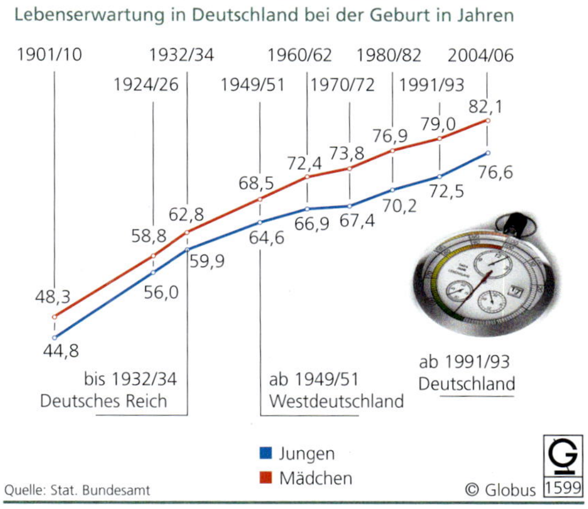

Ursachen der erhöhten Lebenserwartung

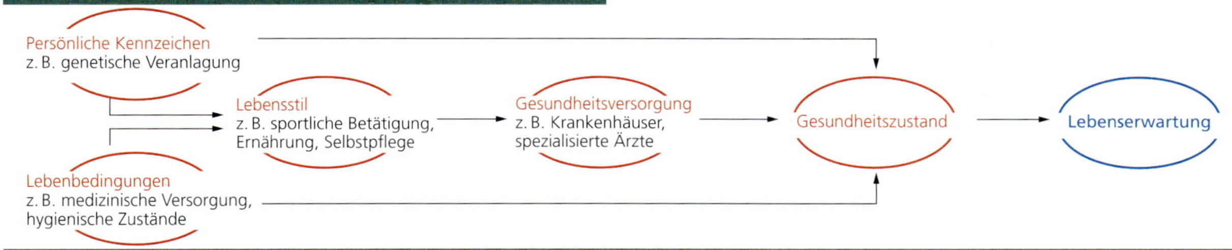

Gesellschaftlicher Wandel

Neben den Verschiebungen der Altersanteile der Bevölkerung gibt es weitere Veränderungen, die Einfluss auf die gesellschaftliche Entwicklung und die Versorgung alter, kranker und pflegebedürftiger Menschen haben:

- **Feminisierung:** Es gibt mehr alte Frauen als Männer. Der Frauenanteil bei den Hochbetagten beträgt bis zu 70 %.
- **Entberuflichung:** Die Zeitspanne vom Zeitpunkt des Renteneintritts bis zum Tod ist länger als noch vor 20 Jahren.
- **Individualisierung:** Die Lebensläufe von Menschen verlaufen nicht mehr so geradlinig wie einst. Auf der Suche nach Arbeit wechseln Menschen mehrmals den Wohnort. Beziehungen sind häufig nur lose. Eine Gruppenbindung ist für den Einzelnen nicht zwingend notwendig.
- **Singularisierung:** Eine Folge von Feminisierung und Individualisierung ist die Zunahme von Einpersonenhaushalten.

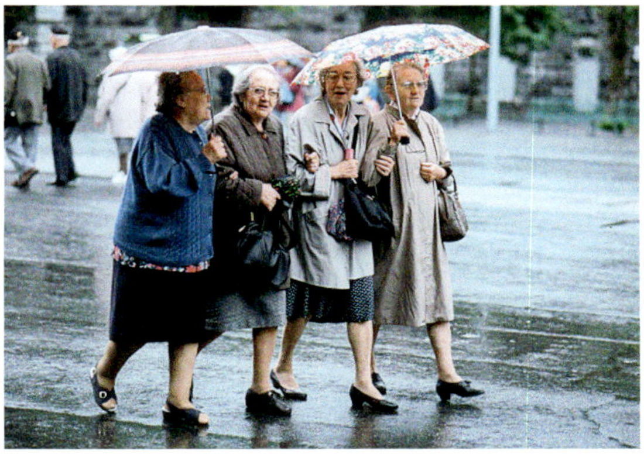

Die Feminisierung im Alter beruht auf der niedrigeren Lebenserwartung von Männern, z. B. durch den Zweiten Weltkrieg. Frauen verwitwen eher als Männer. Dass Männer früher sterben, wird u. a. darauf zurückgeführt, dass sie eine höhere Risikobereitschaft zeigen und deshalb öfter verunfallen. Dadurch sind Frauen, die wegen Kinderzeiten oder anderen Ursachen nur geringfügig rentenversichert gearbeitet haben, finanziell häufig unterversorgt.

www.bmfsfj.de
> Ältere Menschen
Auf der Seite des Bundesministeriums finden Sie Berichte zu verschiedenen Aspekten des Alters, wie z. B. Gesunderhaltung, Pflege oder Demenz.

Veränderungen im Alter

Lernfähigkeit

Im Alter lässt das Kurzzeitgedächtnis ↑ S. 35 nach. Ältere Menschen tun sich schwerer, neue Dinge zu lernen. Jedoch nimmt das Erfahrungswissen zu und damit die Fähigkeit, Zusammenhänge zu erkennen. Ältere Menschen verfügen deshalb auch über einen größeren Vorrat an Bewältigungsstrategien.

Seelische Veränderungen

Ältere Menschen entwickeln häufig eine Art Altersmilde. Ihre Bereitschaft, Streitereien auszufechten, sinkt. Die Vergangenheit spielt für sie eine größere Rolle als für Jüngere. Sie verbringen mehr Zeit damit, ihr Leben in der Rückschau zu betrachten. Alte Menschen verfügen über einen ungeheuren Schatz an Erinnerungen, den Sie sich bei der Pflege zu Nutze machen können (Biografiearbeit ↑ S. 585).

Veränderung der gesellschaftlichen Rolle

Mit dem Eintritt in das Rentendasein verliert der Mensch die gesellschaftlich geachtete Rolle des Berufstätigen. Nicht selten verliert er dadurch auch den Kontakt zu ehemaligen Kollegen. Während die Bindung zu Familienmitgliedern aufrechterhalten wird, lassen die Kontakte zu Freunden und Bekannten nach. Allerdings ist für ältere Menschen eher die Qualität einer Beziehung von Bedeutung als die Anzahl von Bekannten.

Biologischer Alterungsprozess

Es gibt einige Theorien, die zu erklären versuchen, warum wir altern, doch keine ist wirklich belegt. Sicher ist dagegen, dass der Alterungsprozess etwa mit dem 30. Lebensjahr beginnt und vier Bereiche besonders betrifft:

- **Herz-Kreislauf-System:** Blutdruckanstieg, starrer werdende Blutgefäßwände
- **Bewegungsapparat:** Abnahme der Muskelmasse, Zunahme des Binde- und Fettgewebes, Abnahme der Knochenfestigkeit
- **Sinnesorgane:** Altersschwerhörigkeit, Trübung der Augenlinsen
- **Haut:** Abnahme der Spannkraft, geringere Talgproduktion

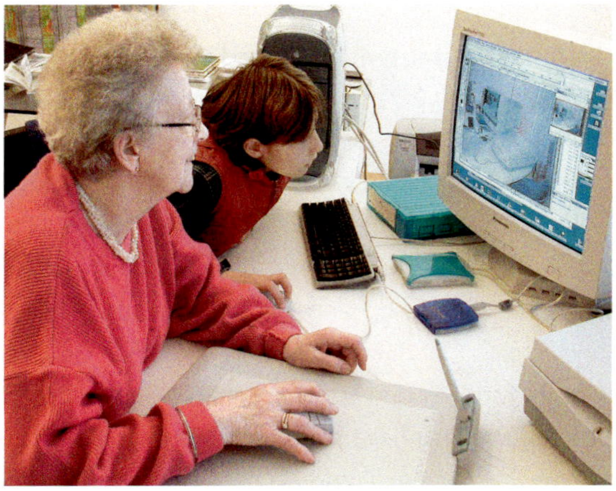

Auch ältere Menschen können sich neue Kompetenzen, z. B. die Internetnutzung, aneignen, sie benötigen jedoch häufig besondere Lernunterstützung.

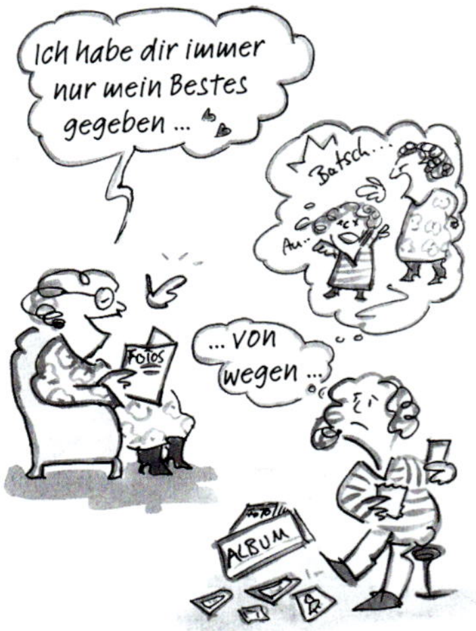

Manchmal kann auch die Tendenz beobachtet werden, Vergangenes allzu rosig zu bewerten.

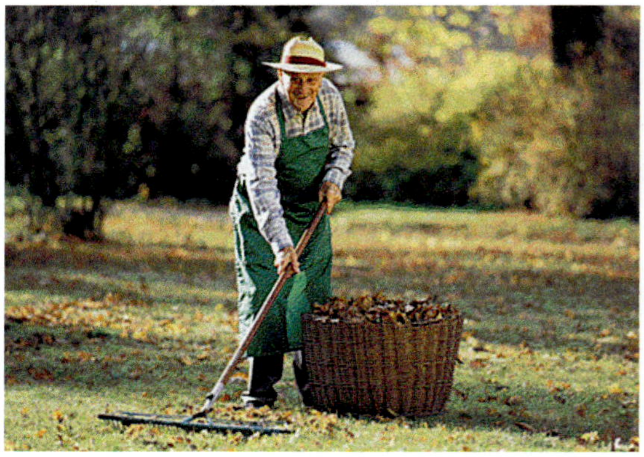

Die körperliche Kompetenz ist ein wesentliches Merkmal für Lebensqualität im Alter. Dass wir altern, ist nicht beeinflussbar. Wie dieser Prozess verläuft, lässt sich jedoch durch eine gesunde, positive Lebensführung beeinflussen.

Gesundheit und Krankheit im Alter

Mit zunehmendem Alter ist der Körper weniger widerstands- und anpassungsfähig. Die Folgen der Lebensführung (jahrelanges Rauchen und Trinken von Alkohol) machen sich jetzt bemerkbar. (Infektions-) Krankheiten nehmen einen längeren, manchmal schwereren Verlauf oder sie werden chronisch. Auch die Anzahl der Krankheiten, die gleichzeitig bestehen, die so genannte Multimorbidität, nimmt zu. Bei ca. 30 % aller über 70-Jährigen liegen fünf oder mehr Erkrankungen vor. Dadurch steigt der therapeutische Bedarf, insbesondere an Medikamenten und damit verbunden die Anzahl an Nebenwirkungen.

Mögliche Schmerzen beeinflussen die Lebenszufriedenheit negativ. Mit dem Alter steigt auch die Sturzgefahr. Viele ältere Menschen erholen sich von den Folgen eines Sturzes nur schwer oder gar nicht mehr und werden dadurch pflegebedürftig.

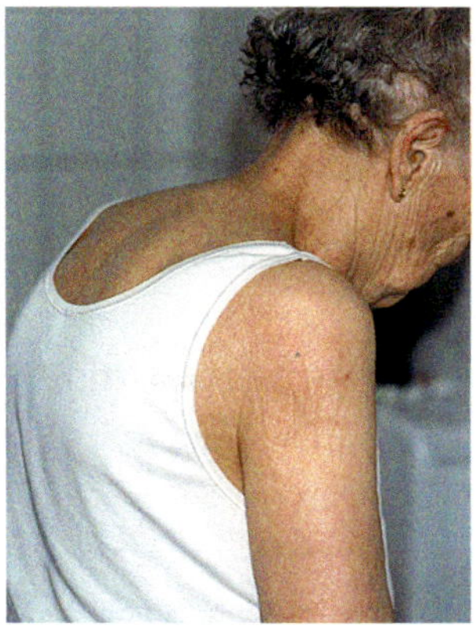

Neben Erkrankungen des Bewegungsapparats treten im Alter v. a. Herz-Kreislauf-Erkrankungen, Stoffwechselerkrankungen, Muskel- und Skeletterkrankungen und bösartige Tumoren auf.

Aktiv alt werden

Die Weltgesundheitsorganisation (WHO) hat das Konzept des aktiven Alterns entwickelt. Dabei spielt neben der Gesundheit auch die Lebensqualität eine Rolle. Ziel ist, ein Umdenken zu bewirken: weg von der Vorstellung untätiger, pflegebedürftiger alter Menschen hin zur Möglichkeit der aktiven Lebensgestaltung bis ins hohe Lebensalter. Um dies zu verwirklichen, sind viele Maßnahmen sinnvoll oder erforderlich, z. B.

- Wohnungen und das Wohnumfeld altengerecht zu bauen und zu gestalten (nahe Versorgungswege, z. B. zu Lebensmittelläden, Ärzten),
- Einkommen im Alter sicherzustellen (Renten- und Krankenversicherung),
- den öffentlichen Nahverkehr auszubauen und
- altersgerechte Medien zu entwickeln (einfache Bedienung technischer Geräte).

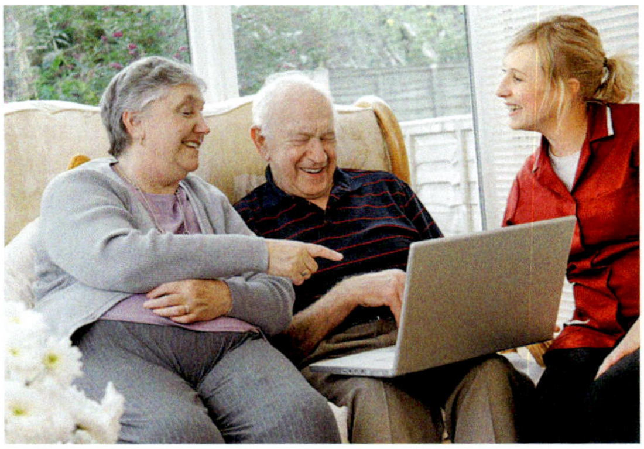

Aktives Altern bedeutet auch, mit dem technischen Fortschritt Schritt zu halten und ihn für eigene Zwecke zu nutzen.

Gegen das Altwerden

Anti-Aging ist ein Konzept, das den biologischen Alterungsprozess nicht hinnehmen will. Ziel ist es, den Alterungsprozess zu hemmen. Der Schwerpunkt der Forschung liegt auf der Suche nach Faktoren, die ein hohes Lebensalter begünstigen. Im Vordergrund der Bemühungen steht die Verbesserung der Lebensqualität im Alter.

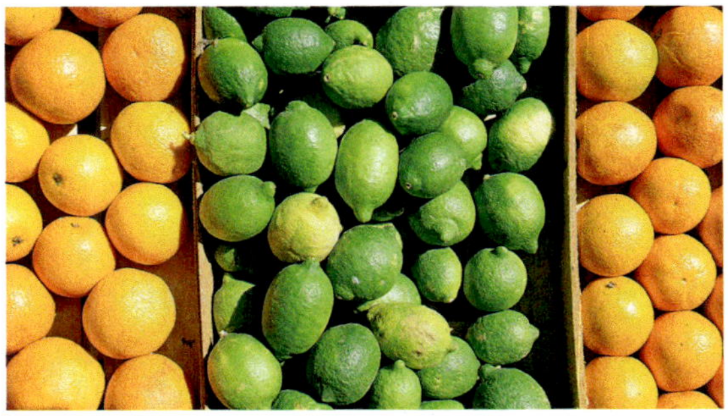

Eine Idee des Anti-Agings ist, die schädigende Wirkung so genannter freier Radikale aufzuheben. Entsprechend sucht man nach Mitteln, die diese freien Radikale „fangen" und neutralisieren. Als ein solcher Radikalenfänger gilt Vitamin C, welches in hoher Konzentration in Zitrusfrüchten enthalten ist.

anti gegen
Aging Alterung

Definitionen von Behinderung

Die sozialpädagogische Sichtweise

Aus diesem Blickwinkel beurteilt man eine Behinderung danach, inwieweit Begebenheiten der Umwelt einen Menschen in der Alltagsgestaltung beeinträchtigen.

Viele Menschen mit Behinderung leben mitten unter uns, ohne dass wir sie zwangsläufig als behindert wahrnehmen. Allen Menschen mit einer Behinderung ist jedoch gemeinsam, dass ihnen in unserer Welt „Steine in den Weg gelegt" werden, die sie noch zusätzlich behindern.

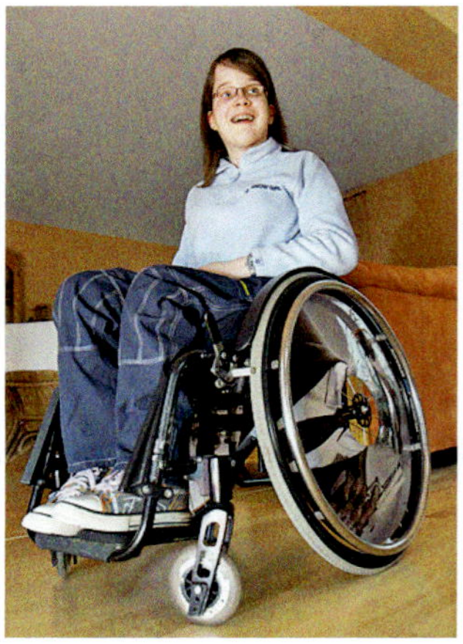

In einer Umgebung mit vielen Stufen wird einer Rollstuhlfahrerin die Teilnahme am öffentlichen Leben schwerer gemacht als dort, wo es Rampen und Fahrstühle gibt.

Die medizinische Sichtweise

Ausgangspunkt der medizinischen Betrachtung ist die Schädigung, die durch eine Krankheit hervorgerufen sein kann. Die Behinderung selbst ist jedoch keine Krankheit, sondern bewegt sich auf dem Gesundheits- und Krankheitskontinuum. Sie kann aber von zusätzlichen Krankheiten begleitet werden. Ziel ist, Folgeerkrankungen zu verhindern.

Beispiel

Ein Kind, das durch einen Sauerstoffmangel eine Halbseitenlähmung (Schädigung) erlitten hat, entwickelt möglicherweise ein Anfallsleiden als Begleiterkrankung. Gleichzeitig kann die Ausprägung einer Wirbelsäulenverkrümmung (Folgeerkrankung) durch Krankengymnastik verhindert oder vermindert werden.

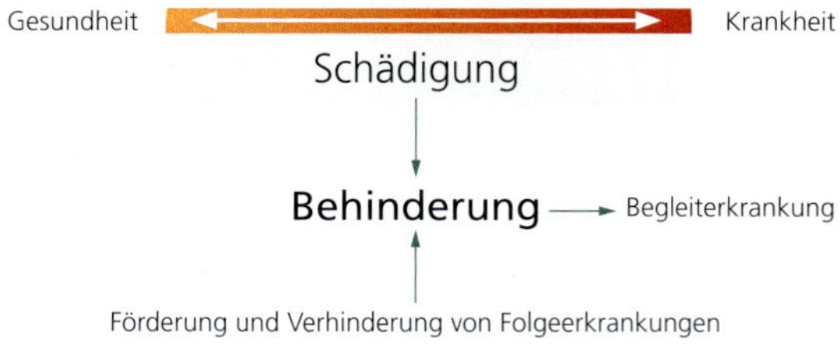

Medizinisches Modell der Behinderung

Die gesundheitswissenschaftliche Sichtweise

Beispiel

Frau Schmidts Schlaganfall (Krankheit) führt zu einer Halbseitenlähmung, was ihre Gehfähigkeit (Körperfunktion) beeinträchtigt. Sie lebt in einer rollstuhlgerechten Erdgeschosswohnung (Umweltfaktor) und fährt jeden Tag mit dem Bus zu einer Fortbildung (Teilhabe), um eine neuen Beruf zu lernen, weil sie nicht arbeitslos sein möchte (personenbezogener Faktor).

Das bio-psycho-soziale Modell der Gesundheitswissenschaften

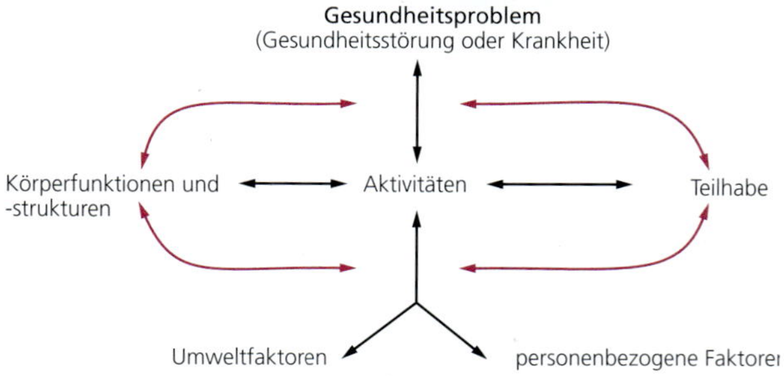

Behinderung aus der Sicht des Gesetzgebers

Nach SGB IX § 2 Abs. 1 gelten Menschen als behindert, „wenn ihre körperliche Funktion, geistige Fähigkeit oder seelische Gesundheit mit hoher Wahrscheinlichkeit länger als sechs Monate von dem für das Lebensalter typischen Zustand abweicht und daher ihre Teilhabe am Leben in der Gesellschaft beeinträchtigt ist."

Hinweis Eine Behinderung gilt als Schwerbehinderung, wenn ein ärztlicher Gutachter nach festgelegten Kriterien einen GdB von mindestens 50 feststellt. In diesem Fall kann ein Schwerbehindertenausweis beantragt werden.

Schwere der Behinderung

Im Sozialrecht wird die Schwere einer Behinderung in Grad bemessen. Er ist das Ausmaß für die Auswirkungen der Funktionsbeeinträchtigungen durch eine Behinderung. Der Grad der Behinderung (GdB) kann zwischen 20 und 100 liegen.

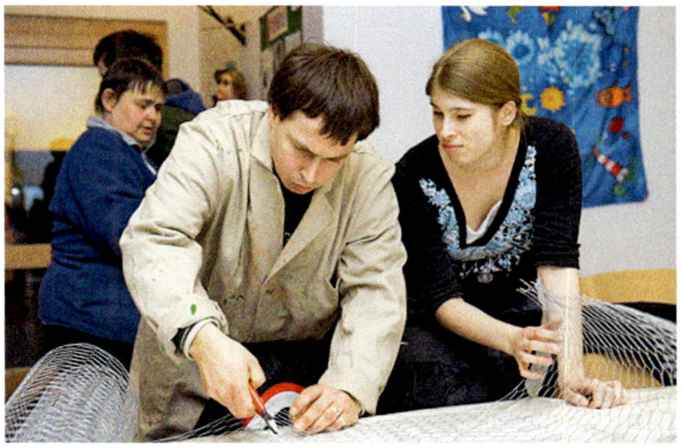

Je nach Schwere der Behinderung können ganz verschiedene Aufgaben bewältigt werden.

Nachteilsausgleich

Ein Schwerbehindertenausweis berechtigt zu verschiedenen Formen staatlicher Unterstützung. Diese sollen dazu beitragen, den erschwerten Lebensalltag zu meistern. Dieser so genannte Nachteilsausgleich beinhaltet z. B. einen besonderen Kündigungsschutz, Unterstützung durch Personen und Hilfsmittel am Arbeitsplatz, Zusatzurlaub, Ermäßigungen bei kulturellen Veranstaltungen und Anspruch auf eine (kostenfreie Mitnahme einer) Begleitperson, sofern diese erforderlich ist.

Persönliches Budget

Vor dem 1. Januar 2008 wurden alle Leistungen, die ein Mensch mit Behinderung benötigte, direkt vom Kostenträger vermittelt und bezahlt. Brauchte er z. B. Hilfe beim Wohnen und Essen, bekam er einen Platz in einer Wohnstätte. Inzwischen können Menschen mit Behinderung über einen Geldbetrag frei verfügen, mit dem sie die Kosten für die benötigten Dienstleistungen bestreiten können. Diese Geldzuwendung heißt persönliches Budget. So können die Betroffenen selbst entscheiden, wo sie wohnen und wo sie ihr Essen einnehmen möchten. Durch dieses Angebot wird die Wahlfreiheit von Menschen mit Behinderung gestärkt. Darüber hinaus erhofft sich der Gesetzgeber eine Kostenersparnis, weil Leistungen einzeln und nicht als Komplettpaket erworben werden können.

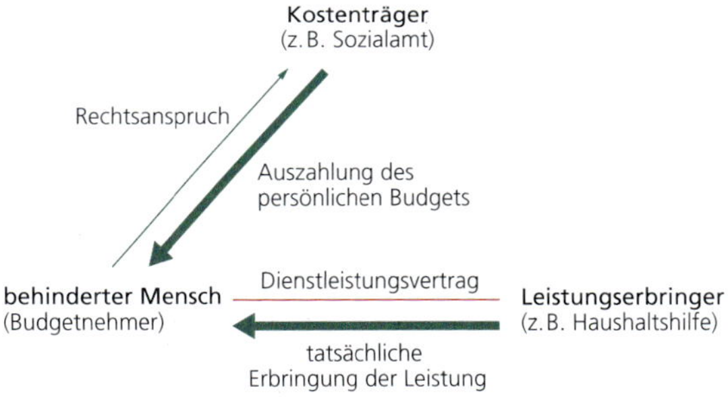

Persönliches Budget

www.lebenmitbehinderung.nrw.de
> Angebote und Hilfen
> Wie erhalte ich einen Ausweis?
Auf dieser Seite finden Sie Informationen zur Antragstellung von Behindertenausweisen.

www.familienratgeber.de
> Schwerbehinderung
> Überblick über Nachteilsausgleiche
Hier finden sie ausführliche Informationen zu den einzelnen Nachteilsausgleichen.

Formen der Behinderung

Körperliche und seelische (psychische) Behinderungen

Körperliche Behinderungen kommen am häufigsten vor, nicht selten in Gestalt von Mehrfachbehinderungen. Etwa 95 % der Körperbehinderungen sind im Erwachsenenalter durch Unfall oder Krankheit erworben. Der weitaus geringere Teil ist angeboren. Die Auswirkungen einer seelischen Erkrankung werden als seelische Behinderung bezeichnet. Dazu zählt z. B. die Depression ↑ S. 480.

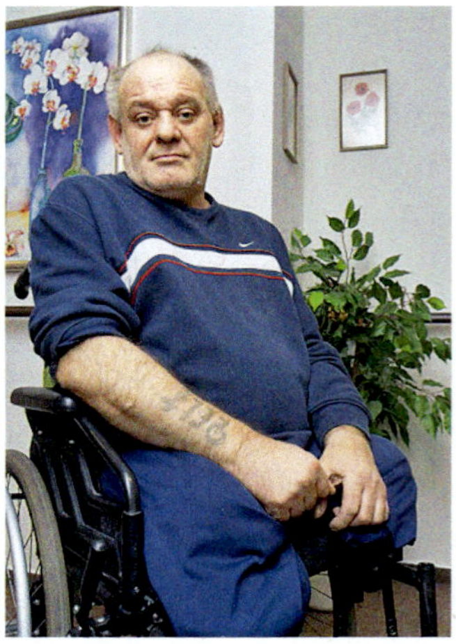

Dieser Mann muss nach einer Unterschenkelamputation lernen, mit den Veränderungen umzugehen, die seine Behinderung mit sich bringt.

Sinnes- und Sprachbehinderungen

Damit ist eine Einschränkung der Hör- und Sehfähigkeit gemeint. Sie können angeboren und erworben sein.

Als Sprachbehinderung wird die Unfähigkeit verstanden, sich in der eigenen Muttersprache auszudrücken oder sie zu verstehen. Dazu zählt das Stottern ebenso wie die zahlreichen Sprachstörungen nach einem Schlaganfall ↑ S. 510.

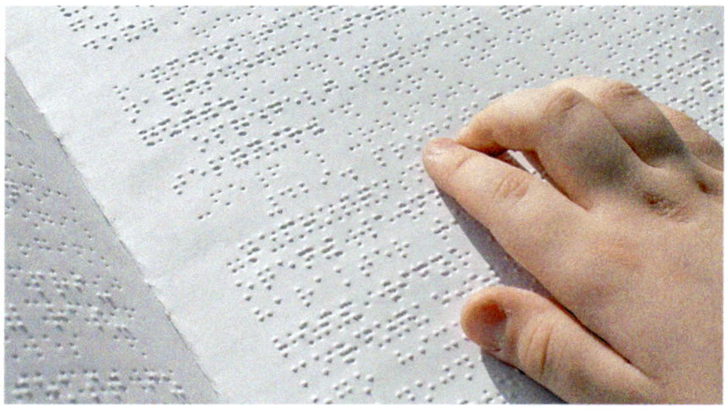

Blinde Menschen können mit Hilfe der Brailleschrift Texte lesen. Der Name der Blindenschrift geht zurück auf ihren Erfinder, Louis Braille (1809–1852).

Lernbehinderung und geistige Behinderung

Der Begriff **geistige Behinderung** geht auf die Elternvereinigung „Lebenshilfe für geistige Behinderung" zurück. Bei einer geistigen Behinderung ist die intellektuelle Leistungsfähigkeit einer Person unterdurchschnittlich entwickelt. Sie wird in leichte, mittelgradige, schwere und sehr schwere geistige Behinderung eingeteilt. Die Betroffenen benötigen, je nach Ausmaß der Beeinträchtigung, Unterstützung in Lebensbereichen, die intellektuelle Fähigkeiten voraussetzen. Besonders bekannt ist das so genannte Down-Syndrom.

Der Begriff **Lernbehinderung** umschreibt eine umfassende und langdauernde Beeinträchtigung in einem oder mehreren Lernbereichen (z. B. Lese-Rechtschreibschwäche oder Rechenschwäche). Menschen mit Lernbehinderung benötigen weniger Unterstützung als Menschen mit einer geistigen Behinderung.

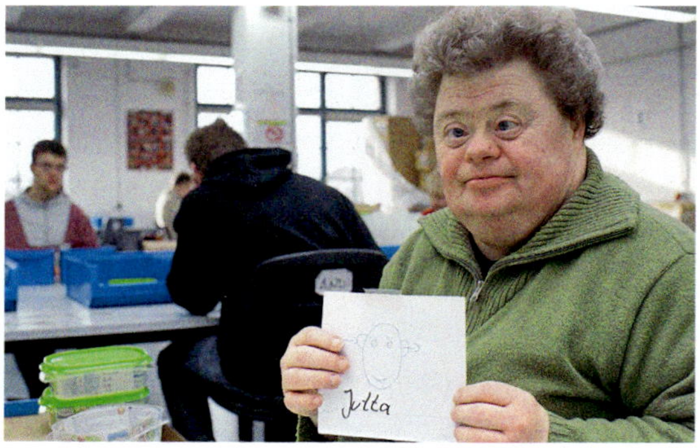

Jutta M. arbeitet in einer Werkstatt für Menschen mit Behinderung.

www.ohrenkuss.de
Onlineausgabe des halbjährlich erscheinenden Journals „Ohrenkuss", einem von Menschen mit Down-Syndrom herausgegebenem Gesellschaftsmagazin

Leben mit Behinderung

Wissen und Entscheiden

Durch die Pränataldiagnostik (PND) können werdende Eltern bereits vor der Geburt erfahren, ob ihr Kind mit einer Behinderung auf die Welt kommen wird. Der größte Teil angeborener Behinderungen kann jedoch vorgeburtlich nicht erkannt werden. In Deutschland lässt der Großteil der Schwangeren Maßnahmen der PND durchführen. Bei den meisten Eltern löst der Gedanke an ein behindertes Kind Ängste aus. Zum Einsatz der PND sind umfassende Beratungen notwendig – auch über die Möglichkeiten und Grenzen der PND.

Hinweis Kritiker sehen in der Pränataldiagnostik eine Art Ausleseverfahren.

Begegnungen gestalten

Viele Menschen sind den Umgang mit behinderten Menschen nicht gewohnt. Für den Umgang miteinander gelten die gleichen Regeln wie sonst im täglichen Miteinander:

- Seien Sie freundlich und höflich.
- Reden Sie erwachsene Menschen, mit denen Sie nicht befreundet sind, mit „Sie" an.
- Setzen Sie auch Körpersignale (↗ S. 323) zur Verständigung ein.
- Fragen Sie nach, wenn Sie Ihr Gegenüber nicht verstanden haben.
- Wenn Ihr Gegenüber einen Satz von Ihnen nicht verstanden hat, drücken Sie das Gleiche in anderen Worten aus und unterstützen Sie das Gesagte durch einen entsprechenden Gesichtsausdruck oder durch Handzeichen.
- Üben Sie sich in Geduld. Manche Dinge gehen Menschen mit Behinderung nicht so schnell von der Hand.
- Fragen Sie Ihr Gegenüber, wie Sie ihn evtl. unterstützen können.
- Erläutern Sie Ihre pflegerische Handlungen mit Worten und Körpersignalen.
- Ziehen Sie niemanden an oder aus, ohne ihn vorher zu fragen oder ihn darüber zu informieren.

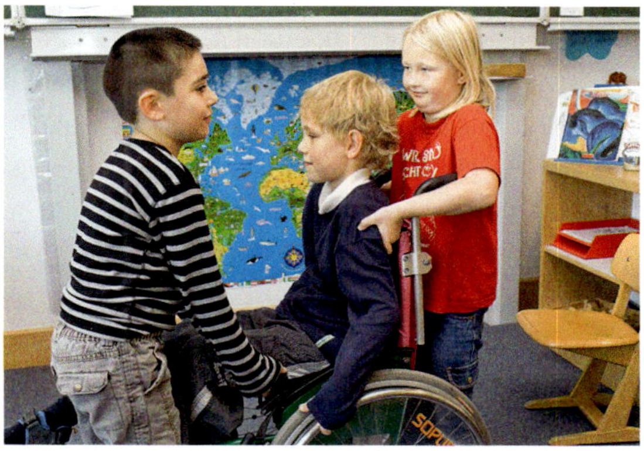

Kindergärten sind eine gute Möglichkeit, das Miteinander zwischen Menschen mit und ohne Behinderung zu üben.

www.bzga.de
> Infomaterialien/Bestellung
> Familienplanung
Hier können Sie die Broschüre „Pränataldiagnostik" zu Fragen und Hilfen rund um vorgeburtliche Untersuchungen bestellen oder downloaden.

www.netzwerk-praenataldiagnostik.de
Informationsplattform des „Netzwerk gegen Selektion durch Pränataldiagnostik", das eine kritische Haltung gegenüber der Pränataldiagnostik einnimmt.

Pränataldiagnostik Überbegriff für Untersuchungen während der Schwangerschaft, die Krankheiten, Fehlbildungen oder Behinderungen des Kindes erkennen lassen

Liebe, Partnerschaft und Sexualität

Sehnsucht nach Liebe und Geborgenheit

Lange Zeit galten sexuelle Aktivitäten von Menschen mit Behinderung als unschicklich, manchmal sogar als gefährlich und wurden deshalb unterbunden. Der Austausch von Zärtlichkeiten und der Wunsch nach Liebe und Geborgenheit sind jedoch bei Menschen mit Behinderung genauso vorhanden wie bei jedem anderen auch.

Menschen mit Behinderung in einer Partnerschaft

Es gibt Partnerschaften zwischen Menschen mit und ohne Behinderung und Partnerschaften, bei denen beide Partner eine Behinderung haben. Manchmal müssen die Partner kreativ sein und evtl. auf medizinische Hilfsmittel zurückgreifen, um ihre Sexualität und Partnerschaft leben zu können. Viele Paare haben auch Kinder, die keine Behinderung haben, denn die wenigsten Behinderungen werden vererbt.

Jugendliche mit Behinderung erleben die Pubertät oft als eine ausgesprochen schwere Zeit. Sie haben nicht nur mit körperlichen Veränderungen zu kämpfen wie alle Jugendlichen, sondern machen mitunter auch die Erfahrung, dass ihre nicht behinderte Auserwählte nur die „gute Freundin“ bleiben will.

Aufklärung als besondere Aufgabe

Es gibt kaum einen Erziehungsberechtigten, der sich mit der Aufklärung der Kinder leichttut. Bezugspersonen von Kindern mit Behinderung empfinden dies als doppelt schwer. In der Zeit des Nationalsozialismus wurden Menschen mit Behinderung zwangssterilisiert und in großer Zahl systematisch ermordet (Euthanasie ↗ S. 117). Nach 1945 ließen Eltern behinderter Kinder diese mit Beginn der Pubertät sterilisieren. Dies ist heute verboten. Das Recht, Kinder zu bekommen, ist ein Grundrecht, welches niemandem abgesprochen werden kann. Stattdessen muss über geeignete Verhütungsmethoden informiert werden. Menschen mit einer Behinderung werden besonders häufig sexuell missbraucht. Sie können einen Übergriff oft nicht als solchen erkennen. Wenn sie dies doch tun, so sind sie oft nicht in der Lage, sich zu wehren oder um Hilfe zu bitten. Dies kann insbesondere bei der Intimpflege zu auffälligem Verhalten führen.

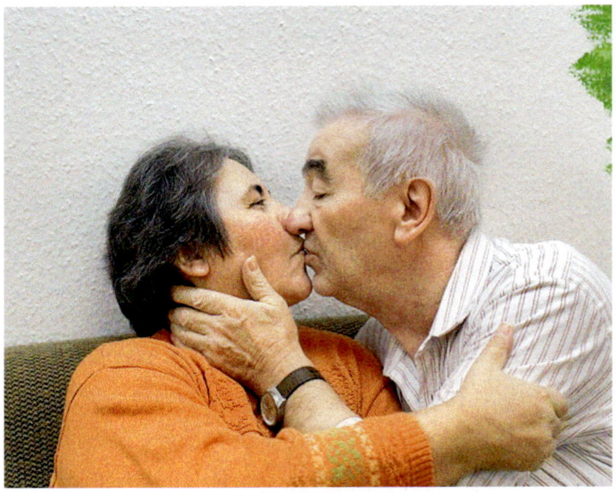

Partnerschaft zwischen Menschen mit Behinderung

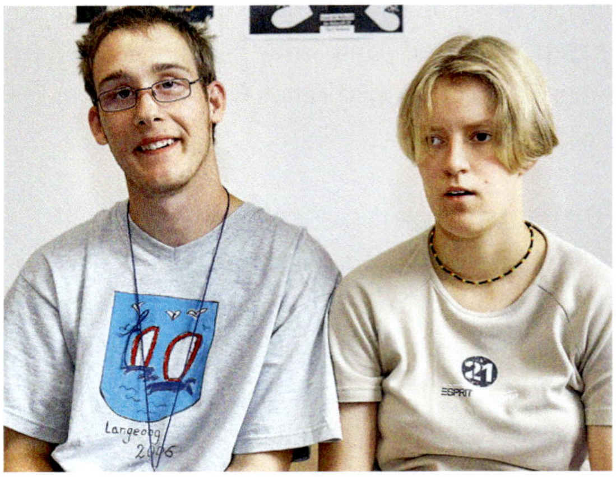

Partnerschaften, bei denen einer der Partner eine Behinderung hat, der andere aber nicht, kommen auch deshalb zu Stande, weil viele Behinderungen erst im Laufe des Lebens erworben werden.

---

www.berlin.de
> Politik und Verwaltung
> Senatsverwaltung für Wirtschaft, Technologie und Frauen
> Frauen/Gleichstellung
> Keine Gewalt
> Sexuelle Gewalt

Auf dieser Seite finden Sie die Dokumentation einer Fachtagung „Sexuelle Gewalt an Mädchen und Frauen mit Behinderung“.

---

www.profamilia.de
> Info-Material
> Sexualität und geistige Behinderung

Die Broschüre geht in einfacher Sprache auf die unterschiedlichen Fähigkeiten und Eigenschaften von Menschen mit einer geistigen Behinderung in der Auseinandersetzung mit Sexualität sowie Partner- und Elternschaft ein. Sie steht als Download zur Verfügung.

Sterilisation Unterbinden der Samenleiter beim Mann bzw. Durchtrennung der Eileiter der Frau; führt zur Unmöglichkeit, sich fortzupflanzen

Pflegerische Betreuung

Bei Menschen mit Behinderung kann die Verständigung auf Grund der Behinderung erschwert sein und oft liegen mehrere Erkrankungen gleichzeitig vor. Das macht die pflegerische Betreuung zu einer **anspruchsvollen Aufgabe**. Wenn Sie als Pflegende wenig Erfahrung mit behinderten Menschen haben, fragen Sie die Betroffenen, ihre Bezugsperson und Betreuer. Sie können Auskunft darüber geben, was gut funktioniert und an welcher Stelle mit Schwierigkeiten zu rechnen ist.

Wenn eine Behinderung durch einen Unfall oder eine Erkrankung erworben wird, stellt das den Betroffenen vor eine völlige neue Situation, die er erst einmal „verdauen" muss. Dieser Prozess ist gekennzeichnet durch Stimmungsschwankungen, denen Sie Raum geben müssen. Seien Sie ein guter und aufmerksamer Zuhörer und: Wenn der Betroffene keine Worte hat, so seien Sie einfach nur da.

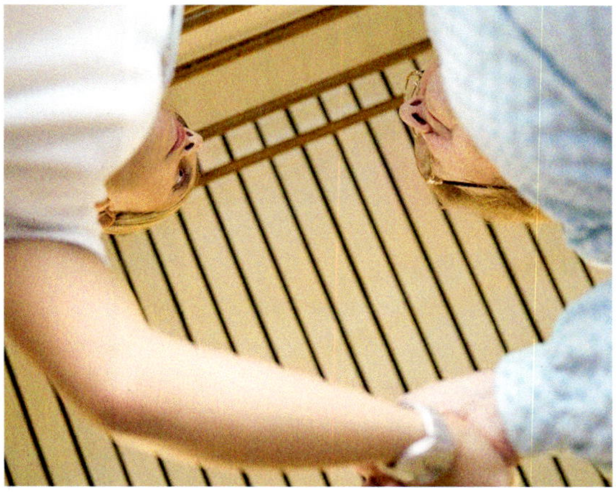

Menschen mit geistiger Behinderung bedürfen im Krankenhaus einer gezielten Unterstützung.

Zusammen statt getrennt

Auch wenn es viele gesetzliche Regelungen gibt, welche die Gleichberechtigung und Gleichbehandlung von Menschen mit Behinderung zum Ziel haben, sind die Betroffenen sehr von der Bereitschaft ihrer Umwelt abhängig, sich auf ihre Bedürfnisse einzustellen.

Statt behinderte Kinder getrennt von Kindern ohne Behinderung zu unterrichten, ist heute ein **gemeinsamer Unterricht** möglich. **Integration** bedeutet, dass Minderheiten (z. B. Menschen mit Behinderung) in die Mehrheitsgemeinschaft eingegliedert werden. **Inklusion** meint das selbstverständliche Miteinander in einer Gesellschaft, in der es normal ist, verschieden zu sei. Erleichtert wird dieses Ziel z. B. durch öffentliche Verkehrsmittel und Gebäude, die für Körperbehinderte durch Aufzüge und Rampen zugänglich sind und eine berufliche Ausbildung in Berufsbildungswerken, die auf die Bedürfnisse der behinderten Menschen eingestellt sind.

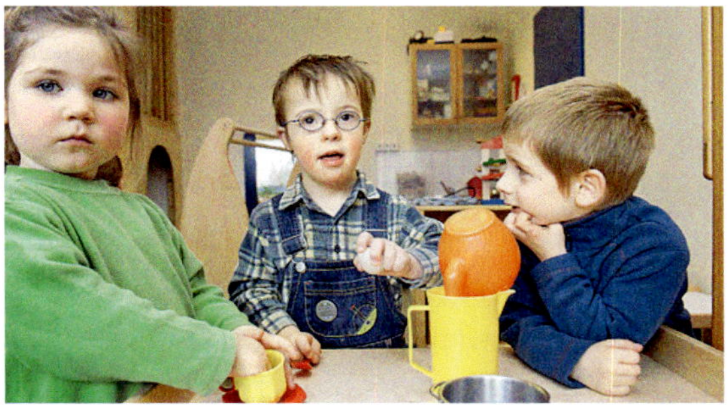

Kinder in integrativen Kindertagesstätten

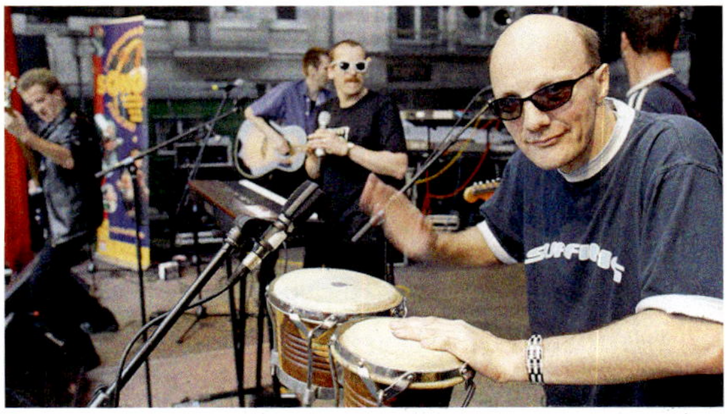

Freizeitangebote, bei denen behinderte und nichtbehinderte Menschen zusammentreffen, fördern das ungezwungene Miteinander.

Was ist Kultur?

Kulturbegriff

Fragen Sie zehn Menschen danach, was Kultur für sie bedeutet, so werden Sie zehn verschiedene Antworten erhalten. Die einen verbinden mit Kultur ihre Muttersprache oder das Essverhalten. Andere wiederum meinen das Bakterienwachstum im Labor, wenn sie von Kultur sprechen. Im weitesten Sinne kann Kultur als etwas begriffen werden, das von Menschen hervorgebracht wird und ihre Identität mitbestimmt. Die Deutung des Begriffs hat eine lange Geschichte.

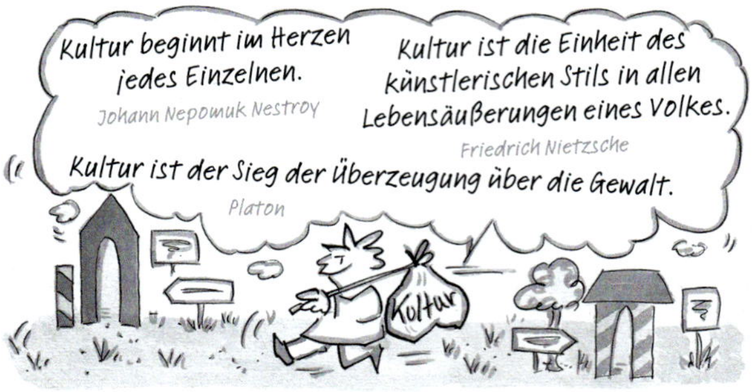

Früher ging man davon aus, dass jedes Volk eine eigene Kultur hat, die sich grundlegend von anderen unterscheidet und sich nur geringfügig oder gar nicht verändert. Man stellte sich vor, dass die verschiedenen Kulturen wie in großen Kisten oder Bauwagen verschlossen nebeneinanderher lebten. Diese Vorstellung wird als Container-Modell bezeichnet.

Heute lässt sich so eine begrenzte Auffassung nicht mehr aufrechthalten. Menschen verlassen aus unterschiedlichen Gründen ihr Geburtsland, für kurze Zeit oder dauerhaft. Die Welt ist globalisiert, aus den abgeschlossenen „Containern" sind längst „Netze" geworden. Entlang dieser Vernetzungen fließen Kulturelemente rund um den Globus. Dies lässt sich auch an heute vielfach gebrauchten Begriffen ablesen:

- interkulturell – zwischen den Kulturen
- multikulturell – viele verschiedene Kulturen innerhalb einer Gesellschaft
- transkulturell – über die Kulturen hinweg
- Ethnie – Gruppe von Menschen mit einem einheitlichen kulturellen Hintergrund
- Menschen mit Migrationshintergrund (Migration ↗ S. 390) – Personen, die selbst oder über Angehörige Migrationserfahrung haben, also ein- oder ausgewandert sind.

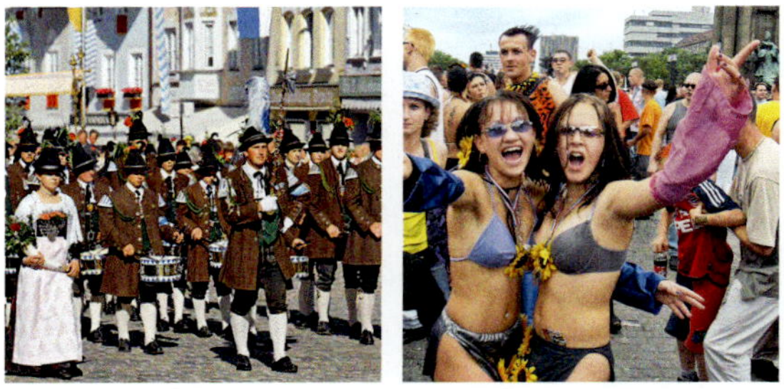

Verschiedene Menschen verstehen unter Kultur ganz verschiedene Dinge.

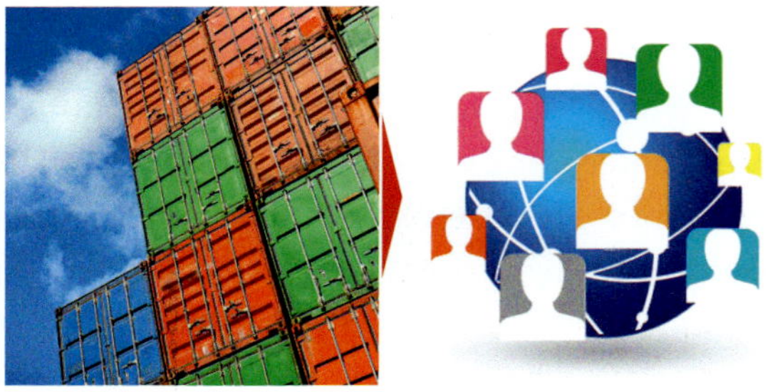

Aus abgeschlossenen Containern sind Netzwerke geworden.

Kultur vom lateinischen Wort cultura bedeutet ursprünglich 1) Landbau, Pflege, Bebauung und 2) Bildung, Verehrung

Kulturelemente

Kulturelle Identität

Menschen, die in ähnlichen Umfeldern leben, zeigen in bestimmten Situationen dieselben Verhaltensweisen und ähneln sich in dem, was sie über bestimmte Dinge denken und fühlen. Das nennt man kulturelle Identität. Wie wir denken, fühlen, wie wir sprechen und uns in bestimmten Situationen verhalten, ist geprägt vom kulturellen Umfeld, in dem wir aufwachsen. Kultur hat demnach einen Orientierungscharakter. Es gibt eher augenfällige Elemente einer Kultur, z. B. Essen, und andere, die einem (zunächst) verschlossen bleiben. Das Verhältnis zwischen gut und weniger gut sichtbaren Bestandteilen von Kultur lässt sich am **Eisberg-Modell** zeigen.

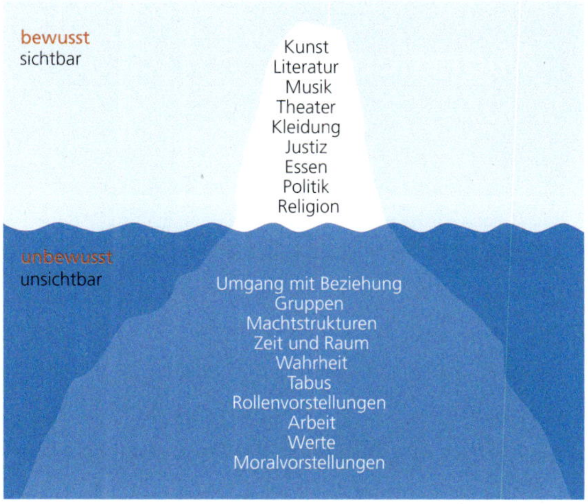

Eisberg-Modell

Werte und Normen

Gemeinsame Werte und Normen werden häufig als die Grundmauer einer Kultur gesehen. Sie leiten sich aus einer gemeinsamen Tradition ab und beruhen auf religiösen Vorstellungen, politischen Errungenschaften und gesellschaftlichen Bedingungen. Man sollte jedoch vorsichtig sein, aus einer Tatsache **verallgemeinernde** Rückschlüsse zu ziehen. Nicht jeder Christ verzichtet am Freitag auf Fleisch. Nur weil ein Mensch in der Türkei geboren ist, muss er noch lange kein Muslim sein.

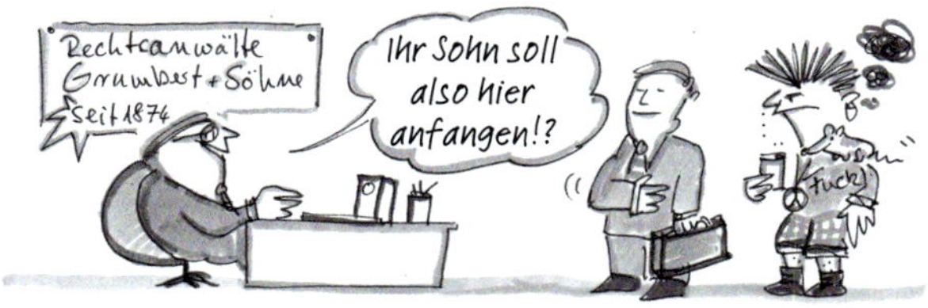

In dieser Situation prallen Welten aufeinander. Sie müssen nicht weit reisen, um einer anderen Kultur zu begegnen. In diesem Fall spricht man von Subkulturen. Das sind kulturelle Untergruppen (in diesem Beispiel Punks) innerhalb einer Kultur (Deutsche).

Das Eigene und das Fremde

Wenn Sie es als fremd empfinden, wenn Ihr asiatischer Gast mit Stäbchen isst, so tun Sie das auf Grund eines Vergleichs mit dem Essverhalten Ihrer eigenen Kultur. Der asiatische Gast dagegen empfindet Gabel und Messer als fremd. Als **Fremdheit** wird immer das angesehen, was im Gegensatz zu dem steht, was wir gewohnt sind.

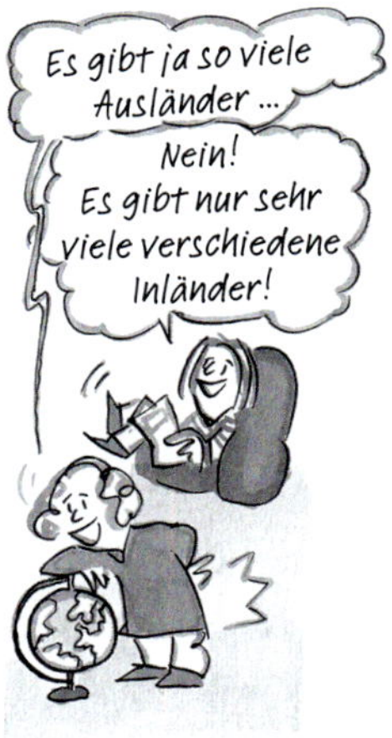

Das Eigene und das Fremde drücken sich in Gegensätzen aus.

Vorurteile und Stereotype

Es gibt viele Vorurteile in Bezug auf andere Kulturen. Diese können positiv (z. B „deutsche Wertarbeit") oder negativ (z. B. „Schwaben sind geizig") sein. Während ein Vorurteil die persönliche Meinung eines Menschen darstellt, handelt es sich bei Stereotypen um Kennzeichen, die verallgemeinernd einer Gruppe zugeschrieben werden (z. B. „Alle Deutschen sind blond.").

Hinweis Auch die Begegnung mit Fremdheit ist von Gegensätzen geprägt. Sie kann faszinierend und beunruhigend zugleich wirken.

Migration

Ursachen für Migration

Für einen Urlaub verlassen Menschen aus Spaß oder Neugierde gern ihr gewohntes Umfeld. Bei vielen Migranten gingen jedoch Zwangs- und Notlagen der Emigration, also dem Verlassen des Heimatlandes voraus. Es lassen sich sechs Migrationsformen unterscheiden:

- Arbeitsmigration: Suche nach Arbeit
- Familienmigration: Zusammenführung von Familienmitgliedern
- Migration von Flüchtlingen: Naturkatastrophen, Kriege und Hunger als Ursache von Migration
- Migration von ethnischen Minderheiten: Zugehörigkeitsgefühl zu einem anderen Volk oder Unterdrückung im bisherigen Land
- Migration von Studierenden oder Auszubildenden
- illegale Migration: fehlende Aufenthaltsgenehmigung (z. B. Arbeitssuchende ohne Papiere, Flüchtlinge ohne politische Anerkennung, Zwangsprostituierte)

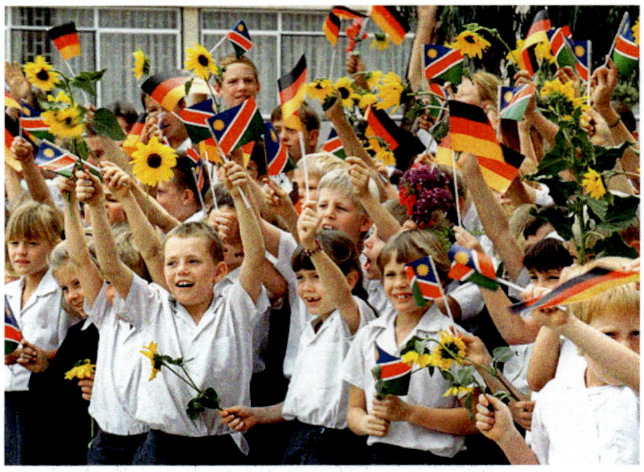

Migration hat eine lange Tradition. Der häufigste Grund für Migration ist die Suche nach besseren Lebens- und Arbeitsbedingungen. In wirtschaftlichen Wachstumsphasen glichen Arbeiter aus dem Ausland den Arbeitskräftemangel im Inland aus. Die Besetzung anderer Ländern (*Kolonisation*) führte z. B. die Deutschen nach Namibia, wo noch heute vereinzelt Deutschstämmige wohnen. Sie pflegen, wie das Foto zeigt, noch immer deutsche Traditionen und sprechen die deutsche Sprache.

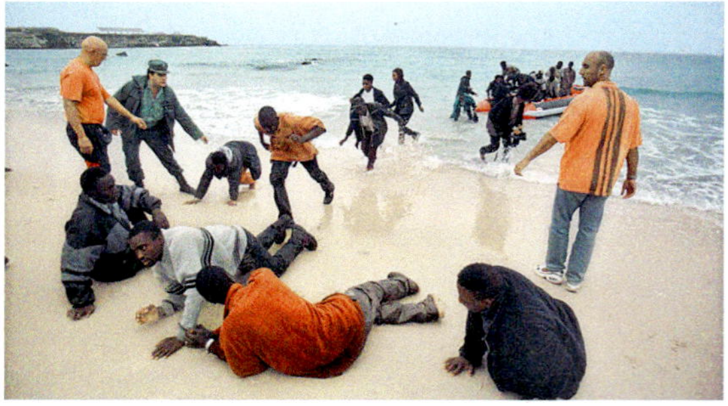

Viele Menschen versuchen in der Hoffnung auf ein besseres Leben, auch unter großen Gefahren, ihr Heimatland zu verlassen.

Weitere Aspekte bei Migration

Es gibt Faktoren innerhalb des Herkunftslandes, die die Auswanderungswilligkeit fördern (Push-Faktoren). Bestimmte Länder sind auf Grund der gesellschaftlichen Situation für Migranten attraktiver (Pull-Faktoren).

Durch die eigene Notlage und Unwissenheit sind die Erwartungen von Migranten an das Zielland häufig überhöht. Nicht überall werden sie mit offenen Armen empfangen. Migrationserfahrungen können mit großen seelischen und körperlichen Belastungen verbunden sein. Viele Migranten haben Gewalterfahrungen. Der Heimatverlust und die Trennung von der Familie lasten auf ihrer Seele.

Push-Faktoren	Pull-Faktoren
politische Verfolgung	politische Stabilität
religiöse Verfolgung	Glaubensfreiheit
wirtschaftliche Krisen	wirtschaftliche Stabilität
Bürgerkriege	Demokratie
Umwelt- und Naturkatastrophen	bessere Ausbildungs-, Arbeits- und Verdienstmöglichkeiten

Emigration Auswanderung
push drücken
pull ziehen

Migrantengruppen

Die Integrationspolitik in Deutschland hat sich in den vergangenen Jahren sehr verändert. Von den politischen Bestrebungen sowie den rechtlichen Anforderungen durch die EU ↑ S. 151 beeinflusst, unterscheidet man heute vier große Migrantengruppen mit unterschiedlichen rechtlichen Voraussetzungen.

Angeworbene Arbeitnehmer

In der Nachkriegszeit fehlten in beiden Teilen Deutschlands Arbeiter. Um die Volkswirtschaft dennoch aufbauen bzw. aufrechterhalten zu können, wurden so genannte Gastarbeiter aus verschiedenen Ländern angeworben. Von diesen Gastarbeitern blieben, zumindest in der Bundesrepublik, viele im Gastland und gründeten hier Familien. Heute dürfen alle EU-Bürger sich in allen EU-Ländern aufhalten und auch dort arbeiten. Arbeitnehmer aus anderen Ländern müssen bestimmte, sich regelmäßig ändernde Bedingungen erfüllen, erhalten aber immer nur zeitlich befristete Aufenthaltsgenehmigungen.

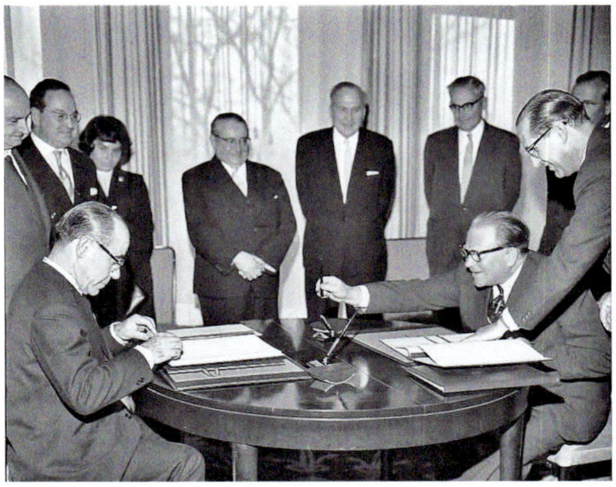

Die Bundesrepublik schloss in den 1960er Jahren mit verschiedenen Ländern (z. B. Griechenland, Türkei, Italien) Gastarbeiterabkommen ab, hier 1960 mit Spanien.

Spätaussiedler

Spätaussiedler sind Menschen deutscher Minderheiten aus ehemals deutschen Staatsgebieten. Sie sind dem Gesetz nach deutsche Staatsbürger.

Flüchtlinge

Deutschland garantiert im Grundgesetz jedem das Recht, unter bestimmten Umständen in Deutschland Asyl zu beantragen. Durch die Drittstaatenregelung sind die Möglichkeiten inzwischen stark eingeschränkt. Darin ist festgelegt, dass Flüchtlinge in dem ersten sicheren Land Asyl beantragen müssen, das sie nach Verlassen ihres Heimatlandes betreten. Da Deutschland ausschließlich von sicheren Drittstaaten umgeben ist, können grundsätzlich nur Flüchtlinge, die im Flugzeug einreisen, in Deutschland Asyl beantragen. Asylbewerber haben während eines Asylverfahrens nur sehr eingeschränkte Rechte in Deutschland, erst wenn ihr Asylantrag angenommen wurde, dürfen sie z. B. den Wohnort wechseln und einer Erwerbstätigkeit nachgehen.

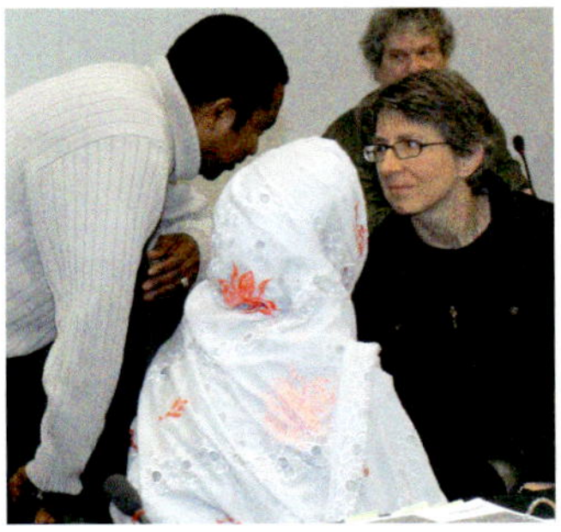

Asylverfahren

www.bundesregierung.de
>Bundesregierung
>Beauftragte für Migration, Flüchtlinge und Integration
>Themen
>Einbürgerung
Auf dieser Seite können Sie sich über die Schritte zur Erlangung deutschen Staatsbürgerschaft erkundigen.

www.bmi.bund.de
>Themen
>Asyl und Zuwanderung
Die Seite informiert über das Asylrecht in Deutschland und die Bedingungen, die daran geknüpft sind.

www.amnesty.de
> Themenberichte
> Flüchtlinge und Asyl
Hier können zahlreiche Informationen zu unterschiedlichen Aspekten im Zusammenhang mit Flüchtlingen und Asyl abgerufen werden.

Interkulturelles Miteinander

Assimilation und Integration

In der öffentlichen Diskussion wird immer wieder über die Assimilation und Integration von Ausländern gesprochen. Dabei geht es um die Art und Weise, wie verschiedene Kulturen in einem Land zusammenwachsen können. Wenn von Einwanderern verlangt wird, dass sie sich an die Kultur des Einwanderungslandes anpassen müssen, spricht man von Assimilation. Im Gegensatz dazu verfolgt die Integration das Ziel, Einzelne und Gruppen in eine Gesellschaft einzubinden, um ein neues Ganzes zu schaffen. Aus den Erfahrungen beider Gruppen entstehen so neue Werte und Normen. Ein Beispiel hierfür ist die Veränderung der deutschen Sprache durch die Kinder der Einwanderergeneration.

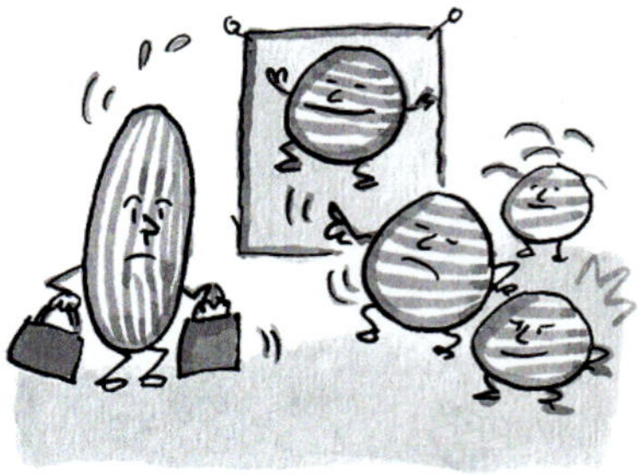

Assimilation bedeutet die Anpassung der Minderheit an die Mehrheitskultur.

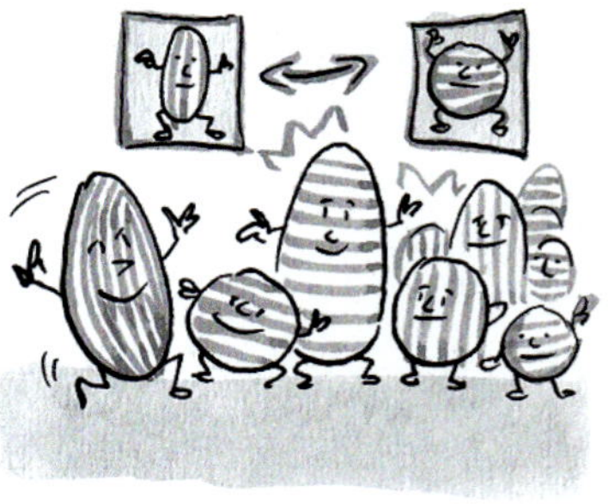

Eine ausgeprägte Form der Integration ist die amerikanische Idee des „Melting pot" (Schmelztiegel), bei der alle bestehenden Kulturen zu einem großen neuen Ganzen verschmelzen.

Interkulturelle Kompetenzen

Um die Begegnung mit Menschen anderer kultureller Prägung erfolgreich und für alle zufriedenstellend zu gestalten, werden so genannte interkulturelle Kompetenzen benötigt. Dazu zählen u. a.

- die Fähigkeit, sich in andere hineinzuversetzen (Empathie ↑ S. 321),
- die Bereitschaft, die eigenen kulturellen Vorstellungen, Vorurteile und Stereotype ↑ S. 389 zu hinterfragen,
- die Bereitschaft, anderen offen und neugierig zu begegnen,
- Flexibilität bzw. die Fähigkeit, wenn möglich von eingefahrenen Handlungs- und Denkmustern abzuweichen,
- Kenntnis über die eigenen Stärken und Schwächen und die Fähigkeit und Bereitschaft, sich damit auseinanderzusetzen,
- Kenntnisse über andere Kulturen, Länder oder Religionen sowie
- Fremdsprachenkenntnisse und die Fähigkeit, sich in der eigenen Sprache klar und verständlich auszudrücken.

www.bmas.de
>Unsere Themen
>Arbeitsmarkt
>Förderung von Migranten
Auf dieser Seite können Sie sich über die Maßnahmen der Bundesregierung zur Förderung der Integration von Migranten in Ausbildung und Beschäftigung informieren.

Kultursensible Pflege in der Praxis

Die demografische Entwicklung ↑ S. 378 macht auch vor den Zuwanderern nicht Halt. So kommen Pflegende nicht nur im Krankenhaus, sondern zunehmend auch in ambulanten und stationären Pflegeeinrichtungen mit Migranten in Kontakt; bestimmte Verhaltensweisen erleichtern den Umgang miteinander und können Missverständnissen vorbeugen.

Essen und Trinken

Die Ernährungsgewohnheiten vieler Migranten unterscheiden sich von der traditionellen deutschen Küche. Erkundigen Sie sich über (evtl. religiös geprägte) Ess- und Trinkgewohnheiten. Vermeiden Sie dabei jedoch voreilige Schlüsse auf Grund einer Religionszugehörigkeit. In einigen Kulturen ist es üblich, die Kranken mit mitgebrachten Speisen zu versorgen. Sprechen Sie mit den Angehörigen ab, was der Kranke essen sollte und was nicht (insbesondere wenn Diäten ↑ S. 265 eingehalten werden müssen).

Verständigung

Mangelnde Sprachkenntnisse können dazu führen, dass Informationen nicht oder falsch verstanden werden. Deshalb ziehen Pflegende bei Verständigungsschwierigkeiten gern Angehörige hinzu. Es sollte beachtet werden, dass spezielle Punkte vielleicht nicht richtig übersetzt werden können oder der Angehörige z. B. aus Schamgefühl einzelne Themen bei der Übersetzung auslässt. Kinder können mit emotionalen Inhalten eines Gesprächs überfordert sein.

Zu besonders bedeutsamen Fragen sollten deshalb Dolmetscherdienste eingeschaltet werden. Langfristig kann es hilfreich sein, Übersetzungshilfen zu erstellen. Bedenken Sie, dass wörtlich übersetzte Sprache nur „die halbe Miete" ist. Versichern Sie sich bei Muttersprachlern, dass der inhaltliche Zusammenhang angemessen ausgedrückt ist.

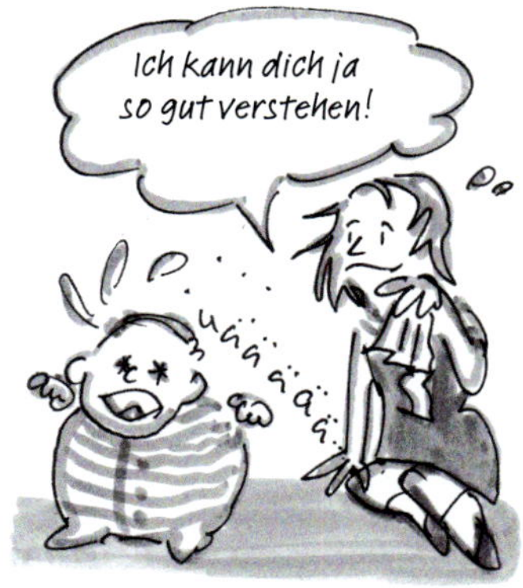

Wer Worte nicht versteht, konzentriert sich auf die Körpersprache. Nur wenige Körpersignale sind so eindeutig zu verstehen wie Äußerungen von Schmerzen, Freude, Trauer oder Angst.

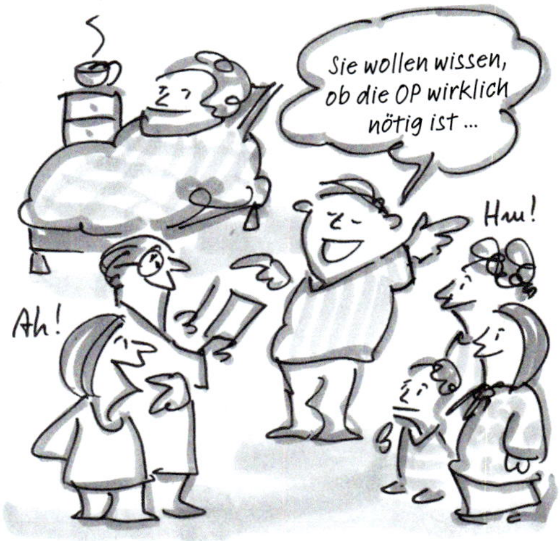

Jede Sprache hat ihre Besonderheiten. Oft ist eine genaue Übersetzung nicht möglich. Die deutsche Sprache z. B. drückt „trocken" aus, was im Türkischen sehr anschaulich beschrieben wird. Deutsche erwarten z. B. oft eine klare Antwort in Form von ja und nein. In asiatischen Kulturen gilt diese Direktheit als unhöflich.

www.bdue.de
Hier können Sie nach Dolmetschern und Übersetzern in Ihrer Nähe suchen; dabei sind Sprache, Fachgebiet und andere Qualifikationen eingrenzbar.

Familiäre Eingebundenheit

In unserer Gesellschaft spielt die freie Entfaltung des einzelnen Individuums eine sehr wichtige Rolle. Andere Gesellschaften sprechen der Familie eine höhere Bedeutung zu. So ist die Familie auch in alle Belange von Krankheit und Pflegebedürftigkeit eingebunden. Für Muslime besteht z. B. die religiöse Verpflichtung zum Krankenbesuch. Dies führt teilweise zu einer hohen Anzahl von Besuchern, gerade zu bestimmten Anlässen (z. B. Fastenmonat Ramadan). Nicht immer sind in stationären Einrichtungen die Räumlichkeiten darauf ausgerichtet. In diesem Fall sollten Sie sich bemühen, eine Einigung zwischen den unterschiedlichen Bedürfnissen der Bewohner eines Zimmers zu vermitteln.

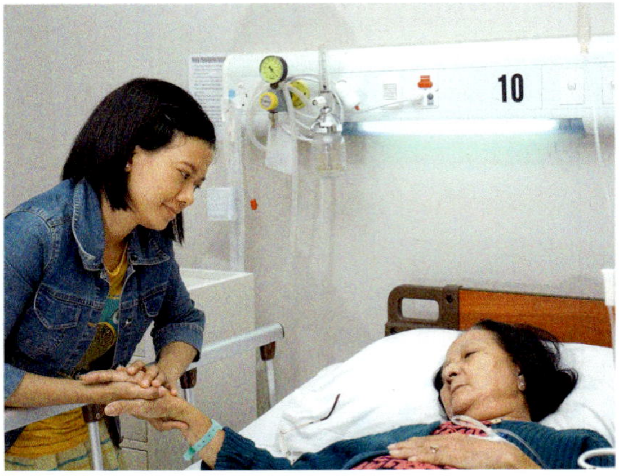

Die familiäre Unterstützung spielt im Krankheitsfall eine große Rolle.

Krankheitsvorstellungen

Es gibt Kulturen, in denen die Vorstellung herrscht, ein kranker Mensch sei von Gott verlassen oder böse Geister hätten von ihm Besitz ergriffen. Diese Kulturen können mit dem wissenschaftlichen Erklärungsmodell zur Entstehung von Krankheiten wenig oder gar nichts anfangen. Im Gesundheitswesen hat sich die Schulung und Einsetzung so genannter Gesundheitsmediatoren bewährt, die zwischen den verschiedenen Auffassungen vermitteln sollen. Häufig kann auch eine spirituelle Unterstützung, z. B. durch Angehörige oder religiöse Funktionsträger, die Lebensqualität steigern.

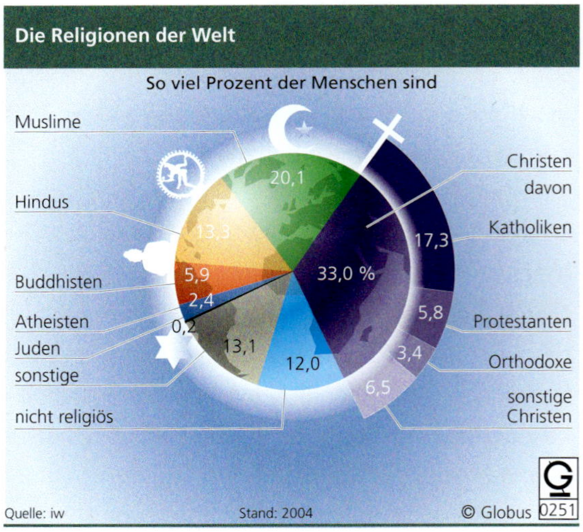

Religiöser Hintergrund

Die Zugehörigkeit zu einer religiösen Gemeinschaft kann durch die Ausübung religiöser Rituale und die Einhaltung bestimmter Gesetze und Pflichten Auswirkungen auf die Pflegebeziehung haben. Sprechen Sie mit den Pflegebedürftigen und ihren Angehörigen darüber oder holen Sie Expertenwissen ein.

Hinweis Schließen Sie nicht von der religiösen Zugehörigkeit auf bestimmte Wünsche. Religion kann sehr individuell gelebt werden.

www.gesundheitsplattform.brandenburg.de
> Seitenübersicht
> Gesundheitsdaten
> Migration und Gesundheit
Hier können Sie u. a. die Broschüre „Migration und Gesundheit" herunterladen, in der die erfolgreiche Schulung und Einsetzung von Gesundheitsmediatoren in Brandenburg geschildert wird.

Soziale Ungleichheit

Begriffsbestimmung

Unter **sozialer Ungleichheit** wird die ungleiche Verteilung sozialer Ressourcen, Rechte und Positionen verstanden. Je nach der in einer Gesellschaft normierten Einschätzung wird soziale Ungleichheit als Ergebnis gesellschaftlicher Bedingungen oder als „natürlich" angesehen.

Die Verteilung sozialer Güter beeinflusst die Lebensbedingungen z. T. erheblich. Zum Beispiel haben verschiedene Bildungsstudien der letzten Jahre gezeigt, dass Kinder, deren Eltern studiert haben, eher Abitur machen als Kinder, deren Eltern nicht studiert haben. Dadurch haben Kinder aus Akademikerhaushalten eine bessere Chance auf dem Arbeitsmarkt.

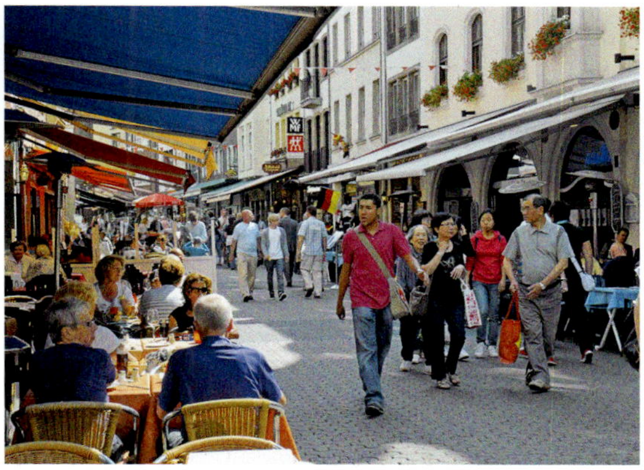

Soziale Ungleichheit zeigt sich auf vielfältige Weise.

Modelle zur Sozialstruktur

Zur Sozialstruktur einer Gesellschaft gibt es verschiedene Modelle. Allen ist gemeinsam, dass sie Personengruppen mit gleichen Merkmalen und soziale Unterschiede aufeinander beziehen. So unterschied im Zeitalter der Industrialisierung Karl Marx zwischen der Arbeiterklasse und der Klasse der Kapitalisten.

Das **Schichtenmodell** entstand in den 1960er Jahren. Diesem Modell zufolge ist eine Gesellschaft stufenförmig aufgebaut. Die Stufen werden Schichten genannt und umfassen Personengruppen mit gleichen Merkmalen. Diese Merkmale sind hierarchisch geordnet. Im Sinne einer Rangordnung spricht man vom sozialen Status einer Person. Die Merkmale sind

- Beruf bzw. berufliche Position,
- Einkommen sowie
- Bildung (Schul- und Berufsausbildung).

Das Schichtenmodell wurde mit dem Modell der **sozialen Milieus** kombiniert, in dem u. a. die Lebensauffassung, die Lebensweise und die Werteorientierung von Menschen abgebildet werden.

Das Schichtmodell: Die „Bolte-Zwiebel"
„Zwiebel-Modell" nach Karl Bolte

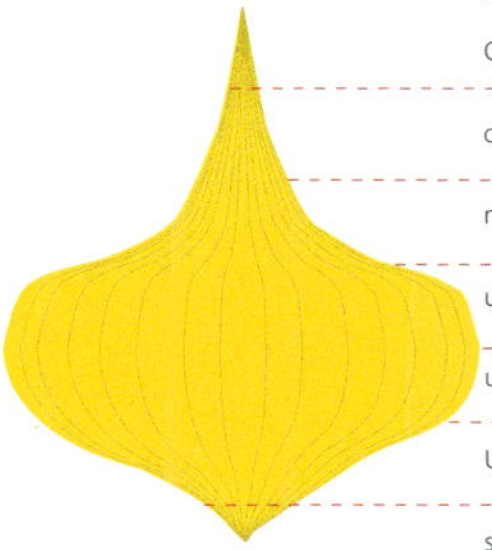

Bezeichnung der Statuszone	Anteil
Oberschicht	ca. 2 v.H.
obere Mitte	ca. 5 v.H.
mittlere Mitte	ca. 14 v.H.
untere Mitte	ca. 29 v.H. } 58 v.H.
unterste Mitte/oberes Unten	ca. 29 v.H.
Unten	ca. 17 v.H.
sozial Verachtete	ca. 4 v.H.

Dieses Modell aus den 1960er Jahren beschreibt die deutsche Gesellschaft als dreistufig: Ober-, Mittel- und Unterschicht. Ein Abstieg von oben nach unten (z. B. durch Arbeitslosigkeit) oder ein Aufstieg in eine höhere Schicht ist möglich. Diese Wanderung wird als soziale Mobilität bezeichnet. Heute dürfte die Zwiebel in der Mitte dünner und unten dicker geworden sein.

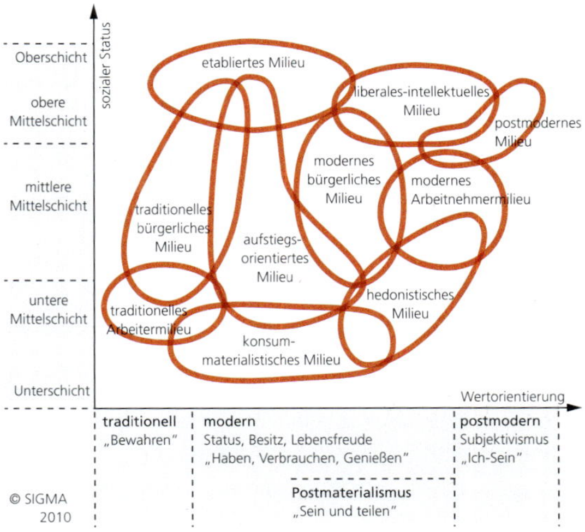

Heutige Modelle haben nicht mehr nur zwei Klassen oder drei Schichten, sondern sind etwas komplizierter. Hier werden zehn verschiedene Milieus unterschieden.

Armut und Reichtum

Einkommens- und Vermögensverteilung

Die Bundesregierung erstellt alle vier Jahre den so genannten Armuts- und Reichtumsbericht, der Informationen über die Einkommensverhältnisse in Deutschland enthält.

Der Mehrheit der Bevölkerung in Deutschland geht es finanziell gut. Allerdings sind (finanzielle) Armut und soziale Ausgrenzung keine Einzelphänomene. Die so genannte Einkommensschere geht immer weiter auseinander.

Das Vermögen ist in Deutschland deutlich ungleicher verteilt als das Einkommen. Zwei Drittel der Bevölkerung verfügen über kein oder nur ein geringes Vermögen.

Der Armutsbegriff

Darüber, wer zu den Armen dieser und anderer Gesellschaften zählt, herrscht Uneinigkeit. Drei Aspekte des Armutsbegriffs sind jedoch unumstritten.

In Deutschland gibt es zahlreiche Menschen, die in **relativer Armut** leben. Das heißt, den Betroffenen fehlt es – anders als bei der **absoluten Armut** – nicht an Grundlagen zur Sicherung des körperlichen Lebens.

Das Verständnis von Armut innerhalb einer Gesellschaft ist **Veränderungen** unterworfen. Der Rat der Europäischen Union sieht Menschen als arm an, die über so geringe Mittel (Geld, Bildung) verfügen, dass sie sich das nicht leisten können, was in der Gesellschaft, in der sie leben, als unverzichtbar gilt.

Armut ist **mehrschichtig** und zeigt sich auf unterschiedlichen Ebenen. Der Mangel an Geldmitteln wirkt sich gleichzeitig auf alle andere Lebensbereiche negativ aus (Theater, Konzerte, Berufsausbildung, Befindlichkeit, Gesundheit usw.). Allgemein gesagt, Armut verringert die Chancen, erfolgreich, zufrieden und gesund durchs Leben zu gehen.

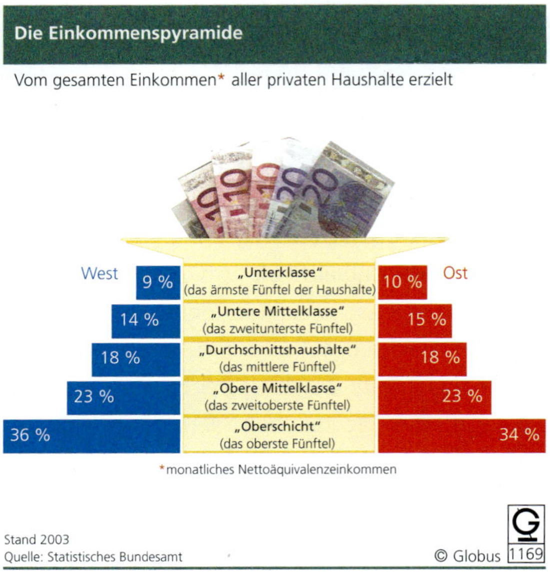

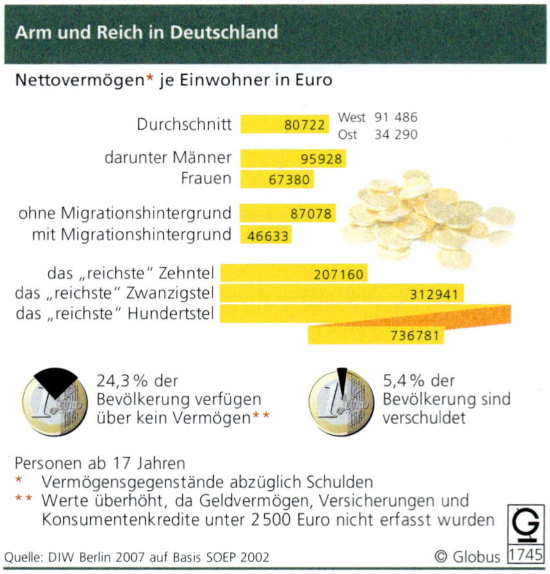

Hinweis Absolute Armut ist gegeben, wenn Menschen von weniger als 1 US-Dollar pro Tag leben müssen. In relativer Armut leben hingegen laut Weltgesundheitsorganisation (WHO) diejenigen, denen weniger als die Hälfte des Durchschnittseinkommens eines Landes für die Gestaltung des Alltags zur Verfügung steht. Relative Armut wird ferner als fehlender Zugang zu den Dingen beschrieben, die in unserer Gesellschaft zum guten Leben gezählt werden (z.B. Kinobesuche, Auto, Urlaub).

www.bmas.de
>Suchwort: Armutsbericht
Auf dieser Seite können Sie den Bericht der Bundesregierung zur sozialen Lage in Deutschland ansehen oder bestellen.

Armutsrisikoquote und Einkommenslage verschiedener Bevölkerungsgruppen

Das größte Risiko für Armut ist ein niedriges Einkommen. Die so genannte Armutsrisikoquote gibt an, wie viele Menschen unterhalb der Armutsgrenze leben. Diese ist auf 60 % des Durchschnittseinkommens des jeweiligen Landes innerhalb der EU festgelegt.

Das Armutsrisiko ist in Deutschland ungleich verteilt. Ein besonders hohes Armutsrisiko tragen Arbeitslose und Alleinerziehende.

Ältere Menschen

Die meisten Menschen über 65 sind nicht mehr erwerbstätig. Ihren Lebensunterhalt bestreiten sie aus Renten- oder Pensionsansprüchen und Ersparnissen. Ein hohes Einkommen führt zu einer höheren Rente. Heute ist die finanzielle Situation älterer Menschen günstig. Da sich die Arbeitsplatzsicherheit jedoch verschlechtert und jüngere Menschen nicht unbedingt damit rechnen können, ohne Unterbrechungen Arbeit zu haben, kann sich dies in Zukunft ändern.

Familien mit Kindern und Alleinerziehende

Das Armutsrisiko von Haushalten mit Kindern liegt etwas höher als das von Haushalten ohne Kinder. Lebt z. B. eine (junge) Familie von nur einem Verdienst, droht bei Arbeitslosigkeit schnell der wirtschaftliche Abstieg. Es fehlt an Teilzeitstellen und flexiblen Arbeitszeiten, die mit der Kinderbetreuung gut vereinbar sind.

Noch ungünstiger sind die Bedingungen für alleinerziehende Elternteile. Fehlende Betreuungsangebote machen es Alleinerziehenden von kleinen Kindern oft unmöglich, einer Erwerbstätigkeit oder einer Berufsausbildung nachzugehen. Die Arbeitslosigkeit bzw. Armut der Eltern hat Folgen für die Kinder. Sie stellen die größte Gruppe der Sozialhilfeempfänger.

Menschen mit Migrationshintergrund

Für Menschen mit Migrationshintergrund (Migration ↗ S. 390) liegt das Armutsrisiko weit über dem der übrigen Bevölkerung. Dies liegt an der hohen Erwerbslosigkeit dieser Gruppe. Auch hier sind die Kinder in Mitleidenschaft gezogen.

Unter der Armutsgrenze

Häufig nehmen Menschen die staatlichen Hilfen, die ihnen zustehen, nicht in Anspruch. Gründe hierfür sind: Informationsdefizite, Scham und Angst, deswegen von anderen ausgegrenzt zu werden, fehlendes Bewusstsein für die eigene soziale Notlage und Angst, dass die erwachsenen Kinder für sie aufkommen müssen.

In Deutschland sind ... Prozent der Bevölkerung und einzelner sozialer Gruppen armutsgefährdet.

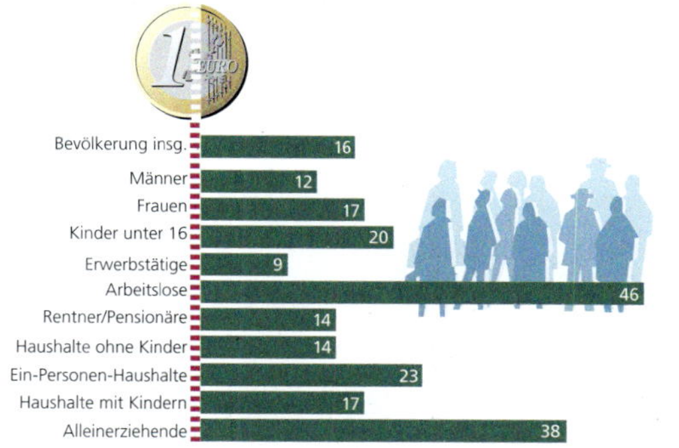

Armutsgefährdet ist, wer weniger als 60 % des bedarfsgewichteten Durchschnittseinkommens zur Verfügung hat.

© Erich Schmidt Verlag
ZAHLENBILDER
286 335

Quelle: EU-Kommission 2006 (SOEP 2004)

Einkommen im Alter

Netto-Gesamteinkommen von Personen ab 65 Jahren
monatlicher Durchschnitt in Euro (2003)

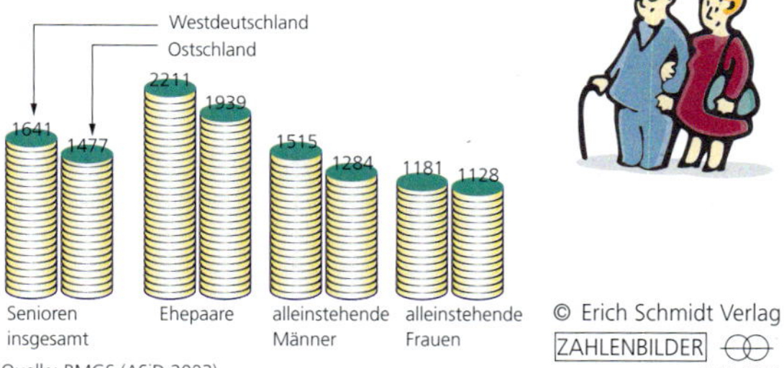

© Erich Schmidt Verlag
ZAHLENBILDER
141 508

Quelle: BMGS (ASiD 2003)

Chancen für Migranten

Beschäftigungsquote (in Prozent) nach Bildungsstand

Arbeitslosenquote (in Prozent) nach Bildungsstand

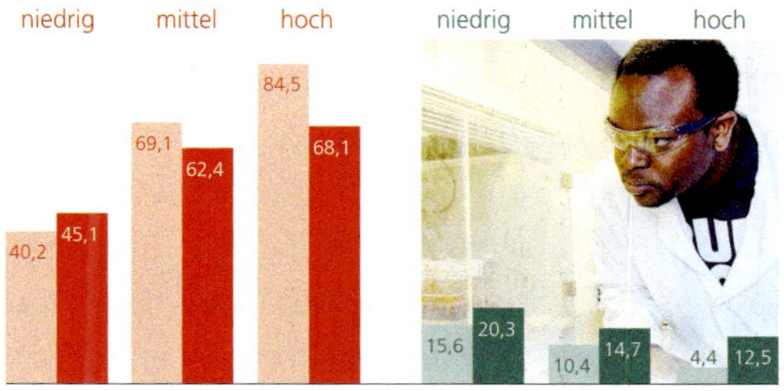

Einheimische Bevölkerung
Zuwanderer (erste Generation)

Einheimische Bevölkerung
Zuwanderer (erste Generation)

Quelle: OECD Stand: 2003/2004 dpa-Grafik 4055

Auswirkungen von Armut

Erhöhte Risikobereitschaft

Bildungs- und Einkommensarmut haben Einfluss auf die Einstellung zu Gesundheit und Krankheit. Sie gehen oft Hand in Hand mit gesundheitsschädigenden Verhaltensweisen und Gewohnheiten. Menschen mit niedrigem Bildungsgrad und Einkommen nehmen weniger häufig medizinische Hilfe in Anspruch, obwohl sie ihren Gesundheitszustand oft als schlecht einschätzen. Sie haben geringe medizinische Kenntnisse und kennen sich oft nur unzureichend mit den zuständigen Anlaufstellen bei Gesundheitsproblemen aus. Sie nehmen seltener die Möglichkeit zu Vorsorgeuntersuchungen wahr.

Arme Menschen sind zahlreichen Belastungen ausgesetzt, die sich auf ihre Gesundheit auswirken:

- schlechte Arbeitsbedingungen (kein Kündigungsschutz, hohes Unfallrisiko am Arbeitsplatz, körperlich anstrengende Berufe)
- niedriges Einkommen
- schlechte Wohnlage (fehlende Grünanlagen, hohe Bevölkerungsdichte)
- schlechte Familienverhältnisse (hohe Scheidungs- bzw. Trennungsraten)

Rückzug

Nicht alle Menschen kommen damit zurecht, dauerhaft von staatlicher Unterstützung leben zu müssen. Sie leiden darunter, keine Arbeit zu bekommen, fühlen sich wertlos und nicht gebraucht. Sie schämen sich, Geld fürs Nichtstun zu bekommen. Aus dieser Scham heraus ziehen sie sich ins Private zurück. Die finanzielle Not hindert sie zudem daran, sich nach außen zu orientieren: Ein Schwimmbadbesuch kostet Eintritt, die Einladung zum Kindergeburtstag bedeutet das Kaufen eines Geschenks. So ziehen sich diese Menschen von allem zurück, was an Geld gebunden ist. Der seelische Druck beeinflusst die Partnerbeziehung. Viele dauerhaft Erwerbslose verlieren die Kraft, sich ausreichend um ihre Kinder zu kümmern. Langzeitarbeitslosen fehlt es an einem geregelten Tagesablauf mit festen Zeiten des Tätigseins, der Mahlzeiten und der Entspannung.

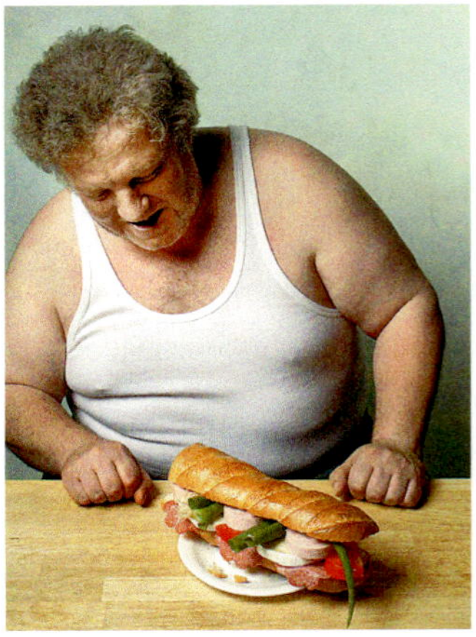

Wer schon als Kind mit unregelmäßigen Mahlzeiten, wenig Bewegung und Fast Food aufwächst, muss sich sehr anstrengen, um eine gesunde Lebensweise anzunehmen. Menschen mit geringem Einkommen greifen häufiger zu Zigaretten und Alkohol. Die Unfallquote bei jungen Männern mit niedrigem Bildungsniveau ist erhöht.

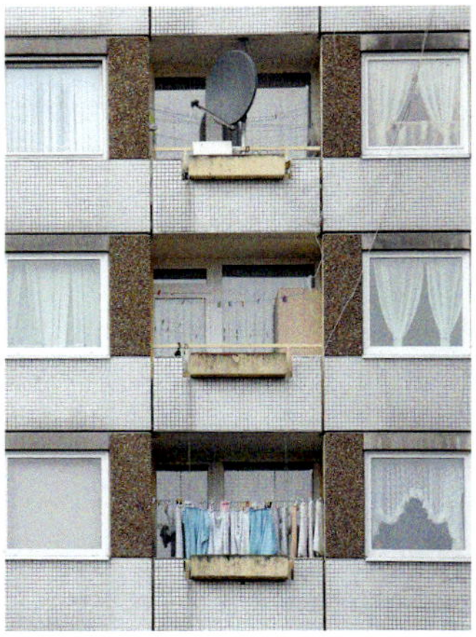

Schlechte Wohnlagen verstärken schichtspezifische Belastungsfaktoren.

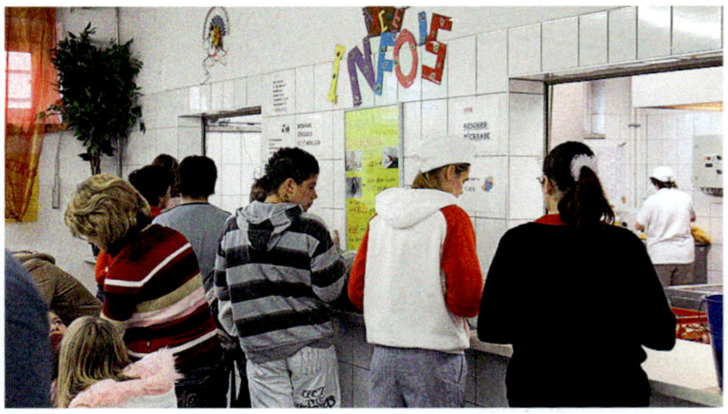

In einem Lebensalter, in dem Konsumgüter und Freizeitgestaltung einen hohen Stellenwert haben, erleben Kinder und Jugendliche ihre eingeschränkten Möglichkeiten als besonders stark. Das Berliner Projekt „Die Arche" nimmt sich zielgerichtet der Bedürfnisse von Kindern aus schwierigen sozialen Verhältnissen an.

Kinderarmut

Kinder und Jugendliche nehmen das Ausgegrenztsein durch Armut besonders stark wahr. Sie leben in begrenzten Wohnverhältnissen, haben oft keinen Ort, um in Ruhe Hausaufgaben machen zu können, es stehen weniger Spiel- und Freizeitmöglichkeiten zur Auswahl. Sie erleben keine Urlaubsreisen und erhalten weniger Taschengeld. Der Gesundheitszustand von Kindern aus sozial schwachen Verhältnissen ist schlechter als der anderer Kinder. Sie fühlen sich einsamer, leiden häufiger an Schlafstörungen und Rückenschmerzen.

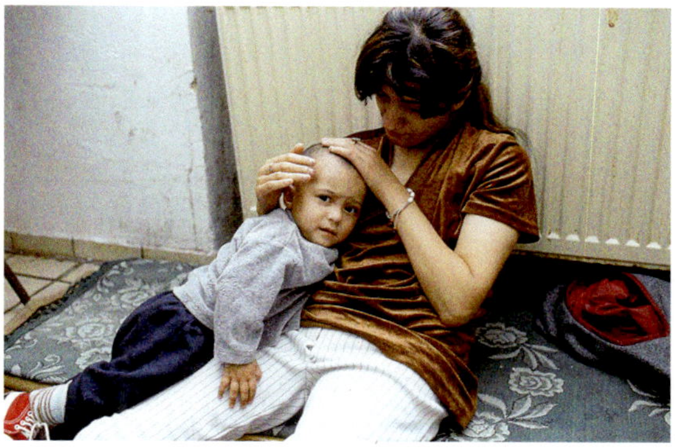

Kinderarmut

Wohnungslosigkeit

Wer kein Dach über dem Kopf hat, gehört zu den Ärmsten der Armen. Die häufigsten Gründe für Wohnungslosigkeit sind Mietschulden, Scheidungen, Arbeitslosigkeit, körperliche und psychische Krankheit, Alkohol- oder Drogenabhängigkeit und das Nicht-wieder-Hineinfinden in die Gesellschaft nach einem Gefängnisaufenthalt. Jugendliche begründen ihre Wohnungslosigkeit mit Konflikten im Elternhaus, schwierigen Wohnverhältnissen oder Gewalt- bzw. Missbrauchserfahrungen. Auffällig häufig leiden Wohnungslose an Verletzungen durch Straßenverkehrs- oder Arbeitsunfälle und durch gewalttätige Übergriffe. Auch Infektionskrankheiten und psychiatrische Erkrankungen sind häufig. Der Zustand ihrer Zähne ist schlecht und ihre Lebenserwartung liegt um 30 Jahre niedriger als die der übrigen Bevölkerung.

Aus der Wohnungslosigkeit entstehen viele **Folgen**, man gerät in einen Teufelskreis: Ohne Wohnung gibt es keine Arbeit und ohne Arbeitsnachweis kommt kein Mietvertrag zu Stande. Wohnungslose sind in allen Lebensbereichen unterversorgt und benachteiligt. Ihr Krankheitsrisiko ist sehr hoch.

Staatliche, kirchliche und andere Organisationen bieten **Hilfen** für Wohnungslose an. Außer Essens- und Kleidungsausgabestellen werden Beratung und (Not-)Unterkünfte bereitgestellt. Es gibt Tag- und Nachtunterkünfte, in denen Wohnungslose übernachten, duschen, essen und ihre Wäsche waschen oder sich beraten lassen können. In der kalten Jahreszeit werden zusätzliche Übernachtungsmöglichkeiten (z. B. U-Bahnhöfe) bereitgestellt, um einen Kältetod zu vermeiden.

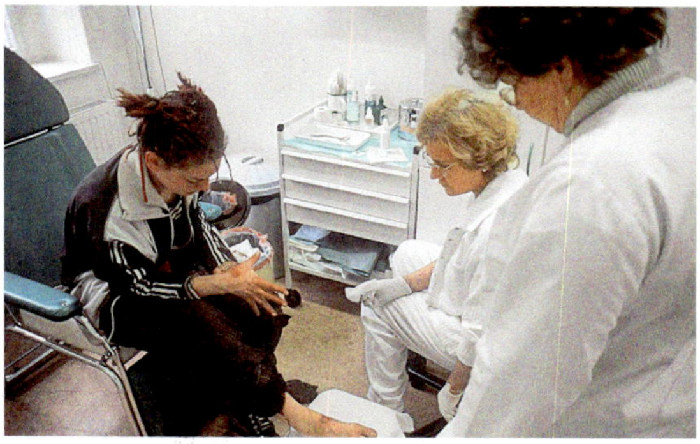

Wohnungslose sind zumeist sehr zurückhaltend, Hilfsangebote anzunehmen. Oftmals haben sie schlechte Erfahrungen mit dem medizinischen Personal gemacht, scheuen die Praxisgebühr oder ihnen fehlt die Einsicht in die Notwendigkeit von Hilfe. Mobile Dienste erleichtern ihnen den Zugang zu medizinischen Angeboten.

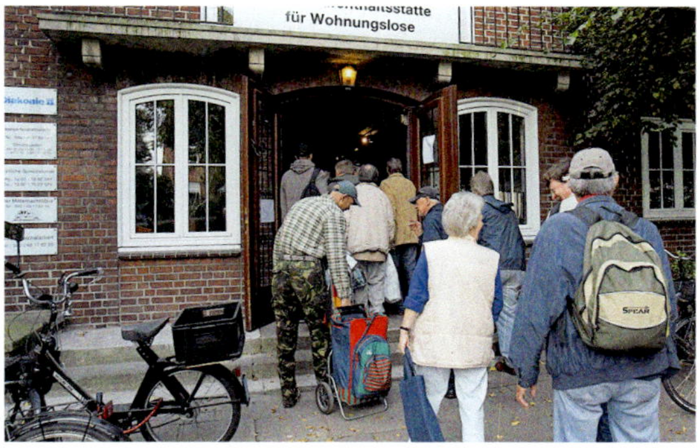

Nachtasyle bieten Obdachlosen die Möglichkeit, während der Nacht ein Dach über dem Kopf zu haben, zu duschen, ggf. Kleidung zu waschen oder auszutauschen sowie ärztliche Hilfe in Anspruch zu nehmen.

Lebensweltbezogen pflegen

1 Menschen in unterschiedlichen Lebensphasen

1. Beschreiben Sie die Rolle der Eltern und Familienangehörigen von kranken und pflegebedürftigen Kindern und Jugendlichen.
2. Nennen Sie die beiden Stadien und entsprechenden Altersspannen, die sich dem Jugendalter anschließen.
3. Beschreiben Sie den Altersbaum der Bundesrepublik Deutschland und ziehen Sie daraus einige Schlussfolgerungen für die Pflegeberufe.
4. Schildern Sie Veränderungen, die das Älterwerden mit sich bringt.
5. Erläutern Sie das Konzept des aktiven Alterns.

2 Menschen mit Behinderung

6. Erläutern Sie die unterschiedlichen Definitionen von Behinderung.
7. Nennen Sie verschiedene Formen von Behinderung.
8. Beschreiben Sie, wie Begegnungen zwischen Menschen mit und ohne Behinderung respektvoll gestaltet werden können.

3 Menschen aus unterschiedlichen Kulturen

9. Nennen Sie Elemente, die eine Kultur ausmachen und erläutern Sie eines beispielhaft.
10. Geben Sie einige Beispiele für interkulturelle Kompetenzen.
11. Umschreiben Sie Möglichkeiten der Verständigung mit Menschen, die der deutschen Sprache wenig oder gar nicht mächtig sind.

4 Menschen in unterschiedlichen sozialen Lagen

12. Erläutern Sie, was man unter sozialer Benachteiligung versteht.
13. Nennen Sie die unterschiedlichen Aspekte, die den Armutsbegriff bestimmen.
14. Beschreiben Sie, welche Auswirkungen ein Leben in Armut haben kann.

Menschen im Krankenhaus pflegen

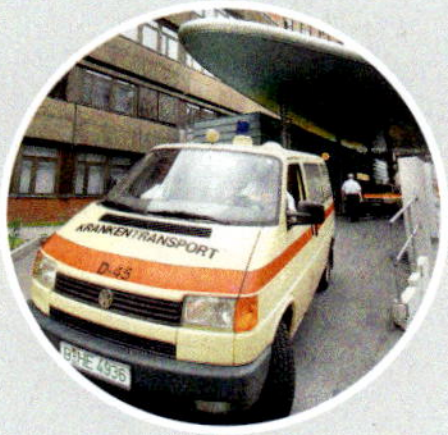

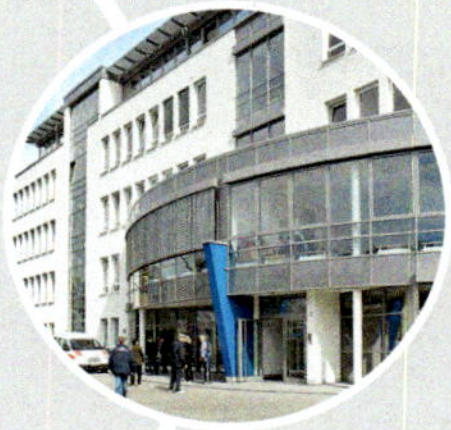

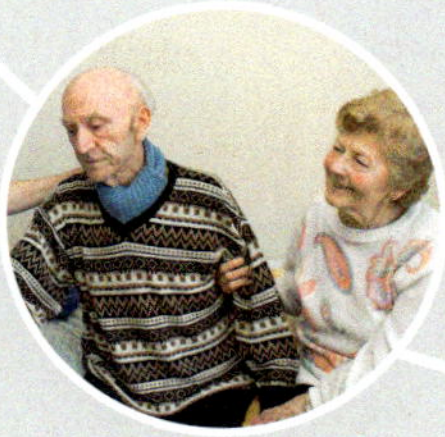

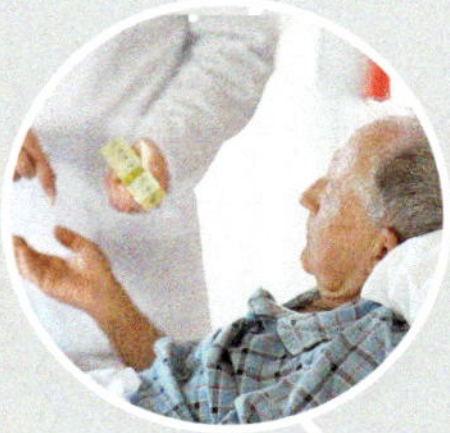

Strukturdaten

In Deutschland gab es 2008

- 2 083 Krankenhäuser sowie 1 239 Vorsorge- und Rehabilitationseinrichtungen mit
- 503 360 Betten, in denen
- 17,5 Millionen Menschen von 154 000 Ärzten behandelt sowie
- von 393 000 Pflegenden gepflegt wurden.
- Das kostete etwa 72,6 Milliarden Euro.

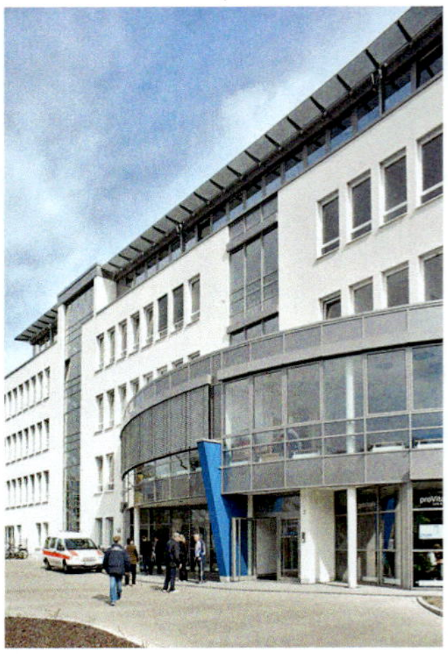

Krankenhaus der Allgemeinversorgung

Fallpauschalen

Die Zeit, die ein Patient durchschnittlich im Krankenhaus verbringt, hat sich deutlich verringert. Begünstigt wurde dies durch die Einführung der Fallpauschalen (engl. *diagnosis related groups, DRG*). Das bedeutet, heute bekommen die Kliniken das Geld nicht mehr pro Behandlungstag, sondern pro Krankheitsdiagnose („Fall"), egal wie lange die Heilung dauert.

Das hat die Arbeitsweise in den Kliniken verändert. So verlassen Patienten bei unkompliziertem Verlauf das Krankenhaus nach wenigen Tagen, obwohl sie bei derselben Diagnose früher mindestens eine Woche verblieben wären. Der Verwaltungsaufwand durch häufige Aufnahmen und Entlassungen nimmt im Vergleich zur patientennahen Versorgung sehr viel mehr Raum ein.

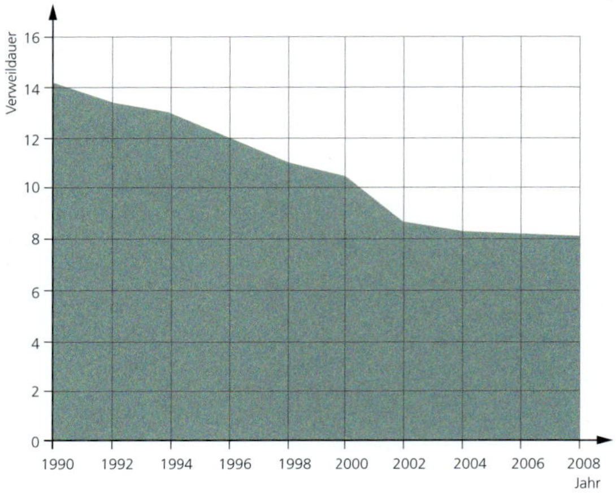

Die Verweildauer im Krankenhaus ist in den letzten 20 Jahren um durchschnittlich sechs Tage zurückgegangen.

Mehr Alte als Junge

Auch die Altersstruktur der Patienten hat sich verändert. Parallel zur demografischen Entwicklung ↑ S. 378 der Gesellschaft steigt die Zahl älterer Patienten im Krankenhaus. Die Häufigkeit von Krankenhausbehandlungen bei den über 65-Jährigen hat sich kontinuierlich erhöht. Noch stärker gilt das für über 75-Jährige, ihr Anteil stieg zwischen 1994 und 2003 um mehr als ein Viertel.

Ältere Menschen haben oft mehrere Erkrankungen gleichzeitig, das nennt man Multimorbidität. Neben einer Hauptdiagnose (z. B. Schlaganfall) ist mit weiteren Diagnosen wie Diabetes ↑ S. 502, demenzieller Veränderung ↑ S. 484 oder Erkrankungen des Skelettsystems zu rechnen.

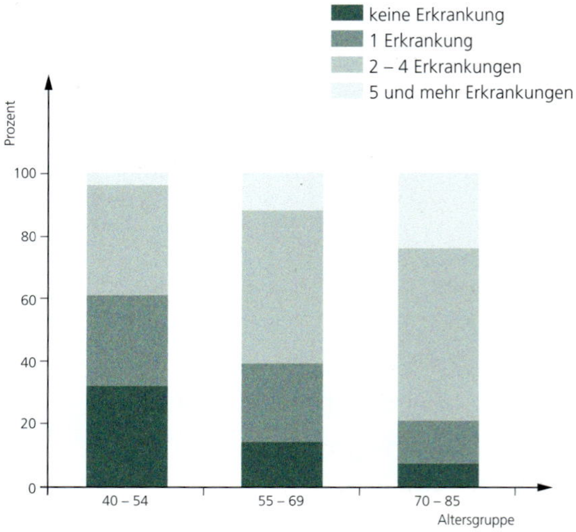

Quelle: Statistisches Bundesamt

Anteile der Personen, die von mehreren Erkrankungen gleichzeitig betroffen sind (nach: Gesundheitsberichterstattung des Bundes: Gesundheit und Krankheit im Alter, 2009)

Häufigste Diagnosen

Die häufigste Diagnose im Krankenhaus ist die Koronare Herzkrankheit ↗ S. 506. Sie war 2005 mit 355 264 Fällen der häufigste Behandlungsgrund in deutschen Kliniken, das entspricht 2,1 % aller Krankenhauspatienten. Die häufigsten Diagnosen sind

- Krankheiten des Herz-Kreislauf-Systems,
- Krebserkrankungen,
- Erkrankungen des Verdauungssystems,
- Unfälle, wie z. B. Verletzungen, Vergiftungen, und
- psychische Erschöpfungssymptome.

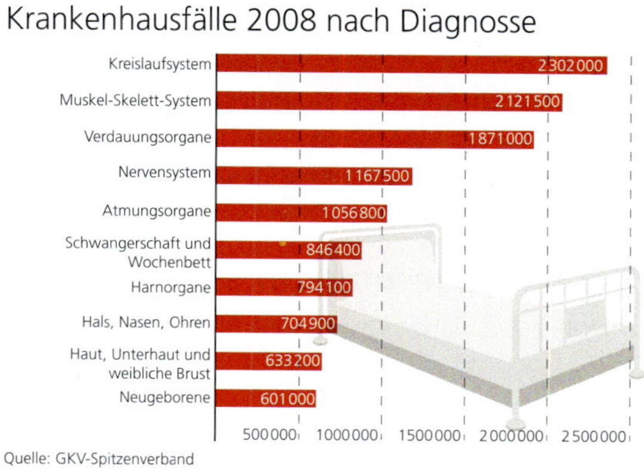

Krankenhausfälle nach Diagnosen 2008
(Quelle: Spitzenverband der Gesetzlichen Krankenversicherung, GKV-Spitzenverband)

Das Krankenhaus – ein „Reparaturbetrieb"?

Die so genannte Verweildauer, also die Zahl der Tage, die ein Patient durchschnittlich im Krankenhaus verbringt, ist von 14 auf 8 Tage gesunken. Ziel ist eine schnelle und effektive Behandlung der Krankheit, um die gewaltigen Kosten zu senken. Für Gespräche und Zuwendung bleibt wenig Zeit. Zur Genesung (*Rekonvaleszenz*) nach einer schweren Erkrankung wird eine Anschlussheilbehandlung (AHB) in stationäre oder ambulante Rehabilitationseinrichtungen vermittelt.

Wer „trägt" die Krankenhäuser?

Als Träger bezeichnet man die Unternehmen, die einen Betrieb führen. Krankenhäuser befinden sich in unterschiedlicher Trägerschaft. Öffentliche Kliniken gehören der Gemeinde, dem Kreis oder dem Land. Als freigemeinnützig werden Kliniken bezeichnet, die in der Trägerschaft religiöse oder humanitäre Zwecke verfolgen (z. B. Diakonie, Caritas, Rotes Kreuz).

Private Krankenhäuser sind in der Hand von Unternehmen, die mit dem Betrieb Gewinne erzielen wollen. Auf die einzelnen Träger entfielen im Jahre 2008:

- **öffentliche:** 31,9 % der Krankenhäuser (KH) und 17,8 % der Vorsorge- und Rehabilitationseinrichtungen (VRE)
- **freigemeinnützige:** 37,5 % KH und 26 % VRE
- **private:** 30,5 % KH und 56,3 % VRE

Sowohl bei den Krankenhäusern wie auch bei den Reha-Einrichtungen nimmt der Anteil der privaten Träger seit Jahren zu.

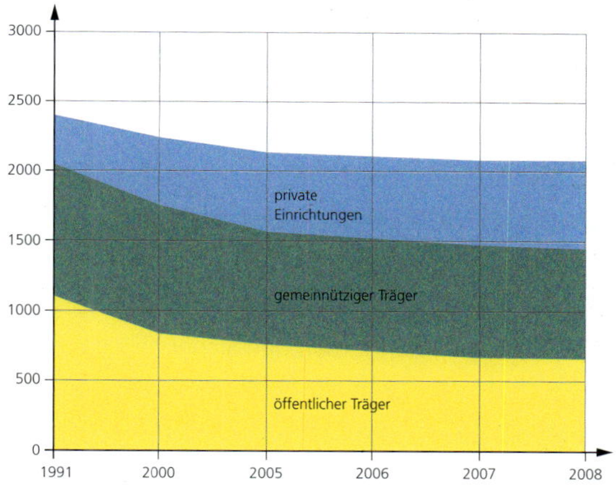

Anzahl und Verteilung der Krankenhausträger
(nach: Fachserie 12 Reihe 6.1.1, destatis / Statistisches Bundesamt 2009)

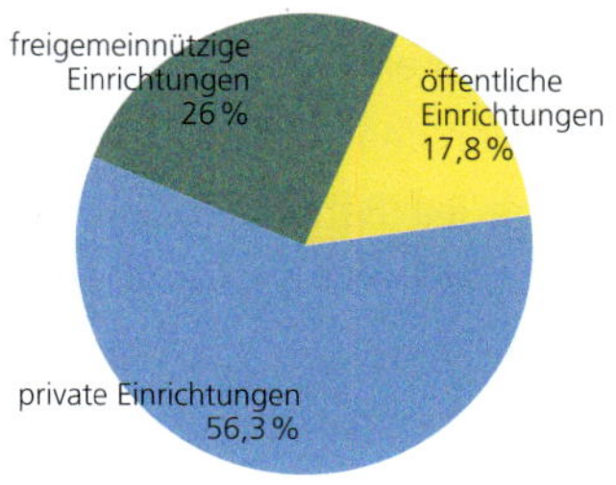

Vorsorge- oder Rehabilitationseinrichtungen 2008
(nach: Fachserie 12 Reihe 6.1.1, destatis / Statistisches Bundesamt 2009)

Rechtliche Rahmenbedingungen

Das Sozialgesetzbuch V

Die grundsätzlichen rechtlichen Regelungen über die Krankenhausbehandlung finden sich im Sozialgesetzbuch V (SGB V) zur Gesetzlichen Krankenversicherung ↗ S. 172 (GKV). Dort ist auch verankert, wie die Krankenhausbehandlung zu erfolgen hat.

Um allen Menschen in Deutschland den Zugang zu einer ausreichenden Krankenhausversorgung zu ermöglichen, gibt es staatliche Regelungen und Einrichtungen, die das gewährleisten sollen:

- Der Staat hat die Pflicht, für eine ausreichende Anzahl an Krankenhausbetten zu sorgen.
- Die Finanzierung der Krankenhäuser erfolgt auf der Grundlage des Krankenhausfinanzierungsgesetzes sowie der Bundespflegesatzverordnung.

„Die Krankenhausbehandlung muss eine bedarfsgerechte und gleichmäßige, dem allgemein anerkannten Stand der medizinischen Erkenntnisse entsprechende Versorgung der Versicherten gewährleisten. Die Versorgung der Versicherten muss ausreichend und zweckmäßig sein, darf das Maß des Notwendigen nicht überschreiten und muss in der fachlich gebotenen Qualität sowie wirtschaftlich erbracht werden."

Auszug aus § 70 SGB V. Gern wird übersehen, dass die Kassen nur das Notwendige, nicht das Gewünschte finanzieren dürfen.

Der Sicherstellungsauftrag

Die Verpflichtung des Staates, allen Bürgerinnen und Bürgern eine ausreichende Krankenhausversorgung zu gewährleisten, nennt man den Sicherstellungsauftrag. In Deutschland sind hierfür die einzelnen Bundesländer zuständig. Sie müssen dafür eine Krankenhausplanung vornehmen und einen Versorgungsvertrag mit der Krankenkasse abschließen.

Die Krankenhausfinanzierung

Seit 1972 gibt es die so genannte duale (zweigeteilte) Finanzierung der Krankenhäuser. Das bedeutet, dass v. a. die Baukosten von den Bundesländern aufgebracht werden. Der andere Teil (Behandlungs- und Pflegekosten) wird von den gesetzlichen Krankenkassen, also von den Versicherten getragen.

Das Krankenhausentgeltgesetz (KHEntgG) regelt die Vergütung der Krankenhausleistungen für Menschen mit körperlichen (*somatischen*) Beschwerden. Krankenhäuser, die Menschen mit psychischen Erkrankungen versorgen, rechnen nach der Bundespflegesatzverordnung (BPflV) ab.

Die 2083 Krankenhäuser in Deutschland hatten 2008 Kosten von insgesamt 72,6 Mrd. Euro. Sie verteilen sich auf:

Personalkosten, davon	43,4 Mrd. €	Sachkosten, davon	27,3 Mrd. €
Pflege	14,2 Mrd. €	medizinischer Bedarf	13,0 Mrd. €
Ärzte	12,1 Mrd. €	Wasser, Energie, Brennstoffe	1,9 Mrd. €
Verwaltungsdienst	2,8 Mrd. €	Wirtschaftsbedarf	2,6 Mrd. €
Med.-Techn. Dienst	5,8 Mrd. €	Verwaltungsbedarf	1,8 Mrd. €
Funktionsdienst	4,2 Mrd. €	Instandhaltung	3,1 Mrd. €
Wirtschafts- und Versorgungsdienst	1,6 Mrd. €	Lebensmittel	1,6 Mrd. €
Technischer Dienst	0,8 Mrd. €		

Nicht aufgeführt sind 9,85 Mrd. an Steuern, Zinsen und kleinere Posten. Quelle: Statistisches Bundesamt, Wiesbaden 2009

Patientenrechte

Die Broschüre „Patientenrechte in Deutschland" des Bundesministeriums für Gesundheit soll als Grundlage für eine vertrauensvolle Zusammenarbeit zwischen kranken Menschen und den beruflich Helfenden dienen. Die wichtigsten Bestimmungen lauten:

Hinweis In allen Kliniken gibt es mittlerweile unabhängige, ehrenamtlich tätige Patientenfürsprecher. Diese unterstützen Patienten, die Probleme und Beschwerden im Zusammenhang mit der Behandlung in der Klinik haben. Pflegende weisen Patienten auf diese Möglichkeit hin.

Recht auf freie Arztwahl	Der Patient hat grundsätzlich das Recht, Arzt und Krankenhaus frei zu wählen und zu wechseln; er kann auch eine Zweitmeinung einholen.
Qualität der Versorgung	Der Patient hat Anspruch auf eine qualifizierte und sorgfältige Behandlung und Pflege nach den Regeln der Kunst. Keinen Anspruch gibt es auf Heilungserfolg („Erfolgsgarantie") sowie die Kostenerstattung nicht notwendiger Leistungen.
Recht auf Aufklärung	Der Patient muss so umfassend informiert werden, dass er eine freie Entscheidung treffen kann, ob und wie er sich behandeln lassen möchte.
Recht auf Selbstbestimmung = bindender Patientenwille	Der Patient hat das Recht, Art und Umfang der medizinisch-pflegerischen Leistung selbst zu bestimmen. Er kann entscheiden, ob er sich behandeln lassen möchte oder nicht. Er kann auch entscheiden, dass eine Behandlung abgebrochen wird, selbst wenn er daraufhin möglicherweise früher sterben wird. Dies kann auch in schriftlich niedergelegten Patientenverfügungen bestimmt werden, die für Arzt und Betreuer bindend sind.
Recht auf Ablehnung von Forschungsbehandlungen	Medizin braucht Forschung. Der Patient hat aber vor und während eines Forschungsversuches jederzeit das Recht, die Mitwirkung abzulehnen.
Recht auf Einsicht in die „objektiven" Krankenunterlagen	Der Patient hat jederzeit das Recht, Einsicht in die ihn betreffenden (objektiven) Krankenunterlagen zu nehmen und auf eigene Kosten Kopien anfertigen zu lassen. Nicht berechtigt ist er, Einsicht in Aufzeichnungen zu verlangen, in denen der Arzt subjektive Einschätzungen vermerkt hat.
Recht auf Vertraulichkeit	Der Patient hat ein Recht auf vertrauliche Behandlung seiner Daten. Das umfasst auch die Schweigepflicht ↑ S. 157, die auch gegenüber Angehörigen gilt. Er kann aber den Arzt ermächtigen, anderen Personen Auskunft zu geben.
Recht auf Beratung im Schadensfall	Der Patient hat das Recht, im Schadensfall Beratung in Anspruch zu nehmen. Im Falle einer fehlerhaften Behandlung stehen ihm auch Schadensersatzansprüche zu.

Zudem wurde 2005 die „Charta der Rechte hilfe- und pflegebedürftiger Menschen" erarbeitet. Die Pflege-Charta entstand auf Initiative zweier Bundesministerien hin. Sie wurde von Vertretern aller Bereiche der Pflege und der Selbsthilfe sowie von Seniorenorganisationen erarbeitet. Die Pflege-Charta bezieht sich auf alle beruflichen Pflegesituationen. Mit der Pflege-Charta sollen die Rechte hilfe- und pflegebedürftiger Menschen gestärkt und ihre Lebenssituation verbessert werden.

www.pflege-charta.de
Hier kann die Broschüre "Charta der Rechte hilfe- und pflegebedürftiger Menschen" heruntergeladen werden.

Patientenrolle und -situation

Eintritt in eine andere Welt

Wer ins Krankenhaus muss, verlässt seine Alltagswelt und damit das Gefühl von Sicherheit und Vertrautheit. Der Krankenhausaufenthalt löst oft heftige Ängste aus. Das gewohnte Umfeld, die vertraute Umgebung, der eingespielte Tagesablauf fallen weg bzw. werden unterbrochen. Im Krankenhaus folgt alles eigenen Regeln, die man als Patient nicht kennt. Die Ungewissheit, wie es mit der Krankheit und ihren Begleiterscheinungen weitergeht, wie sich die Zukunft entwickelt und die Angst vor Abhängigkeit: all dies kann betroffene Menschen zutiefst verunsichern und bewegen. Die Fähigkeit der Patienten, für sich selbst zu entscheiden (Autonomie ↑ S. 126), leidet entsprechend: erstens wegen der krankheitsbedingten Ängste und zweitens wegen der häufig unausweichlichen Patientenrolle im Krankenhaus.

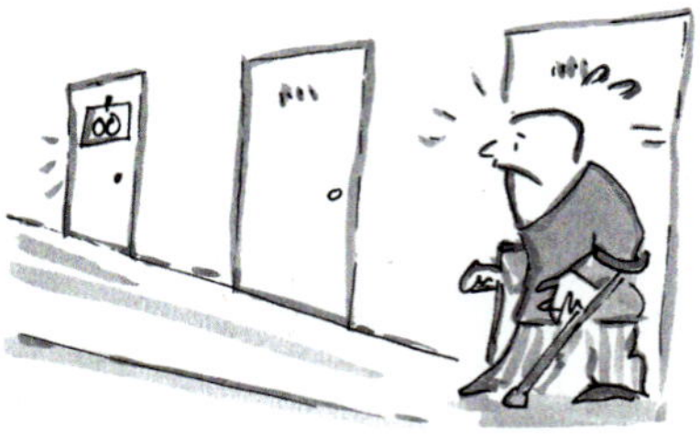

Die „Welt" Krankenhaus hat nur wenig mit der gewohnten Alltagswelt gemein.

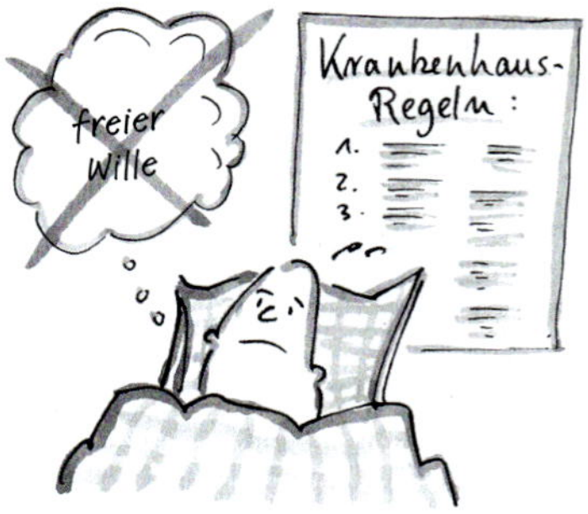

„freier Wille"

Erwartungen an den Patienten

Ob jemand krank wird oder nicht, kann er nicht entscheiden, dafür ist er nicht verantwortlich. Der Kranke hat daher das Recht, von seinen sonstigen Verpflichtungen befreit zu werden. Da Krankheit aber als unerwünscht gilt, erwarten Freunde, Angehörige oder der Arbeitgeber vom Kranken, schnell wieder gesund zu werden.

Das Personal im Krankenhaus erwartet von den Patienten, dass sie seine Fachautorität nicht in Frage stellen. Sie sollen alle gewünschten Informationen zu ihrer Person preisgeben und in gewisser Weise auch ihren Körper, damit dieser behandelt werden kann. Anordnungen sollen sie möglichst ohne Widerspruch befolgen. Diese Erwartungen werden aber nicht offen ausgesprochen, sondern quasi als selbstverständlich vorausgesetzt.

Hinweis Pflegende sollten sich immer wieder bewusst machen, wie verunsichernd ein Krankenhausaufenthalt für Patienten ist.

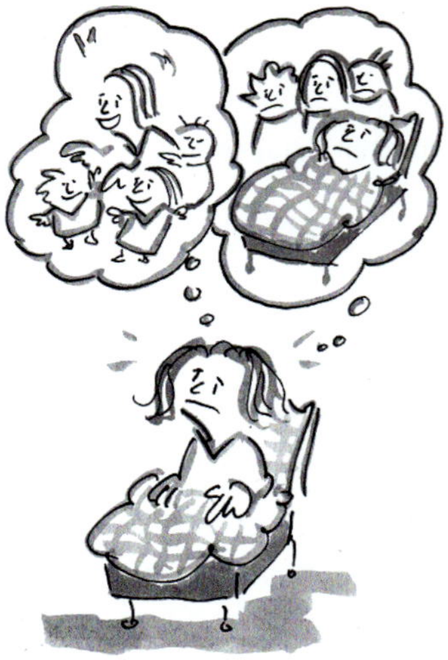

„Zu Hause manage ich alles selbst und hier soll ich mir alles sagen lassen."

Redet mit mir ...

Patienten haben bestimmte Vorstellungen und Erwartungen, wenn sie ins Krankenhaus kommen. Vor allem haben sie ein starkes Bedürfnis nach Information, da sie durch die ungewohnte Situation verunsichert sind. Außerdem belastet sie ihre Krankheit und die damit verbundenen Fragen. Sie hoffen, dass die Experten im Krankenhaus ihnen helfen können. Die eigene Verantwortung für die Genesung rückt in den Hintergrund. Das wird oft durch einen Krankenhausbetrieb gefördert, in dem Patienten sich wie „durchgeschleust" fühlen.

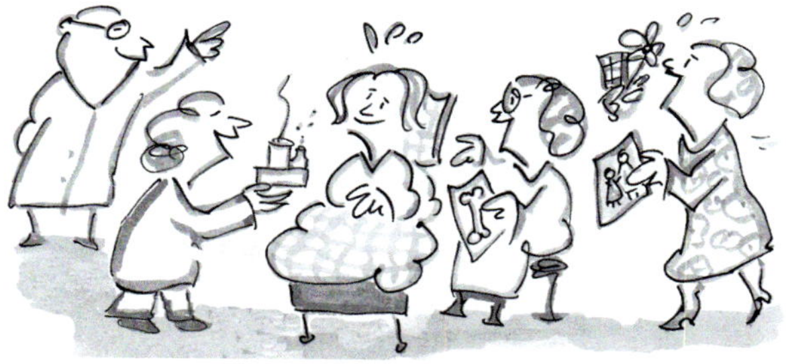

Kranke Menschen haben ein starkes Bedürfnis nach Zuwendung und auch danach, ein bisschen verwöhnt zu werden.

Hinweis Patienten benötigen viele Informationen, damit sie sich in der ungewohnten Umgebung zurechtfinden und erfahren, was sie selbst zur Überwindung der Krankheit tun können. Dazu gehört, dass sich das Personal mit Namen und Funktion vorstellt, aber auch, dass die stationsinternen Abläufe dem Patienten rechtzeitig erklärt werden.

Man wird fast wieder zum Kind

Alle Menschen, die schon mal im Krankenhaus waren, kennen das Gefühl, wieder zum Kind (gemacht) zu werden. Das fängt schon mit den Regeln im Krankenhaus an. Man kann nicht einfach kommen und gehen, wie man möchte. Irgendwie hat man dauernd auf Abruf bereitzustehen, für die Diagnostik, die Therapie, den Stationsbetrieb. Die Fremdbestimmung ist sehr hoch, das Gefühl für eigene Entscheidungsmöglichkeiten geht zunehmend verloren.

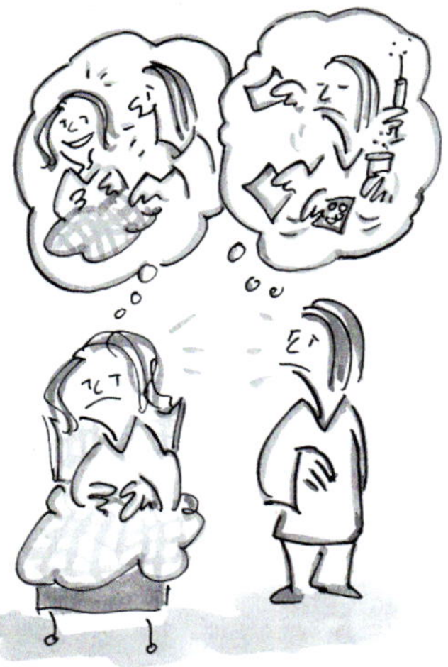

Die Vorstellungen, was ein Patient möchte oder aus Sicht der Pflegenden braucht, können sehr weit auseinandergehen.

Schon die krankheits- und umgebungsbedingte Unsicherheit fördert den Rückfall in kindliche Verhaltensweisen (*Infantilisierung*). Man möchte umsorgt werden, gibt plötzlich Entscheidungen an die Experten ab und fühlt sich abhängig von der Versorgung durch andere. Ärzte und Pflegende unterstützen diese Infantilisierung, wenn sie ihre Anweisungen in einer Weise geben, als ob die Patienten kleine Kinder wären: „So, jetzt legen Sie sich mal ins Bett!"

Durch mangelhafte Information wird den Patienten zusätzlich die Möglichkeit genommen, für sich vernünftige und autonome Entscheidungen zu treffen. Sie fühlen sich oft eingeschüchtert und wollen „gute" Patienten sein, auch um niemanden zu verärgern.

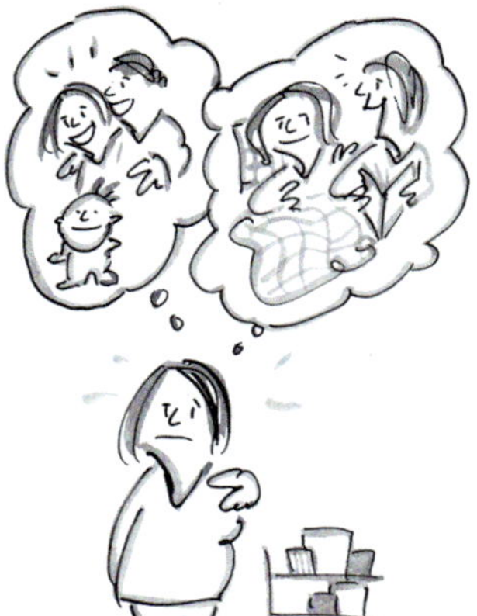

„Was will der Patient eigentlich? Ich bin doch nicht seine Mutter!"

Angehörige im Krankenhaus

Das Erleben der Angehörigen

Der Krankenhausaufenthalt eines Familienmitglieds wirkt sich auf die gesamte Familie aus. Es ist hilfreich, die Angehörigen in die Beratung, Pflege und Behandlung mit einzubeziehen, wenn der Patient damit einverstanden ist. Angehörige können wesentlichen Einfluss auf den Heilungsprozess und die Genesung des Patienten nehmen. Sei es in praktischer Hinsicht, wie z. B. durch die Übernahme von Pflegetätigkeiten, oder indem sie Mut machen.

Im stationären Alltag gestaltet sich das Einbeziehen der Angehörigen oft schwierig. Einerseits werden Angehörige als Unterstützung des Patienten betrachtet, andererseits werden sie teilweise als „Störfaktor" gesehen. Oft wird von den Angehörigen verlangt, dass sie sich – ebenso wie der Patient – den Regeln des Krankenhauses anpassen. Es ist oftmals nicht erwünscht, dass sie etwas hinterfragen.

Die meisten kranken Menschen wünschen die Unterstützung durch Angehörige, weil sie sich allein und mit der Situation überfordert fühlen.

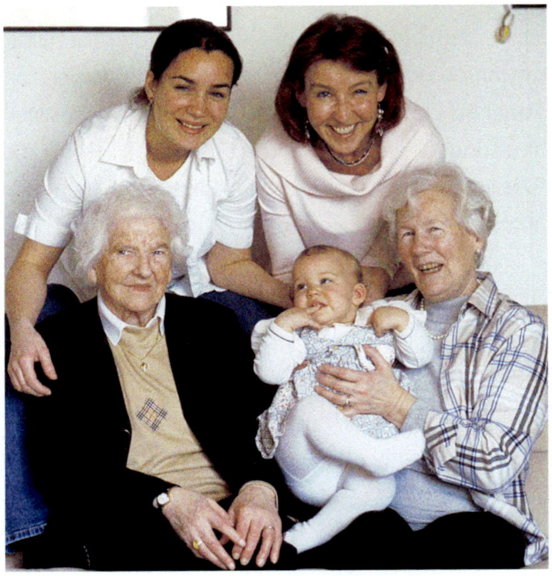

Trotz großer Veränderungen spielt die Familie auch heute noch eine entscheidende Rolle für die Menschen – und das gilt insbesondere für den Krankheitsfall.

Hinweis Beziehen Sie, wenn möglich und gewünscht, Angehörige aktiv in die Patientenbetreuung mit ein.

Umgang mit Angehörigen

Kommen Angehörige ins Krankenhaus, sind sie häufig ängstlich und besorgt. Sie erwarten Information und eine freundliche Behandlung. Berücksichtigen Sie im Umgang Folgendes:

- Begrüßen Sie den Angehörigen und stellen Sie sich mit Namen und Funktion vor.
- Verweisen Sie bei medizinischen Fragen auf den Arzt und dessen Anwesenheitszeiten.
- Klären Sie mit dem Patienten, ob der Angehörige bei Pflegemaßnahmen anwesend sein soll, und bitten Sie den Angehörigen ggf. das Zimmer während der Pflegemaßnahme zu verlassen.
- Händigen Sie dem Angehörigen Informationsmaterial über die Station (Handzettel oder Visitenkarte mit Telefonnummer, Ansprechpartnern) aus.

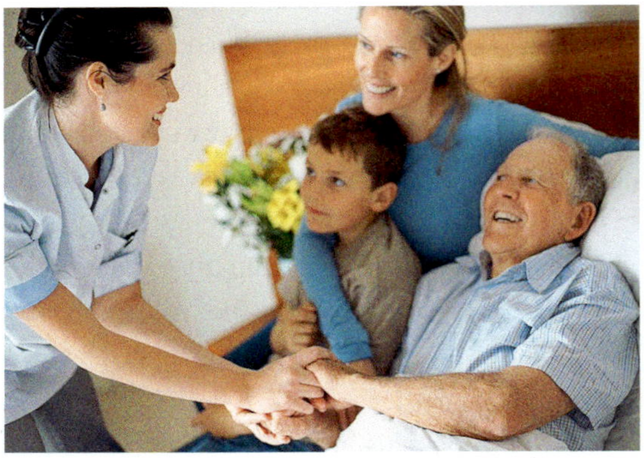

Sofern der Patient und seine Angehörigen dem zustimmen, können die Angehörigen bei Pflegehandlungen im Zimmer bleiben (z. B. Blutdruckmessen).

Besonderheiten bei älteren Menschen im Krankenhaus

Die Zahl älterer Menschen, die eine Krankenhausbehandlung brauchen, steigt. Ältere Menschen haben oft mehr Probleme, sich auf neue Situationen einzustellen, besonders wenn diese plötzlich eintreten. Geplante und vorbereitete Krankenhausaufenthalte dagegen werden i. d. R. gut verkraftet.

Die Reaktionen Älterer auf diese Situation können sehr unterschiedlich sein. Grundsätzlich bedeutet jede Erkrankung eine Bedrohung für die weitere selbstständige Lebensführung des Menschen.

Bei schwerer Erkrankung kommt die Angst vor dauerhafter Pflegebedürftigkeit hinzu und es sind Verhaltensweisen wie **Niedergeschlagenheit**, Rückzug und Resignation zu beobachten. Auch eine Demenz ↗ S. 484 kann durch die Krankenhauseinweisung vorübergehend deutlich verstärkt werden. Man spricht in diesem Zusammenhang von der Möglichkeit einer psychischen und sozialen Dekompensation.

Viele ältere Menschen können geistige Leistungsschwächen in einem stabilen Umfeld gut ausgleichen. Dagegen gelingt das in einer akuten Belastungssituation mit völlig veränderten Umweltbedingungen häufig nicht mehr, Desorientierung ↗ S. 311 kann die Folge sein.

Die Betroffenen nehmen die Rolle des Personals nicht mehr wahr. Oft verlieren sie jegliches Gefühl für Zeit und Ort und kommen nicht damit zurecht, dass dauernd jemand etwas von ihnen will. Die Eingriffe am eigenen Körper werden als Übergriff empfunden, da die Betroffenen die eigene Hilfebedürftigkeit nicht erkennen können. Vielmehr erleben sie sich selbst als jünger und gesund. Entsprechend abwehrend reagieren sie.

Im Krankenhaus wird die **Überforderung** oft nicht verstanden. Der Betrieb muss funktionieren. Diese Patienten werden daher häufig als renitent und „schwierig" bezeichnet. In solchen Situationen sollte die Sicherheit der Patienten an erster Stelle stehen. Dazu kann es hilfreich sein, sich in die Patientensituation hineinzuversetzen und ggf. auch unkonventionelle Maßnahmen zu ergreifen: Möchte der Patient z. B. trotz Sturzgefahr selbstständig das Bett verlassen, kann es sinnvoll sein, eine Matratze auf den Boden zu legen.

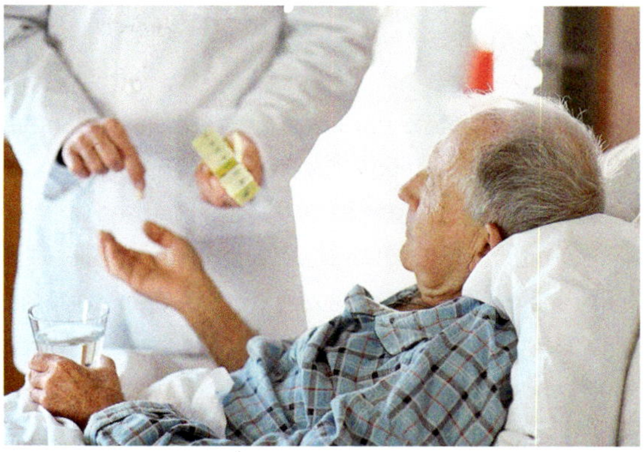

Ältere Menschen sind durch Krankheiten oft stark verunsichert und können mit Niedergeschlagenheit, Rückzug und Resignation reagieren.

Hinweis In der ungewohnten Umgebung „Krankenhaus" brauchen alte Menschen besonders viel Aufmerksamkeit und Zuwendung seitens der Pflegenden und auch von betreuenden Angehörigen.

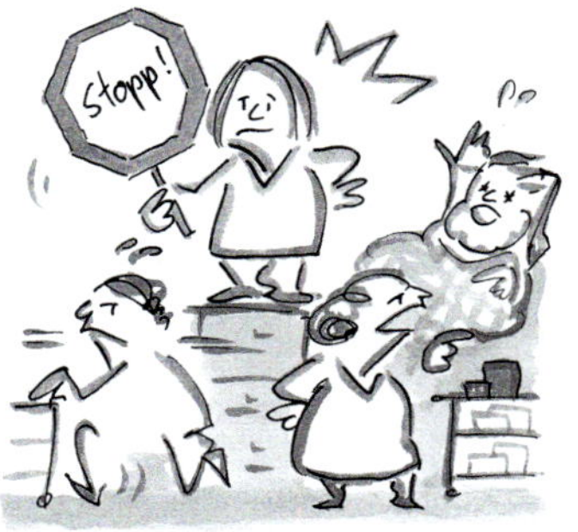

Es ist hilfreicher, sich im Umgang mit desorientierten Patienten auf deren Situation einzustellen, als umgekehrt erzwingen zu wollen, dass diese entsprechend den Krankenhausabläufen funktionieren sollen. Das können sie einfach nicht.

Resignation Ergebung, im Sinne von Sichergeben
Dekompensation Versagen von Ausgleichsmaßnahmen (Kompensation)
renitent widerspenstig

Menschen im Krankenhaus pflegen

1 Die Krankenhausversorgung

1. Begründen Sie, warum es im Krankenhaus immer mehr ältere Patienten gibt.
2. Führen Sie die fünf häufigsten Diagnosen an, die zu einer Einweisung ins Krankenhaus führen.
3. Erklären Sie, was man unter dem Träger eines Hauses versteht.
4. Erläutern Sie drei wichtige Bestimmungen aus den Patientenrechten, die bei der Pflege unbedingt beachtet werden sollten.

2 Patienten- und Angehörigensituation

5. Beschreiben Sie die Aufgabe von Patientenfürsprechern.
6. Nennen Sie einige Gründe dafür, dass Menschen, wenn sie ins Krankenhaus müssen, oft verunsichert sind.
7. Schildern Sie einige Erwartungen, die Pflegende meist unausgesprochen an Patienten richten.
8. Nennen Sie drei Aspekte, die im Umgang mit Angehörigen beachtet werden sollten.
9. Erläutern Sie, warum besonders alte Menschen im Krankenhaus psychisch dekompensieren.

Hygienisch arbeiten

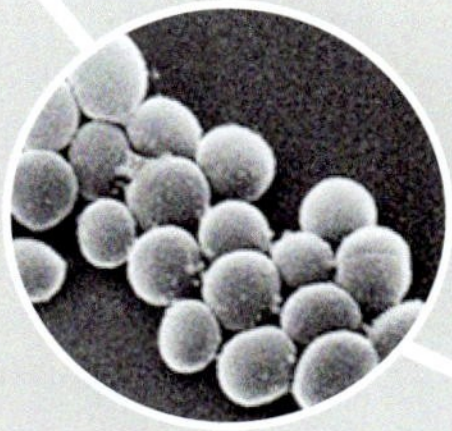

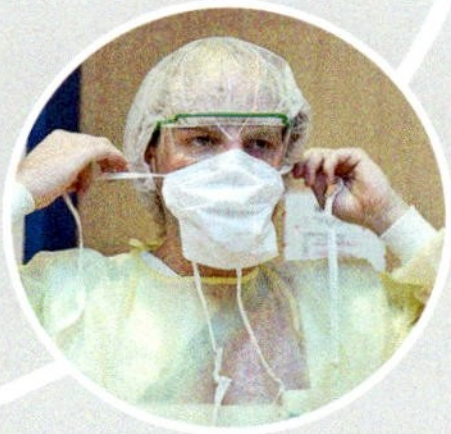

Was ist Hygiene?

Hygiene ist die Lehre von der Verhütung der Krankheiten und der Erhaltung und Förderung der Gesundheit. Der Begriff stammt aus dem Griechischen, ist vom Namen der griechischen Göttin für Gesundheit, Hygieia, abgeleitet und bedeutet „gesunde Kunst".

Hinweis Umgangssprachlich wird Hygiene auch mit „Sauberkeit" gleichgesetzt. Dies ist jedoch nur ein kleiner Aspekt des weiten Arbeitsfelds der Hygiene.

Die Aufgabengebiete der Hygiene umfassen:

- Individualhygiene: Hygiene der einzelnen Person, umfasst z. B. Körperpflege, Ernährung, Kleidung, Freizeitverhalten
- Sozialhygiene: Hygiene in Bezug auf das Zusammenleben der Menschen, z. B. Verhütung von Seuchen oder so genannten Volkskrankheiten
- Arbeitshygiene: Hygiene in Bezug auf berufliche Arbeitsabläufe, z. B. Verhütung von Berufserkrankungen ↗ S. 104
- Hygiene in Gesundheitseinrichtungen (früher Krankenhaushygiene): Hygiene in Bezug auf die medizinisch-pflegerische Betreuung von kranken oder pflegebedürftigen Menschen, z. B. Verhütung der Ausbreitung von nosokomialen Infektionen ↗ S. 417 und deren Erregern
- Umwelthygiene: Hygiene in Bezug auf unsere Umwelt, z. B. Verhütung von Gewässer- oder Luftverschmutzung, Abfallentsorgung

Auch ohne wissenschaftliche Erkenntnisse entwickelt jeder Mensch im Laufe seiner Entwicklung ein persönliches Hygienebewusstsein. Dies wird durch seine Erziehung sowie Kultur und ggf. Religion geprägt.

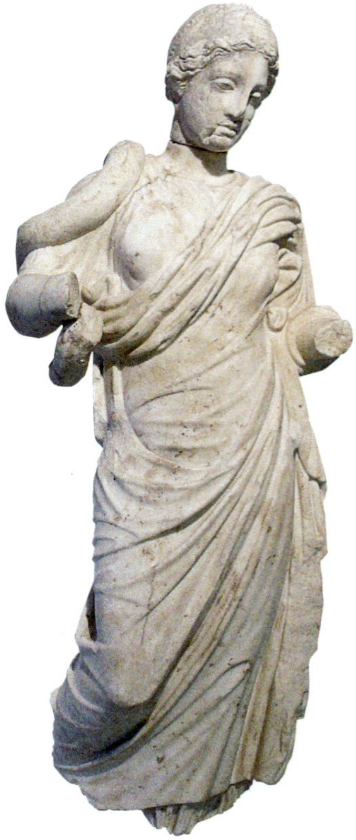

In der griechischen Mythologie ist Hygieia die Tochter von Asklepios, dem Gott der Heilkunst, und die Schwester von Panakeia, der Göttin der Medizin und Zauberei.

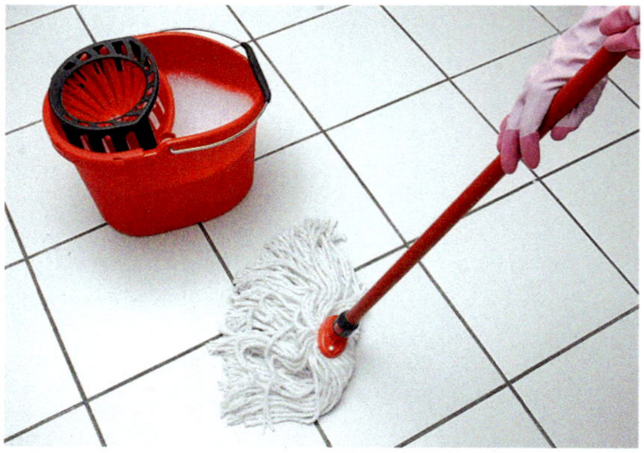

Zur Hygiene gehört auch die Reinigung der Wohnung, der Ausdruck „hygienisch rein" ist daher „doppelt gemoppelt".

Grundlegende Begriffe der Hygiene

Im Pflegealltag begegnen Ihnen häufig Begriffe, die auf hygienische Zusammenhänge hinweisen. Ein Fachbegriff drückt in verkürzter Form aus, was sonst oft umständlich umschrieben werden muss. In Fachbegriffen stecken auch häufig konkrete Handlungsaufforderungen an Pflegende. Deshalb ist es wichtig, sich mit einigen davon vertraut zu machen.

Fachbegriff	Bedeutung	
Infektion	Eindringen in den, Haftenbleiben am und Vermehren von Mikroorganismen ↗ S. 416 im Körper eines Menschen oder Tiers mit Abwehrreaktion	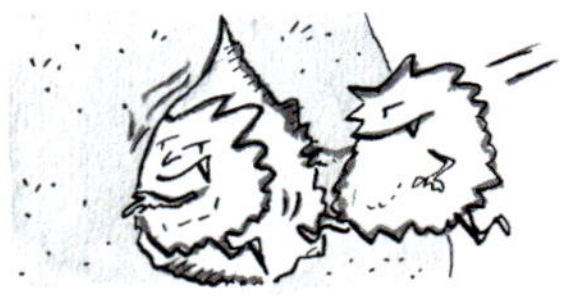
Desinfektion	Maßnahme zur Verringerung von Krankheitserregern auf Haut, Gegenständen oder Oberflächen und damit zur Eindämmung der Verbreitung dieser Erreger	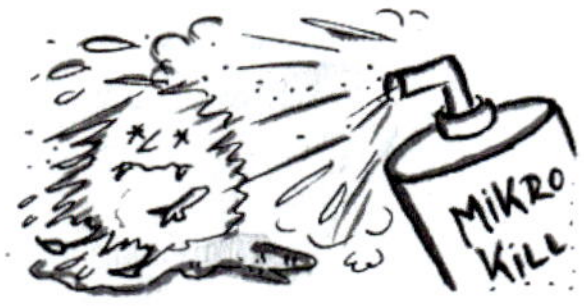
Sterilisation	Maßnahme zur Abtötung aller Mikroorganismen mit dem Ziel der absoluten Keimfreiheit	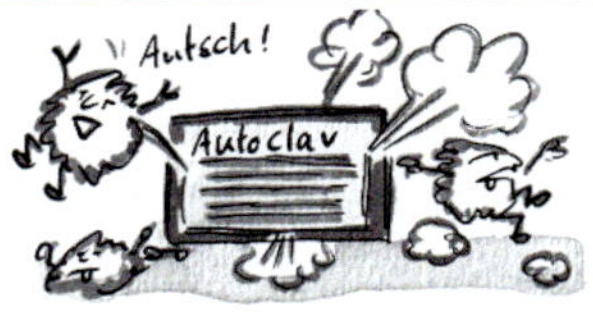
Sepsis **septisch**	Ausbreitung einer zunächst örtlich begrenzten Entzündung auf den ganzen Organismus mit lebensbedrohlichen Folgen durch Krankheitserreger verunreinigt	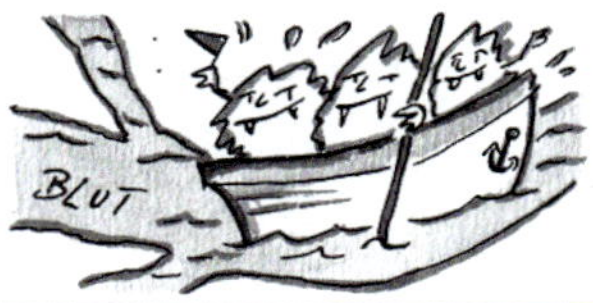
Asepsis **aseptisch**	Keimfreiheit, Abwesenheit von Keimen keimfrei (die Begriffe aseptisch und septisch werden im Zusammenhang mit Wunden ↗ S. 458 verwendet)	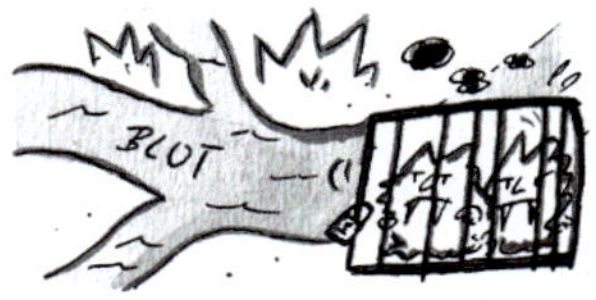
Antisepsis	Maßnahmen zur Inaktivierung, Wachstumshemmung und Abtötung von Mikroorganismen, die an lebendem Gewebe haften	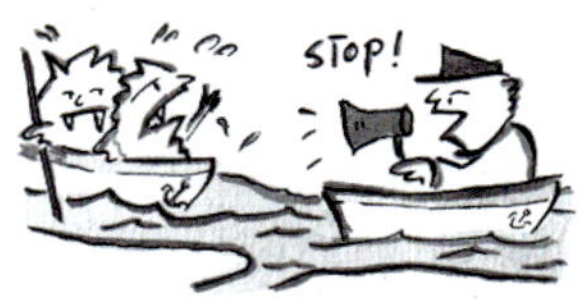
Resistenz	Widerstandsfähigkeit gegenüber schädigenden Stoffen oder Einflüssen; bei immer mehr Keimen bleiben Antibiotika ohne Wirkung. Dann spricht man auch von einer Antibiotikaresistenz.	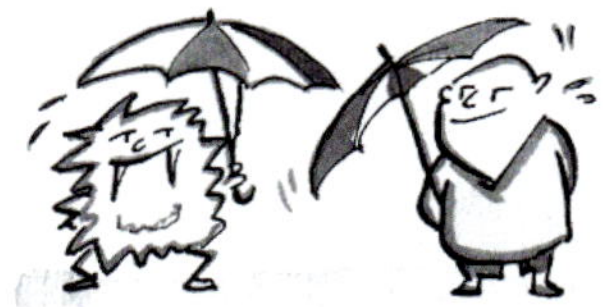

Geschichtliche Entwicklung der Hygiene

Schon die alten Griechen wussten es

Im Altertum gab es zwar noch keine wissenschaftlichen Erkenntnisse über die Ausbreitung von Krankheiten. Jedoch wussten die Menschen aus Erfahrung, dass man sich von erkrankten Menschen fernhalten, keine verdorbenen Speisen zu sich nehmen sollte und bestimmte Reinigungsverfahren der Gesundheit förderlich waren. Die meisten Religionen besaßen Vorschriften, die der Gesunderhaltung galten, z. B. Fasten, rituelle Waschungen, Speisenverbote.

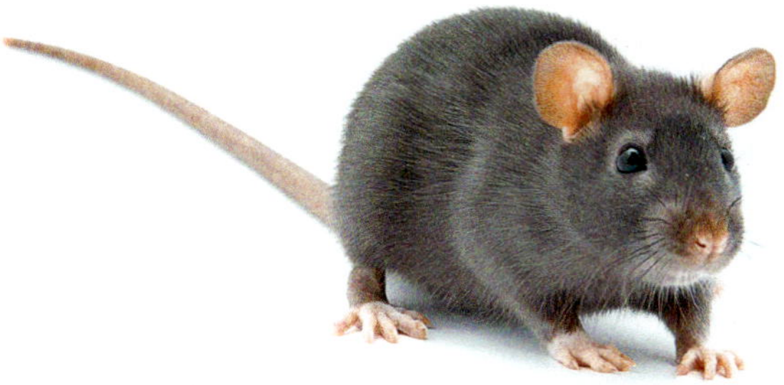

Die Menschen im Mittelalter wussten nicht, dass Ratten die Überträger des Pesterregers waren. Sie glaubten an göttliche Bestrafung oder die Vergiftung ihres Wassers.

Pest und Cholera

Im Mittelalter bildete sich das Stadtwesen. Die Menschen lebten auf engstem Raum zusammen. Seuchen konnten sich so sehr gut verbreiten. Infektionskrankheiten wie die Pest und die Cholera töteten Tausende von Menschen und entvölkerten ganze Landstriche. Viele Menschen glaubten an eine göttliche Strafe. Im 14. Jahrhundert begannen die Städte, sich mit Hilfe der Quarantäne vor Seuchen zu schützen: Neu in eine Stadt ankommende Menschen mussten sich 40 Tage in einem Lazarett außerhalb der Stadt aufhalten. Erkrankten sie in dieser Zeit nicht, durften sie die Stadt betreten.

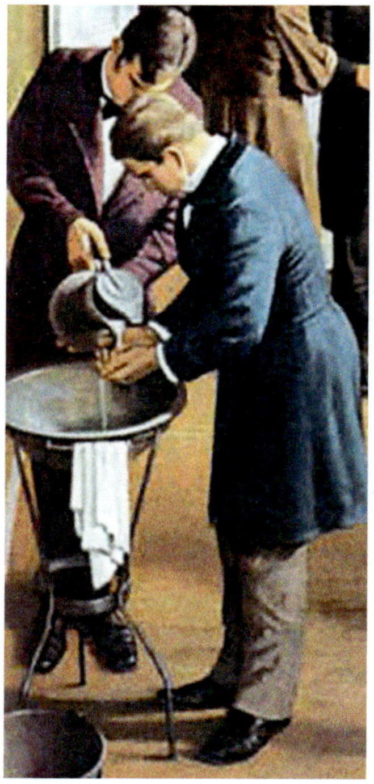

Ignaz Semmelweiß führte ein, dass die Ärzte ihre Hände mit einer Chlorkalklösung waschen mussten.

Frauen in Not

Im 19. Jahrhundert stellte eine Geburt im Krankenhaus für Mutter und Kind ein hohes Sterberisiko dar. Die Ärzte hielten damals das Händewaschen für überflüssig, selbst wenn sie von einer Leichenuntersuchung direkt zu einer Entbindung eilten. Erst Ignaz Semmelweiß erkannte, dass sich das Sterblichkeitsrisiko der Gebärenden durch das Überschütten der Hände mit einer Chlorkalklösung stark verringern ließ.

Auf der Suche nach dem Erreger

In der Neuzeit verfestigte sich die Vermutung, dass Erreger die Ursache von bestimmten Krankheiten waren. Es fehlte jedoch der Nachweis. Der Arzt und spätere Nobelpreisträger Robert Koch machte sich Ende des 19. Jahrhunderts erstmals systematisch auf die Suche nach den Krankheitserregern. Er entdeckte den Milzbranderreger, später auch den Tuberkulose- und Choleraerreger. Mit Tuberkulin entwickelte er den ersten Impfstoff.

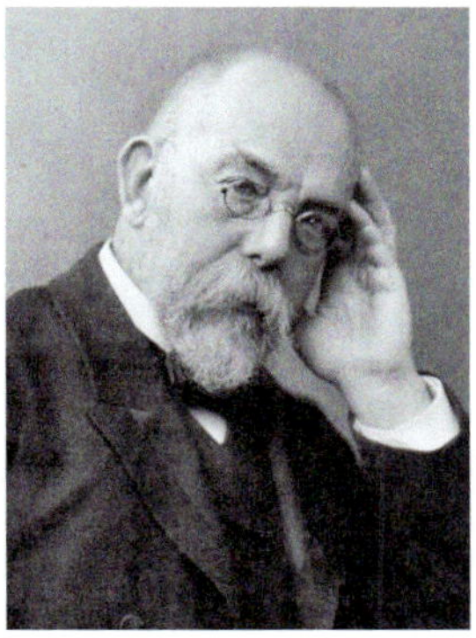

Nach Robert Koch ist das frühere Bundesgesundheitsamt, heute Robert Koch-Institut, in Berlin benannt.

Kampf gegen die Erreger

Seit Ende des 19. Jahrhunderts suchten die Wissenschaftler auch vermehrt nach Methoden, die Krankheitserreger zu bekämpfen. In Frankreich entwickelte Louis Pasteur die Verfahren zur Desinfektion, Sterilisation und zur nach ihm benannten Pasteurisation. Zu Beginn des 20. Jahrhunderts gelang Alexander Fleming mit der Entdeckung des Penizillins, dem ersten Antibiotikum, der Durchbruch in der medikamentösen Bekämpfung von sich bereits im Körper befindlichen Krankheitserregern. Schlag auf Schlag wurden immer neue Antibiotika entwickelt.

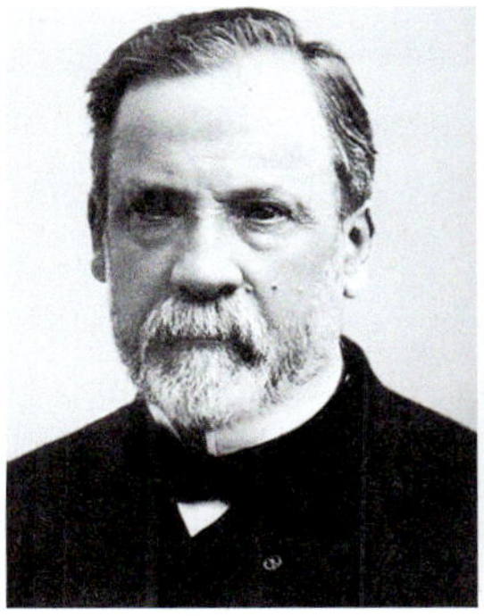

Louis Pasteur

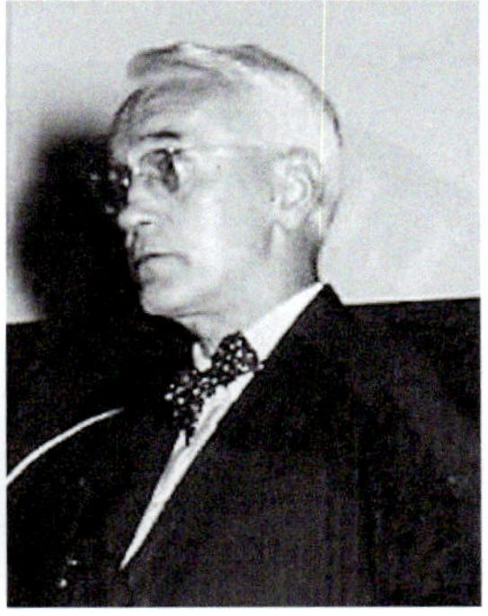

Alexander Fleming

Resistenzen und Allergien

Dachte man nach der Entdeckung von Fleming, dass nun alle Infektionen geheilt werden können, stellte man bereits Ende der 1960er Jahre fest, dass bestimmte Erreger nicht mehr auf die Medikamente reagierten. Sie waren mit zunehmendem Einsatz widerstandsfähig (*resistent*) gegen die Antibiotika geworden. Ein weiteres Problem erkannte man in den 1980er Jahren: Die Zahl der Allergien nahm sprunghaft zu. Durch übertriebene Reinigungsmaßnahmen (z. B. Einsatz von Desinfektionsmitteln im Haushalt) kommen Kinder nicht mehr mit Krankheitserregern in Kontakt. Ihr Immunsystem kämpft nun gegen eigentlich harmlose Stoffe, wie z. B. Gräser oder Hausstaub.

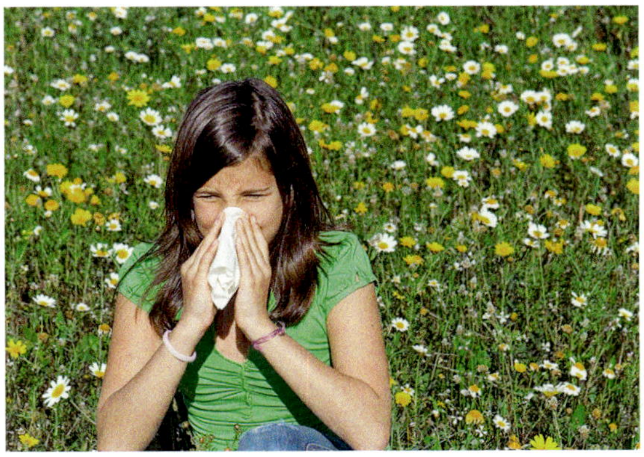

Allergien sind eine „Fehlleistung" des Immunsystems. Es sind v. a. Menschen betroffen, deren Körper zu wenige Gelegenheiten hatte, sich mit möglichen Krankheitserregern auseinanderzusetzen.

Krankheitserreger

Krankheitserreger sind Mikroorganismen, also kleinste Lebewesen, die unter bestimmten Umständen im Körper Infektionserkrankungen auslösen können.

Bakterien

Bakterien sind winzige Lebewesen, die bestimmte Körperregionen besiedeln und überwiegend harmlos oder sogar lebensnotwendig sind. Ein solches lebensnotwendiges Bakterium ist das Escherichia coli (E. coli) im Darm. Wenn es jedoch durch verunreinigtes Wasser oder eine Darmverletzung in eine andere Körperstelle gelangt, kann es bakterielle Infektionen ↗ S. 418 auslösen (z. B. einen Harnweginfekt).

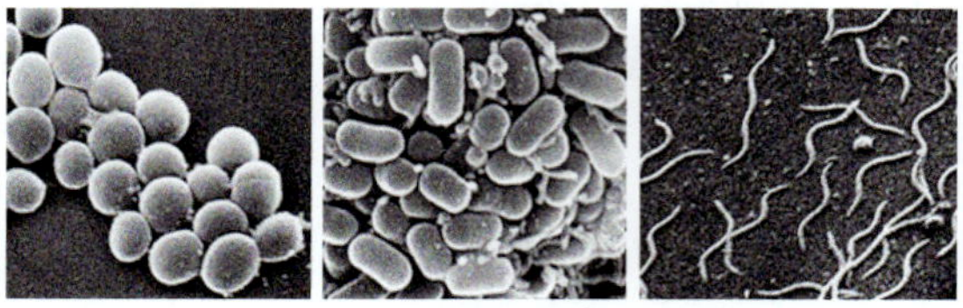

Die Form von Bakterien gibt ihnen ihre Bezeichnung: Kugelförmige Bakterien werden Kokken genannt, längliche Bakterien heißen Stäbchenbakterien. Diese kommen am häufigsten vor und besitzen häufig Haare oder Schwänze. Schlangenförmige Bakterien werden Spirochäten genannt.

Viren

Viren sind ungefähr 100-mal kleiner als Bakterien und können nicht allein überleben. Sie benötigen einen so genannten Wirt, in dessen Zellen sie sich vermehren können. Als Wirte kommen Bakterien, Pflanzen oder Tiere in Frage.

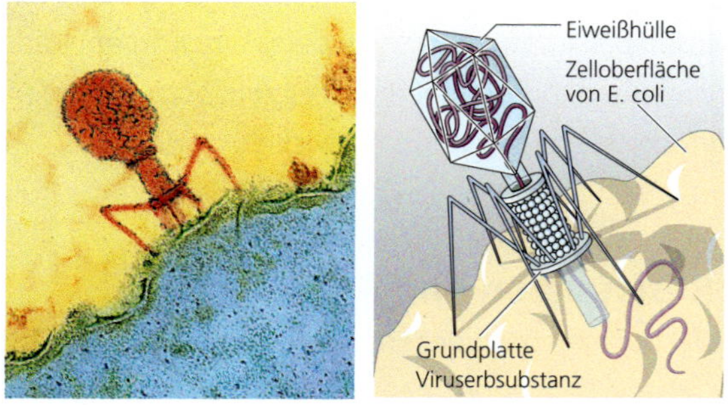

Ein Virus schleust seine Erbinformation in die Wirtszelle ein, damit es sich dort vermehren kann.

Pilze

Pilze haben eine pflanzenähnlichen Aufbau, benötigen jedoch zum Überleben organische Substanzen. Pilze vermehren sich durch Sporen, die sehr lange überleben können und sich hartnäckig hygienischen Maßnahmen widersetzen. Vor allem Menschen mit einem schlechten Allgemeinzustand oder einem geschwächten Immunsystem können Pilzinfektionen erleiden.

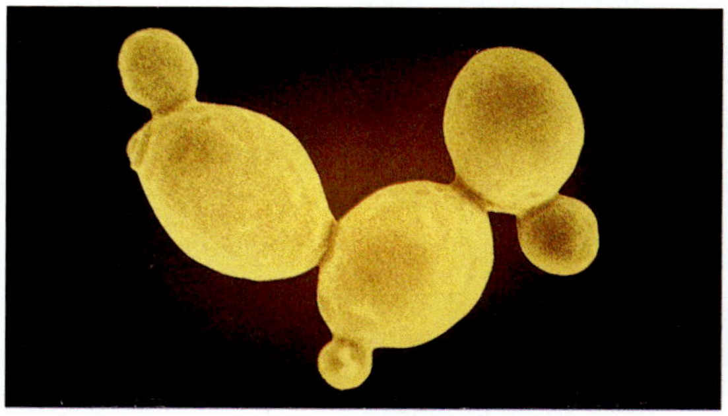

Es gibt über 100 000 Arten von Pilzen; der häufigste Erreger im Körper ist der Hefepilz (*Candida albicans*).

Parasiten

Parasiten (Schmarotzer) sind kleinste Lebewesen, die einen Wirt, z. B. den Menschen, besiedeln, um sich auf seine Kosten zu ernähren. In unseren Breiten treten Eingeweidewürmer, z. B. nach dem Genuss ungewaschener Früchte, auf.

Infektionsquellen, Eintrittspforten und Übertragungswege

Jeder Erreger hat einen Ursprung. Dieser wird als Infektionsquelle bezeichnet. Erreger können

- aus der Umwelt kommen, z. B. Schimmelpilze in der Hauswand,
- von fremden Körpern kommen, z. B. Herpesvirus an der Lippe des Lebenspartners oder
- dem eigenen Körper entstammen, z. B. Darmbakterien bei mangelnder Intimhygiene.

Infektionsquellen	Übertragungswege	Eintrittspforten
■ Umwelt	■ Kontakt-/Schmierinfektion	■ enteral
■ fremder Körper	■ orale Infektion	■ parenteral
■ eigener Körper	■ Tröpfcheninfektion	
	■ parenterale Infektion	
	■ sexuelle Infektion	
	■ transplazentare Infektion	

Infektionen können nach Infektionsquelle, Übertragungsweg oder Eintrittspforte unterschieden werden.

Das Krankenhaus ist eine besondere Infektionsquelle. Bestimmte Krankheitserreger tauchen dort vermehrt oder sogar ausschließlich auf. Im Krankenhaus erworbene Infektionen heißen nosokomiale Infektionen, durch medizinische Eingriffe verursachte iatrogene Infektionen.

Krankheitserreger müssen die äußere oder innere Hülle des Körpers überwinden, um Schaden anrichten zu können. Das heißt, sie müssen die natürlichen Schutzbarrieren der Haut oder Schleimhaut durchbrechen. Generell unterscheidet man zwischen einer enteralen (über den Magen-Darm-Trakt) und einer parenteralen (direkt über das Blut) **Eintrittspforte**.

Die Übertragungswege der Krankheitserreger zwischen Infektionsquelle und Eintrittspforte werden unterteilt in:

- **Kontakt-/ Schmierinfektion:** Die Keime werden durch direkten Kontakt mit Körperflüssigkeiten (Stuhl, Urin, Blut) übertragen.
- **orale Infektion:** Die Keime werden durch den Mund aufgenommen (verschmutzte Hände, Nahrungsaufnahme). Wenn Keime aus dem Kot in den Mund gelangen, spricht man von einer fäkal-oralen Infektionsübertragung.
- **Tröpfcheninfektion** (aerogene Infektion): Übertragung der Keime über die Luft, z. B. durch Niesen
- **parenterale Infektion:** Keime gelangen, z. B. über Tierbisse (Zecken, Mücken) oder Nadelstichverletzungen, direkt ins Blut.
- **sexuelle Infektion:** Übertragung von Keimen beim Geschlechtsverkehr
- **transplazentare Infektion:** Übertragung von Erregern von der Mutter auf ihr ungeborenes Kind

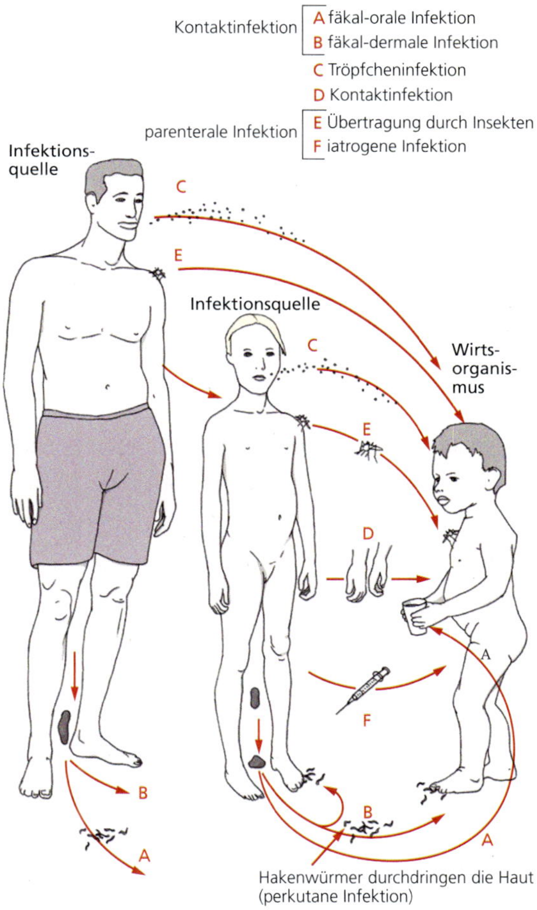

Mögliche Übertragungswege von Infektionen

Infektionserkrankungen

Den Erregern entsprechend kann man prinzipiell zwischen bakteriellen und viralen Infektionserkrankungen unterscheiden. Im Folgenden finden Sie eine Auswahl pflegerelevanter Infektionserkrankungen.

Bakterielle Infektionen

Nur ca. ein Prozent aller bekannten Bakterien lösen beim Menschen Erkrankungen aus. Diese bakteriellen Infektionen werden i. d. R. mit Antibiotika behandelt.

Staphylokokkeninfektion

Unter den vielen verschiedenen Staphylokokkenstämmen gehört der Staphylococcus aureus zu den häufigsten Eitererregern, der Abszesse und Wundinfektionen verursacht. Eine besondere Form sind multiresistente Staphylococcus-aureus-Stämme, die gegen die meisten gängigen Antibiotika resistent ↑ S. 413 sind und in vielen Einrichtungen des Gesundheitswesens ein großes Hygieneproblem darstellen. Dazu gehören methicillinresistente bzw. oxacillin- oder vancomycinresistente Stämme (MRSA, ORSA, VRSA), die mit Vorliebe chronische Wunden ↑ S. 458 oder den Nasen-Rachen-Raum besiedeln.

Streptokokkeninfektion

Streptokokken besiedeln zumeist unsere Schleimhaut und bilden im Normalfall dort ein gesundes Milieu. Bestimmte Streptokokken können jedoch verschiedene Krankheitsbilder, wie z. B. Wundinfektionen, Mandelentzündung oder Scharlach, hervorrufen.

Enterobakterielle Infektionen

Enterobakterien besiedeln den menschlichen Darm und können unter Umständen schwere Durchfallerkrankungen auslösen. Dazu gehören z. B. die Salmonellen, häufig über Nahrungsmittel übertragen (v. a. Geflügel, Eier und wiederaufgetaute Tiefkühlprodukte). Escheria-coli-Bakterien (E. coli) leben im Darm, können aber außerhalb des Darms schwere Infektionen hervorrufen (häufig Harnweginfekte ↑ S. 280).

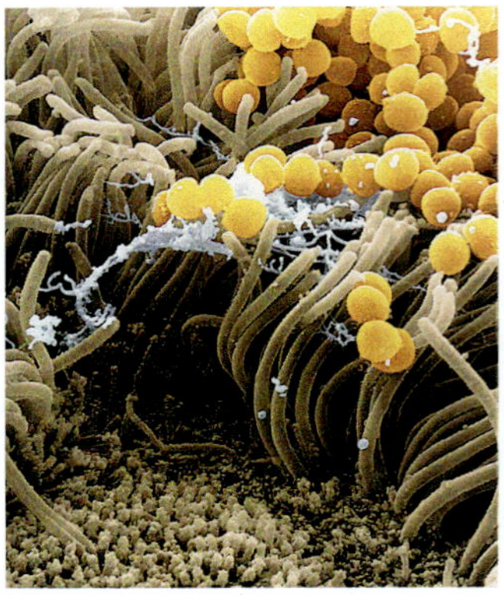

Staphylococcus aureus (auf der Nasenschleimhaut)

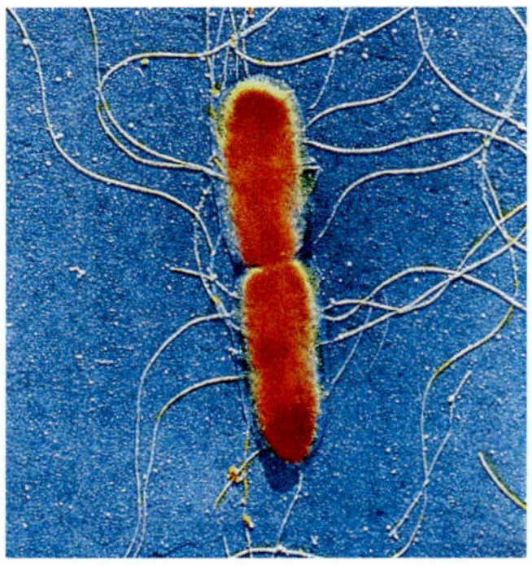

Salmonella typhi ruft Typhus hervor, eine Infektionserkrankung, die unbehandelt zum Tode führt. Sie wird hauptsächlich durch verunreinigtes Wasser übertragen und ist daher ein Hauptproblem in Katastrophengebieten und Dritte-Welt-Ländern.

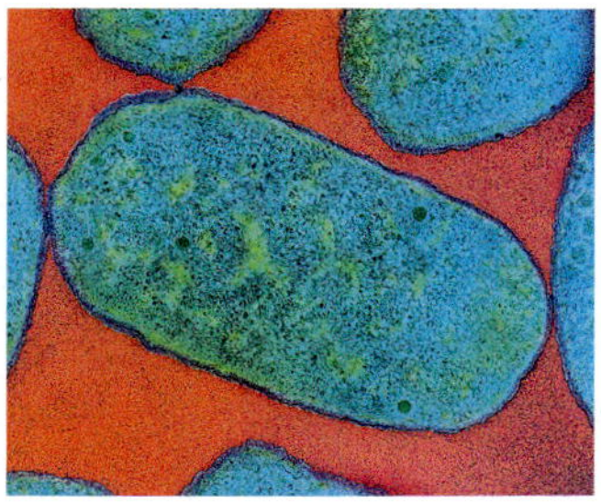

E. coli wird meistens über eine Schmierinfektion übertragen.

Virale Infektionen

Virale Infektionen treten sehr viel häufiger auf als bakterielle. Die meisten Erkältungskrankheiten, aber auch die so genannten Kinderkrankheiten (z. B. Masern, Mumps, Röteln) sind Viruserkrankungen. Bestimmte Viren können die Entstehung von Tumoren ↗ S. 299 begünstigen (z. B. humane Papillomaviren bei Gebärmutterhalskrebs). Da Viren keine eigenständigen Zellen sind, können sie nicht wie Bakterien mit Antibiotika behandelt werden. Medikamente, die die Vermehrung bestimmter Viren hemmen können (*Virostatika*), haben aber häufig starke unerwünschte Wirkungen und kommen nur bei wenigen, schwerwiegenden Virusinfektionen zum Einsatz. Die meisten Virusinfektionen werden symptomatisch behandelt (z. B. Senkung des Fiebers, körperliche Schonung).

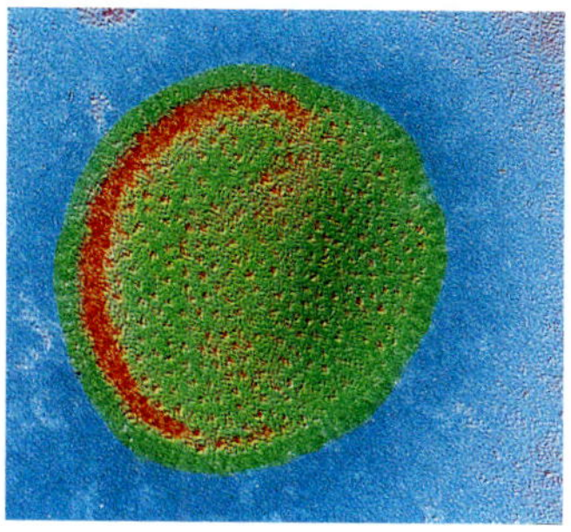

Influenzavirus („Grippevirus“)

Influenza

Influenzaviren (das so genannte Grippevirus) lösen schwere Erkrankungen der Luftwege aus, einhergehend mit hohem Fieber und stark reduziertem Allgemeinzustand, die v. a. bei geschwächten Menschen bis zum Tod führen können. Aus diesem Grund wird eine jährliche Grippevirusimpfung für Risikogruppen (Menschen über 60, chronisch Kranke, Personen in medizinischpflegerischen Einrichtungen) empfohlen.

Grippezeit

Verbreitung
- Grippeviren verbreiten sich beim Sprechen, Niesen und Husten durch Tröpfcheninfektion

Vorbeugung
- jährliche Schutzimpfung
- Immunsystem stärken durch
  - viel Bewegung an frischer Luft
  - gesunde vitaminreiche Ernährung
  - viel trinken (zwei bis drei Liter täglich)
  - Wechselduschen (kalt-warm)
- Meiden von Menschenansammlungen

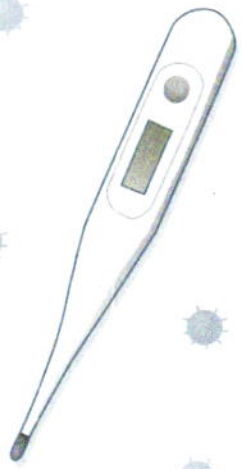

Krankheitszeichen
- plötzliches hohes Fieber
- starke Kopf- und Gliederschmerzen
- starker Husten

Besonders gefährdete Menschen
- ältere Menschen ab 60 Jahren
- chronisch Kranke
- Kinder mit Asthma oder Bronchitis
- Berufstätige mit vielen menschlichen Kontakten

S0033

Herpes

Das Herpes-simplex-Virus löst den Lippenherpes ↗ S. 196 sowie den Genitalherpes aus. Auch Windpocken und Gürtelrose werden durch ein Herpesvirus, das Varizellenvirus, hervorgerufen. Das Besondere der Herpesviren ist, dass sie nach Abklingen der Erkrankung im Körper bestehen bleiben und immer wieder ausbrechen können. Viele Herpesinfektionen können mit Virostatika erfolgreich behandelt werden.

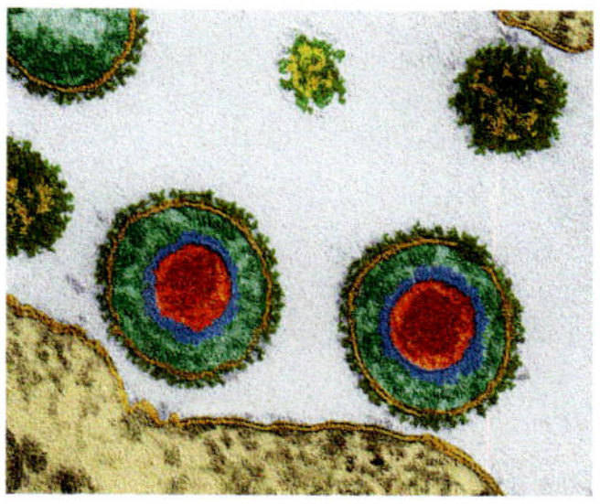

Herpesviren sind hochinfektiös. In der bei einer Herpesinfektion in den Hautbläschen befindlichen Flüssigkeit ist die Viruskonzentration am höchsten. Daher sollte der direkte Hautkontakt gemieden werden.

Gastroenteritis

Zahlreiche Durchfallerkrankungen werden durch Viren ausgelöst. Die bekanntesten sind Rotaviren und Noroviren. Sie führen regelmäßig, häufig im Herbst oder Winter, zu epidemieartigen Ausbrüchen in stationären Einrichtungen.

Epidemie zeitliche und örtliche Häufung einer (Infektions-) Krankheit

Besondere Maßnahmen bei Menschen mit Infektionserkrankungen

Als Pflegende haben Sie dafür Sorge zu tragen, dass sich eine Infektionskrankheit in Ihrer Einrichtung nicht weiter ausbreitet. Deshalb müssen Sie alle, die in Kontakt mit dem betroffenen Pflegebedürftigen geraten (könnten), über die Ansteckungsgefahr informieren. Üblicherweise wird die Tür zum Bewohnerzimmer deshalb mit dem **Hinweis**: „Angehörige bitte vor Betreten des Zimmers beim Pflegepersonal melden" versehen. Bei Verlegungen müssen Sie das Krankenhaus bzw. die Pflegeeinrichtung vorab über die Ansteckungsgefahr in Kenntnis setzen.

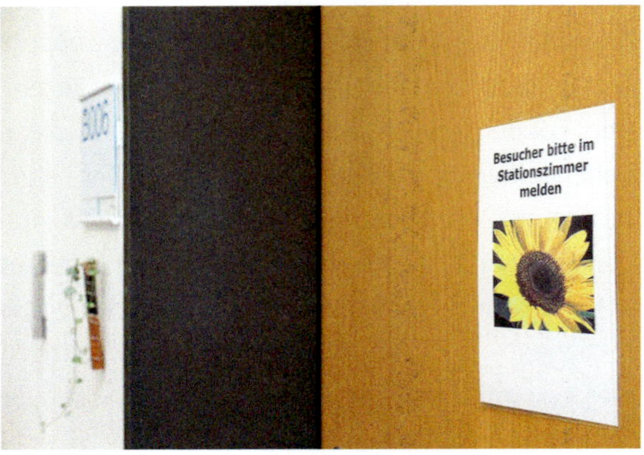

Besteht die Gefahr, dass ein Pflegebedürftiger andere mit seiner Infektionskrankheit ansteckt, wird an seinem Zimmer ein Hinweisschild angebracht. Auf diese Weise hat das Pflegepersonal die Möglichkeit, Besucher über die Ansteckungsgefahr zu informieren.

Prinzip der Distanzierung

Menschen mit Infektionskrankheiten werden im Krankenhaus in Einzelzimmern untergebracht, in Pflegeheimen in ihren eigenen Zimmern versorgt. Dies erfordert besondere Schutzvorkehrungen, damit die Infektion sich nicht weiter ausbreiten kann. Zur Vorbeugung der Keimübertragung hat sich das Prinzip der Distanzierung bewährt: Zwischen der Infektionsquelle (dem infektiösen Material) und der gefährdeten Person (Pflegekraft) wird eine Barriere aufgebaut.

www.rki.de
Auf den Seiten des Robert Koch-Institutes finden Sie viele Informationen zu Infektionserkrankungen und Infektionsschutz.

Schutzkittel Einweg oder Mehrweg	**Mund-Nasen-Schutz Maske**	**Kopf-Haar-Schutz Kopfhaube**	**Augenschutz Schutzbrille oder Augenschild**	**Schutzschuhe**
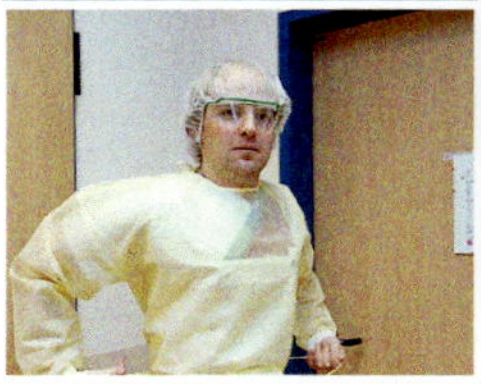	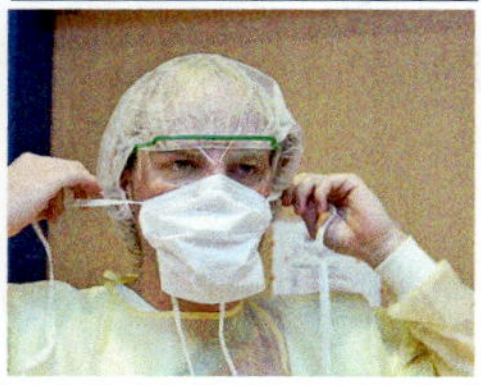	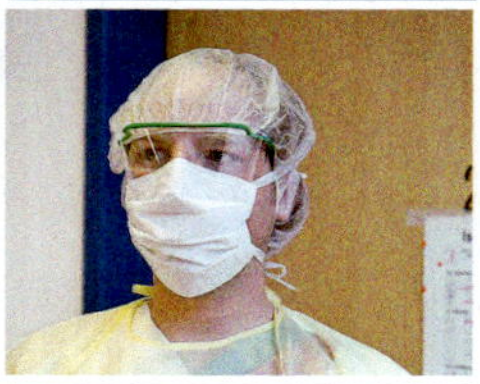	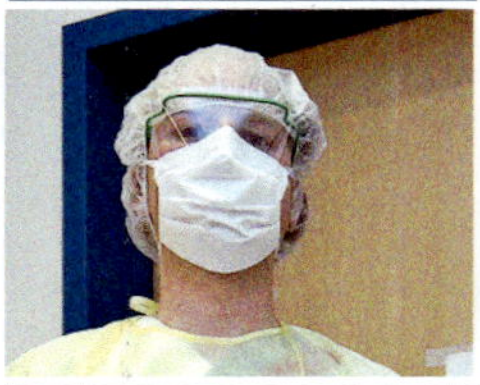	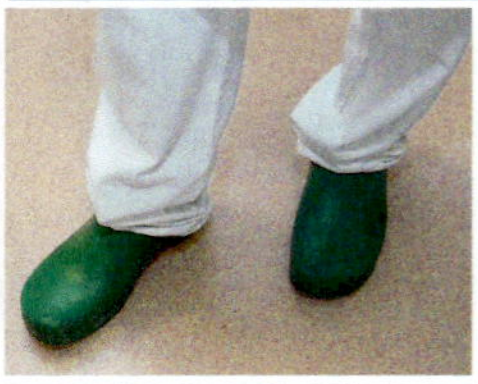
Personal- und Patientenschutz, flüssigkeitsabweisend, steril oder unsteril: Der Kittel ist sofort zu wechseln bzw. abzulegen nach Kontamination, Beendigung der Arbeit am Patienten oder Patientenwechsel.	zum Personal- und Patientenschutz vor Tröpfcheninfektionen oder flüssig-infektiösem Material	zum Schutz des Personals vor Kontamination, nur in definierten Bereichen	zum Schutz des Personals vor Kontamination mit infektiösem Material oder chemischen Gefahrstoffen	nur in definierten Bereichen

[Tab. 1] Schutzkleidung zum Eigen- und Fremdschutz

Maßnahmen zur Isolierung

Ein anderes Prinzip ist die Isolierung, die sowohl für den Pflegebedürftigen, als auch das Personal weitreichende Folgen im Alltag hat. Die Pflegebedürftigen sind in ihrer Bewegungsfreiheit eingeschränkt und leiden unter dem fehlenden Kontakt zu anderen. Telefon und Fernseher tragen dazu bei, dass der Kontakt zur Außenwelt erhalten bleibt. Auch sollten Sie selbst den Pflegebedürftigen nicht aus Gründen der Bequemlichkeit meiden (Angst vor Ansteckung).

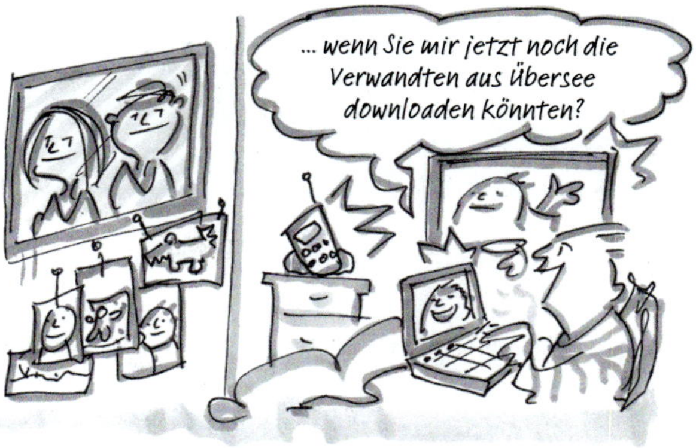

Standardisolierung	Strikte Isolierung	Protektive (Umkehr-)Isolation
für Menschen mit einer meldepflichtigen Erkrankung zur Vermeidung von Infektionsübertragung durch – direkten Kontakt – infektiöse Körperflüssigkeiten oder Ausscheidungsprodukte	bei meldepflichtigen Erkrankungen mit hohem Infektionsrisiko bei direktem Kontakt, Kontakt mit infektiösen Körperflüssigkeiten und aerogenem ↑ S. 417 Übertragungsrisiko	Schutz des Betroffenen vor Gefährdung durch andere (Personal, Besucher), für Menschen mit geschwächter Immunabwehr: AIDS-Erkrankung, Einnahme von Immunsuppressiva, nach Organtransplantation und bei Verbrennungen
Der Pflegebedürftige darf sein Zimmer jederzeit verlassen.	Der Pflegebedürftige darf sein Zimmer nur zu diagnostisch-therapeutischen Zwecken mit Mundschutz verlassen; Mundschutz anschließend entsorgen.	
Besuch von Angehörigen und Freunden möglich, korrekte Anwendung der Schutzmaßnahmen	Besuch nur von engsten Angehörigen möglich, bei strikter und korrekter Anwendung der vorgeschriebenen Schutzmaßnahmen	
bei patientennahen Tätigkeiten sowie bei Kontakt mit patienteneigenen Utensilien oder Sekreten Schutzkittel und Handschuhe tragen	**Eigenschutz** vor Betreten des Zimmers immer Schutzkittel, Mundschutz, Handschuhe, Haube und evtl. Schutzbrille anziehen	**Patientenschutz** vor Betreten des Zimmers immer Schutzkittel, Mundschutz, Handschuhe und Haube anziehen
Vor dem Betreten ebenso wie nach dem Verlassen des Zimmers immer hygienische Händedesinfektion durchführen!		
Der Schutzkittel wird mit der **äußeren Seite nach außen im Zimmer** aufgehängt.		Der Schutzkittel wird mit der **inneren Seite nach außen vor dem Zimmer** aufgehängt.
Der Betroffene wird immer am Ende einer Pflegerunde betreut.		Der Betroffene wird immer zu Beginn einer Pflegerunde betreut.
Patienteneigene Toilette, Nachtstuhl oder Steckbecken/Urinflasche bleiben im Zimmer bis zur Entlassung.		
Thermometer und Blutdruckmessgeräte sowie Pflegeutensilien (z. B. Waschschüssel, Kämme) sind nur von dem Erkrankten zu benutzen und bis zur Entlassung möglichst im Zimmer zu belassen.		
Wäsche nur bei **massiver Kontamination** durch Sekrete und Exkremente in gekennzeichneten Säcken im Doppelsackverfahren mit der Aufschrift „Infektionswäsche" entsorgen	**gesamte Wäsche** in farblich gekennzeichneten Säcken im Doppelsackverfahren mit der Aufschrift „Infektionswäsche" entsorgen	normale Entsorgung
Abfall nur bei **massiver Kontamination** nach Abfallschlüssel 180103 entsorgen	**sämtliche Abfälle** nach Abfallschlüssel 180103 entsorgen	normale Entsorgung

[Tab. 2] Isolationsformen

Immunsupressiva Medikamente, die das Abwehrsystem gezielt schwächen, z. B. nach Organtransplantation

Abfallschlüssel Kategorie zur Einteilung der Abfallentsorgung

Impfungen

Das körpereigene Immunsystem

Das menschliche Immunsystem kann eingedrungene Fremdkörper und Krankheitserreger abwehren. Dazu stehen ihm die unspezifische (angeborene) und die spezifische (erworbene) Abwehr zur Verfügung.

Die unspezifische Abwehr

Die unspezifische Abwehr verhindert mechanisch über die intakte Haut und Schleimhaut das Eindringen von Mikroorganismen. Die Hautflora unterstützt diese mit dem Säureschutzmantel (*chemisch*). War dies nicht erfolgreich und der Mikroorganismus ist in den Körper eingedrungen, reagieren die Abwehrzellen, verschiedene Formen von weißen Blutkörperchen ↗ S. 432, auf die Erreger. Sie umzingeln und vernichten den Eindringling (Phagozytose ↗ S. 432). Die unspezifische Abwehr wird Resistenz genannt.

Die spezifische Abwehr

Die spezifische Abwehr, auch erworbene Abwehr genannt, reagiert auf Krankheitserreger, aber erst, nachdem der Körper einmal Kontakt mit ihm hatte. Bei diesem Erstkontakt (Immunisierung) wird die Erinnerung an diesen Erreger mit Hilfe biochemischer Vorgänge in Gedächtniszellen bewahrt. Dies ermöglicht eine schnelle und genaue Abwehrrektion bei erneutem Kontakt mit diesem Erreger, die eine Erkrankung verhindert. Das wird Immunität genannt.

An der spezifischen Abwehr sind beteiligt:

- Spezielle Eiweißmoleküle (*Immunglobuline*), auch Antikörper genannt, erkennen den Eindringling auf Grund bestimmter Oberflächenmerkmale (*Antigene*). Antigen und Antikörper verbinden sich, der Eindringling verklumpt und kann keinen Schaden mehr anrichten.
- Spezielle Zellen (*Lymphozyten*) erkennen die Erreger und bekämpfen sie.

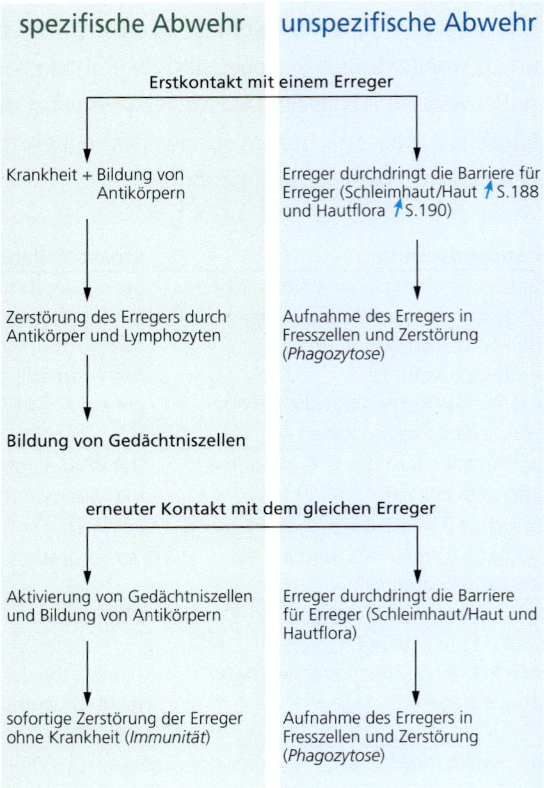

Zusammenspiel von spezifischer und unspezifischer Abwehr bei Erstkontakt mit einem Erreger (oben) sowie bei erneutem Kontakt mit dem gleichen Erreger (unten)

www.impfschaden.info
Hier kommen Befürworter und Gegner von Impfungen zu Wort.

Immunität und Immunisierung

Impfungen schützen vor Infektionserkrankungen. Sie basieren auf den Prinzipien der Immunität und Immunisierung.

Bei der aktiven Impfung werden dem Körper ein Krankheitserreger oder Teile davon in abgeschwächter Form als intramuskuläre oder Schluckimpfung verabreicht. Nun setzt das spezifische Abwehrsystem die Immunisierung in Gang und der Körper bildet Antikörper gegen diesen Krankheitserreger aus.

Bei der passiven Impfung werden dem Körper Antikörper verabreicht. Somit benötigt der Körper nicht so lange, eigene Antikörper zu bilden. Die passive Impfung wird daher in Notfällen bei fehlendem Impfschutz eingesetzt, bei Tetanus oder Tollwut sogar in einer Kombination aus aktiver und passiver Impfung (Simultanimpfung).

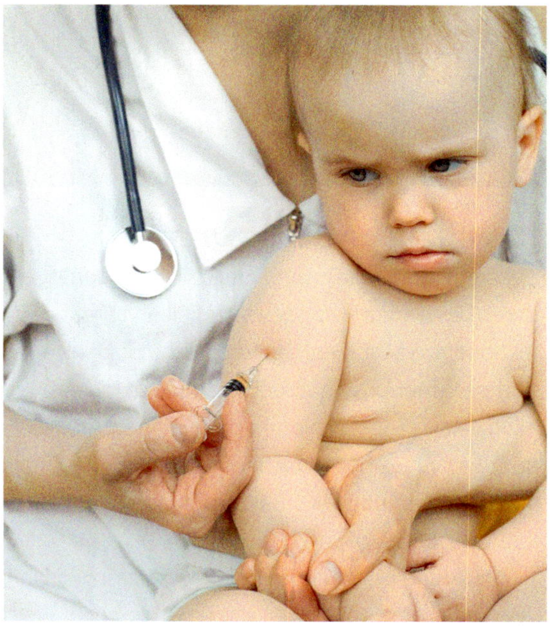

Aktive Impfung

Impfempfehlungen

Die Ständige Impfkommission (STIKO) am Robert Koch-Institut ↗ S. 97 überarbeitet regelmäßig ihre Impfempfehlungen. Ziel ist nicht nur der Schutz des Einzelnen, sondern möglichst eine „Durchimpfung" der ganzen Bevölkerung, damit eine Krankheit als besiegt gilt.

Impfkalender der STIKO — Stand August 2010

Impftermine	Alter in Monaten 2	3	4	11–14	15–23	Alter in Jahren 5–6	9–11	12–17
zeitgleich mit den Früherkennungsuntersuchungen	U4			U6	U7	U9		J1
Impfung gegen	Grundimpfschutz (G)					Auffrischungsimpfung (A)		
Tetanus (T) (Wundstarrkrampf)	G1	G2	G3	G4			A	
Diphtherie (D/d)	Kombinationsimpfung	Kombinationsimpfung	Kombinationsimpfung	Kombinationsimpfung			A	
Keuchhusten (aP)							A	
Hib (Haemophilus influenzae Typ B)								
Kinderlähmung (IPV)							A	
Hepatitis B (HB)	G1	G2		G3			G	
Pneumokokken	G1	G2	G3	G4				
Meningokokken				G (ab 12 Monate)				
Masern, Mumps, Röteln, Windpocken (MMR)				G1	G2			
Varizellen (V) (Windpocken)				G1*	G2**			
Gebärmutterhalskrebs (HPV)								G1–3
Grippe (Influenza)	jährlich bei Kindern und Jugendlichen mit chronischen Erkrankungen							

* G2 bei kombinierter Impfung mit MMR
** G ohne frühere Windpockenerkrankung /-impfung

Durch Impfung geschützt

Aktive Impfung
1. Ein abgeschwächter Krankheitserreger (Impfstoff) wird injiziert. Das Immunsystem bildet Antikörper, die sich für längere Zeit an den Erreger erinnern.
2. Bei einer weiteren Infektion erkennen die Antikörper den Erreger und machen ihn unschädlich.

Passive Impfung
Antikörper gegen einen bestimmten Krankheitserreger werden verabreicht. Sie können eine bestehende Infektion stoppen oder einen kurzzeitigen Schutz erzeugen.

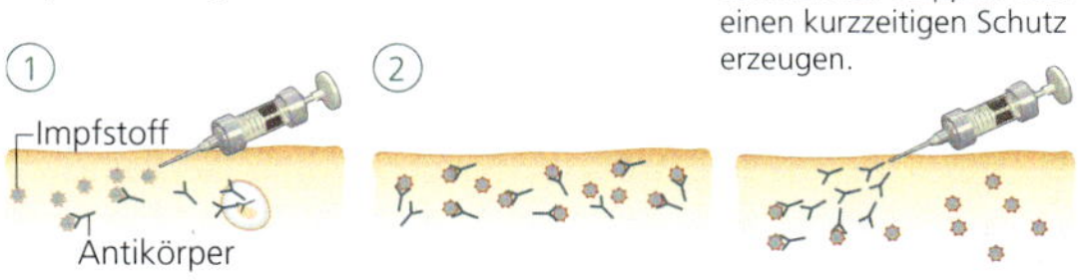

Für Erwachsene werden nach der Ständigen Impfkommission (STIKO) in Deutschland folgende Impfungen empfohlen:

	Impfung gegen	Grundimmunisierung (G)	Routineauffrischung (A)
für alle Erwachsene	Tetanus	3 Mal	alle 10 Jahre, bei Verletzung schon früher
	Diphterie	3 Mal	alle 10 Jahre
	Polio	2–3 Mal (je nach Impfstoff)	alle 10 Jahre bei Reisen in Risikogebiete
für Personen über 60 Jahre und Risikopatienten	Influenza	1 Mal	jährlich
	Meningokokken	1 Mal	alle 2–3 Jahre
	Pneumokokken	1 Mal	alle 6 Jahre
	Varizellen* (Windpocken)	2 Mal	
	Hepatitis B	3 Mal	alle 10 Jahre
für Frauen mit Kinderwunsch	Röteln*	1 Mal	
	Varizellen*	2 Mal	
für bestimmte Berufsgruppen und Reisende in Risikogebiete	FSME (durch Zecken übertragen)		
	Hepatitis A, B		
	Masern*		
	Meningokokken		
	Mumps*		
	Pertussis (Keuchhusten)		
	Röteln*		
	Tollwut		
	Varizellen* (Windpocken)		

* nur für Personen ohne Antikörper, die diese Krankheit noch nicht gehabt haben

Rahmenbedingungen

Das Infektionsschutzgesetz

Ziel der Hygiene in Gesundheitseinrichtungen ist es, durch bestimmte Verhaltensrichtlinien Patienten vor Infektionen zu schützen. Die Rechtsgrundlagen hierzu sind im **Infektionsschutzgesetz** (IfSG) sowie den Krankenhaushygiene- und Infektionshygieneverordnungen der Länder niedergeschrieben. Der Schutz der Beschäftigten im Gesundheitswesen ist dagegen im Arbeitsschutzgesetz (ArbSchG) geregelt.

Auf Grund des Infektionsschutzgesetzes wird Einrichtungen im Gesundheitswesen vorgeschrieben, welche baulichen und organisatorischen Maßnahmen zu erfüllen sind, damit ein hygienisches Arbeiten möglich ist. Die Bestimmungen legen z. B. fest,

- wie groß die einzelnen Fachabteilungen sein müssen und wie sie auszustatten sind,
- dass es Lagerräume geben muss,
- dass es Arbeitsflächen zum Vorbereiten von Medikamenten geben muss,
- wie Klimaanlagen betrieben werden sollen,
- dass Mitarbeiter geschult werden müssen und
- dass vom Arbeitgeber Arbeits- und **Schutzkleidung** in ausreichender Anzahl zur Verfügung gestellt werden muss.

Infektionsschutzgesetz

- Zuständigkeiten auf Bundes- und Länderebene
- meldepflichtige Krankheiten und der Umgang damit
- Verhütung übertragbarer Krankheiten
- Bekämpfung übertragbarer Krankheiten
- Vorschriften für Gemeinschaftseinrichtungen

Wichtige Inhalte des Infektionsschutzgesetzes

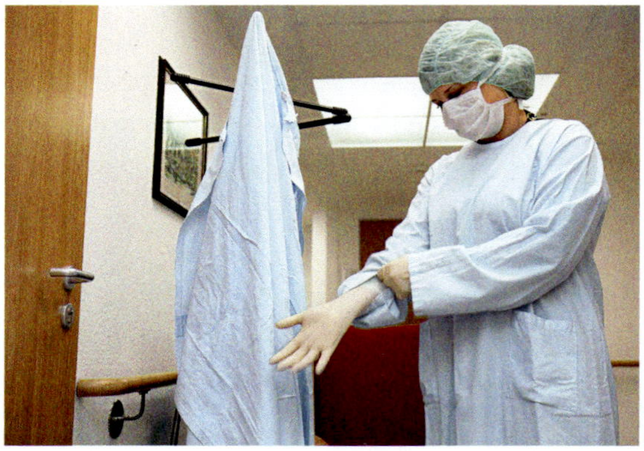

Schutzkleidung bei Infektionserkrankungen ist eine Maßnahme, die im Hygieneplan aufgeführt und ggf. von der Hygienekommission überprüft wird.

www.bundesrecht.juris.de
> Gesetze/Verordnungen
> IfSG
Hier finden Sie genaue Informationen zu Infektionskrankheiten, Infektionsschutz, Meldepflicht usw.

Die Hygienekommission

In Einrichtungen mit vielen unterschiedlichen Arbeitsbereichen (z. B. Krankenhäuser) ist es nicht einfach, den Überblick über alle Vorschriften des Infektionsschutzgesetzes zu behalten. Deshalb wird dort eine so genannte **Hygienekommission** eingesetzt.

Die Mitglieder der Hygienekommission überarbeiten die Hygienepläne einer Einrichtung und organisieren in regelmäßigen Abständen Routinekontrollen innerhalb eines Betriebs, um zu überprüfen, inwieweit Hygienemaßnahmen umgesetzt werden.

Mitglieder einer Hygienekommission in einer Pflegeeinrichtung

- Vertreter des Trägers
- Vertreter der Verwaltung
- Arzt und Pflegefachkraft, jeweils mit Hygienefachausbildung
- Vertreter der Bewohner
- evtl. Vertreter der Angehörigen

Zusammensetzung einer Hygienekommission

www.hygnet.de
Hygieneinformationsnetz von Hygienefachkräften für Hygienefachkräfte

Kommission Gruppe von Personen mit speziellen Sachkenntnissen und Befugnissen

Hygienepläne

Jede Gesundheitseinrichtung ist verpflichtet, Hygienepläne zu erstellen, die von allen Mitarbeitern beachtet und umgesetzt werden müssen. Sie beschreiben, durch welches Verhalten ein Verschleppen von unerwünschten Keimen vermieden werden kann.

Hygienepläne sind auf die Bedingungen der jeweiligen Pflegeeinrichtung zugeschnitten. Sie sollen übersichtlich und möglichst einfach zu verstehen sein.

Hinweis Hygienepläne müssen von den Verantwortlichen einer Gesundheitseinrichtung stets auf dem neusten Stand gehalten werden. Die gesetzlichen Grundlagen hierzu finden sich in § 36 Absatz 1 Infektionsschutzgesetz, in der Unfallverhütungsvorschrift Gesundheitsdienst und in den berufsgenossenschaftlichen Regelwerken.

LAGetSi Berlin

Landesamt für Arbeitsschutz, Gesundheitsschutz und technische Sicherheit Berlin

Muster für Hygieneplan

Bei der Erarbeitung des Hygieneplanes sollten als Grundlagen beachtet werden:

ArbSchG	vom 07.08.96, BGBl. I S. 1246, zuletzt geändert durch Artikel 15 Abs. 89 des Gesetzes vom 5. Februar 2009, BGBl. I S. 160
BioStoffV	vom 27.01.99, BGBl. I S. 50, zuletzt geändert durch Artikel 3 der Verordnung vom 18. Dezember 2008 (BGBl. I S. 2768)
ArbmedVV	Verordnung zur Arbeitsmedizinischen Vorsorge vom 18. Dezember 2008 (BGBl. I S. 2768)
TRBA 500	Allgemeine Hygienemaßnahmen, Mindestanforderungen (Ausgabe 06/99, Bundesarbeitsblatt 06/99, S. 81-82)
TRBA 250	Biologische Arbeitsstoffe im Gesundheitswesen und in der Wohlfahrtspflege BArbBl. 11/03, S. 53, zuletzt geändert und ergänzt durch GMBl. Nr. 4 vom 14. Februar 2008, S. 83
GefStoffV	vom 23.12.04, BGBl. I S. 3758, zuletzt geändert durch Artikel 3 der Verordnung vom 18. Dezember 2008 (BGBl. I S. 2768)
TRGS 525	Umgang mit Gefahrstoffen in Einrichtungen zur humanmedizinischen Versorgung (BArbBl. 5/98, S. 99)
TRGS 401	Gefährdung durch Hautkontakt – Ermittlung, Beurteilung, Maßnahmen Ausgabe Juni 2008, GMBl. Nr. 40/41 vom 19. August 2008 S. 818, berichtigt am 4. Februar 2010, GMBl. 2010 Nr. 5 - 6 S. 111
IfSG	vom 20.07.00, BGBl. I S. 1045, zuletzt geändert durch Art. 2 a des Gesetzes vom 17. Juli 2009 (BGBl. I S. 2091)

Was	Wann	Womit	Wie	Wer
Hände desinfizieren	nur nach infektionssensiblen Tätigkeiten (zum Beispiel: Kontakt zu Blut)	Händedesinfektionsmittel aus Spender Präparat	ca. 3 ml alkoholische Desinfektionslösung in den Händen verreiben, mind. 30 Sekunden einwirken lassen	Beschäftigte im Pflegebereich
Hände Waschen **erst Desinfektion, dann Reinigung**	vor dem Essen und Rauchen bei sichtbaren oder spürbaren Verschmutzungen	pH-neutrale Seife aus Spender Präparat ...	Einseifen, gründlich abspülen und abtrocknen	alle Beschäftigten
Hände pflegen	nach jedem Händewaschen	Hautpflegepräparat ...	haselnussgroßen Cremekleсks vom Handrücken aus gut verteilen (Fingerzwischenräume, -kuppen und Handgelenk beachten)	alle Beschäftigten
Handschuhe	bei infektionssensiblen Eingriffen (zum Beispiel: Kontakt zu Blut), Reinigungs- und Desinfektionsarbeiten	ungepuderte Latex- oder Vinylhandschuhe, Haushalthandschuhe ggf. mit Baumwollinnenstrick	nur mit trockenen, sauberen Händen benutzen, je nach Tätigkeit Einmalhandschuhe oder Haushalthandschuhe anlegen	Beschäftigte im Pflege- und Reinigungsbereich
Fußböden Oberflächen	täglich und bei Bedarf Reinigung, Desinfektion bei Kontamination mit infektiösem Material	Reinigungsmittel Flächendesinfektionsmittel Präparat ...	Haushaltshandschuhe anlegen, feucht wischen	Beschäftigte im Pflege- und Reinigungsbereich
Geräte, Gegenstände (Glaspipetten, Zentrifugen)	täglich und bei Bedarf Reinigung, Desinfektion bei Kontamination mit infektiösem Material	Präparat ... ...%ige Lösung Autoklav in Raum ...	Wischen, nur in Hohlräume sprühen, mind. 5 Min. einwirken lassen, im Pipettenspüler mind. über Nacht einwirken lassen	jeder Nutzer
Abfall	Sammeln und Transport (kontaminierter Abfall nach Desinfektion) Entsorgung mit Hausmüll	stabile Einwegsäcke	innerhalb der Einrichtung in sicher verschlossenen Behältnissen bis zum Abfallsammelplatz	Beschäftigte im Pflege-, Reinigungs- und Transportbereich
Arbeitskleidung	Sammeln und Transport zur Wäscherei (kontaminierte Wäsche nach Desinfektion)	stabile Einwegsäcke	innerhalb der Einrichtung in verschlossenen Behältnissen	Beschäftigte im Pflege-, Reinigungs- und Transportbereich

Als Arbeitsanweisung in Kraft am:

Unterschrift / Einrichtungsstempel

Impressum:
Herausgeber: Landesamt für Arbeitsschutz, Gesundheitsschutz und technische Sicherheit Berlin - LAGetSi - Turmstraße 21, 10559 Berlin, Tel. (030) 902545 - 490
www.lagetsi.berlin.de
V.i.S.d.P.:
Dr. Robert Rath

Stand 09/2010

Persönliche Hygiene

Die persönliche Hygiene umfasst die Körperpflege, aber auch Kleidung oder Körperschmuck. Die Vorstellungen darüber variieren von Mensch zu Mensch stark. In der Pflege kommen wir den uns anvertrauten Menschen jedoch sehr nahe und diese können uns nicht ausweichen. Daher versteht es sich von selbst, dass wir als Pflegende unsere Körperpflege nicht vernachlässigen dürfen und unser Körper weder zu stark riechen (Schweiß oder Parfüm) noch abstoßend aussehen sollte (ungepflegte Zähne, fleckige Kleidung).

Ein anderer Gesichtspunkt sind die Bereiche der persönlichen Hygiene, die für den Pflegebedürftigen gefährlich werden könnten:

Haare: Haare sind Brutstätten für Keime aller Art. Wenn sie ausfallen und in eine Wunde gelangen, kann dies zu schweren Infektionen führen. Auch verleiten Haare, die ständig ins Gesicht fallen dazu, sie mit den Händen hinter die Ohren zu streichen. Dadurch gelangen die Keime an die Hände, mit denen wiederum andere berührt werden. Daher sollen lange Haare hochgesteckt oder in Zöpfen zusammengefasst werden.

Fingernägel: Unter langen Fingernägeln sammelt sich mehr Schmutz als unter kurzen Nägeln. Abbröckelnder Nagellack kann in Wunden gelangen.

Schmuck an Fingern und Händen: Unter Ringen, Kettchen und Uhren herrscht ein feuchtes Klima, welches einen ausgezeichneten Nährboden für Keime bietet.

Ohrringe und andere Piercings: Neben der Gefahr des Herausreißens bei ungeschickten Bewegungen, ist die Umgebung auch von abgeheilten Piercings eine Brutstätte für körpereigene Bakterien. Sie können dies schnell feststellen, wenn Sie einmal ein Piercing herausnehmen und daran riechen: Dieser Geruch ist typisch für bestimmte Bakterien und ihre Zersetzungsprodukte. Bei abwehrgeschwächten Menschen können diese Bakterien Krankheiten hervorrufen.

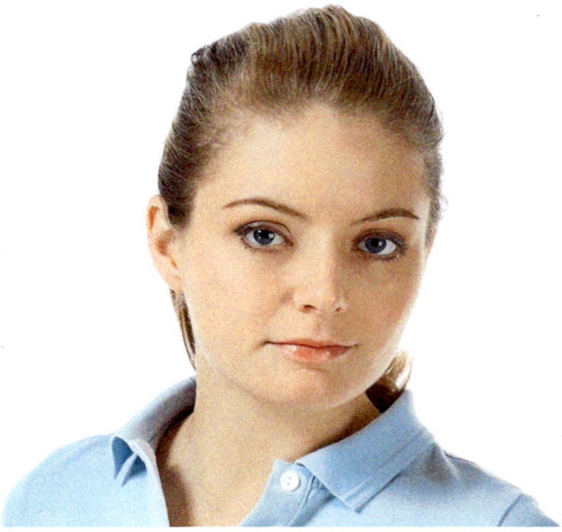

Haare sollten regelmäßig gewaschen werden, lange Haare zusammengebunden sein.

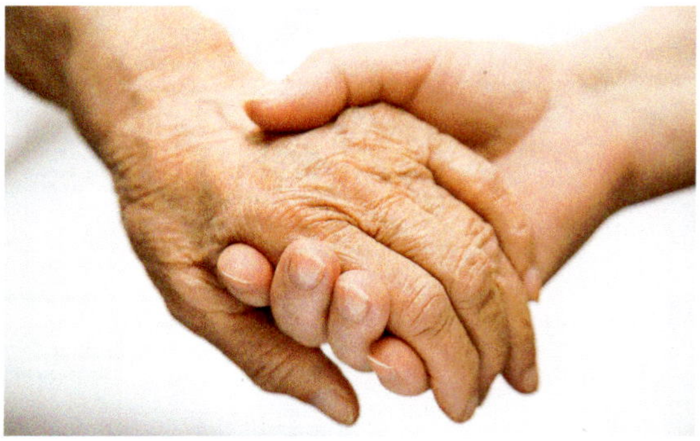

Halten Sie die Fingernägel kurz und verzichten Sie auf Nagellack sowie Ringe und Armbanduhren.

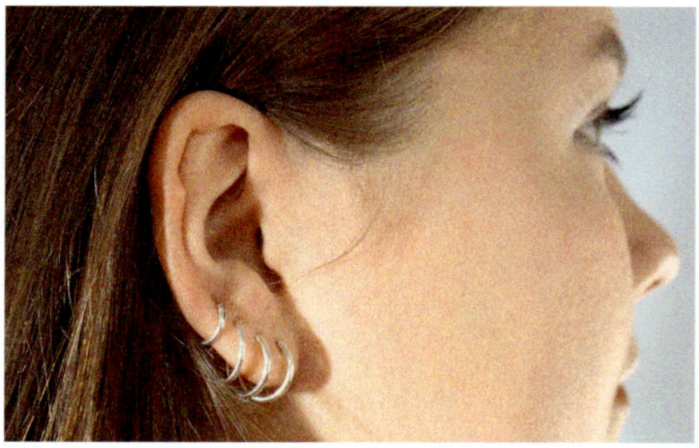

Verzichten Sie auf Ohrringe und Gesichtspiercings.

Händehygiene

Händereinigung

Durch das Waschen der Hände mit Seife unter fließendem Wasser werden Verschmutzungen abgelöst und die Keimzahl erheblich verringert. Zum Abtrocken werden Einwegtücher benutzt. Die Hände werden vor Dienstbeginn und nach Dienstende gewaschen.

Durch die Pflege mit pH-regulierenden Pflegemitteln ↗ S. 200 werden Hautaustrocknungen vermieden.

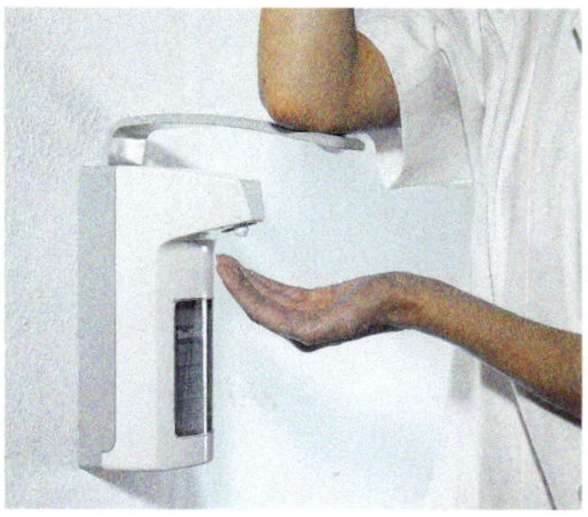

Seifenspender sollten mit dem Ellenbogen oder dem Fuß bedient werden können, hier ein Unteramspender.

Händedesinfektion

Die hygienische Händedesinfektion verringert die Anzahl der Keime auf den Händen. Sichtbare Verschmutzungen werden vor der Desinfektion mit Seife abgewaschen. Sie erfolgt erst nach vollständiger Trocknung und wird mit einem speziellen Händedesinfektionsmittel durchgeführt, dessen Einwirkzeit i. d. R. 30 Sekunden beträgt. Sie erfolgt

- nach jedem Umkleiden, zu Arbeitsbeginn,
- nach jedem Gang zur Toilette,
- nach jedem Niesen, Nasenputzen und Husten,
- vor und nach jedem direkten Kontakt mit Pflegebedürftigen,
- vor dem Umgang mit Medikamenten,
- vor dem Kontakt mit Nahrungsmitteln und dem Verabreichen von Nahrung,
- vor jedem Verbandwechsel,
- nach dem Ablegen von Schutzhandschuhen und
- nach dem Kontakt mit möglicherweise keimbefallenen Gegenständen oder Flächen.

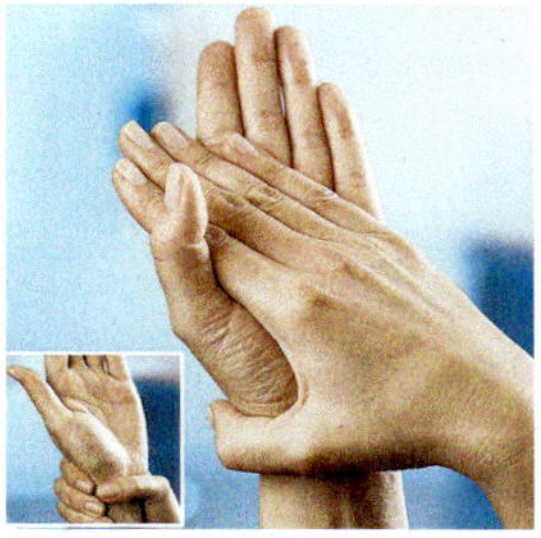

1. Schritt: beide Handflächen einreiben

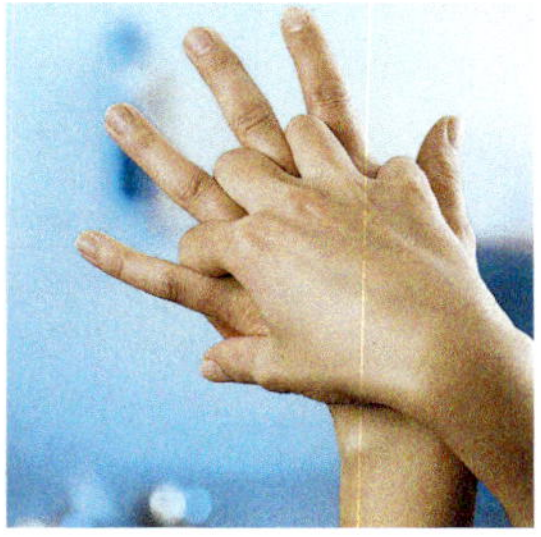

2. Schritt: den rechten und linken Handrücken einreiben

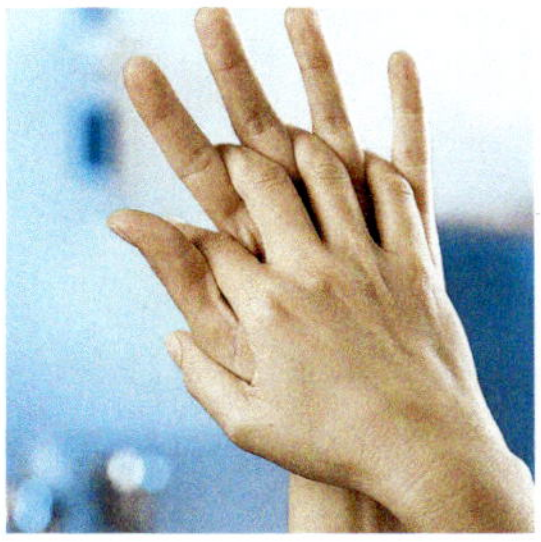

3. Schritt: die Fingerzwischenräume einreiben

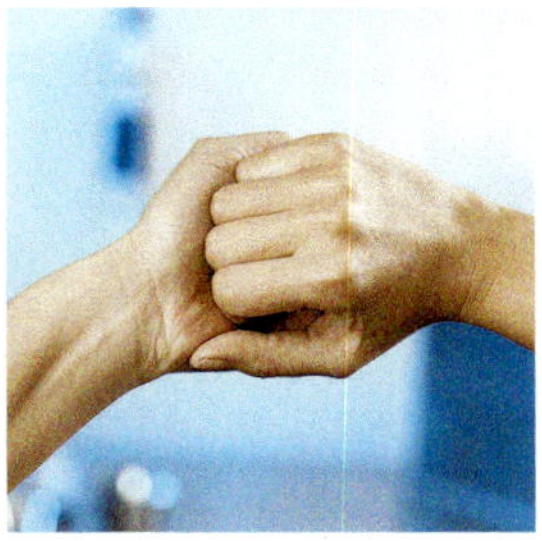

4. Schritt: die Außenseite der Finger der rechten und linken Hand jeweils auf der Handfläche der anderen Hand mit verschränkten Fingern einreiben

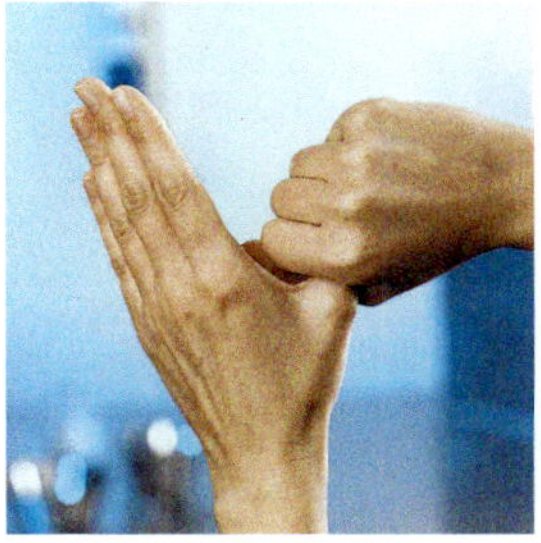

5. Schritt: den rechten und linken Daumen einreiben

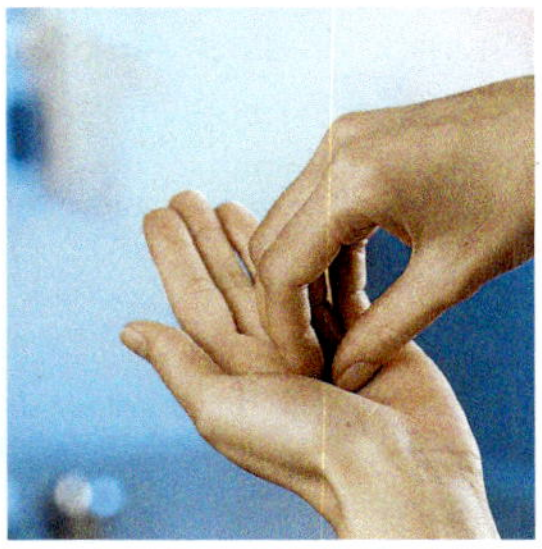

6. Schritt: die Fingerkuppen in der Handfläche einreiben

Schrittweise Händedesinfektion mit Händedesinfektionsmittel

Schutzhandschuhe

Schutzhandschuhe aus Latex oder Vinyl sind zum Eigenschutz bei allen Tätigkeiten erforderlich, bei denen ein Kontakt mit Körperflüssigkeiten oder Ausscheidungen möglich ist.

Hinweis Von einem generellen Gebrauch von Schutzhandschuhen sollten Sie absehen, da die Berührungsqualität durch Handschuhe verschlechtert wird.

Desinfektion

Begriffsklärung

Zur Vermeidung von Infektionen müssen in Gesundheitseinrichtungen alle Oberflächen möglichst keimarm oder in bestimmten Fällen sogar keimfrei gehalten werden. Reinigung, Desinfektion und Sterilisation sind Methoden, die hierbei mit unterschiedlicher Wirkung zur Anwendung kommen.

Hinweis Die Hände spielen in der Pflege eine herausragende Rolle. Es ist ein Beruf, der von Berührung ↗ S. 178 lebt. Die Hände sind ständig in Bewegung. Sie sind nicht nur in direktem Kontakt mit den Patienten, sondern auch mit Pflegeutensilien oder Hilfsmitteln. Hier wird ein Wäschewagen aus dem Weg geräumt, dort wird eine Wasserflasche beiseite gestellt oder ein Infusionsständer neben einem Patienten hergeschoben. Auf diese Weise gelangen Keime von einer Türklinke auf die Hände der Pflegenden und von dort in die Wunde des Patienten.

	Anwendungsgebiet	Wirkung
Reinigung	Entfernen von Staub, chemischen und organischen Substanzen mittels Wasser und zugesetzten reinigungsverstärkenden Substanzen	Entfernen von Verunreinigungen, keine Inaktivierung bzw. Abtötung von Mikroorganismen
Desinfektion	Gegenstände bzw. Bereiche in einen Zustand versetzen, sodass von ihnen keine Infektionsgefährdung ausgehen kann	Reduktion der Anzahl vermehrungsfähiger Mikroorganismen durch Inaktivierung bzw. Abtötung
Sterilisation	Erreichen von Keimfreiheit	Abtötung praktisch aller Mikroorganismen einschließlich Sporen

Überblick über Desinfektionsverfahren

Es gibt zwei Arten, eine Desinfektion durchzuführen: mit **physikalischen Verfahren** (unter Einsatz von trockener und feuchter Hitze) und **chemischen Verfahren** (unter Einsatz von Desinfektionsmitteln).

Hinweis Beim Versprühen von Desinfektionslösung gefährdet sich die durchführende Person durch herumfliegende Tröpfchen selbst und ihre Wirkung ist nur begrenzt. Deshalb sollten Sie nur dann darauf zurückgreifen, wenn eine Wischdesinfektion nicht möglich ist.

Thermische Desinfektionsverfahren	Temperatur	Anwendungsbeispiele	Einwirkzeit
Desinfektion durch Auskochen	100 °C	Inhalationsmaterial	ca. 3 min.
Desinfektion mit Reinigungs- und Desinfektionsspülmaschinen	60–90 °C	temperaturbeständige Instrumente, Steckbecken, Urinflaschen	ca. 1–10 min.
Dampfdesinfektion (gesättigter Wasserdampf)	75–105 °C	Textilien, Betten, Matratzen	ca. 5–20 min.

Chemische Desinfektionsverfahren	Anwendungsbeispiele
Einlegemethode: Die Gegenstände werden vollständig in die Desinfektionslösung eingelegt.	Schläuche, Instrumente
Wischmethode: Die Gegenstände werden nass bzw. feucht abgewischt.	Fußböden
Sprühmethode: Die Gegenstände werden mit Desinfektionsmittel besprüht.	schlecht zugängliche Flächen (z. B. Stethoskop)

Desinfektionsmittel

Anforderungen an Desinfektionsmittel

Ein Desinfektionsmittel soll in geringen Mengen gegen möglichst viele Keime wirken. Gegen welche Keime ein Desinfektionsmittel eingesetzt werden kann, ist auf dem Etikett zu lesen:

- bakterizid = Bakterien abtötend
- tuberkulozid = gegen Tuberkelbazillen wirksam
- viruzid = wirkt gegen Viren
- sporozid = wirkt gegen Sporen
- fungizid = dämmt Pilze ein

Darüber hinaus soll ein Desinfektionsmittel unaufdringlich riechen, haut- und schleimhautfreundlich sowie wasserlöslich sein und die Oberflächenstrukturen nicht angreifen.

Hinweis Die Herstellerhinweise über Einwirkzeit und -temperatur sowie Dosierung und Anwendungsbereich müssen unbedingt befolgt werden.

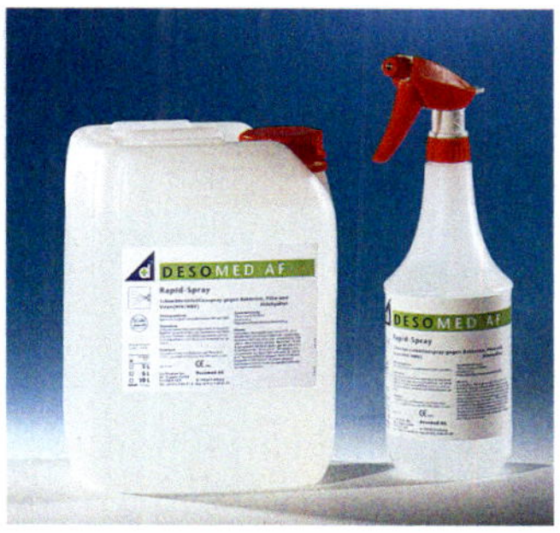

Desinfektionsmittel

Dosierung von Desinfektionsmitteln

In den meisten Einrichtungen sind Dosiergeräte für Desinfektionsmittel installiert. Die Dosierung der Desinfektionslösung kann aber auch von Hand geschehen. Die Berechnung geschieht anhand einer Dosiertabelle oder wie folgt: Menge der Desinfektionslösung = Desinfektionsmittelmenge + Differenzmenge an Wasser.

Beispiel

Für 10 l einer 1 %-igen Desinfektionslösung benötigt man 0,1 l (1 % von 10 l) Desinfektionsmittel und 9,9 l (10 l minus 0,1 l) Wasser.

Lösung	Desinfektionsmittel	Wasser
0,5 %	5 ml	995 ml
1,0 %	10 ml	990 ml
1,5 %	15 ml	985 ml
2,0 %	20 ml	980 ml
3,0 %	30 ml	970 ml
4,0 %	40 ml	960 ml
5,0 %	50 ml	950 ml
10,0 %	100 ml	900 ml

Dosiertabelle für 1 Liter Desinfektionslösung

Grundregeln im Umgang mit Desinfektionsmitteln

Im Umgang mit Desinfektionsmitteln müssen Sie ein paar Grundregeln beachten, um sich selbst zu schützen und die gewünschte Wirkung erreichen.

Fünf Grundregeln im Umgang mit Desinfektionsmitteln

1. Handschuhe zum Selbstschutz tragen (bei der Flächen- und bei der Instrumentendesinfektion)
2. Desinfektionsmittellösungen immer mit kaltem Wasser ansetzen. Bei der Verwendung von warmem Wasser verdampft ein Teil des Wirkstoffes in die Raumluft, es kommt zu unangenehmer Geruchsbildung.
3. Die richtige Konzentration verwenden; eine zu hohe Konzentration kann Haut und Atemwege schädigen und ist unwirtschaftlich, eine zu geringe Konzentration zeigt keine Wirkung.
4. Die genaue Einwirkzeit beachten; eine zu kurze Einwirkzeit zeigt keine Wirkung.
5. Den sachgemäßen Einsatzbereich berücksichtigen; nicht jedes Desinfektionsmittel eignet sich für alles. Verschiedene Desinfektionsmittel dürfen nicht vermischt werden; es sind unterschiedliche Wirkungsbereiche zu berücksichtigen.

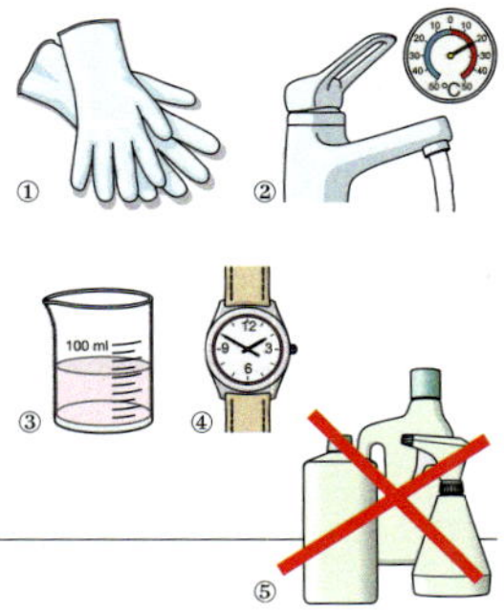

Hygienisch arbeiten

1 Allgemeine Grundlagen der Hygiene

1. Definieren Sie den Begriff Hygiene.
2. Erläutern Sie den Begriff Individualhygiene.
3. Erklären Sie die Bedeutung des Worts „resistent".
4. Zählen Sie die drei Meilensteine im Kampf gegen Krankheitserreger auf.

2 Krankheitserreger, Übertragungswege und Infektionserkrankungen und Infektionswege

5. Zählen Sie die drei Infektionsquellen auf.
6. Benennen und erläutern Sie die verschiedenen Übertragungswege.
7. Nennen Sie zwei Beispiele für bakterielle Infektionen.
8. Zählen Sie Maßnahmen gegen virale Infektionen auf.
9. Erläutern Sie Maßnahmen und Ziele der Prinzipien Distanzierung und Isolierung.

3 Hygienemaßnahmen im Gesundheitswesen

10. Erläutern Sie die Bedeutung des Infektionsschutzgesetzes.
11. Erklären Sie die Bedeutung eines Hygieneplans.
12. Begründen Sie, warum die Händehygiene in Gesundheitseinrichtungen eine wichtige Rolle spielt.
13. Geben Sie den Inhalt der fünf Grundregeln im Umgang mit Desinfektionsmitteln wieder.

Bei der medizinischen Diagnostik und Therapie assistieren

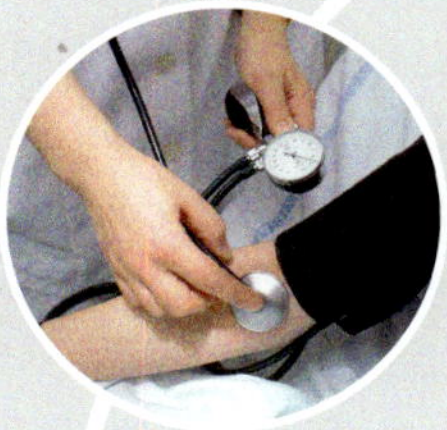

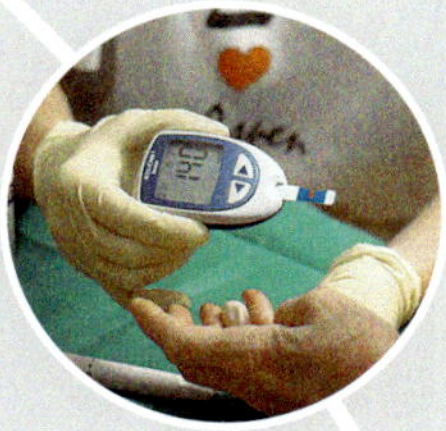

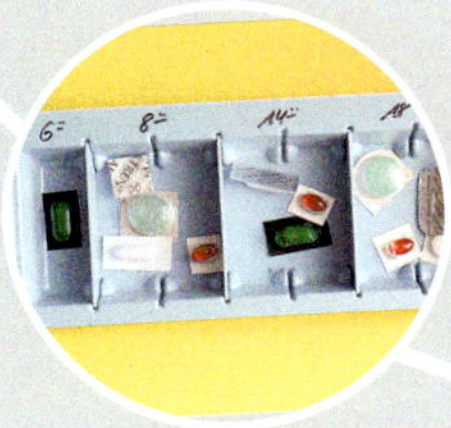

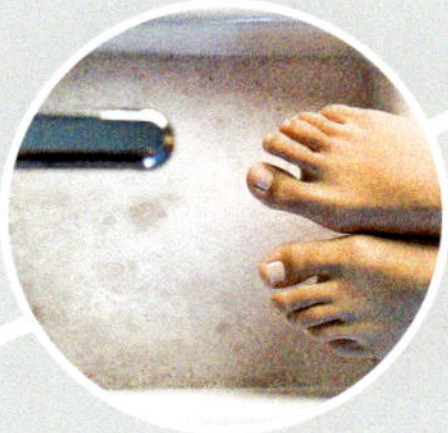

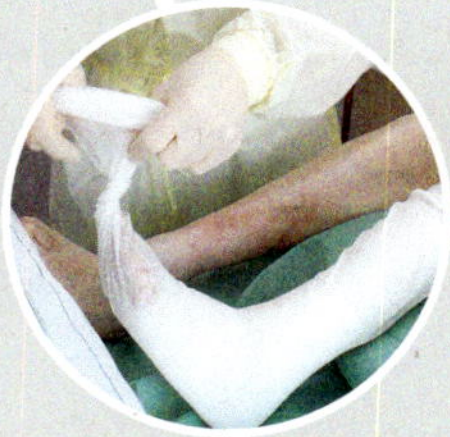

Herz-Kreislauf-System

Das Blut

Aufgaben und Bestandteile

Das **Blut** ist ein Transportorgan. Es versorgt den gesamten Körper mit Nährstoffen, Stoffwechselprodukten und Sauerstoff. Es hält eine konstante Körpertemperatur sowie den pH-Wert und die Konzentration gelöster Teilchen (z. B. Elektrolyte ↗ S. 278) aufrecht (Milieufunktion). Es ist für die Blutgerinnung zuständig und enthält bestimmte Zellen und Eiweißstoffe, die Krankheitserreger bekämpfen können (Abwehrfunktion).

Das Blut besteht zu 45 % aus **festen (Blutzellen)** und zu 55% aus flüssigen Anteilen (Blutplasma).

Die Blutzellen lassen sich im Wesentlichen in drei Typen unterscheiden:

- Die roten Blutkörperchen (*Erythrozyten*) bilden mit 99 % den Hauptbestandteil der Blutzellen. Sie haben eine typische, runde und flache, in der Mitte eingedellte Form und können durch ihre Form und Elastizität auch kleinste Gefäße passieren. Ihr Hauptbestandteil ist der aus Eisenmolekülen bestehende rote Blutfarbstoff (*Hämoglobin*), der für den Transport der Blutgase (Sauerstoff und Kohlendioxid) sorgt.
- Die weißen Blutkörperchen (*Leukozyten*) halten sich nur vorübergehend im Blut und die meiste Zeit im Körpergewebe auf. Ihre Zahl schwankt abhängig vom Gesundheitszustand des Menschen. Bei Krankheit vermehren sich die weißen Blutkörperchen sehr stark. Es gibt verschiedene Formen der Leukozyten, die unterschiedliche Aufgaben im **Immunsystem** übernehmen.
- Die Blutplättchen (*Thrombozyten*) spielen eine Hauptrolle bei der Blutgerinnung.

Das Blutplasma besteht aus Wasser, Eiweißsubstanzen sowie gelösten Nährstoffen und körpereigenen Stoffen.

Hauptaufgaben des Bluts

- **Transport**, z. B. von Glukose
- **Aufrechterhaltung des Milieus**, z. B. pH-Wert
- **Blutgerinnung**
- **Immunabwehr**, z. B. Phagozytose

Das Blut hat vier Hauptaufgaben.

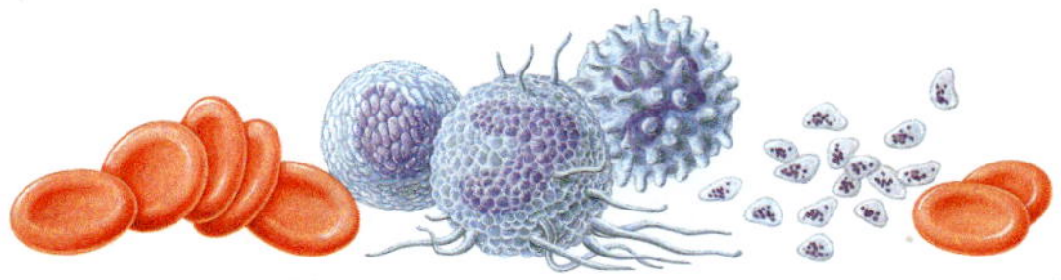

Zu den festen Bestandteilen des Blutes gehören die roten Blutkörperchen (*Erythrozyten*), die fast doppelt so großen weißen Blutkörperchen (*Leukozyten*) und die viel kleineren Blutplättchen (*Thrombozyten*).

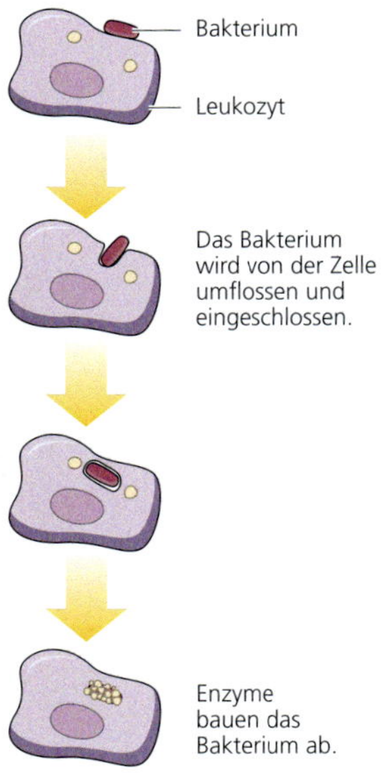

Weiße Blutkörperchen können fremde Zellen oder Eindringlinge umschließen und auflösen. Dieser Vorgang heißt Phagozytose.

Blutgerinnung

An der Blutgerinnung sind v. a. die Blutplättchen beteiligt, darüber hinaus unterschiedliche Gerinnungsfaktoren, die in der Leber gebildet werden. Die Blutgerinnung schützt den Körper vor zu großen Blutverlusten, indem sie Verletzungen an Blutgefäßen verschließt. Setzt die Gerinnung zu früh oder an falscher Stelle ein, kann sich eine Thrombose ↗ S. 244 entwickeln. Fehlen Gerinnungsfaktoren, verläuft die Blutstillung langsamer und es kann zu Blutungen kommen.

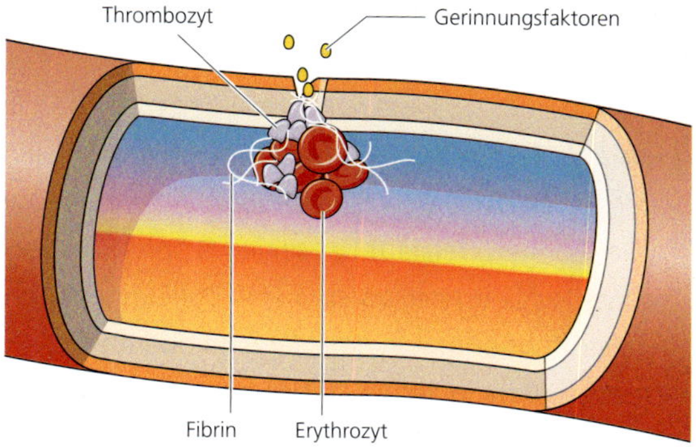

Bei der Verletzung eines Blutgefäßes lagern sich die Thrombozyten an der Gefäßwand an und verschließen das Loch. Die Gerinnungsfaktoren lösen den Gerinnungsprozess aus. Es kommt zur Bildung eines Fibrinnetzes, in das Blutplättchen und Erythrozyten eingeschlossen werden. Hat sich die Gefäßwand regeneriert, wird das Fibrinnetz aufgelöst.

Blutgruppensystem

An der Oberfläche der roten Blutkörperchen finden sich bestimmte Strukturen, die die Blutgruppeneigenschaften bestimmen (*Antigene*). Im Blutplasma können sich Abwehrstoffe gegen die Antigene einer fremden Blutgruppe befinden (*Antikörper*). Wird bei einer Blutspende Blut einer fremden Blutgruppe übertragen, kommt es in Folge der Abwehrreaktion zur lebensgefährlichen Verklumpung (*Agglutination*) der fremden roten Blutkörperchen. Daher müssen bei einer Bluttransfusion die Blutgruppen von Spender und Empfänger übereinstimmen. Die Blutgruppen werden nach dem AB0- und Rhesussystem eingeteilt.

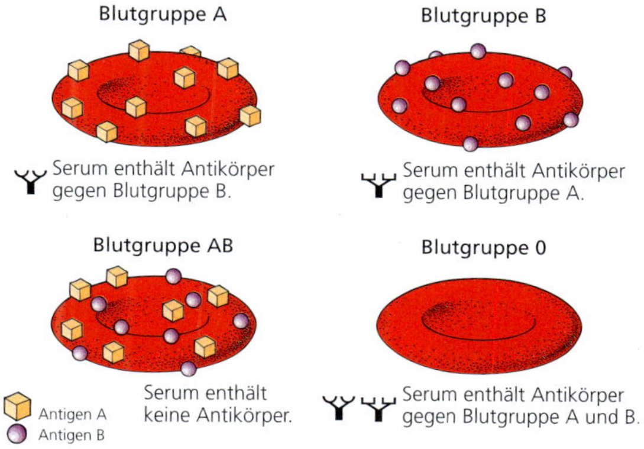

AB0-Blutgruppensystem des menschlichen Körpers

Die Blutgefäße

Das Blut wird durch die Blutgefäße transportiert. Man unterscheidet prinzipiell drei verschiedene Blutgefäße:

- **Arterien** transportieren Blut vom Herzen weg.
- **Venen** transportieren Blut zum Herzen hin.
- **Kapillaren** sind die kleinsten Blutgefäße, die den Übergang zwischen den kleinen Arterien (*Arteriolen*) und Venen (*Venolen*) bilden und dem Stoffaustausch zwischen Blut und Zellen dienen.

Die Gefäßwände bestehen aus drei Schichten. Die mittlere, muskuläre Schicht ist bei Arterien sehr viel dicker, um durch das Zusammenziehen die Durchblutung auch herzferner Zellen zu gewährleisten. Bei Venen übernehmen die umliegenden Skelettmuskeln in Zusammenarbeit mit den Venenklappen diese Aufgabe (Muskelpumpe).

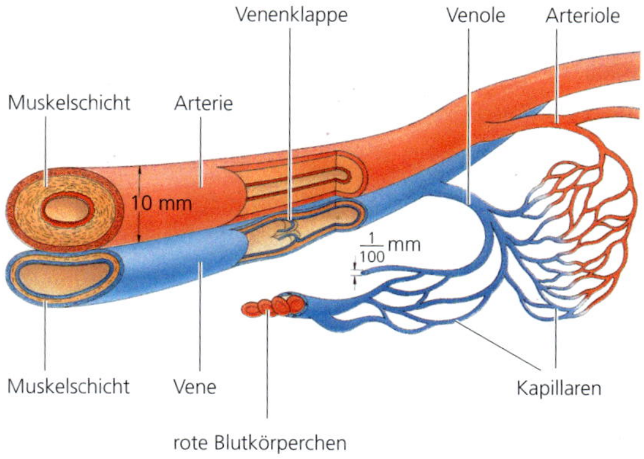

Arterien, Venen und Kapillaren im Größenvergleich; die Kapillaren sind so dünn, dass die roten Blutkörperchen gerade noch hindurchpassen. Im Ausschnitt ist eine Venenklappe zu sehen (Arterien haben hingegen keine Klappen).

Der Blutkreislauf

Die Blutgefäße bilden einen in sich geschlossenen Blutkreislauf, der in einen (kleinen) Lungenkreislauf und einen (großen) Körperkreislauf unterteilt werden kann.

Der **Lungenkreislauf** hat seinen Ursprung in der rechten Herzkammer, von wo er in der Lungenarterie sauerstoffarmes Blut in die Lunge pumpt. Im Kapillarnetz der Lungenbläschen geben die roten Blutkörperchen Kohlendioxid ab, nehmen Sauerstoff auf und fließen im nun sauerstoffreichen Blut in der Lungenvene in den linken Herzvorhof.

Der **Körperkreislauf** beginnt mit der Hauptschlagader (*Aorta*) der linken Herzkammer. Die Aorta verläuft in einem Bogen (Aortenbogen) durch den Brustkorb (Brustaorta) in den Bauchraum (Bauchaorta). Von der Aorta zweigen alle großen Körperarterien jeweils paarig ab:

- rechte und linke Halsschlagader (*A. carotis*), führen das Blut zum Gehirn sowie Hals und Schädel
- rechte und linke Armarterie (*A. subclavia*), führen das Blut zu Schultern, Armen und Händen
- rechte und linke Beckenarterie (*A. iliaca interna*), führen das Blut zu den Beckenorganen
- rechte und linke Beinarterie (*A. iliaca externa*), führen das Blut in die Beine und Füße

Diese großen Körperarterien unterteilen sich in immer kleinere Gefäße, bis sie im Körpergewebe in Kapillaren übergehen. Dort gibt das arterielle Blut Sauerstoff ab und nimmt aus den Gewebszellen Kohlendioxid auf (innere Atmung ↗ S. 294). Aus den Kapillaren gehen kleinste venöse Gefäße hervor, die das sauerstoffarme und kohlendioxidreiche Blut aus dem Gewebe fortführen. Sie vereinen sich zu immer größeren Venen, die letztendlich alle in die Hohlvenen führen.

Das venöse, sauerstoffarme, aber nährstoffreiche Blut aus dem Magen-Darm-Trakt sammelt sich in der Pfortader (*V. portae*), die das Blut in die Leber ↗ S. 263 transportiert, bevor es über die Lebervene in der Hohlvene mündet. Dort wird das Blut gereinigt bzw. die im Blut enthaltenen Nähr- und anderen Stoffe werden verstoffwechselt.

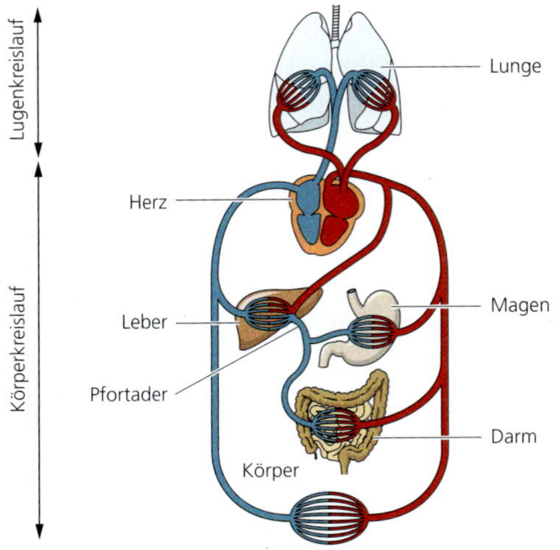

Blutkreisläufe des menschlichen Körpers

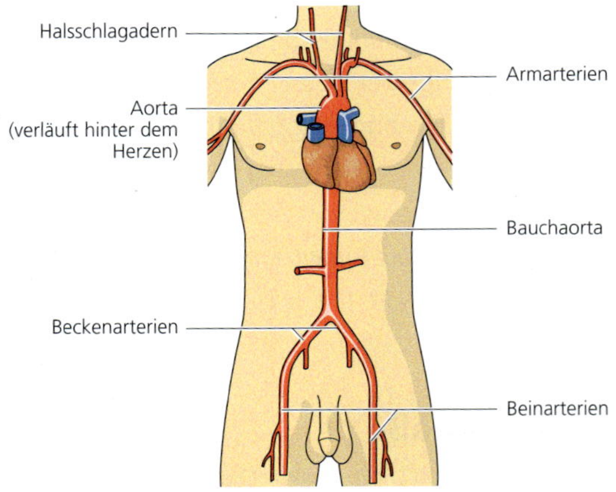

Arterielle Gefäße

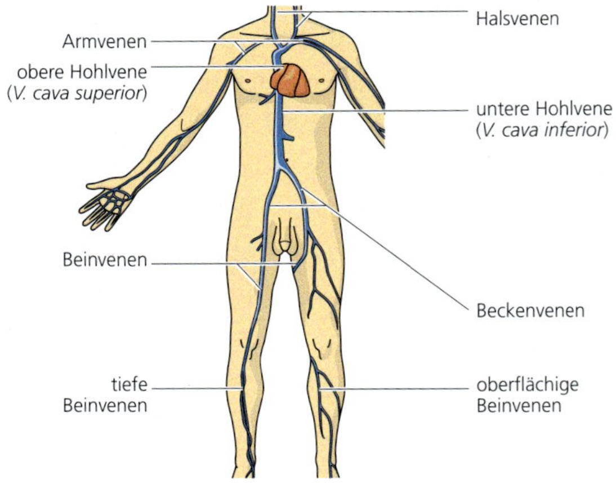

Venöse Gefäße

Das Herz

Aufbau und Funktion

Das Herz (*Cor*) ist ein Hohlmuskel und liegt mittig im Brustkorb dem Zwerchfell auf. Es ist durch die Herzscheidewand in eine linke und rechte Hälfte geteilt, die jeweils über einen Vorhof und eine Kammer verfügen. Die Herzkammern besitzen an ihrer Ein- und Auslassseite Herzklappen, die die Blutströmung regulieren.

Das Herz ist der Motor des Blutkreislaufs. Es saugt das sauerstoffarme Blut aus den Hohlvenen an, leitet es durch rechten Vorhof, rechte Kammer, Lungenkreislauf in die Lunge, wo es mit Sauerstoff angereichert wird. Von dort fließt das Blut in den linken Vorhof und die linke Kammer, um am Ende über die Hauptschlagader in den Körperkreislauf gepumpt zu werden.

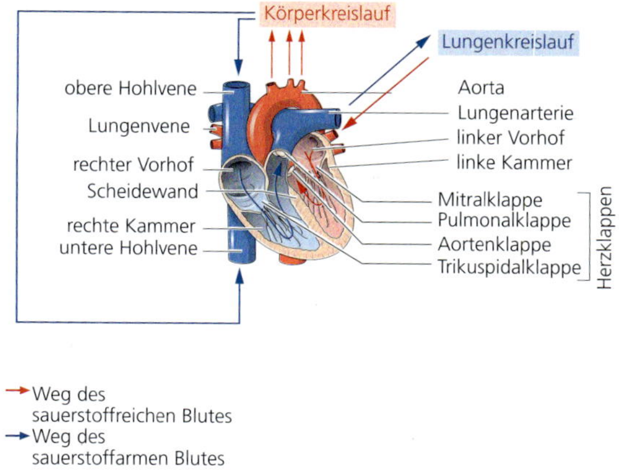

Aufbau des Herzens und der herznahen Gefäße; die Pfeile kennzeichnen den Weg des Blutes durch das Herz.

Herzaktion

Der Herzmuskel arbeitet rhythmisch. Die Muskulatur beider Herzkammern zieht sich nahezu gleichzeitig in regelmäßigen Abständen zusammen, um das Blut in die Kreisläufe auszuwerfen (Herzschlag). Dieser Arbeitsschritt wird Systole genannt. Erschlafft die Muskulatur, entsteht ein Sog, durch den das Blut aus den Kreisläufen in die Vorhöfe strömt. Diese Phase heißt Diastole.

Der rhythmische Blutauswurf verursacht eine Druckwelle, die als Puls an bestimmten Blutgefäßen getastet werden kann.

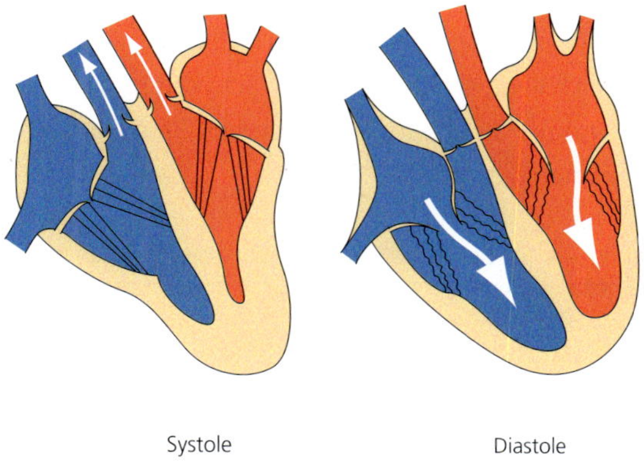

Arbeitsrhythmus des Herzens

Blutversorgung

Der Herzmuskel arbeitet unermüdlich und benötigt dazu sehr viel Sauerstoff. Diese lebenswichtige Sauerstoffversorgung wird durch die Herzkranzgefäße (*Koronarien*) gewährleistet. Sie entspringen direkt der Hauptschlagader (*Aorta*). Ist die Durchblutung der Herzkranzgefäße durch eine Gefäßverengung (Angina pectoris ↗ S. 506) oder gar durch einen Gefäßverschluss (Herzinfarkt ↗ S. 507) gestört, wird der Herzmuskel nicht mehr versorgt, im schlimmsten Fall kommt es zum Herzstillstand.

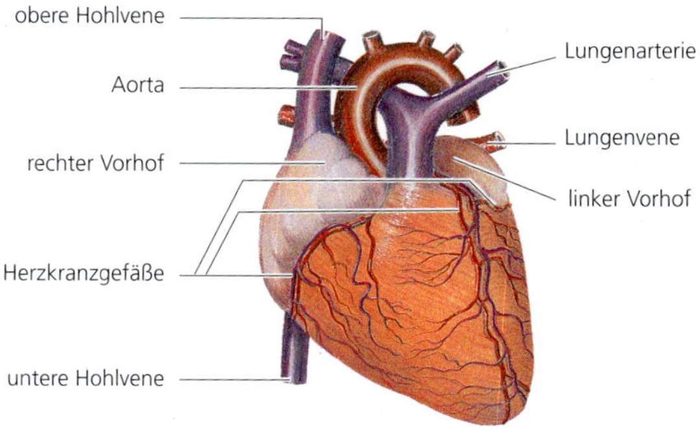

Die Herzkranzgefäße bilden mehrere Äste, die verschiedene Anteile des Herzmuskels versorgen.

Pulskontrolle

Die Pulsfrequenz

Jedes Zusammenziehen des Herzens verursacht eine Druckwelle, die durch den Körper zieht. Das Anschlagen des Blutes an die Arterienwände ist an oberflächlich liegenden Arterien als so genannter Puls tastbar.

Mal schneller, mal langsamer

Als Pulsfrequenz bezeichnet man die Anzahl der tastbaren Pulsschläge pro Minute. Sie gibt also an, wie schnell das Herz pro Minute schlägt. Wenn das Herz schneller schlägt, also über dem altersgemäßen Normbereich liegt, spricht man von Tachykardie, schlägt es langsamer als erwartet, wird dies als Bradykardie bezeichnet.

Neugeborene	120–140	Pulsschläge pro Minute
Kleinkinder	120	Pulsschläge pro Minute
Schulkinder	100	Pulsschläge pro Minute
Jugendliche	80	Pulsschläge pro Minute
Erwachsene	60–80	Pulsschläge pro Minute
Alte Menschen	70–90	Pulsschläge pro Minute

Normalwerte der Pulsfrequenz in verschiedenen Lebensaltern

Hinweis Wer regelmäßig joggt oder einer anderen Sportart regelmäßig nachgeht, trainiert damit den Herzmuskel. Infolgedessen haben diese Menschen in Ruhe eine niedrigere Pulsfrequenz als Untrainierte.

Eine vorübergehende Erhöhung der Pulsschlagzahl kann verschiedene Gründe haben, z. B. wenn ein Mensch körperlich aktiv ist, seinen Durst mit koffeinhaltigen Getränken (Cola, Kaffee) löscht, raucht oder große Gefühle wie Angst oder Freude empfindet.

Ein beschleunigter Puls kann jedoch auch auf Krankheiten und eine falsche Dosierung von Medikamenten hinweisen. Dies ist z. B. bei Schilddrüsenüberfunktion, Fieber, Schock, Vergiftungen oder Blutverlust der Fall.

Langsamer wird der Puls beim gesunden Menschen in Schlaf- oder Hungerphasen. Er kann sich auch krankheitsbedingt verlangsamen, z. B. bei einem Herzmuskelschaden oder einer zu hohen Dosis von Herzmedikamenten.

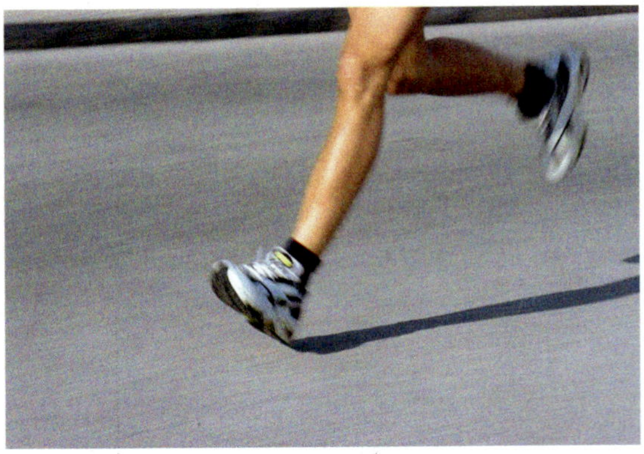

Wenn sich ein Mensch bewegt, benötigt sein Körper mehr Sauerstoff. Das Herz pumpt schneller, um den Sauerstoffbedarf zu decken. Die Folge ist ein schnellerer Puls.

	Ursachen einer Tachykardie	Ursachen einer Bradykardie
physiologisch	■ körperliche Aktivität ■ Erregung	■ Schlaf ■ Meditation
pathologisch	■ Fieber ■ Schilddrüsenüberfunktion ■ Herzinsuffizienz ↑ S. 504 ■ Schock ↑ S. 534	■ Herzrhythmusstörungen ■ Hirndruckerhöhungen, z. B. bei einem Hirntumor ■ Vergiftungen

Aus dem Takt gekommen

Normalerweise schlägt das Herz gleichmäßig, so wie der Pendel einer Standuhr. Man sagt, es schlägt rhythmisch. Wenn es allerdings aus dem Takt gerät, sagt man, das Herz schlägt arrhythmisch oder man spricht von Herzrhythmusstörungen.

Das Messen des Pulses

Der Puls wird gemessen:

- routinemäßig bei allen Patienten, z. B. immer morgens (überwiegend im Krankenhaus üblich)
- auf ärztliche Anordnung im Rahmen der Vitalzeichenkontrolle, z. B. bei Menschen mit Herzerkrankungen
- im Notfall (Erste Hilfe ↗ S. 532) bzw. bei plötzlicher Verschlechterung des Allgemeinzustands
- bei jeder Neuaufnahme

Um vergleichbare Werte zu erzielen, ist eine standardisierte Vorgehensweise wie folgt notwendig:

- Stellen Sie sicher, dass der Patient keine körperliche Anstrengung hinter sich hat, d. h., er soll kurz vorher keine Treppen gestiegen sein oder sich aufgeregt haben. Das Messen des Pulses erfolgt in Ruhe.

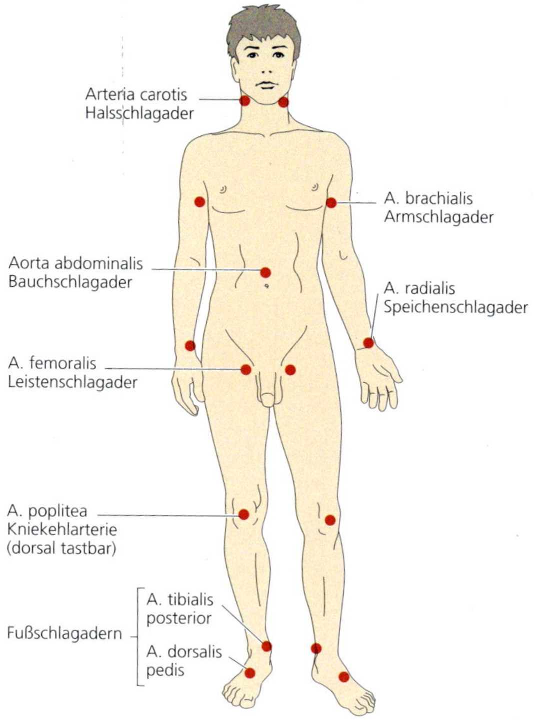

Grundsätzlich kann der Puls an allen Stellen gemessen werden, wo Arterien oberflächlich liegen und sich gegen Knochen drücken lassen.

Hinweis Nehmen Sie nicht Ihren Daumen zum Pulsmessen, weil Sie dann Ihren eigenen Puls spüren und zählen.

- Tasten Sie mit Zeige-, Ring- und Mittelfingerkuppe die Daumenseite des Handgelenks, bis Sie ein leichtes Klopfen spüren können.
- Zählen Sie die Pulsschläge 15 Sekunden lang und nehmen Sie diese Zahl mal vier. Das Ergebnis gibt an, wie oft das Herz pro Minute schlägt.

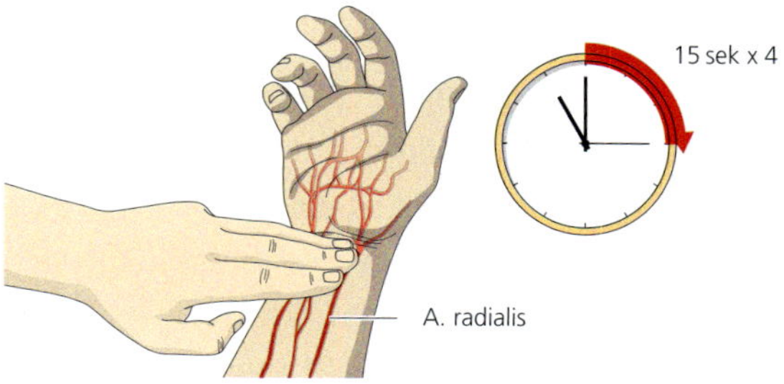

In der Regel wird der Puls dort gemessen, wo er leicht zu ertasten ist.

Beispiel

Sie spüren Herrn Peters Puls in 15 Sekunden 17 Mal gegen Ihre Fingerkuppen schlagen. Nehmen Sie die Zahl 17 mit vier Mal. Sie erhalten den Wert 68. Herr Peters hat demnach eine Herzfrequenz von 68.

- Gleich nach dem Messen des Pulses wird der Wert in der Kurve eingezeichnet. Auf diese Weise können die Werte miteinander verglichen werden. Der Puls wird mit einem rotem Stift eingetragen und die einzelnen Werte miteinander verbunden.

Hinweis Bei langsamem oder unregelmäßigem Herzschlag zählt man eine Minute lang, da das Ergebnis sonst zu ungenau ist.

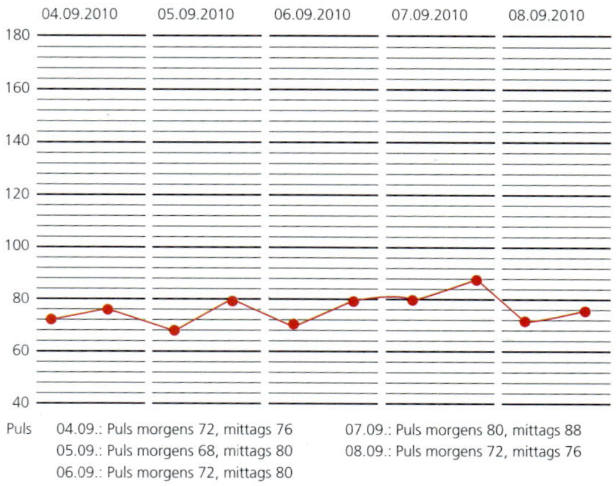

Pulskurve

Blutdruckkontrolle

Blutdruckwerte

Als Blutdruck wird die Kraft beschrieben, mit der das Blut gegen die Gefäßwände drückt.

Wenn sich das Herz während der Systole zusammenzieht, erreicht der Druck in den Gefäßen einen Spitzenwert (systolischer Blutdruck). Den tiefsten Wert erreicht er während der Diastole (diastolischer Blutdruck). Der diastolische Blutdruckwert ist immer niedriger als der systolische Wert und wird immer als zweiter genannt. Der obere (systolische) Blutdruck beim Erwachsenen beträgt normalerweise 120, der untere (diastolische) Wert 80.

Hinweis In der Kurve werden die beiden Werte so angegeben: 120/80 mmHG (ausgesprochen: Millimeter HaGe; Hg steht für Quecksilbersäule).

Blutdruckwerte und ihre Fachbegriffe	
Normotonie, normaler Blutdruck	■ beim Erwachsenen 120/80 ■ beim Säugling 90/60 ■ beim Schulkind (10 Jahre) 105/70
Hypotonie	zu niedriger Blutdruck ≤ 100/60
Hypertonie	zu hoher Blutdruck ≥ 140/90

Ein normaler Blutdruck wird Normotonie, ein zu hoher Blutdruck Hypertonie und ein zu niedriger Blutdruck Hypotonie genannt.

Die Höhe des Blutdrucks ist vom Alter, der Situation, in der sich jemand befindet, und seiner körperlichen Verfassung abhängig. Mit dem Alter steigt der Blutdruck, weil die Gefäßwände verdicken und dadurch nicht mehr so nachgiebig sind. Der Gefäßwiderstand ist dadurch deutlich erhöht und insbesondere der systolische Blutdruck steigt.

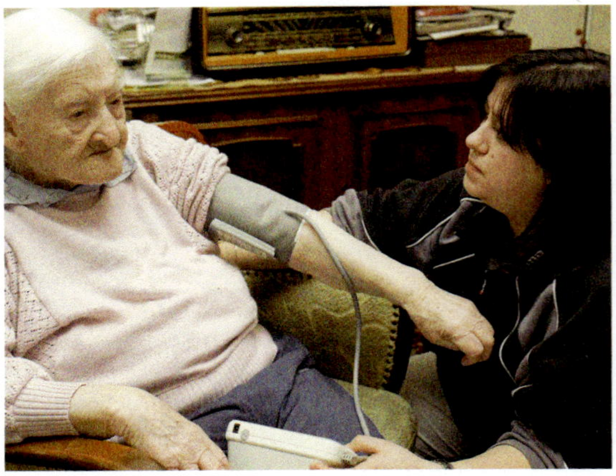

Ältere Menschen leiden häufiger unter hohem Blutdruck.

Anzeichen für einen hohen Blutdruck sind eine rote Gesichtsfarbe, Kopfschmerzen, „Klopfgefühle" im Hals und Kopf, Ohrensausen, Augenflimmern und Schwindelgefühle.

Beim gesunden Menschen ist der Blutdruck in Momenten der Ruhe am niedrigsten, besonders im Schlaf. Bei Aufregung, Ärger oder Freude steigt er an. Zu niedriger Blutdruck kann sich durch Müdigkeit, Schwindel, Schwäche und Übelkeit bemerkbar machen

Hinweis Der Blutdruck wird grundsätzlich am selben Arm und unter denselben Bedingungen (z. B. immer im Sitzen) gemessen. Bei brustamputierten Patientinnen wird auf der gesunden Seite gemessen, um eine Lymphstauung zu vermeiden.

Das Messen des Blutdrucks

Die in der pflegerischen Praxis gängige Methode des Blutdruckmessens wurde von dem Italiener Riva-Rocci entwickelt. Die beiden Anfangsbuchstaben seines Namens „RR" geben dem durch diese Methode ermittelten Blutdruck seinen Namen. Systolischer und diastolischer Blutdruck werden mit Hilfe einer Blutdruckmanschette mit einem Manometer (Druckmesser) und einem Stethoskop ermittelt. Bei korrektem Vorgehen können zwischen dem systolischen und dem diastolischen Wert Geräusche gehört werden, die so genannten Korotkow'schen Geräusche, die häufig mit den Herztönen verwechselt werden.

Um vergleichbare Werte zu erzielen, ist eine standardisierte Vorgehensweise wie folgt notwendig:

- 3–4 Minuten Ruhe im Sitzen, Arm in Herzhöhe lagern, Messung am Arm mit dem höheren Blutdruck
- Blutdruckmanschette anlegen, Unterrand 2,5 cm über der Ellenbeuge, Rechtshänder i. d. R. am linken Arm
- Membran an der Innenseite des Oberarms über der Schlagader platzieren
- Manschette bis 30 mmHg über dem systolischen Druck aufpumpen (beim systolischen Druck verschwindet der Puls am Handgelenk)
- Manschettendruck langsam um 2–3 mmHg pro Sekunde ablassen
- beobachten, bei welchem Druck der erste Ton erscheint (= systolischer Blutdruck) und bei welchem Druck der letzte Ton (= diastolischer Blutdruck) wahrzunehmen ist; Werte auf 2 mmHg genau ablesen; bei automatischen Geräten werden die Blutdruck- und Pulswerte als Ziffern angezeigt
- Werte im Blutdruckpass bzw. in der Kurve eintragen
- Wiederholungsmessung frühestens nach einer halben Minute

Hinweis Ist der Ton zu hören, bis die Manschette entleert ist, zeigt das deutliche Leiserwerden die Höhe des diastolischen Blutdruckes an. Bei digitalen Blutdruckmessgeräten werden systolischer und diastolischer Wert jeweils als Zahl im Display angezeigt.

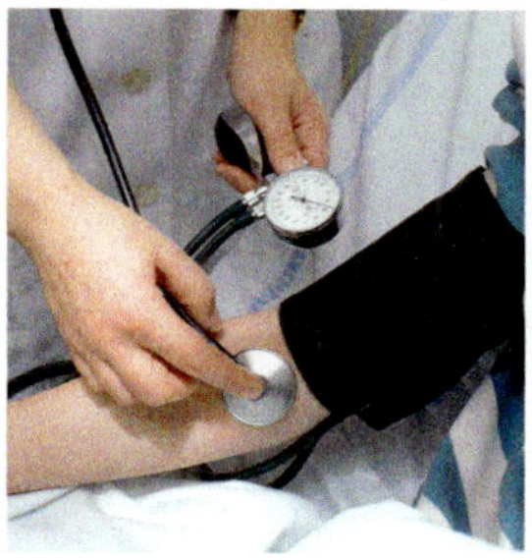

Blutdruckmessen nach dem Prinzip von Riva-Rocci

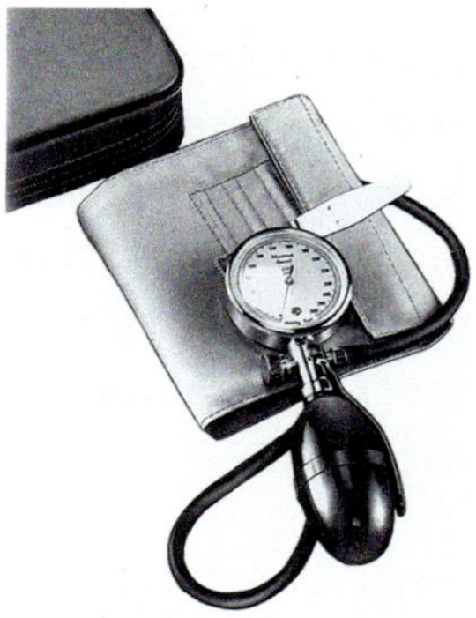

Blutdruckmessgerät mit Manometer

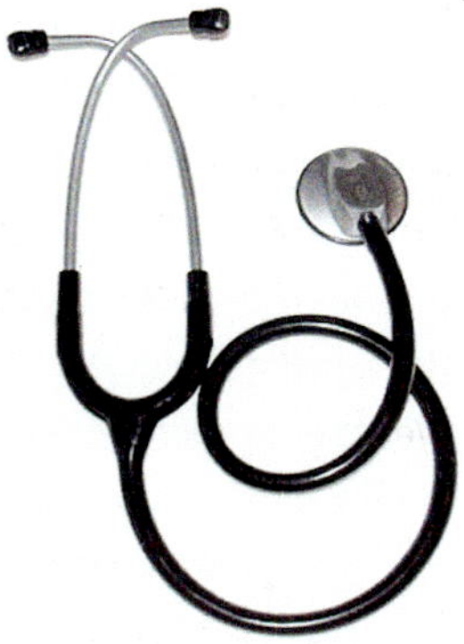

Stethoskop

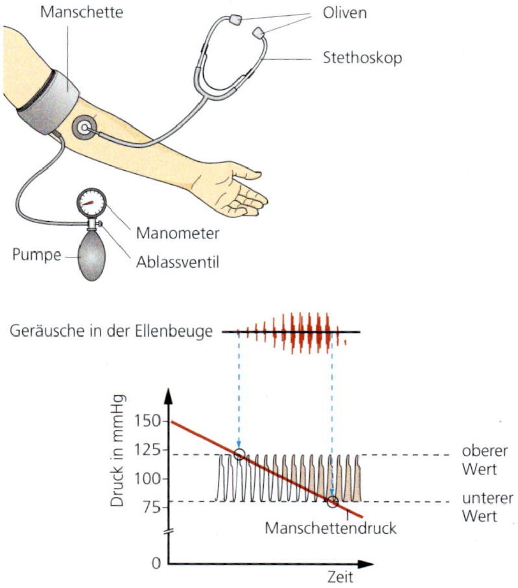

Technik des Blutdruckmessens

Temperaturkontrolle

Temperaturregulation

Der Mensch zählt zu den Lebewesen, die in ihrem Körper genügend Wärme produzieren, um ihre Körpertemperatur konstant gleich hoch bzw. gleich warm halten zu können. Das hat den Vorteil, dass sie unabhängig von ihrer Umgebungstemperatur aktiv sein können und nicht in Winterstarre verfallen.

Damit alle Stoffwechselvorgänge im menschlichen Körper optimal funktionieren, ist im Inneren des Körpers eine konstante Temperatur von 36,5–37 °C notwendig. Bei Körpertemperaturen über 37 °C spricht man von erhöhter Körpertemperatur, bei über 38,5 °C von Fieber ↗ S.440.

Für die Temperaturregulation ist der Hypothalamus ↗ S.308 verantwortlich. Dort messen Temperaturfühler (*Thermorezeptoren*), ob der Soll-Wert von 37 °C erreicht wird.

Ist dies nicht der Fall und die gemessene Temperatur beträgt z. B. nur 35 ° C, beginnen die Muskeln zu arbeiten, um dadurch mehr Wärme zu erzeugen. Daneben stehen dem Menschen noch weitere Möglichkeiten zur Verfügung, um die Temperatur zu regulieren:

- Kleidung an- bzw. ausziehen
- sich bewegen bzw. die Bewegung reduzieren
- eine Heizung aufdrehen bzw. sich im Wasser abkühlen
- warme bzw. kühle Getränke trinken

Beispiel

Wenn Sie zu lange bei eisigen Außentemperaturen an einer Bushaltestelle warten, fangen Sie an zu zittern oder Sie beginnen damit, sich zu bewegen. Wenn der Bus dann endlich kommt, aber überheizt und außerdem noch überfüllt ist, schlagen die Temperaturfühler im Hypothalamus Alarm. Sie fangen an zu schwitzen und dadurch Wärme abzugeben.

Die Temperatur im Inneren des Körpers wird als Kerntemperatur bezeichnet und ist unabhängig von den Außentemperaturen nur minimalen Schwankungen unterworfen. Die Oberflächentemperatur, auch Schalentemperatur genannt, ändert sich mit der Umgebungstemperatur.

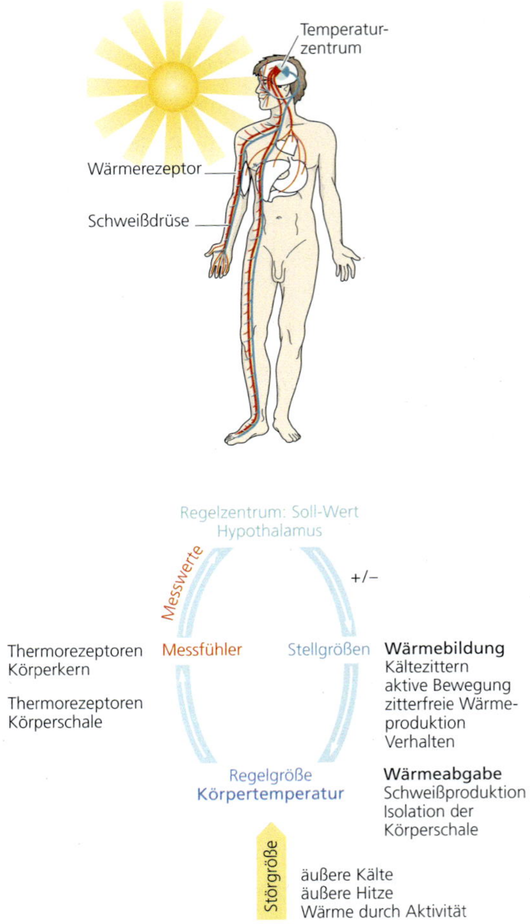

Oben: Regelung der Köpertemperatur über Temperaturzentrum (Regelzentrum), Wärmerezeptoren (Messfühler) und Schweißdrüse (Stellgrößen); unten: Darstellung als Regelkreis

Hinweis Bei Frauen steigt die Temperatur nach dem Eisprung um 0,5 °C an. Die regulären Tagesschwankungen bleiben dennoch bestehen.

Das Messen der Körpertemperatur

Die Körpertemperatur wird routinemäßig bei der Aufnahme von Patienten ermittelt. Dafür stehen unterschiedliche Thermometer zur Auswahl.

Thermometerarten

Das Quecksilberthermometer wird im Klinikalltag kaum noch verwendet, in der häuslichen Pflegeversorgung kann es durchaus noch vorkommen. Das Digitalthermometer verkürzt die Messzeit, ist bruchsicher und wasserdicht. Noch schneller lässt sich die Körpertemperatur mit einem Ohrthermometer feststellen. Es misst die Körperkerntemperatur über Infrarotstrahlen im Ohr.

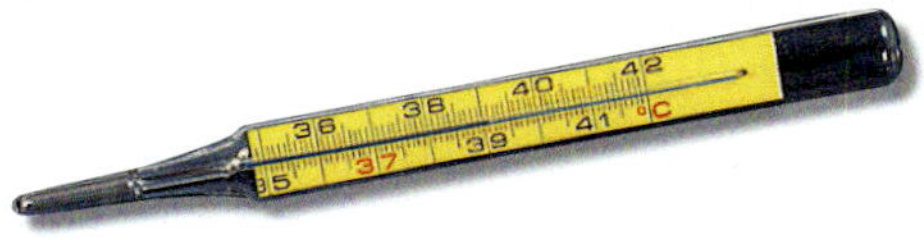

Vor dem Messen muss das Quecksilber in der Säule „heruntergeschüttelt" werden. Aus hygienischen Gründen wird es mit einer Schutzhülle bezogen. Da das Thermometer aus Glas ist und zerbrechen kann, stellt es eine Gefahr für den Patienten dar. Die kleinen Quecksilberkügelchen dürfen beim Aufsammeln nicht mit bloßen Händen berührt werden. Quecksilberdämpfe sind giftig.

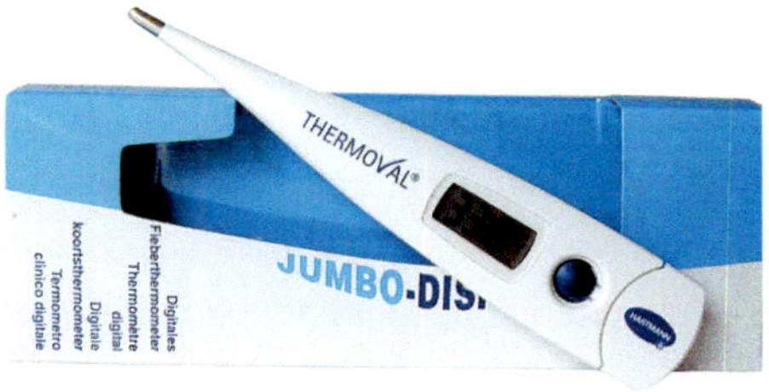

Digitalthermometer

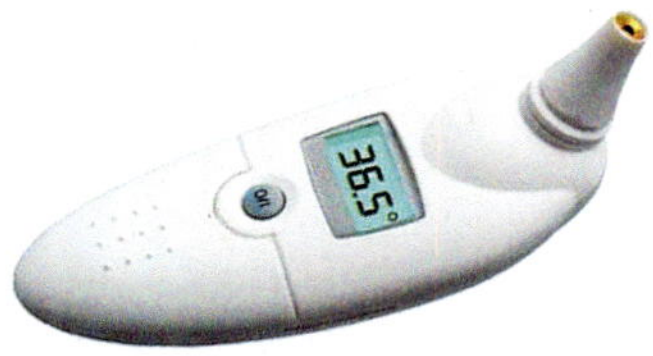

Ohrthermometer

Messorte

Die Temperatur kann an unterschiedlichen Orten gemessen werden:

- in der Achselhöhle (axillare Messung)
- unter der Zunge (sublinguale oder orale Messung)
- im After (rektal)
- bei sehr korpulenten Menschen in der Leiste (inguinal)

Messdauer	Durchführung	Vorteile	Nachteile	Fehlerquellen
axillare Messung, Messwert ist ca. 0,5 °C niedriger als bei rektaler Messung				
5–8 Minuten	Thermometerspitze wird in die trockene Achselhöhle eingelegt, evtl. Schweiß vorher entfernen (lassen).	■ hygienisch ■ nicht unangenehm für den Patienten	■ lange Messzeit ■ ungenaue Werte	■ falsche Lokalisation ■ zu kurze Messdauer ■ feuchte Achselhöhlen ■ Kleidungsstoff zwischen Thermometer und Haut
rektale Messung, misst die Körperkerntemperatur				
2–4 Minuten	Patient nimmt eine Bauch- oder Seitenlage ein. Thermometer wird in der Schutzhülle unter sanften Drehbewegungen in den Enddarm eingeführt. Bei unruhigen Patienten muss das Thermometer während der Messung festgehalten werden.	■ kurze Messdauer	■ unangenehm ■ Keimverschleppungsgefahr ■ Verletzungsgefahr	■ Zäpfchenrückstände ■ zu kurze Messdauer
orale/sublinguale Messung, Messwert ist ca. 0,3 °C höher als bei der axillaren Messung				
5–6 Minuten	Bei der sublingualen Methode wird die Thermometerspitze unter die Zunge gelegt. Der Mund bleibt während der Messung geschlossen.	■ einfache Durchführung	■ nicht einsetzbar bei Patienten mit Atemnot, Unruhe, Hustenreiz und Munderkrankungen	■ Mund nicht geschlossen ■ Nahrungsaufnahme (kalt/heiß) vor der Messung ■ Entzündungen in der Mundhöhle ■ zu kurze Messdauer

[Tab. 1] Durchführung sowie Vor- und Nachteile der verschiedenen Messtechniken

Blutzucker

Vom Zucker zum Blutzucker

Kohlenhydrate ↗ S. 257 sind der wichtigste Energielieferant des Körpers. Sie werden über die Nahrung aufgenommen und mit Hilfe von Enzymen der Verdauungssäfte ↗ S. 262 in kleine Zuckermoleküle aufgespalten, die man Glukose nennt. An den Darmwänden wird die Glukose mit vielen anderen Stoffen in die Blutbahn aufgenommen. Über die Blutbahn kann sie zu den Organzellen transportiert werden. Damit die Zellen die Glukose verwerten können, benötigen sie einen weiteren Stoff, das Insulin. Es ist ein in der Bauchspeicheldrüse produziertes Hormon ↗ S. 258, das als Schlüssel für die Glukose auftritt: Er öffnet ihr den Zugang zu den Organzellen.

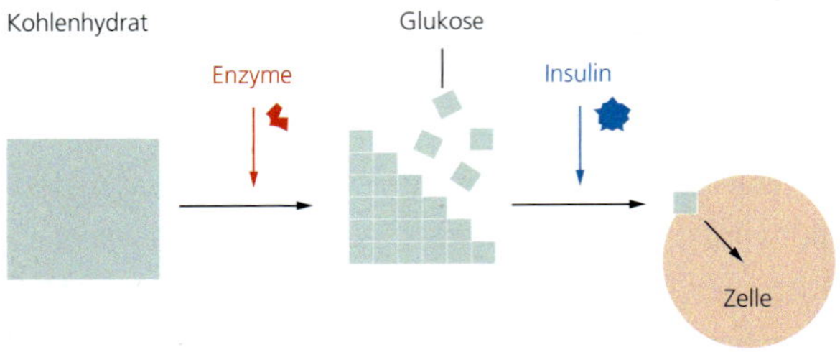

Damit die Energie der Kohlenhydrate in die Zelle aufgenommen werden kann, müssen diese aufgespalten werden und mit Hilfe des Insulins die Zellwände überschreiten.

Auf und ab, immer wieder – der Blutzuckerspiegel

Der Blutzuckerspiegel bezeichnet die Menge der im Blut gelösten Glukose und wird umgangssprachlich auch BZ genannt. Der Wert wird in verschiedenen Maßen gemessen, in Deutschland gebräuchlich sind mmol/l oder mg/dl (auch mg% genannt).

Durch die Nahrungsaufnahme und -verdauung wird der Blutzuckerspiegel erhöht. Sobald das Insulin die Glukose aufgespalten hat, nehmen die Zellen sie auf und der Blutzuckerspiegel sinkt wieder. So schwankt der Blutzuckerspiegel bei einem gesunden Menschen immer zwischen 4,4 und 7,3 mmol/l.

Hinweis In Deutschland sind zwei verschiedene Angaben für Blutzuckerwerte gebräuchlich: die traditionell verwendete Einheit mg/dl und die international festgelegte Einheit mmol/l. Die Umrechnung erfolgt mit Hilfe von Formeln oder einer Tabelle. Als Eselsbrücke können Sie sich merken: Zahlenwerte kleiner 25 deuten auf „mmol/l", Zahlenwerte größer als 25 auf „mg/dl" hin. Sowohl in „größer" als auch in „mg/dl" finden Sie ein „g".
… mg/dl × 0,056 = … mmol/l
… mmol/l × 18 = … mg/dl

mg/dl (mg%)	→	mmol/l	mmol/l	→	mg/dl (mg%)
40	~	2,2	2	~	36
50	~	2,8	3	~	54
60	~	3,3	4	~	72
70	~	3,9	5	~	90
80	~	4,4	6	~	108
90	~	5,0	7	~	126
100	~	5,6	8	~	144
120	~	6,7	9	~	162
140	~	7,8	10	~	180
160	~	8,9	11	~	198
180	~	10,0	12	~	218
200	~	11,1	13	~	234
220	~	12,2	14	~	252
240	~	13,3	15	~	273
260	~	14,4	16	~	288
280	~	15,5	17	~	306
300	~	16,7	18	~	324
350	~	19,4	19	~	342
400	~	22,2	20	~	364
450	~	25,0	25	~	450

Umrechnungstabelle für Blutzuckerwerte

mmol/l gesprochen: Millimol pro Liter
mg/dl gesprochen: Milligramm pro Deziliter
mg% gesprochen: Milligramm Prozent

Glukose in der Zelle

Die Zellen stellen die von ihnen benötigte Energie durch den Abbau der Glukose her. Ist im Blut mehr Glukose als Energiebedarf vorhanden, wird die Glukose gespeichert. Dazu wird sie in das Speichermolekül Glykogen oder in Speicherfett (Depotfett) umgewandelt.

- Glykogen wird in der Leber und im Muskelgewebe erzeugt und ist ein kurz- bis mittelfristiger Energiespeicher. Es kann bei Bedarf schnell herangezogen werden.
- Speicherfett wird im Fettgewebe erzeugt und ist ein langfristiger Energiespeicher.

Hinweis Bevor die Glukose in den Zellen zu Energie oder zu Speichermolekülen umgewandelt werden kann, muss Insulin die Zelle „geöffnet" haben.

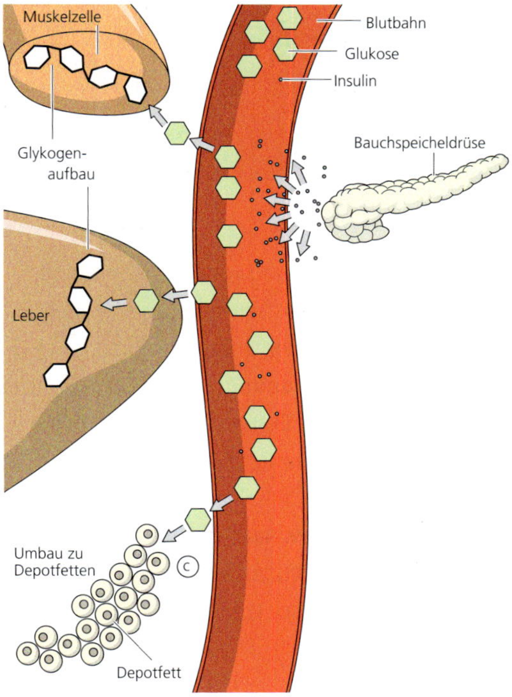

Abbau der Glukose im Körper

Veränderungen des Blutzuckerspiegels

Ist der Blutzuckerspiegel erniedrigt (nüchtern BZ < 3,3 mmol/l), spricht man von Unterzuckerung (*Hypoglykämie*). Beim gesunden Menschen kann eine Unterzuckerung nach starker körperlicher oder geistiger Betätigung oder bei fehlender Nahrungsaufnahme kurzzeitig auftreten. Die betroffenen Menschen bemerken Hungergefühl, leichtes Zittern der Hände, weiche Knie oder starkes Herzklopfen. In der Regel reagiert der Körper schnell mit der Aktivierung der Energiespeicher. Bei kranken Menschen kann die Unterzuckerung im schlimmsten Fall einen lebensbedrohlichen hypoglykämischen Schock mit Bewusstlosigkeit zur Folge haben.

Ist der Blutzuckerspiegel erhöht (nüchtern BZ > 5,5 mmol/l), spricht man von Überzuckerung (*Hyperglykämie*). Dies geschieht, wenn das Hormon Insulin nicht ausreichend zur Verfügung steht (Diabetes mellitus ↗ S. 502). Eine Überzuckerung zeigt sich durch ein verstärktes Durstgefühl und Müdigkeit. Bei sehr hohen Werten (> 20 mmol/l) kann es zu Bewusstseinseintrübungen bis hin zum lebensbedrohlichen Koma ↗ S. 311 kommen.

	Unterzuckerung (Hypoglykämie) BZ < 3,3 mmol/l	**Überzuckerung** (Hyperglykämie) BZ > 9 mmol/l
Symptome	– Hunger – Zittern – Herzklopfen	– Durst – Müdigkeit
Komplikation bei Diabetes mellitus	– hypoglykämischer Schock	– diabetisches Koma

Symptome der Über- und Unterzuckerung sowie Komplikationen bei Diabetes mellitus

Hinweis Bei Anzeichen einer Über- oder Unterzuckerung müssen Sie eine Fachkraft oder einen Arzt verständigen und bei Bedarf Erste-Hilfe-Maßnahmen einleiten.

Depot Lager, Ablagerung

Blutzuckerbestimmung

In einer solchen Kurve kann ein Blutzuckertagesprofil erstellt werden.

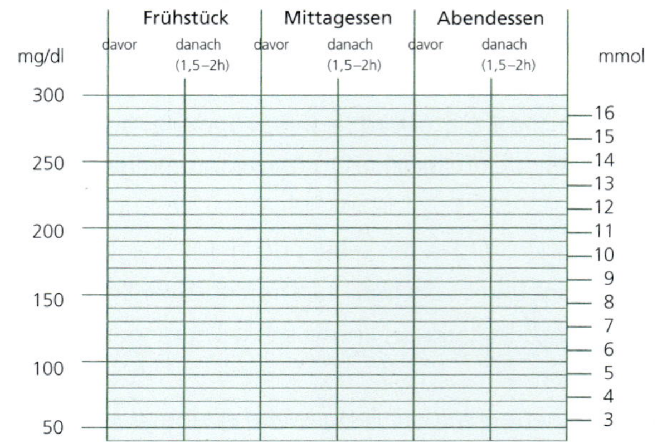

Ziel

Eine Blutzuckerbestimmung wird vorgenommen:

- **im Notfall**: bei Bewusstseinseintrübung oder Symptomen einer Über- oder Unterzuckerung ↗ S.443
- **nach ärztlicher Anordnung**: bei Verdacht auf oder Verlaufskontrolle bei Diabetes mellitus sowie bei der Einnahme bestimmter Medikamente (z. B. Prednisolon)
- **täglich oder vor bzw. nach den Mahlzeiten**: bei Diabetikern, deren Blutzuckerwerte stark schwanken oder die Insulin spritzen müssen

Materialien

Es ist sinnvoll, die Materialien auf einem kleinen Tablett vorzubereiten und v. a. in der häuslichen Pflege als Set ständig zur Verfügung zu halten. Sie benötigen:

- Blutzuckergerät und passende Testreifen
- Hautdesinfektionsmittel oder mit Desinfektionsmittel getränkte Tupfer
- Stechhilfe oder Lanzette
- Tupfer oder kleines Pflaster
- ggf. Abwurfbehälter

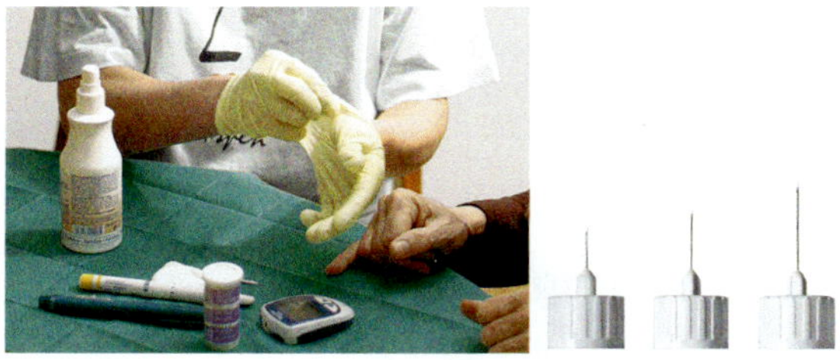

Legen Sie sich die Materialien auf einem gereinigten Tablett oder Tisch zurecht.

Vorbereitung

Informieren Sie den Patienten über Ihr Vorhaben. Das Blut zur Blutzuckermessung wird aus den Blutkapillaren ↗ S. 443 abgenommen. Die kleinen Blutmengen werden am Ohrläppchen oder an den seitlichen Fingerkuppen entnommen. Wichtig ist, dass die Entnahmestelle gut durchblutet ist. Sie bemerken dies an einer rosigen Farbe sowie einer warmen Hauttemperatur. Fragen Sie, an welcher Stelle der Patient die Blutentnahme bevorzugt. Eine leichte Massage der Entnahmestelle fördert den Blutfluss.

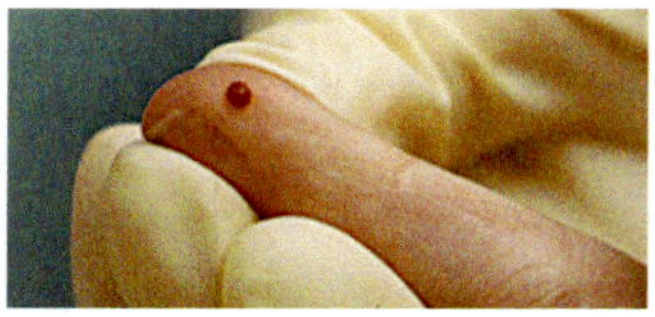

Als Blutentnahmestellen für die Blutzuckerkontrollen sind die seitliche Fingerbeere sowie das untere Ohrläppchen gut geeignet.

Hinweis Jedes Blutzuckergerät funktioniert etwas anders. Informieren Sie sich im Voraus über die Funktionsweise oder lassen Sie sich in die Bedienung des Gerätes einweisen.

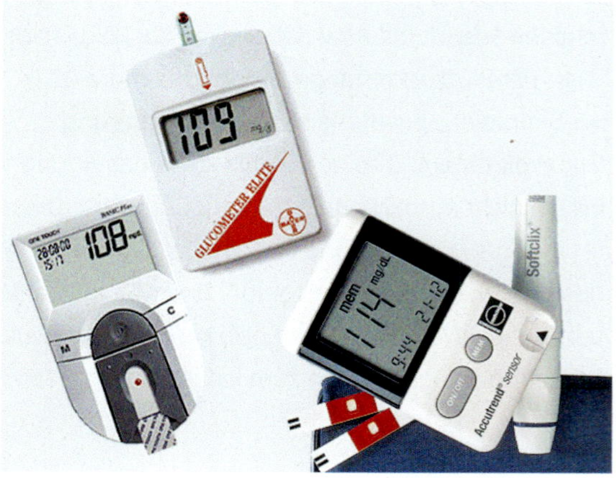

Verschiedene Schnelltestgeräte zum Blutzuckernachweis bei Diabetikern

Durchführung

Schalten Sie das Gerät an und stecken Sie den Teststreifen in das Gerät. Überprüfen Sie die **Funktionsfähigkeit**.

Desinfizieren Sie die Blutentnahmestelle und ziehen Sie während der Einwirkzeit die Handschuhe über. Das Desinfektionsmittel muss vollständig eingewirkt sein. Eventuell vorhandene Reste werden mit einem Tupfer entfernt, damit das Ergebnis nicht verfälscht wird. In vielen Einrichtungen und in der häuslichen Pflege wird oft auf eine vorherige Hautdesinfektion verzichtet, bei einer Blutentnahme aus dem Finger sollten sich die Patienten zumindest vorher die Hände waschen.

Stechen Sie mit der Stechhilfe oder der Lanzette in die Haut ein. Je schneller Sie dabei vorgehen, desto angenehmer für den Patienten. Unterstützen Sie den Blutfluss durch **leichtes Drücken** und wischen Sie den ersten Blutstropfen ab.

Halten Sie nun die hierfür vorgesehene Stelle des **Teststreifens** an die Einstichstelle. Das Blut wird automatisch „eingezogen" und das Gerät signalisiert Ihnen, wenn eine ausreichende Blutmenge aufgenommen wurde. Legen Sie nun das Blutzuckergerät zur Seite und drücken Sie einen Tupfer auf die Einstichstelle.

Nachbereitung

Lesen Sie den Blutzuckerwert ab und dokumentieren Sie ihn (auch wenn der Patient die Messung selbst vorgenommen hat).

Entsorgen Sie die Verbrauchsmaterialien und vergewissern Sie sich, dass die Einstichstelle nicht mehr blutet. Ist dies doch der Fall, muss die Einstichstelle so lange komprimiert werden, bis der Blutfluss zum Erliegen gekommen ist.

Bereiten Sie das Materialtablett so vor, dass bei der nächsten Blutzuckermessung alles griffbereit ist.

Hinweis Viele Menschen mit Diabetes mellitus können die Blutzuckermessung selbstständig vornehmen. Gerade im Alter können sie aber auf Unterstützung bei der Messung angewiesen sein, z. B. beim Öffnen der Teststreifendose oder beim Ablesen des Blutzuckergerätes.

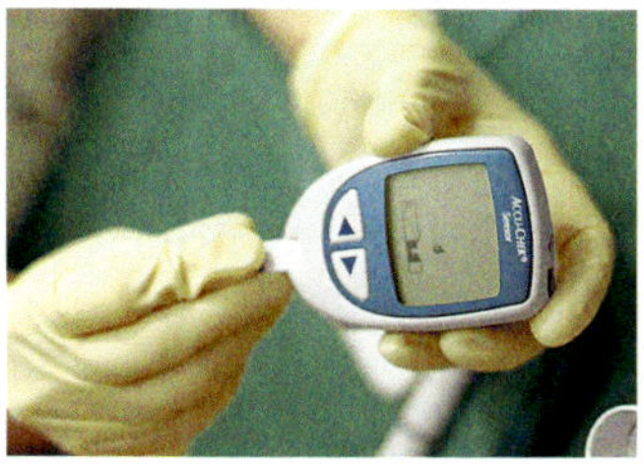

Beim Einstecken des Teststreifens in das Blutzuckergerät zeigt Ihnen ein bestimmtes Symbol auf dem Display oder ein Signalton an, dass das Gerät funktionsbereit ist.

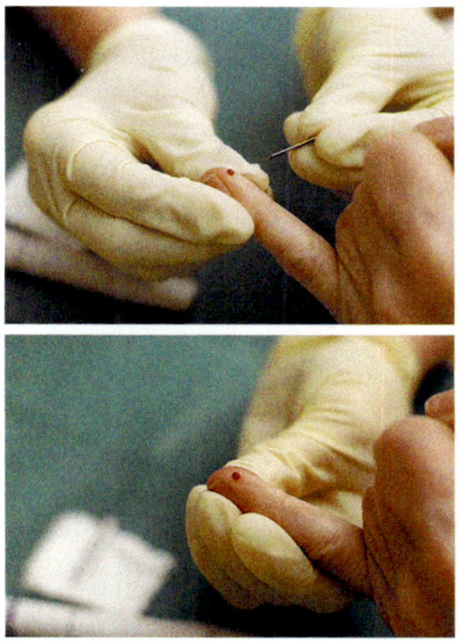

Schnelles Einstechen in die Haut, anschließende Unterstützung des Blutflusses durch vorsichtiges Drücken

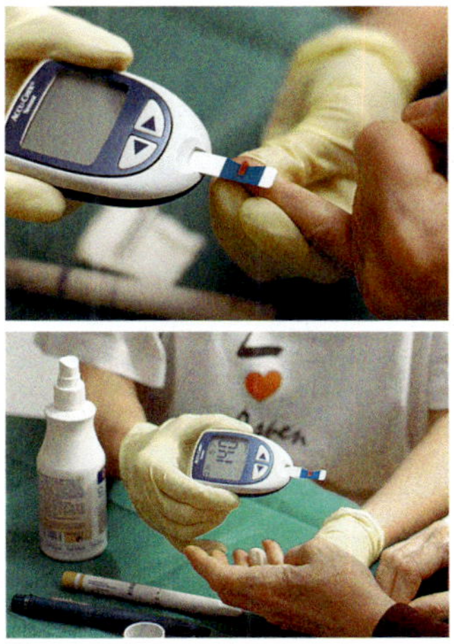

Blutentnahme durch den Teststreifen, Ablesen des Blutzuckerwertes

komprimieren zusammendrücken

Arzneimittel

Arzneimittel sind Stoffe oder Stoffgemische, die
- Krankheiten heilen oder verhüten,
- Körperfunktionen beeinflussen, wiederherstellen oder korrigieren oder
- der medizinischen Diagnostik dienen.

Arzneimittel werden auch Arzneien, Medikamente oder mit ihrem lateinischen Fachbegriff Pharmaka genannt. Sie können natürlichen oder künstlichen (synthetischen) Ursprungs sein.

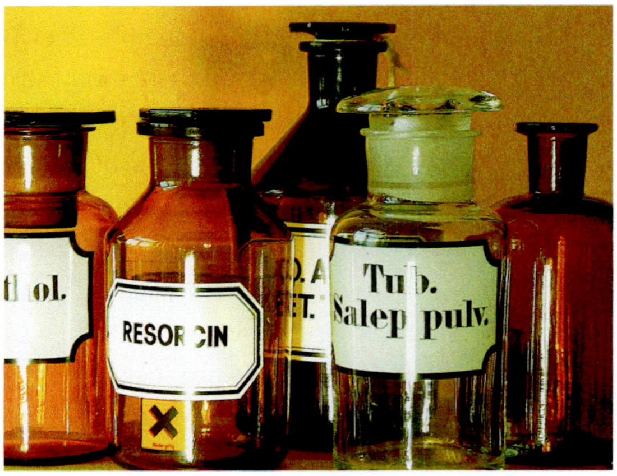

Seit alters her bereiten Menschen Stoffe und Stoffgemische zur Heilung von Krankheiten zu.

Arzneimittelnamen

Arzneimittel verfügen über verschiedene Namen, die bei den Gebrauchsinformationen angegeben sind:
- Handelsname, unter dem das Arzneimittel verkauft wird, z. B. Aspirin®
- internationaler Freiname, von der WHO vergebener, international gültiger Name des Wirkstoffs, z. B. Acetylsalicylsäure (ASS)
- chemische Bezeichnung des Wirkstoffs, z. B. 2-Acetoxybenzoesäure

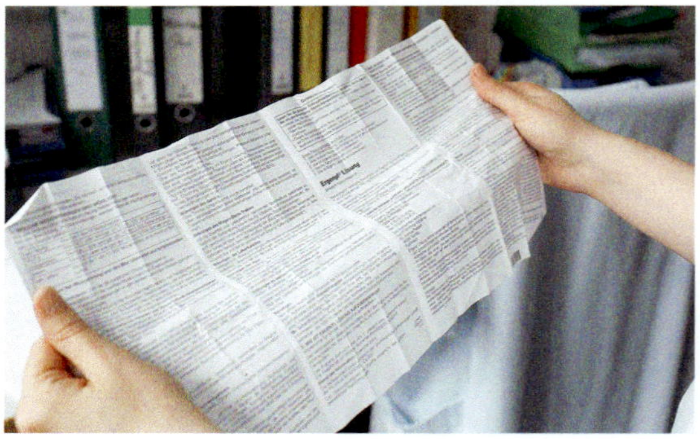
Gebrauchsinformationen zu einem Arzneimittel

Arzneimittelgruppen

Medikamente, welche die gleiche Wirkung erzielen, werden zu Arzneimittelgruppen zusammengefasst, deren Namen lateinischen bzw. griechischen Ursprungs sind.

Häufig verabreichte Arzneimittelgruppen sind:

anti gegen

Arzneimittelgruppe	Beschreibung	Beispiel
Analgetika	Schmerzmittel, hemmen die Schmerzempfindung	Aspirin®, Voltaren®
Anästhetika	Narkosemittel, wirken betäubend bzw. bewusstseinsdämpfend	Lachgas, Benzocain
Spasmolytika	krampflösende Mittel	Buscopan®
Psychopharmaka	Mittel zur Behandlung psychischer Erkrankungen	Haldol®, Atosil®
Muskelrelaxanzien	führen zur Erschlaffung der Skelettmuskulatur	Valium®, Musaril®
Gerinnungshemmer	verlangsamen den Gerinnungsprozess	Heparin, Aspirin®
Laxanzien	Abführmittel, beschleunigen die Stuhlentleerung	Bifiteral®
Antibiotika	zur Bekämpfung von bestimmten Krankheitserregern	Penicillin
Antazida	neutralisieren überschüssige Magensäure	Maaloxan®

Erwünschte und unerwünschte Wirkungen sowie Wechselwirkungen

Nachdem ein Medikament eingenommen wurde, werden die Wirkstoffe vom Körper aufgenommen und können am Zielort ihre Wirkung entfalten. Die meisten Arzneimittel wirken in verschiedener Form auf den Körper. Man unterscheidet die erwünschte von der unerwünschten Wirkung (früher auch Nebenwirkung genannt).

Beispiel
Aspirin® ist ein weit verbreitetes Schmerzmittel. Es setzt an bestimmten Hirnstrukturen an und verhindert die Weiterleitung der Schmerzinformation (erwünschte Wirkung). Gleichzeitig fördert der Wirkstoff auch die Säurebildung im Magen, es kann zur Übersäuerung des Magens und bei langfristiger Einnahme sogar zur Magenentzündung kommen (unerwünschte Wirkung).

Unerwünschte Wirkungen können auch dann auftreten, wenn die verordnete Dosierung (Menge) nicht eingehalten wurde. Im schlimmsten Fall kann es zu Vergiftungserscheinungen ↗ S. 542 kommen.

Werden zwei Medikamente gleichzeitig oder zeitnah zueinander eingenommen, können sie sich gegenseitig in ihrer Wirkung beeinflussen, z. B. schneller oder langsamer, stärker oder schwächer, kürzer oder länger wirken. Dies nennt man Wechselwirkung.

Äußert ein Pflegebedürftiger unerwünschte oder Wechselwirkungen, sollten Sie unmittelbar eine Pflegefachkraft und den behandelten Arzt informieren.

Hinweis Erwünschte und unerwünschte Wirkungen sowie Wechselwirkungen müssen in der Gebrauchsinformation (auch Beipackzettel oder Waschzettel genannt) beschrieben sein. Unerwünschte Wirkungen sind abhängig von Alter, Geschlecht, Organfunktion und der Empfindlichkeit des Patienten und müssen nicht auftreten.

Arzneimittelformen

Arzneimittel werden in verschiedenen Formen angeboten:

- Arzneimittel in fester Form: Tablette, Dragee, Kapsel, Pulver, Zäpfchen (*Suppositorien*). Die Inhaltsstoffe werden zu einer festen Form gepresst und meistens mit einer verdaubaren Hülle überzogen.
- Arzneimittel in halbfester Form: Gel (z. B. Diclac®), Salbe, Paste, Creme
- Arzneimittel in flüssiger Form: Tinktur, Suspension (z. B. Maaloxan®), Emulsion, Lösung

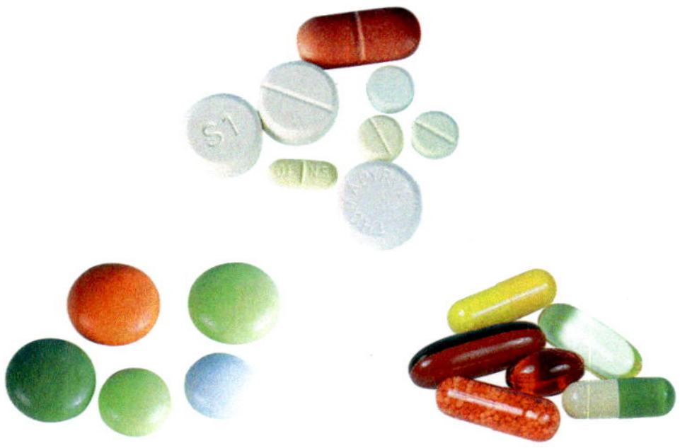

Tabletten (oben), Dragees (links) und Kapseln (rechts) enthalten Wirkstoffe in fester Form.

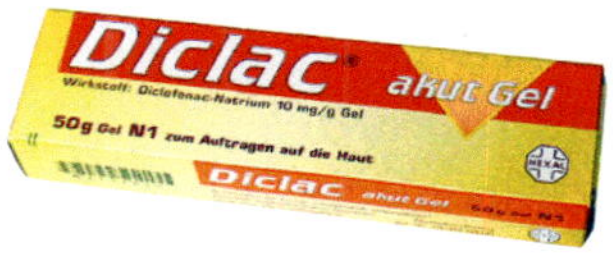

Bei halbfesten Arzneimitteln sind die Wirkstoffe in eine wasser- oder fettlösliche Grundlage eingebettet.

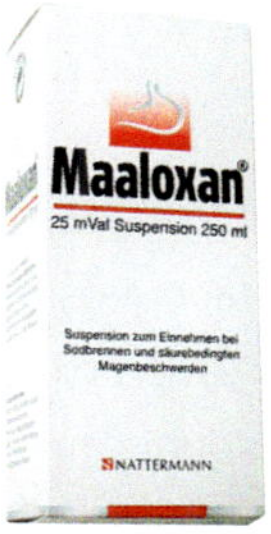

Bei flüssigen Arzneimitteln sind die Wirkstoffe in Flüssigkeiten (Wasser oder Alkohol) gelöst oder liegen als Suspension/Emulsion vor.

Umgang mit Arzneimitteln

Arzneimittelgesetz

Das Arzneimittelgesetz (AMG) regelt die Herstellung, das Inverkehrbringen, die Zulassung, Kontrolle, Verschreibung und Abgabe von Arzneimitteln. Es dient dem Schutz der Gesundheit der Bevölkerung.

Arzneimittel müssen laut Arzneimittelgesetz auf der Packung in gut lesbarer Schrift, allgemeinverständlich und in deutscher Sprache **gekennzeichnet** sein.

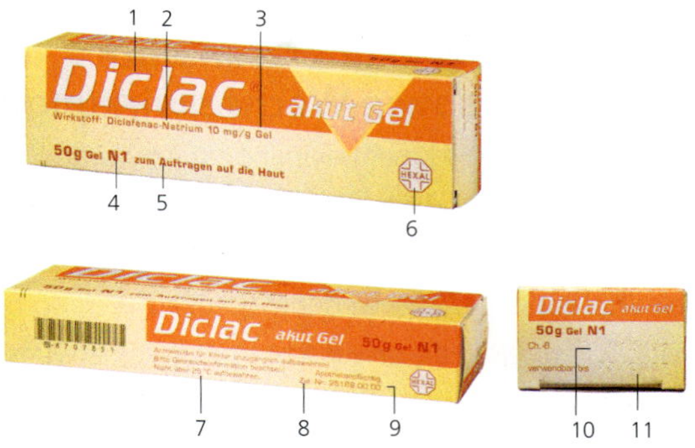

Kennzeichnung auf einer Medikamentenpackung
1 = Name des Herstellers, 2 = Name des Arzneimittels, Stärke, Darreichungsform und Personenkreis (Erwachsene, Säuglinge, Kinder), 3 = Zulassungsnummer, 4 = Chargenbezeichnung oder Herstellerdatum, 5 = Darreichungsform, 6 = Inhalt oder Stückzahl, 7= Art der Anwendung, 8 = Wirkstoffe, 9 = Verfallsdatum, 10 = Abgabeart, 11 = bei Mustern Hinweis auf unverkäufliches Muster

Rezept-, apothekenpflichtig oder frei verkäuflich

Abhängig davon, wer die Arzneimittel an den Patienten abgeben darf, werden Arzneimittel unterschieden in:

- frei verkäuflich, Verkauf überall, auch außerhalb von Apotheken
- apothekenpflichtig, Verkauf nur durch **Apotheken** und speziell ausgebildetes Personal erlaubt
- verschreibungspflichtig, Verkauf nur durch Apotheken nach Vorlage eines ärztlichen Rezepts
- Betäubungsmittel, Verkauf nur durch Apotheken und nach Vorlage eines speziellen Betäubungsmittelrezepts

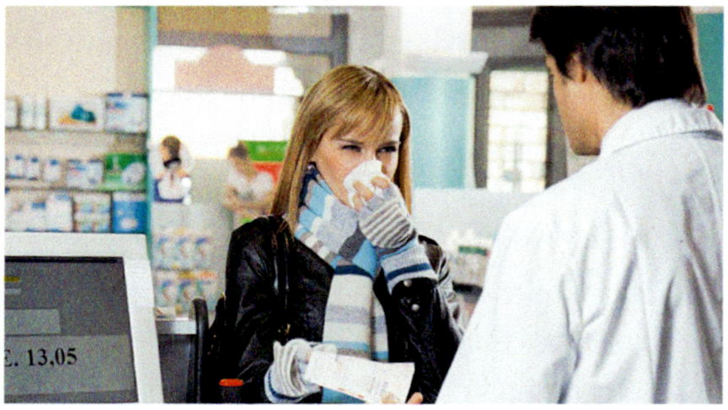

Die weitaus meisten Arzneimittel dürfen nur von Apotheken an den Endverbraucher abgegeben werden. Damit soll eine fachkundige Beratung der Verbraucher sichergestellt werden.

Lagern von Arzneimitteln

Medikamente müssen so gelagert werden, dass sie in ihrer Wirkung und Qualität nicht beeinträchtigt werden. Sie benötigen Schutz vor Licht, Feuchtigkeit und Wärme. Fremde dürfen keinen Zugang zu ihnen haben. Manche Medikamente müssen kühl gelagert werden. Hinweise hierzu finden Sie auf der Verpackung oder der Packungsbeilage.

In Einrichtungen werden Medikamente in speziellen **Medikamentenschränken** gelagert. Betäubungsmittel müssen in verschlossenen Schränken gelagert werden und die Entnahme muss in einem Betäubungsmittelbuch dokumentiert werden.

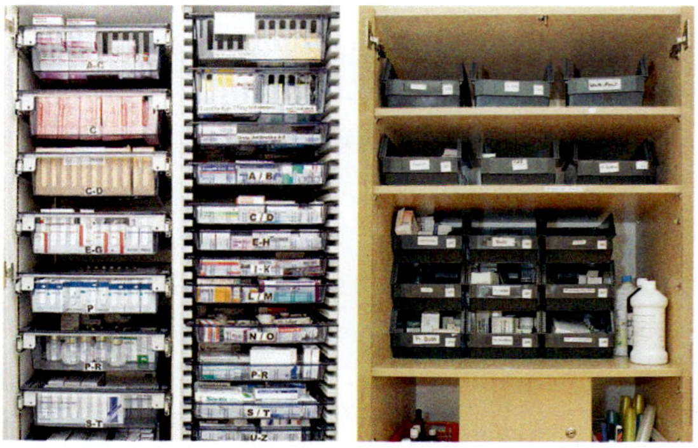

Im Krankenhaus werden die Medikamente nach ihrem Namen sortiert (links), in Pflegeeinrichtungen nach Bewohnern (rechts).

Betäubungsmittel Stoffe oder Stoffgemische, die im Betäubungsmittelgesetz gelistet sind; dazu gehören illegale Drogen (z. B. Cannabis) oder stark wirksame Medikamente, die auch missbräuchlich genutzt werden könnten (z. B. Morphin).

Verabreichen von Arzneimitteln

Verteilen von Arzneimitteln

Das Vorbereiten von Arzneimitteln vor der Einnahme, das so genannte „Stellen von Medikamenten“, ist eine Aufgabe, die Konzentration, Feinmotorik und gute Sehkraft erfordert. Häufig ist dies die erste Tätigkeit, bei der Menschen im Alter oder bei Krankheit Unterstützung benötigen. Pflegende stellen die Medikamente nach **ärztlicher Anordnung**, die schriftlich in der Pflegedokumentation festgehalten sein muss.

- Feste Medikamente werden entweder für einen Tag oder für eine Woche in **Medikamentendispensern** gestellt.
- Flüssige Medikamente werden kurz vor der Einnahme in **Tropfenbechern** gestellt und zur besseren Einnahme mit stillem Wasser aufgefüllt.

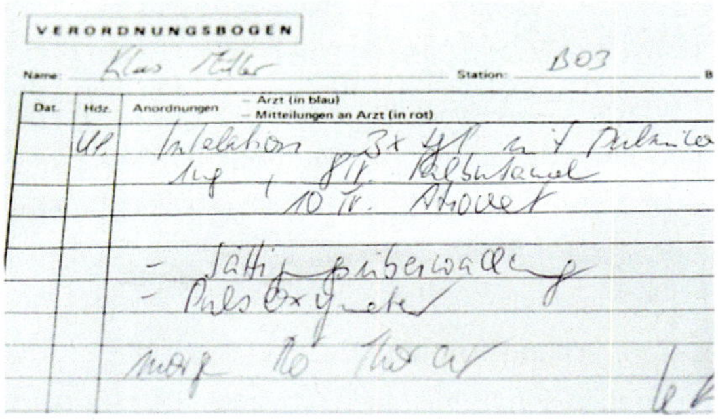

Ärztliche Anordnung

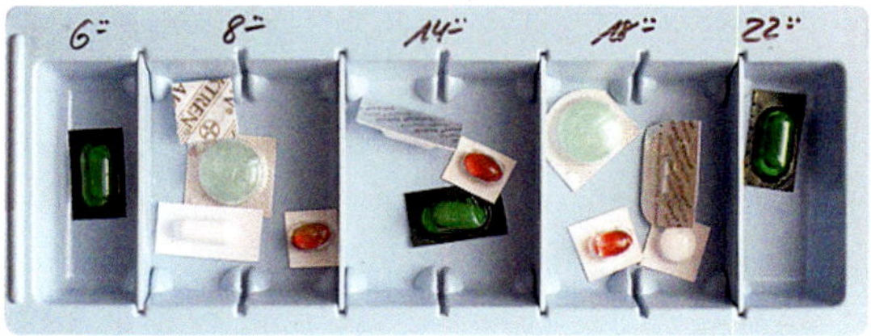

Medikamentendispenser

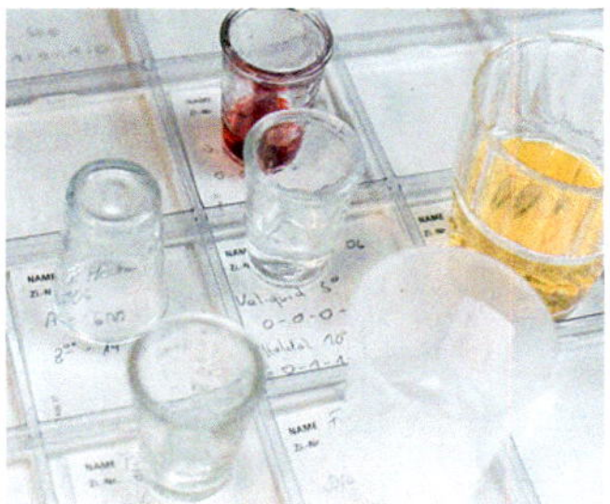

Tropfentablett

Hinweis Die Verabreichung von Medikamenten ist grundsätzlich eine behandlungspflegerische Maßnahme und muss ärztlich verordnet sein. Wer welche Tätigkeiten im Bereich der Medikamentenverabreichung übernimmt bzw. übernehmen darf, wird in den Einrichtungen unterschiedlich gehandhabt, muss aber immer den Prinzipien der Delegation ↗ S. 159 entsprechen.

Die 5-R-Regel

Bevor einem Patienten ein Medikament verabreicht wird, muss sich die Pflegende versichern, dass es der ärzlichen Anordnung entspricht. Dies geschieht anhand der 5-R-Regel.

5-R-Regel

Richtiger Patient?	Stimmt der Name des Patienten mit dem Namen in der Patientenakte überein?
Richtiges Medikament?	Entspricht der Name des Medikaments dem Namen in der Patientenakte?
Richtige Dosis?	Entspricht die Dosierung der ärztlichen Anordnung?
Richtige Verabreichungsform?	Entspricht die Verabreichungsform der vom Arzt gewünschten?
Richtiger Zeitpunkt?	Ist für die Medikamentengabe eine bestimmte Uhrzeit angesetzt oder müssen besondere Zeiten eingehalten werden?

Verabreichungsformen

Grundsätzlich kann man Medikamente entweder auf der Haut oder Schleimhaut auftragen (meistens Salben oder andere flüssige oder halbfeste Arzneimittelformen) oder in das Körperinnere aufnehmen. Zur Medikamentenaufnahme in das Körperinnere gibt es verschiedene Verabreichungsformen, u. a.:

- **oral:** in den Mund (auch p.o. abgekürzt für per os, lat. = durch den Mund)
- **rektal:** in den Enddarm
- **parenteral:** unter Umgehung des Magen-Darm-Trakts
- **inhalativ:** über die Schleimhaut der Atemwege

Bei der parenteralen Verabreichung müssen die Medikamente mit Hilfe einer Spritze in den Körper injiziert werden. Dies erfolgt

- **subkutan** (s.c.): unter die Haut,
- **intramuskulär** (i.m.): in den Muskel oder
- **intravenös** (i.v.): in die Vene.

Hinweis Medikamente dürfen immer nur der Anweisung auf der Verpackung entsprechend verabreicht werden.

Orale Verabreichung

Die häufigste Verabreichungsform ist die orale. Das Medikament muss geschluckt werden. Um den Schluckvorgang zu erleichtern, sollte das Medikament mit einem Schluck stillen Wassers hinuntergespült werden. Die orale Medikamentengabe ist nicht für Personen geeignet, deren Schluckvorgang beeinträchtigt ist (z. B. bei Bewusstlosigkeit oder nach einem Schlaganfall). Bei Durchfallerkrankungen oder Erbrechen wird die Aufnahme negativ beeinflusst, das Arzneimittel kann nicht seine volle Wirkung entfalten.

Hinweis Achten Sie bei der oralen Medikamentengabe auf den Hinweis des Herstellers, ob das Medikament vor, mit oder nach den Mahlzeiten eingenommen werden muss, weil der Füllungszustand des Magens die Aufnahme und die Verträglichkeit beeinflusst.

Applikationsformen

- Haut oder Schleimhaut (*dermal*)
- ins Körperinnere
  - enteral
    - oral
    - rektal
  - parenteral
    - subkutan
    - intravenös
    - intramuskulär

Die Verabreichung (*Applikation*) von Medikamenten kann auf verschiedene Weise erfolgen.

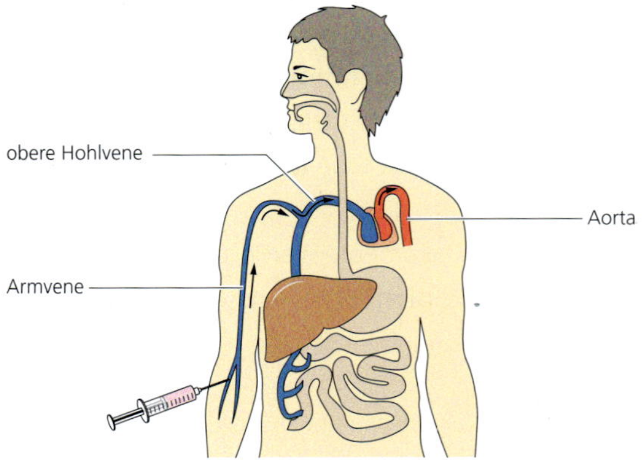

Weg, den ein Medikament bei einer intravenösen Injektion nimmt: Das Medikament wird in eine Vene, meistens am Arm, gespritzt und von dort über das Gefäßsystem im Körper verteilt. Die Wirkung tritt dadurch schnell ein.

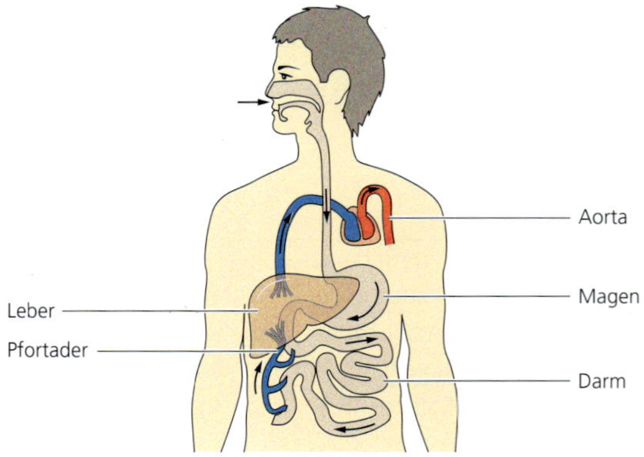

Weg, den ein Medikament nach Einnahme durch den Mund nimmt: Das Medikament wird von der Schleimhaut des Magen-Darm-Trakts aufgenommen (*resorbiert*) und gelangt über die Pfortader in die Leber, wo es verarbeitet wird. Von dort aus werden die Wirkstoffe im Körper verteilt.

Rektale Verabreichung

Zäpfchen (*Suppositorien*) und Einläufe ↗ S. 287 werden über die Darmschleimhaut des Enddarms (*Rektum*) vom Körper aufgenommen und über den Blutkreislauf verteilt. Diese Verabreichungsform wird als **rektale** Medikamentengabe bezeichnet. Diese Verabreichungsform wird angewandt, wenn ein Patient nicht schlucken kann oder man den Weg über die Leber vermeiden möchte.

Hinweis Es gibt auch spezielle Zäpfchen, die in die Scheide eingeführt werden (Vaginalsuppositorien).

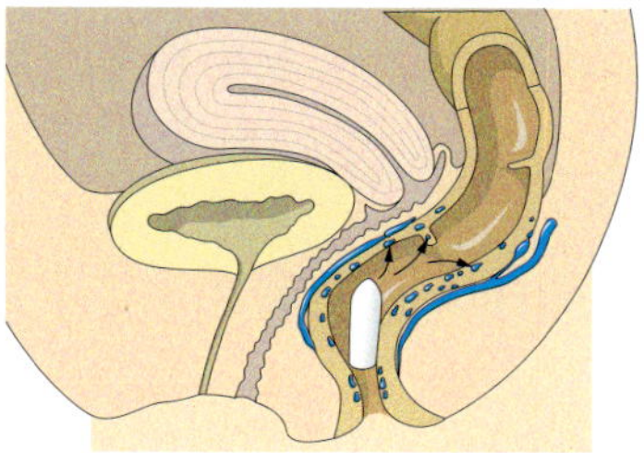

Rektale Verabreichung: Ein Suppositorium wird über den After in den Enddarm eingeführt. Die Trägersubstanz schmilzt durch die Körperwärme und setzt den Wirkstoff frei. Das Arzneimittel kann dann von der Schleimhaut aufgenommen werden. Die Aufnahme des Medikamentes kann durch Stuhlgang beeinträchtigt werden.

Subkutane Verabreichung

Bei der subkutanen Injektion wird das Medikament in das Unterhautfettgewebe gespritzt. Sie benötigen für die Injektion Tupfer, Hautdesinfektionsmittel und die Fertigspritze mit dem Medikament. Gehen sie wie folgt vor:

- Suchen Sie sich einen geeigneten **Injektionsort** und desinfizieren Sie die Einstichstelle entsprechend dem Hygieneplan bzw. den Herstellerangaben des Desinfektionsmittels. Entnehmen Sie die Fertigspritze aus der Verpackung und ziehen Sie die **Kappe** ab.
- Bilden Sie mit Daumen und Zeigefinger der einen Hand eine **Hautfalte** und halten Sie diese bis zum Ende der Injektion fest. Mit der anderen stechen Sie die Kanüle senkrecht, ca. 1–2 cm tief, in das Unterhautfettgewebe.
- Drücken Sie den Stempel der Spritze langsam hinunter, bis sich kein Medikament mehr in der Spritze befindet. Ziehen Sie die Kanüle heraus, lassen Sie die Hautfalte los und drücken Sie einen trockenen, sterilen Tupfer auf die Einstichstelle. Bei Blutungen aus dem Einstichkanal kleben Sie ein Pflaster auf die Stelle.
- Am Ende der Injektion wird das **Sicherheitssystem** ausgelöst. Dabei springt eine Hülse aus dem Spritzenkörper und umhüllt die soeben verwendete Nadel.

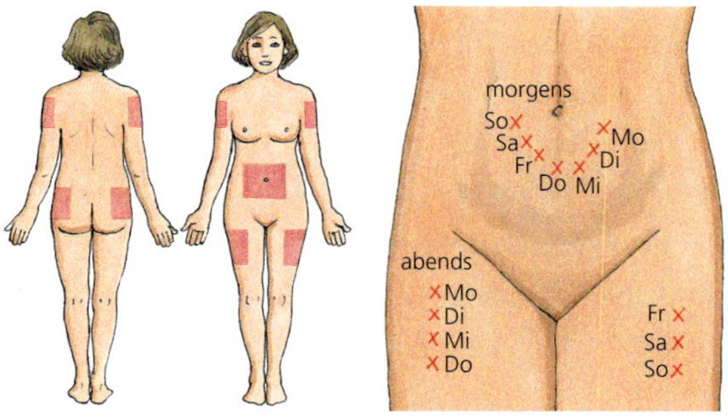

Einstichstellen für die subkutane Injektion (links), Bauch oder Oberschenkel werden bevorzugt. Der Injektionsort sollte regelmäßig, z. B. nach einem Injektionskalender (rechts), gewechselt werden.

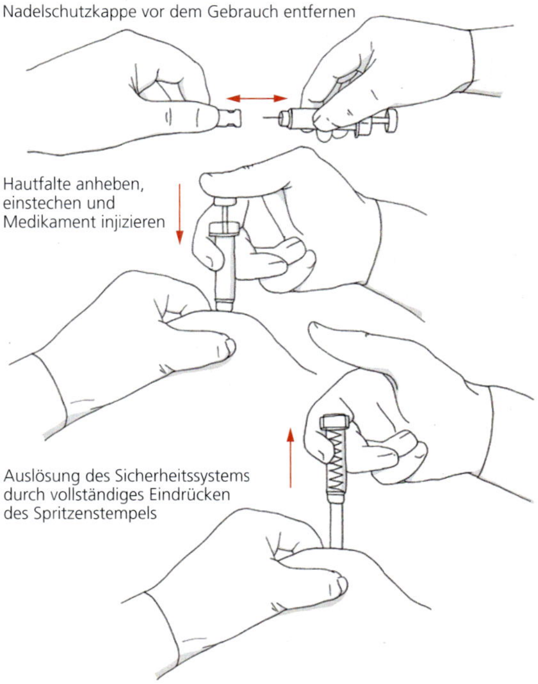

Subkutane Injektion

Physikalische Therapie

Die physikalische Therapie hat zum Ziel, mit natürlichen Maßnahmen einen günstigen Einfluss auf die Körperfunktionen zu nehmen. Physiotherapeuten ↗ S. 122 setzen eine große Bandbreite solcher Maßnahmen ein. In der Pflege kommen ebenfalls einige davon regelmäßig zum Einsatz. Mit deren Hilfe lassen sich u. a. folgende Therapieziele erreichen bzw. unterstützen:

- Schmerzbekämpfung
- Erhaltung und Verbesserung der Beweglichkeit und Muskelkraft
- Verbesserung der Durchblutung und Nährstoffversorgung körpereigener Gewebe
- Verbesserung der Reaktionsfähigkeit und der allgemeinen körperlichen Fitness

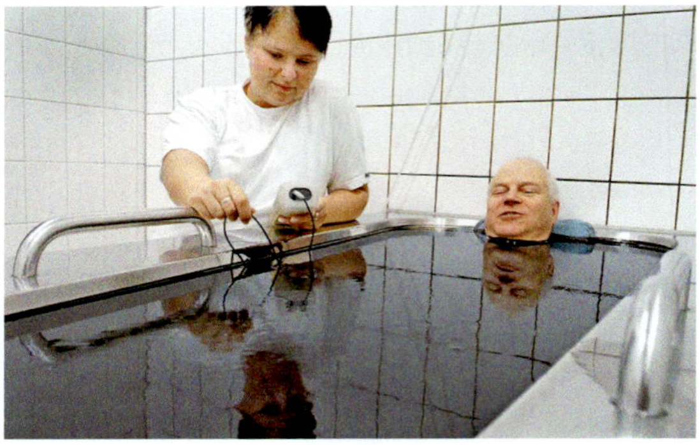

Die meisten physikalischen Maßnahmen sind der Berufsgruppe der Physiotherapeuten vorbehalten.

Nicht alle Therapieformen sind für jeden Menschen geeignet. Das Grundprinzip lautet: „Erlaubt ist, was guttut." Gerade bei älteren oder chronisch kranken Menschen können bestimmte Maßnahmen kontraindiziert, also der Gesundheit nicht förderlich sein.

Therapieform und Wirkungsweise	Indikation	Kontraindikation
feuchte Wärme wirkt durchblutungsfördernd, sekretlösend, krampflösend, schmerzlindernd. Hat einen schnellen Wirkungseintritt.	■ Schmerzen und Krämpfe des Magen-Darm-Traktes ■ Muskelschmerzen, Erkrankung der oberen Atemwege	Verstärkung der Beschwerden, unklare Bauchbeschwerden, Entzündung des Wurmfortsatzes (*Appendizitis*), Durchblutungs- und Sensibilitätsstörungen, Krampfadern, frisches Trauma mit Ödembildung und/oder Hämatom
trockene Wärme wirkt durchblutungsfördernd, schmerzlindernd, krampflösend, resorptionsfördernd bei chronischen Entzündungen und hat eine lokal begrenzte Wirkung	■ Schmerzen und Krämpfe des Magen-Darm-Traktes, Menstruationsbeschwerden ■ Muskelschmerzen, Gelenkbeschwerden, chronische Entzündungen	Verstärkung der Beschwerden, unklare Bauchbeschwerden, Entzündung des Wurmfortsatzes (*Appendizitis*), Durchblutungs- und Sensibilitätsstörungen, Varizen
feuchte Kälte wirkt durchblutungsmindernd, entzündungshemmend, abschwellend, schmerzlindernd, temperatursenkend. Nach der Anwendung der Kälte kommt es zur reaktiven Steigerung der Durchblutung. Die Anwendung kalter Güsse wirkt kreislaufanregend.	■ Fieber, Kopfschmerzen, Insektenstiche, Hypotonie, orthostatische Kreislaufbeschwerden	Verstärkung der Beschwerden, Unterkühlung, Erfrierungen, Durchblutungs- und Sensibilitätsstörungen, akute Blasen- oder Nierenentzündungen
trockene Kälte wirkt durchblutungsmindernd, entzündungshemmend, abschwellend, schmerzlindernd. Nach der Anwendung der Kälte kommt es zur reaktiven Steigerung der Durchblutung.	■ Apppendizitis, Entzündung und Schwellung von Operationsnähten, Insektenstiche ■ Verletzungen von Muskeln und Gelenken, rheumatische Erkrankungen	Verstärkung der Beschwerden, Erfrierungen, Unterkühlung, Durchblutungs- und Sensibilitätsstörungen

Wärme- und Kälteanwendungen

Wärme weitet die Gefäße, erhöht die Durchblutung und wirkt damit entspannend, krampflösend und schmerzlindernd. Kälte führt zu einer Verengung der Gefäße, vermindert dadurch die Durchblutung und kann Entzündungsreaktionen verlangsamen.

Infrarotlichttherapie

Das wärmende Infrarotlicht wird in so genannten Rotlichtlampen eingesetzt. Es lindert Muskelverspannungen, örtlich begrenzte Entzündungsprozesse (z. B. Abszess, Nasennebenhöhlenentzündung) und rheumatische Beschwerden. Bei Anwendung im Gesichtsbereich müssen die Augen geschlossen bleiben oder durch eine Schutzbrille abgeschirmt werden.

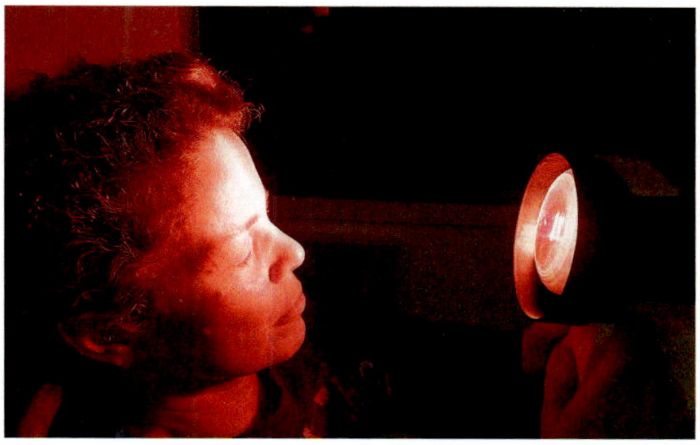

Rotlicht wirkt sich positiv auf entzündetes Gewebe aus, schädigt jedoch die Augen, weshalb diese unter der Behandlung geschlossen bleiben müssen.

Wärmflasche

Wärmflaschen kommen vor allem bei Bauchbeschwerden zum Einsatz. Sie werden mit heißem Wasser gefüllt, fest verschlossen und auf die betroffene Körperregion gelegt. Um Verbrennungen und Verbrühungen zu vermeiden, dürfen Wärmflaschen nie mit kochendem Wasser gefüllt und müssen in ein Handtuch oder speziellen Stoffbeutel gewickelt werden.

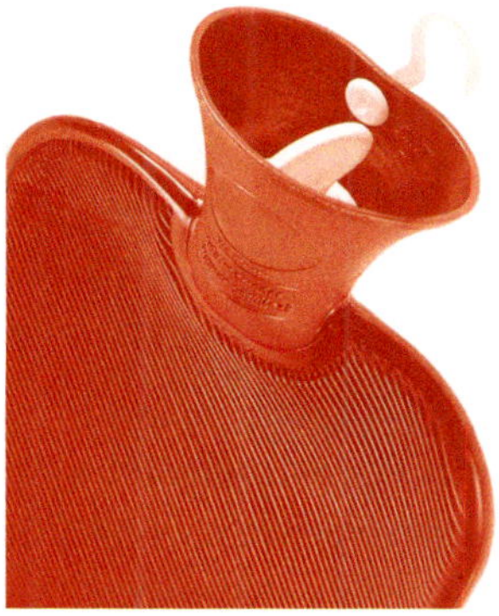

Neben der Anwendung bei Bauchbeschwerden schätzen viele die Wärmflasche auch als allgemeinen Wärmespender z. B. bei kalter Raumtemperatur.

Körnerkissen

Körnerkissen sind mit Obstkernen (z. B. Kirsche) oder Getreidekörnern (z. B. Dinkel) gefüllte Stoffsäckchen. Sie werden z. B. im Backofen erwärmt und wie Wärmflaschen eingesetzt. Körnerkissen können bei zu starker Erwärmung Feuer fangen.

Eispackungen

Eispackungen sind mit Eiswürfeln gefüllte Plastik- oder spezielle Textilbeutel oder auch mit einer Gelmasse gefüllte „Coolpacks“. Sie wirken schmerzlindernd und abschwellend.

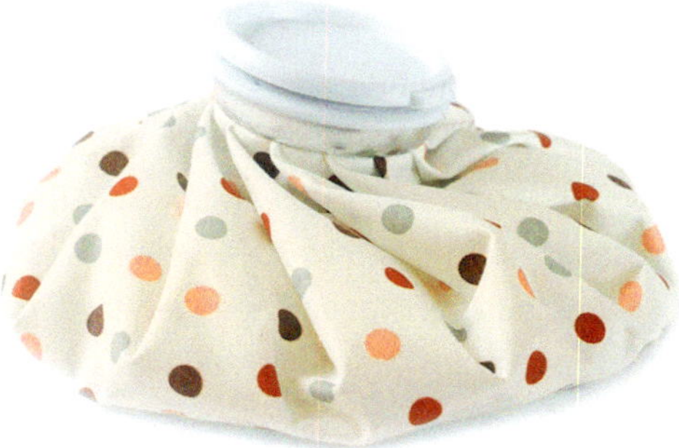

Textilbeutel für eine Eispackung

Hinweis Eispackungen müssen immer in ein Handtuch o. Ä. gewickelt werden, um Erfrierungen der Haut zu vermeiden.

Bäder und Waschungen

Mögliche Wasserzusätze

Verschiedene Zusätze können die Wirkung von Bädern und Waschungen auf unterschiedliche Weise unterstützen. Pflanzliche Wirkstoffe können entweder als Aufgüsse zubereitet werden oder in Form von ätherischen Ölen vorliegen. Für Aufgüsse werden die Zusätze (z. B. getrocknete Kräuter) mit kochendem Wasser übergossen und müssen im Anschluss 10–15 Minuten ziehen. Dieser Aufguss kann nun dem Wasch- oder Badewasser zugegeben werden. Ätherische Öle werden zusammen mit einem Emulgator (z. B. Kaffeesahne) dem Wasser zugesetzt.

Der Einsatz ätherischer Öle erfordert Erfahrung oder spezielle Fortbildungen. Ätherische Öle können v. a. bei Menschen mit Heuschnupfen allergische Reaktionen auslösen.

Wirkungsweisen von ätherichen Ölen im Waschwasser		
erfrischend und belebend	**entspannend**	**entzündungshemmend, desinfizierend**
■ Basilikum ■ Bergamotte ■ Eukalyptus ■ Grapefruit ■ Krauseminze ■ Pfefferminz ■ Wacholder ■ Zitrone	■ Geranium ■ Jasmin ■ Lavendel ■ Mandarine ■ Melisse ■ Orange ■ Sandelholz ■ Zedernholz	■ Kamille ■ Thymian ■ Arnika ■ Rosmarin ■ Salbei

Belebende und beruhigende Waschungen

Waschungen im Sinne physikalischer Maßnahmen können in die Körperpflege (Ganzkörperwaschung ↗ S. 203) integriert werden. Ihre Wirkung ist abhängig von

- Wassertemperatur,
- Wasserzusätzen,
- Waschrichtung und
- Waschlappen.

Belebende Waschungen eignen sich für Menschen mit niedrigem Blutdruck, depressiven Verstimmungen, Antriebslosigkeit oder allgemeiner Müdigkeit. Die Wassertemperatur sollte höchstens 30 °C betragen. Die belebende Waschung erfolgt entgegengesetzt der Haarwuchsrichtung mit einem rauen Waschlappen.

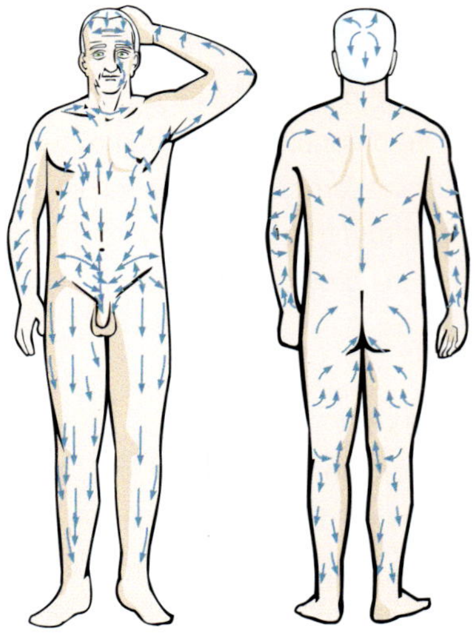

Die Haarwurzeln sind von sensiblen Nerven umgeben. Abhängig von der Waschrichtung wird über diese Nerven ein beruhigender oder belebender Reiz gesetzt.

Beruhigende Waschungen kommen bei Menschen mit hohem Blutdruck, Schlafstörungen oder Schmerzen zum Einsatz. Die Wassertemperatur beträgt 37–38 °C. Es wird langsam mit der Haarwuchsrichtung mit einem weichen Waschlappen gewaschen

Emulgator festigt die Mischung zwischen eigentlich nicht mischbaren Flüssigkeiten, z. B. Öl und Wasser

Kühlende Waschung

Kühlende Waschungen werden bei Fieber ↗ S. 440 angewendet. Ziel ist die Senkung der Körpertemperatur um maximal 1 °C. Die Wassertemperatur sollte ca. 10 °C geringer als die Körpertemperatur sein. Der Pflegebedürftige darf bei der Waschung nicht frieren, eine ausreichende Raumtemperatur sowie ggf. warme Socken können dem entgegenwirken. Im Anschluss an die Waschung wird der Pflegebedürftige nicht abgetrocknet, um den kühlenden Effekt der Verdunstung ↗ S. 183 zu nutzen

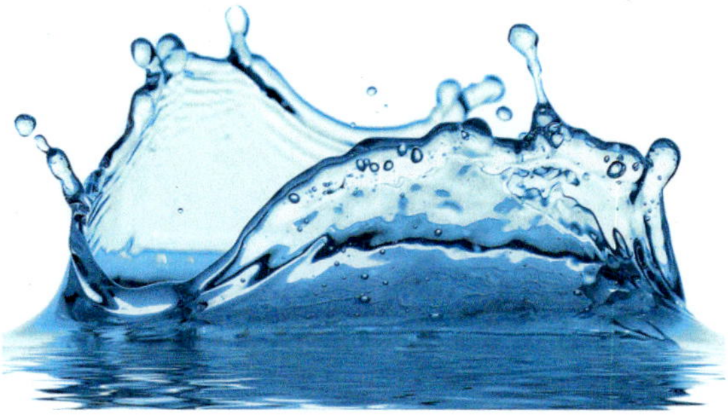

Kühlende Waschungen dürfen auf keinen Fall mit kaltem Wasser durchgeführt werden, da nach dem kälteverursachten Zusammenziehen die Gefäße mit Weitstellung reagieren. In der Folge kann es zu einem Blutdruckabfall kommen.

Teilbäder

Im Gegensatz zu einem Vollbad, bei dem der gesamte Körper gebadet wird, beziehen sich Teilbäder immer nur auf bestimmte Körperregionen, z. B. **Arm-, Fuß-, Sitz- oder Halbbad**. Mit Teilbädern werden unterschiedliche Ziele verfolgt. Bei der Durchführung ist auf die Wassertemperatur und die Dauer des Bades zu achten.

Für Teilbäder kommen weitgehend die gleichen Hilfsmitel und Arbeitschritte vor wie bei der Unterstützung beim Waschen ↗ S. 200.

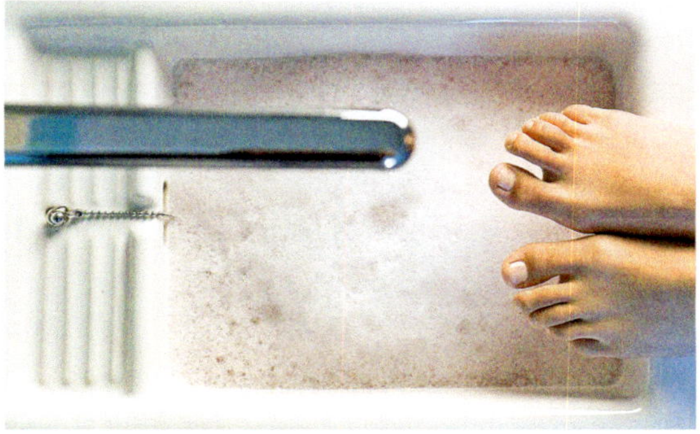

Fußbäder lassen sich am einfachsten in Fußbadewannen durchführen, können aber auch in jeder ausreichend großen Schüssel erfolgen.

Teilbäder	Ziel	Durchführung
kaltes Armbad	Anregung und Belebung des Kreislaufs	15 °C Eintauchen der Unterarme für 3 Sekunden, wiederholen jeweils mit doppelter Eintauchzeit
warmes Armbad	Schmerzlinderung, z. B. bei Arthrose	35–38 °C Badedauer ca. 15–20 Minuten hinterher Bettruhe
ansteigendes Armbad	Erwärmung der Körpertemperatur, z. B. bei leichtem Frösteln	30 °C Arme ins Wasser und heißes Wasser zulaufen lassen für 20 Minuten, bis Temperatur auf knapp 40 °C gestiegen ist, hinterher ausruhen
Wechselfußbad	Förderung der Durchblutung	38–40 °C Beine 2–3 Minuten hineinhalten anschließend Beine in Gefäß mit kaltem Wasser (15 °C) hineinstellen Vorgang mehrmals wiederholen Anfang: warmes Wasser Ende: kaltes Wasser
Sitzbad	Behandlung des Genital-/Analbereiches oder der Beckenorgane, z. B. bei Blasenentzündung, Hämorriden	Sitzbadewanne mit 36–39 °C Anwendungsdauer: 10–20 Minuten Wasserzusätze: z. B. Kamillelösungen (Tee oder Extrakt)
Halbbad	zur Reinigung und Entspannung, z. B. bei Herzschwäche, wenn ein Vollbad kontraindiziert ist	35–38 °C Wasser nur bis Nabelhöhe in die Wanne füllen

Wickel

Wickel sind mehrere um einen Körperteil angelegte, Tücher, i. d. R. mindestens ein angefeuchtetes Innentuch aus Seide, Leinen oder Baumwolle und einem größeren Außentuch aus Frottee oder Wolle. Ihr Wirkprinzip ist das der feuchten Wärme. Das Innentuch kann mit einem zusätzlichen Wirkstoff versehen sein. Bei der Verwendung von Zusatzstoffen sollte im Vorfeld eine Verträglichkeitsprüfung stattfinden, indem der Wirkstoff auf eine Kompresse gestrichen wird und für zehn Minuten der Innenseite des Unterarms aufgelegt wird. Tritt keine Hautrötung, Juckreiz oder Unwohlsein auf, kann der Zusatzstoff eingesetzt werden.

Quark	schleimlösend, Hustenreiz lindernd, krampflösend
Zwiebel	stoffwechselanregend, rasch schleimlösend
Kartoffeln	schleimlösend, Hustenreiz lindernd
Leinsamen	stoffwechselsteigernd
Senfmehl	nur bei intakter Haut: stark hautreizend, durchblutungsfördernd, ableitend, beruhigend
Heublumen	durchblutungsfördernd, stoffwechselsteigernd
Kneipp-wickel	entzündungshemmend, fiebersenkend, abwehrsteigernd

Wirkungsweise der einzelnen Zusatzstoffe

Ohrwickel

Ohrwickel werden bei Mittelohrentzündungen ↗ S. 251 v. a. bei Kindern eingesetzt. Dazu werden Zwiebeln zerkleinert, in ein Innentuch eingeschlagen und in heißem Wasser erwärmt. Die Auflage wird auf das Ohr gelegt und mit einer Haube oder einem zum Turban gewickelten Handtuch fixiert.

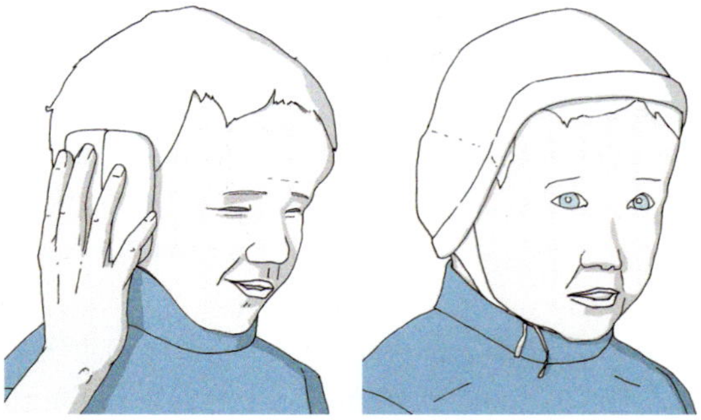

Anlegen einer Zwiebelauflage und Warmhalten der Ohren nach der Auflage

Brustwickel

Brustwickel dienen der Sekretlösung ↗ S. 302 bei Atemwegserkrankungen und der Pneumonieprophylaxe ↗ S. 305. Im Anschluss an den Brustwickel sollte der Pflegebedürftige mindestens eine halbe Stunde ruhen.

Legen Sie folgende Materialien bereit:
- ein Innentuch in der passender Größe
- ein etwas größeres Zwischentuch
- ein Außentuch aus Frottee oder Wolle, welches die beiden anderen Tücher bedeckt
- einen wasserundurchlässige Bettschutz als Unterlage
- ggf. den Wirkstoff

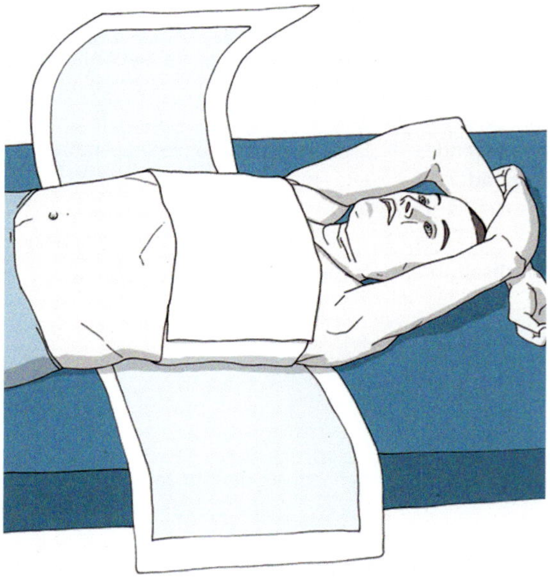

Wenn der Patient nicht in der Lage ist, sich aufzusetzen, gehen Sie beim Anlegen des Wickels vor wie beim Beziehen des Betts bei bettlägerigen Patienten.

Verteilen Sie den Wirkstoff auf das Innentuch. Bitten Sie den Pflegebedürftigen, sich mit dem Oberkörper auf die Tücher zu legen. Wickeln Sie die Tücher an und decken Sie den Pflegebedürftigen zu. Nach der Einwirkzeit (ca. 20–30 Minuten, bei Beschwerden früher) entfernen Sie den Wickel.

Wadenwickel

Wadenwickel werden zur Fiebersenkung eingesetzt. Um den Kreislauf nicht zu stark zu belasten, darf die Körpertemperatur nur um maximal 1 °C gesenkt werden. Wadenwickel dürfen nicht bei Durchblutungsstörungen der Beine oder bei Schüttelfrost angewendet werden.

Materialien

Sie benötigen folgende Materialien:

- 30 °C warmes Wasser
- ggf. kühlende oder beruhigende Zusätze
- wasserundurchlässige Bettunterlage
- zwei Leinentücher
- zwei Baumwollhandtücher

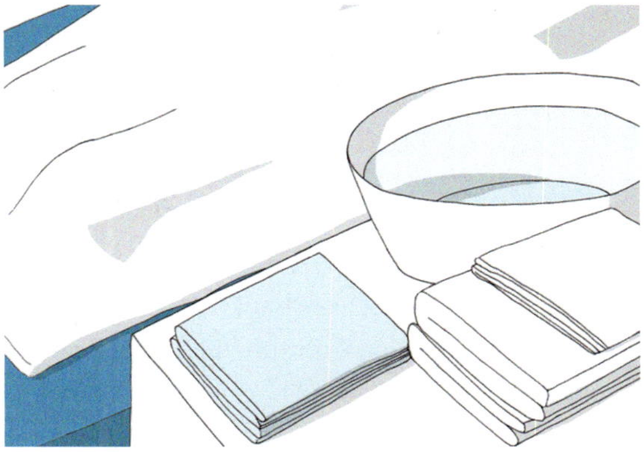

Vorbereiten der Materialien

Vorbereitung

Füllen Sie das Wasser in eine Schüssel und fügen Sie ggf. die Zusätze hinzu. Überprüfen Sie, ob die Füße des Pflegebedürftigen warm und gut durchblutet sind. Ziehen Sie dem Pflegebedürftigen ggf. warme Socken an. Schützen Sie das Bett mit der Unterlage im Fuß und Beinbereich.

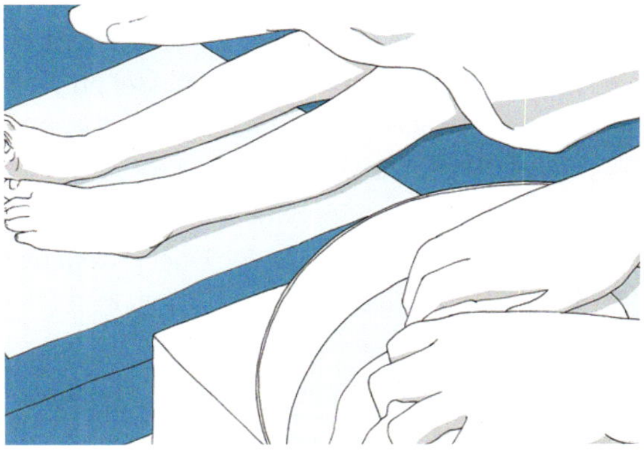

Leinentuch anfeuchten

Durchführung

Feuchten Sie ein Leinentuch in der Schüssel an, legen Sie es faltenfrei und nicht zu straff um die Waden. Schlagen Sie ein trockenes Baumwolltuch um das Leinentuch und wiederholen Sie das Vorgehen beim zweiten Bein. Decken Sie den Pflegebedürftigen zu. Erneuern Sie den Wadenwickel nach 10 Minuten.

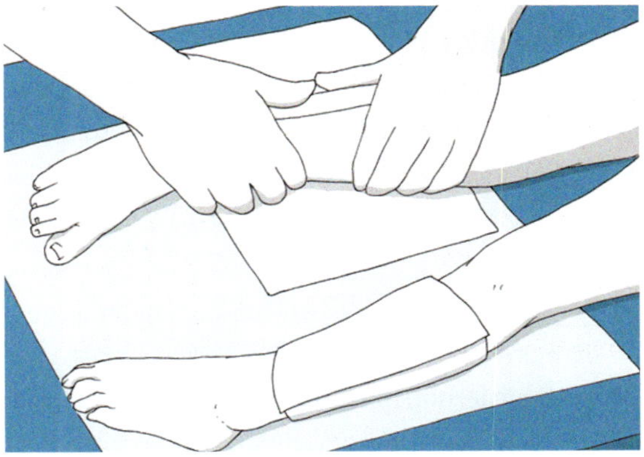

Anlegen des Wickels

Nachbereitung

Führen Sie nach dreimaliger Anwendung eine Temperaturkontrolle ↑ S. 440 durch.

Hinweis Überprüfen Sie engmaschig die Temperatur der Zehenspitzen. Brechen Sie die Behandlung bei kalten Zehen/Füßen ab, dies könnte auf eine Engstellung der Beingefäße oder Durchblutungsstörungen hindeuten.

Wunden

Definition

Eine Wunde ist eine Beschädigung oder Durchtrennung der Haut oder Schleimhaut und mitunter auch des darunterliegenden Gewebes (Blutgefäße, Muskeln, Sehnen, Knochen, Organe).

Eine **akute** Wunde tritt plötzlich auf und heilt relativ problemlos innerhalb weniger Wochen wieder ab. Wenn sie nicht binnen 6–8 Wochen abheilt, spricht man von einer **chronischen** Wunde. Bei einer **offenen** Wunde wurde die Haut durch Gewalteinwirkung zerstört. Dagegen bleibt bei einer **geschlossenen** Wunde die Haut intakt, aber das darunterliegende Gewebe ist beschädigt. Wenn die Wunde durch eine Operation verursacht wird (Operationswunden, Amputationen, Punktionsstellen), spricht man von einer **iatrogenen** Wunde.

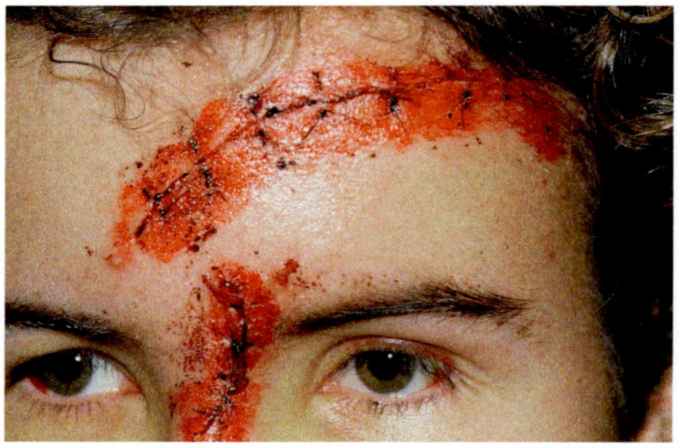

Frisch versorgte Wunde

Wundheilung

Phasen der Wundheilung

Jede Wunde durchläuft bei ihrer Heilung mehrere Phasen:

- **Entzündungsphase:** Blut tritt aus der Wunde aus. Dadurch wird eingedrungener Schmutz herausgespült. Kurze Zeit später setzt die Blutgerinnung ↗ S. 433 ein. Der Hautdefekt wird durch einen Blutpfropfen verschlossen. Fresszellen ↗ S. 422 säubern die Wunde.
- **Granulationsphase:** Es entsteht ein gitterartiges Wundnetz aus verschiedenen Zellstrukturen.
- **Epithelisierungsphase:** Über dem Wundnetz bildet sich eine neue Hautschicht aus Epithelzellen, die nach und nach fester wird.

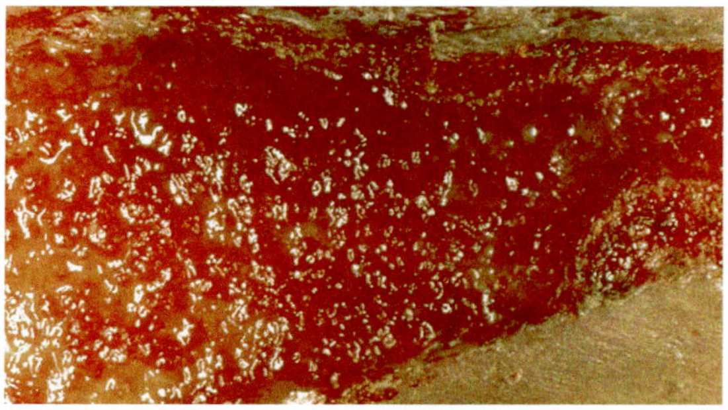

Das rote, feucht-glänzende, körnige Aussehen des neuen Gewebes gab der Granulationsphase ihren Namen.

Primäre und sekundäre Wundheilung

Eine saubere, gut durchblutete Wunde mit glatten Wundrändern heilt primär ab. Klaffen die Wundränder weit auseinander oder liegt eine Wundinfektion vor, dauert die Wundheilung länger. Man sagt, sie heilt sekundär ab.

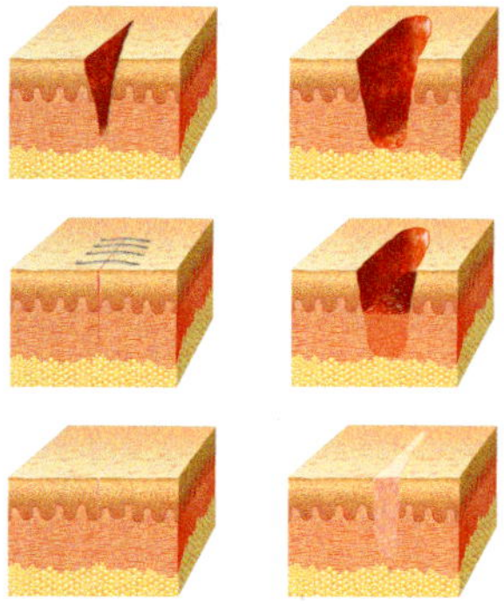

Bei einer primären Wunddheilung bleibt nur eine kleine Narbe zurück. Bei einer sekundären Wundheilung muss mehr Gewebe aufgefüllt werden. Das verzögert den Heilungsverlauf und es bildet sich eine breitere Narbe.

Granulation Körnchenbildung

Wundarten

Akute Wunden werden in Abhängigkeit ihrer Ursachen folgendermaßen unterteilt:

Art der Wunde		Merkmale	Besonderheiten
Platzwunde	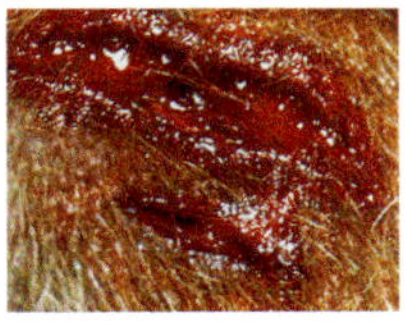	Aufplatzen der Haut durch (starke) Krafteinwirkung; oft zerfetzter Wundrand	häufigste Wundart; vor dem Nähen Wundränder begradigen
Schürfwunde	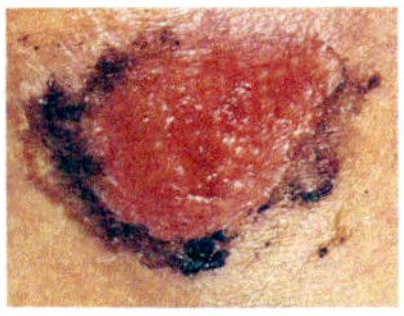	oberflächliche Verletzung; aus kleinen Gefäßen der Lederhaut tritt Blut aus	Schorfbildung; gute Heilungstendenz, i. d. R. ohne Narben
Schnittwunde	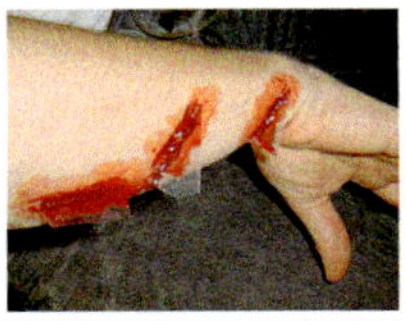	durch Hautschnitt entstanden; glatte Wundränder	bei tiefen Schnitten Gefahr einer Mitverletzung von Sehnen, Blutgefäßen und Muskeln; gute Heilungstendenz
Risswunde	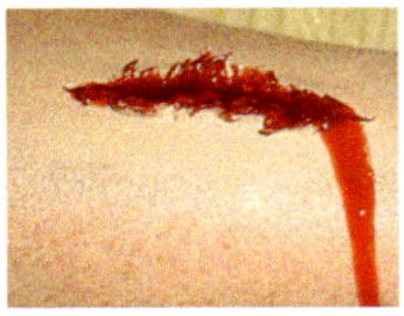	Aufreißen der Haut und des darunterliegenden Weichteilgewebes durch scharfen oder spitzen Gegenstand; zerfetzter Wundrand	Gefahr heftiger Blutung bei tiefen Wunden
Kratzwunde	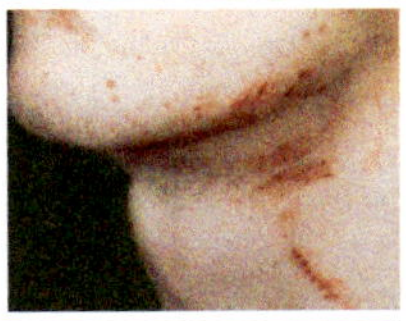	oberflächliche Risswunde durch Nägel oder Krallen verursacht	hohe Infektionsgefahr (Verschmutzung); kein primärer Wundverschluss
Bisswunde	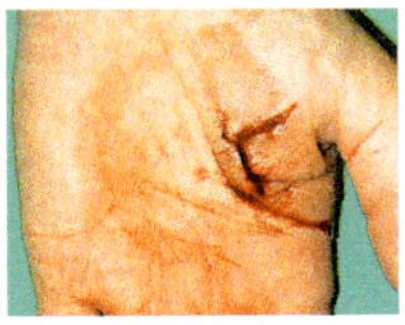	durch einen Tierbiss entstandene Wunde, selten auch durch Menschen	immer hohe Infektionsgefahr durch Bakterien im Speichel (niemals nähen!); bei Verdacht auf ein tollwutinfiziertes Tier: Impfung
Stichwunde	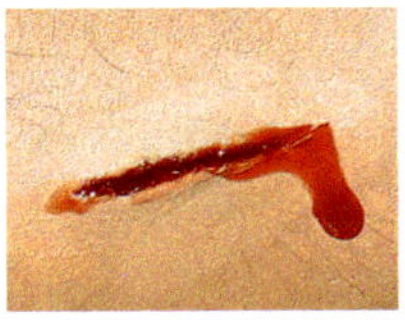	durch einen spitzen/scharfen Gegenstand verursachte, äußerlich kleine Wunde; kann sehr tief sein	mögliche Verletzung von Nerven, Muskeln, Blutgefäßen oder Organen; hohe Infektionsgefahr und schlechte Heilung
Schusswunde	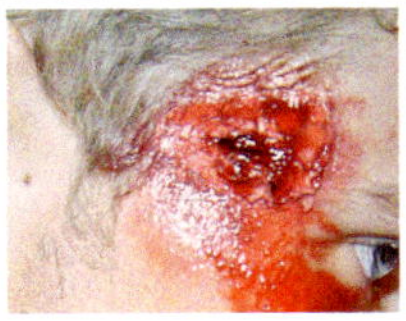	Durchschuss: Kugel schlägt durch Körper hindurch; Ausschuss- und Einschussöffnung; Streifschuss: Kugel verletzt nur die Haut; Steckschuss: Kugel bleibt im Gewebe stecken	bei Steck- und Durchschuss häufig Beteiligung innerer Organe (Lebensgefahr!); hohes Infektionsrisiko

Wundversorgung

Verbandtechniken

Es gibt eine große Auswahl an Materialien für die Wundversorgung. In der Regel legt der behandelnde Arzt fest, wie und womit eine Wunde versorgt werden soll. Die Art des Verbandes hängt von der Wundart und dem Ziel der Wundversorgung ab.

Hinweis Generell ist das Anlegen und Wechseln von Verbänden ärztliche Aufgabe, die Pflegenden übertragen werden kann (Delegation ↗ S. 159).

Ziel	Ruhigstellung	Stützen und entlasten	Kompression	Schutz
	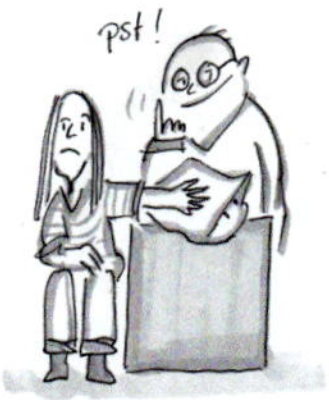	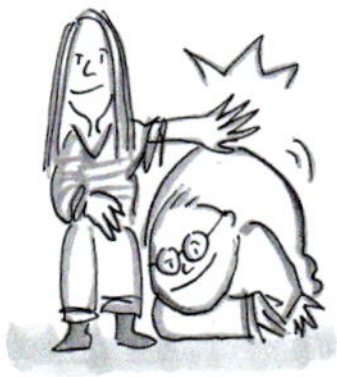	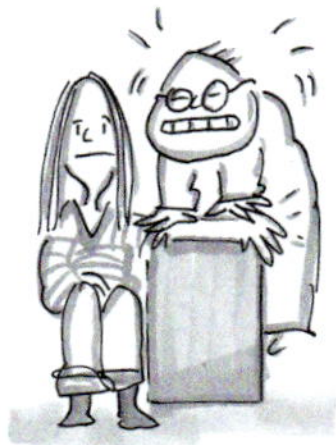	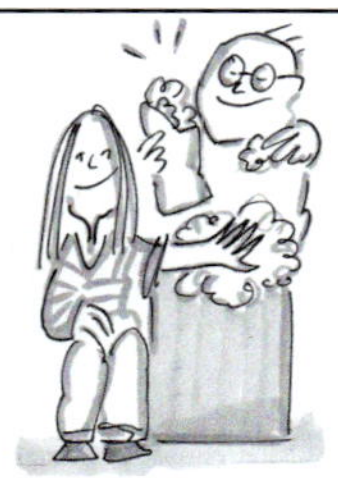
Beispiel	bei Knochenbrüchen und Gelenkverletzungen	bei Verletzungen oder Schädigungen des Bewegungsapparates	bei Venenschwäche oder verletzungsbedingten Ödemen	bei Wunden oder nach Operationen

Ruhigstellende Verbände

Ein Körperteil kann vollständig (z. B. Gips) oder teilweise (z. B. Schienen) ruhiggestellt werden. Selbstklebende Kunststoffverbände (*Tapes*) ermöglichen eine leichte Bewegung und das Anspannen der Muskeln des verletzten Körperteils.

Kompressionsverband

Wenn keine MT-Strümpfe ↗ S. 245 in der richtigen Größe vorhanden sind oder ein Ulcus cruris ↗ S. 509 vorliegt, weichen Sie auf einen Kompressionsverband mit Kurzzugbinden aus.

- Wickeln Sie den Kompressionsverband morgens nach dem Aufstehen an. Die Beine sind dann entstaut.
- Rollen Sie die Binde unmittelbar an der Haut und mit gleichmäßigem Zug ab, damit es keine Einschnürungen gibt. Der Druck soll im Fesselbereich etwas stärker sein als am Knie.
- Der gesamte Fußbereich ab dem Zehengrundgelenk und die Fersen werden mit eingebunden.

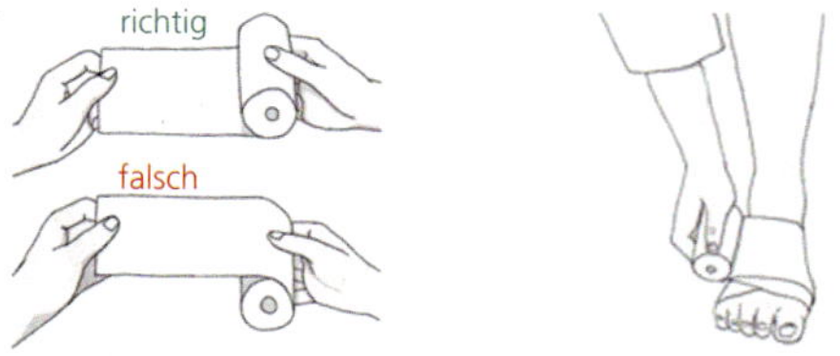

Korrektes und falsches Abrollen der Kurzzugbinden (links), korrektes Halten der Kurzzugbinden

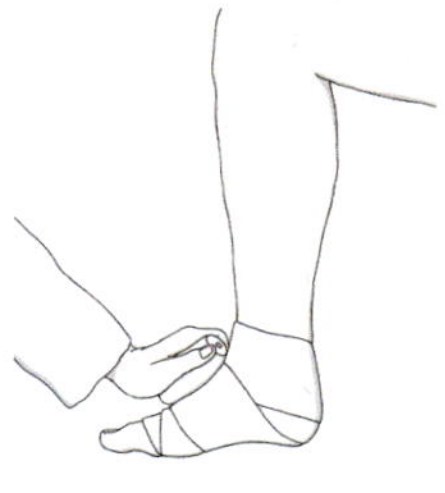

Sprunggelenk und Kniegelenk sind beim Anlegen des Verbandes in rechtwinkliger Position.

Schutzverbände mit Wundauflagen

Wundauflagen

Eine Wundauflage schützt die Wunde vor dem Eindringen von Keimen und saugt Flüssigkeit auf, die aus der Wunde austritt. Eine selbsthaftende Wundabdeckung (z. B. ein Pflaster) muss nicht fixiert werden.

Inaktive Wundauflagen (z. B. Mullkompressen) dienen der Aufnahme von flüssigen Absonderungen aus der Wunde. Sie besitzen eine hohe Saugkraft und werden daher bei stark blutenden Wunden eingesetzt. Sie müssen häufig gewechselt werden, weil sie sonst mit der Wunde verkleben.

Interaktive Wundauflagen beeinflussen durch ihre spezielle Beschaffenheit die Wundheilung. Sie sorgen dafür, dass eine Wunde nicht austrocknet und die Haut rund um die Wunde nicht aufweicht (mazeriert).

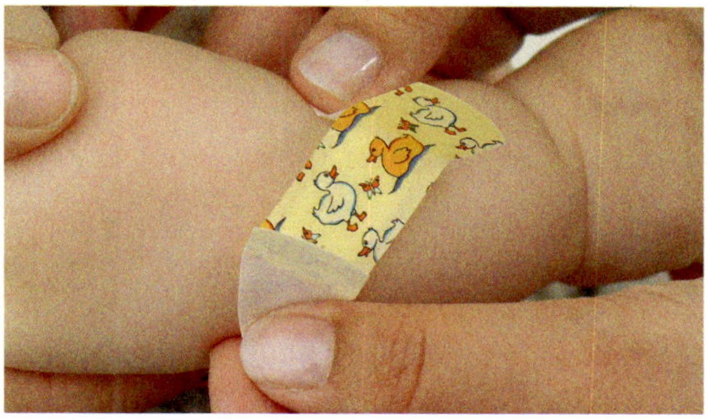

Selbsthaftende Wundabdeckung

Hydrokolloide zählen zu den interaktiven Wundauflagen. Sie bestehen aus einer Außenfolie sowie einer inneren Schicht, welche Feuchtigkeit aufnehmen kann. Die Wundflüssigkeit verbindet sich mit der Trägersubstanz des Hydrokolloidverbands zu einem Gel. Es bildet sich eine Flüssigkeitsblase zwischen Wunde und Verband, die von außen sichtbar ist. Wenn die Blase etwa so groß ist wie die Wunde, muss der Verband gewechselt werden.

Wickeln, kleben oder stülpen

Wundauflagen müssen fixiert werden. Dazu stehen zahlreiche Materialien zur Verfügung.

- **Pflaster** sind wasserabweisend und reißfest. Die Haut muss trocken sein, da das Pflaster sonst nicht hält. Bei starkem Haarwuchs empfiehlt sich eine Rasur, weil das Entfernen des Pflasters sonst sehr schmerzhaft sein kann.
- **Binden** werden unterschieden in Mullbinden, elastische, halbelastische und starre Binden (Gips). Langzugbinden sind sehr elastisch und eignen sich zur Ruhigstellung von Körperteilen. Kurzzugbinden lassen sich nur wenig dehnen. Bei Bewegung steigt der Druck auf das umwickelte Körperteil, bei Ruhe lässt der Druck nach. Kurzzugbinden werden für Kompressionsverbände eingesetzt.
- Schlauchverbände (Stülpverbände) sind rundgestrickte elastische Schläuche aus Mull in unterschiedlichen Weiten. Sie eignen sich für das Befestigen von Wundauflagen an schwer zugänglichen Körperstellen.

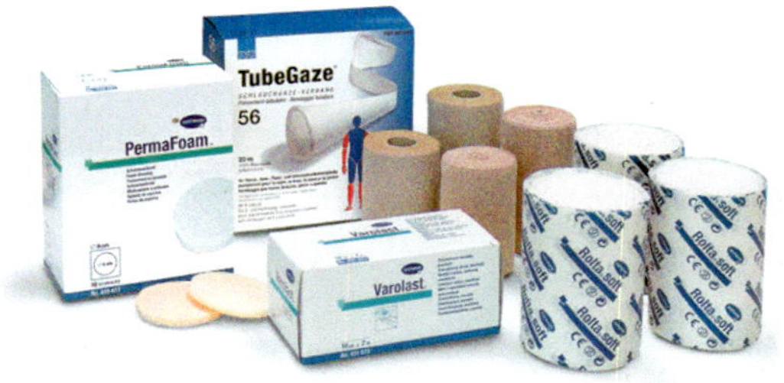

Mullbinden / elastische Binden

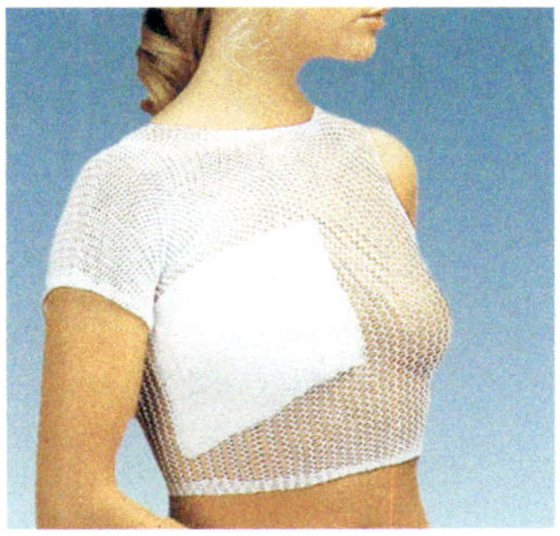

Befestigung einer Wundauflage mit einem Schlauchverband

Verbandwechsel

Hygienische Grundsätze

Beim Verbandwechsel ist es sehr wichtig, eine Keimübertragung zu vermeiden. Daher müssen folgende hygienische Grundregeln eingehalten werden: Wenn in einem Zimmer mehrere Wunden zu verbinden sind, werden zuerst die sauberen Wunden und im Anschluss daran die keimbesiedelten Wunden verbunden. Materialien und Instrumente, die mit der Wunde in Berührung kommen, müssen steril ↗ S. 413 sein. Bei größeren Wunden tragen Sie einen sauberen Schutzkittel, einen Mundschutz und eine Haube.

Das Einhalten der hygienischen Grundregeln fällt leichter, wenn eine Person die sterilen Anteile des Verbandwechsels übernimmt und die andere die Materialien anreicht. Vor und nach jedem Verbandwechsel führt die Pflegende eine hygienische Händedesinfektion ↗ S. 427 durch.

Hinweis Verbandwechsel werden so wenig wie möglich und so oft wie nötig durchgeführt.

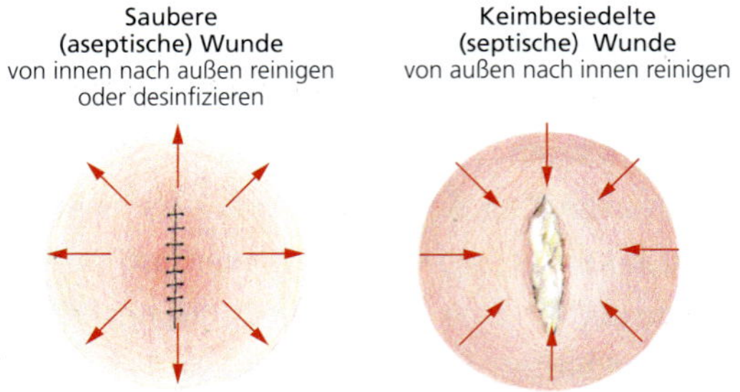

Damit eine saubere (*aseptische*) Wunde sauber bleibt und die Keime einer keimbesiedelten (*septischen*) Wunde nicht auf die umgebende Hautregion übertragen werden, muss bei der Reinigung die Wischrichtung beachtet werden.

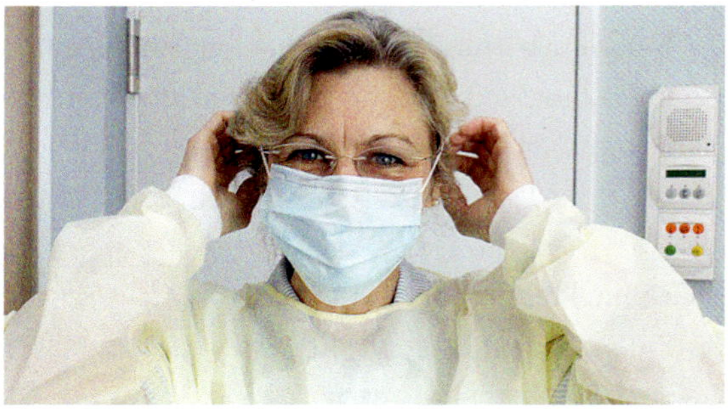

Der Mundschutz verhindert, dass Keime beim Sprechen oder Niesen in die Wunde gelangen. Der Schutzkittel bildet eine Barriere zwischen den Keimen, die sich auf der Arbeitskleidung festgesetzt haben, und der Wunde.

Ziel

Der Verbandwechsel wird durchgeführt, um einen verschmutzen Verband zu erneuern, wenn die Wirkung einer interaktiven Wundauflage nachlässt oder um den Wundheilungsprozess beurteilen zu können.

Hinweis Zur Vermeidung einer Keimübertragung werden die benötigten Materialien auf einer desinfizierten Arbeitsfläche eines fahrbaren Arbeitswagens oder auf einem Tablett zusammengestellt.

Materialien

Sterile und unsterile Seite eines Tabletts zum Verbandwechsel

Sterile Materialien:
- sterile Handschuhe (1)
- benötigte Instrumente (z. B. Skalpell (2), scharfer Löffel (3))
- Utensilien für die Wundspülung (z. B. Knopfkanüle (4), Blasenspritze)
- Tupfer/Kompressen (5)
- geeignete Wundauflage / Wundtherapeutikum nach ärztlicher Anordnung (6)

Unsterile Materialen:
- Handschuhe (7)
- Händedesinfektionsmittel
- wasserundurchlässige, saugfähige Schutzunterlage (9)
- geeignete Lösungen zum Spülen (angewärmt) (8) und ggf. zum Desinfizieren der Wunde (10)
- Abwurfbehälter für gebrauchte Instrumente (11)
- Material zum Fixieren der Wundauflage (12) (Mullbinden, Fixierflies, Folien)
- Verbandschere (13), ggf. Pflaster (14)

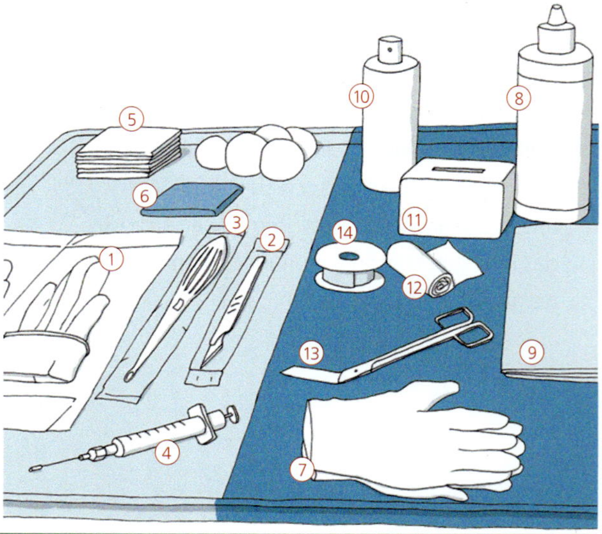

Vorbereitung

- Schließen Sie Türen und Fenster. Stäube können dann nicht durchs Fenster gelangen und sich in der Wunde festsetzen. Das Bettenmachen und Saubermachen der Zimmer sollte in dieser Zeit ebenfalls unterbleiben, weil diese Tätigkeiten Staub aufwirbeln.
- Stellen Sie das Tablett mit den Materialien und einen Abwurfbehälter in greifbarer Nähe auf.

Durchführung

- Der alte Verband wird mit unsterilen Handschuhen entfernt und entsorgt. Wenn die Wundauflage auf der Wunde festklebt, kann sie mit einer Ringerlösung vorsichtig abgelöst werden. Stülpen Sie den Handschuh von der Hand über den alten Verband und werfen Sie beides weg. Desinfizieren Sie erneut Ihre Hände.
- Die Wunde wird entsprechend ihrer Keimbesiedelung von außen nach innen oder von innen nach außen gereinigt. Dazu werden sterile Tupfer mit Desinfektionslösung getränkt. Jeder Tupfer wird nur einmal benutzt und dann entsorgt.
- Der neue Wundverband wird gemäß der ärztlichen Anordnung aufgelegt und fixiert.

Nachbereitung

- Helfen Sie dem Pflegebedürftigen in eine bequeme Lage.
- Legen Sie alle Gegenstände wieder in Reichweite des Pflegebedürftigen (Nachttisch, Klingel usw.).
- Entsorgen Sie den Abfall und bereiten Sie die benutzten Instrumente auf bzw. geben Sie sie zur Aufbereitung.
- Direkt im Anschluss an den Verbandwechsel dokumentieren Sie alle Beobachtungen und den Verbandwechsel selbst in der Pflegedokumentation, wenn möglich auf einem Wunddokumentationsbogen.

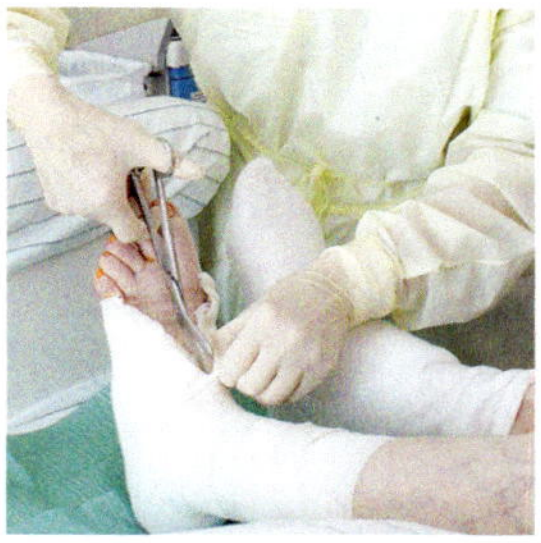

Entfernen des alten Verbands

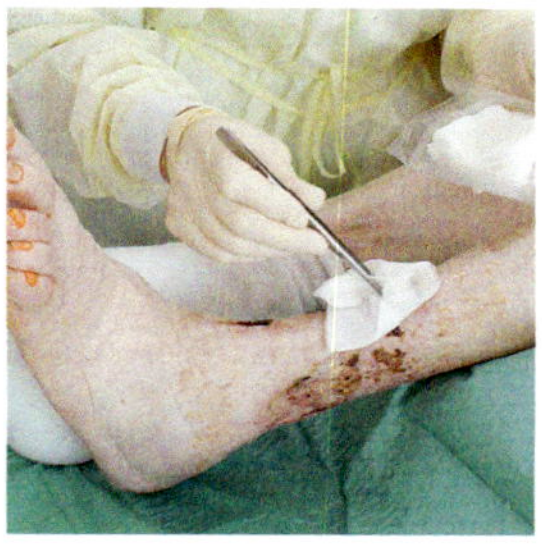

Reinigen der Wunde

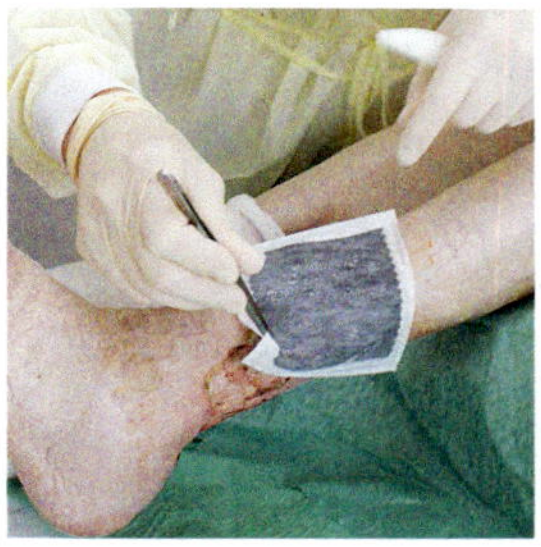

Aufbringen der neuen Wundauflages

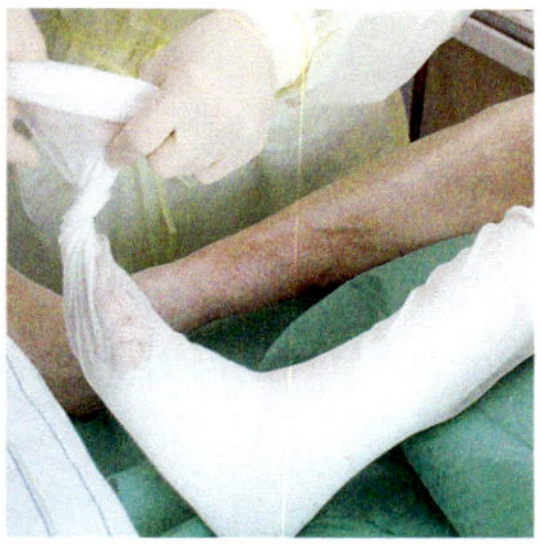

Fixierung der Wundauflage mit Schlauchverband

www.igap.de
>Pflegewissenschaft
>Material
>Downloads
Hier können Sie einen Wunddokumentationsbogen als PDF herunterladen.

Ringerlösung wässrige Salzlösung in spezieller Zusammensetzung

Bei der medizinischen Diagnostik und Therapie assistieren

1 Vitalzeichenkontrolle

1. Beschreiben Sie die Bestandteile und die Hauptaufgaben des Blutes.
2. Nennen Sie die Stellen des Körpers, an welchen der Puls gemessen werden kann.
3. Stellen Sie dar, wie Sie beim Pulsmessen vorgehen.
4. Erklären Sie die Begriffe diastolischer und systolischer Blutdruck.
5. Nennen Sie vier Möglichkeiten, die Körpertemperatur eines Menschen zu ermitteln.

2 Blutzuckerkontrolle

6. Erklären Sie die Funktion des Blutzuckers.
7. Benennen Sie die bei Veränderungen des Blutzuckerspiegels beobachtbaren Symptome.
8. Beschreiben Sie das Vorgehen bei der Blutzuckermessung

3 Medikamentenverabreichung

9. Erklären Sie den Begriff „unerwünschte Wirkungen von Arzneimitteln".
10. Geben Sie die 5-R-Regel wieder.
11. Zählen Sie die Stellen des Körpers auf, an denen eine subkutane Injektion erfolgen kann.

4 Physikalische Maßnahmen

12. Nennen Sie die vier Faktoren, von denen die Wirkung einer Waschung abhängig ist.
13. Legen Sie dar, worauf Sie bei der Durchführung von Wadenwickeln Maßnahme achten müssen.

5 Wundversorgung

14. Erklären Sie die Begriffe offene, geschlossene, akute und chronische Wunde.
15. Erläutern Sie, auf welche hygienischen Grundregeln Sie bei einem Verbandwechsel achten müssen.

Menschen in besonderen Problemlagen beobachten und begleiten

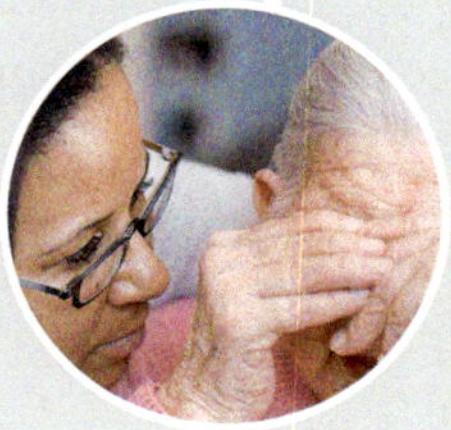

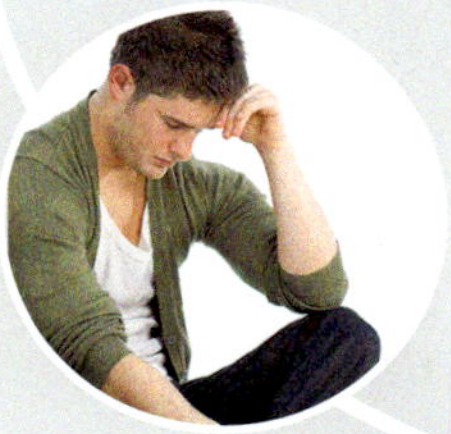

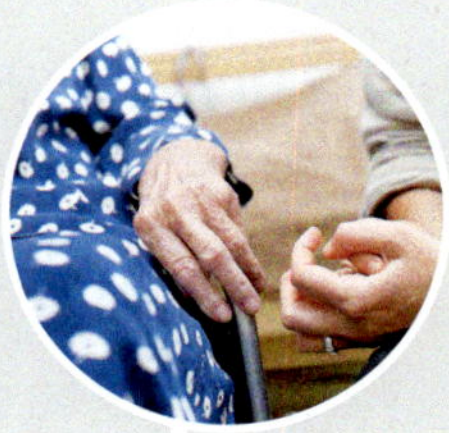

Schmerzentstehung

Was ist Schmerz?

Schmerz ist ein unangenehmes Sinnes- oder Gefühlserlebnis und basiert auf einem komplexen Geschehen in unserem Körper. Man unterscheidet zwischen akutem und chronischem Schmerz.

Akuter Schmerz ist zeitlich begrenzt und hat eine Signal- und Warnfunktion. Die Betroffenen können den Ort der Schmerzen i. d. R. gut benennen.

Beispiel

Frau Rosan tritt in eine Scherbe. Sofort spürt sie einen stechenden Schmerz im Fuß.

Chronischer Schmerz dauert länger als sechs Monate an und besteht auch nach Abklingen der ursprünglich schmerzhaften Erkrankung fort. Chronischer Schmerz ist eine eigenständige Erkrankung.

Beispiel

Herr Köhler erlitt bei einem Autounfall vor zwei Jahren mehrere Knochenbrüche im rechten Bein und Beckenbereich. Obwohl die Brüche alle geheilt sind, leidet er bis heute unter starken Schmerzen.

Schmerz

akuter Schmerz
- zeitlich begrenzt, <6 Monate
- Signal- und Warnfunktion
- Reaktion auf die Erkrankung
- Ort der Schmerzwahrnehmung meist eingegrenzt und gut zu benennen

chronischer Schmerz
- >6 Monate
- keine Signal- und Warnfunktion
- eigenständige Erkrankung
- häufig generalisierter Schmerz: „Es tut überall weh."

Schmerzschema

Schmerzerkennung und -bewertung

Trifft ein Schmerzreiz den Körper (z. B. Schnittverletzung), gelangt er über schnelle Nervenfasern ↗ S. 306 zum Gehirn (erster Schmerz) und lässt uns den Ort der Schädigung erkennen. Wenige Sekunden danach erreichen langsame Schmerzsignale (zweiter Schmerz) das Gehirn, die länger anhaltend sind. Bei der Schmerzerkennung registrieren wir den Ort der Störung und können schnell und gezielt Gegenmaßnahmen ergreifen. Bei der Schmerzbewertung werden Emotionen, Erinnerungen und moralische Aspekte („Ein Mann heult nicht!") zu einer Schmerzreaktion verknüpft.

Der Punkt, ab dem ein Schmerzreiz wahrnehmbar ist, wird als Schmerzschwelle bezeichnet. Das Maß, ab dem dieser als unangenehm empfunden wird, beschreibt die persönliche Schmerztoleranz.

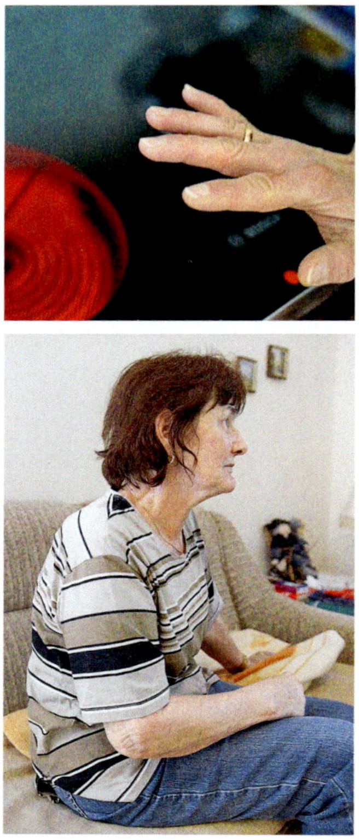

Reaktionen auf Schmerzen sind z. B. reflexhaftes Wegziehen von der Schmerz- oder Gefahrenquelle (oben) oder eine subjektiv schmerzmindernde Schonhaltung (unten).

Entstehung akuter Schmerzen

Schmerzen werden bei gewebsbedrohenden Reizen (*Noxen*) zuerst von spezifischen Rezeptoren vor Ort registriert. Diese Schmerzrezeptoren (*Nozizeptoren*), meist freie Nervenendigungen, reagieren auf chemische Stoffe und physikalische Einwirkungen von außen oder innerhalb des Körpers. Deren Signale werden über spezielle Nervenfasern zum Gehirn geleitet. Je nach Gewebe bzw. Organ ist der Anteil an Schmerzfasern und damit die Schmerzschwelle sehr unterschiedlich. Die Hornhaut des Auges und die Knochenhaut reagieren z. B. sehr empfindlich auf Noxen, während Leber und Gehirn (ausgenommen die Leberkapsel und die Hirnhäute) praktisch schmerzfrei sind.

Schmerzentstehung

- Noxe (gewebsbedrohender Reiz)
- Nozizeptoren (Schmerzrezeptoren)
- sensible Nervenfasern
- Gehirn

Der Reiz wird aufgenommen, die Schmerzrezeptoren reagieren und die Nervenfasern leiten weiter bis zum Gehirn.

Entstehung chronischer Schmerzen

Besteht ein Schmerz über mehr als sechs Wochen, besteht die Gefahr der Chronifizierung. Das bedeutet, es kommt zu einer Schmerzempfindung, obwohl der auslösende Reiz nicht mehr existiert. Etwa 60–80 % aller Menschen über 60 Jahren leiden an chronischen Schmerzen. In vielen Fällen können keine körperlichen Ursachen dafür gefunden werden. Ein Grund ist, dass Schmerzreize zu Hirnregionen gelangen, die für die Entstehung von Gefühlen, Erfahrungen und Erinnerungen verantwortlich sind. Anhaltende Schmerzreize werden mit Erlebnissen verknüpft, es entsteht ein „Schmerzgedächtnis". Über Verbindungen mit dem Hormonsystem (*Hypothalamus*) entstehen infolge körperliche Reaktionen (z. B. Blutdruckanstieg oder Verspannungen), die wiederum als schmerzhaft empfunden werden. Der eigentlich auslösende Schmerzreiz ist im Verlauf dieser Entwicklung in den Hintergrund geraten.

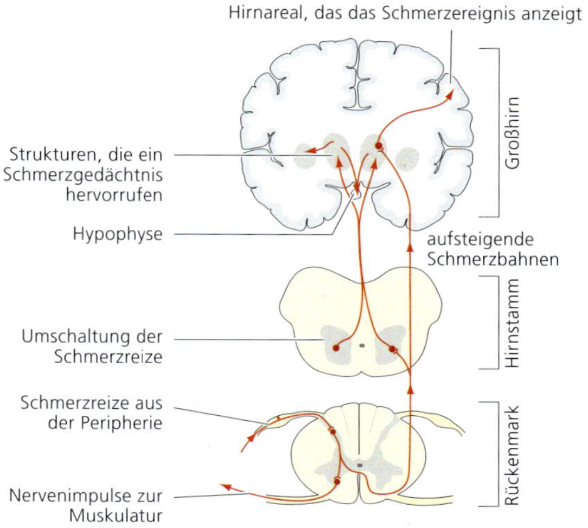

Schema der Schmerzleitung: Schmerzreize werden über das Rückenmark zu dem Hirnareal geleitet, in dem der Ort des Schmerzes erkannt wird. Ein zweiter Weg führt zu Hirnstrukturen, die ein Schmerzgedächtnis ausbilden (Thalamus, limbisches System). Verbindungen zur Hypophyse bzw. Hypothalamus führen zu hormonellen Reaktionen.

Hinweis Typische Begleitsymptome bei chronischen Schmerzpatienten sind Depressionen mit Rückzug aus sozialen Aktivitäten. Umgekehrt führen Depressionen häufig zur Entwicklung von Schmerzsyndromen bzw. zur verminderten Schmerztoleranz.

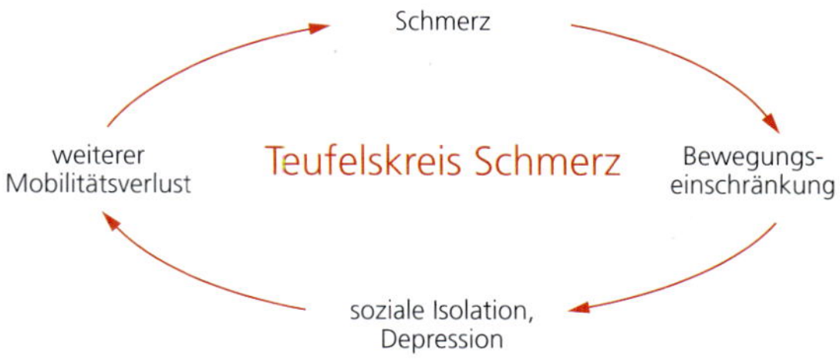

Gegenseitige Verstärkung von Schmerzleiden und Depressionsleiden

Rezeptor Organ (des Nervensystems) zur Reizaufnahme

Schmerzerfassung

Schmerzarten

Nach Ort und Art werden Schmerzen unterschiedlich eingeteilt. Grundsätzlich unterscheidet man zwischen vom Körper (*somatischen*) und von den Eingeweide (*viszeralen*) ausgehenden Schmerzen.

Somatische Schmerzen gehen vom Epithel ↗S. 186, Binde- und Stützgewebe aus. Das Schmerzempfinden ist stechend und plötzlich und je nach Gewebstiefe gut lokalisierbar. Sie können unterteilt werden in

- Oberflächenschmerz der Haut, z. B. Stichverletzungen sowie
- Tiefenschmerz der Muskeln, Gelenke oder Sehnen, z. B. Muskelkrampf.

Viszerale Schmerzen entstehen in Eingeweiden mit einer Qualität vom dumpf bis kolikartig ↗S. 280. Zum Teil sind Panik und Todesangst damit verbunden. Sie strahlen in bestimmte Hautareale aus (*Head-Zonen*).

Weitere Schmerzarten werden nach dem Auslöser unterschieden.

Neuropathische Schmerzen werden ohne Noxen direkt vom Nervensystem ausgelöst. Es entsteht eine erhöhte Empfindlichkeit der Nervenfasern, sodass selbstständig Schmerzreize ausgelöst bzw. Schmerzorte vorgetäuscht werden, die gar nicht geschädigt sind (so genannter Phantomschmerz). Neuropathische Schmerzen treten auf bei Schädigungen der Nerven durch

- Stoffwechselstörungen (z. B. Diabetes mellitus),
- Druck (z. B. bei Bandscheibenvorfall),
- Durchtrennung (z. B. nach Amputation) sowie
- zentrale Ausfälle (z. B. bei Schlaganfall).

Reflektorische Schmerzen beruhen auf einem unerwünschten Kreislauf, z. B. Muskelverspannungen führen zu Schmerzen, die Schmerzen verstärken die Verspannung.

Psychogene Schmerzen (z. B. Magenschmerzen bei Angst) basieren auf seelischer Belastung und können zu somatischen Störungen führen.

Schmerzarten

- somatisch
  - **Oberflächenschmerz**
    - Haut
    - z. B. heiße Herdplatte, Nadelstiche
  - **Tiefenschmerz**
    - Muskeln
    - Gelenke
    - Sehnen
- viszeral
  - Eingeweide
  - z. B. Gallenkolik

Schmerzarten nach dem Ort der Entstehung

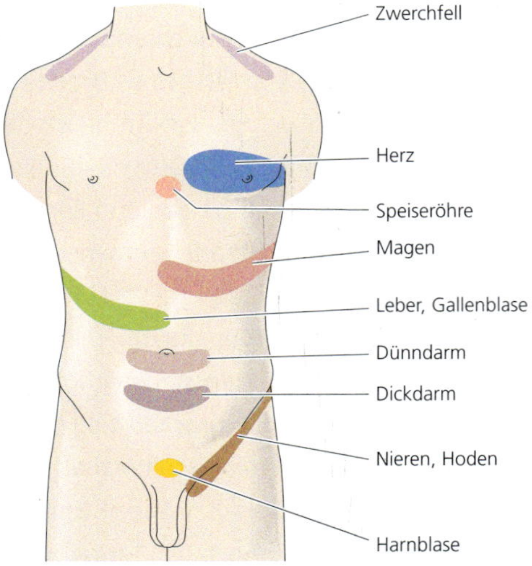

Schmerzen an bestimmten Hautarealen können auf organische Schäden hindeuten.

Schmerzsymptome

Leidet ein Mensch unter Schmerzen, können Sie meist eines oder mehrere der folgenden Merkmale beobachten:

- Veränderter Gesichtsausdruck (schmerzverzerrt, starr, maskenhaft)
- Änderungen im Bewegungsablauf (Schonhaltung, erhöhter oder verminderter Muskeltonus)
- Wesensveränderungen (eingeschränkte Wahrnehmung, abgelenktes Verhalten, Unruhe, Reizbarkeit, eingeschränktes Denkvermögen)
- Veränderungen im Bereich des vegetativen Nervensystems (Schlafstörung, kalter Schweiß, Änderung von Herz- oder Atemfrequenz).

Schmerzassessment

Bei Schmerzäußerungen des Pflegebedürftigen gilt es, diese so gut wie möglich mit Hilfe eines Beobachtungsbogens zu erfassen. Kriterien dafür sind:

Lokalisation: Bitten Sie den Betroffenen, den Ort des Schmerzes genau zu beschreiben. Dies ist wesentlich für die Beurteilung der Schmerzentstehung. Hilfreich ist es, bei sprachlichen Schwierigkeiten ein Körperschema (einfache Zeichnung des Körpers) zu verwenden.

Dauer und Verlauf: Bringen Sie in Erfahrung, wie sich der zeitliche Verlauf des Schmerzes darstellt. Darüber kann der behandelnde Arzt den Erfolg einer Therapie und die Schmerzursache einschätzen.

Intensität und Qualität: Der Betroffene kann die Schmerzintensität anhand einer Schmerzskala benennen. Die Nutzung der Schmerzskalen dient der genaueren Beschreibung der Schmerzintensität. Es existieren verschiedene Schmerzskalen, die entsprechend der Fähigkeiten des Betroffenen Anwendung finden. Die Beschreibung der Schmerzqualität unterscheidet sich abhängig von der Schmerzart. Geben Sie dem Pflegebedürftigen Eigenschaftsbeschreibungen vor (z. B. dumpf, klopfend, stechend).

Hinweis Im Alter vermindert sich die Zahl der Schmerzrezeptoren und die Leitungseigenschaften der Schmerzfasern. Gewebeschädigungen werden durch die fehlende Warnfunktion des Schmerzes manchmal zu spät wahrgenommen. Beobachten Sie immer den ganzen Menschen, um körperliche Veränderungen frühzeitig zu erkennen und Folgeschäden zu vermeiden.

Schmerzarten
- ☐ Oberflächenschmerz
- ☐ Tiefenschmerz
- ☐ Eingeweideschmerz

Qualität des Schmerzes
- ☐ stark
- ☐ dumpf
- ☐ stechend
- ☐ wehenartig
- ☐ krampfartig
- ☐ spitz
- ☐ grausam
- ☐ schwach
- ☐ heftig
- ☐ brennend
- ☐ nagend
- ☐ ermüdend
- ☐ klopfend
- ☐ unerträglich

Schmerzäußerungen
- ☐ verbal geäußert
- ☐ nonverbal geäußert
- ☐ physisch erkennbar
- ☐ ____________
- ☐ ____________
- ☐ ____________
- ☐ ____________

Schmerzlokalisation
- ☐ streng lokalisierbar
- ☐ diffus (nicht klar lokalisierbar)
- ☐ ausstrahlend
- ☐ ____________
- ☐ ____________
- ☐ ____________
- ☐ ____________

Schmerzstärke

Schmerzdauer und -verlauf
- ☐ kurz
- ☐ langandauernd
- ☐ intermittierend (immer wiederkehrend)

- ☐ stärker werdend
- ☐ schwächer werdend
- ☐ ____________
- ☐ ____________

Besonderheiten: ____________________________

Beobachtungsbögen ermöglichen die aktuelle Bewertung und den zeitlichen Verlauf bzw. Entwicklung von Schmerzempfindungen.

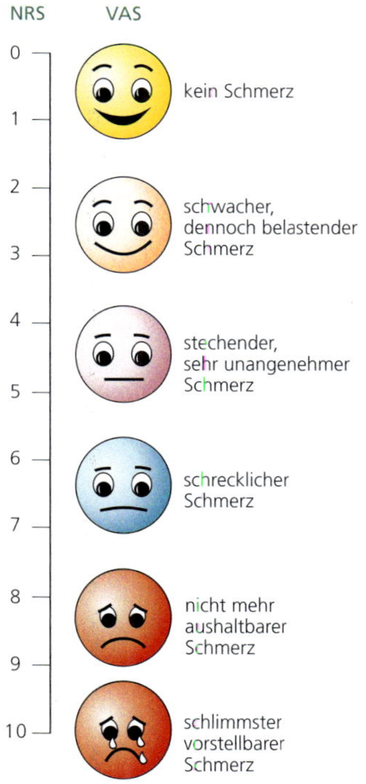

Zur Bestimmung der Schmerzintensität kann bei guter Urteils- und Sprachfähigkeit des Pflegebedürftigen eine numerische Rangskala (NRS) und bei geringer Sprachfähigkeit eine visuell analoge Skala (VAS) genutzt werden.

Skala grafische Darstellung verschiedener Werte

Therapie

Therapieziele und -möglichkeiten

Das Ziel jeder Schmerzbehandlung ist, neben der Linderung die Verselbstständigung von Schmerzempfindungen zu verhindern bzw. den Kreislauf der Chronifizierung zu durchbrechen. Neben medikamentösen Therapien zur Schmerzunterdrückung und Behandlung der Schmerzursache bedarf es häufig psychotherapeutischer Maßnahmen. Wesentlich dabei ist die Erstellung einer aussagekräftigen Dokumentation (Schmerztagebuch) mit Hilfe von Beobachtungsbögen, da eine Schmerzentwicklung und der Therapieerfolg nur so über lange Zeiträume nachvollziehbar werden.

Die erfolgreiche Verminderung von Schmerzen bedeutet in jeder Lebenslage eine Erhöhung der Lebensqualität.

Medikamentöse Behandlung

Die medikamentöse Behandlung von Schmerzen erfolgt mit Schmerzmitteln (*Analgetika*). Abhängig von Schmerzart, Schmerzort und Schmerzintensität werden verschiedene Analgetika eingesetzt.

Akute Schmerzen können auf bestimmte (ernsthafte) Erkrankungen hindeuten. Von einer eigenständigen Medikation ist daher dringend abzuraten. Der behandelnde Arzt wird i. d. R. eine Bedarfsmedikation verordnen, die die schnellstmögliche Beseitigung des Schmerzes zum Ziel hat.

Bei **chronischen Schmerzen** steht die Vermeidung des Schmerzes an erster Stelle. Zu diesem Zweck wird eine Medikation in festen Zeitabständen verordnet (z. B. 7 Uhr, 15 Uhr, 23 Uhr). Meist werden langwirkende Medikamente (so genannte Retard-Präparate) eingesetzt. Nur bei besonderen Erfordernissen sollte auf eine Bedarfsmedikation zurückgegriffen werden.

Viele Analgetika haben zahlreiche unerwünschte Wirkungen. Typische unerwünschte Wirkungen sind Magenschleimhautentzündungen mit Magenschmerzen bei bestimmten antipyretischen Analgetika sowie Verstopfung (Obstipation, ↗ S. 291) bei vielen narkotischen Analgetika.

Antipyretische Analgetika
Vorwiegend peripher wirksam

Wirkstoff	Merkmale
Acetylsalicylsäure, Ibuprofen	■ schwach wirksam/schnelle Wirksamkeit ■ große therapeutische Breite ■ Einsatz bei akuten Schmerzzuständen (z. B. Kopfschmerzen)
Diclofenac, Indometacin	■ stark wirksam / schnelle Wirksamkeit ■ entzündungshemmende Eigenschaften ■ Einsatz bei entzündlichen Schmerzen (z. B. chronische Polyarthitis)
Meloxicam, Piroxicam	■ stark wirksam / langsame Wirksamkeit ■ viele Nebenwirkungen ■ Einsatz bei andauernden Schmerzen (z. B. Knochenmarksmetastasen)
Metamizol, Phenazon	■ stark wirksam ■ stark fiebersenkend ■ krampflösend

Narkotische Analgetika (Opiate und Opioide)
Vorwiegend zentral wirksam

Wirkstoff	Merkmale
Codein, Tramadol	■ schwach wirksam ■ geeignet für kurzzeitige Anwendung (z. B. Gallenkolik)
Morphin, Fentanyl	■ stark wirksam ■ geeignet für langfristige Anwendung (z. B. Tumorschmerz)

Auswahl von Schmerzmitteln (mit wichtigen Merkmalen)

Hinweis Informieren Sie bei unerwünschten Wirkungen sowie bei fehlender Wirkung der verordneten Medikation eine Pflegefachkraft oder den behandelnden Arzt.

Bedarfsmedikation Medikamentenanordnung für einen akut auftretenden Bedarf; zur Anordnung von Bedarfsmedikation gehören Grund der Medikamentengabe (z. B. starker Schmerz), der kleinste Zeitabstand zur nächsten Gabe sowie die höchste Gesamtmenge am Tag (z. B. höchstens alle 4 Stunden, max. 1 g am Tag).
antipyretisch fiebersenkend
narkotisch betäubend

Besonderheiten bei der Pflege

Schmerzen sind subjektive Erlebnisse. Das bedeutet, dass jeder Mensch Schmerzen unterschiedlich wahrnimmt und auf sie reagiert. Schmerzreaktionen sind abhängig von individuellen, kulturellen, sozialen, geschlechts- und altersspezifischen Voraussetzungen.

Pflegende haben bei ihrer Tätigkeit häufig mit stark schmerzbelasteten Menschen zu tun. Nicht immer sind die Schmerztherapien erfolgreich, bei manchen Erkrankungen (z. B. Krebserkrankungen) nehmen die Schmerzen trotz Schmerztherapie zu. Beachten Sie im Umgang mit schmerzbelasteten Menschen Folgendes:

- Viele schmerzbelastete Pflegebedürftige wissen genau, was ihnen gegen ihre Schmerzen hilft. Diesen Erfahrungen sollte, wenn möglich, bei allen pflegerischen Maßnahmen gefolgt werden.
- Erfassen Sie in regelmäßigen Abständen die Schmerzsituation mit Hilfe einer Schmerzskala ↑ S. 469 und teilen Sie mögliche Veränderungen einer Pflegefachkraft oder einem Arzt mit.
- Schmerzbelastete Menschen neigen zu Schonhaltungen. Diese können zu Kontrakturen oder Dekubitalgeschwüren führen und bedürfen dementsprechender Prophylaxen (Kontrakturprophylaxe ↑ S. 240, Dekubitusprophylaxe ↑ S. 242).
- Sowohl akute als auch chronische Schmerzen können mit starken Stimmungsschwankungen bis hin zu aggressivem Verhalten einhergehen. Wahren Sie professionelle Distanz ↑ S. 349.
- Bei Schmerzen am Bewegungsapparat sind aktive den passiven Bewegungen vorzuziehen. Fordern Sie den Pflegebedürftigen zur selbstständigen Bewegung auf.
- Schmerzempfindungen sind Stressauslöser. Wirken Sie mit ruhigem, umsichtigem Verhalten entgegen. Setzen Sie ggf. beruhigende Pflegemaßnahmen (z. B. beruhigende Waschungen ↑ S. 454) ein und versuchen Sie, die Lebenssituation positiv zu beeinflussen.
- Setzen Sie nach Absprache mit einer Pflegefachkraft oder einem Arzt schmerzlindernde physikalische Maßnahmen ↑ S. 452 ein.

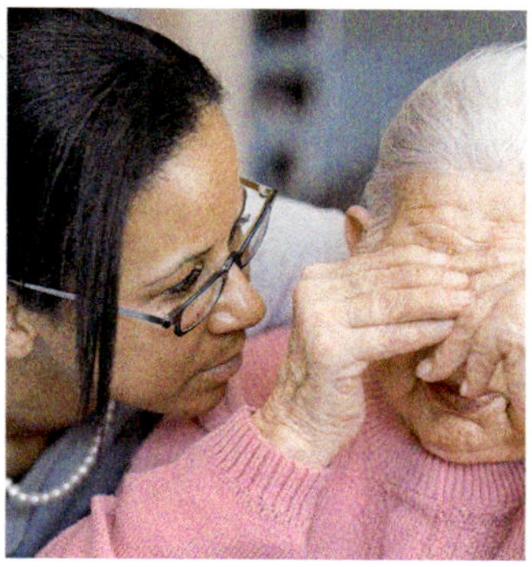

Ältere Menschen empfinden Schmerzen auf Grund von Einsamkeit oder Reizarmut oft besonders stark.

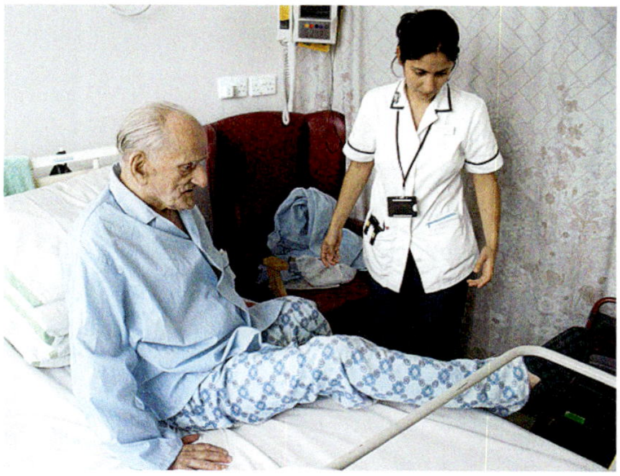

Selbstständig (aktiv) durchgeführte Bewegungen sind schmerzärmer als passive.

Hinweis Wenn bei einer Pflegebehandlung Schmerzen entstehen oder sich verstärken können und der Pflegebedürftige nicht damit rechnet, kann sein Vertrauen in die Pflegeperson und ihre Kompetenz ↑ S. 40 erschüttert werden. Daher sollten Sie vor einer solchen Pflegehandlung den Pflegebedürftigen angemessen darüber informieren, dass Schmerzen entstehen bzw. sich verstärken können. Hierbei ist es angebracht, weder zu verharmlosen noch durch Übertreibung die Erwartung von Schmerz zu schüren.

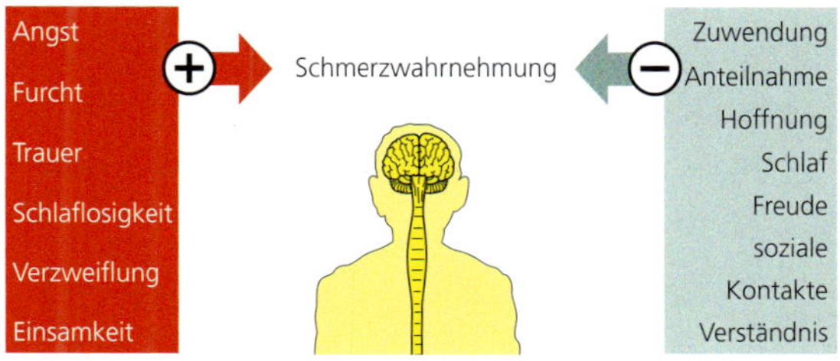

Die Lebenssituation fördert oder hemmt die Schmerzwahrnehmung.

Merkmale psychischer und demenzieller Erkrankungen

Die Beobachtung des Verhaltens spielt in der Betreuung und Therapie von psychisch veränderten Menschen eine herausragende Rolle. Es gibt eine Vielzahl psychischer Auffälligkeiten, die einzeln auftretend nicht unbedingt Krankheitswert haben müssen. Treten bestimmte Merkmale bzw. Symptome gemeinsam auf, ergeben sich daraus psychische bzw. demenzielle Krankheitsbilder (↗ S. 484).

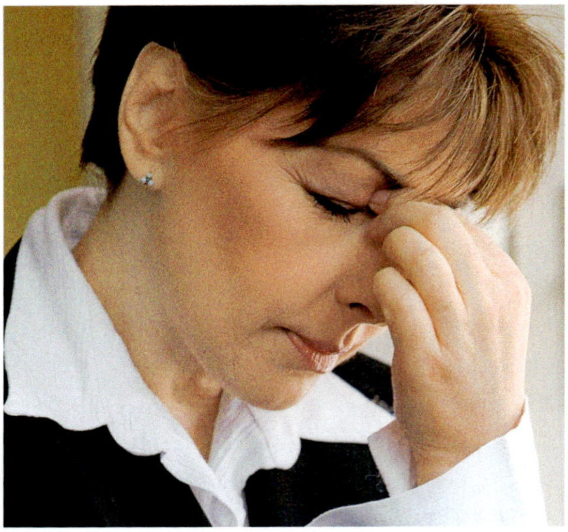

Psychische Auffälligkeiten können Teil der Persönlichkeit oder einer kurzfristigen Belastungssituation sein. Sie müssen nicht Teil einer Erkrankung sein, also keinen Krankheitswert haben.

Bewusstseinsstörungen und Desorientierung

Unter **Bewusstseinsstörung** ↗ S. 311 wird die Beeinträchtigung des gewöhnlichen Alltagsbewusstseins verstanden. Dabei ist auch die Fähigkeit zur Selbstkontrolle verändert. Es können Fehlbeurteilungen zu Zeit, Ort, Person und Situation auftreten (Desorientierung).

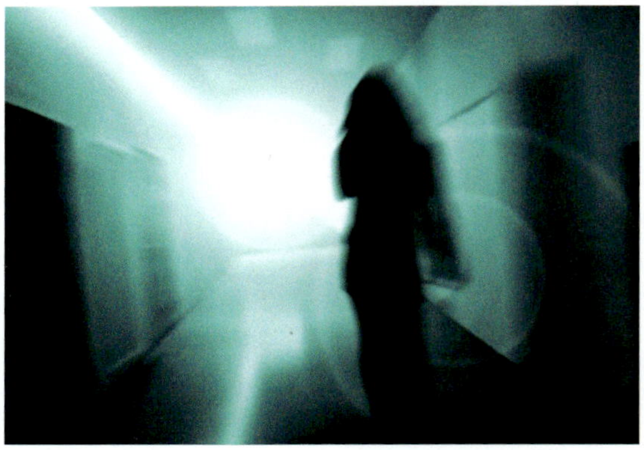

Für Menschen mit Bewusstseinsstörungen sieht die Welt oft anders aus als sie ist.

Aufmerksamkeits- und Gedächtnisstörungen

Aufmerksamkeit ist die Fähigkeit, sich auf etwas oder jemanden geistig einstellen zu können. Sie geht mit jeder Gedächtnisleistung (↗ S. 35) einher. Man unterscheidet dahingehend:

- **Konzentrationsstörung:** Die Aufmerksamkeit kann nicht anhaltend auf einen Gegenstand gerichtet werden; einhergehend mit Beeinträchtigungen des Ultrakurzzeitgedächtnisses.
- **Merkfähigkeitsstörung:** Informationen können nicht länger als ein paar Minuten abgespeichert und abgerufen werden (Störung des Kurzzeitgedächtnisses).
- **Gedächtnisstörung:** Informationen können nicht länger als ein paar Stunden abgespeichert werden (Störung des Langzeitgedächtnisses).

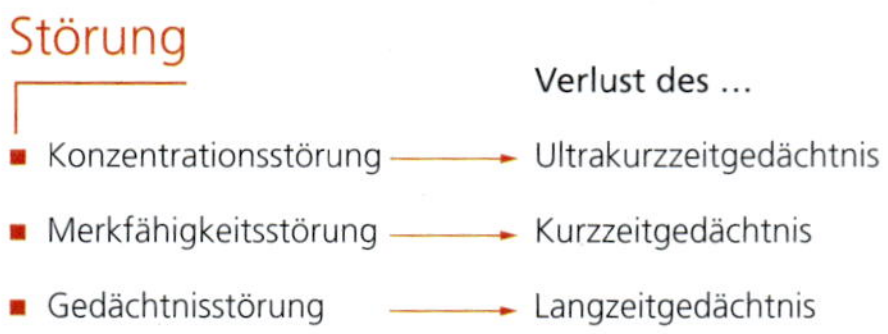

Einteilung von Aufmerksamkeits- und Gedächtnisstörungen

Affektivität und Ängste

Affektivität beschreibt das Gefühlsleben eines Menschen. Es bewegt sich zwischen Niedergeschlagenheit (*Deprimiertheit*) und Hochstimmung (*Euphorie*). Als dysphorisch bezeichnet man Menschen, die missmutig, mürrisch oder gereizt oder evtl. sogar fremdaggressiv ↑ S. 364 sind. Sehr schnelle Stimmungsschwankungen bezeichnet man als Affektlabilität oder Affektinkontinenz.

Ängste können als physiologische Reaktion auf Bedrohliches auftreten. Übersteigt die Angst eine gewisse Schwelle, verselbstständigt sie sich und wird zum eigenständigen Problem (Umgang mit Angst ↑ S. 362).

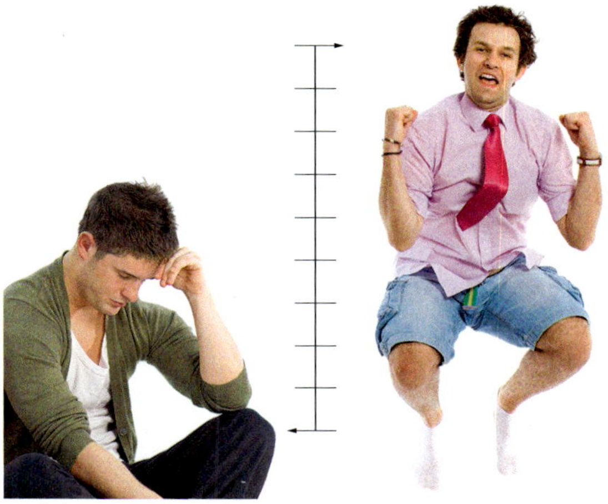

Das Gefühlsleben bewegt sich zwischen Niedergeschlagenheit (links) und Hochstimmung (rechts).

Zwang

Zwangshandlungen sind Handlungen, die gegen den eigenen Willen ausgeführt werden müssen. Beim Versuch, die Handlungen zu unterlassen, treten massive innere Anspannung und Angst auf. Sie werden immer wiederholt, auch wenn sich der Betroffene über die Sinnlosigkeit dieser Handlung völlig klar ist.

Zwangsgedanken sind Denkinhalte, die sich immer wieder aufdrängen, obwohl der Betroffene erkennt, dass sie unsinnig sind. Es wird unterschieden zwischen:

- Zwangsideen bzw. Zwangsbefürchtungen: die Befürchtung, Erwartungen nicht zu erfüllen oder die unbegründete Angst, dass ein Unglück geschieht.
- Zwangsimpulse: Antrieb zu Handlungen, die ihn selbst oder andere schädigen; sie werden aber nicht unbedingt ausgeführt.
- Grübelzwang: Gedanken werden immer wieder durchdacht, jedoch ohne zu einer Lösung zu kommen.

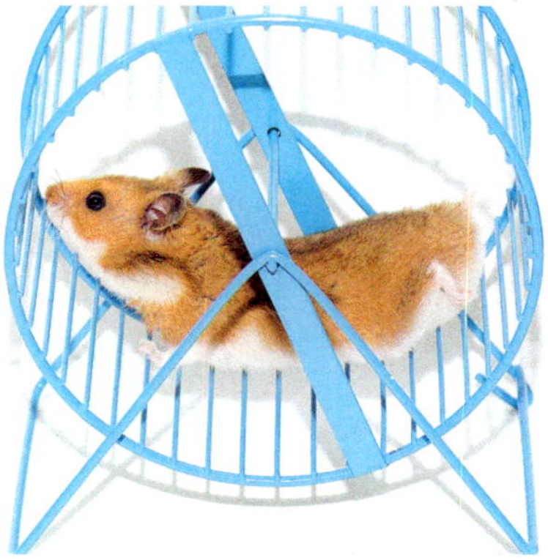

Ein Mensch mit Grübelzwang kommt nicht vorwärts.

Beispiele für Zwangshandlungen sind Reinlichkeits- oder Kontrollzwang.

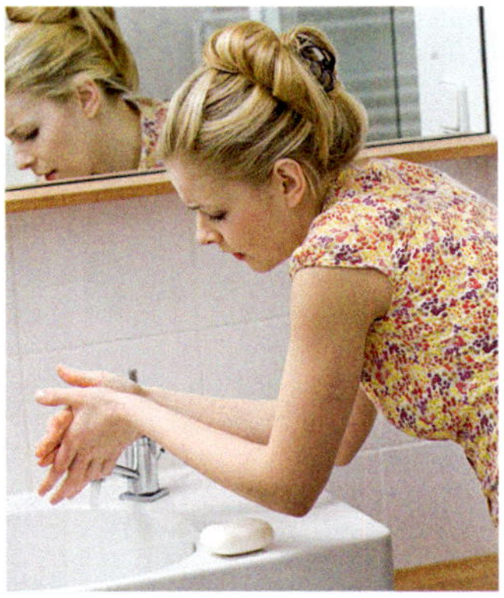

Menschen mit Waschzwang versuchen sich von z. B. Ängsten oder elterlicher Überfürsorglichkeit freizuwaschen. Oft stehen Waschzwänge auch mit anderen psychischen Störungen (z. B. Depression) in Zusammenhang. Die häufigen Waschrituale können schwere Hautschäden zur Folge haben. Eine Verhaltenstherapie oder psychotherapeutische Betreuung wird zur Behandlung eingesetzt.

Verhalten, Antrieb und Psychomotorik

Antrieb, Verhalten und Psychomotorik können charakteristische Auffälligkeiten bzw. Störungen aufweisen.

Antriebsminderung	Der Spontanantrieb ist vermindert. Die Lust und das Interesse an Aktivitäten oder der Teilnahme am Alltag ist vermindert.
Antriebshemmung	Der Betroffene fühlt sich innerlich gebremst, hat das Gefühl alle Tätigkeiten gegen einen inneren Widerstand zu machen. Hierbei kann es neben Bewegungsverlangsamungen auch zu einer Verlangsamung der Sprache kommen (psychomotorische Hemmung).
Antriebssteigerung	Es kommt zu einer Zunahme von Aktivität, Energie und Initiative. Ist die Sprache betroffen, kommt es zu einem unaufhörlichen Rededrang (*Logorrhö*).
(psycho)motorische Unruhe	Der Betroffene ist sehr unruhig. Die motorische Aktivität ist ziellos und ungerichtet und kann sich bis hin zum Erregungszustand steigern.
situationsinadäqutes Verhalten	Der Betroffene verhält sich im Kontakt nicht wie sozial erwartet. So macht der Betroffene z. B. zu jeder Frage einen Witz oder einen „blöden" Kommentar. Die Stimmung kann albern und teilweise etwas unreif wirken (läppisches Verhalten).
unwillkürliche Bewegungen oder ständig wiederkehrende Lautäußerungen (*Tics*)	Plötzliche, unwillkürliche, rasche Bewegungen oder Lautäußerungen: Diese verfolgen keinen Zweck. Beispiele hierfür sind: Kopfwerfen, Augenblinzeln, Schulterzucken (motorisch), Zischen, Räuspern, Wiederholung bestimmter Worte (*Echolalie*) (vokal).
Stupor	Die Kontaktaufnahme zur Umwelt ist massiv gestört. Der Betroffene antwortet nicht auf Fragen, häufig kommt es zum körperlichen Verharren im Liegen oder Sitzen.

Suizidalität und Selbstgefährdung

Suizidalität, auch Suizidgefährdung genannt, beschreibt Gedanken oder Fantasien, den eigenen Tod herbeiführen zu wollen (Suizid, Selbsttötung). Häufig äußern die Betroffenen ihre entsprechenden Gedanken („Ich sehe keinen Sinn mehr im Leben."). Psychische Erkrankungen sind ein Hauptrisikofaktor für einen Suizid(versuch). Während jüngere Menschen sehr viel häufiger Suizidversuche begehen, kommt es bei älteren Menschen sehr viel häufiger zum ausgeführten Suizid.

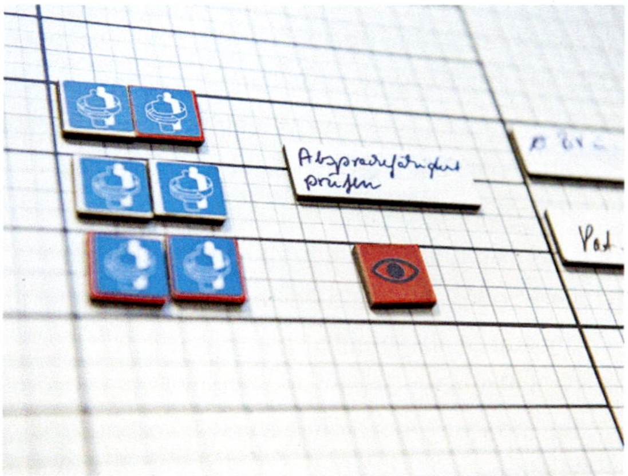

Ein deutlich sichtbarer Magnet weist auf eine Suizidgefährdung hin.

Fremdaggressivität

Fremdaggressivität sind Gedanken, Absichten oder Pläne, einem Dritten Schaden zuzufügen oder aggressiv gegen diesen vorzugehen. Dieses Verhalten kann auch durch Vergiftungen (z. B. mit Alkohol oder anderen Drogen) hervorgerufen sein.

Psychotische Symptome

Unter den Sammelbegriff „Psychose" gehören psychische Krankheiten, die mit einem Verlust des Realitätsbezugs einhergehen. Hierzu gehören Wahn, Ich-Störungen und Wahrnehmungsstörungen.

Wahn

Der Wahn ist eine Fehleinschätzung der Realität. Eine Person in diesem Zustand zeigt sich unbeirrbar und ist keinen Gegenargumenten zugängig, da der Wahninhalt subjektiv als Realität wahrgenommen wird. Inhalte und Formen eines Wahns können z. B. Eifersuchts-, Größen- oder Verfolgungswahn sein.

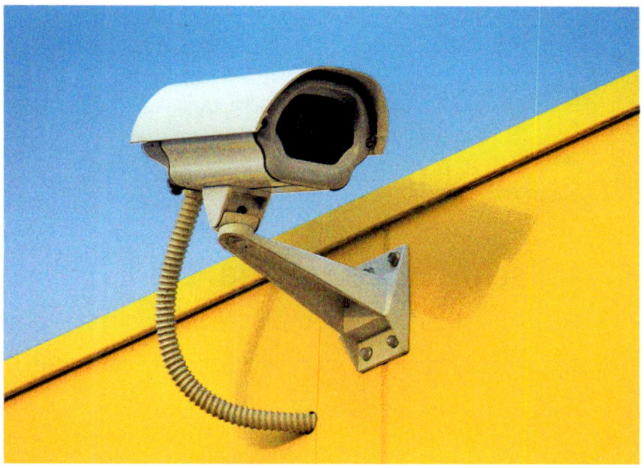

Öffentliche Überwachungskameras bestärken Menschen mit Verfolgungswahn in ihren Überzeugungen.

Ich-Störungen

Ich-Störungen sind Erlebnisweisen, bei denen es zu Erlebnisstörungen zwischen dem „Ich" und der „Umwelt" oder dem eigenen Körper kommt. Dazu gehören auch Erlebnisweisen, bei denen körperliche Vorgänge oder das eigene Denken, Fühlen und Handeln als von außen gelenkt empfunden wird. Ich-Störungen können sowohl bei psychischen Erkrankungen (z. B. Schizophrenie, ↗ S. 483) als auch bei starker Beanspruchung, z. B. bei Übermüdung, auftreten. Man kann die Denk- von der Erlebensebene unterscheiden:

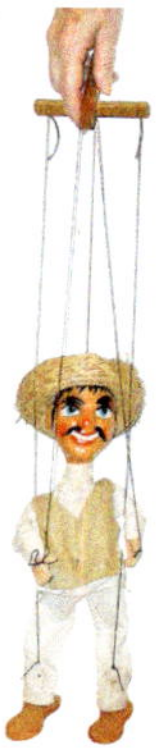

Manche Menschen mit einer Ich-Störung fühlen sich wie von außen gelenkt.

Denken	Erleben
Gedankenausbreitung („Meine Gedanken sind für andere lesbar.")	**Depersonalisation** („Mein Körper fühlt sich ganz anders an.")
Gedankeneingebung („Mir werden Gedanken eingegeben.")	**Derealisation** („Das sieht alles so anders und bedrohlich aus.")
Gedankenentzug („Meine Lehrerin entzieht mir meine Gedanken.")	**andere Fremdbeeinflussungserlebnisse** („Manchmal habe ich das Gefühl, von außen gesteuert zu werden.")

Wahrnehmungsstörungen

Wahrnehmungsstörungen werden unterteilt in

- Wahrnehmungsanomalien (z. B.: Blasse Farben werden intensiver),
- Illusionen (z. B. Sträucher werden zu Personen) und
- Halluzinationen: Es werden Dinge wahrgenommen, die es gar nicht gibt (z. B. akustische oder optische Halluzinationen).

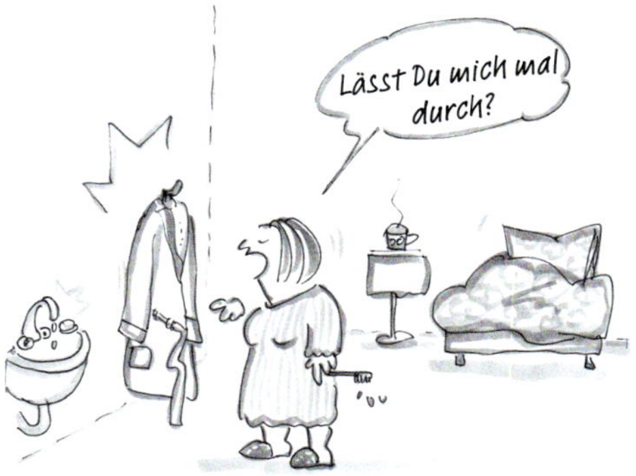

Illusionäre Verkennung: Der aufgehängte Mantel wird als Person gesehen.

Grundgedanken zum Umgang mit psychisch veränderten Menschen

Gesellschaft und Normalität

Der Mensch ist ein hochkomplexes Wesen mit einer Vielzahl physischer und psychischer Eigenschaften. Damit er in seiner Umwelt überleben kann, muss sein Gehirn vielfältige Aufgaben erfüllen können. Damit der Mensch handlungsfähig bleibt, bedarf es mindestens zwei besonderer Eigenschaften. Er muss logisch und analytisch denken können, um Handlungen planen und umsetzen zu können. Er braucht zudem ein emotionales Grundgerüst als Antrieb für sein Handeln.

Die Grenzen zwischen normalem, auffälligem oder unerwünschtem Verhalten sind dabei fließend. Psychische Störungen lassen sich nur bedingt und von Fachleuten abgrenzen, die Diagnose einer psychischen Erkrankung ist schwierig und häufig langwierig.

„Irre“ oder „verrückte“ Menschen gab es wohl seit jeher. Der Umgang der Gesellschaft mit ihnen hat sich über die Zeiten sehr gewandelt. Wir leben heute in einer weitgehend liberalen Gesellschaft, die auch **auffälligeres** Verhalten duldet. Auf der anderen Seite hat sich die Psychiatrie zu einem eigenständigen Bereich der Medizin entwickelt, der ständig neue Therapien entwickelt. Denn viele Betroffene von psychischen Störungen erfahren einen starken **Leidensdruck**.

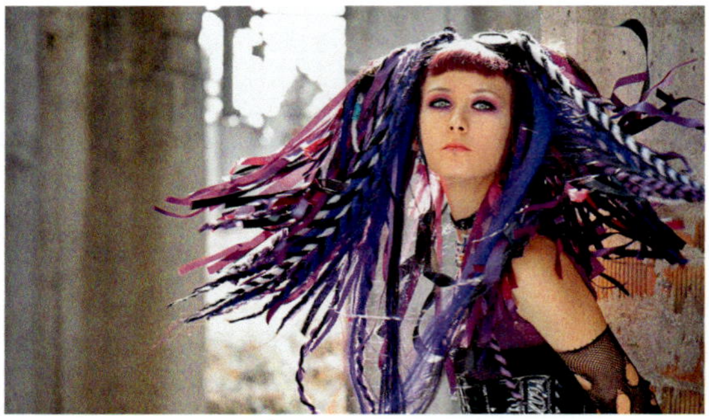

Auffälliges Verhalten ist längst noch kein Zeichen einer psychischen Störung

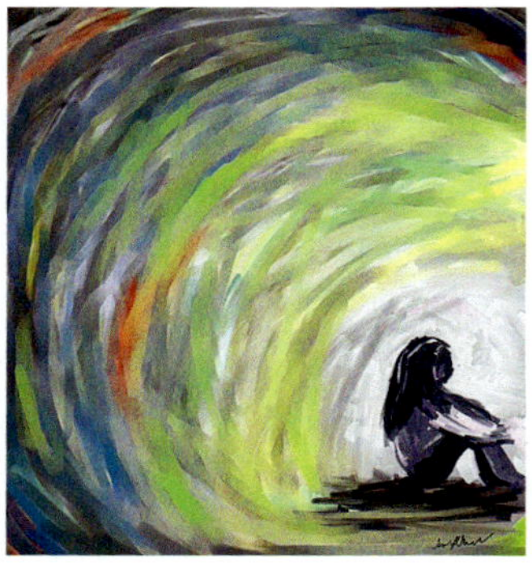

Die Auswirkungen psychischer Erkrankungen können sehr quälend sein und einen starken Leidensdruck aufbauen. Dieser entsteht nicht selten aus dem Bewusstsein, aus der gesellschaftlichen Norm herauszubrechen.

Lebenssituation psychisch erkrankter Menschen

Die meisten Menschen mit psychischen Erkrankungen leben zu Hause. Bei Unterstützungsbedarf übernehmen Angehörige oder ambulante Pflegedienste die notwendigen Verrichtungen (z. B. Haushaltsführung oder Medikamente stellen). Während akuter Krankheitsphasen kann eine **Einweisung in die Psychiatrie** notwendig sein. Bei schwerwiegenden Krankheitsverläufen oder mit zunehmender Pflegebedürftigkeit, z. B. im Alter, kann ein Umzug in eine stationäre Pflegeeinrichtung sinnvoll sein.

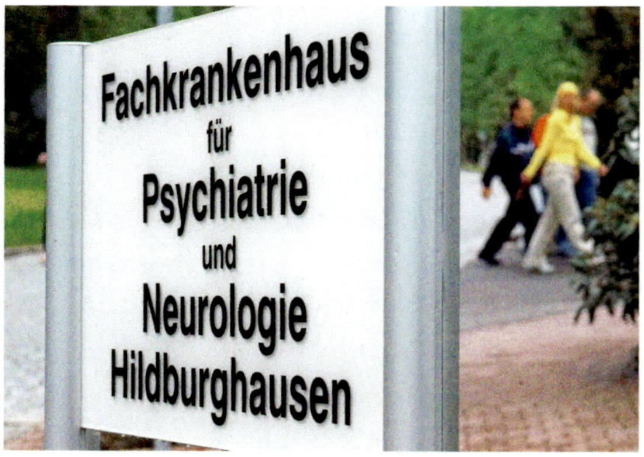

In Akutphasen kann die Psychiatrie Rückzugs-, Schutz- und Schonraum sein. Aber auch in der Betreuung psychisch erkrankter Menschen gilt heute der Grundsatz „ambulant vor stationär“.

Zugang zur „inneren Welt" der Menschen

Menschen mit psychischen Erkrankungen erleben die Realität anders und für Außenstehende häufig unverständlich. Dennoch ist eine wertschätzende Haltung „auf Augenhöhe" Grundlage der pflegerischen Beziehung. Die emotionalen, psychischen und körperlichen Bedürfnisse der Betroffenen können so erkannt und berücksichtigt werden. Das Anders-Sein oder „Ver-rückt"-Sein wird von vielen als Teil ihrer Persönlichkeit wahrgenommen und muss nicht automatisch „normalisiert" werden. Die Betroffenen haben meist ein sehr feines Gespür dafür, ob sich das Gegenüber ernsthaft auf sie einlässt oder nicht. Durch einfühlendes Verstehen fühlen sie sich gestärkt.

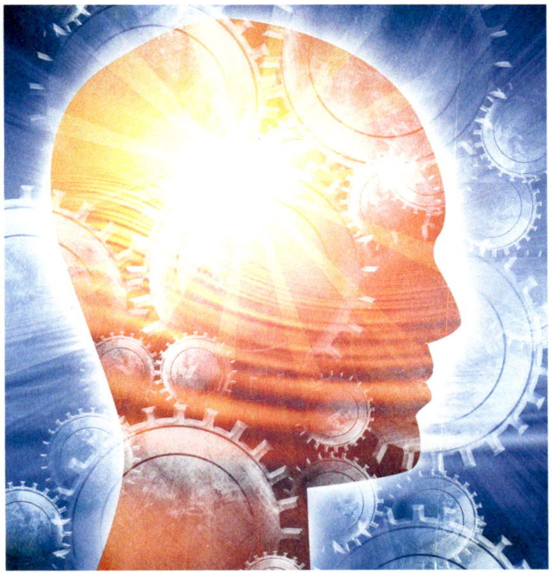

Das Erleben psychisch erkrankter Menschen unterscheidet sich meist stark vom Erleben gesunder.

Umgang mit Krisen

Gerade krisenhafte Situationen können unerfahrenen Menschen Angst machen. Für die Betroffenen ist es jedoch (überlebens)wichtig, dass in diesen Situationen eine Person Verantwortung übernimmt und sie vor möglichem Schaden bewahrt. Krisen sind meist nicht vorhersehbar, die Auslöser nur selten bekannt. Umso wichtiger ist es, bei der Betreuung von Menschen mit psychischen Erkrankungen immer die Telefonnummern unterstützender Einrichtungen parat zu haben.

Hinweis Informieren Sie sich über psychiatrische Notdienste in ihrer Region, die z. B. bei Suizidalität, wahnhaften oder in anderer Form selbst- oder fremdgefährdenden Situationen Unterstützung anbieten.

Rechtliche Besonderheiten

In der Betreuung von Menschen mit psychischen Erkrankungen kann es zu Situationen kommen, in denen medizinische oder pflegerische Maßnahmen gegen den Willen des Betroffenen durchgeführt werden (Zwangsmaßnahmen, ↑ S. 158). Grundlage hierfür ist, dass der Betroffene sich selbst oder andere gefährdet. Die jeweiligen Landespsychiatriegesetze regeln die Möglichkeiten und Zuständigkeiten für Maßnahmen zum Schutz psychisch erkrankter Menschen. Dies gilt insbesondere für freiheitsentziehende Maßnahmen wie Fixierungen oder Zwangseinweisung. Ebenso können psychische Erkrankungen den Einsatz eines rechtlichen Betreuers erfordern, der Entscheidungen in Alltagsgeschäften im Sinne des Betroffenen übernimmt.

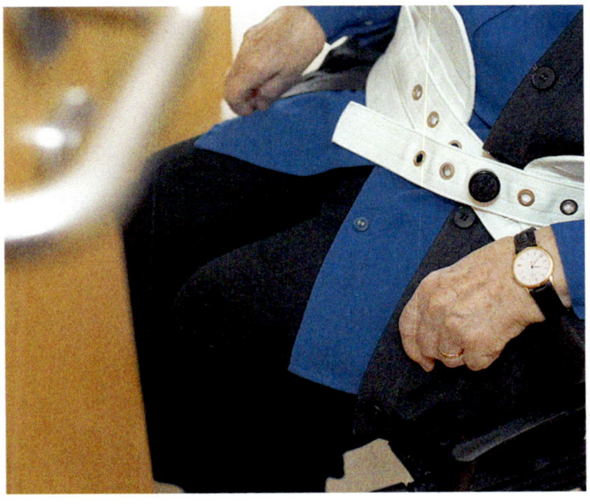

Fixierungen dürfen nur mit richterlicher Genehmigung erfolgen und bedürfen entsprechender Hilfsmittel (Fixiergurte).

Betreuungs- und Pflegekonzepte

Soziotherapie

Die Soziotherapie hat zum Ziel, das soziale Umfeld zu stabilisieren und zu klären. Damit werden die Ressourcen und gesunden Anteile der Betroffenen gefördert und es werden ihnen selbstständiges Handeln und Unabhängigkeit ermöglicht. Dies geschieht durch

- Tagesstrukturierung (↗ S. 315) des Alltags,
- Einüben alltagspraktischer Fähigkeiten,
- Beschäftigungs- und Arbeitstherapie (Ergotherapie) sowie
- lebensbereichbezogene Maßnahmen, die z. B. Familie, Arbeitsplatz oder die eigene Wohnung betreffen.

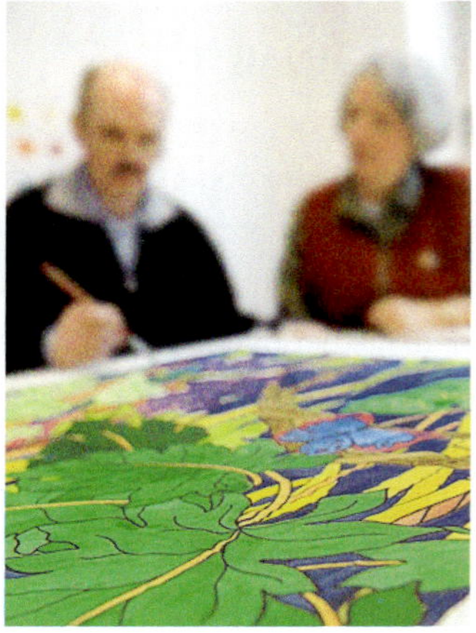

Gezielt ausgerichtete Beschäftigungsangebote fallen in den Tätigkeitsbereich von Ergotherapeuten, können aber auch von Pflegenden begleitet werden.

Milieugestaltung

Im Rahmen der Milieugestaltung soll soziales Lernen durch die bewusste Gestaltung und Reflexion ↗ S. 107 aller Beziehungen und freier Kommunikation ↗ S. 322 ermöglicht werden. Sie richtet sich nach den persönlichen Bedürfnissen der Betroffenen. Es bietet sich an, alle Maßnahmen der Milieutherapie in einem Wochenplan zu strukturieren.

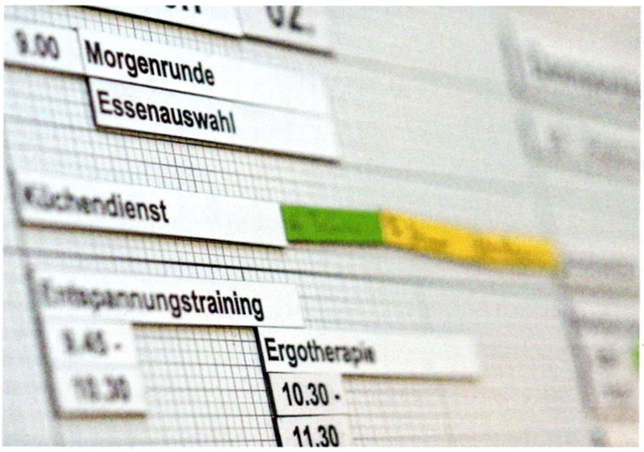

Ein Wochenplan hilft, die Maßnahmen der Milieutherapie zu strukturieren.

Kognitiv ausgerichtete Trainings

Kognitiv ausgerichtete Trainings haben zum Ziel, Gedächtnis- und Bewusstseinsstörungen zu mindern. Das **Realitäts-Orientierungs-Training** (ROT) soll die Orientierung verbessern, indem wichtige, den Alltag betreffende Informationen regelmäßig wiederholt werden. **Gedächtnis- und Konzentrationstrainings** erfolgen mit Hilfe einfacher Spiele und Übungen, die in den Alltag eingebaut werden können. Dazu gehören Gesellschaftsspiele, z. B. Memory oder Rätselspiele wie Kreuzworträtsel oder Sudoku. Bei der **Erinnerungspflege** wird versucht, mit Hilfe bestimmter Gegenstände die Erinnerung zu aktivieren.

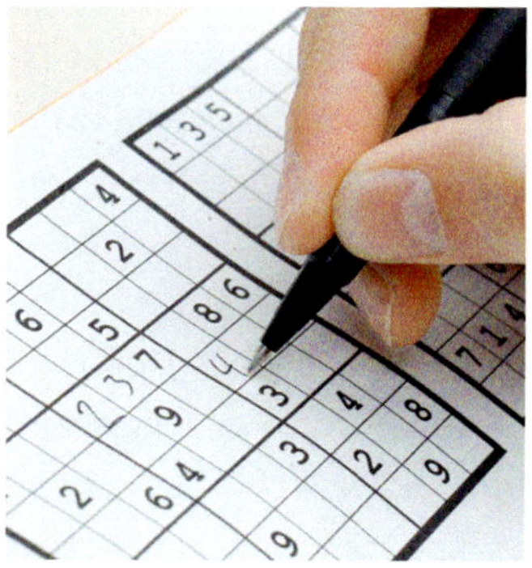

Rätselspiele wie Sudoku können genauso wie alle anderen kognitiv ausgerichteten Trainings lediglich die vorhandene Gedächtnisleistung aufrechterhalten, jedoch nicht verlorene Gedächtnisleistung wiederbringen.

Körperlich orientierte Verfahren

Für psychisch erkrankte Menschen kann es angenehm sein, den eigenen Körper (wieder) spüren zu können. Zu diesem Zweck können physikalische Maßnahmen ↑ S. 452 genauso Anwendung finden wie Maßnahmen aus der Basalen Stimulation® oder das Snoezelen ↑ S. 599.

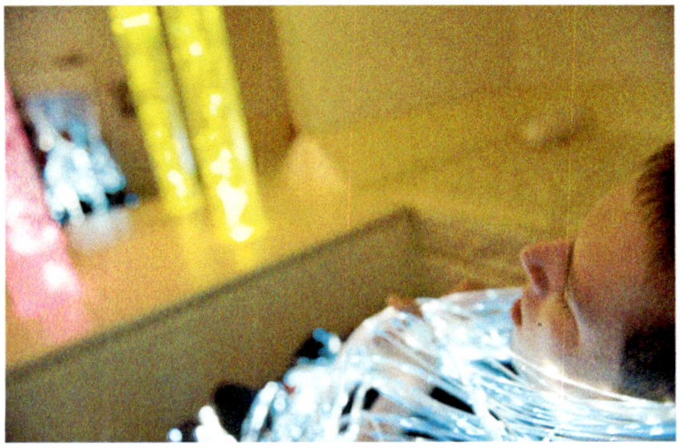

In eigens eingerichteten Snoezelräumen können Menschen ihren Körper spüren, Körpergrenzen (neu) erfahren oder einfach nur entspannen.

Validation

Die Validation ist ein spezielles, in Fortbildungen zu erlernendes Konzept zur Interaktion mit akut oder chronisch verwirrten Menschen (z. B. bei Demenz). Es besteht aus praktischen Techniken und soll Ressourcen der Betroffenen aktivieren sowie verbliebene Fähigkeiten soweit wie möglich erhalten.

Selbst-Erhaltungs-Therapie

Die Selbst-Erhaltungs-Therapie (SET) hat die Stabilisierung des Selbst zum Ziel, um positiven Einfluss auf Selbstwertgefühl und Identität von Menschen mit Demenz zu nehmen. Es kommen verschiedene Maßnahmen zum Einsatz, die die räumliche Umgebung und den Alltag erlebnisreich strukturieren.

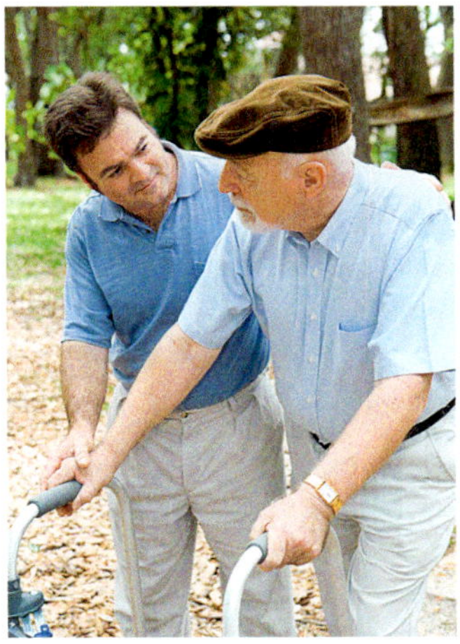

Im Rahmen der SET soll z. B. das Erleben von Müdigkeit nach einem Spaziergang das Identitätsgefühl fördern.

Personzentrierte Interaktion

Auch die personzentrierte Interaktion richtet sich an Menschen mit Demenz. Auf einer komplexen Theorie des Person-Seins aufbauend soll sie den Prozess einer Demenzerkrankung positiv beeinflussen, indem bestimmte Bedürfnisse der Betroffenen befriedigt werden. Dazu gehören z. B.:

- Liebe als allumfassendes Bedürfnis
- Trost zur Verarbeitung von Verlusten
- Bindung, um ein Sicherheitsgefühl zu haben
- Einbeziehung, um sich als Teil einer Gruppe zu fühlen
- Beschäftigung als Wunsch, etwas Sinnvolles zu tun
- Identität

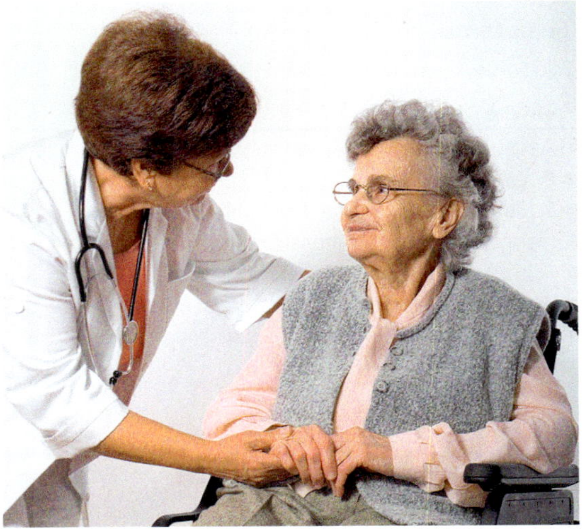

Menschen mit Demenz verlieren viele Fähigkeiten. Sie empfinden diese Verluste als elementar und wünschen sich Trost.

Ausgewählte psychische und demenzielle Erkrankungen

Depression

Definition

Depression ist ein Begriff für Störungen im Gefühlsleben des Menschen (affektive Störung). Sie äußern sich durch einen als nicht mehr kontrollierbar wahrgenommenen Zustand der Traurigkeit, Niedergeschlagenheit und bedrückten Stimmung, der über ein gewöhnliches Maß hinausgeht und ungewöhnlich lange besteht.

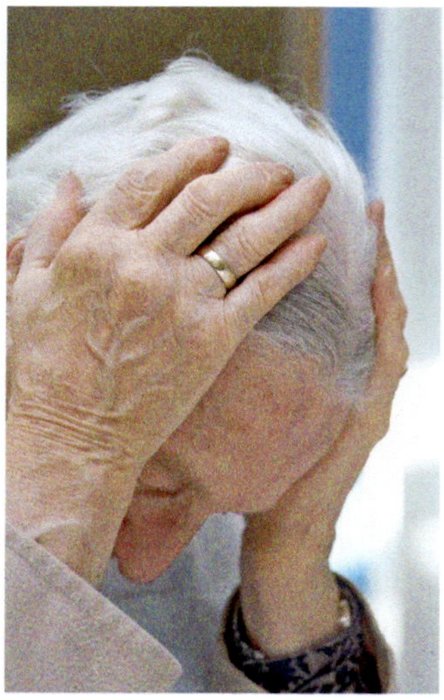

Niedergeschlagenheit kann ein Anzeichen für eine beginnende Depression sein.

Ursachen und Entstehung

Man geht davon aus, dass genetische und biologische Faktoren für eine Disposition ↗ S. 360 sorgen, die durch psychosoziale Belastungsfaktoren verstärkt wird. Zu den psychosozialen Belastungsfaktoren gehören z. B. Schicksalsschläge (z. B. plötzliche Erkrankung, Tod eines geliebten Menschen) oder Misserfolge. Diese führen zu einer erlernten Hilf- und Ausweglosigkeit mit der Folge einer Depression. Weitere Auslöser können körperliche Erkrankungen, Medikamenteneinnahme oder Suchterkrankungen sein.

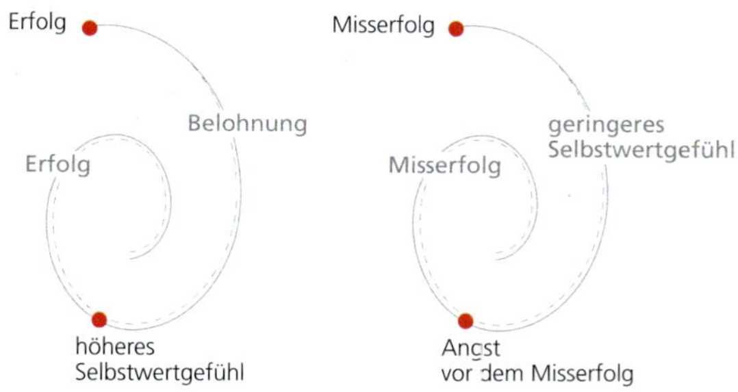

Infolge negativer Erfahrungen entwickeln depressive Menschen ein Denkschema, das sich scheinbar wiederholt. Es automatisiert und verfestigt sich (rechts). Es ist wünschenswert, eine positive Spirale (links) in Gang zu setzen.

Symptome

seelische Symptome	körperliche Symptome
▪ Angst ▪ Abgeschlagenheit ▪ Schlafstörungen (auch zu viel Schlaf ist möglich) ▪ mangelnde Konzentrationsfähigkeit ▪ Antriebslosigkeit mit Bewegungsmangel ▪ Appetitlosigkeit und Gewichtsverlust oder ▪ übermäßiger Appetit und Gewichtszunahme ▪ Minderwertigkeitsgefühle	▪ Schmerzen in der Herzgegend (z. B. Druck auf der Brust, besonders nach dem Früherwachen) ▪ Atemenge, Kreislaufstörungen ▪ Nachlassen von Seh- und Hörfähigkeit bzw. Geruchs- oder Geschmacksempfinden, bisweilen auch Überempfindlichkeit ▪ Verspannungen, Gelenk- und Muskelschmerzen, meist nicht genau festlegbar ▪ Hitzewallungen, Kälteschauer, Störungen der Sexualität

Therapie

Depressionen werden abhängig von ihrer Stärke und ihren Auslösern unterschiedlich behandelt. Häufig kommen Psychotherapie, Milieutherapie ↗ S. 478 und eine medikamentöse Behandlung (Antidepressiva ↗ S. 487) gemeinsam zum Einsatz.

Hinweis Die meisten Depressiven denken häufig an Suizid, es fehlt oft lediglich die Energie zur Umsetzung. In einem Stadium der Antriebssteigerung kann es dann doch dazu kommen.
Bei vielen Antidepressiva entsteht zunächst eine aktivierende und erst deutlich später eine stimmungsaufhellende Wirkung. In dieser Übergangsphase besteht erhöhte Suizidgefahr.

Besonderheiten bei der Pflege

Der Umgang mit depressiven Menschen erfordert Geduld und Einfühlungsvermögen.

- Beteiligen Sie den Betroffenen am Alltag, geben Sie ihm eine sinnvolle Beschäftigung, betrauen Sie ihn mit leichten Aufgaben. Dies stärkt das Selbstwertgefühl. Achten sie darauf, dass Sie ihn nicht über- oder unterfordern und geben Sie positive Rückmeldungen.
- Ermuntern Sie ihn zur Teilnahme an geselligen Ereignissen, Mahlzeiten, Spaziergängen sowie Therapieangeboten (Ergo-, Musik- und Gesprächstherapie).
- Nutzen Sie die typischen Tagesschwankungen (Morgentief und Abendhoch), um Patienten z. B. zur Körperpflege anzuhalten.
- Seien Sie wachsam bei einer plötzlichen Antriebssteigerung oder einer deutlichen Stimmungsaufhellung. Denn dies tritt manchmal auch auf, wenn jemand den festen Plan zum Suizid ↗ S. 474 gefasst hat.

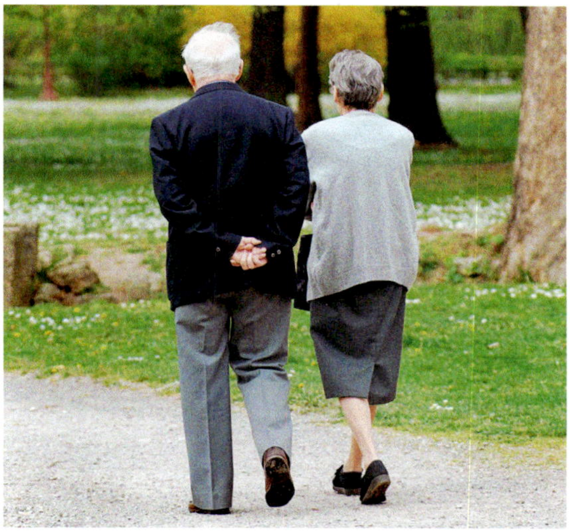

Bewegung ist ein wirksames Mittel gegen depressive Verstimmung, bei Depressionen wirkt sie therapiefördernd.

Manie

Definition, Ursachen, Symptome und Therapie

Eine Manie ist eine affektive Störung, bei der es zu extremen Antriebs- und Stimmungssteigerungen kommt. Ebenso wie bei der Depression sind die Ursachen vielfältig (genetische, biologische und psychosoziale Faktoren).

Die Betroffenen sind schlaf- und rastlos. Ihr Denken ist beschleunigt, es kommt zu raschen Gedankensprüngen sowie einem unerschöpflichen Rededrang. Psychotische Symptome ↗ S. 475, aber auch Enthemmung und extreme Leichtsinnigkeit können eine Manie begleiten. In akuten Phasen kann zum Eigenschutz eine Einweisung in die Psychiatrie notwendig sein. Die Manie wird medikamentös mit Antipsychotika ↗ S. 487 behandelt.

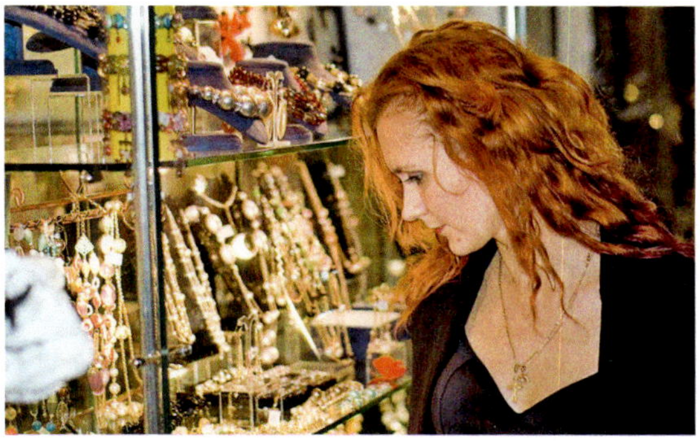

Menschen mit einer Manie neigen dazu, viel mehr Geld auszugeben als sie haben.

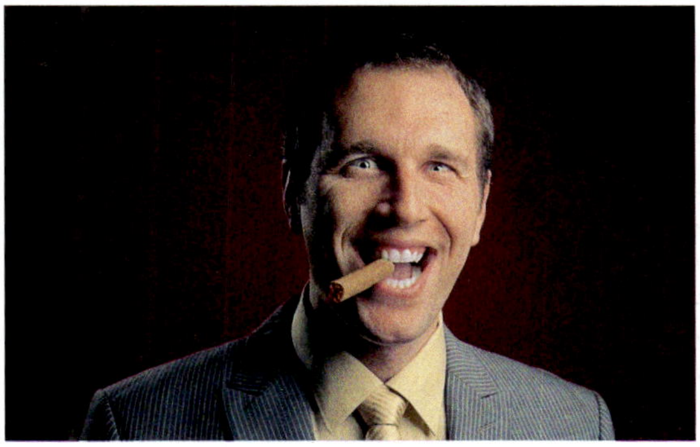

Ein manischer Mensch fühlt sich nicht krank und geht deswegen weder zum Arzt noch hält er sich an seine (medikamentösen) Therapieempfehlungen.

Besonderheiten bei der Pflege

Fehlendes Krankheitsgefühl und die mangelnde Einsichtsfähigkeit sind die Gründe für einen drohenden Erschöpfungszustand mit der Gefahr lebensbedrohlicher Krisen. Begegnen Sie dem Betroffenen mit einer klaren Haltung, vermeiden Sie jedoch ein Kräftemessen. Dies würde den Bestätigungsdrang des Betroffenen nur fördern.

Hinweis Manische Episoden sind schwerwiegende Erkrankungen, die auf Grund der Selbstgefährdung des Betroffenen psychiatrisch behandelt werden müssen, auch wenn die Betroffenen glaubhaft das Gegenteil versichern.

Bipolare Erkrankungen

Definition

Bipolare Erkrankungen (manisch-depressive Erkrankung) sind Störungen, bei der manische und depressive Episoden über Wochen, Monate oder Jahre im Wechsel auftreten. Diese werden von Phasen mit „normalem" Verhalten unterbrochen. In einigen Fällen tritt der Wechsel innerhalb von Tagen ein. Einige manische und depressive Symptome können aber auch zeitgleich auftreten.

Ursachen und Entstehung

Ein Grund für die Stimmungsschwankungen ist ein Ungleichgewicht bestimmter Neurotransmitter. Erbliche Faktoren sind maßgeblich, wobei ein Ausbruch von äußeren Faktoren beeinflusst wird.

Therapie

In Akutphasen erfolgt die Therapie entsprechend einer Depression oder Manie. Zur Stabilisierung der Stimmung kommen Lithiumpräparate zum Einsatz.

Besonderheiten bei der Pflege

Zeigen die Betroffenen Krankheitseinsicht und halten sie sich an die Therapieempfehlungen, können sie häufig ein weitgehend „normales" Leben führen. Leben die Betroffenen im Privathaushalt, ist die Überwachung der Medikamenteneinnahme häufig Aufgabe des Pflegedienstes.

Die Betroffenen leiden häufig unter den unerwünschten Medikamentenwirkungen (z. B. von Lithium), was die Compliance ↗ S. 157 negativ beeinflusst. Während manischer Phasen lehnen viele Betroffenen die Medikamenteneinnahme ab, da sie ihnen ihre euphorische Stimmung nehmen würde. Sie können in der Argumentation sehr überzeugend sein. Dennoch: Lehnt der Betroffene die Medikamenteneinnahme ab, muss sofort der behandelnde Facharzt informiert werden.

Circa 15 – 20 % aller Betroffenen begehen Suizid. Die Suizidalität ist v. a. bei abklingender depressiver Phase besonders groß.

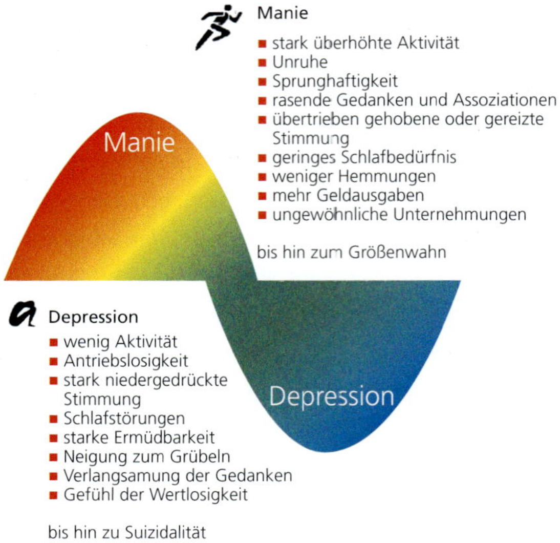

Bipolare Störungen zeichnen sich durch einen zeitlichen Wechsel von depressiven (blau) und manischen Phasen (rot) aus. Dazwischen gibt es „normale" Phasen bzw. Phasen mit geringen Gefühlsschwankungen (grün).

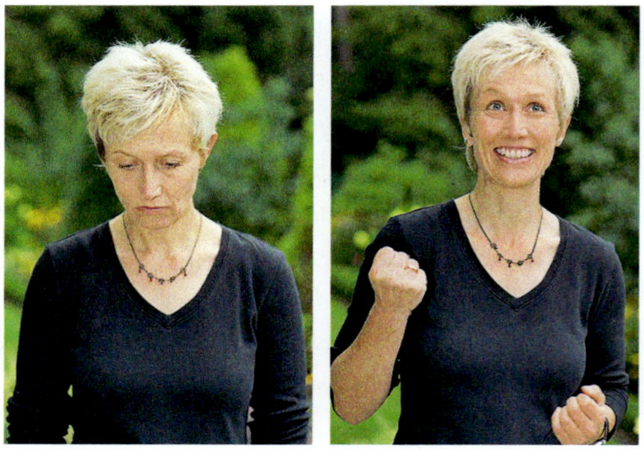

Die Ausprägung der Symptome einer bipolaren Erkrankung ist verschieden. Oft scheint es in den depressiven und manischen Phasen so, als handele es sich um zwei verschiedene Persönlichkeiten.

Hinweis Ob eine „reine" Depression (unipolare Depression), eine alleinige Manie (unipolare Manie) oder eine bipolare Störung vorliegt, ist nicht leicht zu diagnostizieren. Oft werden manische Phasen – besonders wenn sie eine leichte Verlaufsform haben – übersehen.

bipolar zweipolig, mit zwei Polen
unipolar einpolig, mit einem Pol

Schizophrenie

Definition

Die Schizophrenie ist ein schweres, uneinheitliches Krankheitsbild mit verschiedenen Verlaufsformen und Symptomgruppen sowie unterschiedlichen Heilungschancen. Die Einteilung erfolgt anhand der Symptome. Die häufigste Form ist die paranoide Schizophrenie.

Symptome

Man unterscheidet Positiv- von Negativsymptomen. Die Positivsymptome (es kommt ein bestimmtes Verhalten hinzu) beginnen oft plötzlich und umfassen alle psychotische Symptome. Negativsymptome (es fehlt ein bestimmtes Verhalten) treten als Denkstörungen, Affektanomalien sowie einer verminderten Mimik und Gestik auf. Sie beginnen häufig Monate oder Jahre vor den Positivsymptomen.

Positivsymptome	Negativsymptome
■ paranoide Gedanken ■ Fremdbeeinflussungserleben und Gedankeneingebung ■ Halluzinationen (meist akustische) ■ Inkohärenz, Zerfahrenheit	■ Affektverflachung ■ Freud- und Lustlosigkeit ■ emotionaler und sozialer Rückzug ■ Sprachverarmung ■ „Knick" in der Lebenslinie ■ Antriebsminderung und reduzierte Belastbarkeit ■ mangelnde Selbstversorgung

Positiv- und Negativsymptome

Krankheitsverlauf und Therapie

Die Erkrankung verläuft meist schubweise, kann aber auch chronisch sein. Ein Schub dauert meist mehrere Wochen bis Monate. Anschließend können die Symptome bis zum erneuten Schub fast vollständig abklingen. Meist jedoch bleiben Symptome, die den Negativsymptomen gleichen, wie

- soziale Isolation,
- Vernachlässigung der persönlichen Hygiene,
- auffallende Sprachmuster (z. B. Sprachverarmung),
- Depressivität oder
- Antriebsmangel zurück.

Der Schwerpunkt der Therapie liegt im Einsatz von Antipsychotika ↗ S. 487.

Katatonie
■ Beginn mit ca. 25–30 Jahren ■ Halluzinationen ■ Stupor ↗ S. 311, Rigidität ■ Tendenz zu akuten Schüben, die sich anfangs völlig zurückbilden
Hebephrenie
■ unberechenbares, läppisches Verhalten ■ Beginn oft um 20. Lebensjahr ■ Leistungsabfall, sozialer Rückzug, Antriebslosigkeit ■ Betroffene bilden sich häufig Krankheiten ein ■ schwer therapierbar, häufig ungünstiger Verlauf
Paranoide Schizophrenie
■ häufigste Form der Schizophrenie ■ Verfolgungswahn, Misstrauen, Wahnideen und Halluzinationen bei gut erhaltener Persönlichkeit ■ Beginn oft erst mit 35–40 Jahren, evtl. auch erst im Alter
Schizophrenia simplex
■ Auftreten im Erwachsenenalter ■ keine Halluzinationen oder paranoiden Symptome ■ schleichender Verlauf ■ soziales Scheitern, „Knick" in der Lebenslinie ■ therapeutisch kaum beeinflussbar ■ hohe Suizidrate

Formen der Schizophrenie

Besonderheiten bei der Pflege

Abhängig von der Form der Schizophrenie liegt der Schwerpunkt auf der Schaffung eines für alle Beteiligten sicheren Umfelds, da viele Betroffene zur Selbst- und Fremdgefährdung neigen. Vermeiden Sie eine Reizüberflutung und ermöglichen Sie Rückzugsräume. Wahnvorstellungen und Ängste können für Außenstehende absurd erscheinen. Bleiben Sie dennoch ernst und wertschätzend.

www.kompetenznetz-schizophrenie.de
Auf der Internetseite des Forschungsverbundes finden Sie zahlreiche Informationen zum Thema.

Inkohärenz fehlender Zusammenhang
Rigidität Starre, starres Festhalten an einer Meinung oder eingeschlagenen Richtung

Demenz

Definition

Als Demenz bezeichnet man ein Syndrom, das mit einer Minderung der kognitiven, emotionalen und sozialen Fähigkeiten einhergeht. Die Zahl der Betroffenen steigt mit dem Lebensalter prozentual an.

Ursachen und Entstehung

Die Demenz wird nach Ursachen und Entstehung eingeteilt in:

- primäre Demenz: ursächliche Erkrankung des Gehirns, z. B. Morbus Alzheimer, vaskuläre Demenz durch Durchblutungsstörungen der Hirngefäße
- sekundäre Demenz: die Ursache liegt in einer anderen Erkrankung, z. B. durch langjährigen Alkohol- oder Medikamentenmissbrauch, Veränderungen des Gehirns (*Enzephalopathie*) durch schwere Stoffwechselstörungen oder Infektionen.

Symptome

Die Symptome sind vielfältig und können in unterschiedlicher Ausprägung auftreten. Das Leitsymptom einer Demenz ist die Gedächtnisstörung. Sie beginnt mit anfänglich leichter Vergesslichkeit und führt über den Verlust des Kurzzeitgedächtnisses im Endstadium zum Verlust aller kognitiven Fähigkeiten. Hinzu kommen:

- Verlust der Sprachfähigkeit, anfangs Benennungsschwierigkeiten („Das Ding da"), später totaler Sprachausfall
- Verlust alltagspraktischer Fähigkeiten wie Haushaltsführung, Körperpflege, Ankleiden
- Orientierungsstörungen ↗ S. 311
- stereotype Bewegungsmuster (wie z. B. ständiges „Kramen", Herumwandern oder Nesteln)
- Inkontinenz ↗ S. 285 im mittleren Erkrankungsstadium
- Störungen des Schlaf-Wach-Rhythmus ↗ S. 311
- psychotische Symptome ↗ S. 475 im fortgeschrittenen Stadium
- Verlust aller motorischen Fähigkeiten im Endstadium

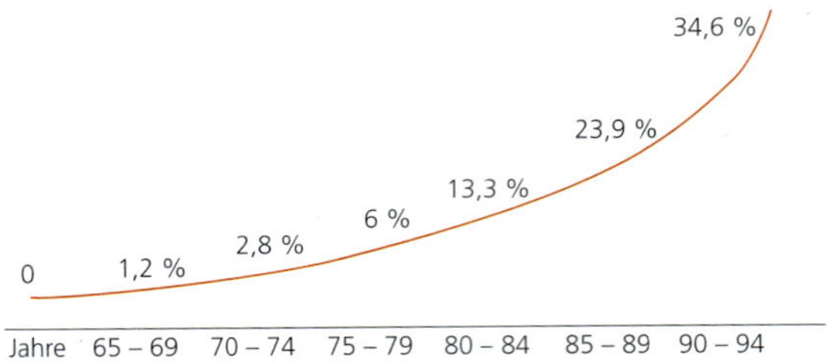

Zunahme der Häufigkeit einer Demenz mit dem Lebensalter (nach: Statistisches Bundesamt)

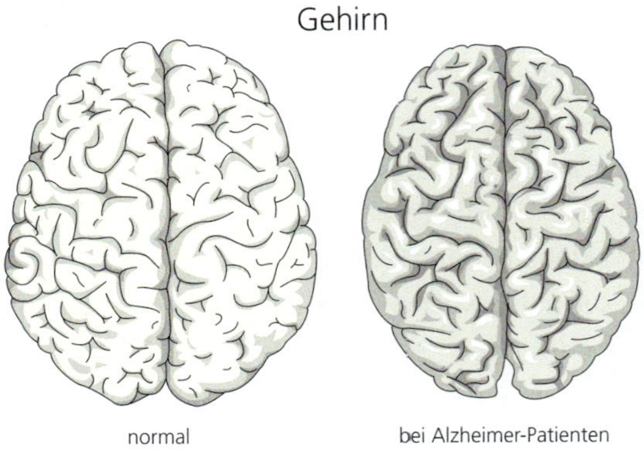

Verminderung der Hirnmasse am Beispiel von Morbus Alzheimer

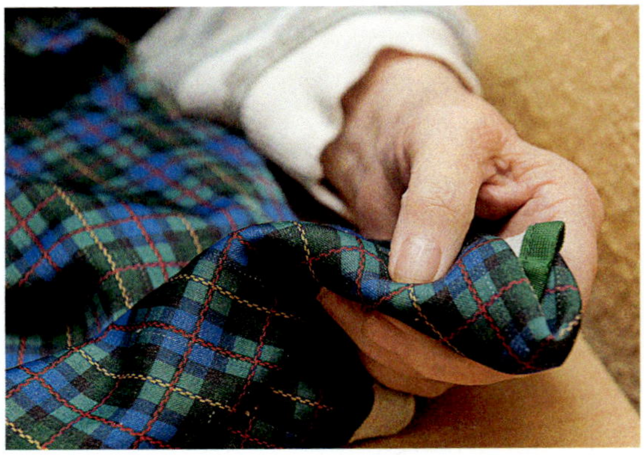

Das Nesteln, das „Zerreiben" von Textilien oder anderen Gegenständen mit den Fingern, ist ein typisches Bewegungsmuster im fortgeschrittenen Demenzstadium.

Hinweis Menschen mit einer Demenz halten sich nicht an Regeln, kümmern sich nicht um Pflegekonzepte oder einen ordentlichen Stationsablauf. Und das nicht, weil sie das nicht wollen, sondern weil ihnen nach und nach die Fähigkeit dazu verloren geht.

Therapie

Bei der Behandlung der Demenz werden medikamentöse und nicht medikamentöse Behandlungsstrategien aufeinander abgestimmt. Ziel der Therapie ist eine Verlangsamung des Verlaufs bei größtmöglicher Aufrechterhaltung der Lebensqualität. Eine Heilung ist i. d. R. nicht möglich. Die nicht medikamentösen Verfahren umfassen kognitiv ausgerichtete Trainings und körperlich orientierte Verfahren sowie Milieutherapie ↑ S. 478. Die medikamentöse Therapie ist vielschichtig und richtet sich nach Stadium und Schweregrad der Symptome.

Besonderheiten bei der Pflege

Ziel aller pflegerischen Maßnahmen ist das Verhindern körperlichen und psychischen Leids. Im Vordergrund stehen:

- **Kommunizieren:** Eine bewusst eingesetzte nonverbale Kommunikation kann fehlende Ausdrucksmöglichkeiten in einigen Bereichen ausgleichen.
- **Anpassen und abstimmen:** Alle pflegerischen Maßnahmen sowie Umgebung und Alltagsgestaltung werden nach Möglichkeit auf die individuellen Fähigkeiten des Betroffenen abgestimmt.
- **Aktivieren:** Dadurch kann die Unruhe der Betroffenen aufgefangen werden (10-Minuten-Aktivierung, ↑ S. 592).
- **Sicherheit schaffen:** Die Betroffenen entwickeln zahlreiche Verhaltensformen, mit denen sie sich schädigen könnten. Achten Sie darauf und versuchen Sie der Schädigung vorzubeugen, indem Sie die Ursache des Verhaltens erkunden und kreativ nach Lösungen suchen. Sedierung und Fixierung ↑ S. 158 können immer nur das letzte Mittel sein, wenn alle anderen Möglichkeiten versagt haben.
- **Professionell pflegen:** Entscheiden Sie sich in Ihrer Einrichtung für ein einheitliches Vorgehen bei Menschen mit Demenz. Auch die Alltagsgestaltung ↑ S. 584 sollte gezielt und geplant erfolgen.
- **Entlasten:** Nehmen Sie nach Möglichkeit an einer Supervision ↑ S. 108 teil oder nutzen Sie andere Formen der sozialen und kollegialen Unterstützung, um die häufig belastenden Erlebnisse zu verarbeiten.

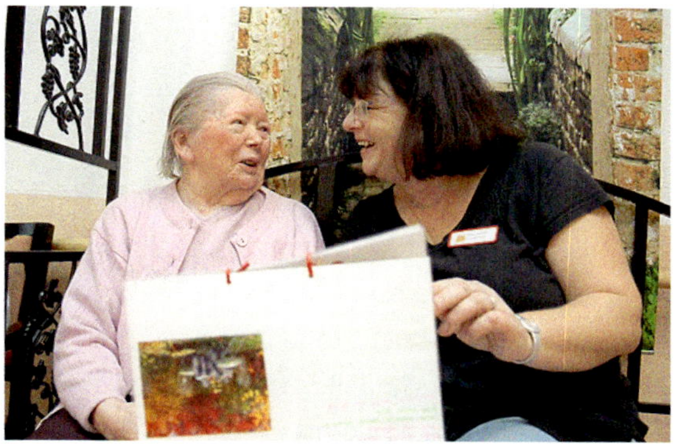

Die Beschäftigung mit der Vergangenheit ruft für viele Menschen mit einer Demenz ein Gefühl von Sicherheit und Vertrautheit hervor.

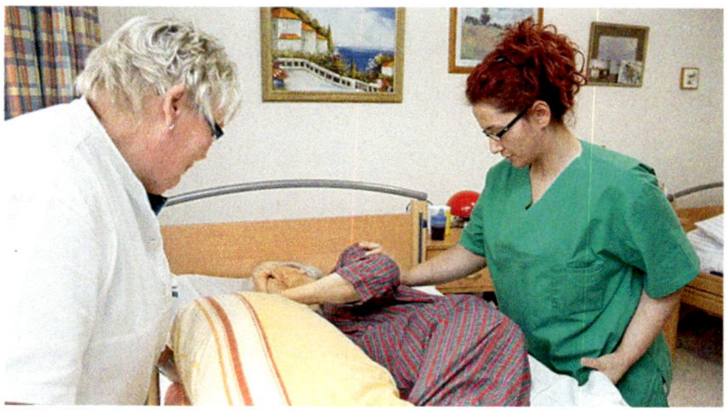

Die körpernahen Pflegemaßnahmen richten sich nach Pflegeproblemen und -ressourcen.

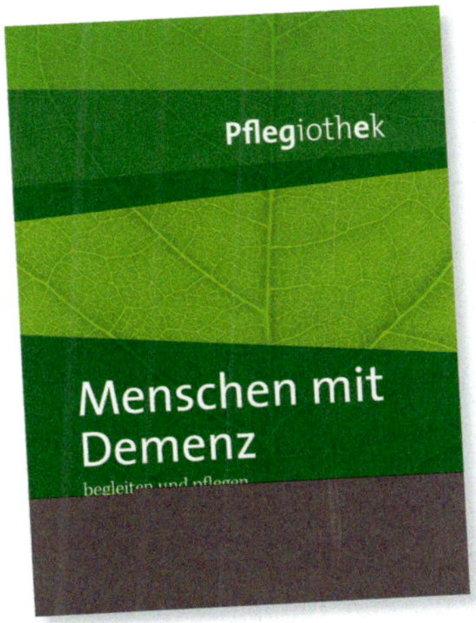

Ausführliche Informationen und Hilfestellungen für Pflegende, die Menschen mit Demenz begleiten und pflegen, finden Sie in diesem Buch aus der Reihe Pflegiothek.

www.deutsche-alzheimer.de
Auf der Webseite der Deutschen Alzheimer Gesellschaft finden sich zahlreiche Informationen und Hilfestellungen zum Thema Demenz.

Akute Verwirrtheit

Definition und Ursachen

Unter akuter Verwirrtheit versteht man die Störung der Orientierung zu Zeit, Ort, Situation und Person. Sie wird auch als Delir bezeichnet und kann durch Medikamente, Alkohol oder Drogen hervorgerufen sein. Besonders bei älteren Patienten kommt sie bei Durchblutungsstörungen des Gehirns vor, wenn diese z. B. zu wenig getrunken haben (Exsikkose, ↗ S. 273). Im Krankenhaus kommt ein Delir häufig als symptomatische Psychose ↗ S. 475 bei anderen Erkrankungen (z. B. Lungenentzündung oder Harnverhalt) oder nach Operationen vor. Dann nennt man dies auch Durchgangssyndrom.

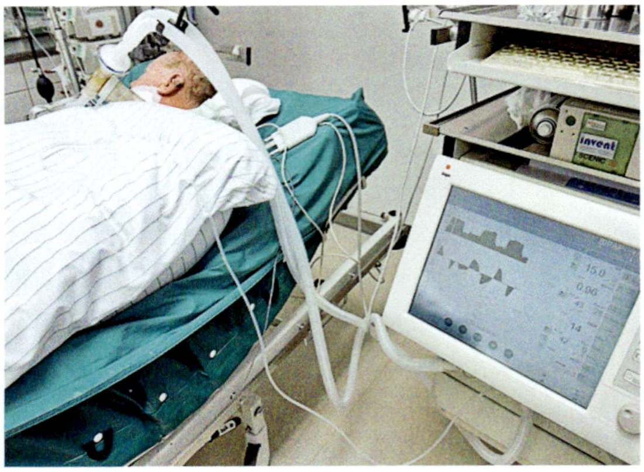

Gerade nach großen operativen Eingriffen kommt es sehr häufig zu akuten Verwirrtheitszuständen. Die fremde Umgebung trägt zusätzlich zu der Desorientierung bei. Ständige Geräusche und andere Reize auf einer Intensivstation erschweren das Gesunden. Auch auf Normalstation ist es gut eine reizarme Umgebung zu schaffen, z. B. Telefone leiser zu stellen und nicht ständig das Radio laufen zu lassen.

Symptome

Als Symptome zeigen sich

- Verwirrtheit, die häufig zeitlich schwankt und nachts besonders ausgeprägt ist,
- Unruhe und Angst sowie
- Fremdaggressivität.

Therapie

Im Vordergrund steht die Beseitigung der Ursachen. Bei sehr starker Unruhe und Selbstgefährdung kann eine medikamentöse (*Sedierung*) oder mechanische Ruhigstellung (*Fixierung*) sinnvoll sein.

Besonderheiten bei der Pflege

Die Behandlung des Delirs wird durch eine schützende und stützende Betreuung begleitet. Orientierungsunterstützende Maßnahmen umfassen Besuch und Bilder von nahen Bezugspersonen, bekannte Gegenstände und Räume sowie gut sichtbare Uhren und Kalender. Begleiten Sie ihre Handlungen mit Worten. Alle Pflegemaßnahmen sollten in Ruhe und im Einvernehmen mit dem Pflegebedürftigen ausgeführt werden.

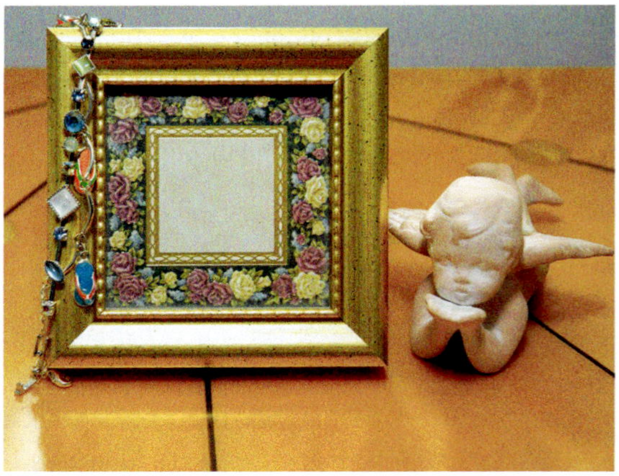

Fordern Sie die Angehörigen auf, persönliche Gegenstände des Betroffenen mit ins Krankenhaus zu bringen.

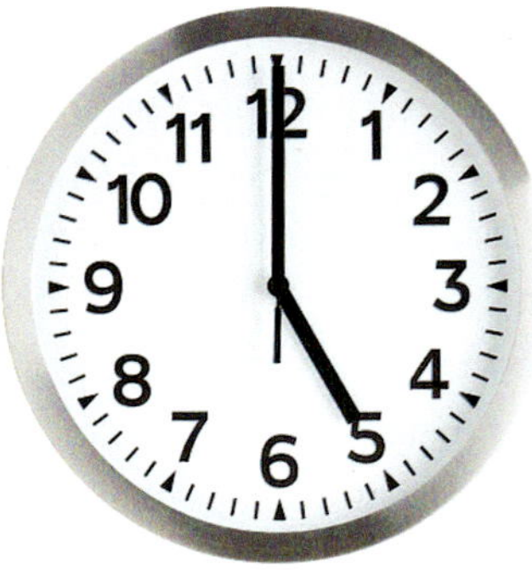

Große Wanduhren können die zeitliche Orientierung erleichtern.

Suchterkrankungen

Definition und Entstehung

Eine Suchterkrankung entwickelt sich allmählich, beginnt mit dem Missbrauch der Substanzen (erhöhter Konsum) und endet in der Abhängigkeit (Zwang, die Substanz zu konsumieren). Man kann stoffgebundene Abhängigkeiten (z. B. Alkoholabhängigkeit) von Tätigkeitssüchten wie Spielsucht unterscheiden.

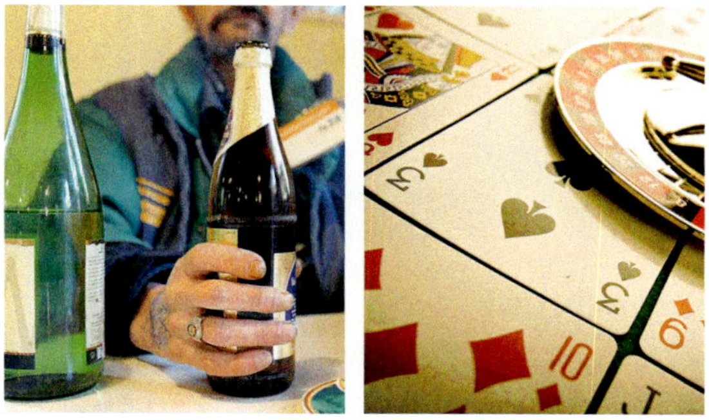

Man unterscheidet stoffgebundene Abhängigkeit, wie z. B. die Alkohol- und Nikotinabhängigkeit, von den Tätigkeitssüchten, wie z. B. der Spielsucht.

Symptome und Therapie

Der Suchtgegenstand nimmt einen immer zentraleren Platz im (Er-)Leben des Betroffenen ein. Es kommt zur Vernachlässigung von sozialem Umfeld, beruflichen Verpflichtungen und Körperpflege. Bei körperlicher Abhängigkeit treten bei Nichtkonsum Entzugserscheinungen mit Zittern, Schwitzen oder Delir auf.

Grundlage jeder Therapie ist der Entzug vom Suchtgegenstand. Dies kann ambulant oder stationär, mit oder ohne medikamentöse Unterstützung geschehen. Der Betroffene bleibt auch nach dem Entzug süchtig und muss, um nicht rückfällig zu werden, enthaltsam sein (*Abstinenz*).

Besonderheiten bei der Pflege

Lebt ein Mensch abstinent, gilt es, ihn in seiner Lebensform zu bestätigen. Selbsthilfegruppen unterstützen Betroffene in Phasen des Zweifelns und der Schwäche. Anders stellt sich die Situation bei konsumierenden, süchtigen Menschen dar. Die Einsicht zur Änderung des Lebenswandels und die Bereitschaft zum Entzug müssen von innen kommen.

Medikamentöse Therapie

Die medikamentöse Therapie ist die zentrale Säule der psychiatrischen Behandlung und wird durch nicht medikamentöse Maßnahmen ergänzt. Die Medikamentengruppe der Psychopharmaka hat ein breites Wirkspektrum. Eine fehlende Compliance ↗ S. 157 der Betroffenen beruht häufig auf den als unerträglich empfundenen unerwünschten Wirkungen sowie auf einer fehlenden Krankheitseinsicht.

	Einsatz bei	Auswahl unerwünschter Wirkungen
Antidepressiva	■ Depressionen ■ Angsterkrankungen ■ Zwangsstörungen	■ Mundtrockenheit ■ Obstipation ■ Schlafstörungen
Antipsychotika (früher auch Neuroleptika genannt)	■ affektiven Störungen ■ Schizophrenie	■ starke Störungen des Bewegungsablaufs (Dyskinesien, Akathisie) ■ Parkinson-Syndrom ↗ S. 514 ■ Hormon- und Stoffwechselstörungen
Lithium	■ bipolaren Störungen als Phasenprophylaxe	■ (starke) Gewichtszunahme, Zittern der Hände (*Tremor*), Übelkeit
Tranquilizer (Beruhigungsmittel)	■ allen psychiatrischen Erkrankungen zur Beruhigung (*Sedierung*)	■ hohes Suchtpotenzial ■ Schläfrigkeit und Konzentrationsstörungen

Wirkspektrum der Psychopharmaka

Erkrankungen der Atemwege

Bronchitis

Eine Entzündung der Bronchialschleimhaut ↗ S. 292 nennt man Bronchitis. Man unterscheidet die akute von der chronischen Bronchitis.

Akute Bronchitis

Die akute **Bronchitis** kommt in den meisten Fällen in Verbindung mit Infektionen des Nasen-Rachen-Raumes vor (Schnupfen, Erkältung). Neben Viren (erkennbar an klarem, schleimigem Auswurf) und Bakterien (erkennbar an eitrigem, gelblichen Auswurf) können in seltenen Fällen Allergene oder Umweltgifte (z. B. Staub) eine akute Bronchitis **auslösen**.

Leitsymptom einer akuten Bronchitis ist der Husten, häufig begleitet von allgemeinen Krankheitssymptome wie Fieber, Abgeschlagenheit oder Gliederschmerzen. Bei Belastung kann eine Dyspnoe ↗ S. 298 auftreten.

Die akute Bronchitis wird i. d. R. mit schleimlösenden Medikamenten und körperlicher Schonung behandelt. Inhalationen mit Kochsalz und z. B. Thymiantee können eine Therapie unterstützen.

Sorgen Sie für ausreichende Frischluft, eine Oberkörperhochlagerung erleichtert das Abhusten. Achten Sie v. a. bei älteren oder immungeschwächten Menschen auf eine plötzliche Verschlechterung des Allgemeinzustands, z. B. bei Zyanose ↗ S. 62 oder hohem Fieber.

Chronische Bronchitis

Die **chronische Bronchitis** ist i. d. R. die Folge langjährigen Rauchens oder starker Luftverschmutzung, wie z. B. durch hohe Feinstaubbelastungen. In seltenen Fällen können auch häufige bronchitische Infekte Auslöser sein. Symptome einer chronischen Bronchitis sind morgendlicher Husten mit Auswurf, belastungsabhängige Dyspnoe ↗ S. 298 und zunehmender Leistungsabfall durch Sauerstoffmangel.

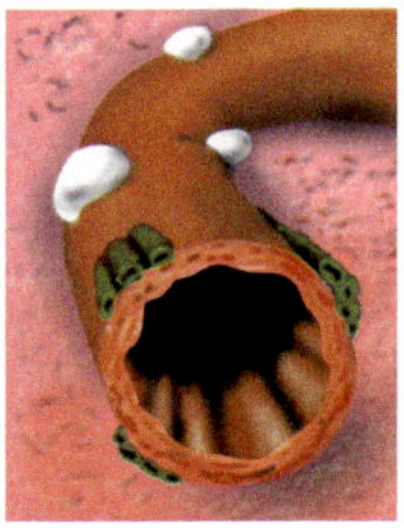

normaler Bronchus

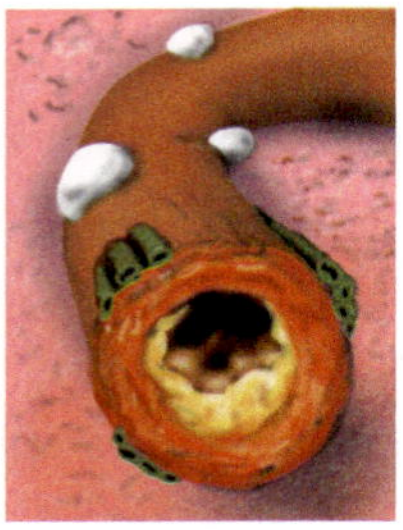

entzündeter Bronchus (bei Bronchitis) mit Wandverdickung und Verlegung des Lumens durch Bildung von Sekret

Ursachen

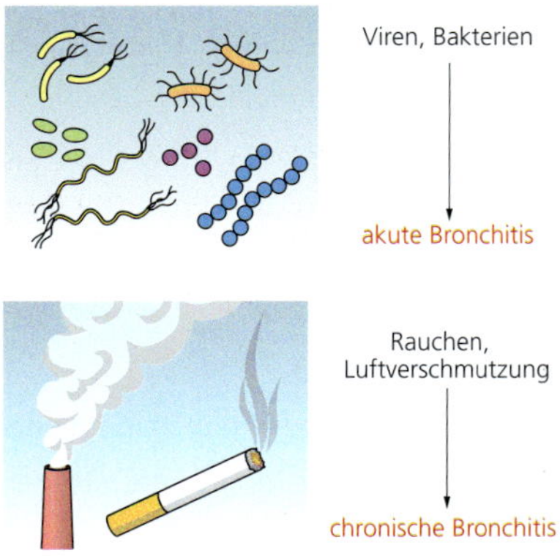

Verschiedene Ursachen für die akute und chronische Bronchitis

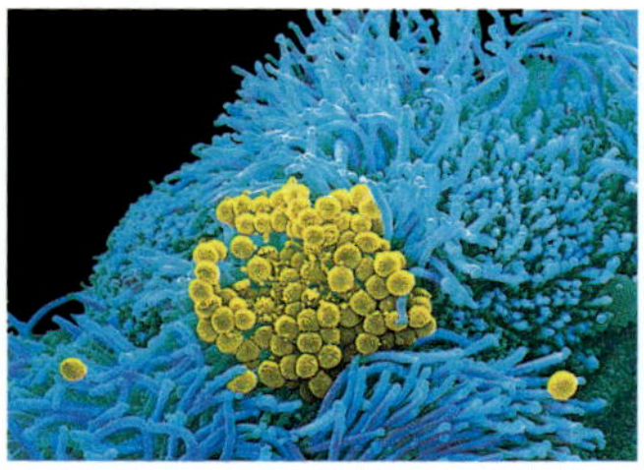

Das Epithel der Bronchien ist mit einer schützenden Schleimhaut und Flimmerhaaren ausgekleidet, um Fremdstoffe abzufangen und nach außen zu transportieren. Bei chronischer Bronchitis wird dieses Flimmerepithel zerstört und somit die Lungenreinigung beeinträchtigt.

Lumen innere Weite von Hohlorganen

Ziel jeder Therapie ist, das Fortschreiten der Erkrankung einzudämmen. Dazu gehört, dass die Betroffenen hohe Luftverunreinigungen meiden und möglichst das Rauchen einstellen. Atemübungen zur Sekretlösung ↗ S. 302 sollten erlernt und konsequent angewendet werden. Zusätzliche Infektionen der Atemwege können die Schleimhaut weiter schädigen. Daher wird den Betroffenen zu Impfungen ↗ S. 422 gegen Influenza- und Pneumonieerreger geraten sowie jede Infektion sofort behandelt.

Vor allem bei immobilen Pflegebedürftigen unterstützt eine Oberkörperhochlagerung das Abhusten. Unterstützen und motivieren Sie zur Durchführung der Atemübungen, bitten Sie ggf. eine Pflegefachkraft, Atemübungen anzuleiten. Beobachten Sie das Sputum ↗ S. 297 auf Anzeichen von Infektionen.

Pflanze	Wirkung	Besonderheiten/ Verfügbarkeit
Thymian	▪ entkrampfend ▪ auswurffördernd ▪ schleimlösend	▪ je nach Präparat für Kleinkinder nicht geeignet ▪ als Saft, Tropfen und Lutschpastillen verfügbar
Efeu	▪ entkrampfend ▪ schleimlösend	▪ geeignet zur Anwendung bei Kindern ▪ als Saft, Tabletten und Tropfen verfügbar ▪ giftig bei zu hoher Dosierung
Anis	▪ schleimlösend ▪ verdauungsfördernd	▪ Anisöl als Tee, Kapsel und Lösung verfügbar
Spitzwegerich	▪ auswurffördernd ▪ entzündungshemmend	▪ als Saft verfügbar ▪ geeignet bei Reizhusten
Fenchel	▪ entzündungshemmend ▪ krampflösend	▪ nicht für Kinder geeignet (ausgenommen Tees) ▪ als Frucht verfügbar

Pflanzenextrakte als Tee oder zur Inhalation helfen, den Bronchialschleim zu lösen und unterstützen den natürlichen Abtransport von Schadstoffen.

Chronisch obstruktive Lungenerkrankung

Kommt zu einer chronischen Bronchitis eine Obstruktion ↗ S. 298 der Atemwege hinzu, spricht man von einer COPD. Die COPD ist durch das typische AHA-Syndrom gekennzeichnet: vermehrter **A**uswurf, **H**usten und **A**temnot bei Belastung. Im Spätstadium der Erkrankung kommt es zur Ausbildung eines Lungenemphysems sowie durch den erhöhten Druck in den Lungengefäßen zur Rechtsherzinsuffizienz ↗ S. 504. In diesem Stadium ist eine Ausheilung nicht mehr möglich.

Hinweis Die chronisch obstruktive Lungenerkrankung (COLE) wird auch als COPD bezeichnet, die Abkürzung des englischen Fachbegriffs *„Chronic Obstructive Pulmonary Disease"*.

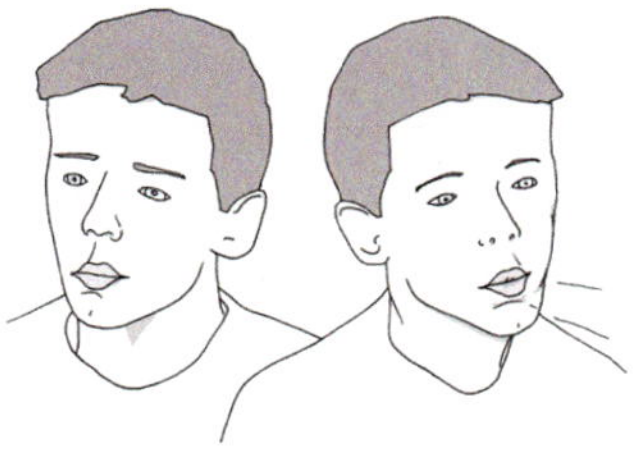

Bei der Lippenbremse wird gegen den Widerstand des gespitzten Mundes geatmet. Dies erzeugt einen erhöhten exspiratorischen Druck in den Bronchien und wirkt der Obstruktion entgegen.

Die Therapie gleicht im Wesentlichen der der chronischen Bronchitis. Folgeerkrankungen wie Lungenemphysem, Rechtsherzinsuffizienz und Bronchiektasen erfordern eine medikamentöse Behandlung.

Akute Dyspnoe kann für die Betroffenen mit Todesangst einhergehen. Spezielle Übungen wie die Lippenbremse oder der Kutschersitz können das Atmen erleichtern. Beachten Sie bei der aktivierenden Pflege die eingeschränkte Leistungsfähigkeit von COPD-Betroffenen. Gerade im Spätstadium können schon kleine Anstrengungen zur Erschöpfung führen.

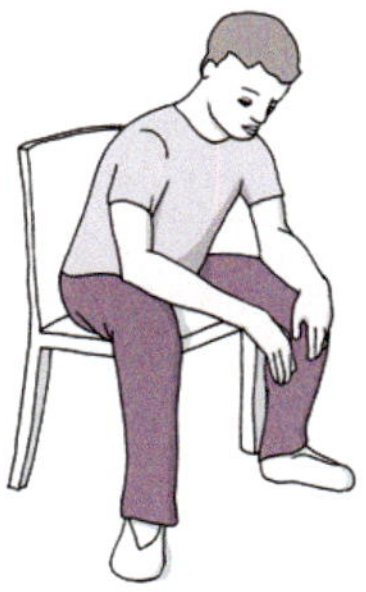

Der Kutschersitz erleichtert durch den Einsatz der Atemhilfsmuskulatur das Atmen.

Bronchiektasen nicht heilbare, sackförmige Erweiterungen der Bronchien

Asthma bronchiale

Definition

Asthma bronchiale ist eine chronisch-entzündliche Erkrankung der Atemwege. Das Hauptkennzeichen der Erkrankung ist die variable, reversible Atemwegsverengung (*Obstruktion*), die das Ausströmen der Luft behindert. Auf der Grundlage einer unspezifischen Entzündungsreaktion erhöht sich die Empfindlichkeit der Atemwege auf Umweltreize.

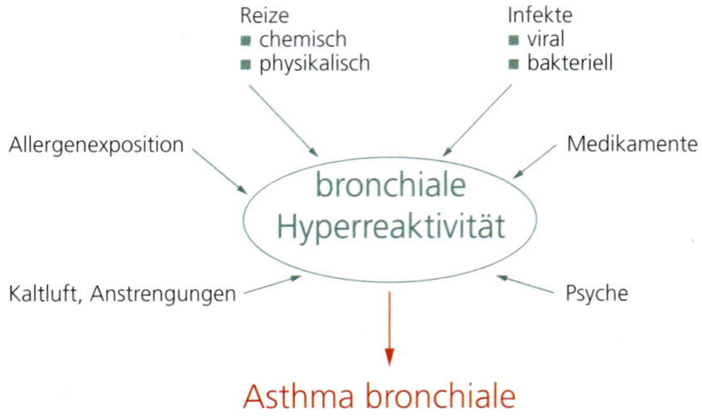

Umweltreize und -faktoren, die ein Asthma bronchiale auslösen können

Ursachen und Entstehung

Die Ursachen sind bisher nicht bekannt. Es lassen sich aber einige Faktoren bestimmen, die Asthmaerkrankungen auslösen. Neben einer genetischen Disposition ↗ S. 360 unterscheidet man das allergische und das nicht allergische Asthma.

Beim allergischen Asthma führt ein Kontakt der Bronchialschleimhaut mit einem Allergen zur Ausschüttung von Histamin. In der Folge kommt es zur massiven Schwellung und zu einem Flüssigkeitsaustritt. Auslöser des nicht allergischen Asthmas sind z. B.:

- Virusinfektionen: Noch Monate nach einer Infektion kann es zu Verkrampfungen der Bronchialmuskulatur kommen.
- körperliche Anstrengung: Der vermehrte Sauerstoffbedarf und die damit verbundene Mehratmung kühlen und trocknen die Bronchien aus. Es kommt zu einer Verengung der Bronchien.
- Umweltfaktoren: Viele chemische Stoffe (z. B. Tabakrauch, Abgase, Ozon) reizen die Bronchien und provozieren eine Verkrampfung.
- psychische Faktoren: Seelische Belastungen (z. B. Angst) erhöhen die Anfallswahrscheinlichkeit.

Asthmaformen	Auslöser
allergisches Asthma 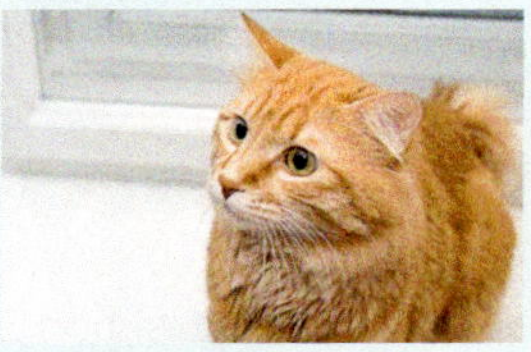	▪ Tierhaare ▪ Hausstaub ▪ Blütenpollen ▪ Nahrungsbestandteile ▪ chemische Substanzen
nicht allergisches Asthma 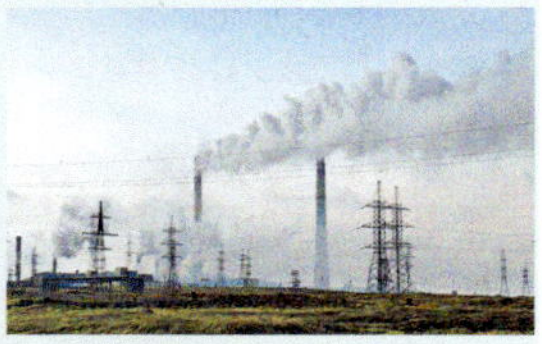	▪ Atemwegsinfekte ▪ Analgetika (z. B. ASS) ▪ unspezifische chemische oder physikalische Reize (Abgase, Smog, Rauch, trockene Heizluft, kalte Luft, Nebel) ▪ starke körperliche Belastung (Anstrengungsasthma) ▪ Betablocker, Parasympathomimetika

Man unterscheidet je nach Auslöser zwischen allergischem und nicht allergischem Asthma bronchiale.

Symptome

Abhängig von Schweregrad und Verlauf der Erkrankung können verschiedene Symptome in unterschiedlicher Ausprägung auftreten. Generell kann man den trockenen, unproduktiven Asthmahusten von einem Asthmaanfall mit akuter Dyspnoe ↗ S. 298 unterscheiden. Der Asthmaanfall ist durch einen typischen exspiratorischen Stridor ↗ S. 297 gekennzeichnet. Zwischen den Anfällen sind die Betroffenen beschwerdefrei.

Hinweis Bei einem Asthmaanfall sind die Atemwege durch den Muskelspasmus, die Schleimhautschwellung und das vermehrte Bronchialsekret deutlich verengt. Ein Anfall kann auf Grund des Sauerstoffmangels eine lebensbedrohliche Situation werden.

variabel schwankend, veränderlich
reversibel umkehrbar
irreversibel unumkehrbar

Therapie

Beim allergisch bedingten Asthma kann der Betroffene versuchen, das Allergen zu meiden oder die Toleranz gegenüber dem Allergen mit Hilfe einer spezifischen Immuntherapie (*Hyposensibilisierung*) zu steigern. Eine spezielle Kombination aus entzündungshemmenden und die Bronchien erweiternden Medikamenten kann die Lebensqualität der Betroffenen erhöhen. Im Akutanfall kommen Inhalationssprays (Dosieraerosole) zum Einsatz.

Um den Krankheitsverlauf zu überwachen und die medikamentöse Therapie ggf. anzupassen, kann eine Dokumentation sinnvoll sein.

Diese sollte folgende Informationen erhalten und so weit wie möglich auch vom Betroffenen durchgeführt werden:

- Angaben über anfallsfreie Zeiten, Dauer und Häufigkeit eines Anfalls, Stärke des Anfalls
- Wirksamkeit der Medikamente, Zeit bis zum Einsetzten der Wirkung
- Hinweis über mögliche Auslöser, wenn diese nicht bekannt sind
- regelmäßige Messung des Atemwiderstandes über ein Peak-Flow-Meter

Pflegerische Besonderheiten

- Im Rahmen eines Asthmaanfalls kann der Betroffene mit Panik und Todesangst reagieren. Wirken Sie beruhigend auf ihn ein und atmen Sie ruhig und gleichmäßig vor.
- Durch Oberkörperhochlagerung oder Aufsetzen wird dem Betroffenen das Atmen erleichtert, da die Nutzung seiner Atemhilfsmuskulatur das „Auspressen" der Luft erleichtert. Entfernen Sie beengende Kleidung.
- Durch die Atemnot kann der Betroffene blass bis zyanotisch S. 62 sein und eine Tachypnoe S. 296 ausbilden. Öffnen Sie ein Fenster oder geben Sie ihm Sauerstoff (nur nach Arztanordnung). Beachten Sie, dass der Sauerstoff angefeuchtet ist (50 % bei einer Sauerstoffbrille).
- Gegebenfalls unterstützen Sie den Betroffenen bei der Anwendung seiner Dosieraerosole.

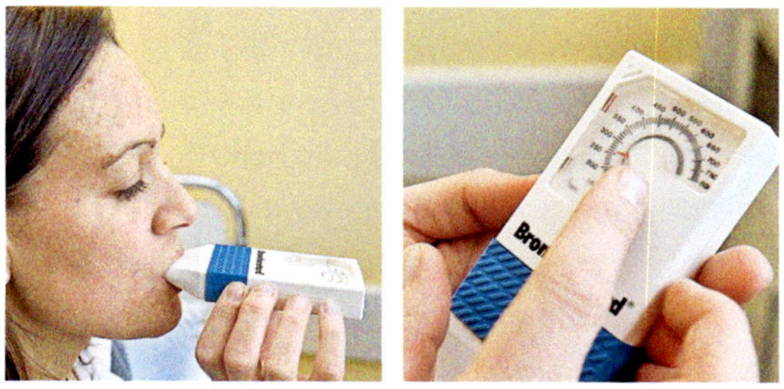

Das Peak-Flow-Meter misst in der anfallsfreien Zeit den Höchstwert des Luftstroms bei kräftiger Ausatmung. Die ermittelten Werte geben Auskunft über die Entwicklung der Obstruktion.

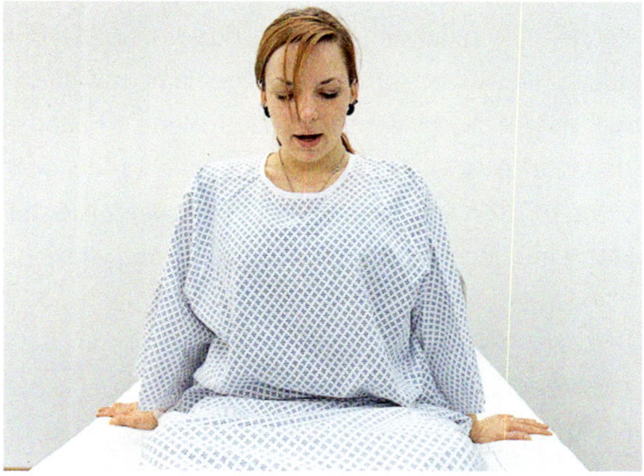

Beim Asthmaanfall kann das Aufsetzen (im Bett) die Atmung deutlich erleichtern.

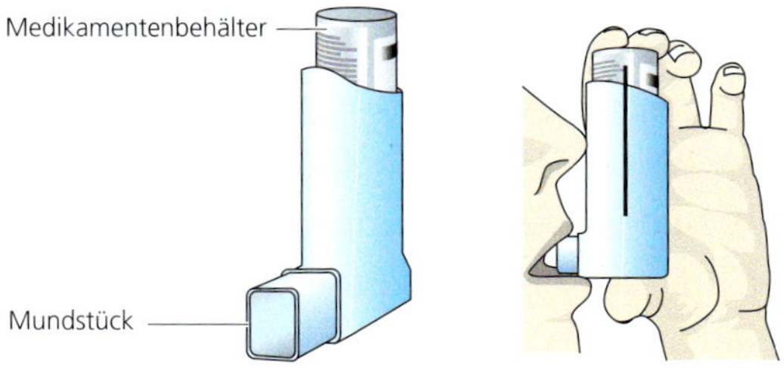

Das Mundstück wird mit dem Mund fest umschlossen. Nach einmaligem und tiefem Ein- und Ausatmen wird während des erneuten Einatmens auf den Medikamentenbehälter gedrückt, der eine exakt dosierte Menge des Medikaments abgibt. Die Luft wird dann über mehrere Sekunden angehalten und anschließend langsam ausgeatmet.

peak Spitze
flow Durchfluss

Lungenemphysem

Das Lungenemphysem ist eine nicht rückführbare (*irreversible*) Überblähung der Lungen. Es ist Endzustand chronisch obstruktiver Lungenerkrankungen. Es werden die **Wände der Lungenbläschen** ↗ S. 293 zerstört und die Sauerstoffaufnahme verringert. Gleichzeitig verliert die Lunge an Elastizität und kann sich beim Ausatmen nicht mehr ausreichend zusammenziehen. Ausatemluft verbleibt in der Lunge, es kann weniger sauerstoffreiche Einatemluft aufgenommen werden. Die Körperzellen werden nicht mehr ausreichend mit Sauerstoff versorgt.

Die Betroffenen sind häufig an dem typischen „**Fassthorax**" und der zyanotischen Hautfarbe zu erkennen. Sie leiden unter Belastungs-, im Spätstadium auch unter Ruhedyspnoe. Ihr Allgemeinzustand ist meist stark geschwächt. Viele Betroffene erhalten eine dauerhafte Sauerstofftherapie. Infektionen der Atemwege müssen ausreichend behandelt werden. Schadstoffe müssen nach Möglichkeit gemieden werden.

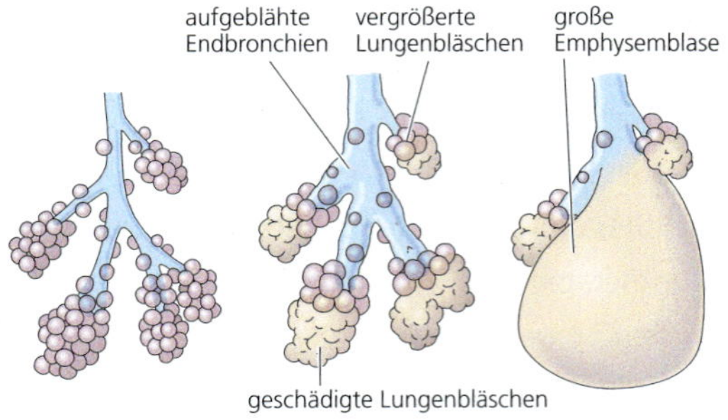

Bei einem Lungenemphysem blähen sich die Lungenbläschen und die Endbronchien auf, Lungenbläschen verschmelzen auch zu einer großen „Luftblase".

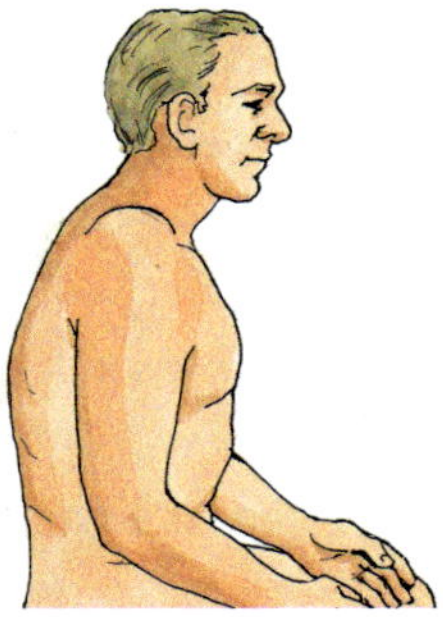

Beim „Fassthorax" ist die Einatemstellung des Brustkorbs bei Überblähung der Lungen fixiert.

Lungenfibrose

Eine Lungenfibrose ist Endzustand chronisch-entzündlicher Lungenerkrankungen, die zu einer Zunahme des Lungenbindegewebes führen. Bei dieser Erkrankung besteht zunächst eine Entzündung der Wände von Lungenbläschen und kleinen Lungengefäßen. Von dort greift die Entzündung auf das Gewebe zwischen den Lungenbläschen über. Zwischen den Lungenbläschen kommt es dann zu einer Vermehrung und Verdickung des Bindegewebes (*Fibrosierung*). Von diesem Umbauprozess sind die Wände der Lungenbläschen mitbetroffen. Die normalerweise hauchdünnen Wände verdicken sich ebenfalls. Sie erschweren dadurch den Gasaustausch. Eine dauerhafte Sauerstofftherapie kann Abhilfe schaffen. Entzündungshemmende Medikamente können das Voranschreiten der Erkrankung verlangsamen. Schadstoffe sollten nach Möglichkeit gemieden werden.

	Lungenemphysem	Lungenfibrose
Ursachen	▪ chronisch obstruktive Lungenerkrankung ▪ Alter ▪ Rauchen ▪ Feinstaub (z. B. Dieselruß) ▪ Druckbelastung (z. B. Glasbläser) ▪ Überschuss eiweißspaltender Enzyme	▪ Infektionen ▪ Schadstoffe ▪ Systemerkrankungen ▪ kreislaufbedingt bei Lungenstauung
Symptome	▪ Dyspnoe ▪ „Pink-puffer-Typ" (Emphysemtyp: trockener Husten, keine Zyanose) ▪ „Blue-bloater-Typ" (Bronchitistyp: Husten mit Auswurf, Zyanose) ▪ hohlklingendes Geräusch beim Abklopfen ▪ horizontal verlaufende Rippen	▪ Dyspnoe ▪ trockener Husten ▪ Fieber (bei Infektionen) ▪ Trommelschlegelfinger ▪ Uhrglasnägel ↗ S. 195 ▪ Gewichtsverlust
Therapie	▪ Schadstoffvermeidung ▪ Infekttherapie ▪ Sauerstoffzufuhr ▪ ggf. Lungentransplantation	▪ Schadstoffvermeidung ▪ Kortisonpräparate ▪ Infekttherapie ▪ Sauerstoffzufuhr ▪ ggf. Lungentransplantation

Erkrankungen der Pleura

Das Brustfell (*Pleura*) ↗ S. 293 ist verantwortlich für die Dehnung der Lunge bei der Einatmung. Tritt Luft, Blut oder Sekret in den Pleuraspalt ein, hebt dies den Unterdruck im Pleuraspalt auf. Dadurch folgt die Lunge nicht mehr den Atembewegungen: Sie fällt in sich zusammen (kollabiert). Häufigste Beschwerden sind heftige bis dumpfe Schmerzen und Atemnot, die zu akutem Sauerstoffmangel führen kann.

Der **Pneumothorax** bezeichnet das Eindringen von Luft in den Pleuraspalt. Diese kann von außen durch eine Verletzung der Brustwand (offener Pneumothorax) oder von innen über die Atemwege in den Pleuraspalt eindringen (geschlossener Pneumothorax). Ursachen für einen geschlossenen Pneumothorax können ein Riss des Lungengewebes, der Lungenspitzen oder geplatzte Lungenbläschen auf Grund einer Vorschädigung (z. B. bei Asthma bronchiale) sein. Ein lebensbedrohlicher Sonderfall ist der **Spannungspneumothorax**, bei dem wie über ein Ventil bei jedem Atemzug Luft in den Pleuraspalt eindringt.

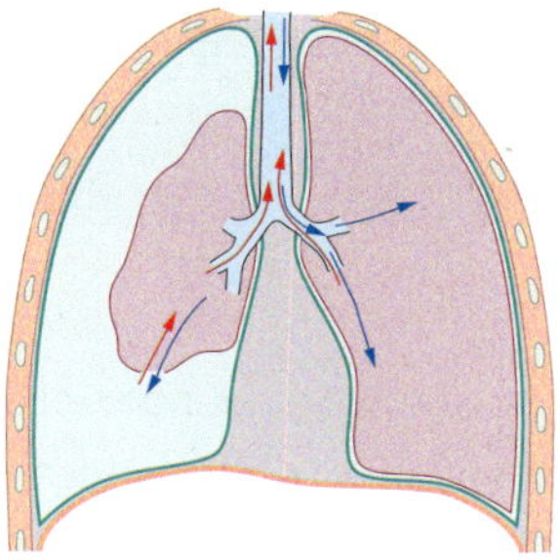

Schema eines Pneumothorax, bei dem Luft durch eine Verletzung des Brustkorbs (offener Pneumothorax) oder durch einen Riss des Lungengewebes (geschlossener Pneumothorax) in den Pleuraspalt eintritt.

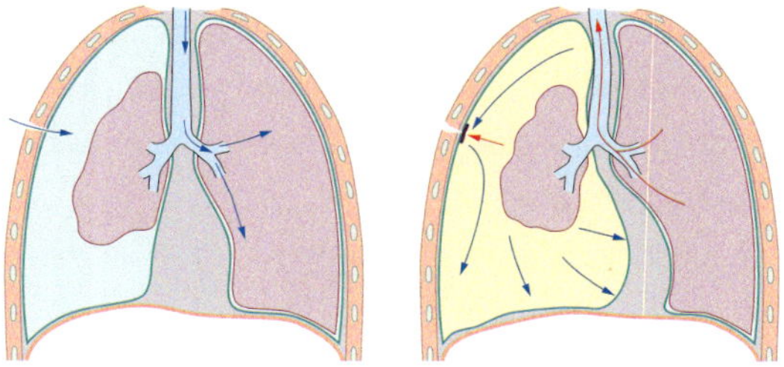

Beim Spannungspneumothorax dringt Luft bei jedem Atemzug in den Pleuraspalt und kann wie bei einem Ventil nicht mehr entweichen. Das Herz und die gegenüberliegende Lunge werden verdrängt.

Der **Hämatothorax** entsteht durch Einblutungen in den Pleuraspalt, meist als Folge eines Traumas, nach chirurgischen Eingriffen oder durch einen Riss eines Blutgefäßes. Die Folgen sind denen des Pneumothorax ähnlich, jedoch steht der Blutverlust im Vordergrund.

Der **Pleuraerguss** entsteht durch Flüssigkeitsansammlung im Pleuraspalt. Die Ursachen können z. B. Herzinsuffizienz, Entzündungen oder Tumoren sein.

Die Therapie ist bei diesen Pleuraerkrankungen im Wesentlichen gleich: Um den Unterdruck wiederherzustellen und die Flüssigkeiten abzuleiten, wird meist eine **Thoraxdränage** nach Bülau in den Pleuraspalt gelegt. Dadurch legen sich die Pleurablätter wieder aneinander. Die Überwachung und Pflege von Patienten mit einer Thoraxdränage erfolgt durch den Arzt bzw. durch die Pflegefachkraft.

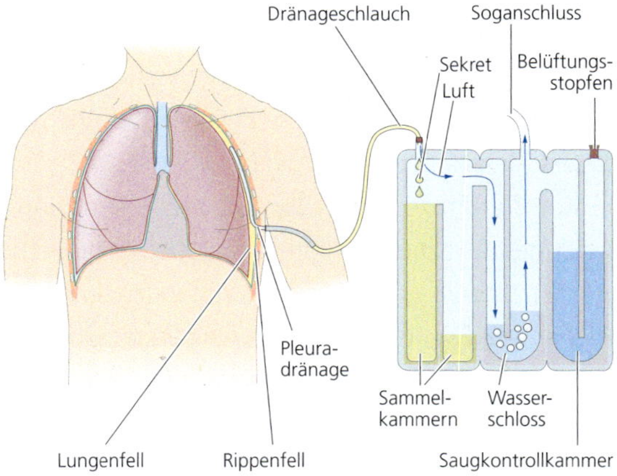

Die Thoraxdränage nach Bülau ist eine Behandlungsmöglichkeit, um Luft, Blut oder Sekret aus dem Pleuraspalt zu entfernen. Über einen kleinen Hautschnitt wird ein Dränageschlauch in den Pleuraspalt eingeführt. Über ein Flaschensystem wird Unterdruck erzeugt und die Ansammlungen so lange abgesaugt, bis die undichte Stelle ausgeheilt ist.

Erkrankungen des Verdauungs- und Stoffwechselsystems

Hepatitis

Die Hepatitis ist eine Entzündung der Leber. Zahlreiche Ursachen können dafür verantwortlich sein. Führt eine andere Erkrankung zur Leberentzündung, wird von einer Begleithepatitis gesprochen. Nach dem Verlauf unterscheidet man die akute von der chronischen Hepatitis.

Bei einer **infektiösen Hepatitis** zeigen sich im Anfangsstadium unspezifische Symptome.

Mit zunehmender Leberschädigung kommen folgende hepatitistypischen Symptome hinzu:

- Gelbsucht (*Ikterus*) als Ansammlung von Bilirubin ↑ S. 263 in Haut, Blut und Urin auf Grund einer Störung des Hämoglobin- und Gallensäure-Stoffwechsels
- Juckreiz (*Pruritus*)
- dunkler Urin, Stuhlentfärbung
- Blutungsneigung
- Bauchwassersucht (*Aszites*), durch Blutstau in der Pfortader ↑ S. 262 (*portale Hypertension*)

Eine akute Hepatitis kann chronifizieren. Bei chronischen Verläufen kann es zu einem Leberzellkarzinom oder zu einer Leberzirrhose kommen, die im schlimmsten Fall zum (tödlichen) Leberkoma führen.

Die Therapie hat die Leberentlastung zum Ziel. Die Betroffenen müssen Alkohol und leberschädigende Medikamente meiden. Bei einer chronischen Virushepatitis kann die Viruslast mit speziellen immuntherapeutischen Medikamenten vermindert werden.

Die Betroffenen sind während ihrer Erkrankung stark geschwächt. Eine immuntherapeutische Behandlung hat starke unerwünschte Wirkungen, wie z. B. Fieber und Gliederschmerzen. Alle pflegerischen Maßnahmen müssen dem Allgemeinzustand angemessen sein.

Ursachen einer Hepatitis (Auswahl)	Erkrankungen/Erreger
Infektion mit Hepatitisviren	■ Hepatitis A–E
Infektion mit anderen Viren	■ Epstein-Barr-Virus ■ Mumps ■ Röteln ■ Herpes simplex ■ Windpocken, Gürtelrose
Infektion mit Bakterien	■ Tuberkulose ■ Syphilis ■ Salmonellen ■ Rickettsien ■ Borrelien
Infektion mit Parasiten	■ Malaria ■ Amöben-Ruhr ■ Toxoplasmose ■ Leberegel ■ Spulwurm
Toxine	■ Alkohol ■ Medikamente ■ Pilzgifte ■ Lösungsmittel

Hepatitis A

- fäkal-orale Infektion (über Speisen, die von Virusausscheidern berührt bzw. zubereitet wurden)

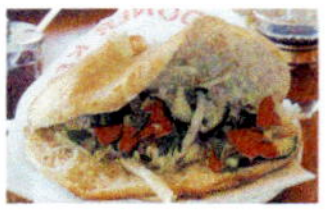

Hepatitis B und C

- sexuelle Infektion
- vertikale Infektion (vertikal = von Mutter auf Neugeborenes)
- Übertragung über Blutprodukte
- perkutane Infektion bei (vorschriftswidriger) medizinischer Tätigkeit
- bei medizinischen oder kosmetischen Eingriffen, Piercings
- Tätowierungen

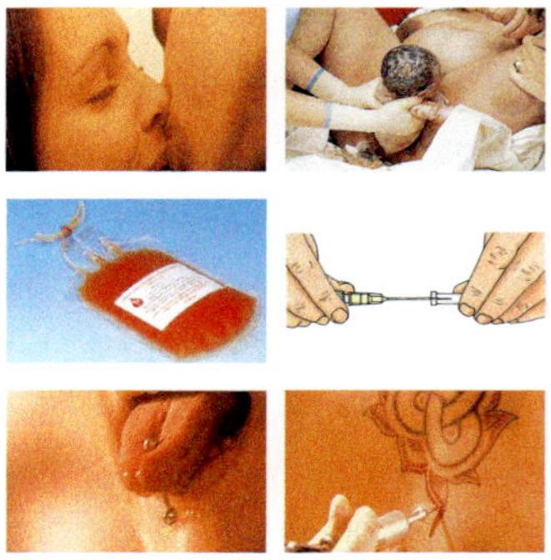

Übertragung von Hepatitisviren (A, B und C)

Fettleber

Die Fettleber ist eine häufige Erkrankung mit prinzipiell reversibler Einlagerung von Fett in die Leberzellen (*Fettvakuolen*). Ursachen sind Überernährung, Alkoholmissbrauch, Medikamente und Toxine, Diabetes mellitus, Schwangerschaft oder Eiweißmangel. Die Fettleber zeigt kaum Symptome außer einer tastbaren Vergrößerung. Die Therapie liegt, wenn möglich, in der Behandlung der Ursachen. Ist dies nicht möglich, kann die Fettleber zur Leberzirrhose führen.

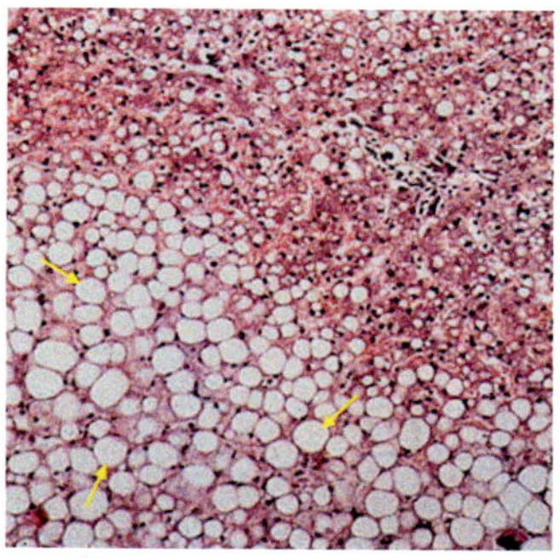

Fetteinlagerungen in den Leberzellen (Fettvakuolen; gelbe Pfeile)

Leberzirrhose

Die Zirrhose ist der Gewebsuntergang (*Nekrose*) von Leberzellen mit anschließender Vernarbung. Dabei entstehen Bindegewebsknoten, sodass sich ein Blutstau in der Pfortader ↗ S. 262 bildet (*portale Hypertension*). Durch den erhöhten Druck kommt es zu Bauchwassersucht (*Aszites*) und zu Krampfadern in der Speiseröhre (*Ösophagusvarizen*).

Die Ursachen sind Alkoholmissbrauch, Hepatitis, Stoffwechsel- oder Autoimmunerkrankungen.

Die Symptome sind denen einer Hepatitis ähnlich. Jedoch kommen äußerliche Merkmale, so genannte Leberhautzeichen, hinzu:

- Gefäßspinnen (*Spider naevi*)
- Milchglasnägel (Weißverfärbung der Fingernägel)
- Juckreiz (*Pruritus*)
- Lackzunge (Rötung der Zunge)
- Hautatrophie (Atrophie ↗ S. 197, „Geldscheinhaut"), Rötung der Handflächen (*Palmarerythem*)

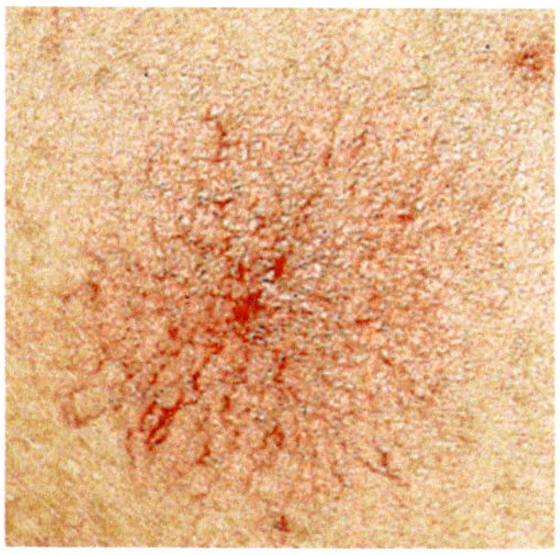

Spider naevus

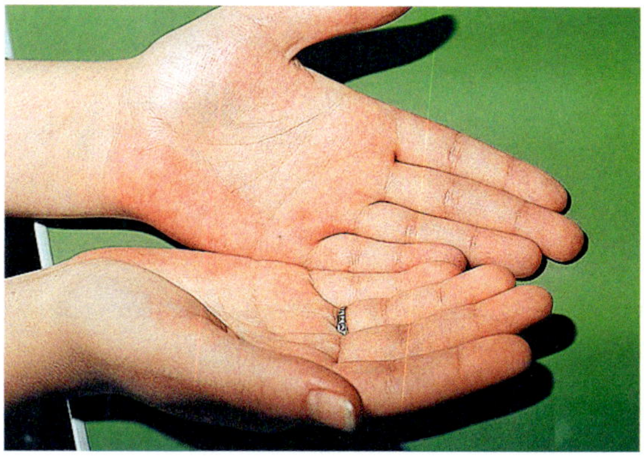

Palmarerythem

Auch die Leberzirrhose wird, wenn möglich, ursächlich behandelt. Ferner müssen leberschädigende Stoffe (z. B. Alkohol, bestimmte Medikamente) unbedingt gemieden werden. Ein weiterer Bestandteil der Therapie ist die Linderung der Symptome. Gegen den Juckreiz sind spezielle Cremes oder Abreibungen mit Essigwasser hilfreich.

Eine Aszites wird in schweren Fällen punktiert, d. h., die Flüssigkeit wird mittels Kanüle dem Bauch entzogen. Ösophagusvarizen können zu lebensgefährlichen Blutungen führen, die nur bei schneller medizinischer Hilfe gestillt werden können. Andernfalls verbluten die Betroffenen innerhalb weniger Minuten.

Erkrankungen der Gallenblase und -wege

Definition und Ursachen

Die Cholezystitis ist eine Entzündung der Gallenblase ↗ S. 263 und die Cholangitis eine Entzündung der Gallengänge. Meist werden sie durch Verengung oder Verlegung der Gallenwege verursacht. Die mit Abstand häufigste Ursache für eine Gallenblasenentzündung sind Gallensteine. Sie bilden sich häufig, da die Gallenflüssigkeit in der Gallenblase konzentriert wird. Je nach Größe kommt es zum Gallensteinleiden (*Cholelithiasis*) mit Störung des Gallenabflusses (zumeist als Gallenkolik) und damit zur Überfüllung der Gallenblase (*Hydrops*). Auch Stenosen der Papilla vateri ↗ S. 263 oder Tumoren können eine Gallenblasenentzündung auslösen.

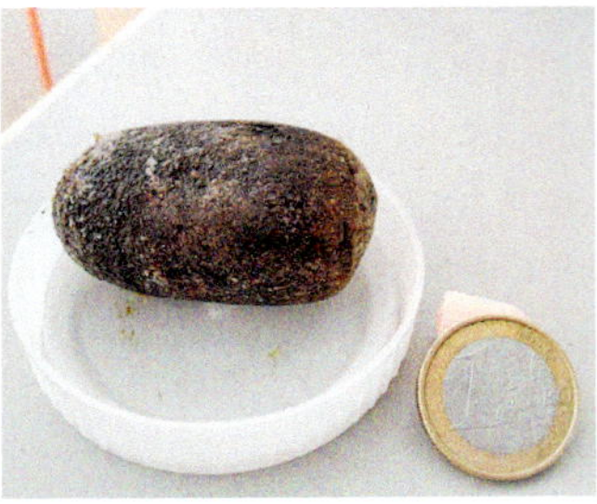

Gallensteine entstehen aus einem Ungleichgewicht in der Zusammensetzung oder bei einer Abflussbehinderung der Gallenflüssigkeit.

Symptome

Eine chronische Gallenblasenentzündung ist meist symptomlos. Die akute Form mit bakterieller Besiedelung zeigt sich durch

- kolikartige Schmerzen im rechten Oberbauch, häufig mit Ausstrahlung in die Schulter (Gallenkolik),
- Übelkeit, Hautblässe und Schweißausbrüche,
- Fieber oder Schüttelfrost (besonders bei bakterieller Infektion),
- Abneigung vor fettigen Speisen, Kaffee oder Wein (bewirkt Steigerung des Gallenflusses),
- Aufhellung des Stuhls und Verdunkelung des Urins bei Verschluss des Gallenganges oder
- Gelbfärbung der Haut (*Ikterus*) durch gestörten Abfluss der Galle.

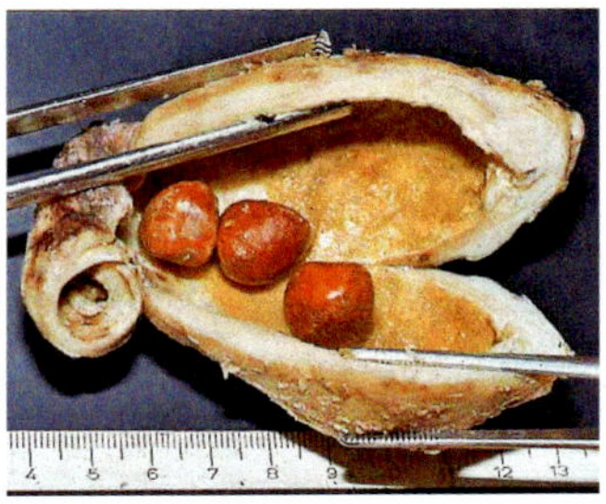

Operativ entfernte Gallenblase mit Gallensteinen

Therapie

Eine Gallenblasen- oder Gallengangsentzündung wird mit Bettruhe, Nahrungskarenz und Antibiotika behandelt. Liegen Gallensteine vor, müssen diese nach Abklingen der Entzündung operativ entfernt werden. In manchen Fällen wird auch die Gallenblase operativ entfernt.

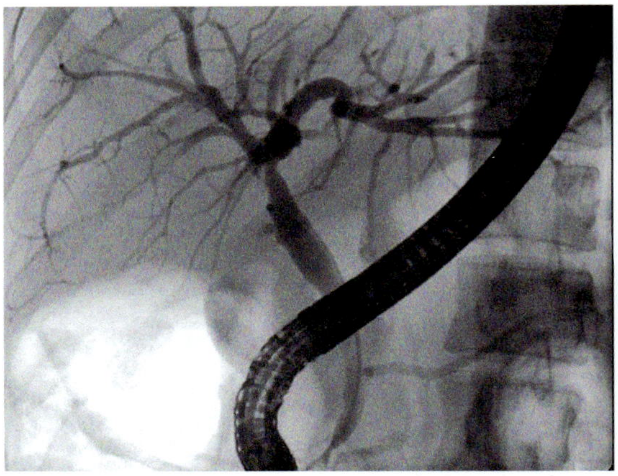

Gallensteine können heute endoskopisch entfernt werden. Dies erfolgt unter Röntgenkontrolle.

Besonderheiten bei der Pflege

Die Schmerzen einer Gallenkolik gehören zu den stärksten überhaupt. Es sollte sofort der Notarzt gerufen werden. Menschen mit Gallenleiden wissen i. d. R. sehr genau, welche Lebensmittel ihnen bekommen und welche nicht.

Stenose Verengung

Pankreatitis

Definition

Die Pankreatitis ist eine Entzündung der Bauchspeicheldrüse (*Pankreas*). Dabei werden die von ihr produzierten Verdauungsenzyme für Proteine, Fette und Kohlenhydrate nicht erst im Zwölffingerdarm (*Duodenum*) aktiv, sondern schon im Pankreas. Ihr liegt somit eine Selbstverdauung zu Grunde.

Ursachen

Zu der häufigsten Ursache zählen Gallensteine, die sich in der Mündung des Gallengangs in den Zwölffingerdarm festsetzen. Hierdurch wird ein Rückstau von Verdauungssäften ermöglicht, der in Folge den Selbstverdauungsprozess einleitet. Weitere Ursachen mit ähnlichen Mechanismen liegen im Alkoholmissbrauch, in Virusinfektionen, Bauchverletzungen oder Tumoren.

Symptome

Die Pankreatitis äußert sich in einer akuten oder chronischen Verlaufsform. Der chronischen Verlaufsform liegt meist ein missbräuchlicher Alkoholkonsum zu Grunde. Den akuten Verlauf kennzeichnen

- heftige Schmerzen im Oberbauch, die oft gürtelförmig in den Rücken ausstrahlen,
- druckschmerzhaftes Abdomen sowie
- in schweren Fällen Gelbsucht (*Ikterus*), Aszites.

Beim chronischen Verlauf kommt es zum Funktionsverlust mit nachlassender Bauchspeichel- und Insulinproduktion. Eine chronische Pankreatitis kann in ein Pankreaskarzinom übergehen, das häufig schnell tödlich endet.

Therapie und Besonderheiten bei der Pflege

Die Betroffenen leiden unter starken Verdauungsbeschwerden, die nur durch Einhalten einer strengen fettarmen Diät zu lindern sind. Im akuten Stadium wird Nahrungskarenz verordnet, ggf. erfolgt die Nahrungszufuhr parenteral oder über eine PEJ ↗ S. 274. Bei Insulinmangel muss eine Diabetesdiät eingehalten werden. Gegebenenfalls muss Insulin gespritzt werden. Akute Verläufe und das Pankreaskarzinom können mit äußerst starken Schmerzen einhergehen und unbehandelt zum lebensbedrohlichen Schock ↗ S. 534 führen.

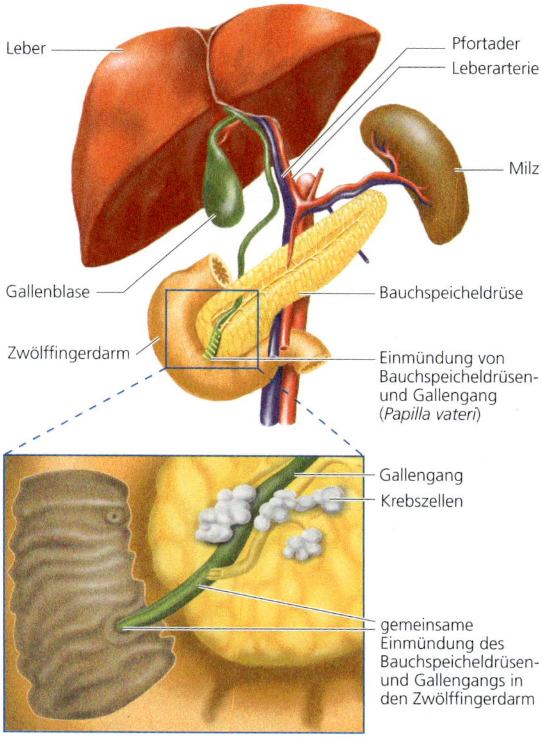

Pankreaskopfkarzinom mit Kompression des Gallengangs

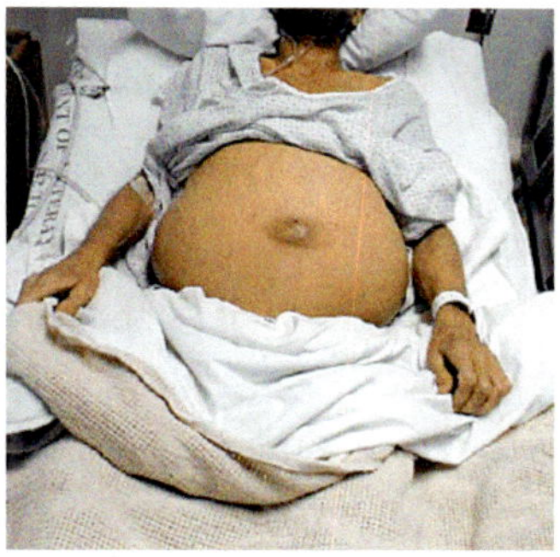

Massive Aszitesbildung mit Nabelbruch sowie Ikterus

Salmonelleninfektion

Definition und Ursachen

Eine Salmonelleninfektion (*Salmonellose*) ist ein von Salmonellen verursachter infektiöser Brechdurchfall (*Gastroenteritis*). Mangelnde hygienische Maßnahmen wie verseuchtes Trinkwasser oder Verzehr infektiöser Lebensmittel können zu einer Übertragung des Erregers auf den Menschen führen. Gefährdet sind v. a. Kinder, ältere und immungeschwächte Personen.

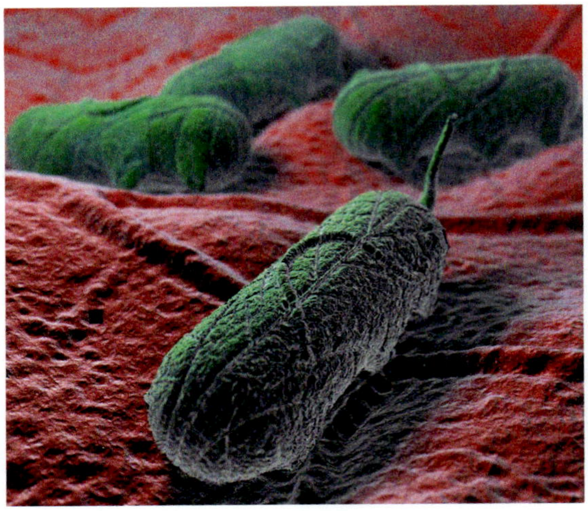

Salmonellen sind Bakterien, die sich im Magen-Darm-Trakt ausbreiten; hier eine mikroskopische Aufnahme.

Entstehung

Es sind verschiedene Salmonellenstämme bekannt. Salmonella enteritidis wird direkt über tierische Produkte wie Fleisch, Milch und ganz besonders über Eier übertragen und ist für die meisten Salmonellosen in Deutschland verantwortlich. Personen, die häufig mit Lebensmitteln in Kontakt kommen (z. B. in Großküchen), können den Erreger als Ausscheider über zubereitete Nahrung auf andere Menschen übertragen (fäkal-orale Übertragung ↗ S. 417). Bei Salmonella typhi oder Salmonella paratyphi ist der Mensch der Wirt.

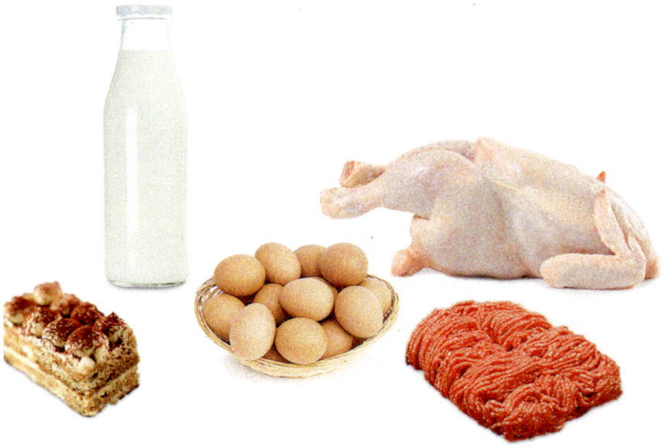

Salmonellen werden häufig über Fleisch, Eier oder Milchprodukte verbreitet. Die richtige Aufbewahrung und Kühlung bei wenigstens 7 °C ist hier besonders wichtig. Um eine Salmonelleninfektion zu vermeiden, sind die allgemeinen Hygienebestimmungen unbedingt einzuhalten.

Symptome und Therapie

Die Symptome einer Salmonellose sind Erbrechen und Durchfall. Je nach Erreger beträgt die Inkubationszeit zwischen Stunden bis Tagen. Ebenfalls in Abhängigkeit vom Erreger verläuft die Erkrankung mit Fieber zwischen 38–41 °C, massivem Flüssigkeitsverlust, rascher Gewichtsabnahme und Bewusstseinseintrübung.

Hinweis Personen, die mit der Verarbeitung von Lebensmitteln betraut sind, müssen daraufhin untersucht werden, ob sie eine Salmonelleninfektion haben.

www.rki.de
> Suche: „Salmonellose"
Hier finden Sie ausführliche Informationen zum Thema Infektionsschutz bei Salmonellose.

Besonderheiten bei der Pflege

In der Akutphase steht die Exsikkoseprophylaxe ↗ S. 273 im Vordergrund, in schweren Fällen erfolgt sie durch intravenöse Infusionen. Die Erkrankung ist beim Gesundheitsamt meldepflichtig. Dieses weist u. U. besondere hygienische Maßnahmen an.

Bei manchen Salmonellenstämmen werden die Betroffenen zu Dauerausscheidern, d. h., auch ohne Krankheitsanzeichen bleibt der Stuhlgang infektiös. Dies ist beim Umgang mit den Ausscheidungen zu beachten.

Inkubationszeit Zeit, die zwischen der Infektion und dem Ausbruch einer Krankheit vergeht

Stoma

Ein Stoma ist ein künstlicher, operativ angelegter Darmausgang. Es wird auch als Anus praeter bezeichnet. Man unterscheidet entsprechend des Anlageortes ein Ileostoma (künstlicher Darmausgang im Dünndarmbereich) vom Kolostoma (künstlicher Darmausgang im Dickdarmbereich).

Ein Stoma wird infolge der operativen Behandlung mancher Darmerkrankungen (z. B. Darmkrebs) angelegt. Ein **endständiges Stoma** verbleibt dauerhaft (z. B. nach Entfernung des Mastdarms), ein **doppelläufiges Stoma** verbleibt kurzzeitig, um eine Naht im Darmbereich zu entlasten und damit die Heilung zu fördern.

Nach Anlage eines Stomas ist die willkürliche Stuhlausscheidung nicht mehr möglich, der Stuhl wird mit Hilfe spezieller Versorgungssysteme aufgefangen. Diese werden mit Hilfe von Klebeplatten auf der dem Stoma umliegenden Haut festgeklebt, der Stuhl in einem an der Platte befestigten Beutel aufgefangen. Folgende **Systeme** stehen zur Verfügung:

- einteilige Systeme mit geschlossenem Beutel
- zweiteilige Systeme mit geschlossenem Beutel
- einteilige Systeme mit Ausstreifbeutel
- Stomakappen und Irrigationssysteme zur kontrollierten Darmentleerung

Nach Möglichkeit übernimmt der Betroffene die Stomaversorgung selbst. Ist dies nicht möglich, gehören zur Stomaversorgung der regelmäßige Wechsel der Platte und des Beutels sowie die sorgfältige Hautpflege der Stomaumgebung. Diese ist auf Grund des hautaggressiven Stuhlgangs besonders entzündungsgefährdet (v. a. beim Ileostoma).

Für viele Stomaträger ist nach einer gewissen Gewöhnungsphase ein normales Alltagsleben möglich. Andere schämen sich für den empfundenen Makel und ziehen sich aus dem öffentlichen Leben zurück. Vor allem die Angst vor unwillkürlichem Stuhlverlust oder der Geruchsbelästigung hindert sie daran, ihre sozialen Kontakte zu pflegen. Ein Stomatherapeut (Pflegefachkraft mit spezieller Weiterbildung) kann in diesen Fällen beratend tätig werden. Selbsthilfegruppen ermöglichen den Austausch über die eigene Situation.

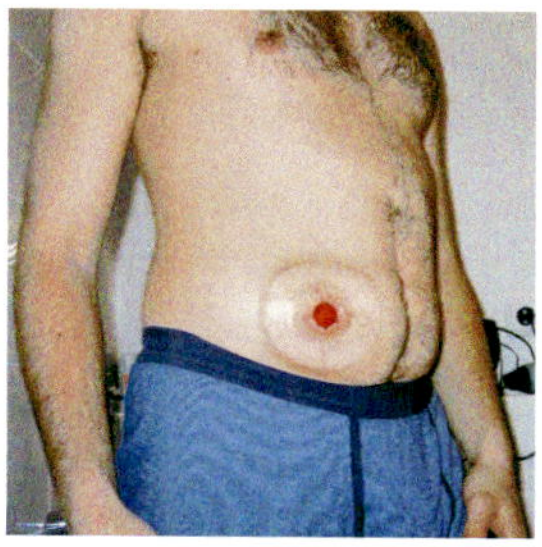

Endständiges Ileostoma

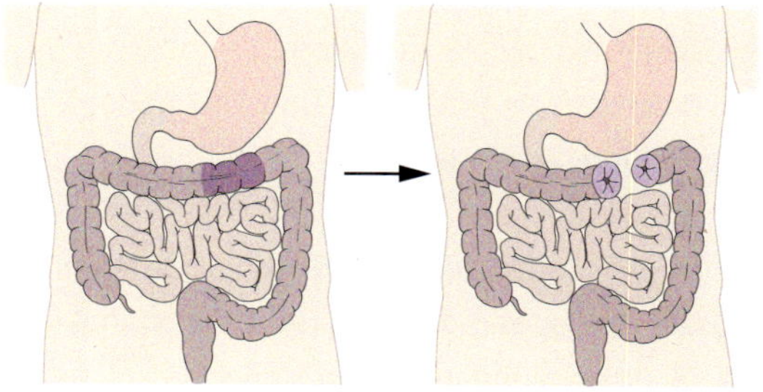

Doppelläufiges Stoma

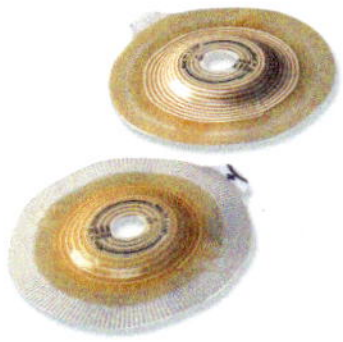

Basisplatten

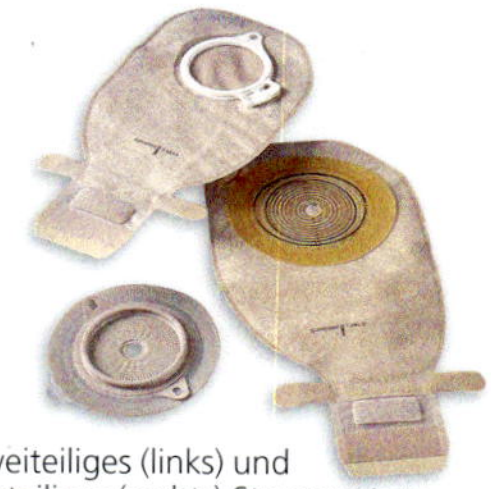

zweiteiliges (links) und einteiliges (rechts) Stomasystem

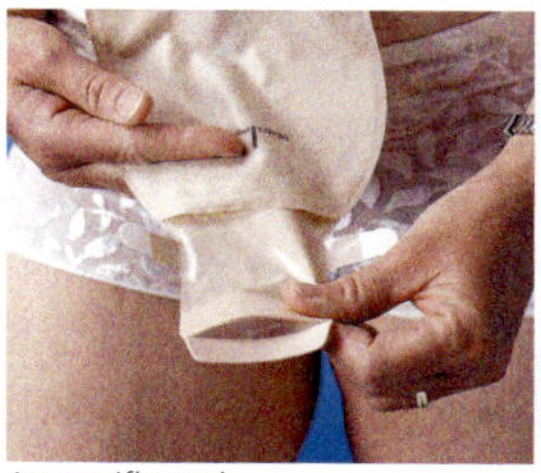

Ausstreifbeutel

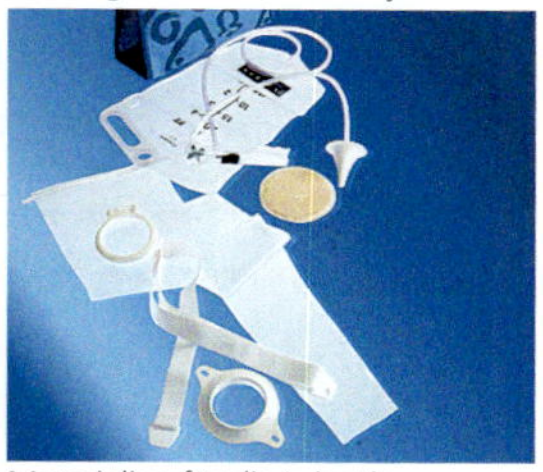

Materialien für die Irrigation

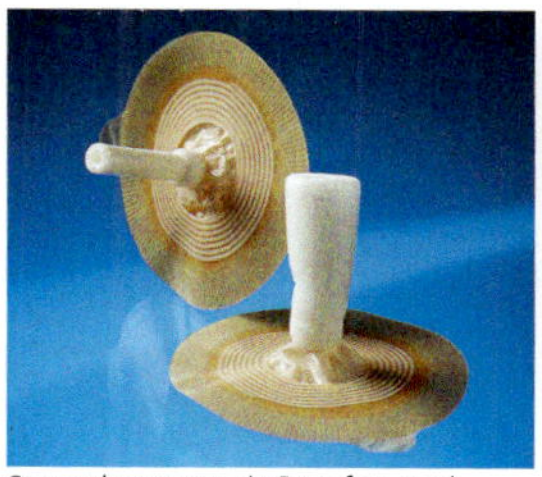

Stomakappen mit Stopfen und integriertem Filter

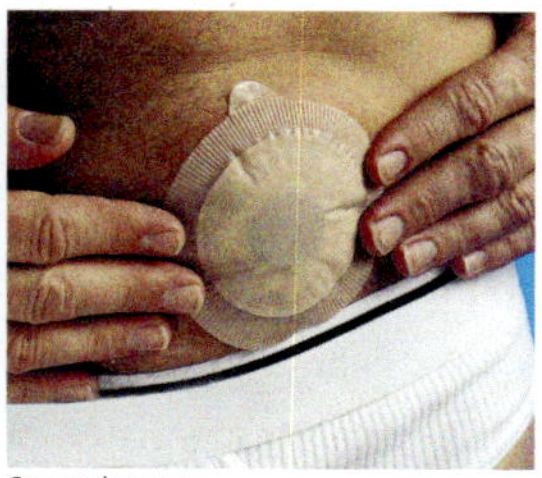

Stomakappe

Verschiedene Versorgungssysteme

www.ilco.de
Homepage der Deutschen ILCO e. V., Vereinigung für Menschen mit Darmkrebs

www.stoma-forum.de
Stomaforum für Stomaträger, Angehörige und Interessierte

Schilddrüsenerkrankungen

Anatomisch-physiologische Grundlagen

Die **Schilddrüse** liegt unterhalb des Kehlkopfes ↗ S. 292 vor der Luftröhre und ist im gesunden Zustand von außen nicht zu sehen. Ihre Aufgabe ist die Produktion der Schilddrüsenhormone mit folgenden Funktionen:

- Beschleunigung des Stoffwechsels
- Erhöhung der Körpertemperatur
- Steigerung der Herzfunktion
- Förderung von Wachstum und Knochenentwicklung bei Kindern

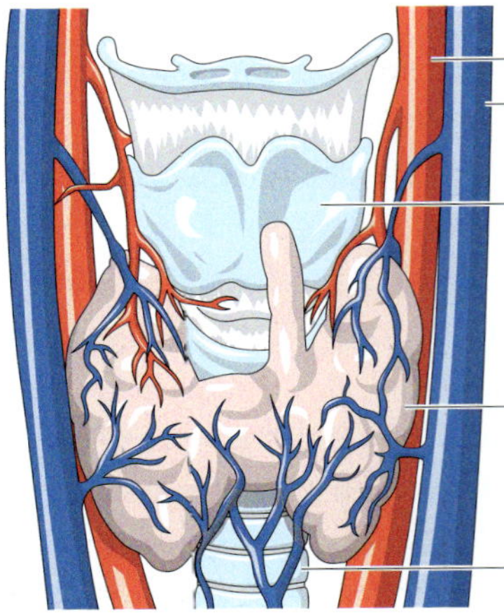

Schilddrüse

An der Schilddrüse liegen vier linsengroße Nebenschilddrüsen, die das Parathormon produzieren, das u. a. die Kalziumversorgung im Körper steuert.

Schilddrüsenvergrößerung

Die Schilddrüsenvergrößerung (*Struma*), umgangssprachlich auch Kropf genannt, beruht auf der Zunahme des Schilddrüsengewebes. Die Ursache ist meist eine unzureichende Aufnahme von Jod mit der Nahrung. Da Jod Bestandteil der Schilddrüsenhormone ist, kommt es zu einem Schilddrüsenhormonmangel. Um diesen auszugleichen, wird das Wachstum des Schilddrüsengewebes angeregt, es kommt zur Struma. Der **erhöhte Halsumfang** wird häufig erst bei fortgeschrittener Struma bemerkt. Wächst die Schilddrüse nach innen, kann sie auf den Kehlkopf drücken und zu Schluck- und Atemstörungen, Heiserkeit und Stimmverlust führen. Nicht selten bleibt eine Struma auch symptomlos. In diesen Fällen sollte lediglich darauf geachtet werden, ob es im weiteren Verlauf zu Symptomen einer Schilddrüsenüber- oder -unterfunktion kommt. Eine Struma wird meist medikamentös mit Jod und bei Hormonstörungen mit entsprechenden Schilddrüsenhormonen behandelt.

Hinweis Die Betroffenen fühlen sich durch geschlossene Halsausschnitte häufig eingeengt. Gleichzeitig möchten Sie den Kropf verbergen. Das Tragen von losen Tüchern oder Schals kann hier Abhilfe schaffen.

Jod – ein lebenswichtiges Spurenelement

Deutschland ist ein Jodmangelgebiet. Die Folge eines lang anhaltenden Jodmangels sind Vergrößerungen (Kropf) und knotige Veränderungen der Schilddrüse sowie eine Reihe von ernsthaften Schilddrüsenkrankheiten.

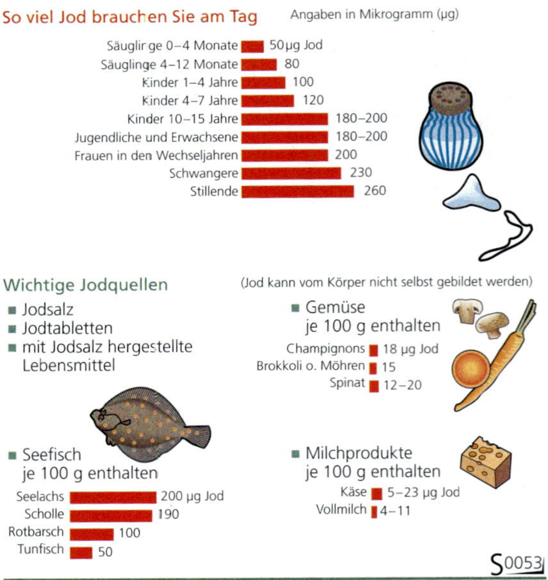

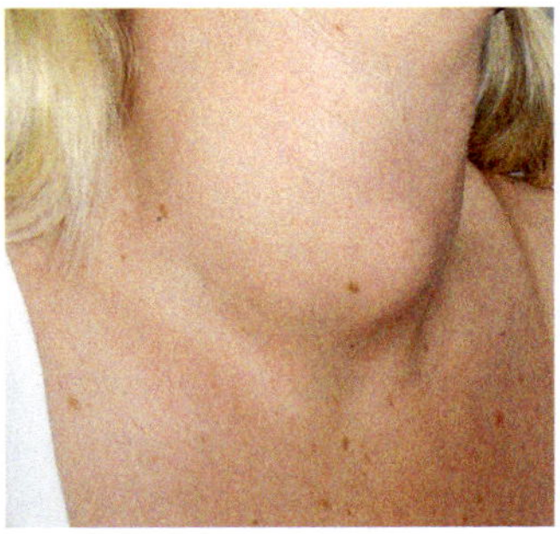

Struma

Schilddrüsenunterfunktion

Eine Schilddrüsenunterfunktion (*Hypothyreose*) führt zu einer verringerten Schilddrüsenhormonausschüttung und in der Folge zu

- Gewichtszunahme,
- Müdigkeit, Antriebslosigkeit und Kreislaufschwäche,
- Obstipation sowie
- Myxödem, einer typischen Einlagerung gallertartiger Substanzen in das Unterhautfettgewebe, speziell im Bereich der Augen.

Eine Schilddrüsenunterfunktion kann, muss aber nicht mit einer Struma einhergehen.

Die Behandlung besteht aus dem medikamentösen Ersatz der fehlenden Schilddrüsenhormone. Diese Medikamente müssen i. d. R. eine halbe Stunde vor dem Frühstück bzw. auf nüchternen Magen eingenommen werden.

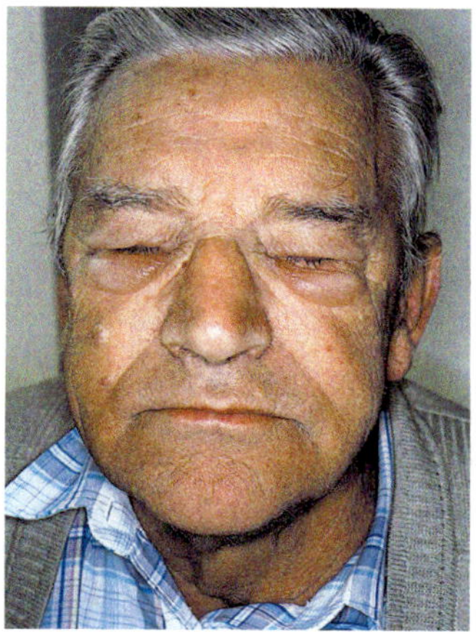

Myxödem

Schilddrüsenüberfunktion

Die Schilddrüsenüberfunktion (*Hyperthyreose*) geht mit einer Überproduktion von Schilddrüsenhormonen einher. Ursache ist meist eine Schilddrüsenautonomie, seltener die Autoimmunerkrankung Morbus Basedow. Bei der Schilddrüsenautonomie produziert die Schilddrüse ihre Hormone losgelöst vom Regelkreis der Schilddrüsenhormonproduktion.

Die Symptome sind bei allen Ursachen gleich und sind entgegengesetzt einer Schilddrüsenunterfunktion. Die Betroffenen

- verlieren Gewicht,
- sind überaktiv, unruhig, schlaf- und rastlos,
- leiden unter Hypertonie ↗ S. 508 und Herzrhythmusstörungen sowie
- häufigen Durchfällen.

Auch die Schilddrüsenüberfunktion wird medikamentös behandelt. Beruht die Überfunktion auf Schilddrüsengewebsveränderungen, so wird die Schilddrüse ganz oder teilweise entfernt. Die Schilddrüsenhormone müssen in der Folge medikamentös ersetzt werden.

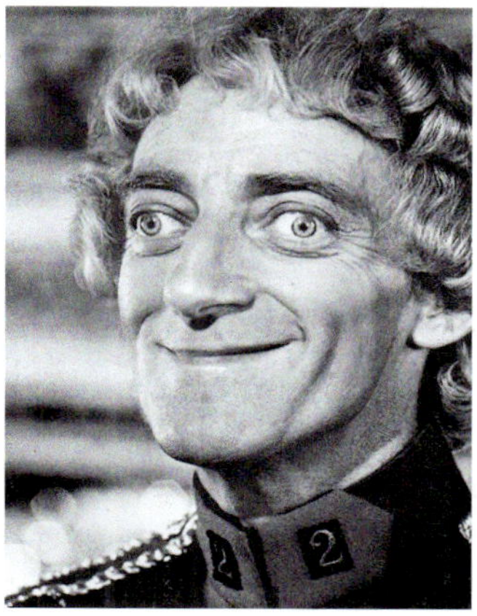

Der Morbus Basedow geht mit einem typischen Hervortreten der Augäpfel einher (*Exophthalmus*), wie hier bei der britschen Komikerlegende Marty Feldman.

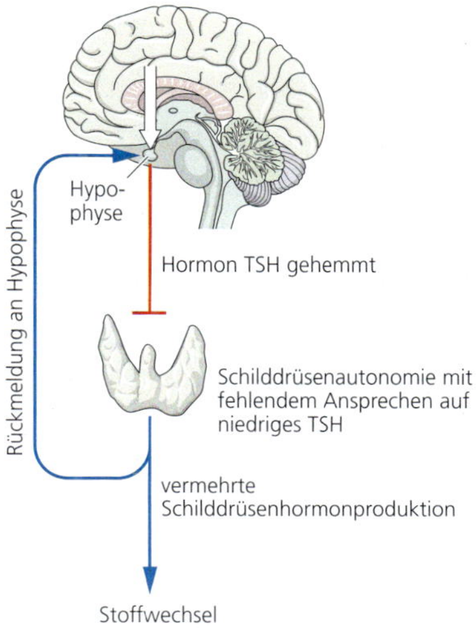

Regelmechanismus der Schilddrüsenhormonproduktion bei Schilddrüsenautonomie

Diabetes mellitus

Definition

Der Diabetes mellitus ist eine chronische Störung des Kohlenhydratstoffwechsels ↗ S. 442 mit erhöhten Blutzuckerwerten ↗ S. 442.

Ursachen und Entstehung

Man unterscheidet auf Grund der Ursachen den Diabetes mellitus Typ 1 vom Diabetes mellitus Typ 2. Die Ursache des Diabetes mellitus Typ 1 liegt in einer langsamen Zerstörung der insulinproduzierenden Bauchspeicheldrüsenzellen durch Störungen im Immunsystem (Autoimmunerkrankung). Beim Diabetes mellitus Typ 2 kommt es durch Überernährung und Bewegungsmangel zu Adipositas ↗ S. 266 und erhöhter Insulinausscheidung, was bei entsprechender genetischer Disposition ↗ S. 360 zu einer Insulinresistenz der Körperzellen führt. Die Glukose kann von den Zellen nicht verwertet werden, es kommt zu erhöhten Blutzuckerspiegeln, die wiederum eine erhöhte Insulinproduktion auslösen. Der erhöhte Insulinspiegel verstärkt wiederum die Insulinresistenz, es entsteht ein Teufelskreis. Im weiteren Krankheitsverlauf erschöpft sich die Insulinreserve der Bauchspeicheldrüse.

Auf Grund der unterschiedlichen Entstehungsmechanismen spricht man beim Diabetes mellitus Typ 1 auch von einem absoluten und beim Diabetes mellitus Typ 2 von einem relativen Insulinmangel.

Symptome

Beim Diabetes mellitus Typ 1 kommt es zu Müdigkeit und Leistungsabfall, starkem Durst und verstärkter Urinausscheidung (*Polyurie*). Die Betroffenen verlieren Gewicht und der Stoffwechsel entgleist zunehmend (Überzuckerung ↗ S. 443). Beim Diabetes mellitus Typ 2 sind anfangs keine Symptome festzustellen, zu Beginn kommt es sogar eher zu niedrigem Blutzuckerspiegel (Unterzuckerung ↗ S. 443) mit Heißhunger, Schwitzen und Kopfschmerzen. Im fortgeschrittenen Stadium zeigen sich die gleichen Symptome wie beim Diabetes mellitus Typ 1.

Ein auf Dauer erhöhter Blutzucker führt zu Gefäßschäden mit Folgeerkrankungen.

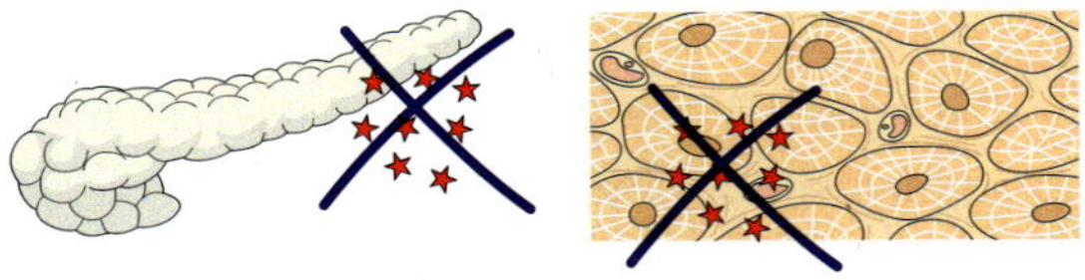

Unterschiede in der Ursache und der Entstehung des Diabetes mellitus

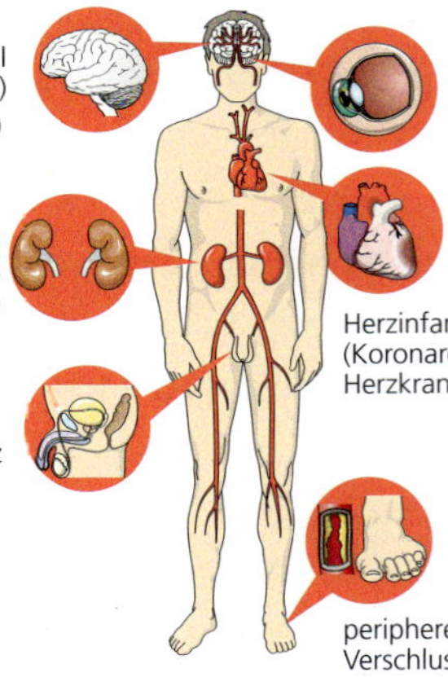

Spätfolgen eines schlecht behandelten Diabetes mellitus auf Grund der Schädigung der kleinen und großen Blutgefäße.

Therapie

Beim Diabetes mellitus Typ 1 muss das Insulin ersetzt werden. Dies geschieht durch Subkutaninjektionen ↗ S. 451. Eine kohlenhydratreduzierte Diät ist empfehlenswert, ebenso ausreichende Bewegung. Liegt ein Diabetes mellitus Typ 2 vor, können im Anfangsstadium eine kohlenhydratreduzierte Diät, Gewichtsabnahme und körperliche Bewegung den Blutzuckerspiegel regulieren. Ist dies nicht möglich, erfolgt die medikamentöse Behandlung mit oralen Antidiabetika (Tabletten). Erst wenn diese Möglichkeiten erschöpft sind oder die Blutzuckerwerte stark schwanken, kommt Insulin zum Einsatz.

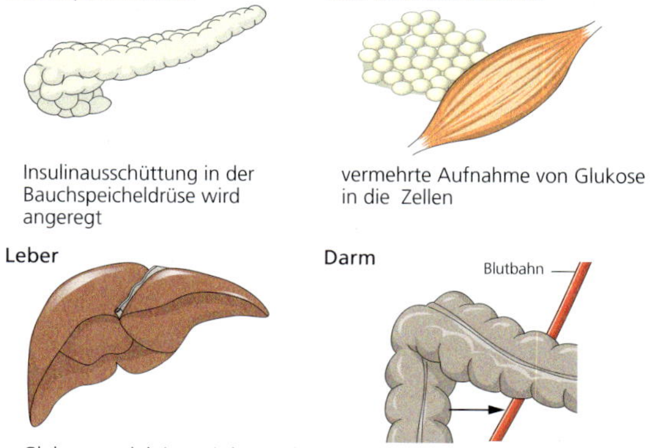

Angriffspunkte oraler Antidiabetika

Besonderheiten bei der Pflege

Der Diabetes mellitus ist eine chronische Erkrankung, der die Lebenssituation der Betroffenen stark beeinflusst. Sie müssen meist eine spezielle Diät halten oder zumindest ihre Ernährung umstellen. Prinzip dieser Nahrungsumstellung ist die Vermeidung von schnell verdaubaren Kohlenhydraten.

Die Blutzuckerspiegel müssen der ärztlichen Anordnung entsprechend regelmäßig kontrolliert und dokumentiert werden (**Blutzuckerkontrolle**, ↗ S. 444). Danach werden die Menge und die Art des Insulins bestimmt.

Die **Medikamente** müssen zu festen Tageszeiten eingenommen werden. Insulin wird heute meistens mit Hilfe so genannter Insulinpens verabreicht. Sie ermöglichen den Betroffenen eine einfache Handhabung der Subkutaninjektion. Der Gebrauch der Pens erfolgt entsprechend den Herstellerangaben.

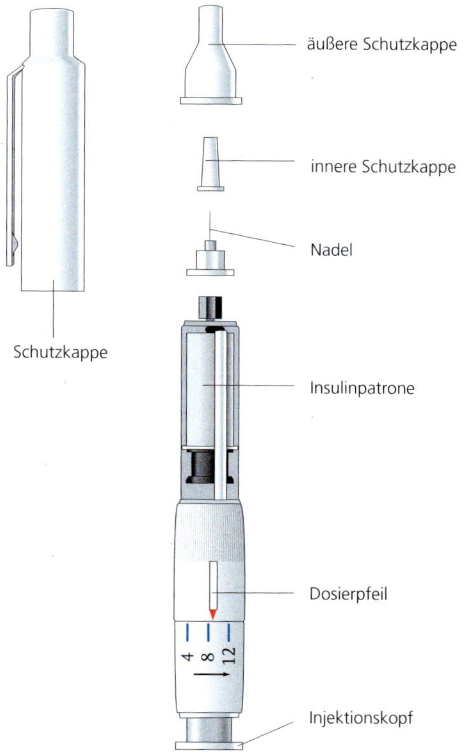

Bestandteile eines Pens

Durch die Spätfolgen kommt es zu Nervenausfällen und Gefäßschäden insbesondere an den Füßen. Schon kleinste Verletzungen können so zu chronischen Wunden führen (diabetischer Fuß). Durch die Nervenausfälle spüren die Betroffenen keinen Schmerz, eine regelmäßige **Inspektion der Füße** ist daher notwendig.

Ist die Erkrankung gerade erst festgestellt worden, haben die Betroffenen meist viele Fragen. Ermutigen Sie sie, sich von Fachleuten (Diätassistent, Pflegefachkraft) **beraten** zu lassen und bei Bedarf in Selbsthilfegruppen auszutauschen.

www.diabetikerbund.de
Auf den Seiten des Deutschen Diabetiker Bundes finden Sie u. a. aktuelle Informationen zum Thema Diabetes mellitus.

www.diabetes-deutschland.de
Dieses Portal bietet einen vertiefenden Einblick, z. B. zu den Leitlinien der Deutschen Diabetes Gesellschaft.

www.diabsite.de
Auf diesem unabhängigen Diabetesportal werden Informationen von Diabetikern für Diabetiker dargestellt.

Herz-Kreislauf- und Gefäßerkrankungen

Herzinsuffizienz

Herzinsuffizienz (Herzmuskelschwäche) ist die Unfähigkeit des Herzens ↗ S. 435, ausreichende Mengen Blut in den Kreislauf zu pumpen. Man unterscheidet die Rechts- von der Linksherzinsuffizienz. Bei der Globalinsuffizienz sind beide Herzhälften betroffen.

Ursachen

Eine akute Herzinsuffizienz entsteht in Folge eines Herzinfarkts oder akut auftretenden Herzrhythmusstörungen. Einer chronischen Herzinsuffizienz liegen vielfältige Ursachen zu Grunde. Dazu gehören u. a.:

- Koronare Herzkrankheit ↗ S. 506
- Hypertonie ↗ S. 508
- (entzündliche) Herzmuskelerkrankungen

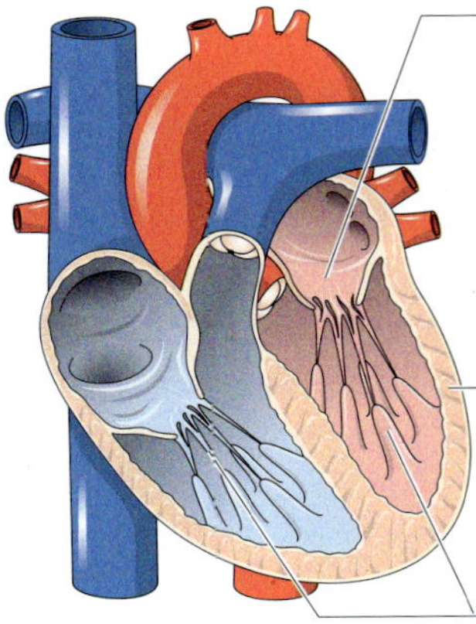

Folgen der Herzinsuffizienz

Entstehung

Eine Herzinsuffizienz führt zu typischen Veränderungen am Herzen. Es steigt der Druck in den zentralen venösen Gefäßen (Rückwärtsversagen) und die Herzkammer kann nicht mehr ausreichende Blutmengen auswerfen (Vorwärtsversagen). Kann der Körper diese Folgen durch Anpassungsleistungen ausgleichen, spricht man von kompensierter Herzinsuffizienz. Sind diese Mechanismen erschöpft und führen zu weiteren Herzfunktionsstörungen, dekompensiert die Herzinsuffizienz. Es kommt zur Vergrößerung des Herzens.

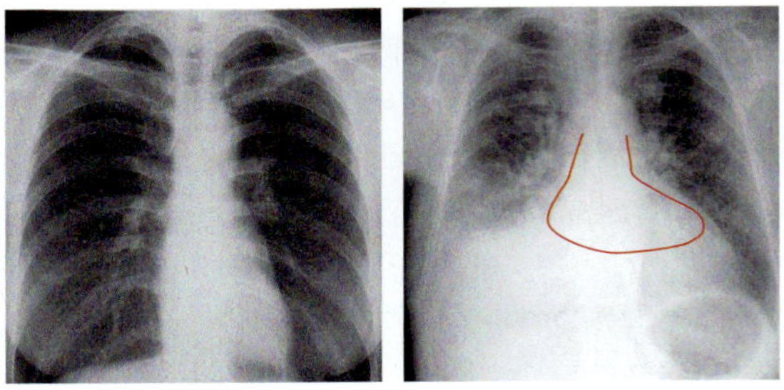

Links ein norma großes Herz im Röntgenbild, rechts ein stark vergrößertes Herz bei einer schweren Herzinsuffizienz

Symptome

Bei der Linksherzinsuffizienz stehen die Leitsymptome Dyspnoe ↗ S. 298 und Lippenzyanose im Vordergrund, bei der Rechtsherzinsuffizienz die Nykturie ↗ S. 282. Ferner führt bei der Rechtsherzinsuffizienz die Druckerhöhung im Körperkreislauf zu den typischen gestauten Halsvenen, zur Stauungsleber und zu einer Aszites ↗ S. 495. Bei schwerer Herzinsuffizienz kommt es zu Ödemen in den Beinen und im Bauchraum (Rechtsherzinsuffizienz) oder in der Lunge (Linksherzinsuffizienz). Die schwerste Form der Herzinsuffizienz ist der kardiogene Schock ↗ S. 534.

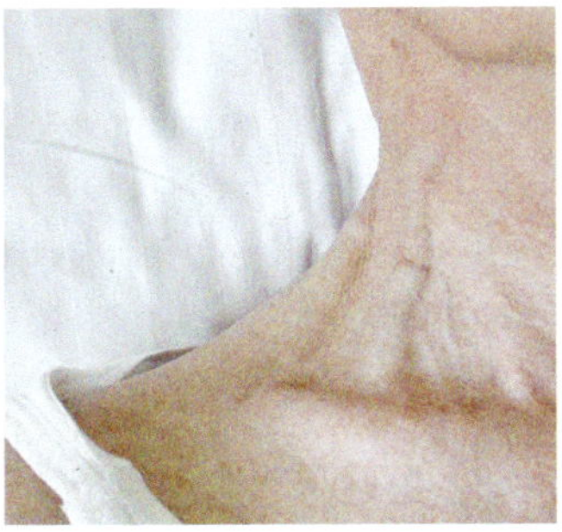

Gestaute Halsvenen sind ein typisches Anzeichen einer Rechtsherzinsuffizienz.

Therapie

Ziel der Therapie ist die Behebung der Ursachen. Dazu gehören die Senkung des Blutdrucks, operative Behandlung bei der Koronaren Herzkrankheit oder die medikamentöse Behandlung von Herzrhythmusstörungen. Zusätzlich versucht man durch Medikamente, den Teufelskreis des immer schwächer werdenden Herzens zu durchbrechen. Es kommt eine Vielzahl von Medikamentengruppen, häufig in Kombination zum Einsatz. Dazu gehören

- entwässernde Medikamente (*Diuretika*),
- herzstärkende Medikamente (*Digitalis*) sowie
- in den hormonellen und nervösen Regelkreis der Herzarbeit eingreifende Medikamente (z. B. Betablocker, ACE-Hemmer).

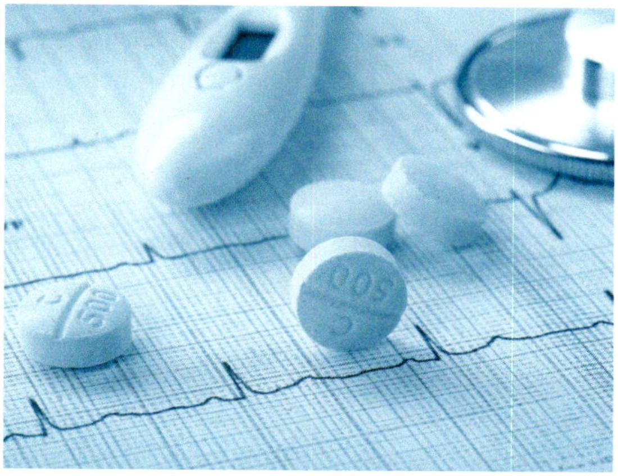

Eine komplexe medikamentöse Behandlung kann eine Herzinsuffizienz lindern.

Besonderheiten bei der Pflege

Die psychische Situation der Betroffenen ist häufig sehr angespannt. Eine schwere Herzinsuffizienz hat eine schlechte Prognose, mehr als die Hälfte aller Patienten verstirbt innerhalb der ersten fünf Jahre. Die Symptome, v. a. die Atemnot, können quälend sein.

Die Herzleistung kann bei den Betroffenen so stark vermindert sein, dass jede Anstrengung zu Komplikationen führen würde. In diesen Fällen muss eine strikte Bettruhe eingehalten werden. Überanstrengung bei Pflegemaßnahmen äußert sich in einer zunehmenden Dyspnoe. Eine Oberkörperhochlagerung erleichtert die Atmung, die so genannte Herzbettlage entlastet zusätzlich das Herz. Eine Mobilisation darf nur nach Absprache mit Arzt und Pflegefachkraft erfolgen. Alle pflegerischen Maßnahmen werden schonend und kompensierend durchgeführt.

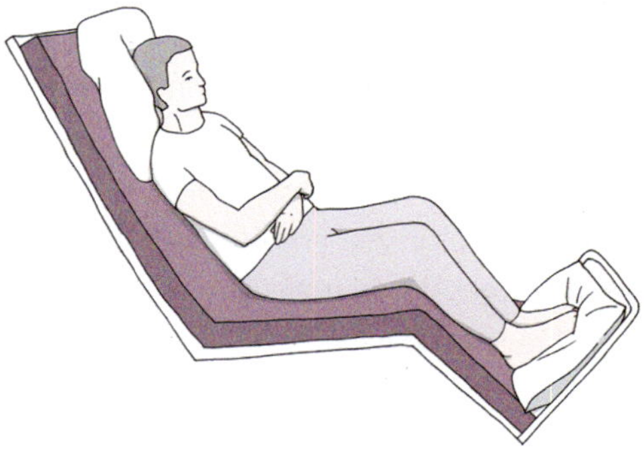

Die Herzbettlage erleichtert das Atmen und entlastet das Herz. Sie kann bei bestimmten Pflegebetten eingestellt werden. Ist dies nicht möglich, sollte zumindest eine Oberkörperhochlagerung erfolgen.

In der Regel dürfen die Betroffenen nur eine begrenzte Flüssigkeitsmenge zu sich nehmen (reduzierte Trinkmenge ↗ S. 272), eine salzarme Ernährung wird empfohlen. Die Kost sollte ballaststoffarm sein, um Blähungen zu vermeiden, die das Herz-Kreislauf-System ebenfalls schwächen können. Die reduzierte Flüssigkeitsmenge zusammen mit der ballaststoffarmen Kost und der Immobilität führen jedoch zu Obstipation, die i. d. R. nur medikamentös behandelt werden kann.

Die regelmäßige und genaue Einnahme der Medikamente ist überlebenswichtig.

Arteriosklerose

Die Arteriosklerose ist eine Systemerkrankung der Arterien, bei der es zur **Ablagerung** von Thromben ↑ S. 244, Blutfetten, Bindegewebe und Kalk in der inneren und mittleren Gefäßwand kommt.

Eine Arteriosklerose entsteht, wenn sich die Gefäße nicht mehr angemessen dehnen und zusammenziehen können, der **Gefäßdurchmesser** (*Lumen*) nimmt zunehmend ab.

In der Folge kommt es zur Koronaren Herzkrankheit bei arteriosklerotischen Veränderungen herznaher Gefäße sowie zu Schwindel ↑ S. 231, vaskulärer Demenz ↑ S. 484 und Schlaganfall ↑ S. 510 bei Arteriosklerose der kopfnahen Gefäße. Auch die periphere arterielle Verschlusskrankheit (paVK) ist eine Folge arteriosklerotischer Veränderungen. Die Therapie erfolgt präventiv mit durchblutungsfördernden Medikamenten (z. B. ASS). Durch die (medikamentöse) Senkung der Blutfette kann das Fortschreiten der Erkrankung vermindert werden.

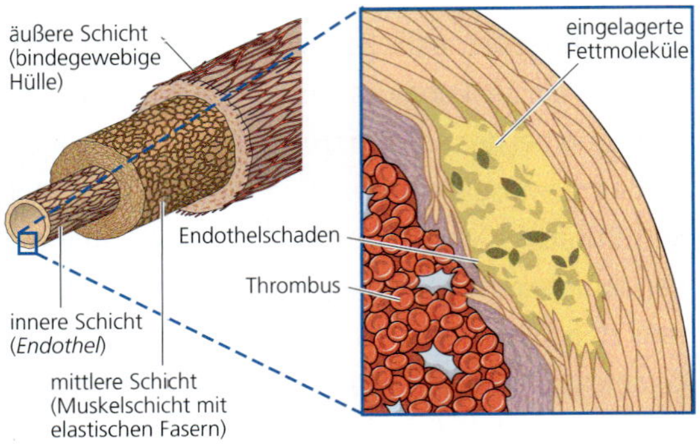

Schädigende Einflüsse führen zu einer Ablagerung von Blutzellen und einer Verdickung der Gefäßwand.

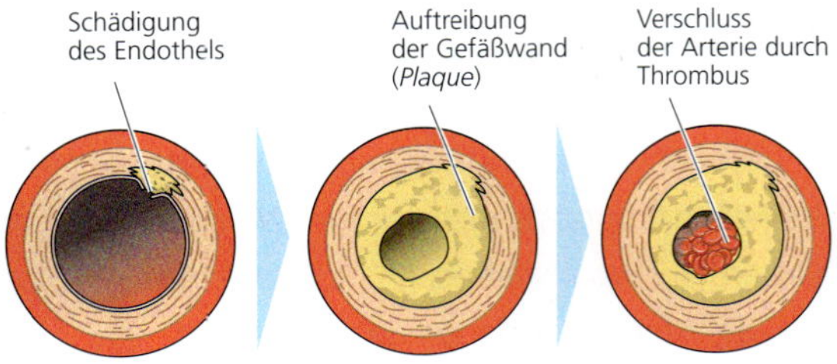

Arteriosklerotische Veränderung des Gefäßlumens

Koronare Herzkrankheit

Die Koronare Herzkrankheit (KHK) ist eine chronische Erkrankung der Herzkranzgefäße ↑ S. 435. Sie wird durch Arteriosklerose verursacht. In der Folge wird die Herzmuskulatur nicht ausreichend mit Sauerstoff versorgt. Das entstehende Missverhältnis zwischen Sauerstoffbedarf und Sauerstoffangebot wird als Ischämie oder Koronarinsuffizienz bezeichnet.

Das Leitsymptom der KHK ist die Angina pectoris, bei der die Betroffenen über dumpfe, drückende, einschnürende und häufig brennende **Schmerzen** typischerweise hinter dem Brustbein klagen. Hinzu kommen in fortgeschrittenen Stadium Herzrhythmusstörungen und Herzinsuffizienz.

Im Rahmen einer Herzkatheteruntersuchung (*Koronarangiografie*) können verengte Koronargefäße festgestellt, erweitert oder durch eine metallene Gefäßstütze (*Stent*) dauerhaft offen gehalten werden. Zur Prävention von Herzinfarkt und anderen Komplikationen erfolgt eine medikamentöse Therapie. In einem akuten Angina-pectoris-Anfall helfen Nitratpräparate (z. B. Nitro-Spray).

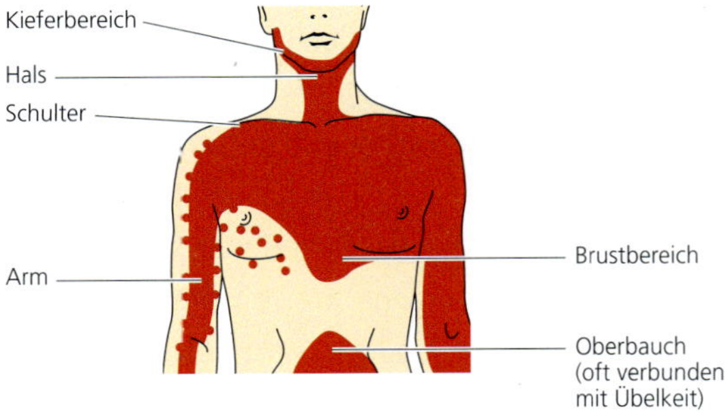

Schmerzzonen bei Angina pectoris

Herzinfarkt

Der Herzinfarkt (*Myokardinfarkt*) ist ein akutes und irreversibles Absterben von Teilen des Herzmuskels auf Grund eines Arterienverschlusses der Herzkranzgefäße.

Symptome

Einem Herzinfarkt gehen meist Symptome einer Angina pectoris voraus. Tritt ein Gefäßverschluss ein, verstärken sich die Symptome und es können Blässe, Erbrechen, Schweißausbruch und Todesangst hinzukommen. Je nach Schwere des Infarktes können Kollaps, Bewusstlosigkeit oder Herz-Kreislauf-Stillstand die Folge sein. Es können sich geringer Blutdruck, Pulsunregelmäßigkeit und Tachykardie ↗ S. 436 zeigen.

Erste Hilfe

Die ersten Minuten und Stunden eines Herzinfarktes sind von entscheidender Bedeutung für das Überleben. Daher:

- Rettungsdienst sofort benachrichtigen, niemals selber einen Transport in die Klinik übernehmen
- Oberkörper hochlagern
- beruhigend auf den Betroffenen einwirken
- wenn vorhanden, Nitro-Spray verabreichen

Bei einem **Herzinfarkt** werden im Krankenhaus die verschlossenen Gefäße medikamentös (*Lyse*) oder mechanisch (Herzkatheter) geöffnet. Dies muss sehr schnell stattfinden, damit kein Herzmuskelgewebe abstirbt.

Arterielle Hypotonie

Von einer Hypotonie spricht man bei anhaltendem systolischen Blutdruck von unter 100 mmHg. Er kann bei Lagewechsel vom Liegen zum Stehen eintreten oder die Folge von Herzinsuffizienz, fieberhaften Infekten oder Schilddrüsenunterfunktion (*Hypothyreose*) sein. Als Symptome treten Schwindel, Sehstörungen, Müdigkeit bis hin zur Ohnmacht auf.

Die arterielle Hypotonie hat grundsätzlich keinen Krankheitswert, kann aber sehr belastend sein. Lassen Sie den Betroffenen bei der Mobilisation ↗ S. 234 immer zuerst eine Weile an der Bettkante sitzen. Viele Betroffene benötigen morgens „ihre Tasse Kaffee", um den Kreislauf in Schwung zu bringen.

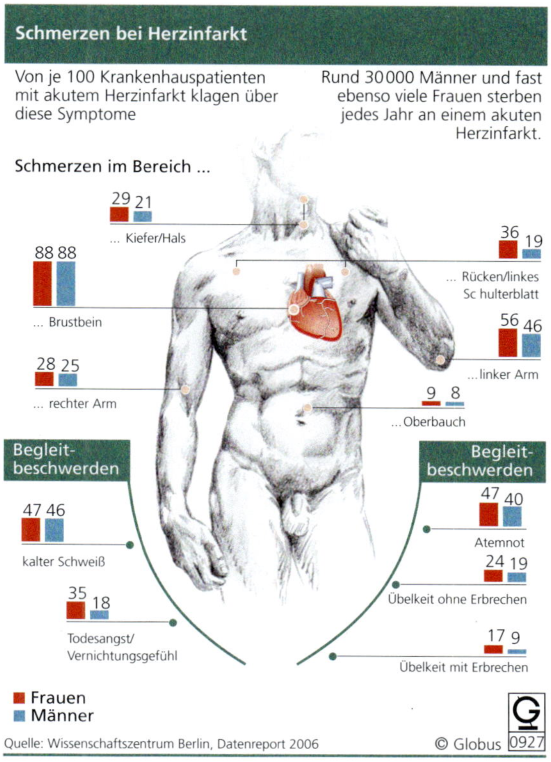

Hinweis Ein Herzinfarkt ist lebensbedrohend. Informieren Sie frühzeitig den Notarzt.

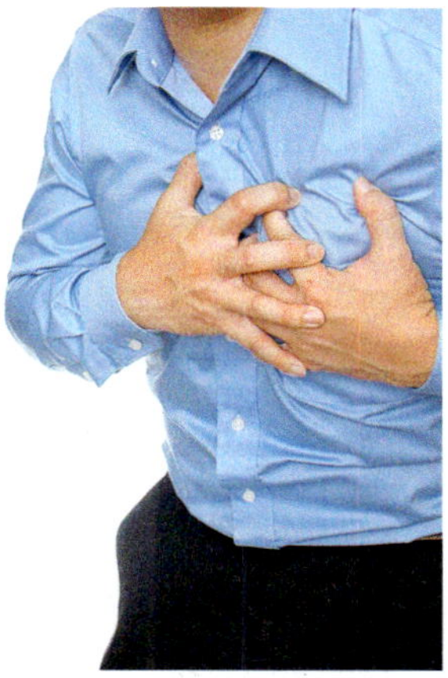

Männer sind überproportional häufiger von einem Herzinfarkt betroffen als Frauen.

Arterielle Hypertonie

Von einer Hypertonie spricht man bei anhaltendem Blutdruck von über 140/90 mmHg. Treten Blutdruckwerte von über 230/120 mmHg auf (*hypertensive Krise*), können lebensbedrohliche Folgeerkrankungen auftreten (z. B. Schlaganfall, Herzinfarkt).

Symptome

Meist wird die Hypertonie nicht bemerkt, da sie schleichend entsteht. Kopfschmerzen, Gesichtsröte, Ohrensausen, Schwindel oder Nasenbluten sind Spätsymptome

Therapie und Besonderheiten bei der Pflege

Ziel aller therapeutischen Maßnahmen ist die Senkung des Blutdrucks in den normalen Bereich. Zu diesem Zweck müssen sowohl die Ursachen bekämpft werden als auch von Beginn an eine konsequente medikamentöse Einstellung erfolgen. Dies erfolgt meistens mit einer kombinierten Therapie aus entwässernden (*Diuretika*) und in die Blutdruckregulation eingreifenden (*Antihypertensiva*) Medikamenten. Die Compliance ↗ S. 157 der Betroffenen kann dabei nur durch eine sorgfältige Aufklärung aufrechterhalten werden, da die unerwünschten Wirkungen der Blutdrucksenkung und Entwässerung häufig als unangenehm wahrgenommen werden.

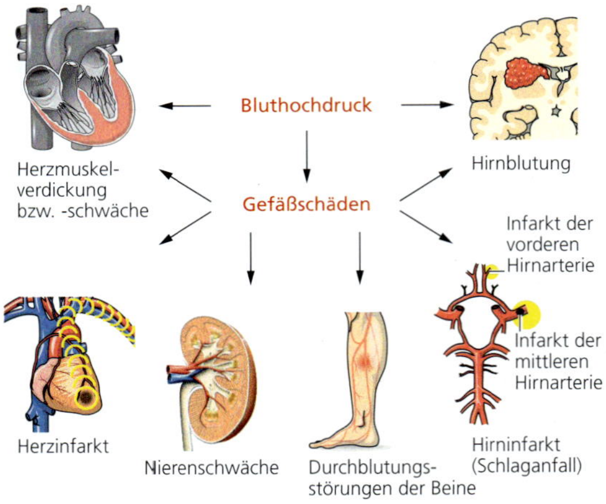

Bluthochdruc< und seine Folgen (Beispiele)

Arterielle Verschlusskrankheiten

Die periphere arterielle Verschlusskrankheit (paVK) entsteht zu 90 % auf Grund einer Arteriosklerose an den (unteren) Extremitäten. Zu einem geringen Teil sind Entzündungen die Ursache. Symptome wie Schmerzen beim Gehen (Claudicatio intermittens) treten erst auf, wenn die Gefäße zu 80 % verschlossen sind. Bei einem akuten Verschluss, meist als Folge einer Embolie ↗ S. 244, treten plötzlich heftige Schmerzen und kalte, blasse Extremitäten auf.

Bei den Betroffenen dürfen keine MTS ↗ S. 245 angelegt werden. Schon kleinste Verletzungen an den Füßen können zu chronischen Wunden und schweren Infektionen führen. Die Füße sollten regelmäßig auf Druckstellen untersucht werden.

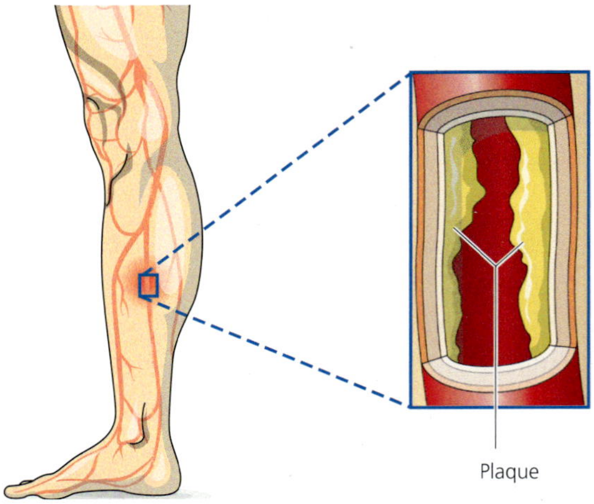

Der Verschluss einer Beinarterie kann weitreichende Durchblutungsstörungen bis hin zur Nekrose der Versorgungsgebiete zur Folge haben.

Hinweis Ein akuter arterieller Verschluss ist ein Notfall und muss umgehend zu einer Krankenhauseinweisung führen. Im Extremfall kann eine Amputation die Folge sein.

Claudicatio intermittens zeitweiliges Hinken, so genannte Schaufensterkrankheit, bei der das Laufen wegen der Schmerzen von kurzen Pausen unterbrochen wird

Ulcus cruris arteriosum

Bei arterieller Verschlusskrankheit kann die Minderdurchblutung zu einer Hautschädigung führen, zu einem Ulcus cruris arteriosum. Die damit häufig verbundenen Schmerzen im Liegen werden durch Herabhängen des Beines gemindert. Wegen der Infektionsgefahr ist eine sorgfältige Wundversorgung erforderlich.

Gangrän

Die Ursache einer Gangrän ist eine eingeschränkte Durchblutung. Hierdurch beginnt das Gewebe zu nekrotisieren und zerfällt durch Verwesung. Es wird schwarz. Kommt es zu einem Wasserverlust an der unterversorgten Stelle, spricht man von einer trockenen Gangrän.

Bei einer feuchten Gangrän nisten sich Bakterien ein und verursachen einen fauligen Geruch. In diesem Fall muss der Arzt Antibiotika verordnen. Es besteht die Gefahr einer Sepsis ↑ S. 413.

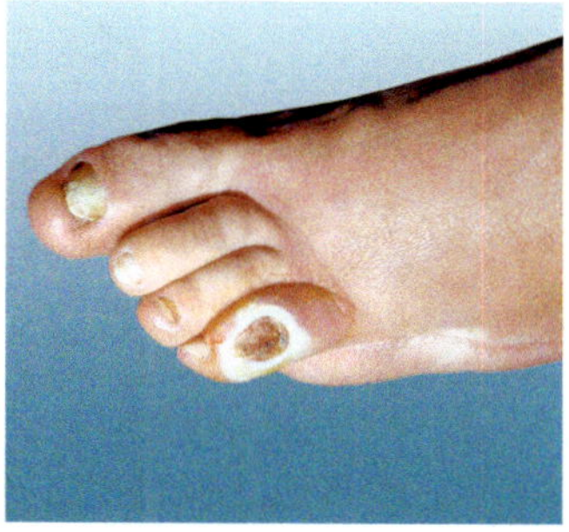

Eine feuchte Gangrän

Ulcus cruris venosum

Die Ursache des Ulcus cruris venosum (offenes Bein) ist die Hautschädigung durch eine dauerhaft eingeschränkte Venenfunktion. Durch den verminderten Blutabfluss ist das Gewebe ödematös geschwollen und wird deshalb nicht ausreichend versorgt. Das Hautgewebe beginnt, sich zu entzünden. Kleine Wunden können nicht heilen und die Gewebszerstörung weitet sich aus. Die Infektionsgefahr ist groß.

Die Behandlung ist langwierig, kann über Monate andauern und wird durch Kompressionstherapien unterstützt. Durch das Anlegen eines Verbandes oder Strumpfes wird der venöse Blutabfluss gesteigert und es werden die Ödeme ↑ S. 195 vermindert. Mobilisierungsmaßnahmen unterstützen den natürlichen Blutfluss. Es gelten die allgemeinen Maßgaben einer Wundbehandlung ↑ S. 458.

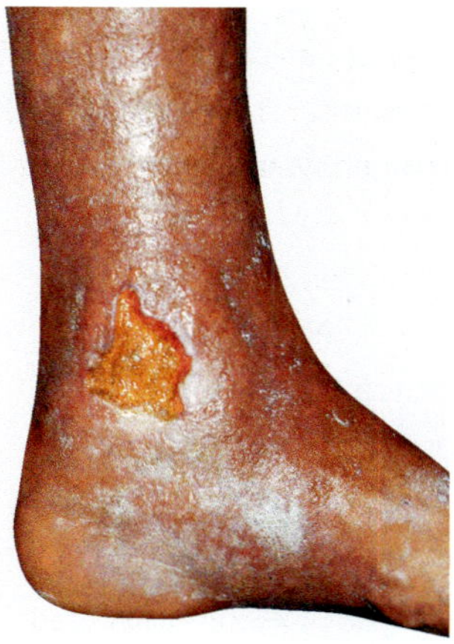

Ein Ulcus cruris am Knöchel. Die Wunde ist weißlich bis gelb, die Wundränder sind geschwollen. Das Wundumfeld ist rötlich und ödematös.

Hinweis Verminderter Blutfluss in den Venen führt beim Ulcus cruris venosum zur Nekrose. Wenn arterielle Durchblutungsstörungen vorliegen, dürfen keinesfalls Kompressionstherapien ↑ S. 245 angewendet werden.

Erkrankungen des Nervensystems

Apoplex

Definition

Der Apoplex (Schlaganfall, zerebraler Insult, Gehirnschlag) ist eine akute Durchblutungsstörung des Gehirns oder eine **Blutung in das Gehirn**.

Ursachen und Entstehung

Zu den Risikofaktoren, die einen Apoplex begünstigen, zählen Erkrankungen des Herz-Kreislauf-Systems, erhöhte Blutfettwerte (Cholesterin), Adipositas oder Stoffwechselstörungen (z. B. Diabetes mellitus ↗ S. 502) sowie Rauchen, Alkohol, Stress und Bewegungsmangel.

In den meisten Fällen führt ein Blutgerinnsel, das in die Hirngefäße eingeschwemmt wird zum **Gefäßverschluss**. Es kommt in Folge zu einer Sauerstoffunterversorgung der Nervenzellen. In ca. 20 % der Fälle ist die Blutung aus einem Aneurysma die Ursache.

Symptome

Die Symptome richten sich nach dem Ort der Schädigung. Spezifische Symptome sind

- teilweise oder halbseitige Lähmung,
- Empfindungsstörungen (Taubheit, Kribbeln),
- Sprach- und Sprechstörung,
- Unfähigkeit zu zweckgerichteten Handlungen,
- Bewusstseinseintrübung bis zu tagelanger Bewusstlosigkeit oder
- Nichtwahrnehmen der Umgebung im Bereich der betroffenen Seite.

Unspezifische Symptome können auch Ausdruck anderer Akuterkrankungen sein (z. B. hypoglykämisches Koma ↗ S. 443, Epilepsie ↗ S. 516). Dazu gehören

- akute Verwirrtheit und Teilnahmslosigkeit,
- Harninkontinenz oder Harnverhalt,
- Sehstörungen,
- Schluckstörungen, Übelkeit und Erbrechen,
- plötzliches Hinfallen (*drop attacks*) oder
- Krampfanfälle.

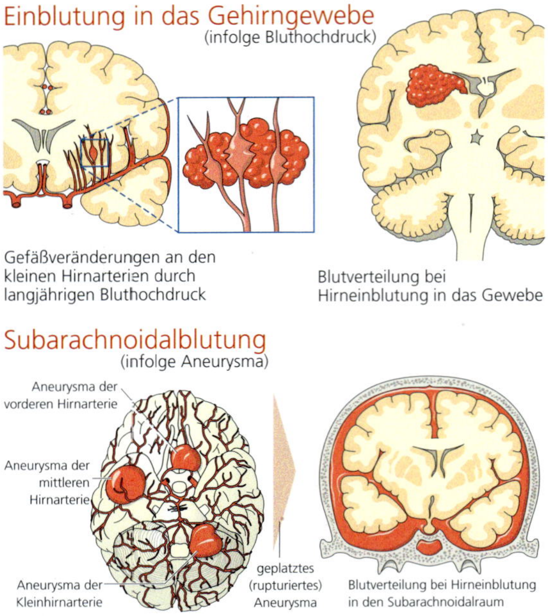

Ursachen für Hirnblutungen

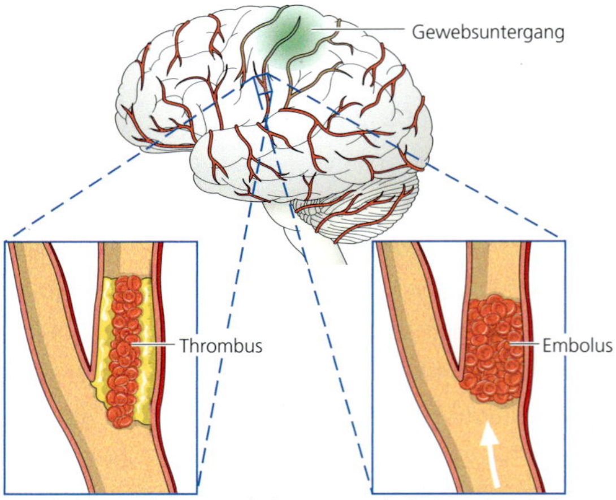

Arteriosklerotischer Hirninfarkt
Durch arteriosklerotische Gefäßveränderung (*Plaque*) entsteht ein Thrombus, der eine Hirnarterie verschließt.

Embolischer Hirninfarkt
Ein aus dem Herzen oder den großen hirnversorgenden Gefäßen hochgeschwemmter Embolus verstopft eine Hirnarterie.

Verschluss der Gefäße kann zu einem ausgedehnten Zelluntergang der betroffenen Hirnareale führen. In vielen Fällen liegt eine Vorschädigung der Gefäße durch Arteriosklerose vor.

Hinweis Liegt der Apoplex in einer Hirnhälfte, ist die gegenüberliegende Körperhälfte von der Lähmung betroffen, da die Nerven auf dem Weg vom Gehirn zu den Muskeln auf die andere Seite kreuzen.

Aneurysma krankhafte Aussackung einer Schlagader; beim Platzen kommt es zu einer massiven Blutung

Therapie

Bei der Therapie eines Infarkts stehen die Stabilisierung der Vitalfunktionen sowie eine Abklärung und ggf. Beseitigung der Ursachen im Vordergrund. So kann unter kontrollierten Bedingungen das Blutgerinnsel medikamentös aufgelöst werden oder eine Hirnblutung operativ behandelt werden. Langfristig wird dies, bei Ursachen in der Blutgerinnung, mit blutgerinnungshemmenden Medikamenten behandelt.

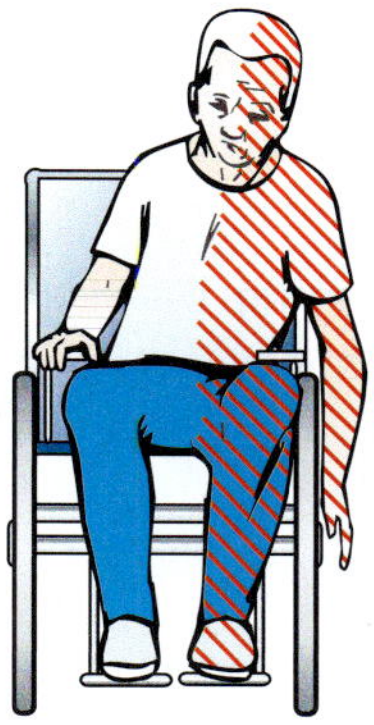

Typische Sitzposition bei linker Halbseitenlähmung. Der Betroffene hat einen starken Hang, seine Körperposition auf die erkrankte Seite zu verlagern.

Besonderheiten bei der Pflege

Akutbehandlung: Bei eindeutigen Symptomen, wie z. B. Lähmung, liegt der Verdacht auf einen Apoplex nahe. Dies ist ein Notfall, bei dem alle Erste-Hilfe-Maßnahmen ↗ S. 532 eingeleitet werden müssen und eine schnellstmögliche Einweisung in ein Krankenhaus (wenn möglich mit einer entsprechenden Abteilung) erfolgen muss. Bei uneindeutigen Symptomen (z. B. Übelkeit, Sehstörungen) sollte schnellstmöglich eine abklärende Untersuchung eingeleitet werden.

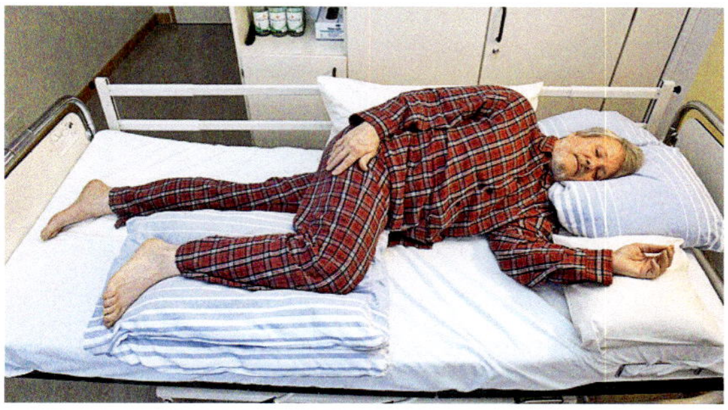

90°-Lagerung auf der betroffenen Seite nach einem Apoplex; der Pflegebedürftige kann die weniger betroffene Seite gut bewegen. Die betroffene Seite wird durch die Bettauflage sensibilisiert und besser wahrgenommen.

Rehabilitationsphase: Abhängig von den bestehenden Symptomen ist das Ziel aller Maßnahmen, dass der Pflegebedürftige größtmögliche Selbstständigkeit wiedererlangt. Dies geschieht mit Hilfe physiotherapeutischer Maßnahmen und einer konsequenten, am Bobath-Konzept ausgerichteten aktivierenden Pflege. Bei dauerhaften Ausfällen erfolgt eine kompensierende Pflege. Blutverdünnende Medikamente können zu einer erhöhten Blutungsneigung führen (Vorsicht beim Rasieren und bei Stürzen).

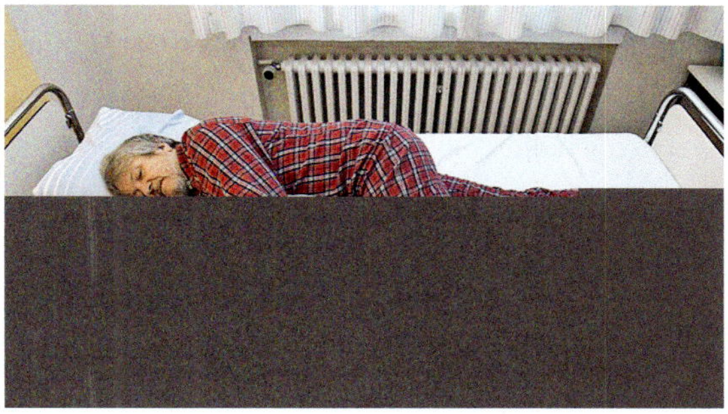

90°-Lagerung auf der weniger betroffenen Seite; durch die Hochlagerung der betroffenen Extremitäten werden diese gut entstaut, sodass sich nicht so leicht Ödeme bilden.

Das Bobath-Konzept: Die Spastik lässt bei bestimmten Stellungen und Lagerungen nach. Das Bobath-Konzept basiert auf dieser Beobachtung. Seine Grundlage ist die hohe Erholungs- und Lernfähigkeit des Gehirns. Ständiges Trainieren führt zu einer Umorganisation der Nervenzellen, wodurch Hirnschäden zumindest teilweise aufgefangen werden können. Auf dieses Konzept spezialisierte Physiotherapeuten üben mit den Betroffenen entsprechende Bewegungsabläufe und Lagerungen. Wichtig ist, dass diese Bewegungsabläufe auch im Rahmen pflegerischer Tätigkeiten beibehalten werden.

Hinweis Ein Apoplex ist eine Notsituation und muss so schnell wie möglich im Krankenhaus behandelt werden. Je länger die Sauerstoffunterversorgung des Hirnareals andauert, um so schwerwiegender sind die Folgeschäden.

Spastik erhöhte Spannung der Muskulatur

Pflegerische Maßnahmen richten sich unter Beachtung des Bobath-Konzeptes nach folgenden Grundsätzen.

Wahrnehmungsförderung: Da wechselnde Reize dem Gehirn einen starken Stimulus bieten, sollte eine Lagerung auf der stärker betroffenen Seite mit regelmäßigem Lagewechsel erfolgen.

Mobilisierung: Jede Bewegung wird unter Berücksichtigung des normalen, beidseitigen Bewegungsmusters durchgeführt. Die betroffene Seite wird in den Bewegungsablauf durch Führung mit einbezogen.

24-Stunden-Management: Da Lernprozesse ununterbrochen stattfinden, wird das Bobath-Konzept rund um die Uhr angewendet. Die Pflegenden sind somit wichtige Therapeuten für den Schlaganfall-Betroffenen.

Selbsthilfetraining: Das Selbsthilfetraining übt die Selbstständigkeit bei den alltäglichen Aktivitäten. Durch die Einbeziehung in regelmäßig wiederkehrende Alltagstätigkeiten wird der Lernprozess des Betroffenen besonders intensiviert.

Spastische Halbseitenlähmung: Häufig kommt es zu einer arm- und gesichtsbetonten Halbseitenlähmung. In der Folge kann es zum Syndrom der schmerzhaften Schulter und zum Schulter-Hand-Syndrom kommen. Dies beruht auf der fehlenden Stütz- und Haltefunktion der Schultermuskulatur. Der Oberarmkopf rutscht aus der Schultergelenkspfanne und verursacht starke Schmerzen. Die Betroffenen nehmen eine Schonhaltung ein, die wiederum die Blut- und nervale Versorgung von Unterarm und Hand behindert und zu Ödemen ↗ S. 195, livider Hautfarbe und Hauttemperaturveränderungen führt. Um diese Komplikationen zu vermeiden, darf auf den betroffenen Arm kein Zug ausgeübt werden und der Arm darf nicht herunterhängen. Eine Möglichkeit der Prophylaxe ist die Lagerung in einer Schlinge.

Symptome	Maßnahmen
einseitige Lähmung (*Hemiplegie*)	■ Anwendung des Bobath-Konzeptes
Sprachstörungen (*Aphasie*)	■ Erkrankten aussprechen lassen ■ Sätze nicht ergänzen ■ Blickkontakt halten ■ Zeit lassen ■ nonverbale Hilfsmittel nutzen (Gestik, Mimik, Schreiben)
Schluckstörungen (*Dysphagie*)	■ Aspirationsprophylaxe ■ Schlucktraining ■ Flüssigkeiten andicken
Nichtwahrnehmen der Umgebung im Bereich der betroffenen Seite (*Neglect*)	■ Betroffenen von vorn oder von der gesunden Seite aus ansprechen ■ Essen so positionieren, dass es wahrgenommen werden kann ■ Aufmerksamkeit auf beide Seiten lenken
psychoreaktive Phänomene wie Depression, Wut, Aggression	■ Information über mögliche Symptomrückbildung ■ Angehörige mit einbeziehen

Ausgewählte Pflegemaßnahmen

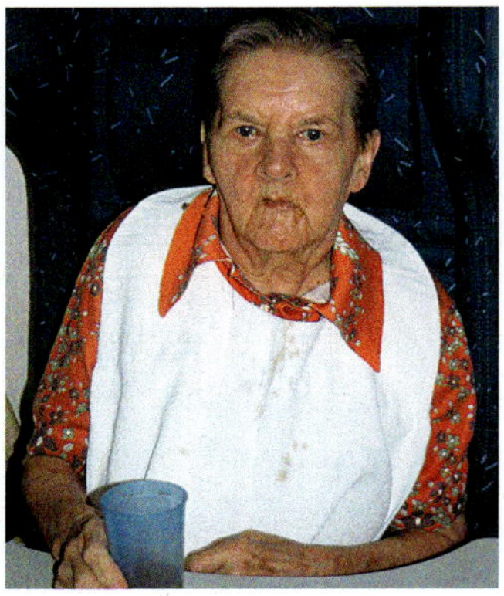

Halbseitenlähmung

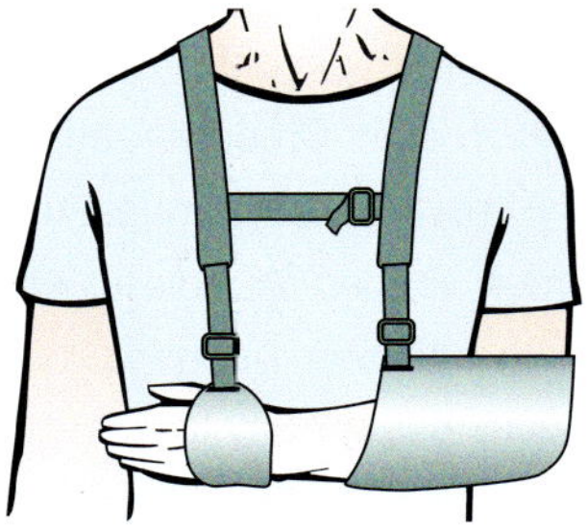

Lagerung des gelähmten Armes in einer Schlinge. Die Schulter wird dadurch stabilisiert und die Hand hochgelagert.

Multiple Sklerose

Die Multiple Sklerose (MS) ist eine chronisch-entzündliche Entmarkungserkrankung (Degeneration der Markscheiden ↗ S. 306) des zentralen Nervensystems, deren Ursache noch nicht geklärt ist. Sie ist neben der Epilepsie eine der häufigsten neurologischen Erkrankungen im jungen Erwachsenenalter. Im Verlauf der MS treten unterschiedliche Symptome auf, abhängig davon, welche Hirnareale betroffenen sind. Kennzeichen ist das periodische Auftreten von Krankheitsschüben je nach den spezifischen Entzündungsreaktionen.

Pflege und Therapie richten sich nach den jeweiligen Funktionsstörungen. Dies sind u. a.:

Behandlung der Spastik: Eine Physiotherapie ist bei Tonuserhöhungen der Muskulatur notwendig. Mittels des Bobath-Konzeptes lassen sich die therapeutischen Prinzipien der Spasmusminderung verwirklichen.

Schmerzbehandlung: Schmerzen haben bei MS-Patienten vielfältige Ursachen und werden medikamentös behandelt. Pflegerisch gelten allgemeine Prinzipien der Schmerzbehandlung ↗ S. 468.

Blasenfunktionsstörungen: Sie äußern sich in Harnwegsinfekten ↗ S. 280, Harnverhalt ↗ S. 280 und Inkontinenz ↗ S. 285. Nach urologischer Diagnostik kann eine entsprechende Therapie mit einer Einteilung der Flüssigkeitszufuhr, Beckenbodengymnastik, Katheterisierung oder durch Medikamente erfolgen.

Sprech- und Schluckstörungen: Sie können den Patienten erheblich belasten. Es kommen hauptsächlich logopädische Maßnahmen und bei ausgeprägten Schluckstörungen eine parenterale Ernährung ↗ S. 274 in Frage.

Depressive Störung: Sie kann medikamentös mit Antidepressiva ↗ S. 487 oder durch psychologische Betreuung behandelt werden. Eine intensive Betreuung kann mit dazu beitragen, diese Krankheitsfolge besser zu bewältigen.

Hinweis Die ersten Symptome einer MS treten meist zwischen dem 15. und 40. Lebensjahr und danach in wiederkehrenden, den Allgemeinzustand verschlechternden Schüben auf.

Schubförmiger Verlauf

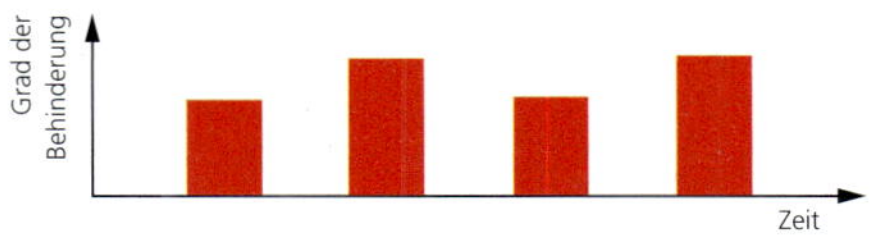

chronisch-progredienter Verlauf mit Schüben

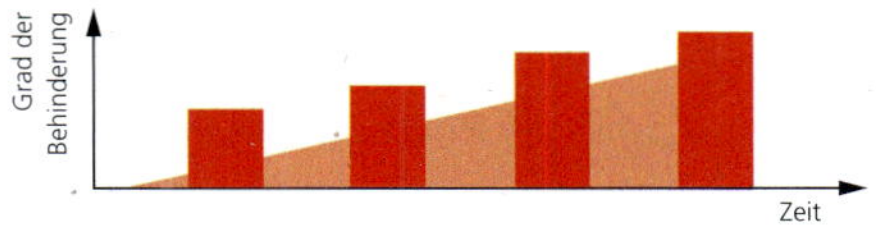

Die Multiple Sklerose verläuft häufig in Symptomschüben mit unterschiedlichen Phasen, in denen der Betroffene symptomfrei ist. Viele Verläufe sind durch eine fortschreitende Verschlechterung des Allgemeinzustandes gekennzeichnet.

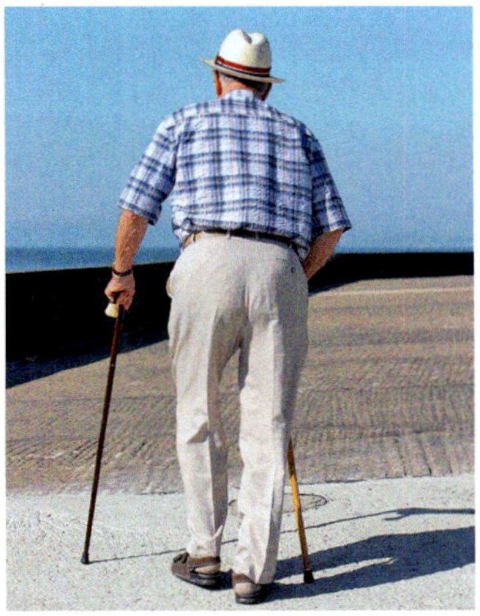

Ein typisches Symptom bei Multipler Sklerose ist das Nachziehen eines Beins beim Gehen.

Sehnerv	Sensible Bahnen
▪ Sehunschärfe ▪ milchiger Schleier	▪ Taubheit ▪ Missempfindung ▪ Schmerzen
Hirnstamm, Kleinhirn	**Vegetatives System**
▪ Nystagmen ▪ Schluckstörung ▪ Schwindel ▪ Sprechstörung ▪ Bewegungsstörung	▪ Miktionsstörung ▪ Durchfall ▪ Obstipation
Motorische Areale	**Psyche**
▪ Lähmung ▪ Spasmus	▪ Depression ▪ Störung der Sexualität

Symptome bei Multipler Sklerose in Abhängigkeit von den betroffenen Hirnarealen

Nystagmus Zittern der Augäpfel

Morbus Parkinson

Definition

Morbus Parkinson (Parkinson'sche Krankheit, Schüttellähmung oder Zitterlähmung) ist eine langsam fortschreitende degenerative Erkrankung. Sie ist gekennzeichnet durch Absterben von Nervenzellen in der Substantia nigra (ein für die Bewegungssteuerung verantwortliches Hirnareal). In der Folge kommt es zu einem Ungleichgewicht von Neurotransmittern ↗ S. 306, insbesondere Dopamin und Azetylcholin.

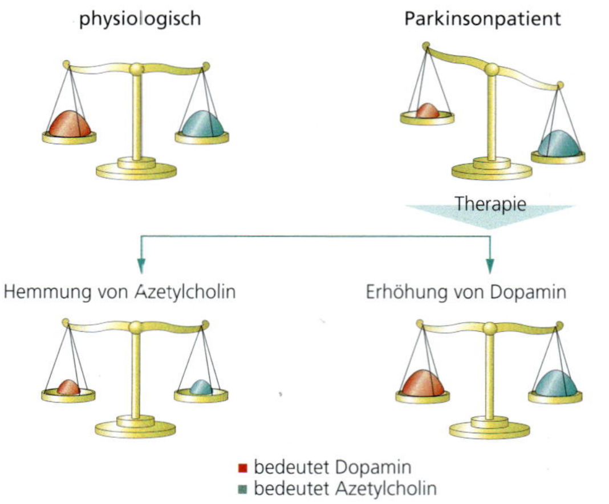

Relatives (Un)Gleichgewicht von Dopamin und Azetylcholin

Ursachen und Entstehung

Am häufigsten tritt Morbus Parkinson ohne erkennbare Ursache auf, sehr selten als vererbte Krankheit. Entzündungen, Traumata (z. B. Boxen) und Gifte können zum sekundären Parkinson führen. Die Erkrankung beginnt schleichend und schreitet danach zeitlebens fort. Als Frühzeichen gilt z. B. das reduzierte Mitschwingen eines Armes beim Laufen. Nicht selten treten Schulterschmerzen und Muskelverspannungen auf.

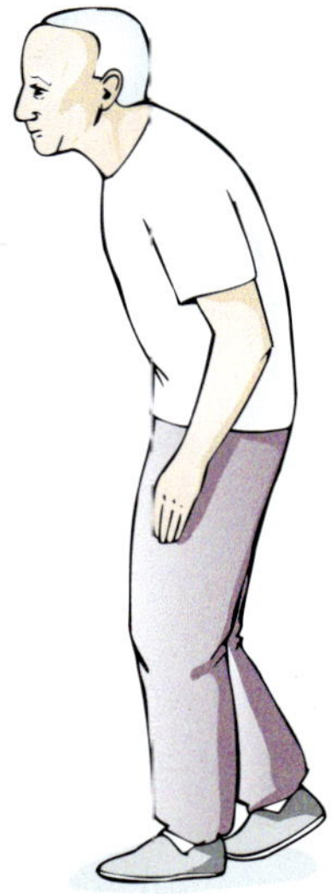

Typisches Gangbild von Parkinson-Patienten: kleinschrittig, schlurfend, vornübergebeugter Oberkörper, fehlendes Mitschwingen der Arme

Symptome

Das Parkinson-Syndrom ist definiert durch das Vorliegen einer so genannten Trias ↗ S. 346 aus Akinese, Rigor und Tremor.

Akinese (Bewegungslosigkeit): Kennzeichen sind ein starrer Gesichtsausdruck, undeutliches und leises Sprechen, verzögertes Schlucken und nachlassende Geschicklichkeit der Hände, besonders bei schnellen Bewegungen (das Schriftbild wird kleiner). Weiterhin ist die Rumpfbewegung erschwert, das Gangbild kleinschrittig und schlurfend. Im Spätstadium kann eine totale Bewegungsblockade auftreten (*akinetische Krise*).

Rigor (Muskelsteifheit): Auf Grund einer Steigerung des Muskeltonus treten Muskelschmerzen, leichte Beugung von Ellenbogengelenk, Rumpf und Nacken sowie später der Kniegelenke auf. Bei passiver Bewegung der Gelenke tritt das so genannte Zahnradphänomen (ruckartige Bewegung) auf.

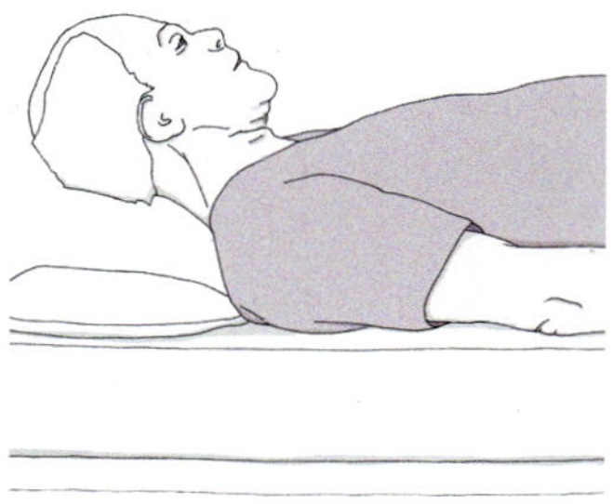

Durch den Rigor der Halsmuskulatur schwebt der Kopf wie auf einem unsichtbaren Kissen.

Tremor (Zittern): Durch eine wechselseitige Anspannung gegenwirkender Muskeln, kommt es zu einem langsamen Zittern, das bei Bewegung abnimmt. Auffällig ist das Zittern der Finger, dem man die Bezeichnung „Pillendrehen" gegeben hat.

degenerativ abbauend

Therapie

Die Behandlung erfolgt medikamentös. Dabei ist bei bestimmten Medikamenten die Einhaltung fester Einnahmezeiten von größter Wichtigkeit.

Besonderheiten bei der Pflege

Die vielfältigen Symptome erfordern eine intensive Begleitung der Betroffenen.

Ruhe ist oberstes Gebot: Dem Parkinson-Erkrankten sollte für alle Tätigkeiten ausreichend Zeit und Ruhe zur Verfügung stehen. Es ist oft hilfreich, ihn bei bestimmten Aufgaben (z. B. dem Essen) alleine zu lassen, da er sich ansonsten beobachtet fühlt und ein Druck entsteht, die Aufgabe besonders gut zu erfüllen.

Struktur bietet Sicherheit: Ein fester Tagesplan gibt dem Betroffenen Sicherheit. In einem Zeitplan können alle Termine und Aufgaben eines Tages festgelegt werden, angefangen von der morgendlichen Einnahme der Medikamente über Essenszeiten bis zur Planung sozialer Kontakte.

Der Alltag wird zum Problem: Es kommt zu vermehrten Schwierigkeiten bei der Erfüllung täglicher Aufgaben wie Kleiden, Nahrungsaufnahme oder Einhaltung der Hygiene. Hierfür sind Hilfsmittel angebracht: Gehhilfen, verdickte Griffe zum besseren Greifen von Stiften, spezielles Essbesteck, Teller und Trinkgefäße, Knöpf-, Anzieh- oder Greifhilfen.

Die eigene Wohnung gibt Sicherheit: Je besser die Wohnung auf Behinderungen und Einschränkungen ausgerichtet ist, desto länger ist ein Verbleiben in häuslicher Umgebung möglich. Das Anbringen eines Handlaufs, die Installation eines Treppenlifts, Vermeidung von künstlichen Barrieren wie Teppichkanten, rutsch- und standfeste Möbel sowie gerade Stühle mit hoher Rückenlehne und Armlehnen sind Beispiele dafür (Leben in der bisherigen Wohnung ↗ S. 550).

Gehen wird zum Problem: Der Betroffene kann sich nur noch schwer aufrecht halten. Führen Sie ihn wenn nötig am Arm. Passen Sie sich seinem Gehtempo an. Er ist unsicher und daher sturzgefährdet.

Symptome	Maßnahmen
Akinese Bradykinese	■ Geduld haben ■ beim Gehen den Fußstopp anwenden (Blockieren des gehenden Beines führt zur reflektorischen Einleitung des Schreitens) ■ optische Reize, z. B. Fernsehen, anbieten (mindert Bewegungsarmut)
posturale Instabilität	■ Stützen beim Gehen (bei zu schnellem Gehen kann sich der Betroffene nicht aufrecht halten)
Tremor	■ Tassen nur halb füllen ■ Unterstützen bei der Nahrungsaufnahme
Rigor	■ Bewegungsübungen ■ Sprachübungen ■ rutschfeste Schuhe
psychoreaktive Phänomene wie Depression, Wut, Aggression	■ Verständnis zeigen (Erkrankter ist über seine Behinderung wütend und depressiv) ■ soziale Kontakte pflegen
vegetative Störungen	■ ausgiebige Hygiene (erhöhte Talgproduktion und Schweißbildung belasten)

Unterstützende Maßnahmen anhand der auftretenden Symptome

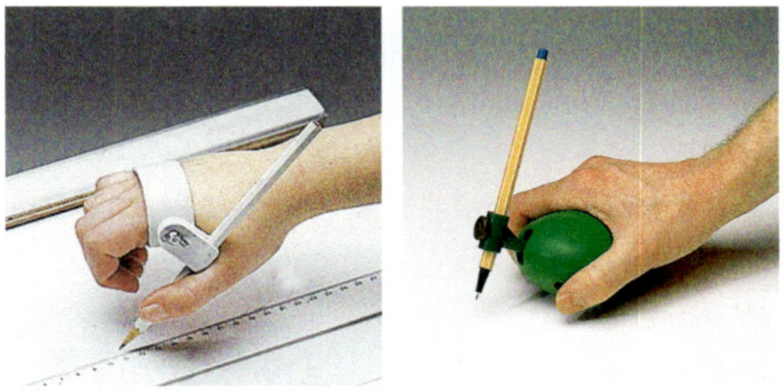

Zwei Beispiele für Hilfsmittel beim Schreiben

Hinweis Die regelmäßige und genau dosierte Einnahme der Medikamente ist bei Morbus Parkinson besonders wichtig. Bei einer Unterbrechung treten die Krankheitssymptome sehr schnell auf und es dauert dann sehr lange, bis die Wirkung der Medikamente wieder einsetzt.

Epilepsie

Definition

Die Epilepsie (Fallsucht, Krampfleiden) bezeichnet ein Krankheitsbild mit wiederholt auftretenden Krampfanfällen.

Ursache

Bei einem Teil der Epilepsien können keine Ursachen zugeordnet werden (genuine Epilepsien). Ursachen symptomatischer Epilepsien können sein:

- Hirnschädigungen vor, während oder kurz nach der Geburt
- Gefäßmissbildungen im Gehirn (z. B. Aneurysma ↗ S. 510)
- Hirntumoren
- Schädel-Hirn-Traumen
- Gehirninfektionen
- Stoffwechselerkrankungen
- Alkohol- und Drogenmissbrauch

Entstehung

Im Gehirn kommt es zur gleichzeitigen (*synchronen*) Entladung von Nervengruppen. Dies löst ein plötzliches und unwillkürliches Verhalten oder Befinden aus.

Symptome

Die meisten symptomatischen Epilepsien zeigen sich in einem so genannten Grand-Mal-Anfall. Dieser läuft in Phasen ab:

- Aura: vor dem Anfall auftretende eigenartige Sinneswahrnehmung, „Vorahnung“
- tonische Phase
- klonische Phase
- Erschöpfungsphase

Therapie und Besonderheiten bei der Pflege

Zur Anfallsprophylaxe werden bestimmte Medikamente eingesetzt (*Antiepileptika*). Im akuten Anfall müssen Erste-Hilfe-Maßnahmen eingeleitet werden. Wichtig ist, den Betroffenen vor Verletzungen zu schützen, indem man alle gefährlichen Gegenstände aus seiner Umgebung entfernt, ggf. durch Kissen abpolstern. Man sollte jedoch nicht versuchen, ihn durch Festhalten am Zucken zu hindern.

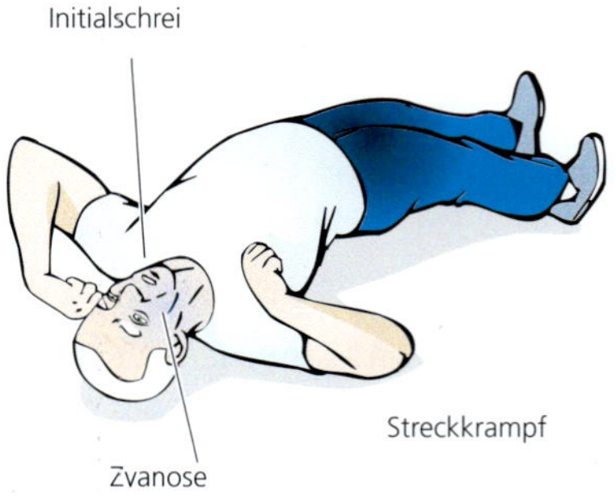

Tonische Krampfphase:
gesamte Muskulatur verkrampft sich

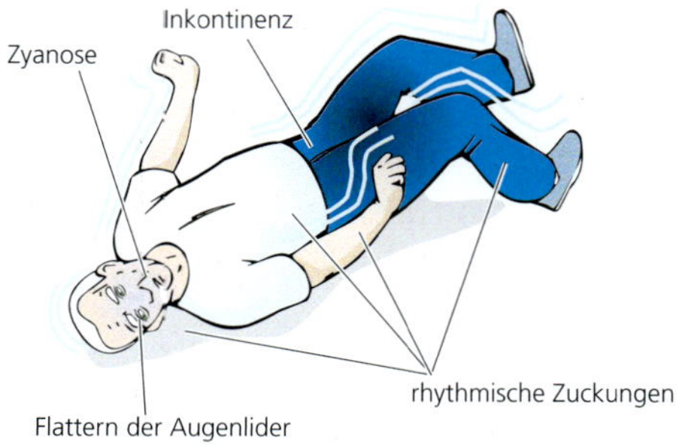

Klonische Krampfphase:
rhythmische Zuckungen, Zungenbiss, Schaumbildung

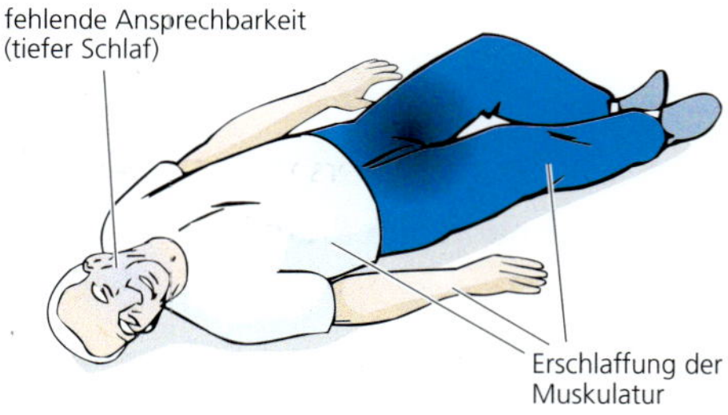

Erschöpfungsphase: tiefer Schlaf

Tonische, klonische und Erschöpfungsphase eines Grand-Mal-Anfalls

Erkrankungen des peripheren Nervensystems

Schädigungen des peripheren Nervensystems ↑ S. 228 werden durch Nervenkompression, Verletzungen, Stoffwechselerkrankungen oder entzündliche Reaktionen hervorgerufen.

Kompressionssyndrome und Bandscheibenvorfälle ↑ S. 224 entstehen durch Kompression eines Nervs durch Schwellung benachbarter Sehnen, Muskeln, Fettgewebe oder Blutgefäße bzw. die Aussackung von Bandscheibengewebe. Ihre Ursache liegt häufig in einer Überlastung. Neben einer Funktionseinschränkung entstehen meist heftige Schmerzen. Das betroffene Körperteil sollte ruhiggestellt werden, ggf. können entzündungshemmende Medikamente Abhilfe schaffen.

Verletzungen können einzelne Nervenfasern betreffen oder zu einer Durchtrennung des Nervs führen. Bei einer Durchtrennung fallen je nach Fasertyp motorische (Lähmung), sensible (Empfindungslosigkeit) oder vegetative Funktionen aus. Da Nervenfasern vom Zellkörper aus nachwachsen können (1 mm/Tag), ist eine teilweise Regeneration möglich. Sensible Eigenschaften wie Tastsinn bleiben jedoch meist verloren. Können die einzelnen nachwachsenden Fasern ihr Ziel nicht erreichen (z. B. nach einer Amputation), können Phantomschmerzen ↑ S. 468 entstehen. In bestimmten Fällen können die Nervenverletzungen operativ behandelt werden.

Neuropathien (wörtlich übersetzt: „Nervenleiden") haben ihre Ursachen u. a. in Vergiftungen (z. B. Alkohol), Stoffwechselstörungen (z. B. Diabetes mellitus), Durchblutungsstörungen, immunologischen Erkrankungen (z. B. Multiple Sklerose) oder Infektionen (z. B. Borreliose). Sie beeinträchtigen Erregungs- und Leitungseigenschaften eines Nervs. Die Therapie erfolgt ursächlich.

In der Betreuung und Pflege der von Nervenschädigungen Betroffenen sind die starken Schmerzzustände zu berücksichtigen, die nur teilweise medikamentös in den Griff zu bekommen sind. Um Folgeerkrankungen durch Immobilität zu vermeiden, steht eine aktivierende Pflege im Vordergrund.

Syndrom	Symptome
Karpaltunnelsyndrom 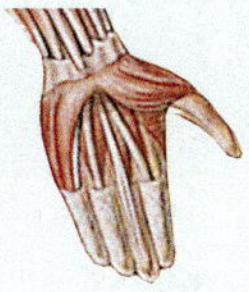	Parästhesien in der Hand, Schwellung, Lähmung und Taubheitsgefühl im Bereich der ersten drei Finger, Schmerzen nachts
Sulcus-Ulnaris-Syndrom 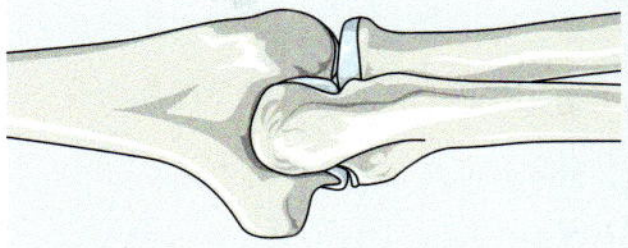	Schmerz strahlt vom Ellbogen aus in den Kleinfinger und den Ringfinger, pelziges Gefühl in den beiden Fingern und Muskelschwäche im Kleinfinger
Meralgia paraesthetica 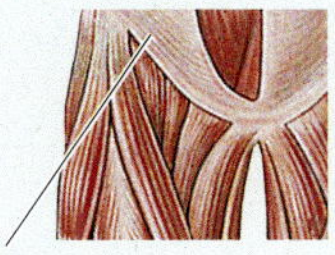	Taubheitsgefühl und brennende Schmerzen an der Oberschenkelaußenseite
hinteres Tarsaltunnelsyndrom 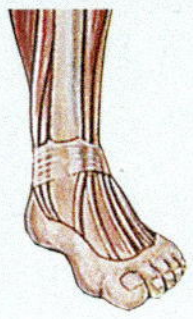	nächtliche Schmerzen und pelziges Gefühl im Fuß und besonders der Fußsohle

Kompressionssyndrome

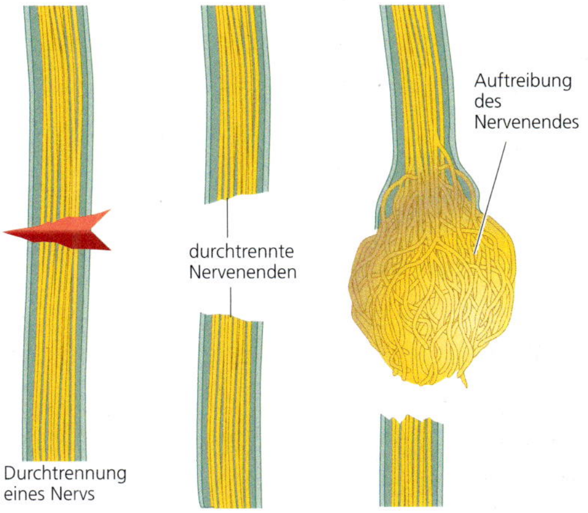

Nach Durchtrennung eines Nervs sterben die körperfernen Axonabschnitte ab, da sie nicht mehr ernährt werden. Die körpernahen Axonabschnitte wachsen nach oder wandeln sich in Auftreibungen (*Neurom*) um.

Parästhesien unnormale, unangenehme Körperempfindungen
Regeneration Erneuerung, Wiederherstellung

Erkrankungen des Bewegungsapparates

Knochenbruch

Als Knochenbruch (*Fraktur*) wird eine vollständige Durchtrennung des Knochens durch Gewaltanwendung bezeichnet. Ist der Knochen jedoch vorgeschädigt, z. B. durch Osteoporose ↑ S. 521, kann er auch bei normaler Belastung brechen. Dies wird als pathologische Fraktur bezeichnet. Je nach Belastung kann ein Knochen auf unterschiedliche **Art und Weise brechen**. Problematisch ist, wenn ein Knochenfragment nach außen durch die Haut stößt (offene Fraktur). Es besteht dann die Gefahr einer Infektion.

Behandlungsgrundsätze

- **Konservative Behandlung:** Hier werden die Knochenteile derart eingerenkt (*Reposition*), dass sie ihrem unversehrten Verlauf gleichen. Damit die Stabilität erhalten bleibt, muss die Fraktur mit einem **Gipsverband** fixiert werden.
- **Operative Behandlung:** Bei komplizierten Brüchen oder solchen mit Gelenkbeteiligung müssen die Frakturteile z. B. durch Metallplatten und Nägel fixiert werden. Je nach Fraktur kann der Pflegebedürftige nach wenigen Tagen die Extremität erst leicht, dann zunehmend belasten (belastungsstabil). In anderen Fällen darf keine Belastung auftreten (lagerungsstabil).

Der Heilungsprozess

Damit die Bruchstellen zusammenwachsen können, müssen die Zellen für den Knochenaufbau (*Osteoblasten*) neue Knochensubstanz herstellen. Haben die Bruchstellen optimalen Kontakt, kann sich sofort neues Knochenmaterial bilden. Andernfalls kommt es zuerst zur Bildung von Knorpelsubstanz an der Bruchstelle (Kallus). Erst nach 3–24 Monaten wandelt sich dieser in Knochensubstanz um. Der Kallus kann bei zu früher Belastung aufreißen, wodurch ein instabiles „falsches Gelenk" entstehen kann. Die Umbauphase ist sehr langwierig, wenn der Kallus zu dick, die Bruchstellen also weit voneinander entfernt sind.

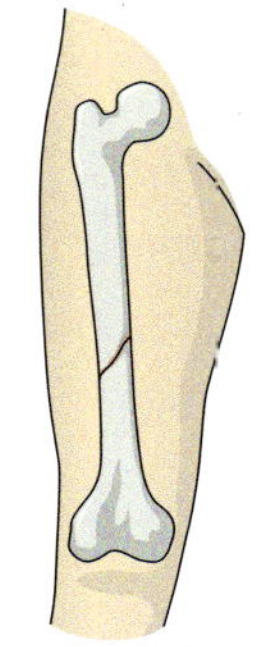

einfache Fraktur

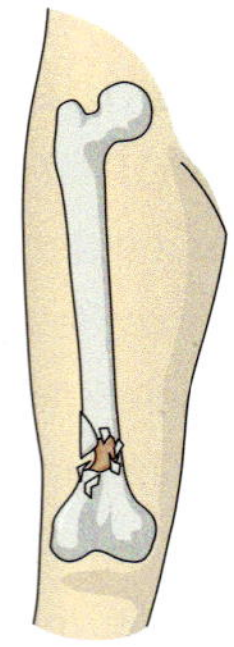

Trümmerfraktur mit vielen kleinen Knochensegmenten

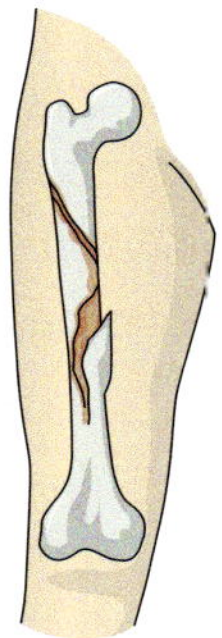

Spiralfraktur mit spiralartiger Bruchlinie entlang der Knochenachse

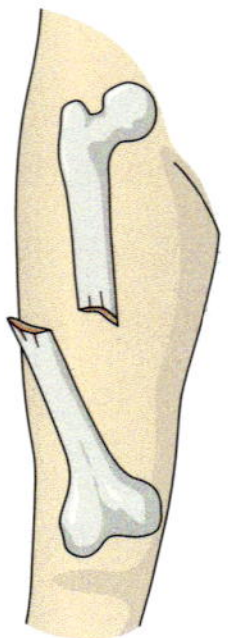

offene Fraktur

Frakturtypen

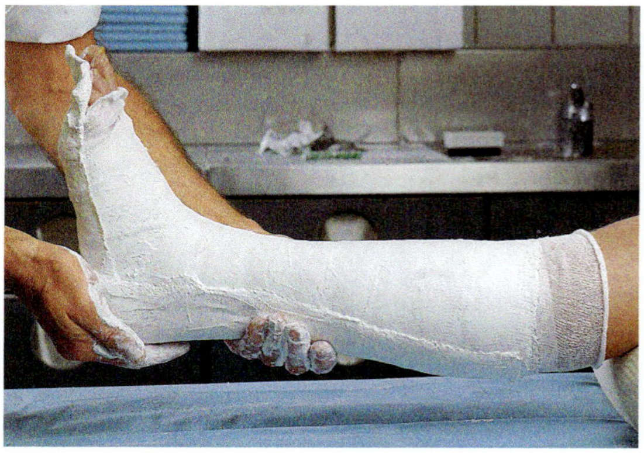

Bei einem Gipsverband muss beachtet werden, dass keine Druckstellen entstehen. Bei zunehmender Schwellung der Extremität kann der angepasste Verband zu eng werden. Daher wird bei der Erstversorgung der Gips häufig gespalten. Am Fuß stellen Taubheit, Schwellung oder Bewegungslosigkeit Warnzeichen für eine Komplikation dar.

Hinweis Damit Frakturen heilen, müssen die Bruchstellen so gut wie möglich zusammengefügt werden. Frühe Belastung fördert den Knochenneuaufbau derart, dass dieser die natürliche Belastung aufnehmen kann. Das Ausmaß der Belastung wird durch den Arzt oder Physiotherapeuten vorgegeben.

Häufige Frakturen im Alter

Die distale **Radiusfraktur** (handgelenknaher Speichenbruch) entsteht bei einem Sturz, bei dem versucht wird, mit dem Arm den Körper abzufangen. Durch die Kraft des Körpergewichts bricht die Speiche nahe des Handgelenks. Die Fraktur ist durch schmerzhafte Schwellung des Handgelenks und eine leichte Abwinklung der Hand zur Daumenseite erkennbar. Zeigt sich im Röntgenbild nach der Reposition eine ordnungsgemäße Orientierung der Knochenteile, wird konservativ behandelt, also mit einem Gips, andernfalls wird operiert.

Durch das Körpergewicht kann es auch zu einer **Oberarmkopffraktur** (subkapitale Humerusfraktur) kommen. Hierbei bricht der Oberarm am Gelenkkopf. Ein Bluterguss (*Hämatom*) auf der Innenseite des Arms und am Brustkorb ist ein typisches Kennzeichen. Bei einem unkomplizierten Bruch kann diese Art der Fraktur durch Ruhigstellung mittels eines Verbandes konservativ behandelt werden. Mit einem so genannten Desault-Verband wird hierbei der betroffene Arm am Oberkörper fixiert.

Hüftnahe Oberschenkelfrakturen sind Knochenverletzungen mit weitreichenden Konsequenzen. Sie entstehen durch einen Sturz auf die Hüfte. Hierbei kann der Knochen am Oberschenkelhals oder in der Nähe des Rollhügels ↗ S. 221 brechen. Es handelt sich dann um eine Oberschenkelfraktur. Erkennbar wird diese Fraktur durch ein verdrehtes, verkürzt wirkendes Bein.

Hüftnahe Oberschenkelfrakturen werden heute meistens operativ versorgt. Dies geschieht entweder durch Verschraubung oder – im Falle älterer Menschen – durch eine Totalendoprotese (TEP).

Eine TEP ist ein schwerer Eingriff

Auf Grund der langwierigen Operation bei einer TEP treten hohe Risiken für den Betroffenen auf. So ist der operative Eingriff selbst sehr belastend und kann zu einem Durchgangssyndrom ↗ S. 486 führen. Dennoch überleben Patienten dank TEP heute eine Oberschenkelfraktur, bei der sie früher noch an den Folgen der langen Immobilität gestorben wären.

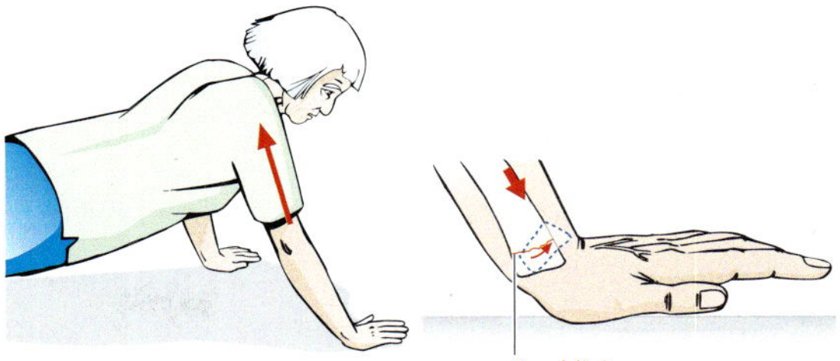

Eine distale Radiusfraktur bei Sturz auf das Handgelenk; lassen sich Knochenpositionen richtig einrichten, heilt der Bruch nach 4–6 Wochen.

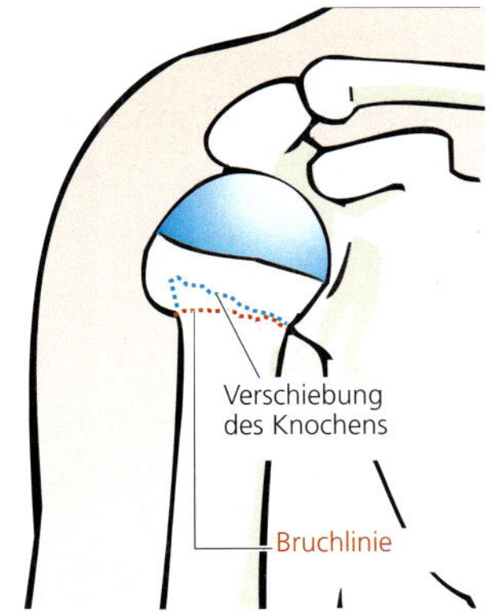

Subkapitale Humerusfraktur

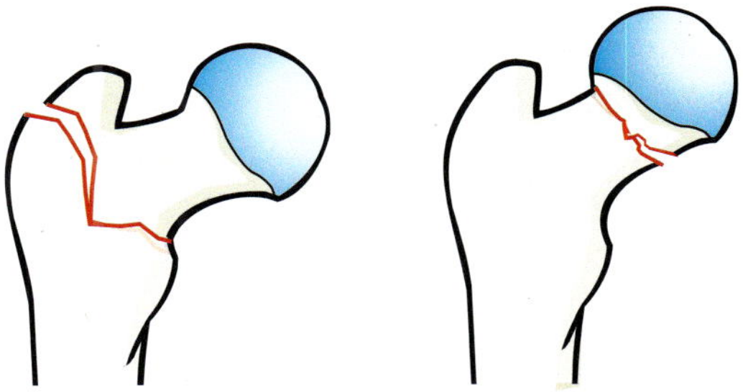

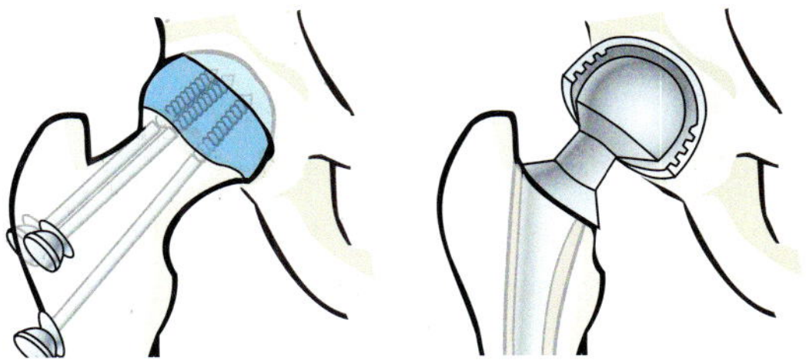

Versorgung von Schenkelhalsfrakturen

distal körperfern
subkapital unterhalb eines Gelenkkopfes
Humerus Oberarm

Arthrose

Definition und Ursachen

Der Begriff Arthrose bezeichnet einen Gelenkverschleiß. Ursachen sind ein Übermaß an Belastung (z. B. Übergewicht, Fehlhaltung), angeborene oder traumatisch bedingte Ursachen (z. B. Fehlstellungen der Gelenke), Knochenerkrankungen (z. B. Osteroporose) oder Gelenkentzündungen. Grundsätzlich können alle Gelenke von Arthrose betroffen sein.

Entstehung

Bei der Arthrose führt eine anfängliche Knorpelschädigung im weiteren Verlauf zu Veränderungen am Knochen:

- **Stadium 1**: Ausdünnung der Knorpelschicht
- **Stadium 2**: Entzündungsreaktion (akutes Stadium)
- **Stadium 3**: Knorpel wird durch Granulationsgewebe ↑ S. 458 und Faserknorpel ↑ S. 221 ersetzt.
- **Stadium 4**: Die Knochenplatte des Gelenkes flacht ab (chronisches Stadium).

Symptome

Je nach betroffenem Gelenk entstehen Schmerzen und Steifigkeit zu Beginn einer Bewegung. Im chronischen Stadium kommt es zum Dauerschmerz. Hand- und Fingerarthrose ist an Auftreibungen (Knoten) an der Streckerseite der Fingergelenke erkennbar.

Therapie

Die Therapie besteht im Anfangsstadium in der Beseitigung der Ursachen sowie in Aktivierung und Physiotherapie. Im fortgeschrittenen Stadium können die betroffenen Gelenke durch Endoprothesen ersetzt werden. Eine Totalendoprothese (TEP) besteht aus Gelenkkopf und Gelenkpfanne. Bei Teilendoprothesen (Hemiendoprothese, HEP) wird nur ein Gelenkteil eingesetzt.

Die teilweise sehr starken Schmerzen werden medikamentös und mit physikalischen Maßnahmen ↑ S. 452 behandelt.

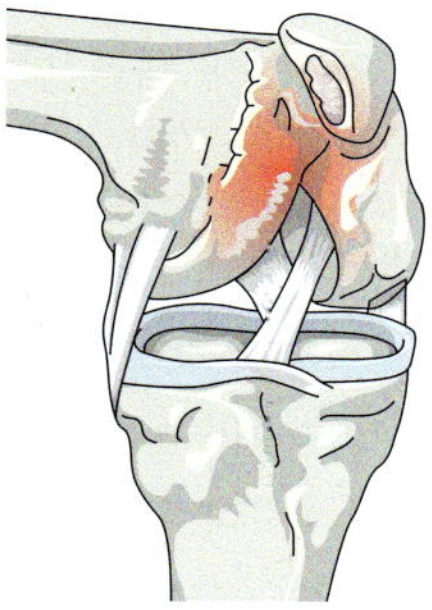

schwere Arthrose des Kniegelenks (*Gonarthrose*) mit Abbau der Knorpelschicht und Zerstörung der angrenzenden Knochenflächen sowie randständigen Knochenanbauten; Schmerzen entstehen besonders beim Treppensteigen

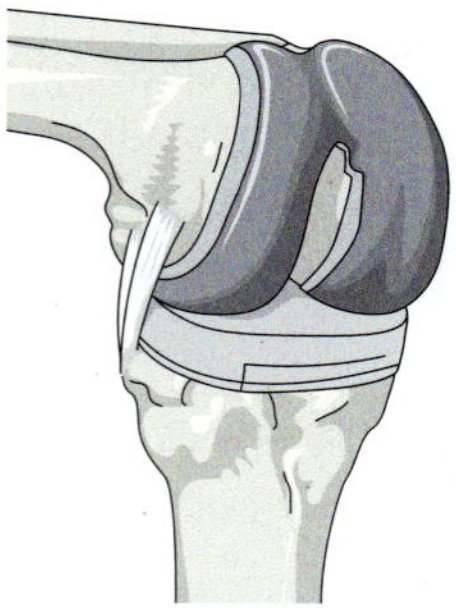

Arthrose des Kniegelenks und operativer Gelenkersatz

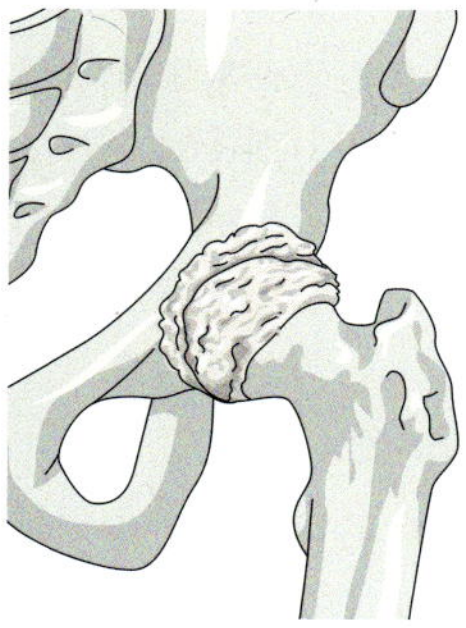

schwere Arthrose des Hüftgelenks (*Coxarthrose*) mit Zerstörung der Gelenkflächen und aufgehobenem Gelenkspalt

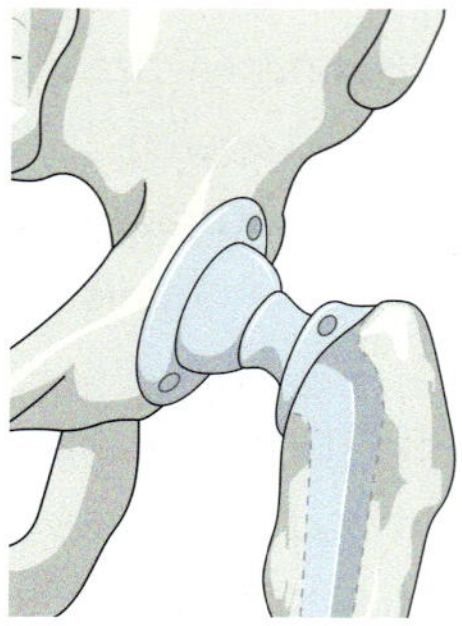

Arthrose des Hüftgelenks und Behandlung mit einer Totalendoprothese; die Gelenkpfanne und der Gelenkkopf des Oberschenkels werden entfernt und durch metallische Implantate ersetzt

Osteoporose

Definition und Entstehung

Die Osteoporose (Knochenschwund) zeigt sich in einer Abnahme der Knochendichte durch den übermäßig raschen Abbau der Knochensubstanz. Die erhöhte Frakturanfälligkeit kann das ganze Skelett mit folgender Häufigkeit betreffen:

- Wirbelkörpereinbrüche
- Oberschenkelknochenbrüche
- handgelenksnahe Speichenbrüche
- Oberarmknochenbruch
- Beckenbruch

Symptome

Neben der Bruchanfälligkeit der Skelettknochen sind die Veränderungen an den Wirbelkörpern besonders belastend. Es treten häufig auf:

- Plötzliche oder ständige Rückenschmerzen; der Knochenschwund lässt die Wirbelkörper zusammenbrechen, wodurch Fehlbelastungen entstehen.
- Ausbildung eines Rundrückens mit massiver Bewegungsbeeinträchtigung und Gangunsicherheit; daraus resultiert eine erhöhte Fallneigung mit Folgebrüchen.

Therapie

Die Behandlung erfolgt medikamentös, unterstützt durch Physiotherapie. Eine kalziumreiche Ernährung kann den Krankheitsverlauf positiv beeinflussen. Die Schmerzen werden medikamentös und mit physikalischen Maßnahmen therapiert.

Besonderheiten bei der Pflege

Auf Grund des hohen Frakturrisikos ist der Sturzprophylaxe ↗ S. 238 besondere Beachtung zu schenken. Die Betroffenen benötigen eine einfühlsame psychosoziale Betreuung, um ihrer Angst vor Stürzen entgegenzuwirken und sie zur Aktivierung zu motivieren.

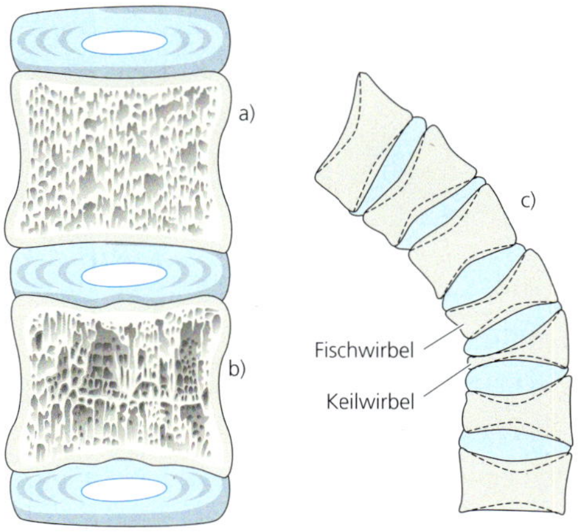

a) normale Knochenstruktur
b) osteoporotischer Wirbelkörper
c) zusammengesunkene Wirbelkörper mit Deformierung durch Fraktur

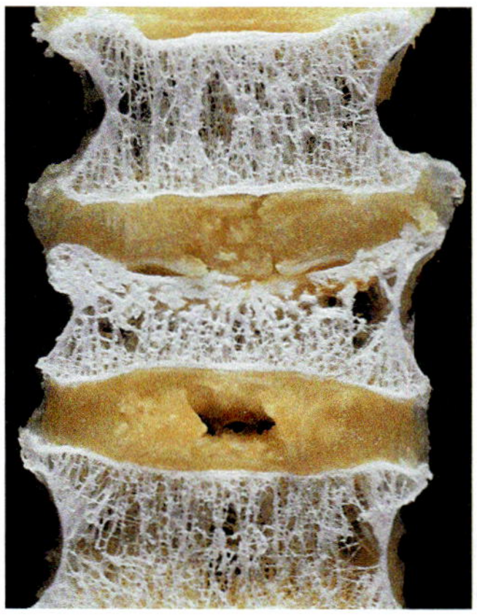

Schnitt durch die Wirbelsäule; es sind die deutlichen Löcher in der Knochenspongiosa zu erkennen.

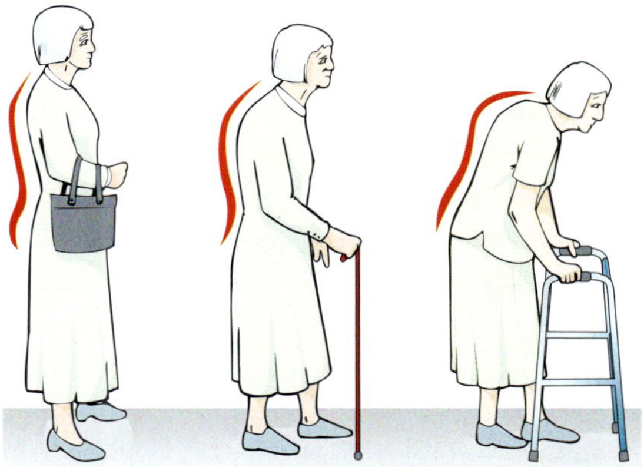

Die Ausbildung von Fisch- und Keilwirbeln führt zu einem zunehmenden Rundrücken.

Sterben und Tod

Der Tod eines Menschen kann plötzlich und überraschend eintreten, er kann aber auch ein schleichender Prozess mit einer Dauer von Stunden, Tagen, Monaten oder gar Jahren sein. Für Pflegende ist es wesentlich, Anzeichen eines kommenden Todes zu erkennen, die Besonderheiten von Sterbephasen zu verstehen und – wenn nötig – den Sterbenden menschengerecht am Ort des Sterbens bis zum Tod zu begleiten. Sterben und Tod sind Bestandteil des pflegerischen Berufsalltags.

„Es hat alles seine Zeit und alles Tun unter dem Himmel hat seine Stunde. Geboren werden hat seine Zeit, Sterben hat seine Zeit …"

Prediger Salomo 3, 1

Sterbeorte

Auf Grund verbesserter Lebenssituationen und medizinischer Versorgung hat sich die Lebenserwartung in den letzten Jahrzehnten enorm erhöht. Damit verbunden haben sich die Todesursachen und das Todesalter verschoben. Die Herausforderungen an die Pflege ändern sich entsprechend.

Menschen sterben an verschiedenen Orten. Die Verteilung der Sterbeorte sieht etwa so aus:

- Krankenhäuser: ca. 44 %
- eigene oder andere Wohnung: ca. 40 %
- Altenheime ca.: 13 %
- Hospize und andere Orte ca.: 0,4 %

In Krankenhäusern sterben die meisten Menschen, wobei dort die medizinische Versorgung im Vordergrund steht und für die Sterbebegleitung kaum Zeit und Raum zur Verfügung bleibt.

In Altenheimen und im mobilen Dienst stehen pflegerische Maßnahmen im Vordergrund und die Konfrontation mit dem bald kommenden Tod wird für Angehörige und Pflegepersonal bedeutsamer.

Hospize bieten die beste Ausstattung zur Sterbebegleitung, sie sind speziell für diese Situation eingerichtet. Hier trifft man auf Menschen jeden Lebensalters. Jedoch kommen die meisten erst in den letzten Phasen des Sterbens, um sich dort bis zum Tod betreuen zu lassen.

Entwicklung der Bevölkerung unter 20, ab 65 und ab 80 Jahren (in %)

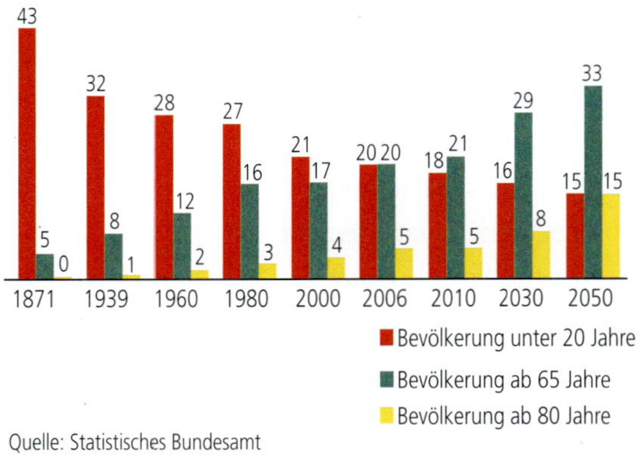

Quelle: Statistisches Bundesamt
(ab 2010: 11. koordinierte Bevölkerungsvorausberechnung, Variante 1-W1), grafische Darstellung: BiB

Statistik über die Lebenserwartung nach Jahren und Alter (nach Bundesinstitut für Bevölkerungsforschung)

Todesursachen in Deutschland

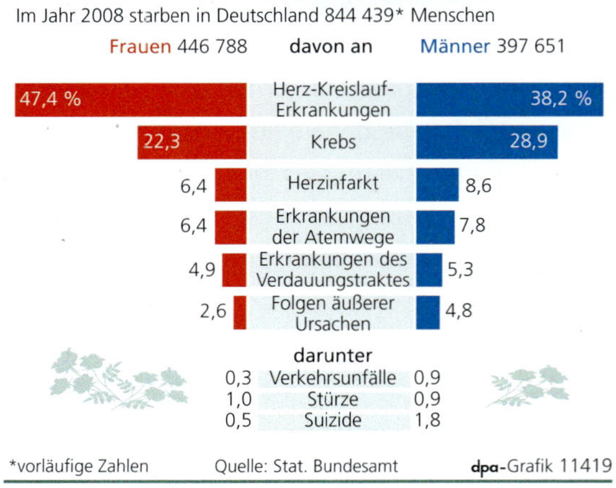

Sterbeprozess

Unheilbare Krankheiten können einen plötzlichen Tod zur Folge haben oder ein langsames Sterben, verbunden mit einem langsamen körperlichen Zerfall. Dabei zeigen Menschen typische Symptome, aus denen mit einer gewissen Wahrscheinlichkeit abgeleitet werden kann, in welcher Phase des Sterbens sich die Person gerade befindet. Die letzten Phasen werden Terminal- bzw. Finalphase genannt.

Der sich ankündigende Tod (Terminalphase)

Die Terminalphase erstreckt sich über Tage bis Wochen vor dem Tod. Die Eigenaktivitäten nehmen ab, die Menschen werden bettlägerig und sind zunehmend geschwächt. Unruhe und Ängste nehmen zu. Sie wirken häufiger desorientiert. Auch verstärken sich Symptome wie Schmerzen und Luftnot (*Dyspnoe*). Das Bedürfnis nach Flüssigkeits- und Nahrungsaufnahme wird geringer. Das Interesse an der Umwelt ist deutlich eingeschränkt. Es treten Atemanomalien wie die Cheyne-Stokes'sche Atmung auf. Durch den fortschreitenden körperlichen Verfall treten Komplikationen der Erkrankung auf, sodass Therapien abgesetzt oder geändert werden müssen. Treten all diese Faktoren auf, wird das Sterben sehr wahrscheinlich.

Der herannahende Tod (Finalphase)

In der letzten Phase des Sterbevorgangs (ca. die letzten 72 Stunden) kommt es zu einer Verminderung aller Stoffwechsel- und Kreislauffunktionen. Dies ist in erster Linie durch flachen und erniedrigten Puls sowie Blutdruckabfall gekennzeichnet. Da der verminderte Kreislauf zur Sauerstoffunterversorgung der Organe führt, verändert sich die Atmung. Sie wird unregelmäßig oder tritt in Form einer Schnappatmung mit Atemgeräuschen (Rasseln, Gurgeln) auf. Die Körpertemperatur fällt – besonders an den Extremitäten – deutlich ab. Die Hautfarbe wird blass mit bläulich marmorierter Hautstruktur. Die Gesichtskonturen treten schärfer hervor („spitze Nase"). Die Augen sind halb oder ganz geöffnet und der Blick geht ins Leere. Die Pupillenverengung bei Lichteinfall fällt deutlich schwächer aus. Da auch das Gehirn unterversorgt ist, wird der Sterbende zunehmend teilnahmslos (*apathisch*) und schläfrig (*somnolent*).

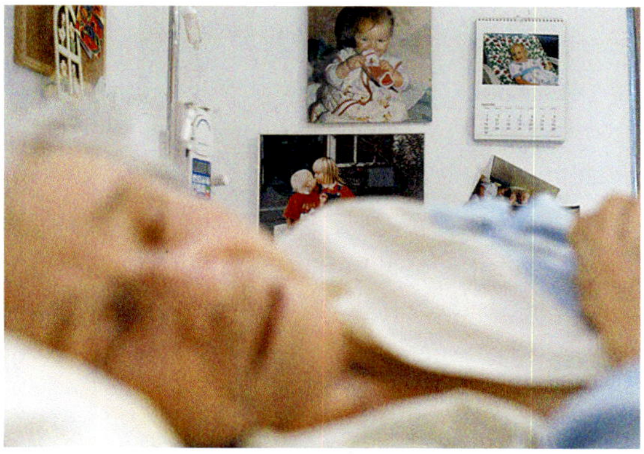

Die Terminalphase zeigt sich u. a. in zunehmender Bettlägerigkeit und Schwäche.

Eupnoe
normale Atmung

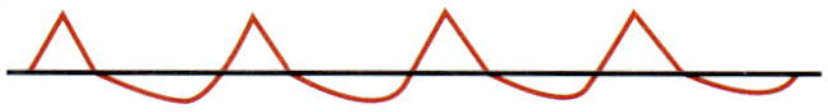

Cheyne-Stokes'sche Atmung
an- und abschwellende Atemtiefe mit regelmäßigen längeren Atempausen, schwere Schädigung des Atemzentrums, Schwerkranke und Sterbende, Frühgeborene

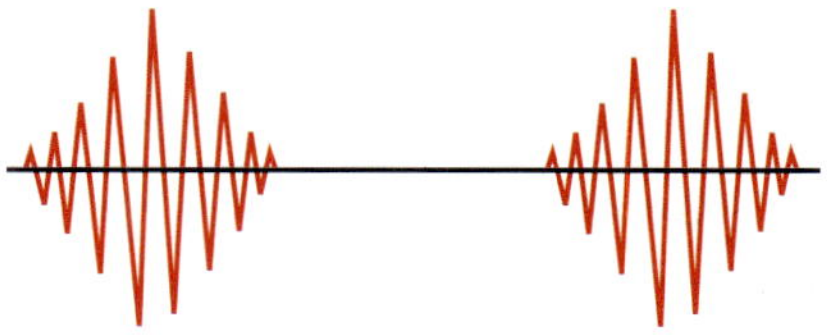

Schnappatmung
einzelne, unregelmäßige Atemzüge, im Sterben, bei eintretendem Hirntod

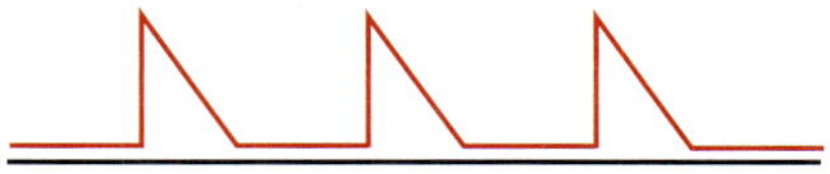

Atemkurve bei einem gesunden Menschen und charakteristische Atemanomalien bei einem sterbenden Menschen

Anomalie Unregelmäßigkeit, Abweichung

Feststellung des Todes

Erkrankungen wie Herzinfarkt oder Schlaganfall sowie Unfall (z. B. Ertrinken, Erfrierungen, elektrische Unfälle sowie Vergiftungen) sind plötzliche Ereignisse, die oft keine langen Sterbephasen zulassen. Pflegende treffen häufig als Erste in solchen Situationen ein und müssen über ihr weiteres Vorgehen entscheiden. So können reduzierte Vitalzeichen und ein dem Tiefschlaf ähnelnder Zustand als Tod fehlinterpretiert werden. Aus diesem Grund liefert die Vitalzeichenkontrolle erste Sicherheit. Man unterscheidet den klinischen vom biologischen Tod.

Der klinische Tod

Er bezeichnet den Verlust der Vitalzeichen. Eine spontane Wiederherstellung der Vitalfunktionen ist ausgeschlossen. Unter Umständen können diese durch sofort einsetzende Wiederbelebungsmaßnahmen wieder hergestellt werden. Dauert der Kreislaufstillstand länger als drei Minuten an, kommt es mit höchster Wahrscheinlichkeit zu irreversiblen ↗ S. 490 Hirnschäden.

Der biologische Tod

Es fallen endgültig alle **Hirnfunktionen** aus und es kommt zum Herztod. Der Hirntod kann nur vom Arzt festgestellt werden. Zu den sicheren Todeszeichen zählen:

- **Todesflecken**: Sie entstehen, wenn das Blut in tiefer gelegene Körperbereiche absinkt. Sie zeigen sich nach einer halben Stunde und sind nach 12 Stunden ausgeprägt.
- **Totenstarre**: Sie entsteht auf Grund fehlender Energiereserven der Muskelzellen. Dadurch verhärten diese. Bei vorausgegangener körperlicher Anstrengung tritt die Totenstarre unmittelbar ein, andernfalls innerhalb der folgenden Stunden. Sie beginnt an der Unterkiefermuskulatur und weitet sich über Nacken, Schultern, Arme, Bauch zu den Beinen aus. Nach ein bis sechs Tagen löst sie sich auf.
- **Fäulnis**: Sie beginnt je nach Temperatur am ersten bis dritten Tag, zunächst im Bauchraum.

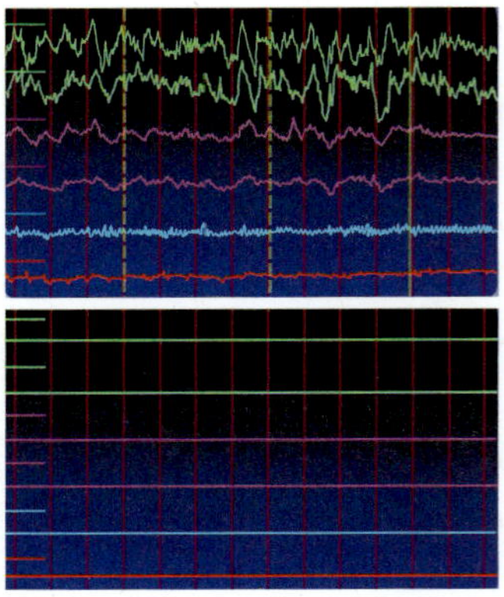

Beim biologischen Tod wird die Hirnaktivität im Elektroenzephalogramm (EEG; oben) zu einer Nulllinie (unten). Bedeutsam wird der eindeutige Hirntod bei einer Freigabe zur Organtransplantation.

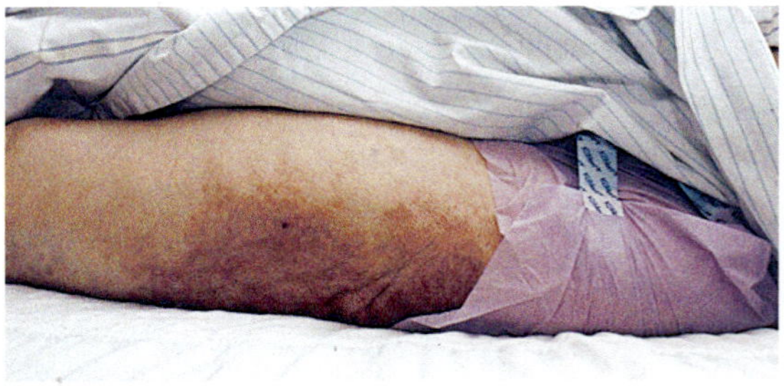

Durch absackendes Blut verfärben sich Hautstellen rot bis violett.

Hinweis Fehlender Muskeltonus und weite, trübe und reaktionslose Pupillen sowie das Fehlen von Atmung, Puls oder Herztönen sind unsichere Todeszeichen. Totenflecke, Totenstarre, Fäulnis und Verwesung sind sichere Todeszeichen.

Sterbebegleitung

Sterbephasen

Ausgehend von der Nachricht über den bevorstehenden Tod durchlebt der Sterbende verschiedene Zustände, in denen er sich mit dem unvermeidlichen Schicksal des Todes auseinandersetzen muss. Elisabeth Kübler-Ross hat diese Auseinandersetzung in fünf Phasen eingeteilt und benannt:

- **Nicht-wahrhaben-Wollen** (Phase 1). Der Betroffene zweifelt an der Richtigkeit der Diagnose und verleugnet die Situation.
- **Zorn** (Phase 2). Unzufriedenheit mit Alltäglichkeiten (z. B. dem Essen), Streitsüchtigkeit und Aggressivität gegen Angehörige und verzweifelte Fragen („Warum muss es mich treffen?") sind Anzeichen, dass er die Krankheit anerkannt hat und sich mit ihr auseinandersetzt.
- **Verhandeln** (Phase 3). Mit dem verzweifelten Versuch, Aufschub zu bekommen, entsteht die Bitte um weitere Therapien und eine große Bereitschaft zur Mitarbeit bei diesen. Über religiöse Rituale soll mit Gott eine Vereinbarung zur Verlängerung der Lebenszeit erreicht werden.
- **Depression** (Phase 4). Die Erkenntnis des Unvermeidbaren veranlasst die Betroffenen, zurückliegende Versäumnisse und Fehler zu bereuen. Sie beginnen die Sicht auf ihr Leben neu zu deuten, treffen Vorsorgemaßnahmen (z. B. Testament) und versöhnen sich mit anderen Menschen. Dies findet zumeist im Zustand der Traurigkeit und Hoffnungslosigkeit statt.
- **Zustimmung** (Phase 5). Das nahende Ende wird akzeptiert und es beginnt die Phase der Müdigkeit, der Ruhe und ein Zustand, in dem Gefühle kaum noch vorhanden sind.

Hinweis Sterben ist ein Prozess, bei dem das vergangene Leben für den Betroffenen wieder sehr lebendig wird. Nicht jeder durchlebt alle fünf Sterbephasen. Manche wiederholen die einzelnen Phasen in unterschiedlicher Reihenfolge. Das Phasenmodell dient somit eher dem Verständnis und der Einordnung.

Symbol	Bedeutung
Reise, Gepäck 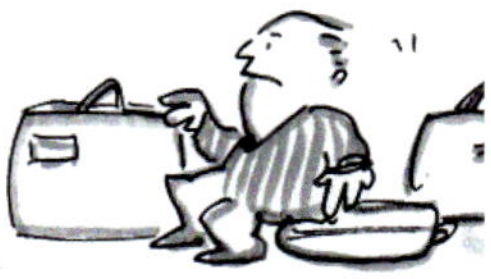	Sterbende sprechen über ihren Sterbeprozess als Reise. Sie müssen auf den Zug warten, eine Reise machen, Koffer packen, sich eben auf die letzte Reise begeben. Sie sprechen davon, nach Hause zu gehen.
Uhren, Zeit, Sanduhr 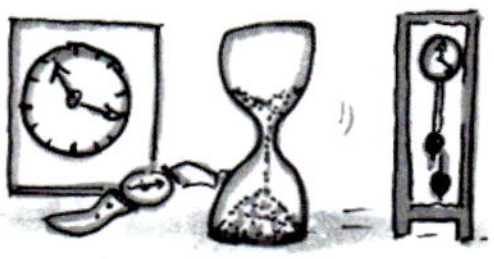	Sterbende sprechen von der Zeit, die abgelaufen ist, der Zeit, die stehen bleibt, der Zeit, die gekommen ist, der Uhr, die falsch geht. Damit machen sie ihr Wissen darüber deutlich, dass sie bald „das Zeitliche segnen".
Gestalten in schwarzer Kleidung, Sensenmann, Engel 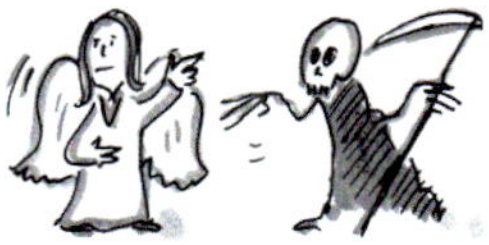	Sterbende sprechen von Gestalten und Personen, die an ihr Bett treten, sie abholen, ins Jenseits begleiten. Oder sie hören Schritte, jemand klopft an. Diese Wahrnehmung kann beruhigend sein, weil sie nicht alleine gehen müssen, oder auch beängstigend, wenn die Begegnung mit dem Gevatter Tod gefürchtet ist.
Geld, Sorge um Geld, Diebstahl 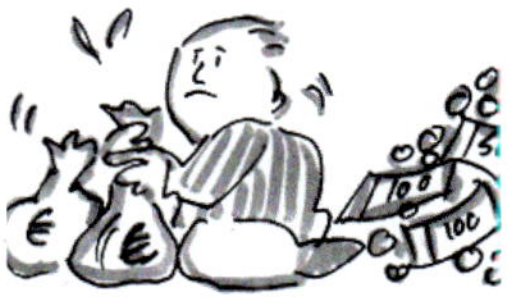	Sterbende haben Sorge, dass ihnen das Geld ausgeht, sie nur noch für wenige Tage genug Geld haben. Ein Sprichwort sagt: „Das letzte Hemd hat keine Taschen." Sterbende wissen, dass Geld im Jenseits keine Rolle mehr spielt. Äußern sie Geldsorgen, ist das ein Zeichen dafür, dass sie sich des baldigen Sterbens bewusst sind.
Natur: Berge erklimmen, Gräben oder Flüsse überwinden, Wiese überqueren 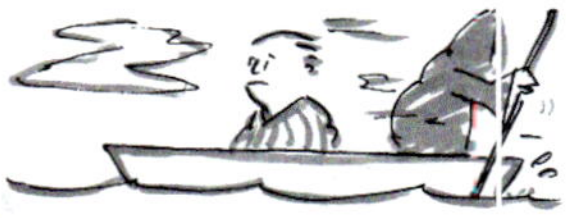	Sterbende beschreiben Hindernisse, die sie auf dem Weg ins Jenseits überwinden müssen, z. B. den Todesfluss Hades aus der griechischen Mythologie oder dass sie über den „Jordan gehen".

Träume und Symbolsprache können typische Kennzeichen für den Verarbeitungsprozess innerhalb der Sterbephasen sein.

Betreuungsaufgaben

Jede Phase des Sterbens verlangt eine angemessene Reaktion und Maßnahme der Pflegenden. Sie sollen dem Betroffenen helfen, den kommenden Tod zu akzeptieren.

Zu Phase 1: Der Schockzustand mit Nicht-wahrhaben-Wollen der Nachricht ist ein Selbstschutz. Er darf nicht abgemildert werden. Hören Sie sich an, was ihnen der Betroffene über die Lebenserwartung, die Krankheit und mögliche Therapien erzählt. Sie sind die Person des Vertrauens und können Fragen beantworten. Beschwichtigen Sie nicht die Situation. Sie sind einfach nur da.

Zu Phase 2: Der Zorn und die Aggressionen sind nicht gegen sie gerichtet, sondern Selbstschutz und Ausdruck der Angst davor, die Kontrolle über das eigene Leben zu verlieren. Nehmen Sie es in Kauf, die Zielscheibe der Aggression zu sein, denn Sie verstehen, was in ihm vorgeht und beziehen seine Reaktionen nicht auf sich.

Zu Phase 3: Das Verhandeln ist Hoffnung und Suche nach einem Ausweg. Lassen Sie ihm die Hoffnung, aber nutzen Sie diese nicht als einfachen Trost („Das wird schon wieder."). Sie unterstützen ihn in seinen Wünschen und zeigen ihm Ihre Nähe.

Zu Phase 4: Um Abschied vom Leben zu nehmen, braucht der Betroffene Ruhe. Sie geben ihm den Raum, Gefühle zu zeigen und in Erinnerungen zu leben. Sie trösten nicht, sondern stellen sich seinen Fragen nach dem Sinn und den Ängsten vor dem, was kommt. Religiöse Menschen wünschen spätestens jetzt Zuspruch eines Pfarrers oder Priesters. Ermöglichen Sie ihm dies, wenn er danach verlangt. Beachten Sie die Bräuche fremder Kulturen.

Zu Phase 5: Die Akzeptanz des kommenden Todes heißt Rückzug vom Leben. Seien Sie weiterhin da. Der Sterbende wird sich gefühlsmäßig auch von Ihnen abwenden. Geben Sie ihm alles, was sein Wohlbefinden erleichtert.

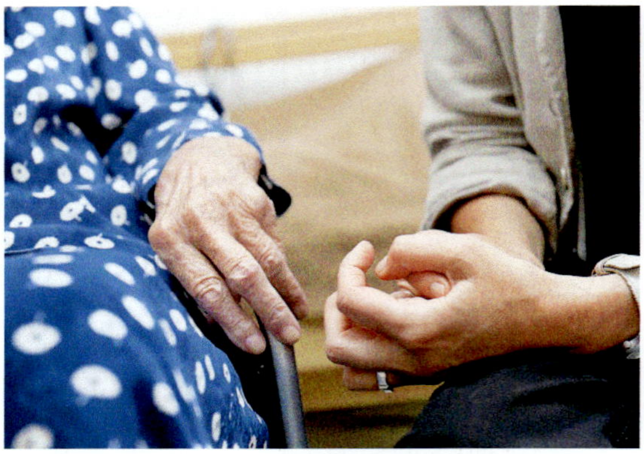

Sterbebegleitung beinhaltet u. a., dass der sterbende Mensch die Möglichkeit hat, über seine Ängste zu sprechen.

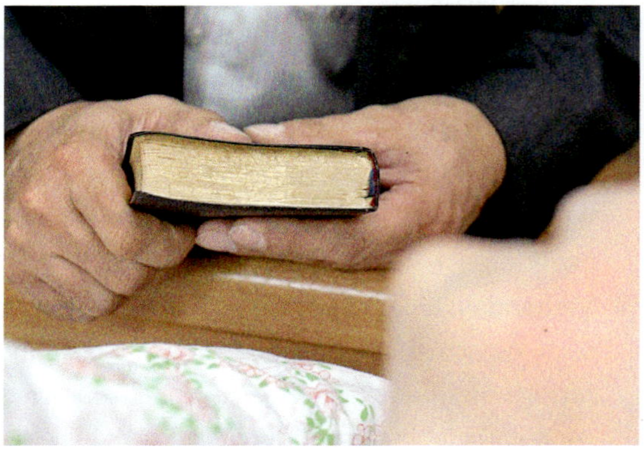

Religiöse Rituale können den Verarbeitungsprozess in der Verhandlungsphase erleichtern.

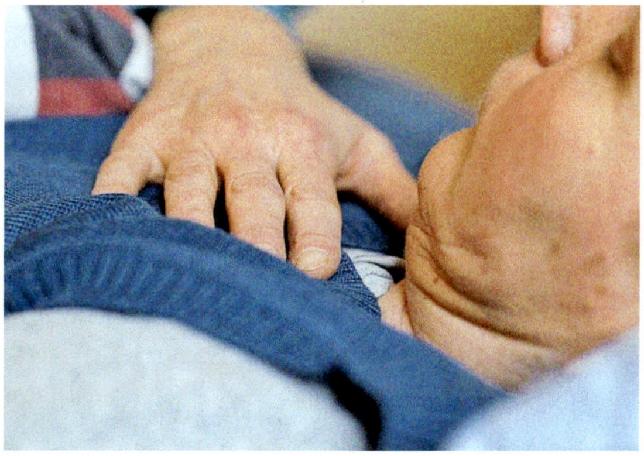

Einfach da sein erleichtert das Sterben.

Besonderheiten bei der Pflege

Besonders in der Finalphase kann sich der Mensch nicht mehr selbst um sich kümmern. Er ist vollständig pflegebedürftig und auf Fürsorge angewiesen.

- Sorgen Sie für eine die Atmung erleichternde und bequeme Lagerung (z. B. leichte Oberkörperhochlagerung ↗ S. 237).
- Bei länger andauerndem Sterbeprozess können Prophylaxen Leid ersparen. Gerade in der Terminalphase sollte jedoch die Notwendigkeit sorgfältig abgewogen werden.
- Erkunden Sie genau die Bedürfnisse (Schmerzfreiheit, ruhige Atmosphäre, Hunger, Durst). Der Duft ätherischer Öle kann das Wohlempfinden steigern.
- Führen Sie häufig eine **Mundpflege** ↗ S. 217 durch. Bei offener Mundatmung oder als Folge reduzierter Flüssigkeitsaufnahme sowie als Nebenwirkung von Medikamenten (z. B. Opiaten) trocknet dieser schnell aus. Wenn machbar, lassen Sie den Sterbenden häufig schluckweise trinken.
- Ist der Nasen-Rachen-Raum mit Schleim verstopft, saugen Sie vorsichtig ab (Delegation ↗ S. 159).
- Damit der Sterbende sich erfrischt fühlt, führen sie öfters eine Teilwaschung (mindestens Gesicht und Arme) durch.
- Ist der Sterbende harn- und stuhlinkontinent, führen Sie regelmäßige und sorgfältige Hautpflege zur Vermeidung von Wundsein durch. Nutzen Sie gegebenenfalls Inkontinenzmaterial bzw. betreiben Sie eine sorgfältige Blasenkatheterpflege ↗ S. 288.
- Ermutigen Sie Angehörige, beim Sterbenden zu bleiben. Richten Sie das Zimmer so ein, dass diese auch längere Zeit bleiben können. Beziehen Sie die Angehörigen nach Möglichkeit in die Betreuung mit ein. Berücksichtigen Sie, dass es für viele Menschen das erste Mal ist, einen Sterbenden zu begleiten. Erläutern Sie alle Tätigkeiten.
- Zeigen auch Sie dem Sterbenden durch **Körperkontakt** und Reden Zuneigung. Beachten Sie aber, ob ein Körperkontakt gewollt ist oder nicht.

Hinweis Achten Sie auf Ihre Handlungsweisen und Äußerungen in Gegenwart des Sterbenden, da dieser noch sehr viel aus seiner Umwelt wahrnimmt.

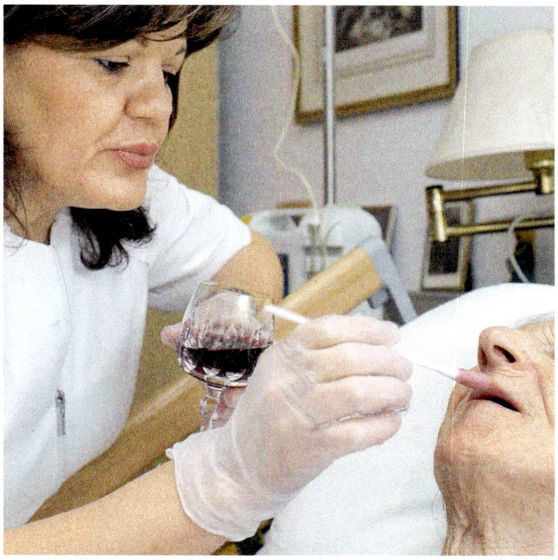

Vorsichtiges Bestreichen der sehr sensiblen Lippen und des Mundes mit Tee, Säften oder auch Lieblingsgetränken (z. B. Wein) verschafft Erleichterung und sollte mehrmals am Tag durchgeführt werden.

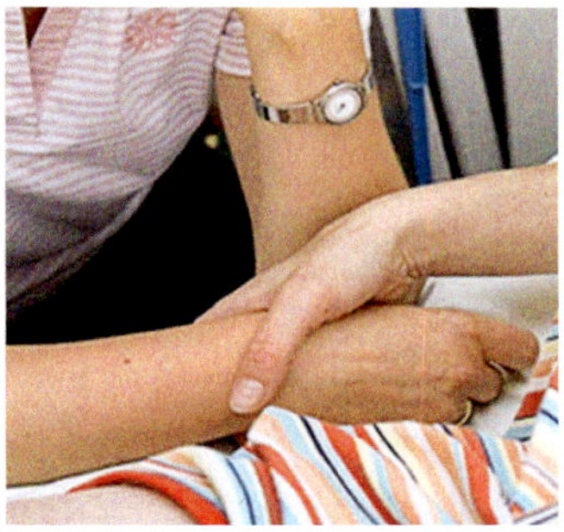

Berührungen zeigen dem Sterbenden, dass er nicht allein ist.

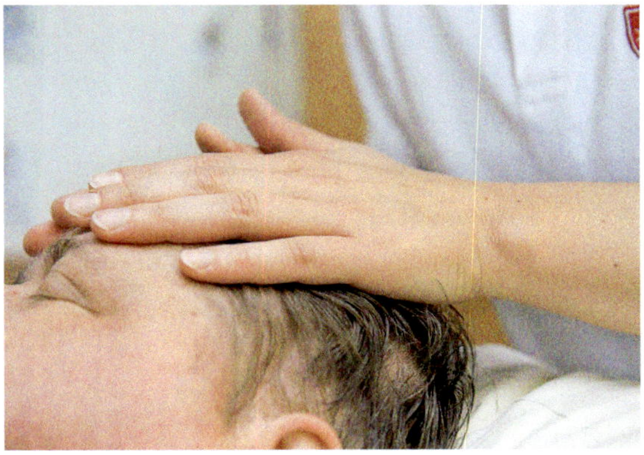

Die bewusst und gezielt eingesetzte Berührung bei der Körperpflege ist eine Form des Körperkontakts.

Die Versorgung des Verstorbenen

Die Versorgung des Toten sollte möglichst durch zwei Pflegepersonen und von mindestens einer Pflegefachkraft erfolgen.

Ziel

Das Ziel ist, mit dem Toten respektvoll umzugehen und ihm ein möglichst friedliches Aussehen zu verleihen.

Durchführung

- Benachrichtigen Sie einen Arzt, damit dieser die sicheren Todeszeichen bestätigt und den Totenschein ausstellen kann.
- Der Zeitpunkt und die Umstände des Todes müssen in der Pflegedokumentation festgehalten werden.
- Entfernen Sie alle Zugänge und Ableitungen (Kanülen, Sonden, Katheter) sowie Lagerungshilfen. Vorsicht beim Ziehen von Dränagen, es kann sehr viel Flüssigkeit austreten. Auch Darmgase und -inhalt können sich spontan entleeren.
- Waschen und kämmen Sie den Toten; besonders auf Infusionsstellen mit Pflasterrückständen achten.
- Sorgen Sie mit einer Kinnstütze (z. B. einem eingerollten Handtuch) dafür, dass der Mund bis zum Eintreten der Totenstarre geschlossen ist. Kinnbinden sehen nicht gut aus und können Druckstellen erzeugen.
- Achten Sie darauf, dass die Augen geschlossen sind. Zahnprothesen sollten sauber eingesetzt und Schmuckgegenstände entfernt sein.
- Ziehen Sie ein Kleidungsstück an und lagern Sie den Toten leicht erhöht mit angelegten oder über dem Bauch verschränkten Armen (wegen der Totenstarre die Hände nicht falten). Möchten Angehörige den Verstorbenen sehen, können Sie nach Wunsch dem Verstorbenen eine Blume oder religiöse Gegenstände, wie z. B. einen Rosenkranz oder eine Ikone, in die Hände legen.
- Um die Identität festzuhalten, wird ein Zettel oder Klebeschild mit Namen, Geburtsdatum, Sterbedatum und Todeszeitpunkt am Fuß oder Bein angebracht.

Hinweis Der Verstorbene ist mit Ehrfurcht und Respekt zu behandeln. Wegen der beginnenden Totenstarre ist auf die richtige Lagerung zu achten.

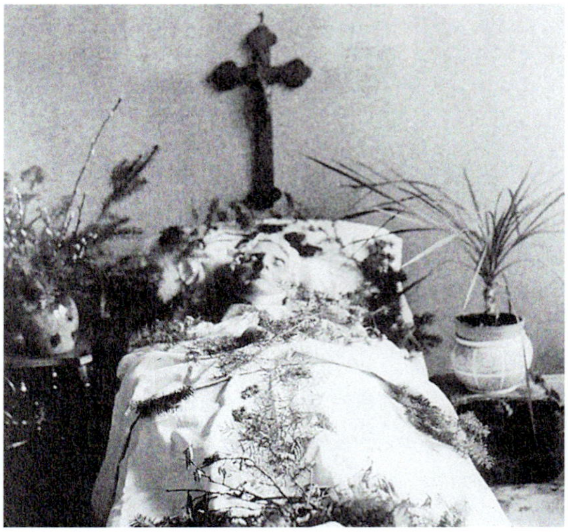

Ziel der Totenversorgung ist, dem Toten ein schlafendes Aussehen zu geben.

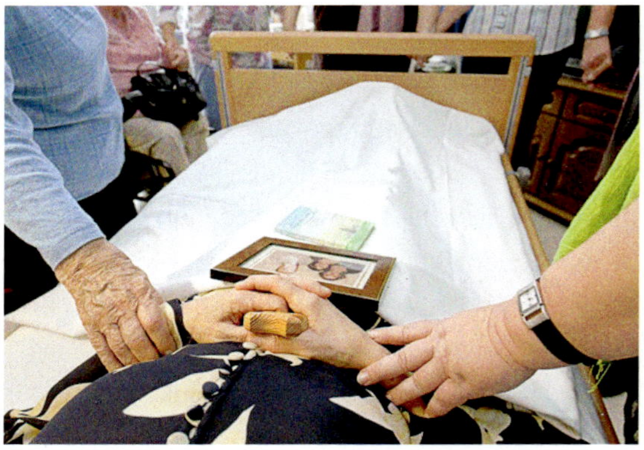

Angehörige nehmen Abschied vom Verstorbenen.

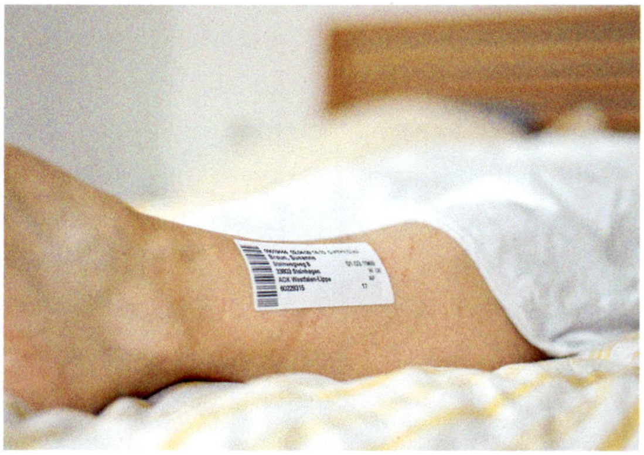

Damit es nicht zu Verwechslungen kommt, muss die Identität des Verstorbenen eindeutig festgehalten werden.

Beteiligung von Angehörigen

Wenn die Angehörigen bei der Versorgung des Verstorbenen beteiligt sein möchten, ist dies unbedingt wünschenswert. Es ist aber darauf zu achten, dass der Tote eventuell schon vorbereitet ist, wenn eine starke Verschmutzung durch Erbrochenes, Blut oder Kot vorliegt.

Alle persönlichen Gegenstände müssen entsprechend verpackt unmittelbar den Angehörigen gegen Quittung übergeben werden.

Die mögliche Praxis, den Toten mit einem am Zeh angebrachten Erkennungsschild zu versehen, sollte erst vor der Verlegung ins Leichenhaus durchgeführt werden.

Bedenken Sie, dass **jede Religion** ihre speziellen Sterbe- und Todeszeremonien hat. Lassen Sie die Angehörigen ihre Rituale durchführen.

Umgang mit Angehörigen

Angehörige reagieren auf einen Todesfall mit sehr unterschiedlichen Gefühlen. Während der Sterbephasen suchen sie Rat und oft auch Trost bei Pflegekräften. Dabei können problematische Situationen auftreten. Bei Angehörigen kann

- nach Eintritt des Todes Weinen, Klagen und Verzweiflung auftreten. Geben Sie auch **Gefühlsausbrüchen**. Raum. Beurteilen Sie, inwieweit Sie ihnen mit Nähe oder Distanz begegnen müssen.
- Schweigen die Folge sein. Dies verdeutlicht eine Grenze oder Hilflosigkeit. Halten Sie diese aus. Drängen Sie nicht, bleiben Sie ansprechbar.
- provokatives Verhalten eintreten. Verstehen Sie die Ausnahmesituation und vermeiden Sie eine Eskalation.
- eine extreme Situation mit Drohungen oder sogar Gewalt gegen Sachen und Personen auftreten. Nehmen Sie dies sehr ernst.

Hinweis Jeder Mensch verdient in den letzten Phasen seines Lebens eine ehrenvolle Behandlung. Die Begleitung in den Tod kann auch für die Pflegekraft ein friedvolles und trotz Trauer ein schönes Erlebnis sein.

Christentum	
Sterben	■ Betreuung durch Seelsorger ■ Abendmahl, Sterbesakramente
Tod	■ Waschung ■ Gebete und Gesang ■ Kerzen aufstellen

Islam	
Sterben	■ Lagerung mit Blick nach Mekka ■ Glaubensangehörige sprechen das Glaubensbekenntnis ■ Speisegebote ■ gleichgeschlechtliche Pflege
Tod	■ gleichgeschlechtliche Waschung ■ Lagerung mit Augen nach Mekka

Hinduismus	
Sterben	■ Angehörige leisten durch Gebete Beistand

Judentum	
Sterben	■ Ruhe und Stille ■ koschere Speisen
Tod	■ Waschung durch Gemeindemitglieder ■ Totenwache ■ spezielles Totenhemd

Buddhismus	
Sterben	■ unterschiedliche Rituale ■ frühe Information über den Sterbezeitpunkt ■ wach in den Tod gehen lassen (keine bewusstseinseintrübende Medikamente)
Tod	■ 30 Minuten nicht berühren

Einige Besonderheiten verschiedener Religionen beim Umgang mit Sterben und Tod

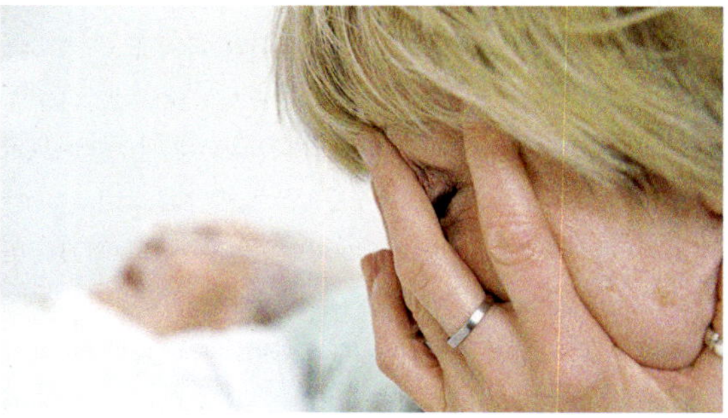

Angehörige erleben in der Abschieds- und Trauerarbeit viele verschiedene Gefühle. Zum Teil brauchen sie eine „Erlaubnis" und Ermutigung, sie zeigen zu dürfen.

Menschen in besonderen Problemlagen beobachten und begleiten

1 Menschen mit akuten und chronischen Schmerzen

1. Beschreiben Sie den Prozess einer Schmerz-Chronifizierung.
2. Schildern Sie die Schmerzsymptomatik bei Organschäden.
3. Nennen Sie Grundprinzipien der Behandlung von Schmerz.

2 Psychisch veränderte, verwirrte und demenziell erkrankte Menschen

4. Zählen Sie Symptome auf, die auf eine Depression schließen lassen.
5. Nennen Sie die Unterteilung von Wahrnehmungsstörungen.
6. Beschreiben Sie die Kennzeichen bipolarer Erkrankungen.
7. Beschreiben Sie die Besonderheiten bei der Pflege von Menschen mit einer Demenz.

3 Menschen mit akuten und chronischen Erkrankungen

8. Erläutern Sie die Gefahren einer chronischen Bronchitis.
9. Zählen Sie die wichtigsten Maßnahmen bei einem Asthmaanfall auf.
10. Stellen Sie dar, was bei der Pflege von Menschen mit Diabetes mellitus beachtet werden muss.
11. Umschreiben Sie die Ursachen, die zu einer Herzinsuffizienz führen können.
12. Nennen Sie wichtige Notfallmaßnahmen bei einem Herzinfarkt.
13. Nennen Sie die Symptome eines Apoplex.
14. Führen Sie aus, welche Vorsichtsmaßnahmen bei der Pflege von Menschen mit einer Osteoporose zu beachten sind.

4 Sterbende Menschen

15. Beschreiben Sie in eigenen Worten die Terminalphase und die Finalphase des Sterbeprozesses.
16. Erklären Sie, woran man den klinischen Tod erkennen kann und wie er sich vom biologischen Tod unterscheiden lässt.
17. Erläutern Sie die Maßnahmen bei der Versorgung eines Verstorbenen.

In Notfallsituationen Hilfe leisten

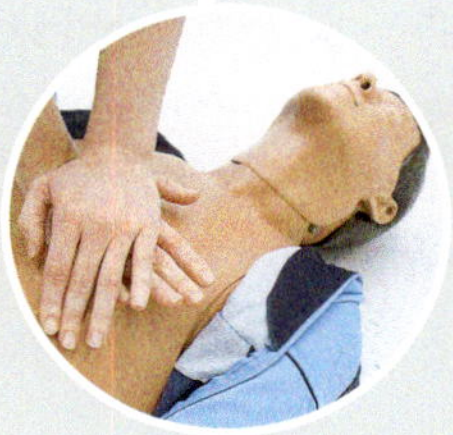

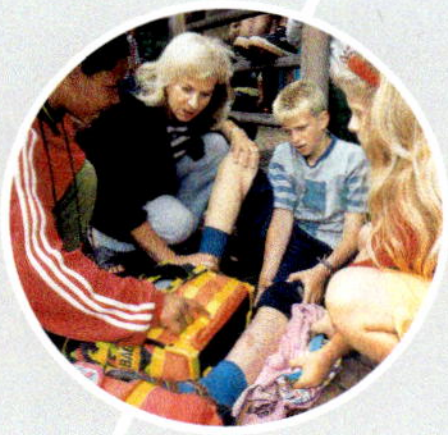

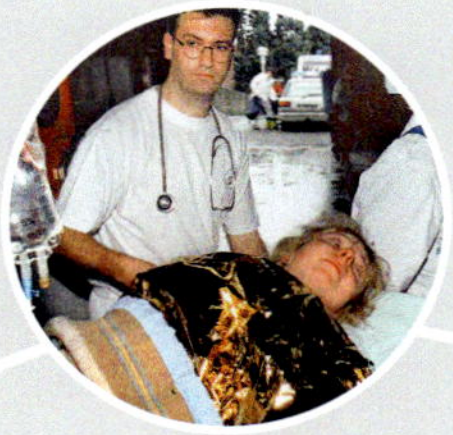

Grundsätzliches

Prinzipien der Ersten Hilfe

Kommen Sie im beruflichen oder privaten Alltag zu einem Notfall, sind Sie verpflichtet, im Rahmen Ihrer Möglichkeiten Erste Hilfe zu leisten. In Erste-Hilfe-Kursen können Sie die wichtigsten Maßnahmen lernen, die bis zum Eintreffen eines Notarztes das Überleben einer hilflosen Person sichern können. Diese Maßnahmen werden einfache Sofortmaßnahmen (BLS) genannt und werden nach einem festen Schema angewendet.

Notruf – Telefonieren geht immer

Setzen Sie einen Notruf ab, bevor Sie Erste-Hilfe-Maßnahmen einleiten oder versichern Sie sich, dass eine zweite Person einen Notruf absetzt.

Damit die Rettungsmannschaften sich einen Eindruck über den Notfall verschaffen und schnellstmöglich den Notfallort erreichen können, muss der Anrufer klare Angaben machen. Dazu eignet sich das **5-W-Schema**.

Die Gefahrenzone

Bevor Sie einem Betroffenen zur Hilfe eilen, prüfen Sie, ob Sie sich dadurch selbst in Gefahr bringen. Eine viel befahrene Straße oder ein brennendes Haus kann hohe Risiken für den Ersthelfer bergen. Wenn Ihnen die Rettung eines Verletzten zu gefährlich erscheint, setzen Sie nur den Notruf ab und halten sich von der Gefahrenzone fern. Sichern Sie die Unfallstelle ab, insbesondere bei Verkehrsunfällen. Wenn eine hilflose Person aus einer Gefahrenzone sicher gerettet werden kann, eignet sich hierfür der Rautek-Rettungsgriff.

Kontrolle der Vitalfunktionen

Kontrollieren Sie die Vitalfunktionen der hilflosen Person in nebenstehender Reihenfolge (BAK). Stellen Sie fest, dass eine Vitalfunktion nicht vorhanden ist, setzen Sie die entsprechenden Sofortmaßnahmen ein, bevor Sie die nächste Vitalfunktion überprüfen.

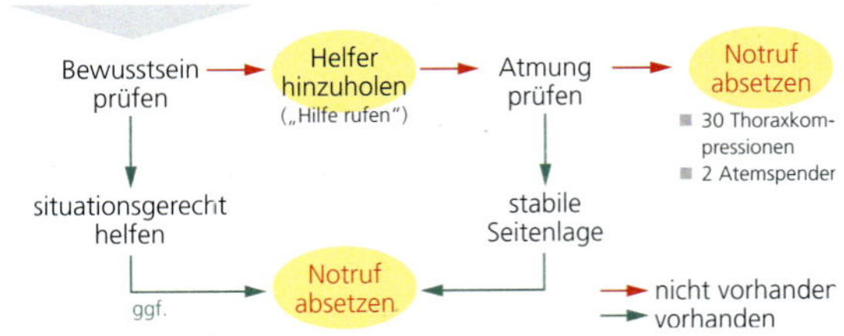

Schema der Basismaßnahmen bei Wiederbelebung durch Laien

Notruf	5-W-Schema
bundesweit einheitlich: 110 Polizei 112 Feuerwehr (auch für Notarzt und Rettungsdienst zuständig)	Wo ist es passiert? Was ist passiert? Wie viele Personen sind betroffen? Welche Symptome liegen vor? Warten auf Rückfragen!

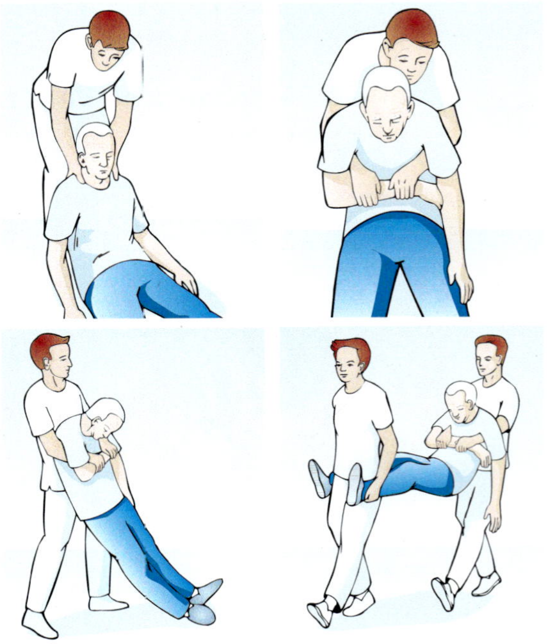

Mit Hilfe des Rautek-Rettungsgriffs kann eine bewusstlose Person aus der Gefahrenzone gerettet werden. Es ist wichtig, dass der Kopf des Betroffenen beim Aufrichten von den Unterarmen des Helfers gestützt wird, um eine Schleuderbewegung zu verhindern.

Kontrolle der Vitalfunktionen
B = Bewusstsein
A = Atmung
K = Kreislauf

BLS basic life support, engl. = grundsätzliche lebensrettende Maßnahmen

Sofortmaßnahmen bei Bewusstlosigkeit

Freimachen der Atemwege

Bei Bewusstlosigkeit erschlafft die Muskulatur und die Atemwege können durch die zurücksinkende Zunge blockiert werden. Durch die Überstreckung des Kopfes werden Zungengrund und Unterkiefer angehoben und vorgeschoben, die Atemwege sind frei.

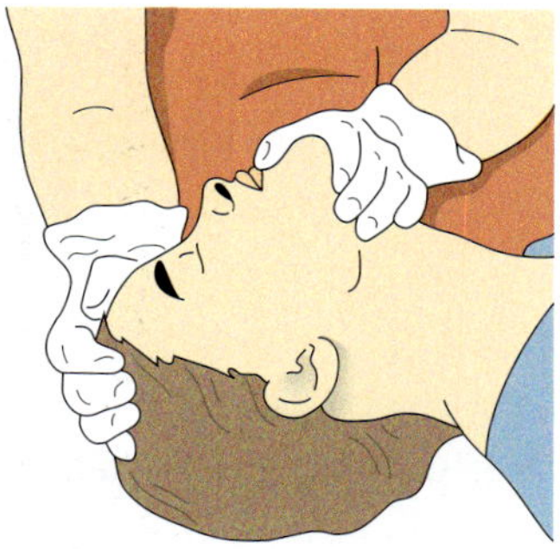

Überstreckung des Kopfes

Stabile Seitenlage

Die stabile Seitenlage wird angewandt, wenn eine Person atmet, aber nicht ansprechbar ist. Sie gewährleistet das Freibleiben der Atemwege und verhindert gleichzeitig das Ersticken, da Speichel, Erbrochenes oder Blut aus dem Mund abfließen kann und somit nicht in die Atemwege gelangt. Das Vorgehen ist wie folgt:

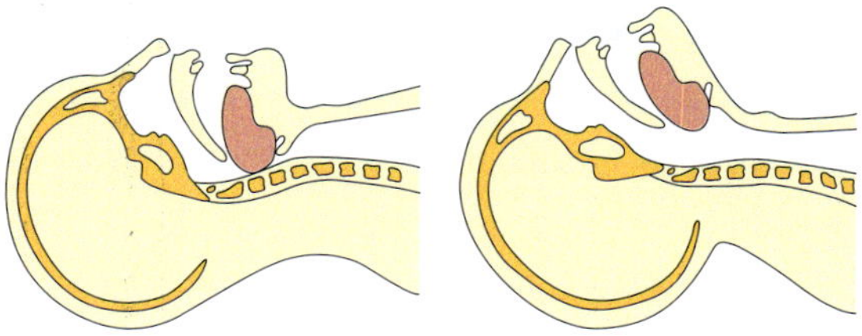

Zungenposition vor (links) und nach (rechts) der Überstreckung des Kopfes

Lagerung in stabiler Seitenlage

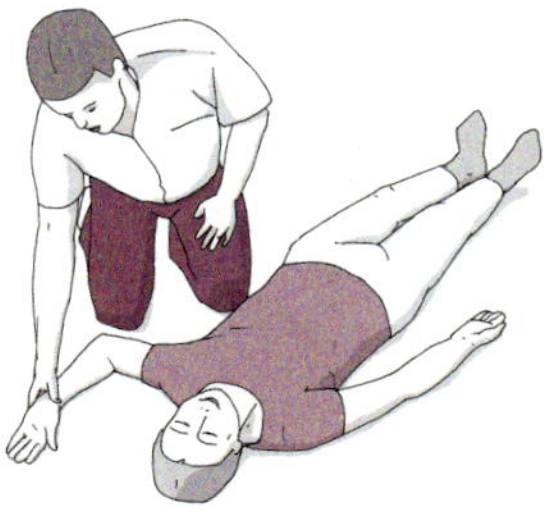

Nehmen Sie ggf. die Brille des Betroffenen ab und strecken Sie seine Beine aus. Knien Sie sich neben den Betroffenen.

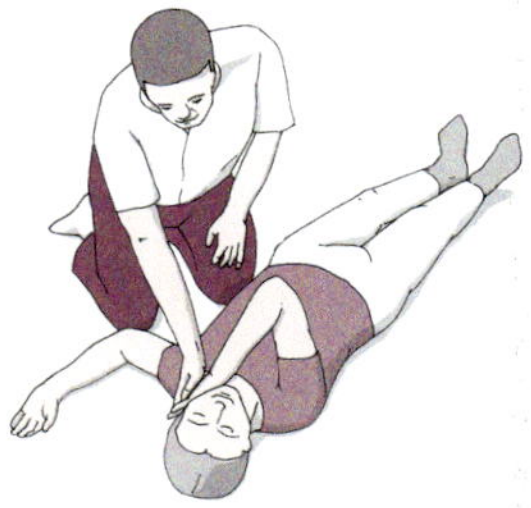

Lagern Sie den zugewandten Arm des Betroffenen mit gebeugtem Ellenbogen rechtwinklig aus.

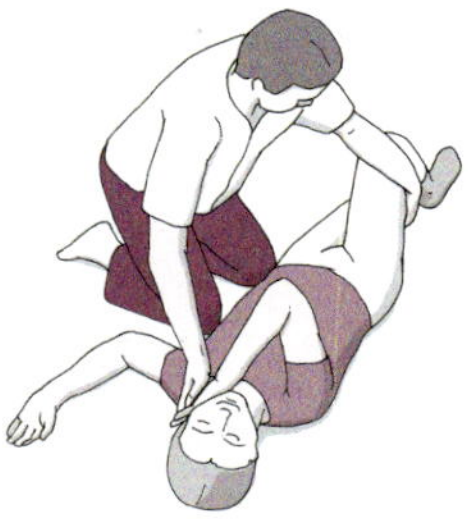

Führen Sie den anderen Arm des Betroffenen über seinen Oberkörper an die zugewandte Wange heran und fixieren Sie ihn dort.

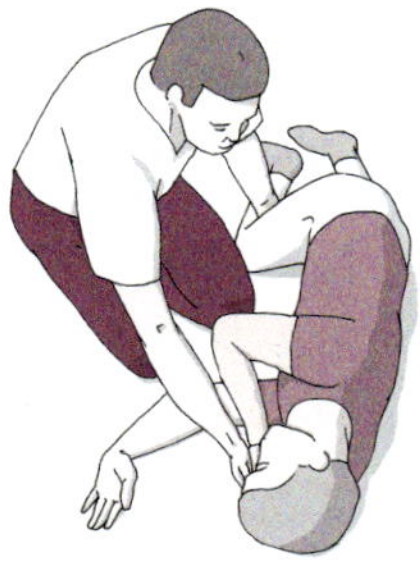

Fassen Sie mit der anderen Hand das abgewandte Knie des Betroffenen und ziehen Sie es zu sich heran, sodass der Betroffene auf die Seite rollt. Beugen Sie das jetzt oben liegende Bein in Hüfte und Knie rechtwinklig und nutzen Sie es als Stütze für den Körper.

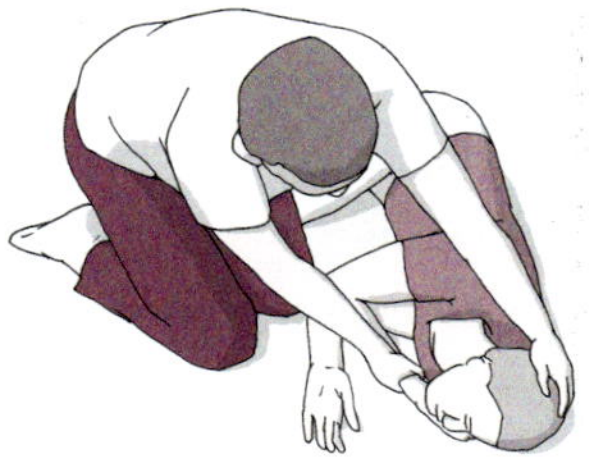

Überstrecken Sie den Kopf zum Freihalten der Atemwege und überprüfen Sie die Atmung regelmäßig.

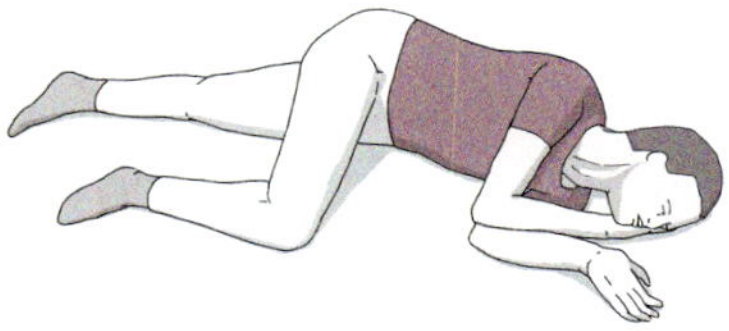

Schützen Sie die Person ggf. vor Kälte.

Sofortmaßnahmen zur Aufrechterhaltung des Kreislaufs

Bleibt die Atmung aus, kommt es innerhalb weniger Minuten zum Kreislaufstillstand. Nach den Erste-Hilfe-Richtlinien wird bei Feststellen eines Atemstillstands sofort mit der Herzdruckmassage (***Thoraxkompression***) zur Anregung der Herztätigkeit begonnen. Nach 30 Thoraxkompressionen erfolgen zwei Atemspenden. Die **Herzdruckmassage** wird folgendermaßen durchgeführt:

- Knien Sie sich in Höhe des Brustkorbs des Betroffenen hin.
- Platzieren Sie einen Handballen mittig im unteren Drittel des Brustbeins.
- Den Ballen der anderen Hand setzen Sie auf die dem Brustkorb aufliegende Hand.
- Drücken Sie den Brustkorb des Betroffenen mit ausgestreckten Armen und geradem Rücken ca. 3–4 cm nach unten. Achten Sie darauf, dass Ihre Finger gestreckt bleiben, um die Gefahr von Rippenbrüchen zu verringern. Entlasten Sie den Brustkorb nach jedem Drücken wieder völlig.

Atmen Sie vor der **Atemspende** ganz normal ein. Überprüfen Sie nach jeder Atemspende, ob die Luft in den Lungen des Betroffenen angekommen ist. Wenn sich der Brustkorb nicht hebt und senkt, ist die Atemspende nicht gelungen. Sollte dies der Fall sein, liegt es meistens daran, dass der Kopf nicht weit genug überstreckt ist oder dass Mund und Nase des Betroffenen nicht genügend abgedichtet sind.

Bei einem **Schock** werden die Organe nicht mehr ausreichend mit Sauerstoff versorgt. Dies liegt grundsätzlich entweder an mangelndem Blutvolumen oder an mangelnder Pumpfunktion des Herzens. In der Folge werden Puls und Atmung schneller, die Betroffenen sind kaltschweißig, unruhig und verwirrt bis hin zur Bewusstlosigkeit. Die **Schocklagerung** kann dafür sorgen, dass das Gehirn weiterhin mit Blut versorgt wird.

Hinweis Seit einigen Jahren werden in öffentlichen Einrichtungen, wie Schulen, Ämtern oder auch Bahnhöfen, automatische externe Defibrillatoren (AED) zur Bekämpfung des Herzflimmerns stationiert. Ihre Handhabung ist einfach und erhöht die Überlebenschance um ein Vielfaches.

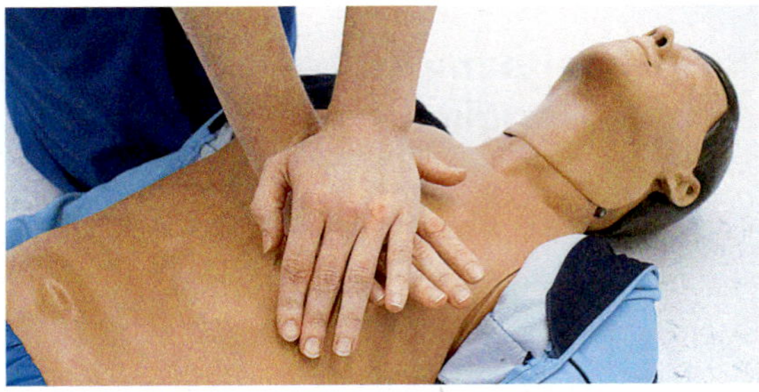

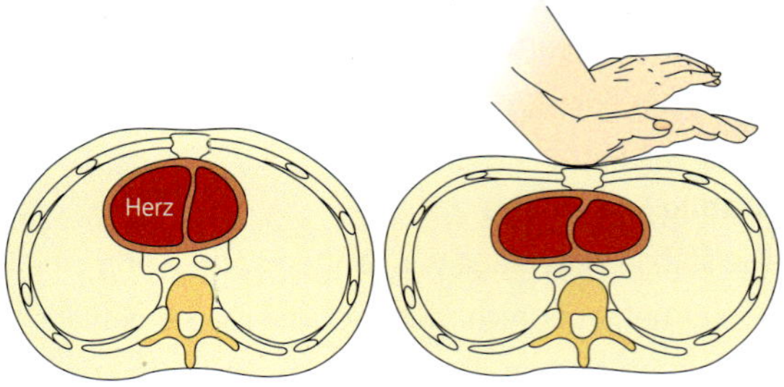

Durchführung der Thoraxkompression (oben) und Effekt der Thoraxkompression (unten)
Neuere wissenschaftliche Untersuchungen haben ergeben, dass die Herzdruckmassage für das Überleben des Betroffenen wichtiger ist als die Atemspende, denn in der Lunge und im Blut ist noch einiger Sauerstoff vorhanden. Durch die Herzdruckmassage fließt das Blut weiter durch die Gefäße und transportiert den darin enthaltenen Sauerstoff.

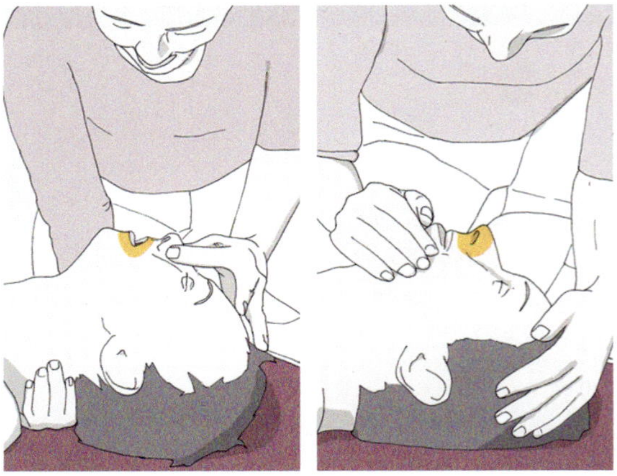

Die Atemspende erfolgt entweder als Mund-zu-Mund- (links) oder als Mund-zu-Nase-Beatmung (rechts).

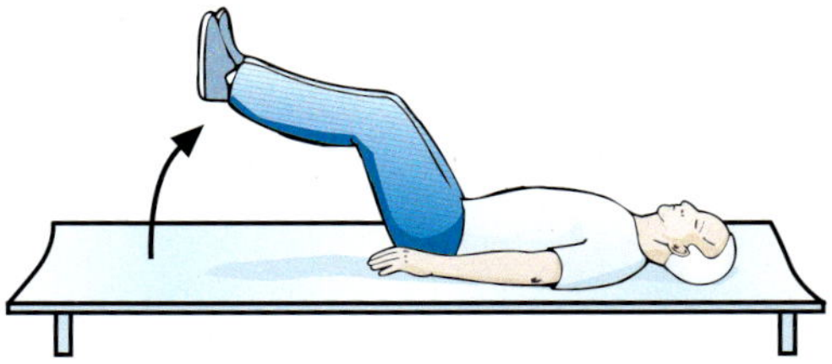

Schocklagerung bei Blutvolumenmangel. Klagen die Betroffenen über Atemnot und Brustschmerz, liegt wahrscheinlich eine Herzfunktionsstörung vor und die Schocklagerung darf nicht angewendet werden. Dies gilt auch für Verletzungen oder Erkrankungen im Kopf-, Rumpf- und Beckenbereich.

Spezielle Maßnahmen bei Atemstörungen

Bei Störungen der Atmung ↗ S. 298 sind unabhängig von Ausmaß und Ursache der Atemnot folgende **allgemeine Maßnahmen** angezeigt:

- Ruhe ausstrahlen und den Betroffenen nicht allein lassen,
- beengende Kleidung lockern,
- Oberkörper hochlagern bzw. dem Betroffenen in eine Sitzhaltung helfen,
- durch Öffnen der Fenster für Zufuhr frischer Luft sorgen und den Betroffenen gleichzeitig vor Zugluft schützen,
- kontinuierliche BAK-Kontrolle ↗ S. 532 sowie
- Notruf absetzen.

Bei **Hyperventilation** ↗ S. 296 kann das Atmen vor einer Mütze oder in eine Tüte hinein dafür sorgen, dass vermehrt Kohlendioxid aufgenommen wird und es damit wieder zu einer Normalisierung der Atmung kommt.

Bei **Aspiration** ↗ S. 305 versucht der Betroffene, reflexartig den Fremdkörper abzuhusten, (kräftiges) Schlagen zwischen die Schulterblätter kann dies unterstützen. Bleibt dies erfolgslos, stellen Sie sich seitlich hinter den Betroffenen, beugen den Oberkörper des Betroffenen weit nach vorn, stützen mit einer Hand den Brustkorb und klopfen mit der anderen Hand ca. fünf Mal mit dem Handballen zwischen die Schulterblätter. Bleibt auch diese Maßnahme erfolglos, setzen Sie das Heimlich-Manöver ein.

Bei **Fremdkörpern in der Speiseröhre** sollte der Betroffene bei sich selbst Erbrechen auslösen, indem er mit einem Finger einen Brechreiz auslöst. Der Ersthelfer unterstützt ihn durch beruhigende Worte.

Bei **Insektenstichen** im Atemwegsbereich wird versucht, mit Kühlung von innen (Eiswürfel) und außen (Eiskompressen) das Anschwellen der Schleimhäute und damit eine Verlegung der Atemwege zu verhindern. Besteht eine Insektenstichallergie, muss sofort ein Notarzt verständigt werden und ggf. die in einem speziellen Notfallset vorhandene Erste-Hilfe-Medikation verabreicht werden.

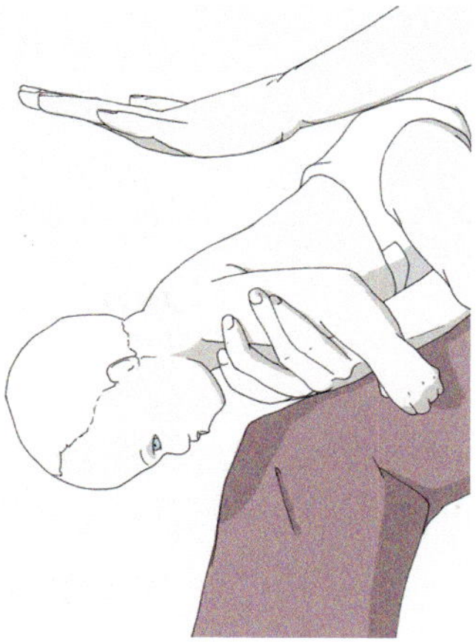

Schlag zwischen die Schulterblätter bei Atemwegsverlegung, hier bei einem Säugling

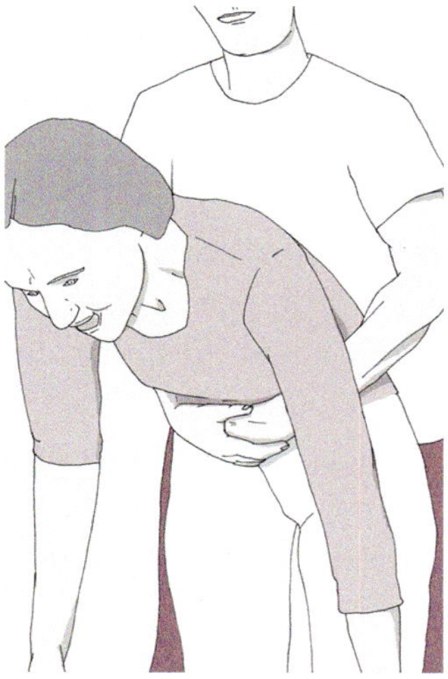

Beim Heimlich-Manöver stellen Sie sich hinter den Betroffenen und umfassen mit beiden Armen dessen Oberbauch. Der Betroffene beugt sich nach vorne. Sie ballen eine Hand zur Faust und ziehen mit der anderen Hand die Faust oberhalb des Nabels kräftig nach oben.

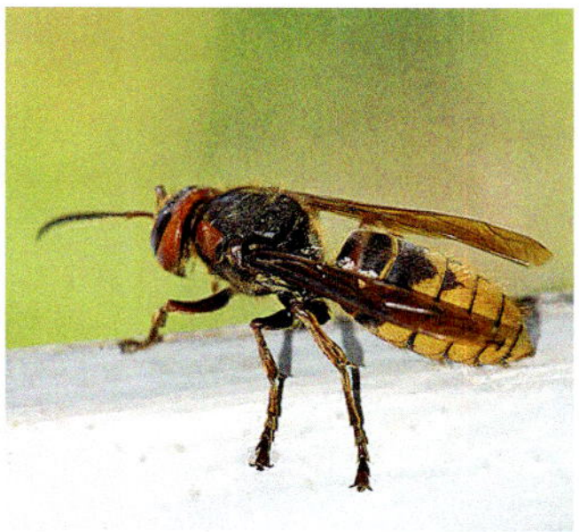

Bei einem Insektenstich im Mund oder im Hals ist es hilfreich, durch Eis oder ein kaltes Getränk von innen und gleichzeitig durch Eis oder ein nasses Tuch von außen zu kühlen.

Wunden und Blutungen

Grundsätzliches

Wunden werden durch äußere Gewalteinwirkung verursacht. Sie unterscheiden sich u. a. durch ihre Flächen- und Tiefenausdehnung. Ausgehend von den drei größten Gefahren richtet sich die Aufmerksamkeit des Ersthelfers auf

- die **Blutstillung** durch Hochlagern von Extremitäten oder durch Ausüben von Druck,
- das **Verhindern von Infektionen** durch Abdecken der Wunde mit keimfreiem Material und
- das **Eindämmen von Schmerzen** durch Ruhigstellung.

Grundsätzlich ist bei der Hilfeleistung zu beachten, dass

- der Betroffene sitzt oder liegt, damit er beim Anblick seines eigenen Blutes nicht umkippt und sich weitere Verletzungen zuzieht,
- der Ersthelfer zur Versorgung der Wunde Einmalhandschuhe trägt, um das Einbringen von Keimen in die Wunde zu vermeiden und sich selbst zu schützen,
- Wunden nicht ausgewaschen oder gespült werden,
- keine „Hausmittelchen" (Puder, Salben, Quark) auf die Wunde aufgebracht werden und
- eine Wunde innerhalb von sechs Stunden ärztlich beurteilt und der Impfschutz überprüft werden soll.

Hinweis Unter einer Wunde wird die Durchtrennung von Gewebeschichten verstanden. Die Verletzung kann sowohl allein die Haut als auch die darunterliegenden Gewebeschichten betreffen.

Gefahren bei Wunden

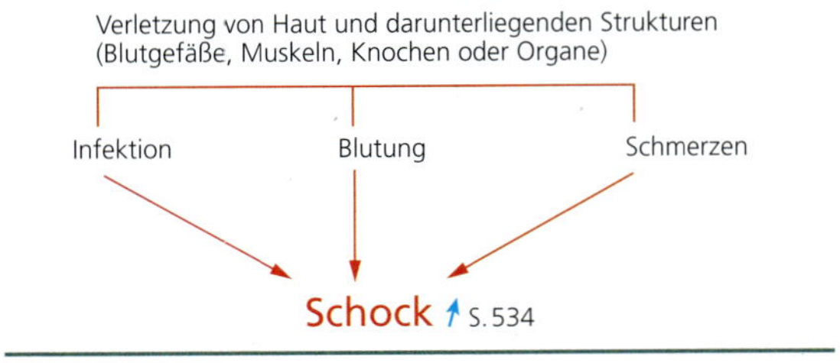

Hinweis Die letzte Impfung gegen Wundstarrkrampf (*Tetanus*) darf im Verletzungsfall nicht länger als fünf Jahre zurückliegen. Die Tetanuserreger finden sich in (Garten-)Erde, altem Holz oder auch im (Straßen-)Staub. Einmal ausgebrochen verläuft die Erkrankung oft tödlich.

Versorgung gering blutender Wunden

Pflasterverbände

Wunden, bei denen kaum Blut austritt, können rasch und effektiv mit einem Pflasterverband versorgt werden.

Wenn die Pflastergröße nicht ausreicht, kann der Ersthelfer mit einer sterilen Kompresse und Pflasterstreifen einen einfachen Rahmen- oder Streifenverband anlegen.

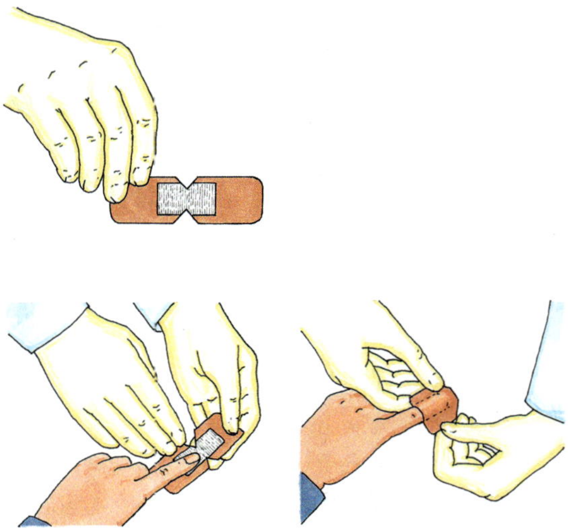

Anlegen eines Fingerkuppenverbandes

Bindenverbände

Ein andere Möglichkeit der Wundversorgung besteht darin, die Wunde mit sterilen Mullkompressen abzudecken und diese mit elastischen (Mull-)Binden oder Dreieckstüchern zu befestigen. Nach dem Anlegen des Verbandes versichern Sie sich, dass der Verband nicht zu fest sitzt. Dies ist der Fall, wenn die betroffene Person über ein Kribbeln oder Taubheitsgefühl in der umwickelten Extremität klagt oder eine Blauverfärbung bzw. extreme Blässe der Haut zu erkennen ist.

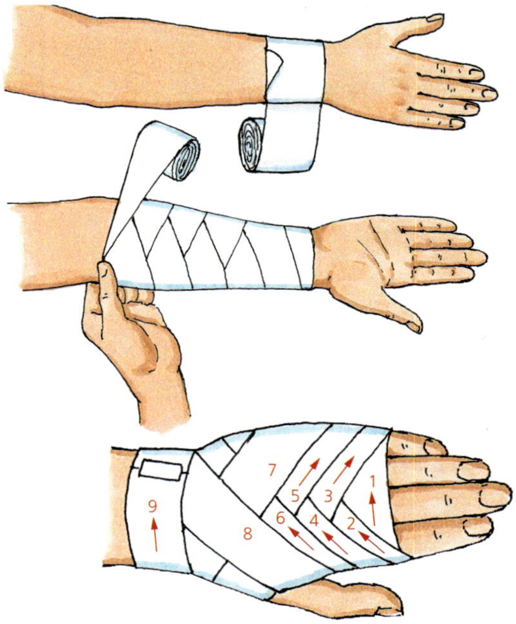

Fixieren der Binde (oben), spiralförmiges Wickeln nach oben bei einem Kornährenverband (Mitte), aufsteigender Verband an der Hand (unten)

Versorgung stark blutender Wunden

Eine Blutstillung wird entweder durch das Ausüben von direktem Druck auf die Wunde, das Hochlagern der betroffenen Extremität oder durch das Abdrücken der zuführenden Arterie erreicht.

Ausüben direkten Drucks

Der Ersthelfer drückt eine sterile Kompresse mit der behandschuhten Hand auf die Wunde oder legt mit einem Verbandpäckchen einen Druckverband an.

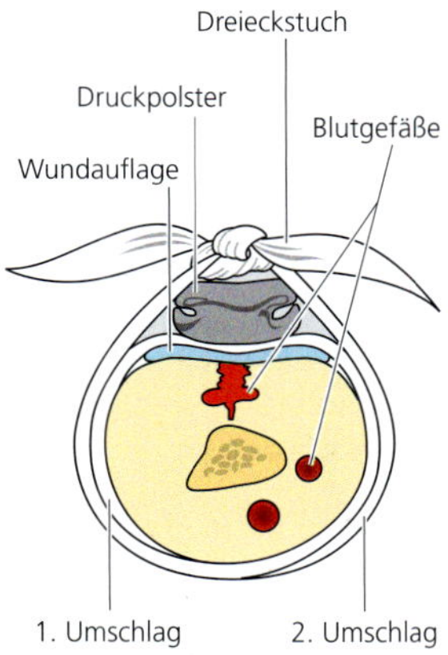

Druckverband am Arm, als Druckpolster dient z. B. ein Mullbindenpäckchen.

Hochlagern und Abdrücken

Bei starken Blutungen am Arm hält der Ersthelfer die betroffene Gliedmaße hoch und drückt mit der anderen Hand die zuführende Arterie gegen den Oberarmknochen. Bei Blutungen am Oberschenkel drückt der Ersthelfer die Oberschenkelarterie mit den Daumen gegen den Beckenrand.

Abgetrennte Gliedmaßen

In vielen Fällen können abgetrennte Gliedmaßen wieder angenäht werden, wenn sie richtig versorgt wurden, d. h., wenn sie möglichst steril und gekühlt transportiert werden.

Fremdkörper

Fremdkörper werden vom Laienhelfer nicht entfernt, weil die Gefahr besteht, dadurch zusätzliche Verletzungen zu verursachen und weil das Beurteilen der Wunde in der Klinik erschwert wird. Stattdessen wird der Fremdkörper in der Wunde belassen, rundherum mit Verbandpäckchen abgepolstert und verbunden.

Hinweis Auch ausgeschlagene Zähne oder Zahnteile sollten in einer Zahnrettungsbox, wie sie in Apotheken erhältlich ist, oder in Milch aufbewahrt werden.

www.drk.de
>Angebote
>Erste Hilfe und Rettung
>Erste-Hilfe-Online
>Wunden
Auf der Webseite des Deutschen Roten Kreuzes finden Sie Bildstrecken, die das Anlegen von Verbänden mit Binden und Dreieckstüchern deutlich nachvollziehbar machen. Darüber hinaus liegt jedem Erste-Hilfe-Kasten eine bebilderte Broschüre bei, die den gleichen Zweck erfüllt.

Verletzungen des Bewegungsapparates

Knochenbrüche

Grundsätzliches

Medizinisch werden Knochenbrüche als Frakturen bezeichnet. Die Ursachen für Knochenbrüche sind vielfältig. Knochenbrüche erkennen Sie an

- der abnormen Stellung,
- einer abnormen Beweglichkeit, Bewegungseinschränkung oder -unfähigkeit,
- evtl. sichtbaren Knochenteilen,
- einem Bluterguss, einer örtlich begrenzten Schwellung,
- einer Schonhaltung oder
- Reibegeräuschen im Frakturbereich.

Bei Knochenbrüchen können Komplikationen auftreten, die Sie als Ersthelfer bei der Versorgung beachten müssen:

- massiver Blutverlust nach innen oder außen mit und ohne Schocksymptomatik
- Keimbesiedelung bei offenen Knochenbrüchen

Bruchstelle kühlen und nicht bewegen

Neben den allgemeinen lebensrettenden Sofortmaßnahmen achtet der Ersthelfer darauf, dass die Bruchstelle nicht bewegt und mit Hilfsmitteln ruhiggestellt wird. So empfiehlt sich, wenn möglich, das betroffene Körperteil auf einem Kissen zu lagern oder mit Hilfe eines Tuches zu fixieren.

Die Kühlung mit kalten Umschlägen oder Kühlakkus wird bei geschlossenen Frakturen oft als schmerzlindernd empfunden. Dabei ist darauf zu achten, durch die Kühlhilfsmittel so wenig Druck wie möglich auf die Bruchstelle auszuüben.

Offene Brüche werden keimfrei abgedeckt. Dem Betroffenen dürfen keine Getränke oder Speisen angeboten werden, weil eine Fraktur häufig einen operativen Eingriff erfordert.

Ursachen für Knochenbrüche

- (in)direkte Gewalteinwirkung, z.B. Sturz
- längere Überanspruchung, z.B. Marschfraktur
- Knochenentkalkung (*Osteoporose*)

Blutverlust bei Knochenbrüchen

- Oberarm bis zu 800 ml
- Unterarm bis zu 400 ml
- Beckengürtel, Beckenkamm bis zu 5000 ml
- Oberschenkel bis zu 2000 ml
- Unterschenkel bis zu 1000 ml

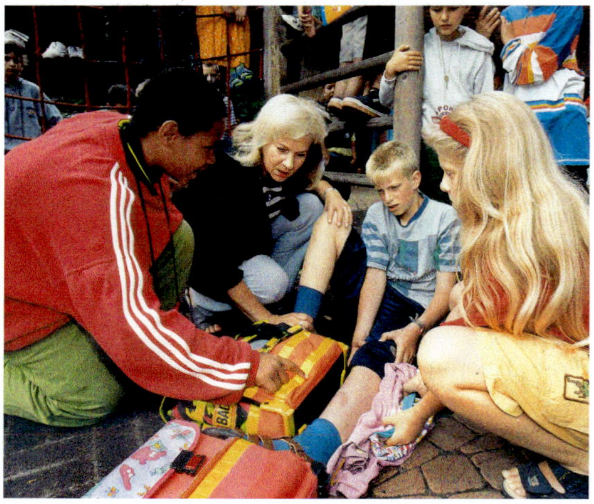

Ruhigstellung eines gebrochenen Beines

Schädelbrüche

Auch der Schädel kann zu Bruch gehen, wenn er einen heftigen Schlag abbekommt. Außer dem Unfallhergang können Prellmarken und örtliche Blutungen, manchmal auch der Austritt von Hirnwasser oder Blut aus Nase, Ohren und Mund des Betroffenen auf einen Schädelbruch hinweisen. Die Betroffenen werden bis zum Eintreffen des Rettungsdienstes mit leichter Oberkörperhochlagerung versorgt.

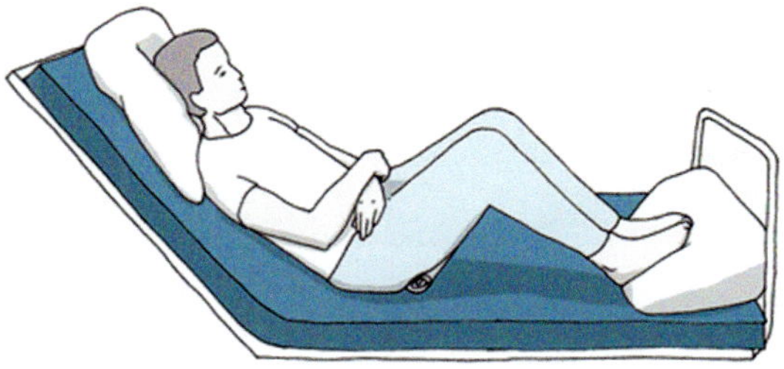

Oberkörperhochlagerung bei vermutetem Schädelbruch

Rippenserienbrüche

Wenn mehr als eine Rippe „angeknackst" oder das Brustbein gebrochen ist, können die scharfen Bruchenden die Lunge oder andere umliegende Organe verletzten.

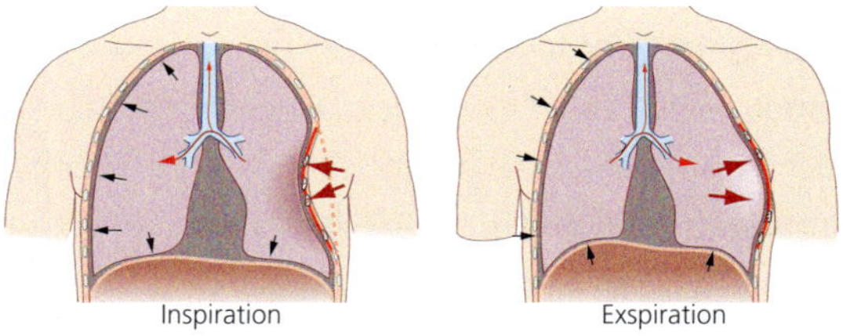

Bei Rippenserienbrüchen besteht die Gefahr, dass es zu einer „paradoxen Atmung" kommt: Beim Einatmen wölbt sich der verletzte Teil nicht wie der gesunde Brustkorb nach außen, sondern nach innen. Hier hilft nur Ruhe, Verminderung von Hustenreiz, Atemtherapie und Schmerzstillung.

Wirbelbrüche

Nach einem Sturz aus großer Höhe kann es zu einer Verletzung der Wirbelkörper ↑ S. 224 kommen. Die betroffene Person wird in der aufgefundenen Lage belassen und mit geeigneten Materialien unterstützt, um die Lage zu stabilisieren. Bis zum Eintreffen der Rettungskräfte verbleiben Sie beim Verletzten und üben die BAK-Kontrolle ↑ S. 532 aus.

Hinweis Bei Bewusstlosigkeit hat das Herstellen der stabilen Seitenlage dennoch höchste Priorität.

Gelenk- und Muskelverletzungen

Auch wenn das Motto „Sport ist Mord" übertrieben ist, haben sportlich aktive Menschen ein erhöhtes Risiko für Verletzungen an Gelenken und Muskeln. Muskel- und Gelenkverletzungen sind von Knochenbrüchen kaum zu unterscheiden.

Bei Gelenkverletzungen wird das betroffene Gelenk ruhiggestellt und nicht bewegt. Der Ersthelfer unterstützt lediglich die vom Verletzten automatisch eingenommene Schonhaltung und wirkt beruhigend auf ihn ein.

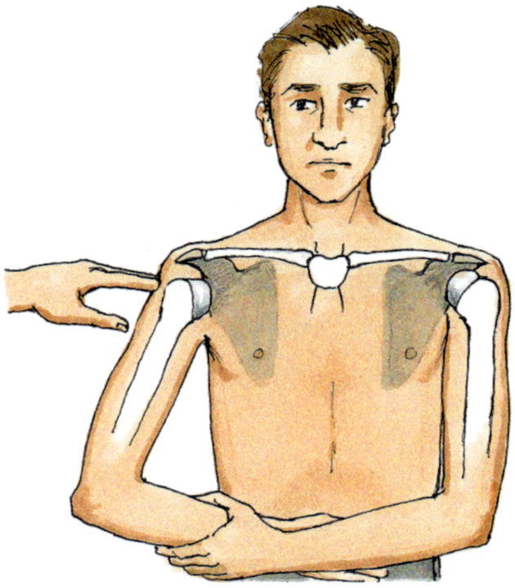

Verrenkung (*Luxation*) des rechten Schultergelenks, der Kopf des Oberarmknochens ist aus der Gelenkpfanne ausgetreten.

Muskelverletzungen sind häufig überaus schmerzhaft. Auch ausgedehnte Blutergüsse und Schwellungen sind nicht selten. Für die Versorgung dieser Verletzungen bietet sich die so genannte PECH-Regel als Eselsbrücke an. Bei Muskelverletzungen sollte der betroffene Körperteil ruhiggestellt, gekühlt und hochgelagert werden.

P = Pause (ruhigstellen)
E = Eis (Kühlung)
C = Compresse
H = Hochlagern

PECH-Regel

Thermische Schäden

Kälteschäden

Unterkühlung

Wer in eisigen Regionen als Bergsteiger unterwegs ist oder mit dem Boot kentert und lange im Wasser treibt, läuft Gefahr, mehr Wärme abzugeben, als der Körper produzieren kann. Es kommt zu einer Unterkühlung, in der die Körperkerntemperatur auf unter 35 °C abkühlt. Im ersten Stadium der Unterkühlung wird der Betroffene möglichst an einen warmen Ort gebracht, wo die kalte und durchnässte Kleidung ausgezogen wird. Durch Zudecken und durch heiße, stark gezuckerte Getränke wird Wärme zugeführt.

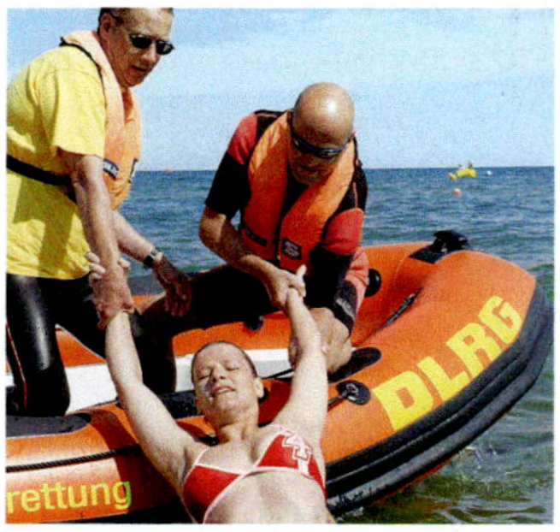

Rettung einer Ertrinkenden
Das erste Stadium (Abwehr und Erregungsstadium) der Unterkühlung zeigt sich durch blasse, kalte Haut. Atmung und Puls sind beschleunigt, hinzu kommen Muskelzittern, Bewegungsdrang.

Hinweis Entgegen der landläufigen Meinung darf bei Unterkühlung kein Alkohol verabreicht werden, weil Alkohol die Hautgefäße erweitert und dadurch den Wärmeverlust verstärkt.

Wenn die Körpertemperatur unter 34 °C abgesunken ist, trübt das Bewusstsein langsam ein. In diesem zweiten Stadium darf die betroffene Person nicht bewegt werden, um das kalte Blut der Extremitäten nicht mit dem wärmeren Blut im Körperkern zu vermischen. Es kann sonst zum so genannten „Bergungstod" durch Herz-Kreislauf-Stillstand führen, wie es häufig bei der Bergung Schiffbrüchiger vorkommt. Im dritten Stadium kommt es zu Bewusstlosigkeit und später zu Herzstillstand.

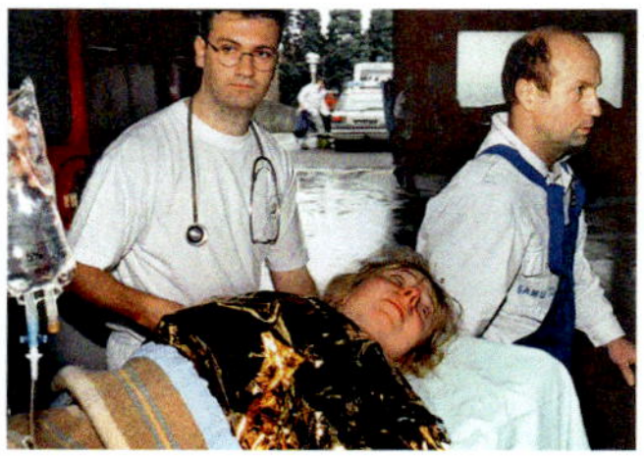

Bergung einer Skifahrerin nach 40 Stunden, die schutzlos einem Schneesturm ausgeliefert war; Anzeichen der Unterkühlung im zweiten Stadium (Lähmungs- und Erschöpfungsstadium) sind bläuliche Verfärbung der Haut, Muskelstarre, langsamer Puls, langsame Atmung und erhöhte Schlafneigung.

Erfrierungen

Besonders hervorstehende oder ungeschützte Körperteile, wie Ohren, Nase, Kinnpartie, Finger und Zehen, sind von Erfrierungen betroffen.

Um das Gewebe nicht zu schädigen, sollen erfrierende Körperteile weder massiert noch warm gerieben oder bewegt werden. Die betroffenen Körperteile werden langsam erwärmt, indem sie umhüllt werden. Im 3. Stadium beschränkt sich die Hilfemaßnahme auf die druckfreie Ruhigstellung des erfrorenen Körperglieds.

Stadien der Erfrierung	
1. Stadium	mitunter starke Schmerzen, blaurotverfärbte Finger, normale Hautfarbe
2. Stadium	geringe Schmerzen, Finger sind dunkelgrau, gefühllos, bewegungsunfähig, hart, blasse Haut, Frostbeulen
3. Stadium	blasse, graue Haut; betroffener Körperteil fühlt sich hart an, ist vollkommen gefühllos und kann nicht mehr bewegt werden

Hitzeschäden

Hitzschlag, Hitzeohnmacht und Sonnenstich

Viele Menschen halten sich im Sommer gern draußen auf, nicht wenige auch längere Zeit in direkter Sonneneinstrahlung. Hitzschlag, Hitzeohnmacht und Sonnenstich können die Folge sein. Dies sind ernstzunehmende Krankheitsbilder, die zum Tode führen können.

Verbrühungen und Verbrennungen

Verbrühungen und Verbrennungen werden durch den Kontakt mit offenen Flammen, heißen Gegenständen oder Flüssigkeiten, Strahlungseinwirkung, elektrischen Strom und Reibungshitze verursacht.

Beide Verletzungsarten sind äußerst schmerzhaft, können akut lebensbedrohlich sein und noch Tage nach dem Ereignis Folgeschäden verursachen.

Der Ersthelfer verschafft sich mittels der Neuner-Regel einen Eindruck über die Flächenausdehnung der Verletzung, während das Aussehen der verbrannten Haut Schlüsse auf die Tiefenausdehnung zulässt.

Hilfemaßnahmen

Neben dem Absetzen des Notrufs können Sie

- die brennende Person durch Ersticken der Flammen mit einer Decke (keine Kunststofffasern), Wälzen auf dem Boden, Übergießen mit Wasser oder mit einem Feuerlöscher löschen,
- die verbrannten Körperstellen unter fließendem, kaltem Wasser für maximal 15 Minuten kühlen,
- die verbrannte Haut mit metallinebeschichteten Verbänden keimfrei abdecken,
- die Person zudecken, um Wärme zu erhalten und
- Schocklage herstellen, wenn dies angezeigt ist.

Was Sie **nicht** tun sollten:

- festgebrannte Kleidung abreißen
- Brandblasen öffnen
- Mehl, Öl, Zahncreme und andere Hausmittel auf die Brandwunden aufbringen

Hinweis Auch wenn ein Mensch in Flammen steht, geht Eigenschutz vor!

	Hitzschlag	Hitzeohnmacht Hitzekollaps Hitzeerschöpfung	Sonnenstich
Anzeichen	warme, trockene Haut am ganzen Körper, Körpertemperatur über 40 °C und Blutdruckanstieg, später Bewusstseinsstörung und Schock	Schwindel, Übelkeit, Kopfschmerzen, evtl. Bewusstseinsstörung, feuchte, blasse Haut, Frösteln, Zittern	Schwindel, Übelkeit, Kopfschmerzen, evtl. Bewusstseinsstörung, roter, heißer Kopf, Nackensteifigkeit
Maßnahmen	■ Schatten, Notruf absetzen, BAK-Kontrolle ■ ganzen Körper kühlen ■ Oberkörper hochlagern ■ Schockbekämpfung	■ Schatten, Notruf absetzen, BAK-Kontrolle ■ Schocklage ■ mit leichter Decke zudecken ■ Getränke ■ Elektrolytlösung	■ Schatten, Notruf absetzen, BAK-Kontrolle ■ leichte Oberkörperhochlagerung ■ Kopf, Hals und Nacken kühlen

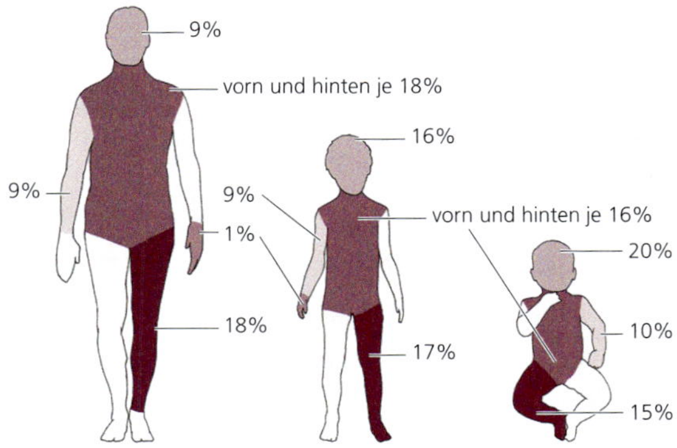

Neuner-Regel in den verschiedenen Lebensaltern

Ursachen von Verbrühungen und Verbrennungen

Verbrennung und Verbrühung

Radioaktivität
heißer Dampf
UV-Strahlung
offene Flammen
heiße Flüssigkeiten
Reibungshitze
heiße Gegenstände
elektrischer Strom

Hinweis Bei Erwachsenen kann die Flächenausdehnung der Verletzung auch mit der Handfläche des Betroffenen eingeschätzt werden. Eine Handfläche entspricht dabei 1 % verbrannter Körperoberfläche.

Chemisch-toxische Verletzungen

Vergiftungen

Allgemeines bei Vergiftungen

Auch Gifte (*Toxine*) können viele Wege nehmen, um in den Körper zu gelangen: über den Verdauungsapparat (z. B. Pilze, verdorbene Lebensmittel), die Atemwege (z. B. Lösungsmitteldämpfe) oder die Haut (z. B. Feuerquallen). Unabhängig vom Aufnahmeweg richtet ein Giftstoff nicht nur örtlich Schaden an, sondern zieht den gesamten Organismus in Mitleidenschaft.

Die Hilfsmaßnahmen richten sich nach der Art des Gifts und dem Weg, über den das Gift in den Körper gelangt ist.

Hinweis Das oberste Gebot bei allen Vergiftungen lautet: Sicherheit geht vor Geschwindigkeit! Ruhe bewahren!

Geeignete Hilfsmaßnahmen bei Vergiftungen sind,

- dem Betroffenen Tee, Wasser oder Saft zu trinken geben (keine Milch, da diese die Aufnahme von Giftstoffen über die Darmschleimhaut beschleunigt),
- die betroffene Person nicht allein lassen, insbesondere, wenn das Gift in selbstmörderischer Absicht genommen wurde, und
- Verpackungsmaterial oder Reste des Giftes sicherstellen bzw. Erbrochenes aufbewahren.

Diese Angaben brauchen die Mitarbeiter des Giftnotrufs:

- Alter und Gewicht der betroffenen Person
- die Art und Menge des Gifts
- der Weg des Gifts in den Körper (gegessen, getrunken, Hautkontakt, eingeatmet?)
- der Zeitpunkt der Giftaufnahme
- die Reaktionen der betroffenen Person auf das Gift (müde, schlapp, bewusstlos?)
- die bereits eingeleiteten Hilfsmaßnahmen

Bei schaumbildenden Substanzen (Wasch-, Reinigungs-, Entkalkungs- und Spülmittel) darf der Betroffene auf gar keinen Fall etwas trinken!

Kennzeichnung von Gefahrstoffen

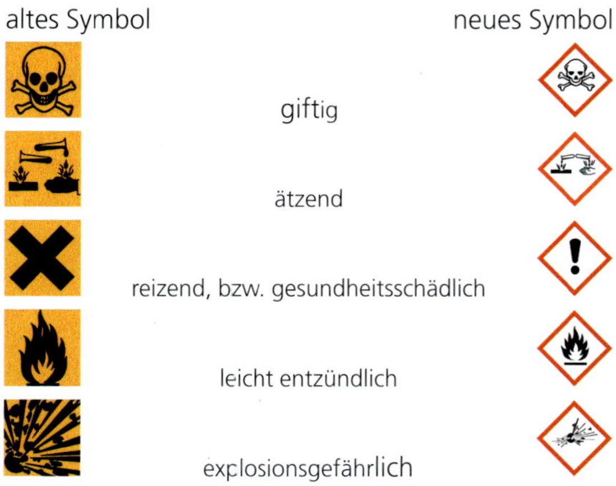

Auswirkungen von Vergiftungen

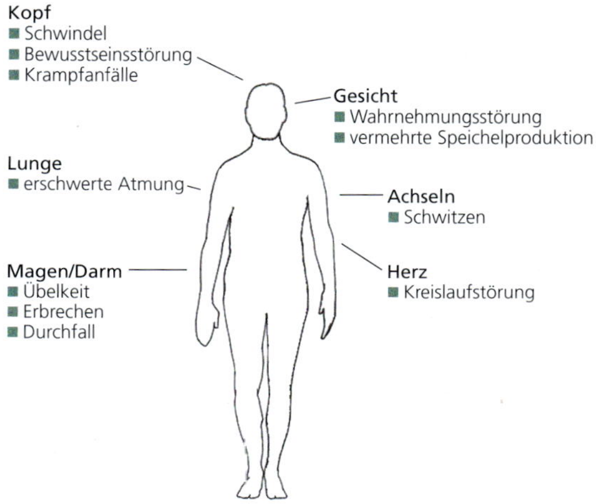

Hinweis Verständigen Sie immer den Giftnotruf. In den meisten Bundesländern ist er unter der Telefonnummer 19240 zu erreichen.

Fragen zu den regionalen Telefonnummern oder zu besonderen Giften können an folgende E-Mail-Adresse geschickt werden: mail@giftnotruf.de

Von einem Auslösen von Erbrechen und der Gabe von Kohletabletten wird inzwischen abgeraten, es sei denn, der Ersthelfer bekommt diese Anordnung von einem ärztlichen Mitarbeiter oder vom Giftinformationsdienst.

Gift ein Stoff, der in einer bestimmten Konzentration gesundheitsschädigend sein kann

Kohlenmonoxidvergiftung

Eine Anreicherung von Kohlenmonoxid in einem geschlossenen Raum kann auch für den Ersthelfer Gefahren bergen.

Die betroffenen Personen klagen über Kopfschmerzen, Schwindel, Übelkeit, akute Atemnot und haben eine rosige Haut, was aus der Verbindung von Kohlenmonoxid mit Hämoglobin resultiert. Beim Einleiten der Hilfsmaßnahmen muss in erster Linie an den Eigenschutz gedacht werden: d. h. keine Kerzen, kein Feuerzeug entzünden und auch keinen Lichtschalter betätigen, um Funkenbildung zu vermeiden. Die betroffene Person wird aus dem Gefahrenbereich gerettet oder es wird für Frischluftzufuhr gesorgt.

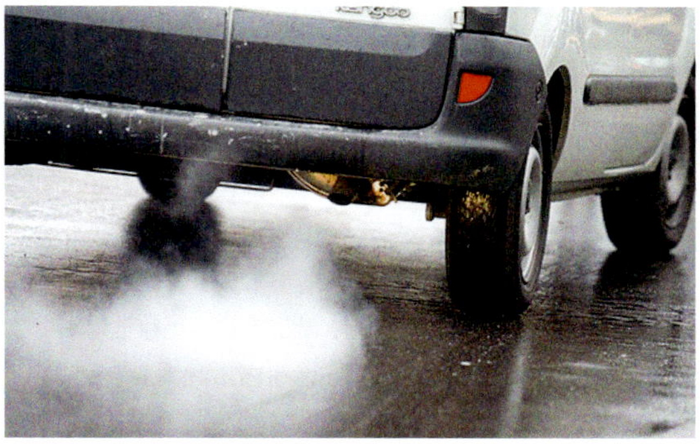

Kohlenmonoxid ist ein hochexplosives, farb- und geruchloses Gas, das bei unvollständigen Verbrennungsprozessen entsteht, wenn zu wenig Sauerstoff vorhanden ist. Dies ist der Fall in geschlossenen Garagen bei laufendem Motor oder beim Aufenthalt in brennenden Räumen.

Vergiftung durch Kontaktgifte

Kontaktgifte sind häufig blau gefärbt, um sie als solche leichter zu erkennen. Manchmal hat die vergiftete Person deshalb blauen Schaum vor dem Mund. Bei der Berührung der betroffenen Person besteht für den Ersthelfer selbst die Gefahr einer Vergiftung. Deshalb darf der Ersthelfer den Betroffenen nur mit Handschuhen berühren. Auch eine Atemspende kann nicht ohne Hilfsmittel (Atemmaske) ausgeübt werden.

Hinweis Als Kontaktgift werden Stoffe bezeichnet, die überwiegend über die Haut oder Schleimhaut in den Körper gelangen (z. B. Schädlingsbekämpfungsmittel).

Verätzungen

Zu Verätzungen kommt es durch Säuren und Laugen. Die Gefahren von Verätzungen sind vom Ort der Schädigung abhängig.

Bei Verätzungen der **Haut** wird die Wunde unter fließendem Wasser gespült und ein keimfreier Verband angelegt. Bei Verätzungen der **Augen** werden diese möglichst unter Augenbewegungen des Betroffenen mit klarem Wasser gespült und ebenfalls ein keimfreier Verband angelegt. Bei Verätzungen der **Verdauungswege** wird der Betroffene aufgefordert, in kleinen Schlucken Wasser zu sich zu nehmen und bis zum Eintreffen des Rettungsdienstes beruhigt.

Bei allen Verätzungen gilt: Handschuhe als Eigenschutz nicht vergessen!

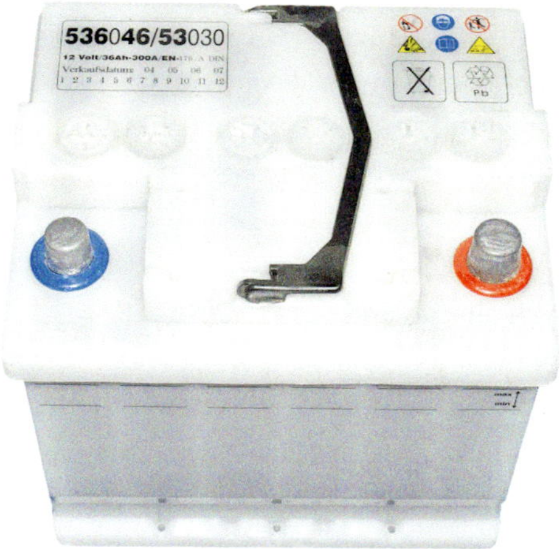

Bei beschädigten Autobatterien besteht die Gefahr, dass man sich an der darin enthaltenen Schwefelsäure verätzt. Weitere Beispiele für Säuren sind Schwefel-, Salz-, Salpeter- oder Essigsäure. Laugen sind beispielsweise Natron- oder Kaliumlauge.

Hinweis Bei Verätzungen der Verdauungswege sollte kein Erbrechen ausgelöst werden, um eine wiederholte Verätzung zu vermeiden.

In Notfallsituationen Hilfe leisten

1 Lebensrettende Sofortmaßnahmen

1. Beschreiben Sie, wie Sie als Ersthelfer die Atemfunktion einer Person überprüfen und wie Sie die Atemwege frei machen.
2. Nennen Sie Anzeichen, die auf ein Schockgeschehen hinweisen können, und die Maßnahmen, die bei einem Schock angebracht sind.
3. Stellen Sie die Sofortmaßnahmen zur Aufrechterhaltung des Kreislaufs dar.

2 Mechanische Verletzungen

4. Benennen Sie drei Ziele, die der Ersthelfer bei der Versorgung von Wunden an einem Unfallort verfolgen sollte.
5. Geben Sie zwei Möglichkeiten der Blutstillung an.
6. Beschreiben Sie, woran ein möglicher Knochenbruch erkannt werden kann.
7. Erklären Sie die PECH-Regel und in welcher Situation diese Regel angewendet wird.

3 Physikalische und chemisch-toxische Verletzungen

8. Erläutern Sie, wie Sie einem Menschen mit Verbrennungen als Ersthelfer beistehen können.
9. Machen Sie eine Liste der Angaben, die Sie der Giftnotrufzentrale übermitteln sollten.
10. Erklären Sie, worauf Sie aus Gründen des Selbstschutzes bei der Erstversorgung unbedingt achten müssen, wenn Sie es mit Kontaktgiften zu tun haben.

Privater Bereich

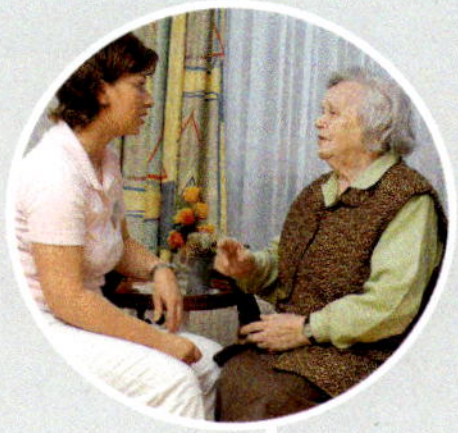

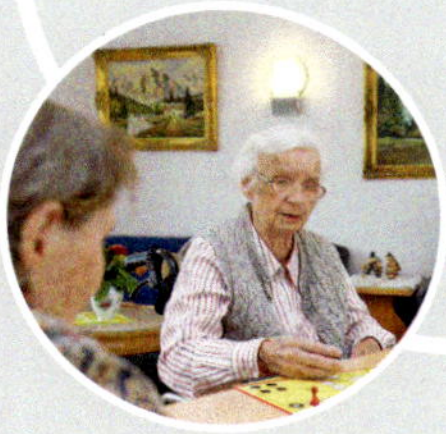

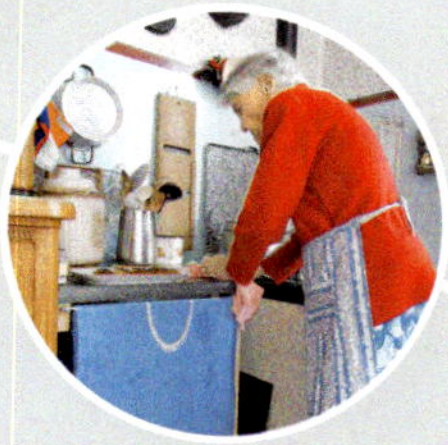

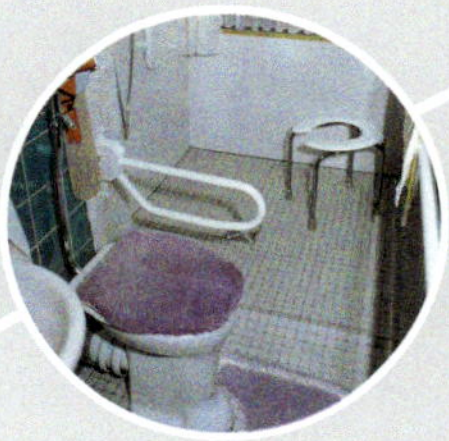

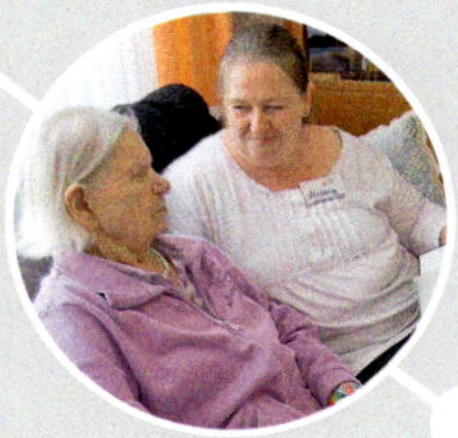

Strukturdaten

In der Pflegestatistik werden die Personen erfasst, die Geld-, Sach- oder Kombinationsleistungen aus der Pflegeversicherung ↗S.170 erhalten. Pflegebedürftig ist danach ein Mensch, der „wegen einer körperlichen, geistigen oder seelischen Krankheit oder Behinderung für die gewöhnlichen und regelmäßig wiederkehrenden Verrichtungen im Ablauf des täglichen Lebens auf Dauer, voraussichtlich für mindestens sechs Monate, in erheblichem oder höherem Maße der Hilfe bedarf" (§ 14, Abs. 1, SGB XI ↗S.169). Danach gab es 2007 2,25 Millionen Pflegebedürftige, von denen 1,5 Millionen Menschen zu Hause versorgt wurden. Man spricht bei dieser Form der Betreuung auch von ambulanter Versorgung oder häuslicher Pflege. Davon wurde eine Million von ihren Angehörigen gepflegt, die dafür Geldleistungen aus der Pflegeversicherung bezogen. Diese so genannte Laienpflege entlastet die Pflegeversicherung finanziell enorm. Eine halbe Million wurde von einem ambulanten Pflegediensten betreut. Von den ambulant versorgten Pflegebedürftigen sind ungefähr

- zwei Drittel Frauen,
- drei Viertel unter 85 Jahre alt und
- zwei Drittel erheblich pflegebedürftig (Pflegestufe 1 ↗S.171).

Die Ursachen der Pflegebedürftigkeit sind vielfältig. Etwas mehr als die Hälfte aller Pflegebedürftigen leidet unter folgenden Krankheiten:

- Herz-Kreislauf-Erkrankungen, am häufigsten Schlaganfall ↗S.510
- Krankheiten des Bewegungsapparats, am häufigsten Gelenkerkrankungen (z. B. Arthrose ↗S.520)
- psychische Störungen und kognitive Beeinträchtigungen, am häufigsten Demenz ↗S.484
- Folgen von Unfällen

Hinweis Die Zahl der Pflegebedürftigen nimmt seit Einführung der Pflegeversicherung im Jahr 1995 kontinuierlich zu. Für das Jahr 2020 werden 2,91 Millionen Pflegebedürftige erwartet.

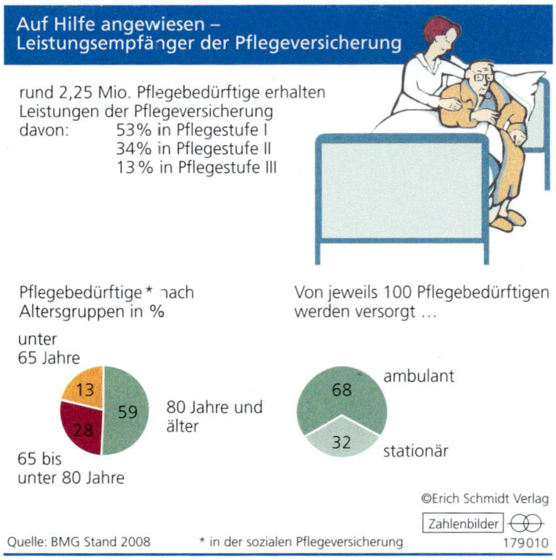

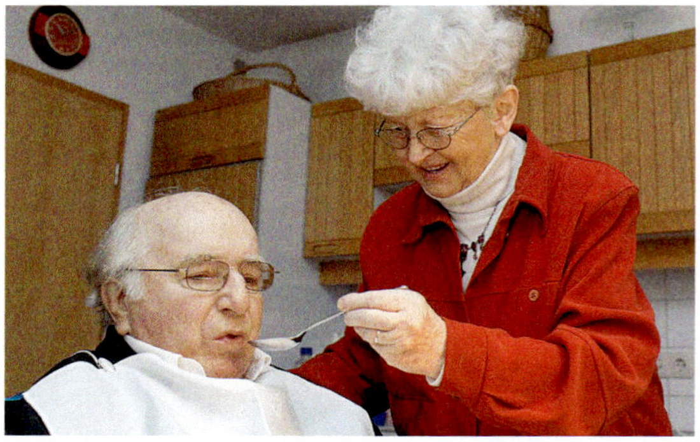

In vielen Fällen übernehmen die Angehörigen die Pflege.

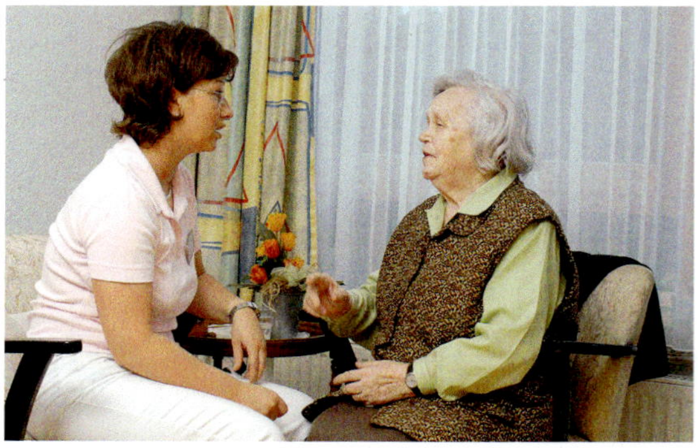

Wegen der höheren Lebenserwartung ist die Mehrzahl der Pflegebedürftigen weiblich.

Einrichtungen

Ungefähr 500 000 pflegebedürftige Menschen werden von ca. 11 500 ambulanten Pflegediensten betreut. Damit versorgt ein Pflegedienst im Durchschnitt 44 Klienten. Über die Hälfte der Pflegedienste befindet sich in privater Trägerschaft, die meisten anderen in Händen freigemeinnütziger Träger (z. B. Caritas, Diakonie). In den ambulanten Pflegediensten arbeiten insgesamt fast 250 000 Menschen, ein Großteil davon in Teilzeitbeschäftigung. Die überwiegend weiblichen Beschäftigten verteilen sich auf folgende Arbeitsbereiche:

- (grund)pflegerische Tätigkeiten (ca. 66 %)
- hauswirtschaftliche Tätigkeiten (ca. 15 %)
- Verwaltungstätigkeit, Geschäftsführung und Pflegedienstleitung (ca. 10 %)

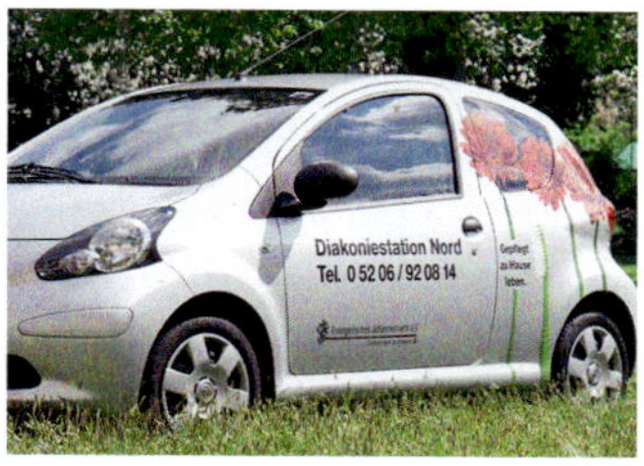

Gerade im ländlichen Bereich müssen Pflegedienste ein großes Einzugsgebiet versorgen. Ein Führerschein ist daher für die Mitarbeiterinnen häufig Voraussetzung.

Von den Pflegekräften sind ca. ein Drittel Pflegeassistentinnen bzw. Pflegehelferinnen. Die Pflegefachkräfte setzen sich zu fast gleichen Anteilen aus Alten- sowie Gesundheits- und Krankenpflegerinnen zusammen. Während ein Großteil der ambulanten Pflegedienste das gesamte Spektrum an Pflegebedürftigen versorgt, haben sich vor allem in den Großstädten und Ballungszentren Pflegedienste auf besondere Klientengruppen spezialisiert. Dazu gehören z. B.

- interkulturelle Pflegedienste für Klienten mit Migrationshintergrund,
- Kinderpflegedienste für pflegebedürftige Kinder,
- onkologische oder palliative Pflegedienste für Klienten mit Krebserkrankungen oder unheilbaren Erkrankungen und
- Intensivpflegedienste für Klienten, die 24 Stunden am Tag, zum Teil mit intensivmedizinischen Geräten, versorgt werden müssen.

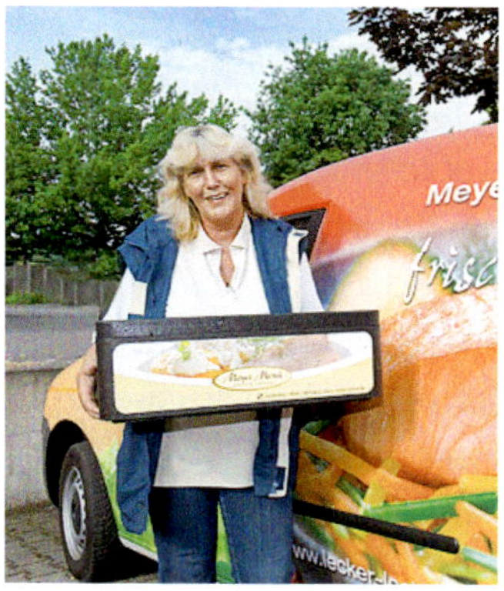

Die Anlieferung und Zubereitung von Essen gehört mit zu den hauswirtschaftlichen Tätigkeiten.

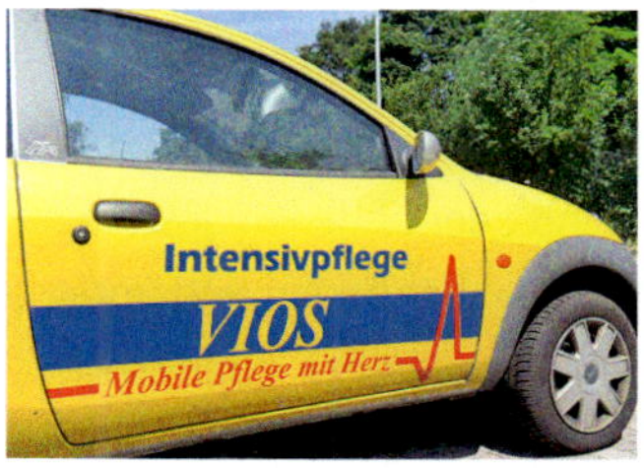

Ambulante Intensivpflegedienste erwarten von ihren Pflegekräften häufig eine spezialisierte Ausbildung.

Durch die Zunahme der Zahl der Pflegebedürftigen insgesamt und durch die gesundheitspolitische Vorgabe „ambulant vor stationär" steigt sowohl die Zahl der ambulant versorgten Pflegebedürftigen als auch die Zahl der ambulanten Pflegedienste.

Rechtliche Rahmenbedingungen

Möchte ein Pflegebedürftiger die Leistungen eines Pflegedienstes in Anspruch nehmen, dann muss ein individueller **Pflegevertrag** abgeschlossen werden.
Da der Pflegebedürftige sozusagen Kunde des Pflegedienstes ist, wird auch von Klienten gesprochen. Pflegedienste müssen bestimmte Bedingungen erfüllen, damit sie einen Versorgungsvertrag mit den Pflegekassen erhalten. Die genauen Bedingungen sind im SGB XI ↗ S. 169 festgehalten. So benötigen sie eine organisatorische Grundstruktur mit ausgebildetem Personal genauso wie regelmäßige Qualitätskontrollen durch den Medizinischen Dienst der Krankenversicherung.

Ein Großteil der Leistungen der ambulanten Dienste wird durch die Pflegeversicherung finanziert und umgangssprachlich **Grundpflege** genannt. Hinzu kommt jedoch der nicht unerhebliche Teil der häuslichen Krankenpflege, der durch das SGB V ↗ S. 169 geregelt ist. Hierzu gehören alle notwendigen **medizinischen Leistungen** (z. B. Verbandwechsel, Insulininjektion), häufig auch Behandlungspflege genannt. Sie werden durch die Krankenkassen finanziert. Darüber hinaus gibt es noch Klienten,

- denen Leistungen nach SGB IX ↗ S. 169 zustehen, die so genannte persönliche Assistenz bei Menschen mit Behinderung,
- für die Leistungen über die Sozialhilfe ↗ S. 168 nach SGB XII finanziert werden. Das sind i. d. R. Menschen, die nicht versichert sind oder ohne Pflegestufe hauswirtschaftliche Leistungen benötigen und unterhalb einer gewissen Einkommensgrenze leben sowie
- die die Pflegeleistungen selbst finanzieren.

Außer der Sozialgesetzgebung sind noch verschiedene weitere Gesetze und Vorschriften für die ambulante Pflege von Bedeutung, z. B. Verordnungen zum Arbeits- und Gesundheitsschutz ↗ S. 98, landesrechtliche Vorschriften zur Personalaufsicht oder Vorgaben des Medizinprodukte- und Betäubungsmittelgesetzes.

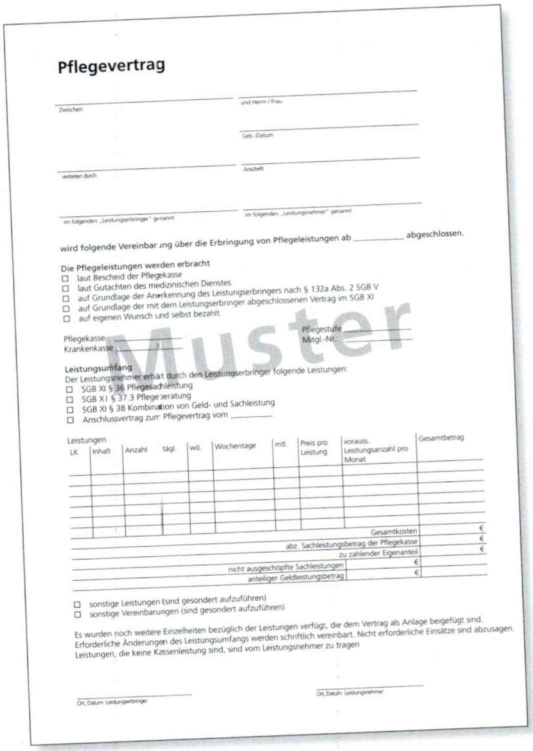

Pflegevertrag

Zwischen ______ und Herrn / Frau ______

Geb.-Datum ______

vertreten durch ______ Anschrift ______

im folgenden „Leistungserbringer" genannt ______ im folgenden „Leistungsnehmer" genannt

wird folgende Vereinbarung über die Erbringung von Pflegeleistungen ab ______ abgeschlossen.

Die Pflegeleistungen werden erbracht
- ☐ laut Bescheid der Pflegekasse
- ☐ laut Gutachten des medizinischen Dienstes
- ☐ auf Grundlage der Anerkennung des Leistungserbringers nach § 132a Abs. 2 SGB V
- ☐ auf Grundlage der mit dem Leistungserbringer abgeschlossenen Vertrag im SGB XI
- ☐ auf eigenen Wunsch und selbst bezahlt

Pflegekasse ______ Pflegestufe ______
Krankenkasse ______ Mitgl.-Nr.: ______

Muster

Leistungsumfang
Der Leistungsnehmer erhält durch den Leistungserbringer folgende Leistungen:
- ☐ SGB XI § 36 Pflegesachleistung
- ☐ SGB XI § 37.3 Pflegeberatung
- ☐ SGB XI § 38 Kombination von Geld- und Sachleistung
- ☐ Anschlussvertrag zum Pflegevertrag vom ______

Leistungen

LK	Inhalt	Anzahl	tägl.	wö.	Wochentage	mtl.	Preis pro Leistung	vorauss. Leistungsanzahl pro Monat	Gesamtbetrag
								Gesamtkosten	€
								abz. Sachleistungsbetrag der Pflegekasse	€
								zu zahlender Eigenanteil	€
						nicht ausgeschöpfte Sachleistungen		€	
						anteiliger Geldleistungsbetrag		€	

- ☐ sonstige Leistungen (sind gesondert aufzuführen)
- ☐ sonstige Vereinbarungen (sind gesondert aufzuführen)

Es wurden noch weitere Einzelheiten bezüglich der Leistungen verfügt, die dem Vertrag als Anlage beigefügt sind. Erforderliche Änderungen des Leistungsumfangs werden schriftlich vereinbart. Nicht erforderliche Einsätze sind abzusagen. Leistungen, die keine Kassenleistung sind, sind vom Leistungsnehmer zu tragen

Ort, Datum Leistungserbringer ______ Ort, Datum Leistungsnehmer ______

Jeder Pflegebedürftige schließt mit dem Pflegedienst einen Vertrag über die zu erbringenden Leistungen ab.

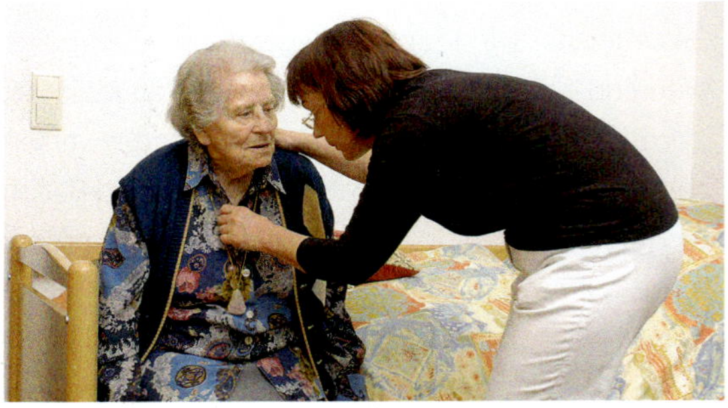

Pflegerische Leistungen, wie z.B. die Unterstützung beim An- und Auskleiden, werden nach SGB XI erbracht.

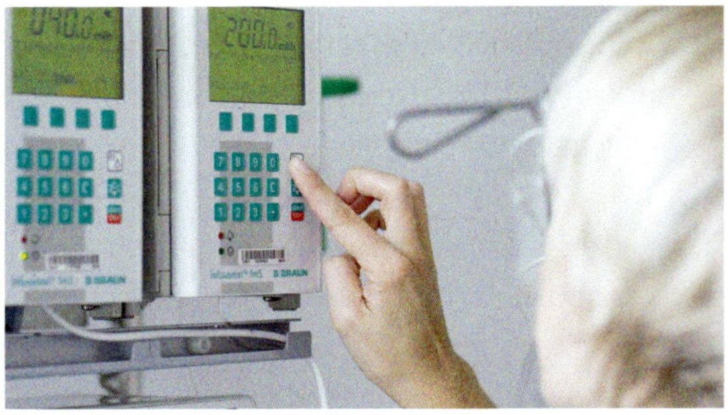

Medizinische Leistungen, wie z. B. die Überwachung von Infusionen, werden nach SGB V erbracht.

Leistungen und ihre Vergütung

Die Mitarbeiterinnen der ambulanten Pflegedienste übernehmen ein großes Spektrum an Leistungen. Unabhängig von den verschiedenen Spezialisierungen kann man drei große Bereiche voneinander unterscheiden.

Die **grundpflegerische Versorgung** enthält alle körpernahen Unterstützungsleistungen, wie z. B. Körperpflege und Unterstützung bei der Ausscheidung. In der Regel werden die grundpflegerischen Leistungen nach einem festen Katalog erfasst und in Form von Leistungskomplexpauschalen (LK) durch die Pflegekassen bezahlt. Bleibt die Summe der Sachleistungen unterhalb des pflegestufenentsprechenden Leistungssatzes, kann der Restbetrag als Geldleistung ausgezahlt werden. Dies wird Kombinationsleistung genannt. Werden mehr Sachleistungen in Anspruch genommen, als durch den Leistungssatz festgelegt ist, müssen die Pflegebedürftigen die Leistungen selbst bezahlen.

Die **hauswirtschaftliche Versorgung** kann sowohl von der Pflegeversicherung als auch der Krankenkasse oder dem Sozialamt erstattet werden. Damit sind alle Tätigkeiten im Haushalt gemeint, die dem Pflegebedürftigen zugutekommen, z. B. Einkaufen, Kochen, Aufräumen oder Reinigen der Wohnung.

Die **behandlungspflegerische Versorgung** bzw. häusliche Krankenpflege nach SGB V ↗ S. 169 gewährt Leistungen zur Unterstützung ambulanter ärztlicher Behandlung oder zur **Vermeidung von Krankenhausaufenthalten.** Sie müssen ärztlich verordnet sein. Dazu gehören z. B. parenterale Ernährung ↗ S. 274, Wundversorgung ↗ S. 458 oder Blutdruckmessen ↗ S. 438. Die **Leistungen** werden nach Leistungskatalogen abgerechnet, die die Träger mit den Krankenkassen aushandeln.

Wird eine Person von Angehörigen versorgt, steht ihr bei Pflegestufe 1 und 2 halbjährlich, bei Pflegestufe 3 vierteljährlich ein **Beratungsbesuch** von einer Pflegefachkraft zur Einschätzung des Pflegebedarfs zu. Die Pflegefachkraft kann im Anschluss z. B. die Erhöhung der Pflegestufe, die Beschaffung von Hilfsmitteln, einen Pflegekurs für die Pflegeperson oder die Umgestaltung zu einer barrierefreien Wohnung empfehlen.

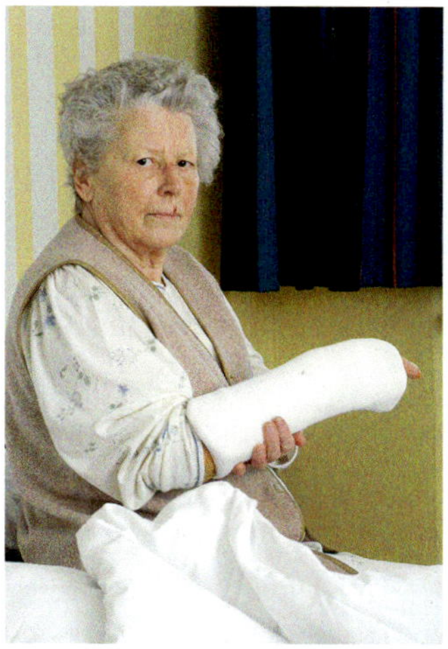

Auch nach Unfällen oder Operationen können für kurze Zeit pflegerische Dienstleistungen in Anspruch genommen werden.

Leistungskomplex	Pauschale	Wochentag	Summe Monat
2 kleine Körperpflege	8,40 €	Di–So	218,40 € (26 Tage pro Monat)
4 große Körperpflege	16,80 €	Mo	67,20 €
11b Reinigen der Wohnung	11,34 €	Di	45,36 €
13 Einkauf	10,08 €	Fr	40,32 €
			371,28 €
abzüglich Pflegegeld			–440,00 €
Zuzahlung			0,00 €
ausgezahlte Differenz			68,72 €
16a Erstbesuch	29,40 €	einmalig	

Beispielrechnung für einen gängigen Pflegevertrag für eine Person mit Pflegestufe 1. Er beinhaltet einmal täglich Hilfe bei der Körperpflege sowie zweimal wöchentlich Hilfe bei hauswirtschaftlichen Verrichtungen.

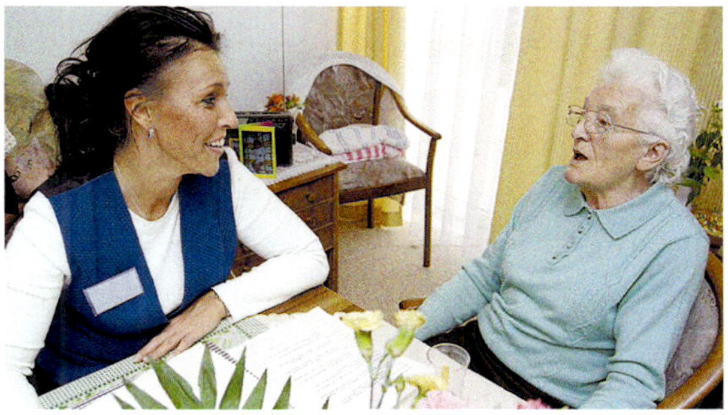

Der Erstbesuch beinhaltet die Pflegeanamnese, die Einschätzung der Pflegerisiken und einen Kostenvoranschlag für einen Pflegevertrag.

Wohnsituation der Pflegebedürftigen

Leben in der bisherigen Wohnung

My home is my castle – Wert der eigenen vier Wände
Die eigene Wohnung steckt voller Emotionen: Andenken in Form von Fotos, Gedanken an erlebte Familienfeste, lieb gewonnene Gegenstände, von anderen als „Krusch" verunglimpft. Die meisten Menschen haben mit Sorgfalt Teppich, Tapete und Möbelstücke ausgesucht. Die eigene Wohnung bedeutet Wohlbefinden und Sicherheit, und die meisten pflegebedürftigen Menschen sind froh, wenn ambulante Pflegedienste ihnen eine Betreuung in den eigenen vier Wänden ermöglichen.

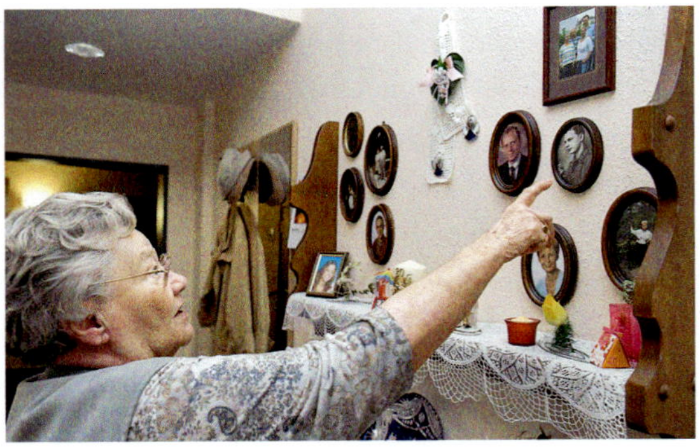

Viele Menschen verbinden mit ihrer Wohnung unwiederbringliche Erinnerungen.

„Einen alten Baum verpflanzt man nicht" – Ein Gefühl der Sicherheit
Die meisten Menschen verbringen viele Jahre in ihrer Wohnung oder ihrem Haus. Sie kennen jede Ecke und jeden Winkel, alle Wege und Schrankinhalte. Sie finden im Dunkeln den Weg zur Toilette oder mit einem Griff die Kaffeetasse am frühen Morgen. Diese Vertrautheit gibt ihnen ein Gefühl der Sicherheit. So können auch Menschen mit kognitiven oder Bewegungseinschränkungen bestimmte Routinetätigkeiten weiterhin ausführen, denen sie ggf. in einer neuen Umgebung nicht mehr nachkommen könnten.

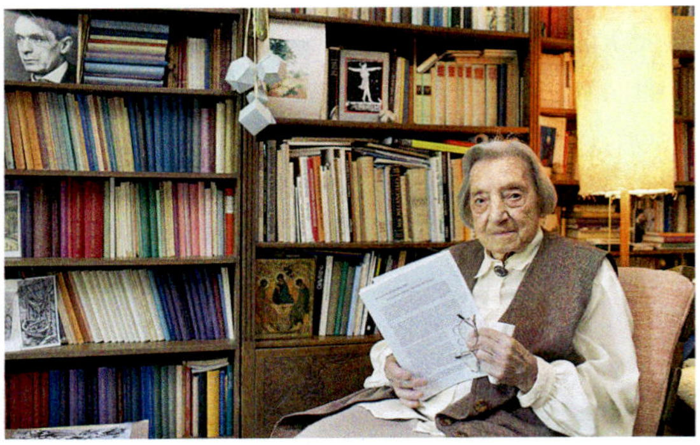

Wie im Schlaf finden „Leseratten" ihre Lieblingsbücher im Regal und holen sie immer wieder hervor, um sie neu zu entdecken.

Mögliche Probleme beim Leben in der eigenen Wohnung
Die meisten „normalen" Wohnungen und Häuser sind nicht barrierefrei. Das heißt, Treppen, enge Türen oder zu hohe Badewannenränder behindern die Bewegungsfreiheit von Pflegebedürftigen. Auch die Wohnungsgröße entspricht nicht immer den Notwendigkeiten: Nicht mehr genutzte Räume oder Etagen bedeuten Mehrkosten oder -aufwand. Einige Probleme können durch Wohnraumanpassung gelöst werden. Mangelt es am öffentlichen Nahverkehr oder der Infrastruktur (z. B. Supermarkt, Hausarzt oder Drogerie) und leben Angehörige oder Freunde weit entfernt, besteht die Gefahr der sozialen Isolation.

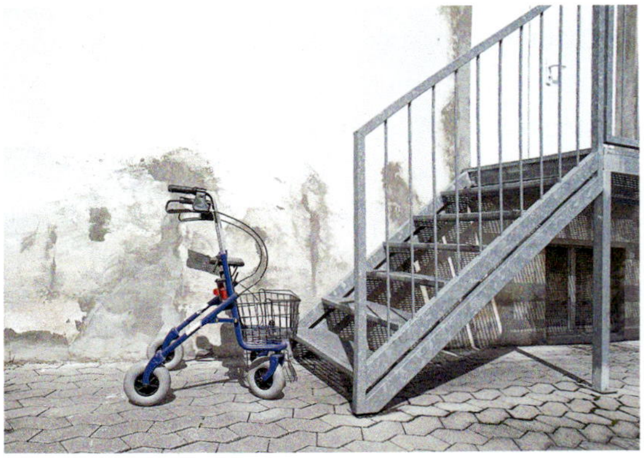

Auch kleine Treppen können eine unüberwindbare Hürde darstellen.

Leben in einer Wohngemeinschaft

In den vergangenen Jahren sind zahlreiche neue Wohnformen für ältere oder pflegebedürftige Menschen entstanden, die die Vorteile des ambulanten Wohnens bieten und einen Einzug ins Heim verhindern können. Alle Wohnformen bieten Vor- und Nachteile. Wie bei der Heimversorgung werden die im Sinne der Pflegeversicherung anfallenden Pflegekosten von der Pflegekasse getragen, für die Wohnungskosten müssen die Bewohner selbst aufkommen. Ähnlich dem Heimeinzug ↑ S. 574 ist der Einzug in eine neue Wohngemeinschaft mit einem neuen (letzten) Lebensabschnitt und den damit einhergehenden und Sorgen und Hoffnungen verbunden.

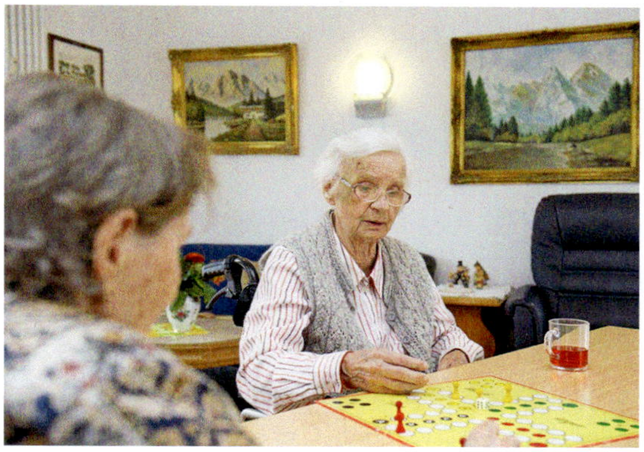

Seniorenwohngemeinschaften bieten den Vorteil des gemeinsamen Lebens ohne „Heimatmosphäre".

Seniorenwohngemeinschaften – Nie mehr allein

Seniorenwohngemeinschaften können entweder privat gegründet oder durch Träger der Altenhilfe initiiert werden. Sie eignen sich entweder für rüstige ältere Menschen, die die Gemeinschaft lieben oder für pflegebedürftige Menschen mit ähnlichen Pflegebedarfen, deren Versorgung, z. B. durch einen ambulanten Pflegedienst oder eine ständig anwesende Pflegeperson, auf diese Weise einfacher geregelt werden kann. Die Wohnräume sind i. d. R. barrierefrei und mit einem Notrufsystem versehen.

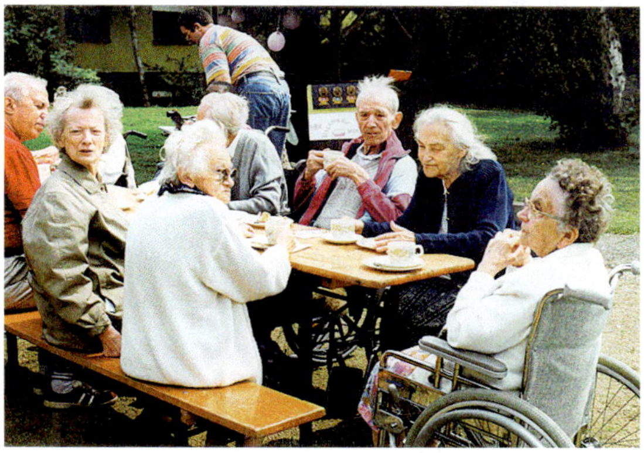

Gerade für Menschen mit Demenz können betreute Wohneinrichtungen ein Gefühl der Geborgenheit bei gleichzeitig bestmöglicher Pflege und Sicherheit geben.

Betreutes Wohnen – Immer gut versorgt

Betreute Wohnformen für ältere oder pflegebedürftige Menschen bieten neben barrierefreien Wohnungen (pflegerische) Grundleistungen sowie ein Spektrum an Wahlleistungen an. Ziel ist eine selbstbestimmte Lebensführung bei angepasster Pflegeleistung.

Mehrgenerationenhäuser – Alle unter einem Dach

Mehrgenerationenhäuser sind i. d. R. nicht ausdrücklich auf pflegebedürftige Menschen ausgerichtet, sondern streben dem Ideal der Großfamilie nach, bei dem alle Generationen ihre Ressourcen einbringen können. Häufig sind die Bewohner bereits in die Bau- und Planungsphase einbezogen, sodass auf individuelle Wünsche Rücksicht genommen werden kann.

www.fgwa.de
Dies ist die Homepage des Forum Gemeinschaftliches Wohnen e. V., ein Zusammenschluss von Vereinen und Einzelpersonen, die gemeinschaftliche, generationsübergreifende Wohnformen bekannt machen, initiieren und verwirklichen.

www.neue-wohnformen.de
Auf dieser Seite finden Sie zahlreiche Informationen zu alternativen Wohnformen im Alter bzw. bei Pflegebedürftigkeit.

initiieren etwas in Gang setzen, zu etwas Anstoß geben

Kontaktgestaltung

Umgang mit den Pflegebedürftigen

Hausrecht und Gastrolle

Im Gegensatz zum Pflegeheim oder Krankenhaus werden Pflegende im ambulanten Bereich wie Besucher oder Gäste in die Wohnung gebeten. Das Hausrecht bleibt bei den Pflegebedürftigen und ihren Angehörigen. Daraus ergibt sich eine höfliche und zurückhaltende Gastrolle bei gleichzeitigem Beibehalten der beruflichen Rolle ↑ S. 120. Benehmen Sie sich dem Besucherstatus angemessen: Fragen Sie, bevor Sie Bad oder WC, Handtuch oder Seife benutzen. Ziehen Sie Straßenschuhe aus bzw. Überzieher an und betreten Sie keine Räume (wie z. B. das Schlafzimmer) ungefragt. Es versteht sich von selbst, dass Veränderungen in der Einrichtung oder beim Aufräumen nicht gegen den Willen des Pflegebedürftigen oder seines Angehörigen erfolgen.

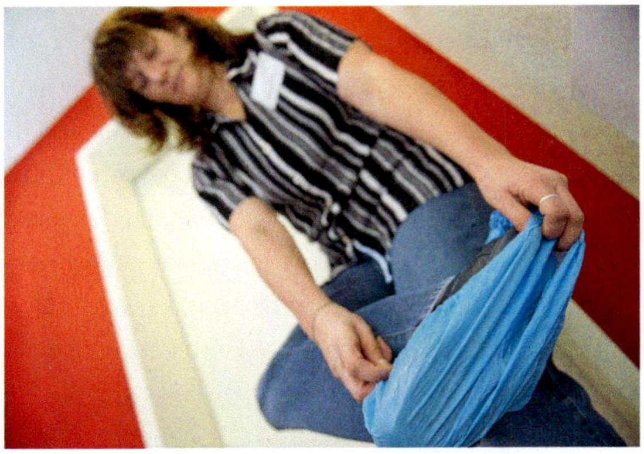

Wenn Sie Überzieher benutzen, müssen Sie die Straßenschuhe nicht jedesmal beim Betreten der Wohnung ausziehen.

Die Zeit dazwischen

Leistungen der ambulanten Pflegedienste werden i. d. R. maximal dreimal täglich erbracht. Daraus ergeben sich große Zeitspannen, die der Pflegebedürftige – insofern er alleinstehend ist – allein verbringt. Berücksichtigen Sie dies insbesondere beim Verlassen der Wohnung. Alle Hilfsmittel müssen so weit erreichbar sein, dass der Pflegebedürftige sich in der Zwischenzeit selbstständig versorgen kann. Dazu gehören z. B. Telefon, Fernbedienung oder Gehhilfen in erreichbarer Nähe sowie Getränke und Nahrungsmittel in ausreichenden Mengen.

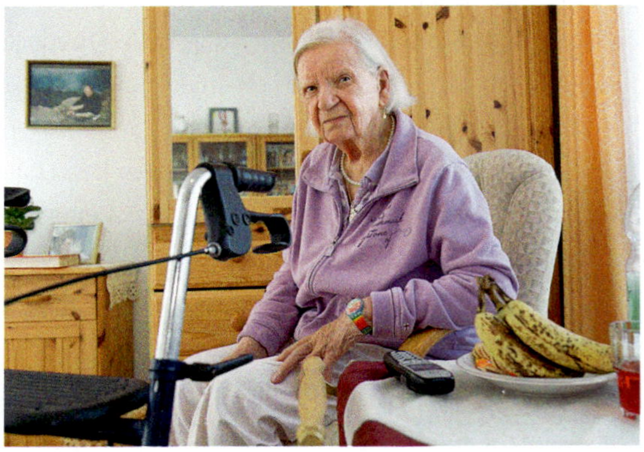

Versichern Sie sich beim Verlassen der Wohnung, dass der Pflegebedürftige sich ohne Ihre Hilfe versorgen kann.

Sicherheit schaffen

Gerade in den Nachtstunden, aber auch tagsüber dienen verschiedene Maßnahmen der Sicherheit der Klienten während der Abwesenheit der Pflegenden. So sollte ein Notrufsystem, z. B. zum Umhängen, für den Klienten immer erreichbar sein. Ein (schnurloses) Telefon bietet sich für Pflegebedürftige an, die noch über die notwendigen kognitiven und feinmotorischen Fähigkeiten zum Wählen (ggf. über Kurzwahl) verfügen.

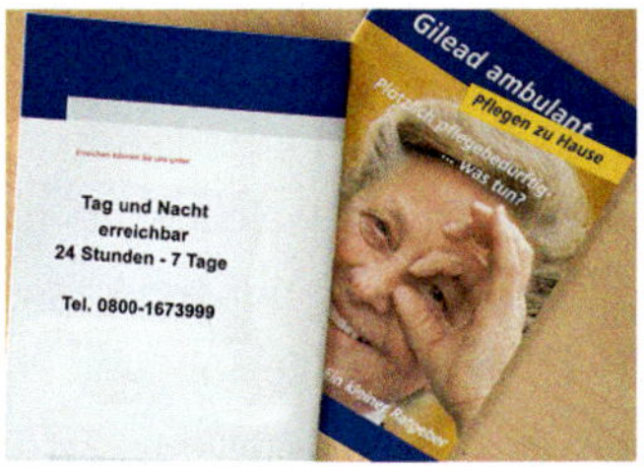

Viele Pflegedienste bieten inzwischen eine 24-Stunden-Notrufnummer an.

Umgang mit den Angehörigen

Abstimmung mit den Angehörigen

Leben nicht pflegebedürftige Angehörige mit dem Pflegebedürftigen in einer Wohnung, ergibt sich für die Pflegenden eine besondere Situation. Meistens übernehmen die Angehörigen selbst einen großen Teil der Pflege und der ambulante Dienst dient der Unterstützung. In diesen Fällen hat sich häufig eine Routine eingespielt. Von dem professionell Pflegenden wird erwartet, sich diesen Routinen anzupassen. Nicht selten ergeben sich **Konflikte** ↗ S. 46, wenn Fachwissen und gewohnte Abläufe sich widersprechen. Hinzu kommt, dass durch die Anwesenheit der Pflegenden den Angehörigen ihre Privatsphäre genommen ist. Grundsätzlich sollten die Angehörigen in die Betreuung mit einbezogen werden und bei notwendigen Veränderungen genauso gehört werden wie der Pflegebedürftige selbst.

Gerade in ländlichen Gebieten wohnen **Kinder** oder andere Angehörige „um die Ecke" und kommen täglich, um nach dem Rechten zu sehen oder bestimmte Pflegemaßnahmen selbst zu übernehmen. Auch hier gilt es, die Anwesenheit der Angehörigen als Unterstützung anzusehen und auf ihre Wünsche so weit wie möglich und vom Pflegebedürftigen gewünscht einzugehen. Enge Absprachen fördern ein gutes Klima und dienen dem Klienten.

Belastungen der Angehörigen

Pflegende Angehörige empfinden die von ihnen geleisteten Pflege- oder Unterstützungsleistungen häufig als Belastung. Nicht selten betreuen sie ihre (Ehe-)Partner oder Verwandten über Jahre hinweg neben eigener Berufstätigkeit oder Kinderbetreuung. Ambulante Pflegedienste können die Angehörigen nur teilweise **entlasten**, da das Gefühl der Verantwortung bleibt. Nicht selten kommen Schuldgefühle auf, wenn der Angehörige es nicht mehr allein schafft, den Pflegebedürftigen zu versorgen. Eine gute Beratung beim Erstgespräch sowie bei regelmäßigen Pflegevisiten ↗ S. 67 kann Angehörige unterstützen und Hilfsangebote aufzeigen.

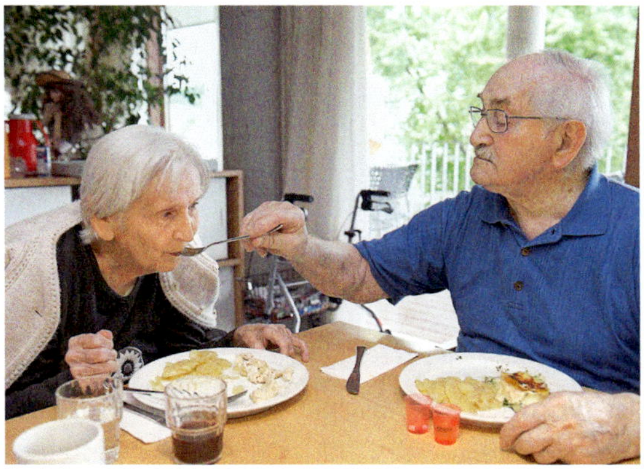

Häufig übernehmen die Angehörigen Pflegemaßnahmen selbst, wie z. B. das Essenanreichen. Hierbei kann zwar Hilfestellung oder eine Möglichkeit der Erleichterung angeboten werden, die Angehörigen sollten aber nicht im Sinne einer „richtigen" Pflege belehrt werden.

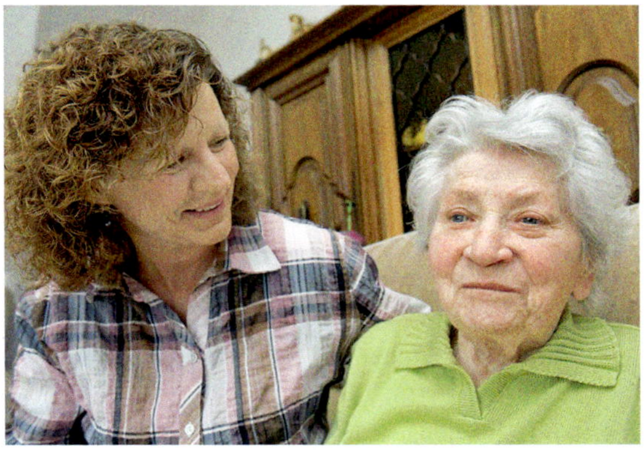

Wenn es die räumliche Entfernung erlaubt, besuchen Kinder oder Enkel ihre pflegebedürftigen Angehörigen oft in regelmäßigen Abständen und übernehmen dabei Versorgungsleistungen, wie z. B. den Einkauf oder die Wäschepflege.

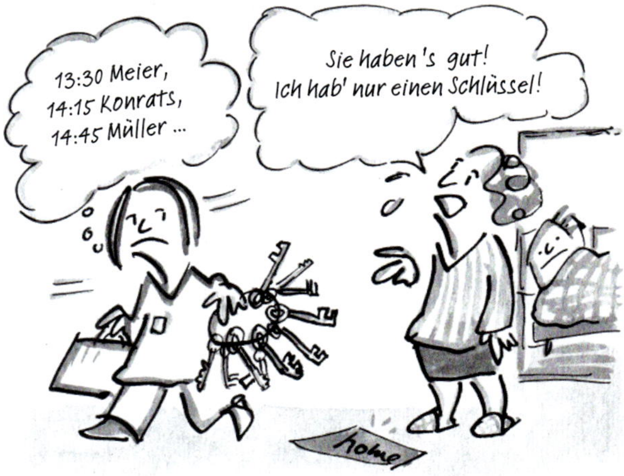

Pflegenden Angehörigen fehlt häufig jegliche Freizeit. Viele sind rund um die Uhr für den Pflegebedürftigen da.

Essen und Trinken

Einkaufen von Lebensmitteln

Übernehmen Sie den Einkauf für Ihre Klienten, gilt es im Vorfeld, Folgendes zu klären:

- Gibt es Vorlieben bei den Geschäften (Fachgeschäft, Biosupermarkt oder Discounter)?
- Gibt es Vorlieben bei den einzelnen Produkten? Was sollen Sie tun, falls es ein bestimmtes Produkt nicht gibt?
- Gibt es Nahrungsmittelunverträglichkeiten, auf die Sie bei den Zutatenlisten achten müssen (z. B. Nüsse)?

Haben der Klient oder dessen Angehörige eine Einkaufsliste erstellt, sollten Sie diese gemeinsam durchsprechen, um Missverständnissen vorzubeugen. Beim Einkaufen sollten Sie Folgendes beachten:

- Das Mindesthaltbarkeitsdatum sollte möglichst weit in der Zukunft liegen.
- Bevorzugen Sie saisonale Ware.
- Prüfen Sie die Qualität der Ware, z. B. kaufen Sie kein Obst mit Druckstellen.
- Nehmen Sie ausreichend Stoffbeutel oder andere Einkaufstaschen mit.
- Wenn Sie Tiefkühlware einkaufen wollen, nehmen Sie eine Isoliertasche, ggf. mit einem Kühlakku, mit.
- Heben Sie alle Bons und Quittungen für die korrekte Abrechnung sowie mögliche Reklamationen auf.

Hinweis Beachten Sie bei allen Einkäufen, dass es um den Geschmack und die Essensvorlieben sowie Einkaufsgewohnheiten Ihres Klienten geht und nicht um Ihre eigenen.

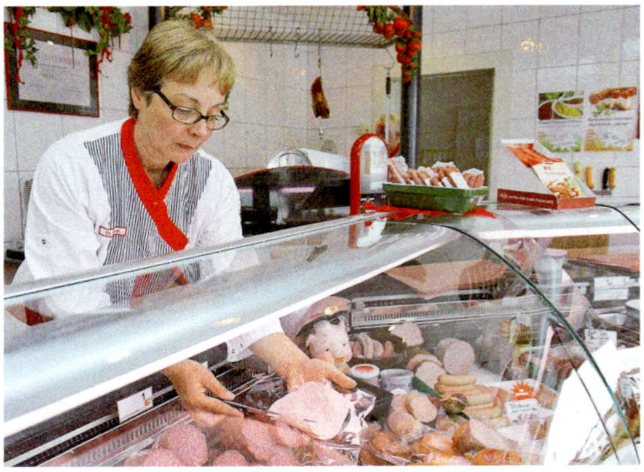

Fachgeschäfte bieten gegenüber vielen Supermärkten den Vorteil, dass man auch kleine Mengen, z. B. bei Aufschnitt, erwerben kann. Dies bietet sich gerade bei Einpersonenhaushalten an.

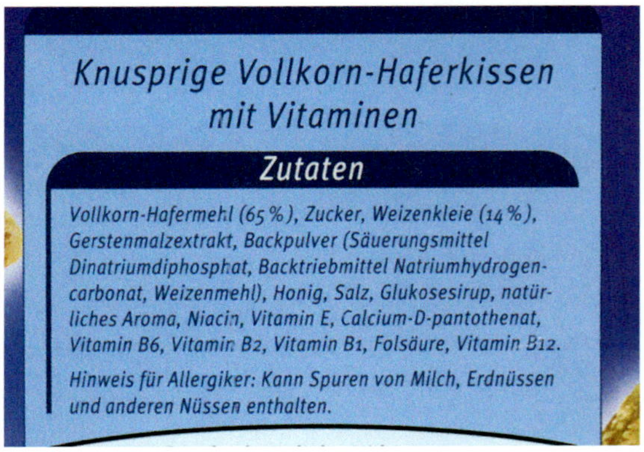

Viele Lebensmittel können Spuren bestimmter Stoffe enthalten, die Nahrungsmittelallergien auslösen. Diese müssen in der Zutatenliste deutlich gekennzeichnet sein.

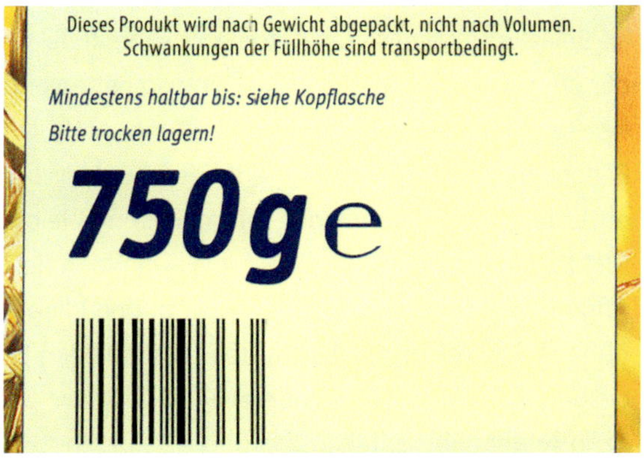

Auf dem Verpackungsaufdruck findet sich neben der Angabe, wie das betreffende Produkt zu lagern ist, auch das Mindesthaltbarkeitsdatum. Bei diesem Produkt wird auf dem Verpackungsaufdruck darauf hingewiesen, dass es auf der Kopflasche eingeprägt ist.

Lagerung von Lebensmitteln

Grundlegende Prinzipien – Weniger ist mehr

Grundsätzlich sollten Lebensmittel mit Bedacht eingekauft werden. Dazu gehört, dass nur so viel eingekauft wie auch verbraucht wird. Bestimmte Lebensmittel sind nur in größeren Mengen käuflich zu erwerben und müssen gelagert werden. Beachten Sie dabei:

- Halten Sie sich an die auf der Verpackung abgedruckten Lagerungsbedingungen und -zeiten.
- Nutzen Sie Vorratsbehälter, die gut verschließbar, leicht zu reinigen und beschriftbar sind.
- „First in, first out": Zuerst eingestellte Lebensmittel müssen zuerst verbraucht werden. Frisch eingekaufte Lebensmittel werden hinter bereits vorhandenen einsortiert.
- Angebrochene Verpackungen sollten Sie gut abdecken (z. B. mit Alufolie) oder in wiederverschließbare Behälter umfüllen.

Kühlschrank – prima Klima

Im Kühlschrank werden frische Produkte gelagert. Die Temperatur im Kühlschrank beträgt ca. 2–10 °C. Im üblichen Kühlschrank herrschen dabei verschiedene Temperaturzonen, die bei der Lagerung berücksichtigt werden sollten:

- oben, ca. 8–10 °C: offene Konserven, Marmelade
- Mitte, ca. 5–8 °C: Milchprodukte, wie z. B. Quark, Käse, Joghurt
- unten, ca. 2–5 °C: schnell verderbliche Produkte, wie z. B. Fleisch, Fisch und Wurst
- Gemüsefach: kühlungsbedürftiges Gemüse, Salat, Obst
- Tür, wärmster Bereich: Getränke, Butter, Eier

Tiefkühlprodukte werden im Eisfach gelagert, dessen Gefrierfunktion und damit die Haltbarkeit der Waren durch die Anzahl der Sterne gekennzeichnet ist.

Vorratsschrank – Unverhofft kommt oft

Im Vorratsschrank werden Trockenprodukte (wie z. B. Mehl, Nudeln oder Reis) sowie ohne Kühlung haltbare Lebensmittel wie Konserven oder Getränke gelagert.

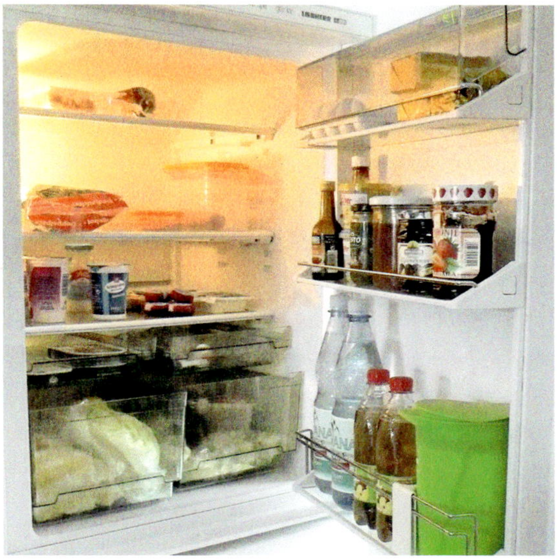

Es ist sinnvoll, bei der Lagerung von Lebensmitteln die verschiedenen Temperaturzonen des Kühlschranks zu berücksichtigen.

Hinweis Folgendes Obst und Gemüse sollte i. d. R. außerhalb des Kühlschranks aufbewahrt werden: Äpfel, Aprikosen, Avocados, Bananen, Birnen, Gurken, Kartoffeln, Kiwis, Mangos, Melonen, Nektarinen, Papayas, Pfirsiche, Pflaumen, Tomaten, Zitrusfrüchte und Zwiebeln.

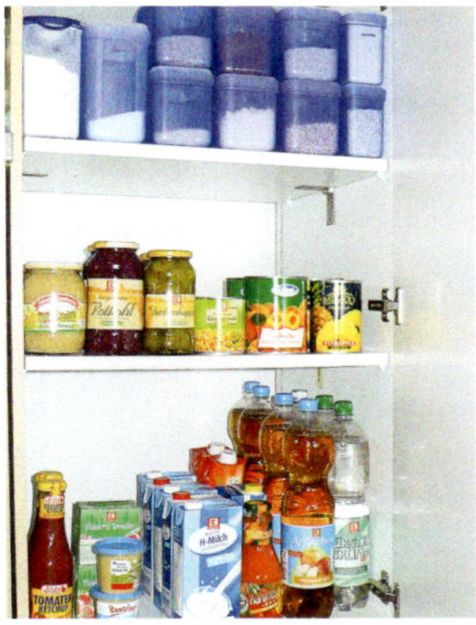

Im Vorratsschrank können lang haltbare Lebensmittel aufbewahrt werden.

www.kuehlschrank-infos.de
Hier finden sie wertvolle Informationen rund um das Thema Kühlschrank.

Zubereitung von Lebensmitteln

Speiseauswahl nach saisonalen Gesichtspunkten

Auch wenn wir es heute gewohnt sind, zu Weihnachten Spargel und im Herbst Erdbeeren zu essen, gibt es viele Gründe, die für eine saisonale Auswahl von Speisen sprechen – also dafür, das zu essen, was gerade in unserer Region geerntet wird:

- Der Vitamin- und Nährstoffgehalt ist höher als bei unreif geernteten und lange gekühlten bzw. über weite Strecken transportierten Nahrungsmitteln.
- Saisonale Lebensmittel sind i. d. R. preisgünstiger.
- Eine saisonale Speiseauswahl bietet natürliche Abwechslung.

Ältere Menschen sind es aus früheren Zeiten gewohnt, das Obst und Gemüse zu sich zu nehmen, das der heimische Garten hergibt. Sie freuen sich meistens auf den ersten Wirsingkohl zum Erntedankfest im Oktober oder die ersten Erdbeeren zu Pfingsten.

Portionsgrößen

Für nur eine Person zu kochen, ist meist eine ebenso große Herausforderung, wie für 20 Personen zu kochen. Die benötigten Lebensmittelmengen können anhand nebenstehender Tabelle berechnet werden. Dabei gehen die Mengenangaben von einer erwachsenen Person aus und beziehen sich auf die rohen, unverarbeiteten Lebensmittel.

Hinweis Beachten Sie, dass ältere Menschen häufig kleinere Portionen zu sich nehmen. Sie können nach Absprache mit dem Pflegebedürftigen oder den Angehörigen auch größere Mengen zubereiten und dann portionsweise einfrieren.

Der Saisonkalender

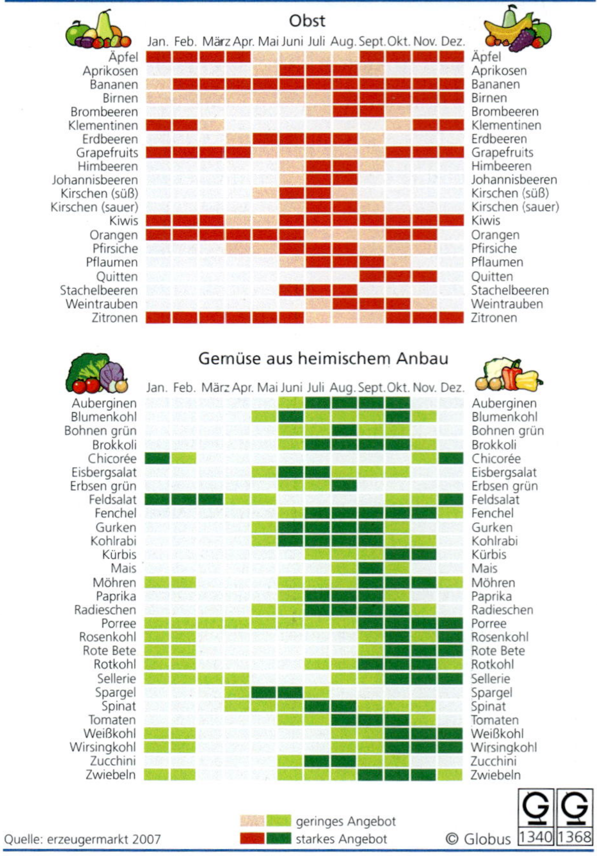

	Hauptgericht	Vorsuppe	
Suppe/Eintopf	500 ml	200 ml	
	Hauptgericht	**Beilage/Snack**	**Suppeneinlage**
Kartoffeln	250 g	200 g	125 g
Reis	100 g	50 g	30 g
Teigwaren z. B. Nudeln	100 g	60 g	30 g
Gemüse	250 g	200 g	125 g
Salat	500 g	150 g	
Fleisch	mit Knochen 150 g	ohne Knochen 125 g	Hackfleisch 100 g
Fisch	mit Kopf 250 g	als Filet 150 g	
Obst	frisch 200 g	Kompott 100 g	
Süßspeise	125 g		

Lebensmittelmengen bei der Speisenzubereitung für eine Person

Herstellen von Speisen

Das Herstellen von Speisen, meist das Kochen oder Backen, kann nicht an einem Tag gelernt werden. Es benötigt i. d. R. einige Erfahrung und Übung, Speisen – selbst nach Rezept – geschmackvoll zuzubereiten. Sie sollten folgende Grundsätze beachten:

- Überprüfen Sie einen Tag vorher, ob alle benötigten Zutaten vorhanden sind, sodass Sie fehlende Lebensmittel noch einkaufen können.
- Waschen Sie Lebensmittel immer vor dem Putzen (dem Entfernen von Schalen und nicht verwertbaren Teilen).
- Wiegen Sie alle Zutaten ab und bereiten Sie sie vor (schälen, zerkleinern, einlegen).
- Wählen Sie immer die schonendste Zubereitungsform (eher dünsten als kochen, besser backen als frittieren), das Garverfahren sollte auf die Lebensmittel abgestimmt sein.
- Würzen Sie milde und lassen Sie ggf. nachwürzen.
- Richten Sie Ihre Aufmerksamkeit ebenso auf das Anrichten der Speisen.

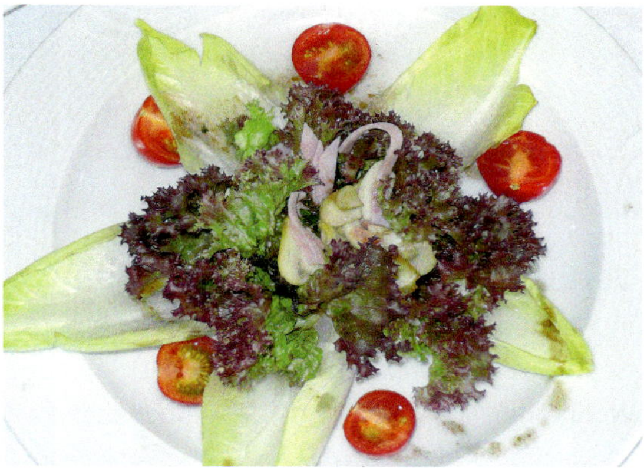

Mit Hilfe von Kräutern, Obst- oder Tomatenstückchen kann jeder Teller ohne viel Aufwand appetitanregend dekoriert werden.

Hinweis Beziehen Sie den Pflegebedürftigen auf Wunsch in die Speisenzubereitung mit ein. So können auch bewegungseingeschränkte Menschen, z. B. im Sitzen, Kartoffeln schälen oder Gemüse zerkleinern.

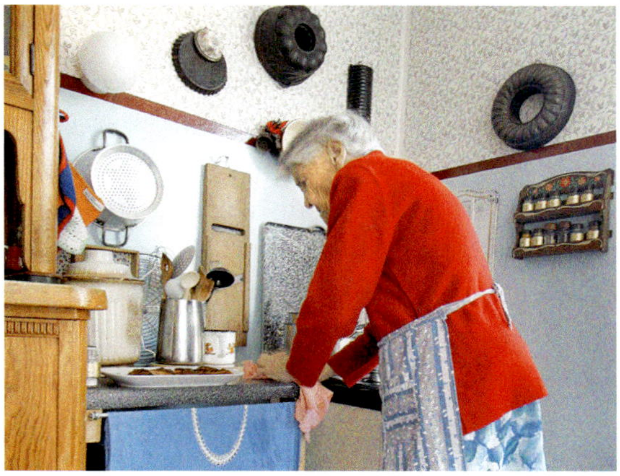

Die Speisezubereitung in Küchen älterer Menschen stellt uns manchmal vor ganz eigene technische Herausforderungen. Scheuen Sie sich nicht, die Pflegebedürftigen oder Angehörigen nach der Handhabung von Geräten zu fragen.

Möglichkeiten der Lebensmittellieferung

Lebensmittellieferungen können telefonisch, schriftlich oder im Internet gegen eine Servicepauschale bestellt werden. Die verschiedenen Lieferdienste erfüllen unterschiedliche Bedürfnisse:

- Mahlzeitendienste („Essen auf Rädern") bieten zubereitete Mahlzeiten, die (warmgehalten) täglich oder (tiefgefroren) wöchentlich angeliefert werden.
- Getränkelieferdienste liefern zu festen Zeiten Getränke nach Wunsch.
- Lebensmittellieferdienste liefern Lebensmittel und andere Waren des täglichen Bedarfs und werden von Supermarktketten, aber auch von privaten Dienstleistern angeboten.

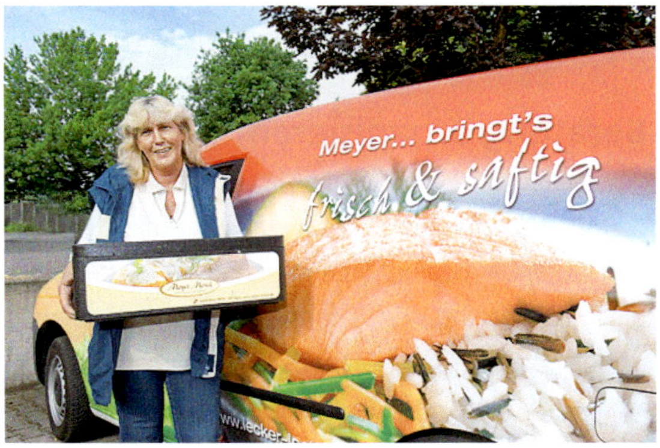

Viele Mahlzeitendienste haben sich auf die Bedürfnisse von alten, pflegebedürftigen oder kranken Menschen spezialisiert.

Wohnraumgestaltung

Veränderte Bedürfnisse erkennen

Im Alter und v. a. bei Krankheit und Pflegebedürftigkeit verändern sich die Bedürfnisse im Hinblick auf den Wohnraum. Gerade bei Einschränkungen der Beweglichkeit können in Bädern oder Toiletten sowie bei den Wohnungszugängen unüberwindbare Hürden vorhanden sein. Um den Betroffenen weiterhin ein selbstbestimmtes Leben zu ermöglichen, gibt es die Möglichkeit, den Wohnraum an die neuen Bedürfnisse anzupassen.

Viele Problembereiche erfordern eine professionelle Beratung zur Wohnraumanpassung. In einigen Bereichen kann aber bereits durch kleine Änderungen Großes bewirkt werden. So kann ein im Treppenhaus abgestellter Stuhl eine Pause beim Treppensteigen ermöglichen oder ein zusätzlicher Hocker in der Küche das Sitzen bei der Hausarbeit ermöglichen.

Bei Menschen mit Demenz ↑ S. 484 erfordert die Wohnraumanpassung häufig etwas Kreativität. So können, z. B. bei Problemen mit dem Auffinden des WCs, folgende Veränderungen im Bad helfen:

- einen farbigen Toilettensitz einbauen
- bei Vorhandensein eines Spülkastens Toilettenwasser einfärben, um eine Verwechslung mit dem Waschbecken zu vermeiden
- Abfalleimer aus dem Bad entfernen, damit er nicht als WC genutzt wird

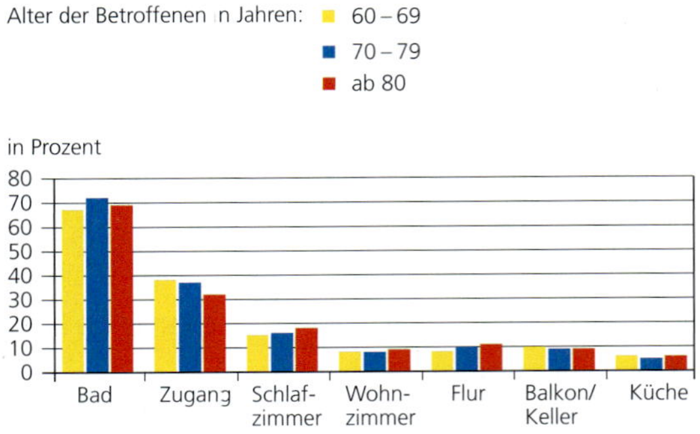

Häufigkeit von Wohnproblemen bei Krankheit oder Pflegebedürftigkeit nach Altersgruppen

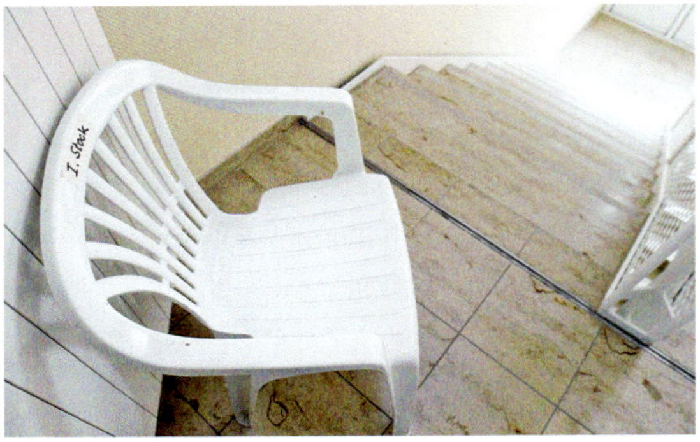

Der Stuhl im Treppenhaus ermöglicht bewegungseingeschränkten Menschen, eine Pause einzulegen und damit selbstständig die Wohnung zu verlassen.

www.nullbarriere.de
www.wohnungsanpassung.de
www.virtuellemesse.com
www.deutsche-alzheimer.de
www.rund-ums-alter.org

Auf all diesen Internetseiten finden Sie Informationen rund um das Thema Beratung und Umsetzung von Wohnraumanpassung.

Beratung organisieren

Verschiedene Verbände und Institutionen, aber auch private Baubüros haben sich inzwischen auf Beratungen zur Wohnraumanpassung spezialisiert. Sinnvoll ist die Einbeziehung professioneller Beratungsstellen, die im Rahmen eines Case-Managements vorhandene Wohndefizite analysieren, Lösungsmöglichkeiten aufzeigen, Unterstützung bei der Antragstellung zur Maßnahmenfinanzierung anbieten sowie bei der Durchführung die Zusammenarbeit zwischen Betroffenen, ggf. Vermietern, Hausarzt, Kassen und Baufirmen koordinieren.

Hinweis Befindet sich in Ihrer Stadt oder Ihrer Region ein Pflegestützpunkt, können die Mitarbeiter vor Ort Ihre Klienten umfangreich und kostenfrei hinsichtlich einer möglichen Wohnraumanpassung beraten.

Case-Management Fallmanagement; Vernetzung und Abstimmung der einzelnen Angebote der Gesundheits- und Sozialversorgung durch eine Person oder Organsiation

Hilfsmittel bereitstellen und erklären

Neben baulichen Maßnahmen, die nach Definition der Barrierefreiheit dienen, gibt es verschiedene Hilfsmittel, deren Einsatz die pflegerische Versorgung im eigenen Haushalt ermöglicht bzw. vereinfacht oder die Selbstständigkeit fördet. Sind die Hilfsmittel im Hilfsmittelverzeichnis der gesetzlichen Krankenkassen aufgeführt, wird mindestens ein Teil der Kosten i. d. R. von der Krankenkasse übernommen. Ist dies nicht der Fall und kommen auch keine anderen Kostenträger in Frage (z. B. Sozialversicherungsträger oder regionale Förderprogramme), müssen die Leistungen eigenfinanziert werden.

Konnten Hilfsmittel bereitgestellt werden, gilt es sicherzustellen, dass die Betroffenen oder ihre Angehörigen mit den Hilfsmitteln umgehen können. Dazu gehört häufig eine längere Anleitungsphase (v. a. bei technischen Hilfsmitteln). Sind Sie unsicher im Gebrauch der Hilfsmittel, lassen Sie sich von einer Pflegefachkraft oder einer anderen Fachperson einweisen. Die Gebrauchsanweisung mit Adresse und Telefonnummer der Servicestelle des Herstellers oder Anbieters sollte an einem zugänglichen Ort aufbewahrt werden.

Umbaumaßnahmen durchführen

Umbaumaßnahmen zur Wohnraumanpassung sind, wie auch alle anderen Baumaßnahmen, häufig mit Unannehmlichkeiten verbunden. Gemeinsam mit dem Pflegebedürftigen und seinen Angehörigen sollte im Vorfeld geklärt werden, ob nicht in der Zeit der Baumaßnahmen ein Urlaub oder ggf. der Aufenthalt in einer Kurzzeitpflegeeinrichtung ↗ S. 572 sinnvoll ist. Stellen Sie sicher, dass der Pflegebedürftige oder eine von ihm beauftragte Bezugsperson die baulichen Maßnahmen fotografisch dokumentiert, um später ggf. Haftungsansprüche belegen zu können. Überprüfen Sie vor der Erstnutzung alle Umbaumaßnahmen (z. B. Badewannen- oder Treppenlifter) ohne den Pflegebedürftigen.

1. Schritt	Feststellung der Defizite und deren Ursachen
2. Schritt	Wege der Beseitigung klären
3. Schritt	Informationsbeschaffung
4. Schritt	Kostenträger klären
5. Schritt	Bereitstellung der Hilfsmittel und Durchführung der Umbaumaßnahmen
6. Schritt	Überprüfung der Ergebnisqualität: Passung von Kompetenzgrad und Wohnen

Ablauf einer Anpassung; im letzten Schritt gilt es über eine gezielte Anleitung sicherzustellen, dass der Pflegebedürftige bzw. die Angehörigen mit den Hilfmitteln umgehen kann bzw. können.

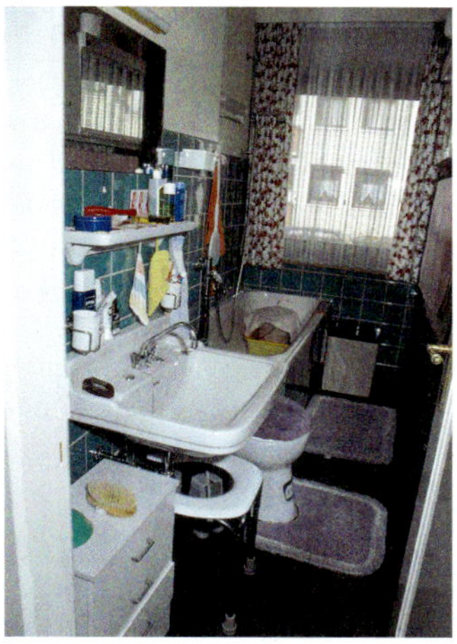

Bad vor Umbaumaßnahmen

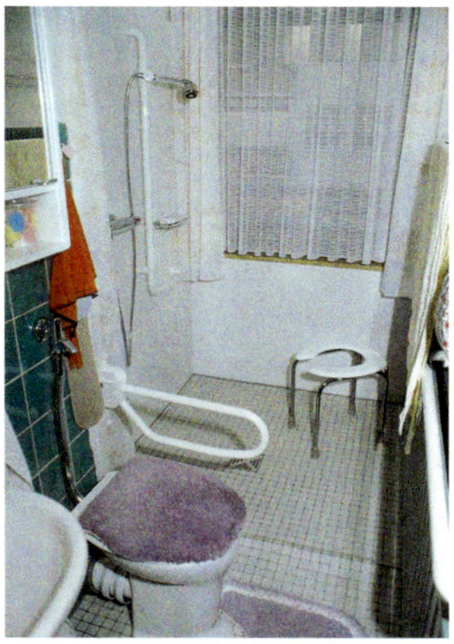

Bad nach Umbaumaßnahmen

Haushaltspflege

Haushaltsreinigung

Die Reinigungsarbeiten werden vertragsgemäß und in Absprache mit dem Pflegebedürftigen oder seinen Angehörigen durchgeführt. Es gibt drei sich ergänzende Arten der Reinigung.

Sichtreinigung

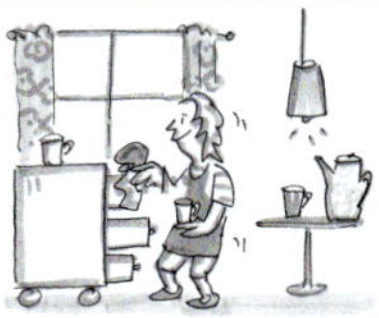

Es handelt sich vorwiegend um Aufräumarbeiten von Dingen, die Sie sehen. Die Sichtreinigung wird dann erledigt, wenn sie anfällt, mehrmals in der Woche, täglich oder mehrmals täglich. Dazu gehören Tätigkeiten, wie z. B.

- Gegenstände oder Geschirr wegräumen,
- Oberflächen (z. B. Tisch) abwischen,
- Müllbehälter entleeren,
- Betten machen,
- verwelkte Blumenblätter beseitigen oder
- Spinnweben entfernen.

Unterhaltsreinigung

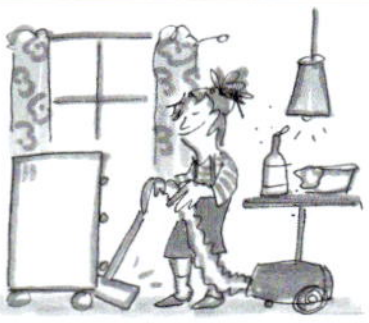

Hier handelt es sich um alle Aufräum- und Reinigungsarbeiten, die im Alltag wiederkehren und meist einmal in der Woche erledigt werden sollten, z. B.

- Staub saugen, Staub wischen,
- Wäsche bügeln,
- Fußböden reinigen,
- Kühlschrank auf verdorbene Lebensmittel kontrollieren und auswischen,
- WC, Waschbecken, Dusche/Badewanne reinigen oder
- Schuhe putzen.

Grundreinigung

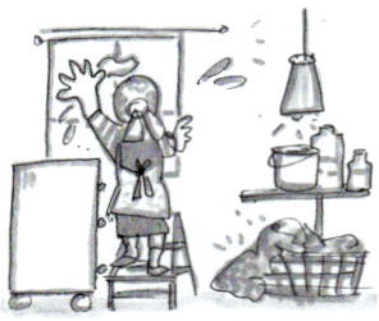

Bei der Grundreinigung werden alle Einrichtungsgegenstände und Geräte intensiv gereinigt. Diese Reinigungsart benötigt viel Zeit und wird deshalb in größeren Abständen (z. B. 2- bis 3-mal im Jahr) durchgeführt, wie z. B.

- Reinigung von Geräten wie E-Herd, Geschirrspülmaschine,
- Fenster- und Türenreinigung,
- Abtauen des Gefrierschrankes oder
- Schränke innen und außen reinigen, aussortieren und wieder einräumen.

Im Gegensatz zu stationären Pflegeeinrichtungen kommen im Haushalt sehr viel weniger krankheitserregende Keime vor. Daher reicht der Einsatz herkömmlicher Haushaltsreiniger aus. Eine Flächen- oder Wischdesinfektion ↗ S. 428 ist nicht vonnöten. Nutzen Sie nach Möglichkeit die im Haushalt vorhandenen Reinigungsmittel und Arbeitsgeräte. Kommen Sie mit der Auswahl nicht zurecht oder reagieren Sie allergisch auf bestimmte Reinigungsmittel, besprechen Sie mit dem Pflegebedürftigen, seinen Angehörigen oder Ihrem Arbeitgeber mögliche Alternativen. Grundsätzlich sollte mechanischen Reinigungsverfahren der Vorzug gegeben werden. Man unterscheidet

- **Trockenreinigungsverfahren** mit Staubsauger, Besen, Handfeger und Müllschippe,
- **Feuchtreinigungsverfahren** mit Wischgeräten und Wischtüchern sowie
- **Nassreinigungsverfahren** mit Eimer, Wischgerät und Presse.

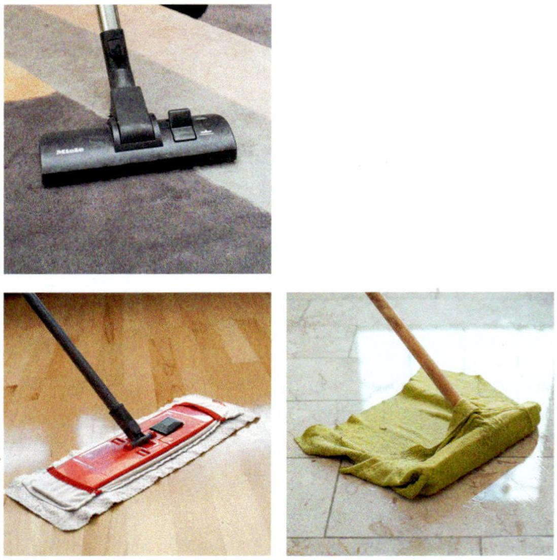

Die Auswahl des geeigneten Reinigungsverfahrens ist abhängig vom Bodenbelag sowie vom Grad der Verschmutzung.

Was reinige ich?	Womit reinige ich?	Wie reinige ich?	Besonderheiten
Gläser	■ Geschirrspülmittel ■ Spülschwamm, Spültuch ■ Bürste ■ fusselfreies Geschirrtuch	■ Gläser spülen ■ nachspülen ■ kurz abtropfen lassen und sofort abtrocknen	Es können Trübungen und Kratzer des Glases entstehen.
Fenster	■ Allzweckreiniger, Spiritus, Essig ■ Fensterleder, fusselfreies Geschirrtuch ■ Fensterabzieher mit Einwascher ■ Handfeger und Kehrschaufel ■ Abfalleimer ■ Eimer mit warmem Wasser ■ Sicherheitsleiter	Von oben nach unten und von innen nach außen in folgender Reihenfolge reinigen: ■ zuerst Rahmen, Scheiben und Fensterbrett abkehren ■ dann Rahmen und Scheiben feucht reinigen und zum Abschluss Scheiben mit Fensterleder oder -abzieher trocknen	Fenster können „blind" werden, wenn diese bei direkter Sonneneinstrahlung gereinigt werden.
Tassen, Teller, Schüsseln aus Keramik	■ Geschirrspülmittel ■ Essig, Salz ■ Spülschwamm, Spültuch ■ Geschirrtuch	■ Geschirr spülen und nachspülen ■ kurz abtropfen lassen und abtrocknen	Gegen Tee- oder Kaffeeränder helfen Essig und Salz.
Waschbecken, Dusche, Badewanne, Toilette, Fliesen	■ Allzweckreiniger ■ Scheuermilch, Essig, Salz, Backpulver ■ Reinigungsschwamm ■ Allzwecktuch, Geschirrtuch ■ Zahnbürste	■ Gegenstände mit Reiniger und Schwamm oder Allzwecktuch abreiben und gründlich nachspülen ■ hartnäckige Verschmutzungen mit Zahnbürste beseitigen	Bei hartnäckigem Schmutz Scheuermilch verwenden; Kalkränder behandeln Sie mit Essig und Salz.
Schüsseln, Vorratsdosen aus Kunststoff	■ Geschirrspülmittel, Allzweckreiniger ■ Spültuch, Spülschwamm ■ Geschirrtuch	■ Gegenstände spülen und nachspülen ■ anschließend abtrocknen	für die Reinigung kein Scheuermittel verwenden
Pfannen (beschichtet, z. B. mit Teflon)	■ Geschirrspülmittel ■ dunkles Geschirrtuch ■ Spültuch ■ evtl. Holzspieß oder Wattestäbchen	■ Gegenstände abwaschen und nachspülen ■ kurz abtropfen lassen und abtrocknen ■ Ecken und Stiel mit Holzspieß oder Wattestäbchen reinigen	Keine kratzenden Reiniger verwenden; die Beschichtung ist nicht kratzfest. Beschädigungen sind gesundheitsschädlich.
Holzbrettchen	■ Geschirrspülmittel, Allzweckreiniger, Scheuermittel ■ Bürste ■ Spültuch ■ Geschirrtuch	■ Bretter abwaschen ■ Verschmutzungen mit Bürste und Scheuermittel entfernen ■ nachspülen und abtrocknen ■ Bretter an der Luft trocknen lassen	Bretter nur mit der Hand spülen und nicht im Wasser liegen lassen; sie quellen sonst auf. Trocknen an einer Heizung kann das Holz spalten.
Möbel, poliert, aus Holz	■ Möbelpflegemittel, Bienenwachs ■ Staubtuch, weiches Allzwecktuch, weiches Poliertuch	■ Gegenstände abstauben ■ Möbelpflegemittel auf das Allzwecktuch geben und mit der Maserung auftragen ■ mit Poliertuch polieren	Für die Reinigung von Holzmöbeln sollten Sie möglichst kein Wasser verwenden, damit das Holz nicht quillt.
Kochgeschirr, Besteck aus Edelstahl	■ Geschirrspülmittel, Scheuermilch ■ Spültuch, weicher Topfschwamm ■ dunkles Geschirrtuch	■ Gegenstände spülen, bei Bedarf mit Scheuermilch abreiben ■ nachspülen, kurz abtropfen lassen und sofort abtrocknen (Edelstahl bekommt sonst Flecken)	Edelstahl mit der Bezeichnung 18/10 ist spülmaschinengeeignet; bei Verkrustungen Gegenstände einweichen; kein Scheuerpulver oder grobe Topfschwämme verwenden.

Wäsche- und Textilpflege

Wäsche vorbereiten

In den meisten Haushalten wird die Schmutzwäsche nach hell und dunkel vorsortiert. Dadurch können starke Verfärbungen beim Waschvorgang vermieden werden. Separieren Sie zusätzlich folgende Wäsche:

- Kochwäsche: Unterwäsche oder andere ggf. bakterienbelastete Wäsche können Sie bei höheren Temperaturen (mind. 60 °C) waschen.
- Neu erworbene Textilien: Diese färben evtl. aus und sollten daher beim ersten oder auch zweiten Mal separat gewaschen werden.
- Kleinteilige oder empfindliche Wäschestücke (z. B. Socken, Nylonstrümpfe, Büstenhalter): Diese können sich in der Waschmaschine festsetzen und sollten daher in einem Wäschesack oder -netz gewaschen werden.

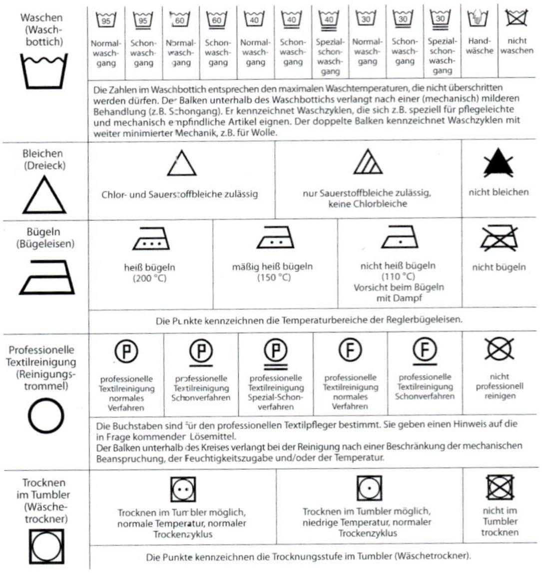

Übersicht über die Pflegesymbole

Bevor Sie die Schmutzwäsche in die Waschmaschine geben, sollten Sie am **Pflegesymbol** ablesen, welche Behandlung das Wäschestück verträgt. Beachten Sie beim Vorsortieren weiterhin Folgendes:

- Entleeren Sie alle Taschen.
- Verschließen Sie Reißverschlüsse und Knöpfe.
- Drehen Sie farbempfindliche Textilien auf links.
- Flechten Sie lose Bänder zusammen.
- Entkrempeln Sie Ärmel, Hosenbeine und Socken.

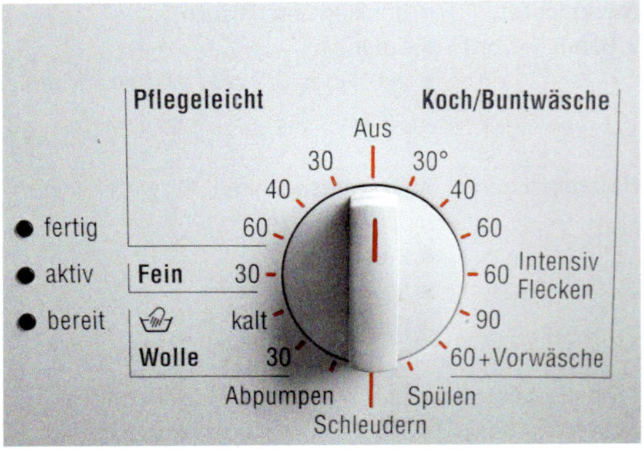

Programmwahl an einer Waschmaschine

Waschvorgang

In den meisten Haushalten ist heute eine Waschmaschine mit verschiedenen **Waschprogrammen** vorhanden. Verwenden Sie die vom Pflegebedürftigen gewohnten Waschmittel. Die Menge des Waschmittels sollten Sie den Herstellerangaben entsprechend dosieren. Die meisten Waschmaschinen verfügen über ein Waschmittelfach für die Vorwäsche, eines für den Hauptwaschgang sowie ein Fach für den Weichspüler. Bei normal verschmutzter Wäsche können Sie auf die Vorwäsche verzichten. Der Einsatz von Weichspülern ist nicht unbedingt notwendig, die darin vorhandenen Duftstoffe sind umweltbelastend und stehen im Verdacht, Allergien auszulösen.

Hinweis Informationen über den Wasserhärtebereich erhalten Sie beim zuständigen Wasserwerk oder der Gemeinde.

www.waesche-waschen.de
Hier finden sie zahlreiche Tipps zum Waschen und ein Waschlexikon.

Wäsche trocknen

In der Waschmaschine wird (außer bei Schonprogrammen) die Wäsche bereits geschleudert. Dabei wird überschüssiges Wasser aus der Wäsche entfernt. Im Anschluss daran muss die Wäsche aus der Waschmaschine genommen und getrocknet werden. Dazu gibt es prinzipiell zwei Möglichkeiten: Das **Trocknen im Wäschetrockner** ist nicht für alle Textilien geeignet (siehe Pflegesymbol). Zusätzlich benötigt ein Wäschetrockner sehr viel Energie. Umweltschonender und kostensparender ist daher das Trocknen auf der Leine. Dafür ist ein gewisses Maß an Wärme und Luftzirkulation unerlässlich. Beim **Trocknen an der frischen Luft** (Balkon, Terrasse oder Garten) sind die Bedingungen dafür am besten. Steht diese Möglichkeit nicht zur Verfügung, kann die Wäsche auch in der Wohnung getrocknet werden. Dabei sollte die Wohnung ausreichend gelüftet werden. Ältere Häuser verfügen über Trockenräume unter dem Dachboden oder im Keller, die i. d. R. von mehreren Mietparteien genutzt werden können. Beachten Sie beim Aufhängen der Wäsche Folgendes:

- Schlagen Sie die Wäsche vor dem Aufhängen aus.
- Lassen Sie beim Aufhängen ausreichend Zwischenraum.
- Setzen Sie die Wäscheklammern so an, dass die Abdrücke später kaum sichtbar sind (z. B. am Saum oder Bund).

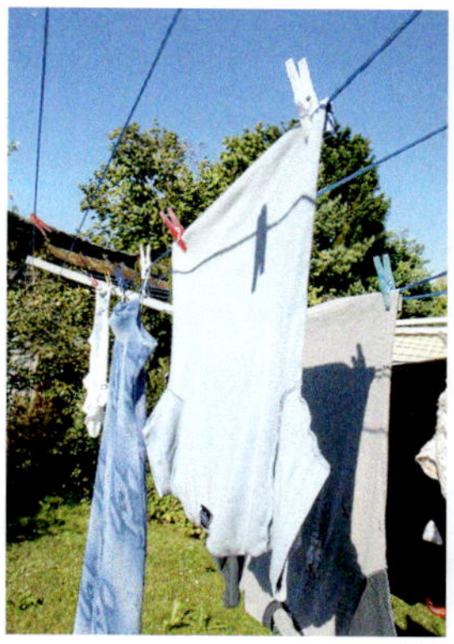

Wäsche im Wind auf der Leine

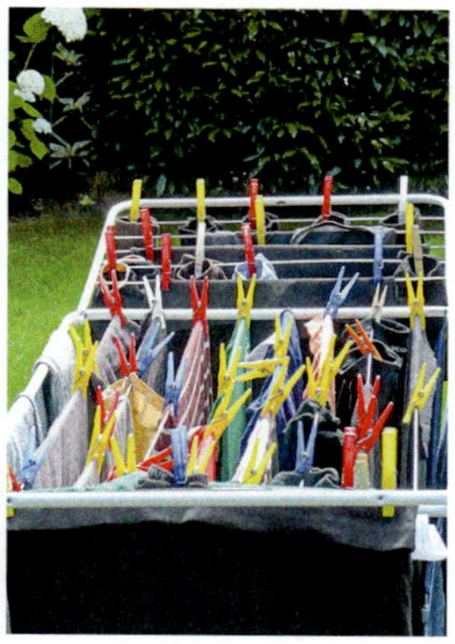

Wäscheständer

Wäsche schrankfertig machen

Soll die Wäsche gebügelt werden, empfiehlt es sich, die Wäsche in noch leicht feuchtem Zustand von der Leine zu nehmen oder beim Wäschetrockner das Programm „bügelfeucht" zu wählen. Am Bügeleisen muss die im Pflegesymbol angegebene Bügeltemperatur eingestellt werden. Das Bügeln von Kleidung benötigt einige Übung und sollte an der eigenen Wäsche erprobt werden, bevor Sie Wäsche von Klienten bügeln.

Jeder Mensch hat in seinem Kleiderschrank eine eigene Ordnung. Erfragen Sie die Wünsche und Vorlieben der Klienten, auch hinsichtlich des **Zusammenlegens von Kleidungsstücken**. Hosen, Röcke, häufig auch Blusen und Hemden werden meist auf Bügeln aufgehängt.

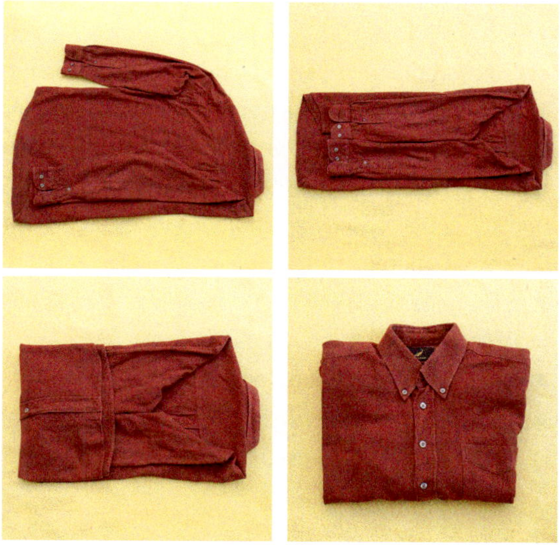

Werden Hemden nicht auf Bügel in den Schrank gehängt, ist beim Zusammenfalten v. a. bei Kragen und Schulterpartie besondere Sorgfalt anzuwenden.

Umweltgerechtes Verhalten im Haushalt

Umweltschutz geht jeden etwas an. Und: Durch kleine Verhaltensänderungen im eigenen Haushalt kann Großes bewirkt werden. Zusätzlich kann durch umweltbewusstes Verhalten Geld gespart werden.

Einsatz von Chemikalien

Der Reinigungseffekt basiert auf den Faktoren Mechanik, Temperatur, Zeit und Chemie. Auf chemische Reinigungsmittel kann daher häufig verzichtet werden, wenn im Gegenzug etwas mehr Kraft (Mechanik) oder Zeit aufgewendet wird. Dies schont nicht nur die Umwelt, sondern hilft auch, die Entstehung von Allergien und Hautkrankheiten zu vermeiden.

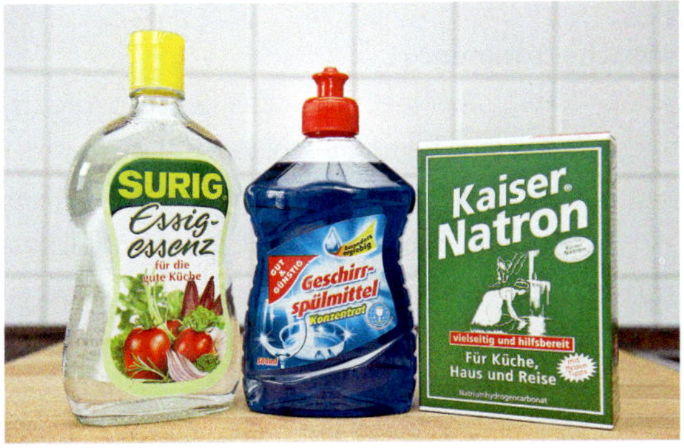

Häufig reichen ein gutes Spülmittel als Basisreinigungsmittel sowie Essig oder Zitronensäure zur Kalkbeseitigung aus. Auch Natron (Backpulver) ist ein bewährtes Hausmittel zur Beseitigung von Flecken.

Energiesparen

Wie in den meisten Industrienationen ist der Gesamtenergieverbrauch in Deutschland sehr hoch. Die meisten Menschen möchten jedoch nicht auf den Komfort ihrer elektrischen Geräte verzichten. Neben dem Austausch „stromfressender" alter Geräte und Glühbirnen können auch kleine Verhaltensänderungen helfen, Energie zu sparen:

- Elektrisches Licht nur bei Dunkelheit und im aktuellen Aufenthaltsraum brennen lassen.
- Kurze Garzeiten beim Kochen wählen.
- Stand-by-Betrieb vermeiden und Elektrogeräte bei Nichtbetrieb ganz ausschalten.

www.umweltbundesamt.de
Auf der Seite des Umweltbundesamts für Mensch und Umwelt erhalten Sie zahlreiche Informationen zu Umweltbewusstsein, Energiesparen und Klimaschutz.

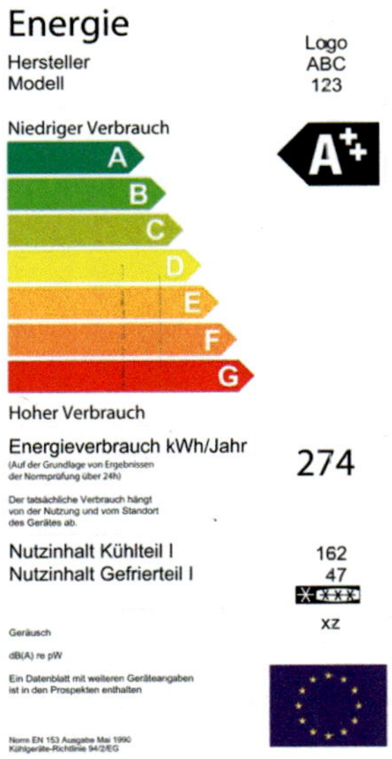

Energielabel eines Kühl-Gefrier-Kombinationsgerätes. Bei neuen Geräten zeigt das Engergielabel die Energieeffizienz an.

Abfallentsorgung

So genannter Abfall kann in den meisten Fällen als Wertstoff wiederverwertet (*recycelt*) werden. Um diesen Prozess zu erleichtern, wird der Abfall bereits vom Verbraucher vorsortiert:

- Glas nach Glasfarben (Grün, Braun, Weiß) in den Glascontainer
- Papier, Pappe, Kartons und Zeitungen in den Papiercontainer
- organische Abfälle (z. B. Gemüse- oder Eierschalen) in die Bioabfalltonne
- Verpackungen mit dem Logo „Grüner Punkt" in die „Gelbe Tonne"

Hinweis Erkundigen Sie sich bei Ihrem kommunalen Müllentsorger nach den Vorgaben zur Abfallentsorgung. Die Bereitstellung der „Gelben Tonne" ist bereits beim Einkauf der Waren mit bezahlt worden. Papier- und Glascontainer sowie Bioabfalltonnen sind in vielen Gemeinden kostenfrei. Bei konsequenter Mülltrennung bleiben so nur noch geringe Mengen kostenpflichtigen Hausmülls übrig.

Verwahrlosung

Auch wenn in den Medien häufiger über die Verwahrlosung von Kindern die Rede ist, spielt in unserer Gesellschaft ebenfalls die Verwahrlosung im Alter oder bei (psychischer) Krankheit eine Rolle. Man unterscheidet drei Formen der Verwahrlosung:

- Die „geordnete Unordnung": Es existiert ein Ordnungssystem im Chaos, die Wohnung ist durch freigehaltene Wege begehbar, Gegenstände für den Wohnungsinhaber auffindbar.
- „Keine Ordnung": Gegenstände sind ohne System angehäuft, eine zunehmende Vermüllung ist zu beobachten.
- „Unbewohnbarkeit": Die Vermüllung ist bis zur Unbewohnbarkeit fortgeschritten. Sanitäre Einrichtungen und Küche sind nicht mehr zu nutzen, die hygienischen Verhältnisse untragbar.

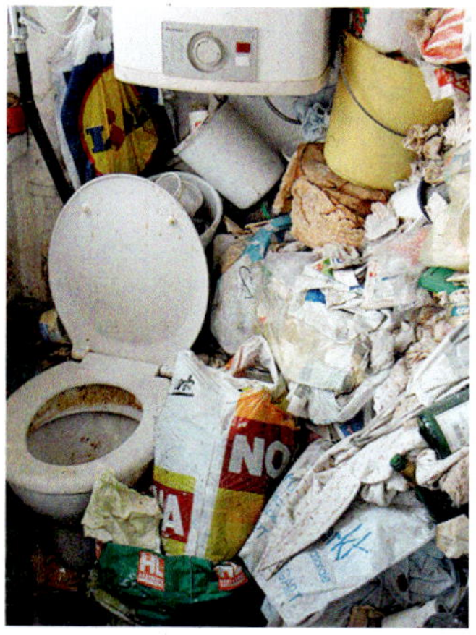

Sind wie hier die sanitären Einrichtungen nicht mehr nutzbar, kommt es schnell zu unhaltbaren hygienischen Bedingungen. Meistens werden in einem solchen Zustand auch die Nachbarn aktiv, die von Gestank und ggf. Ungeziefer aufgeschreckt werden.

Ursachen

Von Verwahrlosung im Alter bzw. bei Krankheit sind meist Frauen betroffen. Die Ursachen sind vielfältig, liegen aber häufig im Nachlassen der körperlichen Fähigkeiten, verbunden mit Einsamkeit und dem Wegfall sozialer Kontrolle.

Die körperlichen Einschränkungen führen dazu, dass die Wohnung nicht mehr regelmäßig gereinigt werden kann. Mit nasser Wäsche gefüllte Wäschekörbe sind zu schwer, die Kleidung wird – wenn überhaupt – mit der Hand ausgewaschen. Lebensmitteleinkäufe werden zur Last, die Ernährung wird auf Konservenkost reduziert, woraus eine Mangelernährung mit weiterem Verlust der körperlichen Kräfte folgt. Aus Scham wird Besuch nicht mehr in die Wohnung gelassen, die soziale Isolation wächst, ein Teufelskreis entsteht.

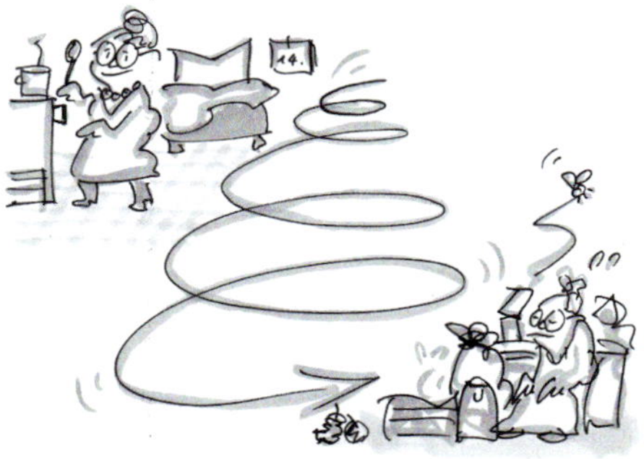

In manchen Fällen führen das Nachlassen körperlicher Fähigkeiten und eine zunehmende Vereinsamung zu einer Abwärtsspirale, die schließlich bis zur Verwahrlosung reicht.

www.verwahrlosung.info
Hier finden sie ausführliche Informationen zu Verwahrlosung und Messie-Syndrom.

Umgang mit Verwahrlosung

Das Thema ist für alle Beteiligten mit Scham ↗ S. 181 besetzt und erfordert eine sensible Vorgehensweise. Die Betroffenen reagieren auf Hilfsangebote häufig mit Misstrauen und Feindseligkeit, was wiederum Unverständnis bei den Helfern hervorruft. Eine Lösung ist meist nur in Absprache mit Betroffenen, Angehörigen, Arzt sowie speziell geschulten Sozialarbeitern möglich.

Hinweis Das Recht auf Autonomie ↗ S. 126 sowie die Würde des Betroffenen verbietet es, gegen seinen Willen die Wohnung aufzuräumen. Ausnahmen kann es bei der Einsetzung eines Betreuers, z. B. bei Eigen- oder Fremdgefährdung geben.

Soziale Unterstützung

Organisation von Betreuungs- und Hilfediensten

Das Angebot von Betreuungs- und Hilfediensten unterscheidet sich stark zwischen den einzelnen Kommunen und Regionen. Daher kann an dieser Stelle nur ein grober Überblick gegeben werden. Grundsätzlich muss man zwischen kostenfreien Angeboten durch meist ehrenamtliche Mitarbeiter und kostenpflichtigen Angeboten von kommerziellen Trägern unterscheiden. Es ist daher auch abhängig von den finanziellen Möglichkeiten des Klienten, ob und welche Dienste er in Anspruch nehmen möchte.

- Kirchen sowie Wohlfahrtsverbände bieten meist Seniorendienste durch Ehrenamtliche an.
- Ist der Klient in einem Verein oder Verband aktiv (gewesen), so kann er ggf. angebotene Hilfedienste von dort in Anspruch nehmen.
- Bei intakter Sozialstruktur können auf privater Ebene Nachbarschaftshilfen organisiert werden. Hierbei ist jedoch zu bedenken, dass die Helfer bei ihren Tätigkeiten nicht versichert sind.
- Gerade in Großstädten gibt es immer häufiger Angebote zur Tagesbetreuung oder Seniorencafés mit Hol- und Bringdiensten.
- Im Rahmen eines Minijobs ↑ S. 175 kann der Klient eine Hilfsperson einstellen und für ihre Dienste mit einem sozialversicherungspflichtigen Gehalt entlohnen.
- Pflegestützpunkte bieten Informationen zu den regionalen Angeboten und stellen Kontakte zu den entsprechenden Trägern her.
- Der Sozialdienst im Krankenhaus kann bei einem Krankenhausaufenthalt vor der geplanten Entlassung die Betreuung und Pflege im häuslichen Bereich organisieren.
- Einige Pflegeheime bieten inzwischen auch ihre Dienste für „externe" Klienten an. Hierzu gehören Tagesbetreuung oder Freizeitangebote sowie die Teilnahme an den Mahlzeiten in der Einrichtung.

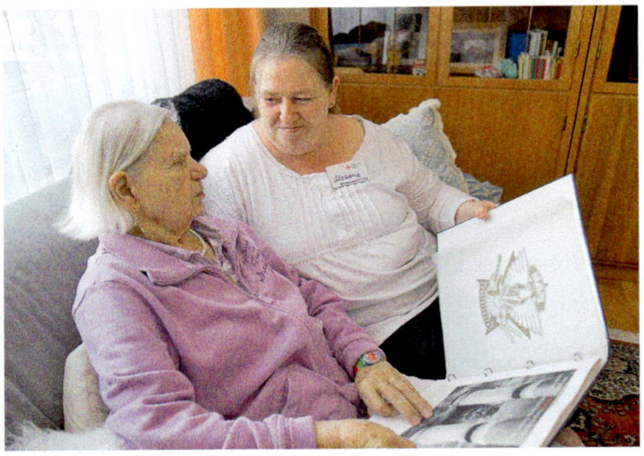

Ehrenamtliche übernehmen im Rahmen ihres Einsatzes viele Betreuungs- und Hilfsangebote.

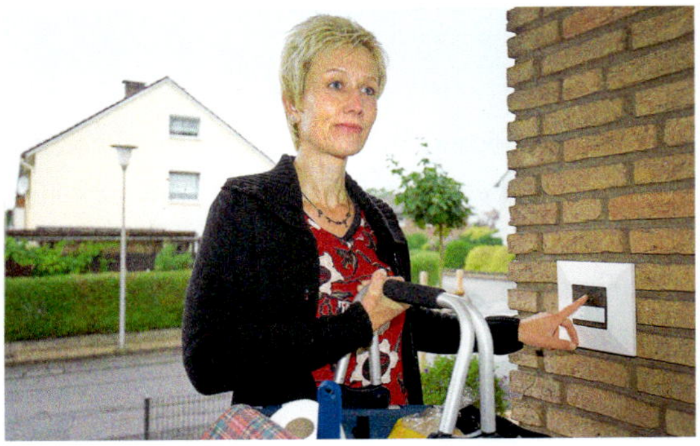

Sind Menschen in ihrer Nachbarschaft verwurzelt, übernehmen Nachbarn gerne kleine Unterstützungsleistungen.

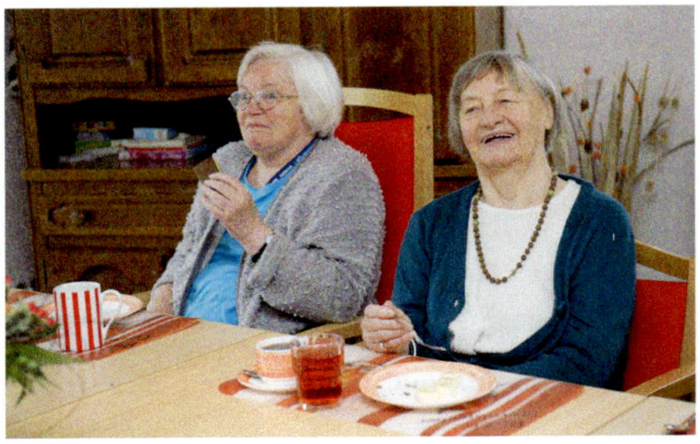

Seniorencafés bieten Beschäftigung und Unterstützung während des Tages an. Häufig setzen sie einen Fahrdienst ein.

Begleiten, erzählen und zuhören

Für viele pflegebedürftige Menschen, die in ihrem Zuhause leben, sind die Pflegenden der ambulanten Pflegedienste der einzige soziale Kontakt am Tag. Daher befinden sich viele Pflegende in der Zwickmühle, neben den abrechenbaren Pflegeleistungen zur Beschäftigung aufgefordert zu werden: „Ach, bleiben Sie doch noch ein Weilchen." oder „Lassen Sie doch den Abwasch, und lesen Sie mir lieber etwas aus der Zeitung vor."

Werden die Pflegeleistungen von den Pflegekassen getragen, können die genannten Tätigkeiten tatsächlich nicht abgerechnet werden. In der Regel ist es jedoch ein Einfaches, mit dem Klienten zu **reden oder ihm zuzuhören**, während man seine Tätigkeiten verrichtet. Die Beschreibung des Wetters, der Straßenbauarbeiten vor dem Haus oder auch nur die Schlagzeile aus dem Lokalteil können Pflegebedürftigen ein Gefühl der gesellschaftlichen Teilhabe geben. Umgekehrt ist auch das aktive Zuhören ↗ S. 334 wichtig. Gerade die Zwischentöne einer Unterhaltung können Aufschluss über die Sorgen und Nöte der Betroffenen geben.

Anders sieht die Situation bei der „Persönlichen Assistenz" ↗ S. 120 nach SGB IX aus oder wenn Sie in einer anderen Finanzierungsform „**Alltagsbetreuung**" leisten. Hier begleiten Sie Ihre Klienten auch außerhalb rein pflegerischer oder hauswirtschaftlicher Tätigkeiten, z. B. zu Spiel oder Sport sowie Kulturveranstaltungen oder **Festen**, aber auch zu Arzt- und Therapiebesuchen.

Hinweis Beachten Sie, dass es beim Begleiten, Erzählen und Zuhören immer um die Interessen Ihres Klienten und nicht um die eigenen gehen sollte. Es versteht sich von selbst, dass Ihr Liebeskummer oder andere Sorgen genauso wenig auf der Tagesordnung stehen wie Freizeitbeschäftigungen, die zwar Ihren Vorlieben, aber weder den Neigungen noch den Fähigkeiten Ihres Klienten entsprechen.

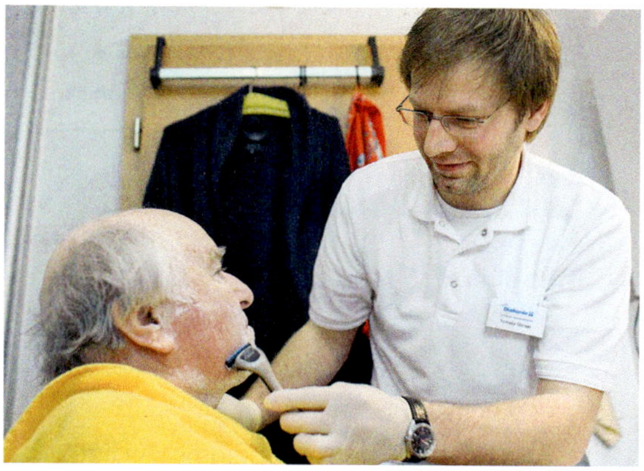

Sie können – insofern es den Klienten interessiert – auch während pflegerischer Maßnahmen von der Welt „draußen" berichten oder den Sorgen und Nöten Ihres Klienten zuhören.

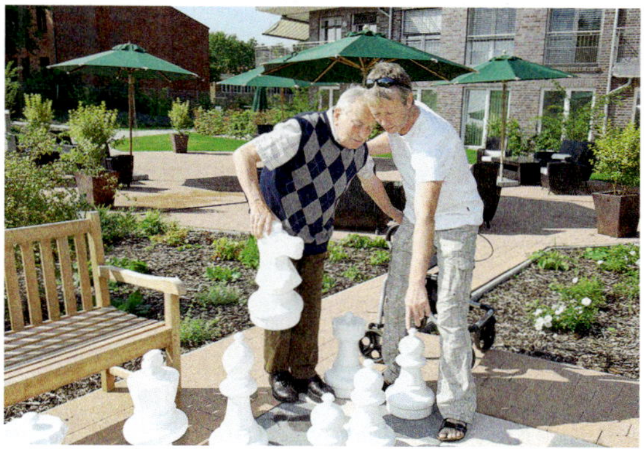

Die Begleitung zum Schachspielen im Park kann zur „Alltagsbetreuung" gehören.

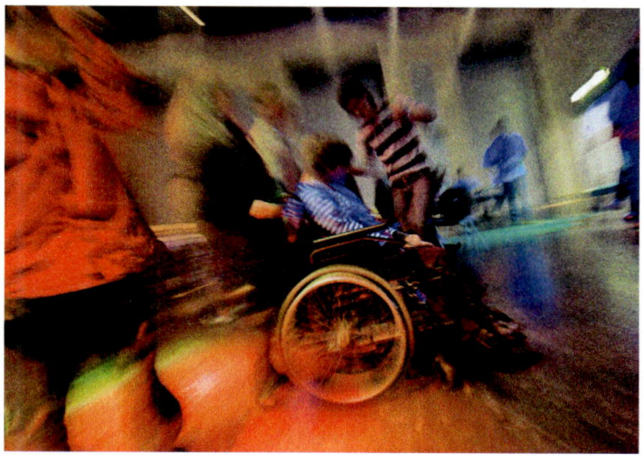

Insofern der Klient es wünscht und es den vertraglich vereinbarten Arbeitszeiten entspricht, kann auch der Besuch einer Diskothek zur „Persönlichen Assistenz" dazugehören.

Privater Bereich

1 Ambulante Versorgung

1. Beschreiben Sie die Haupttätigkeiten in der ambulanten Versorgung.
2. Nennen Sie die rechtlichen Rahmenbedingungen der ambulanten Versorgung.
3. Erklären Sie das Vergütungssystem in der ambulanten Versorgung.

2 Pflege im Privathaushalt

4. Nennen Sie Vor- und Nachteile der eigenen Wohnung bzw. des eigenen Hauses bei Pflegebedürftigkeit.
5. Beschreiben Sie die verschiedenen Formen von Wohngemeinschaften im Alter bzw. bei Pflegebedürftigkeit.
6. Beschreiben Sie die Besonderheiten bei der pflegerischen Versorgung im häuslichen Bereich.

3 Unterstützung bei der Alltagsbewältigung

7. Benennen Sie drei Prinzipien der Lebensmittellagerung und begründen Sie diese.
8. Zählen Sie die Grundsätze zur Lebensmittelzubereitung auf.
9. Begründen Sie die Wichtigkeit der Wohnraumgestaltung im Alter oder bei Pflegebedürftigkeit.
10. Beschreiben Sie die drei verschiedenen Reinigungsarten.
11. Erklären Sie das Vorgehen bei der Wäsche- und Textilpflege.
12. Geben Sie drei Beispiele für umweltgerechtes Verhalten im Haushalt.
13. Erläutern Sie die Schwierigkeiten im Umgang mit Verwahrlosung.
14. Geben Sie drei Beispiele für Betreuungs- und Unterstützungsdienste in Ihrer Region.
15. Erläutern Sie, wie Sie soziale Unterstützung in Ihren Pflegealltag einbauen können.

(Teil-)Stationärer Bereich

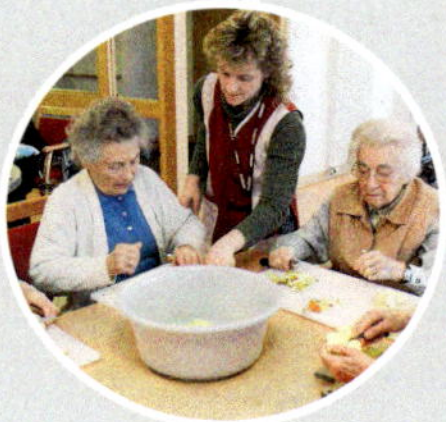

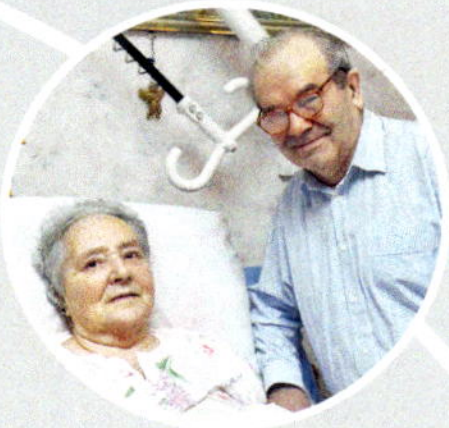

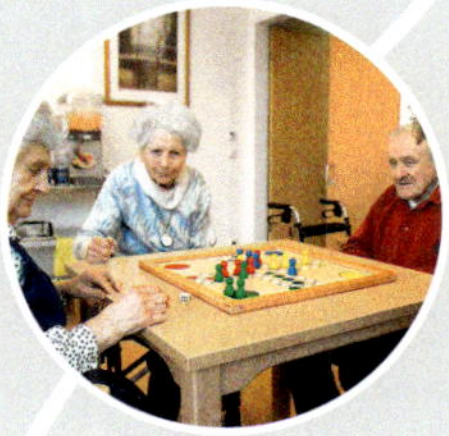

Pflegeheim

Strukturdaten

Wurden Pflegebedürftige früher hauptsächlich in den Familien versorgt, sind heute andere kompensierende ↑ S. 72 Versorgungsstrukturen gefragt. Mit Einführung der Pflegeversicherung und damit einer Regelung der Kostenübernahme wurden in Deutschland ab Ende der 1990er Jahre zunehmend stationäre Pflegeeinrichtungen eröffnet. Umgangssprachlich werden sie als Alten-, Senioren- oder Pflegeheime bezeichnet. Gerade für hochbetagte, alleinstehende Menschen mit höheren Pflegestufen (2 oder 3) stellt das Pflegeheim häufig die einzige Möglichkeit dar, eine ausreichende Versorgung zu gewährleisten.

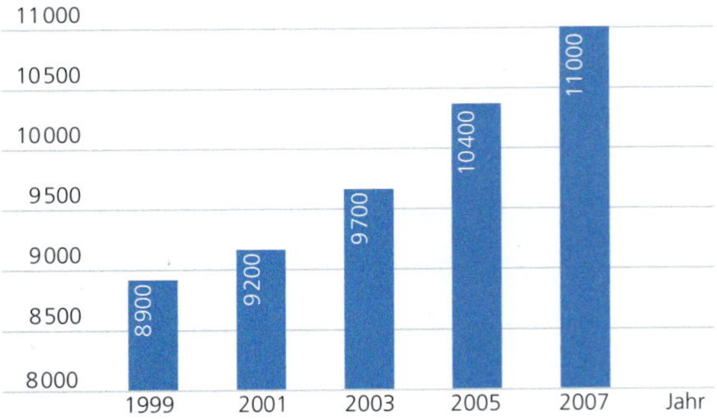

Steigende Anzahl der stationären Pflegeeinrichtungen in Deutschland

Pflegeheime und ihre Träger

2005 befanden sich die vollstationären Einrichtungen in folgender Trägerschaft:

- zu 55 % frei-gemeinnützig
- zu 37 % privat
- zu 8 % öffentlich

Im Durchschnitt leben in jeder vollstationären Einrichtung 82 Pflegebedürftige.

Strukturmerkmale der Alteneinrichtungen in Deutschland

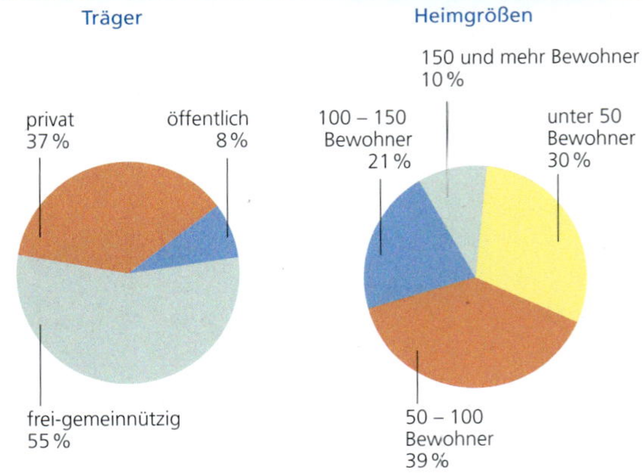

Quelle: TNS Infratest-Heimerhebung 2005

Bewohner

Im Jahre 2005 lebten 749 000 Menschen in stationären Pflegeeinrichtungen – mit steigender Tendenz. Das durchschnittliche Aufnahmealter liegt bei 82 Jahren, wegen der höheren Lebenserwartung sind 73 % der Bewohner Frauen.

Bewohnerinnen und Bewohner von Alteneinrichtungen in Deutschland

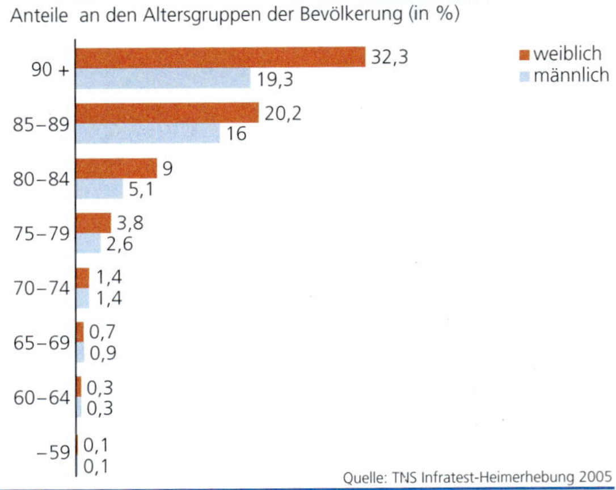

Quelle: TNS Infratest-Heimerhebung 2005

Kosten

Die Heimkosten setzen sich aus den so genannten Hotelkosten (Zimmer, Essen, Service usw.) und den Pflegekosten (abhängig von der Pflegestufe ↑ S. 171) zusammen. Die meisten Bewohner tragen die Hotelkosten selbst, ca. 11 % erhalten ergänzende Transferleistungen, z. B. Grundsicherung im Alter ↑ S. 168. 85 % von ihnen erhalten Leistungen für die Pflegekosten aus der Pflegeversicherung.

Rechtliche Rahmenbedingungen

Heimgesetz

Die gesetzlichen Anforderungen an die Heime sind in den letzten Jahren deutlich gestiegen. Damit soll eine qualitativ gute Pflege gewährleistet werden, die den Menschen mit Pflegebedarf zugutekommen soll. Geregelt sind z. B. Bauordnung, Mitwirkungsrechte, Hygienebestimmungen sowie die Mindestpersonalausstattung. Das Heimgesetz (HeimG) gilt für alle stationären Einrichtungen (auch Tages-, Nacht- und Kurzzeitpflege), die dem Zweck dienen, ältere Menschen oder behinderte oder pflegebedürftige Volljährige aufzunehmen, ihnen Wohnraum zu überlassen sowie Betreuung und Verpflegung zur Verfügung zu stellen oder vorzuhalten. Es dient dem Schutz und der Mitwirkung der Heimbewohner und verpflichtet den Heimträger zur Einhaltung bestimmter Pflege- und Versorgungsstandards. Seit 2008 sind die einzelnen Bundesländer für die Heimgesetze zuständig.

In folgenden Bundesländern gibt es bisher Länder-Heimgesetze:

Bundesland	Bezeichnung (Abk.)	Inkrafttreten
Baden-Württemberg	LHeimG	01.01.2009
Bayern	PfleWoqG	01.07.2008
Berlin	WTG	01.07.2010
Brandenburg	BbgPBWoG	01.08.2008
Bremen	BremWoBeG	21.10.2010
Hamburg	HmbWBG	01.01.2010
Mecklenburg-Vorp.	EQGM-V	29.05.2010
Niedersachsen	NHeimG	01.07.2011
Nordrhein-Westfalen	WTG	01.01.2010
Rheinland-Pfalz	LWTG	10.12.2008
Saarland	LHeimGS	01.01.2010
Sachsen-Anhalt	WTG LSA	26.02.2011
Schleswig-Holstein	SbStG	01.08.2009

Heimvertrag

Menschen, die ins Heim ziehen wollen, schließen mit dem Träger des Heimes einen schriftlichen Heimvertrag. Darin sind die Rechte und Pflichten des Heimträgers und des künftigen Bewohners geregelt. Der Vertrag ist eine Kombination aus Miet- und Pflegevertrag und muss folgende Punkte enthalten:

- allgemeine Leistungsbeschreibung des Heimes
- Inhalt und Umfang der Unterkunft, der Verpflegung, Betreuung und Pflege
- gesonderte Ausweisung der verschiedenen Kosten für Unterkunft, Verpflegung, Pflege und Betreuung

Checkliste für den Heimvertrag

- Der Heimvertrag muss verständlich geschrieben und übersichtlich gestaltet sein.
- Zimmer oder Apartment müssen genau benannt werden (Angaben zu Größe, Lage, Ausstattung und Nebenkosten).
- Alle Leistungen müssen detailliert aufgelistet werden. Bei sehr kurzen Heimverträgen ist Misstrauen angebracht!
- Achten Sie auf eine eindeutige Trennung zwischen den Regelleistungen, die im Heimentgelt enthalten sind, und den Zusatzleistungen, die das Haus extra berechnen darf.
- Prüfen Sie, ob die Einrichtung das Heimentgelt erhöhen darf, ohne dies vorher mit der Pflegeversicherung oder den Sozialhilfeträgern auszuhandeln. Eine Erhöhung muss grundsätzlich schriftlich begründet werden.

Wichtige Punkte im Heimvertrag

Heimbeirat

Der Heimbeirat setzt sich zusammen aus Bewohnern des Heims. Er wird alle zwei Jahre gewählt. Seine Aufgaben stehen in der Heimmitwirkungsverordnung und beziehen sich auf die Mitwirkung bei:

- Maßnahmen des Heimbetriebes, die den Bewohnern dienen sollen
- Eingliederung der neuen Bewohner
- Durchführung jährlicher Bewohnerversammlung
- Förderung der Qualität der Betreuung
- Bearbeitung und Weiterleitung von Anregungen und Beschwerden von Bewohnern

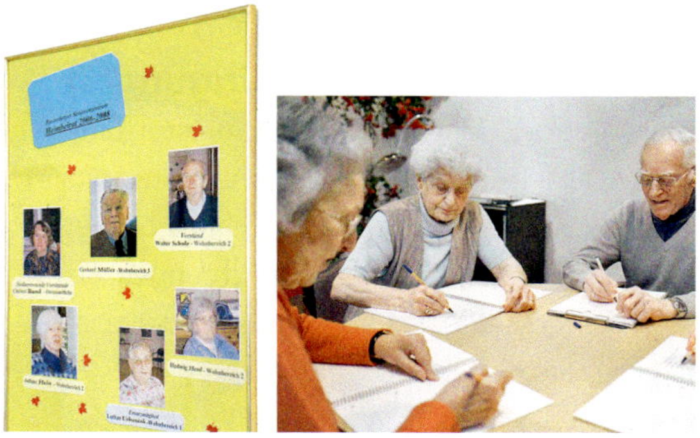

Der Heimbeirat berät Anregungen von Bewohnern.

Teilstationäre Pflege

Strukturdaten

Pflegebedürftige haben Anspruch auf teilstationäre Pflege in Einrichtungen der Tages- oder Nachtpflege, wenn die häusliche Pflege nicht in ausreichendem Umfang sichergestellt werden kann oder wenn dies zur Ergänzung oder Stärkung der häuslichen Pflege erforderlich ist. Dadurch werden insbesondere pflegende Angehörige entlastet. Derzeit gibt es bundesweit ca. 2 800 teilstationäre Einrichtungen.

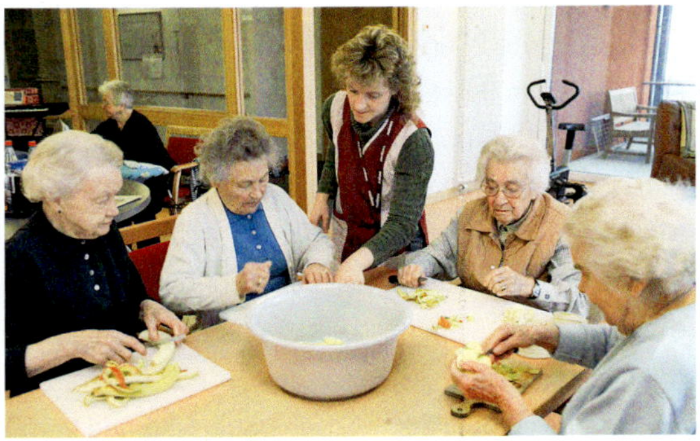

Das gemeinsame Zubereiten der Mahlzeiten wird in vielen Tagesstätten gepflegt. Es bietet insbesondere Menschen mit demenzieller Erkrankung die Möglichkeit, ihre vorhandenen Ressourcen zu stärken.

Einrichtungsarten

In Tagesstätten werden pflegebedürftige Menschen stundenweise bzw. tagsüber von ausgebildetem Personal betreut, die Nächte werden zu Hause verbracht.

In **Nachtpflegeeinrichtungen** können die Pflegebedürftigen schlafen und betreut werden, während sie tagsüber zu Hause leben. Allerdings gibt es von diesen Einrichtungen sehr wenige, bei nächtlichem Hilfebedarf folgt i. d. R. eine vollstationäre Versorgung.

Kurzzeitpflegeeinrichtungen übernehmen einmal jährlich für ein bis drei Wochen die vollstationäre Versorgung, damit auch pflegende Angehörige Urlaub machen können.

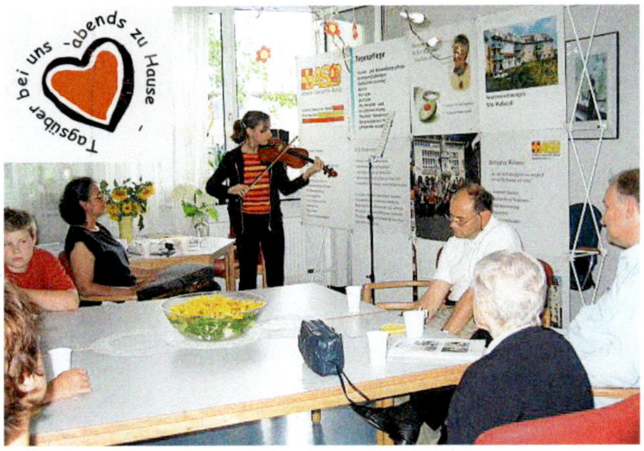

Tagespflegeeinrichtung

Klienten

Die meisten Besucher von Tagesstätten sind Menschen mit Demenz ↗ S. 484. Sie erleben in den Einrichtungen soziale Kontakte, gemeinsame Mahlzeiten und Beschäftigung.

Rechtliche Rahmenbedingungen

Der Anspruch auf teilstationäre Unterstützung ist in § 41 SGB XI festgelegt. Für die nähere Ausgestaltung sind die Bundesländer zuständig, ihnen obliegt auch die Förderung teilstationärer Einrichtungen. Der Antrag auf teilstationäre Pflege muss bei der zuständigen Pflegekasse eingereicht werden.

Leistungen der teilstationären Pflege nach § 41 SGB XI	seit 2010	ab 2012
Stufe I	440 €	450 €
Stufe II	1 040 €	1 100 €
Stufe III	1 510 €	1 550 €

Behinderteneinrichtungen

Ziele

In Deutschland leben etwa 7 Millionen Menschen mit einer Behinderung ↗ S. 382. Je nach Schwere der Behinderung brauchen sie wenig Unterstützung bis zu vollständiger Übernahme aller Aufgaben des täglichen Lebens.

Einrichtungen der Behindertenhilfe verfolgen als übergreifendes Ziel **Rehabilitationsmaßnahmen**, um

- eine Behinderung und deren Folgen abzuwenden oder zu mildern,
- Einschränkungen der Erwerbstätigkeit und Pflegebedürftigkeit zu vermeiden oder Verschlimmerung zu verhindern,
- die Leistungsfähigkeit und individuelle Ressourcen zu fördern,
- einen angemessenen Arbeitsplatz und die Erwerbsfähigkeit zu sichern und
- eine selbstständige und selbstbestimmte Lebensführung sowie gleichberechtigte Teilhabe am Leben in der Gesellschaft zu ermöglichen.

Arten, Träger und Finanzierung

Es gibt verschiedene Einrichtungen zur Betreuung und Förderung von Menschen mit Behinderung, z. B. Frühförderung, Integrationskindergärten, heilpädagogische Förderstätten, Sonderschulen, spezielle Berufsschulen, Behindertenwerkstätten sowie Wohn- und Betreuungsangebote für Menschen mit Behinderung.

Getragen werden die Einrichtungen der Behindertenhilfe überwiegend von frei-gemeinnützigen Einrichtungen wie Caritas, Diakonie, Lebenshilfe und Selbsthilfeinitiativen.

Für die Finanzierung gibt es keine einheitliche Grundlage. Abhängig von Ursache und Rehabilitationsfähigkeit handelt es sich i. d. R. um Mischfinanzierung nach den Sozialgesetzbüchern.

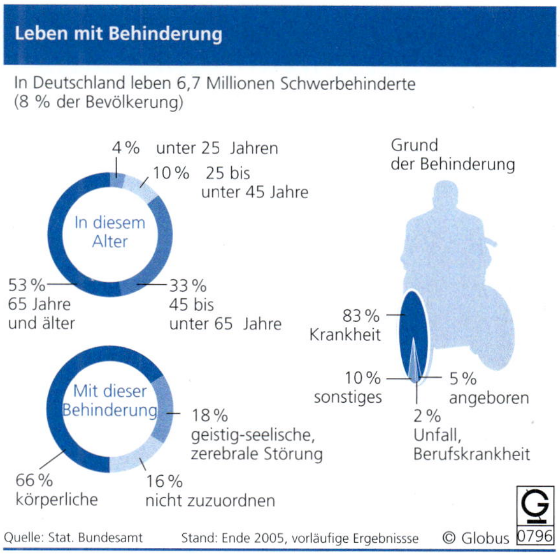

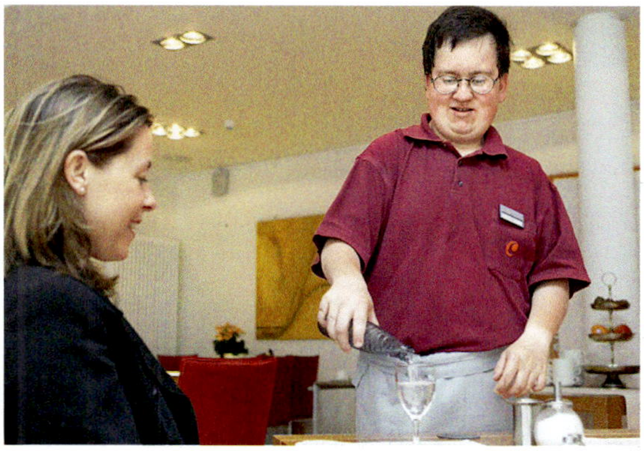

Kellner im Restaurant

Der rechtliche und damit auch der finanzielle Rahmen für die Rehabilitation der Menschen mit Behinderung wird durch das Sozialgesetzbuch (SGB) gesteckt. Es besteht aus den Büchern SGB I–XII. Die Rehabilitation von Menschen mit Behinderung wird in folgenden SGB-Büchern geregelt:

- SGB II+III, Bundesagentur für Arbeit
- SGB VI, Rentenversicherung
- SGB VII, Unfallversicherung
- SGB VIII, Jugendhilfe
- SGB IX, Behindertenhilfe
- SGB XII, Sozialhilfe

Die Übernahme der Kosten wird durch die verschiedenen Sozialgesetzbücher geregelt.

Der Heimeinzug

Aktive Vorbereitung

Bevor Menschen auf Dauer in eine stationäre Einrichtung ziehen, werden sie oft von Ängsten und vielen Fragen bewegt. Das gilt besonders für Altenheime, die vielfach unter einem schlechten Ruf leiden. Entsprechend gehen alte Menschen oft sehr spät und mit großen Vorbehalten in eine Einrichtung, wenn es keine Alternative mehr gibt. Dagegen stellt sich immer wieder heraus, dass die Eingewöhnungsphase deutlich leichter fällt, wenn die Betroffenen ihren Heimeinzug noch aktiv mitgestalten können. Dann können auch die Vorteile gesehen und genutzt werden.

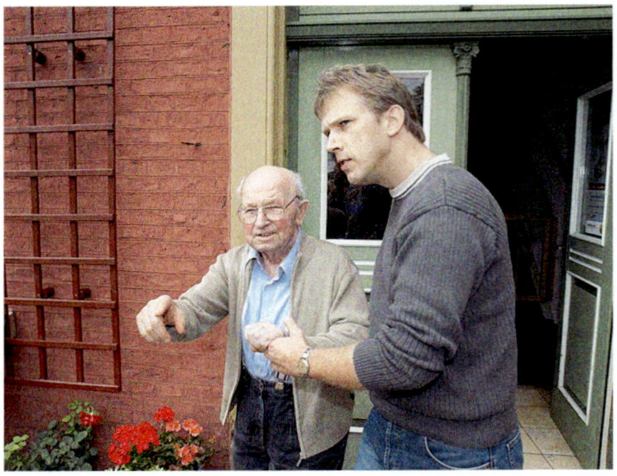

„Wie lange werde ich zu Hause noch zurechtkommen?"

Gründe für den Heimeinzug

Zu den wichtigsten Gründen, in ein Heim ziehen zu wollen, zählt die Vorstellung, nicht mehr für den Haushalt verantwortlich zu sein. Endlich fallen beschwerliche Aufgaben wie Putzen, Einkaufen oder Kochen weg. Auch die geliebte Gartenarbeit wurde auf die Dauer zu anstrengend. Stationäre Pflegeeinrichtungen bieten verschiedene Möglichkeiten der Unterstützung. Die Angebote reichen von haushaltsnahen Dienstleistungen im eigenen Appartment bis zur vollständigen Übernahme der Versorgung auf der Pflegestation.

Mit zunehmendem Alter steigt die Wahrscheinlichkeit, dass jemand ohne Partner lebt, weil dieser verstorben ist. Die Wohnung kann auf Grund körperlicher Einschränkungen immer seltener verlassen werden, die Betroffenen vereinsamen in steigendem Maße. Es fehlen die Ansprechpartner, das Fernsehen wird zum „Guckloch" in die Welt.

In den Einrichtungen dagegen besteht die Möglichkeit, neue Kontakte zu anderen Bewohnern herzustellen. Es gibt praktisch überall ein abwechslungsreiches Beschäftigungsangebot, das die Sinne und die Geselligkeit anregt.

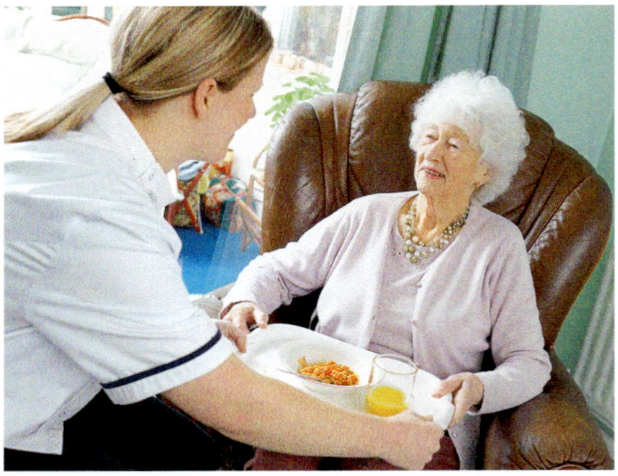

Endlich nicht mehr selbst kochen müssen …

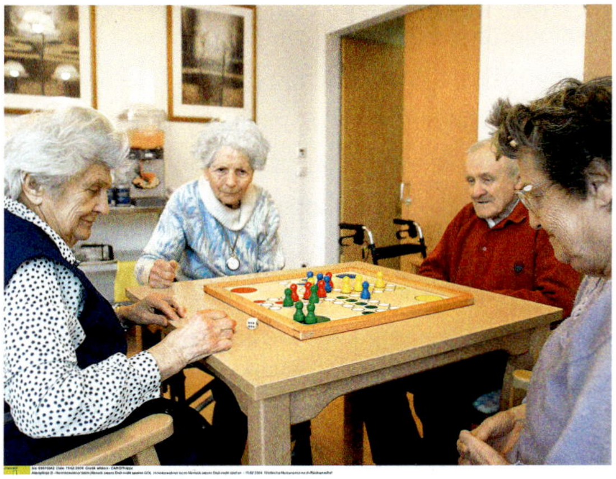

Gemeinsames Spielen fördert die Lebensfreude.

Kleine Checkliste Heimeinzug

Ort des Heimes: An welchem Ort, in welcher Stadt soll das Heim sein? Wohnen Angehörige in der Nähe? Gibt es eine gute Verkehrsanbindung? usw.

Art des Heims: Bei noch vorhandener Selbstständigkeit bieten sich betreutes Wohnen oder ein Altenwohnheim an. Ist bereits Pflegebedürftigkeit gegeben, muss das bei der Wahl berücksichtigt werden.

Probewohnen: Probewohnen bedeutet, im Heim der Wahl einige Tage leben und wohnen zu können, um sich möglichst realistisch ein Bild von der Atmosphäre und Versorgung machen zu können.

Wartezeiten: Wie lang sind die Bewerberlisten?

Eigene Möbel: Ist es möglich, eigene Möbel und Einrichtungsgegenstände mitzubringen?

Haustiere: Sind in dem Heim eigene Haustiere (Kleintiere) erlaubt? Gibt es Gemeinschaftshaustiere, wie z. B. Vögel, einen Hund usw.?

Kostenvereinbarungen: Ist die Einrichtung Vertragspartner der Versicherungsträger und welche Leistungen sind enthalten bzw. müssen extra bezahlt werden?

Träger des Heims: Wird ein kirchlicher, ein öffentlicher (z. B. Gemeinde) oder ein privater Träger bevorzugt? (Sofern es überhaupt eine Wahl gibt.)

Betreuung: Welche Pflege und Betreuungsdienste werden angeboten, gibt es hinreichend Beschäftigungsmöglichkeiten?

Personal: Welche Ausbildung haben die Führungskräfte? Wird genügend Pflegefachpersonal angeboten? Wie ist der Personalschlüssel und wird mit dem Heimbeirat ↗ S. 571 auch wirklich zusammengearbeitet?

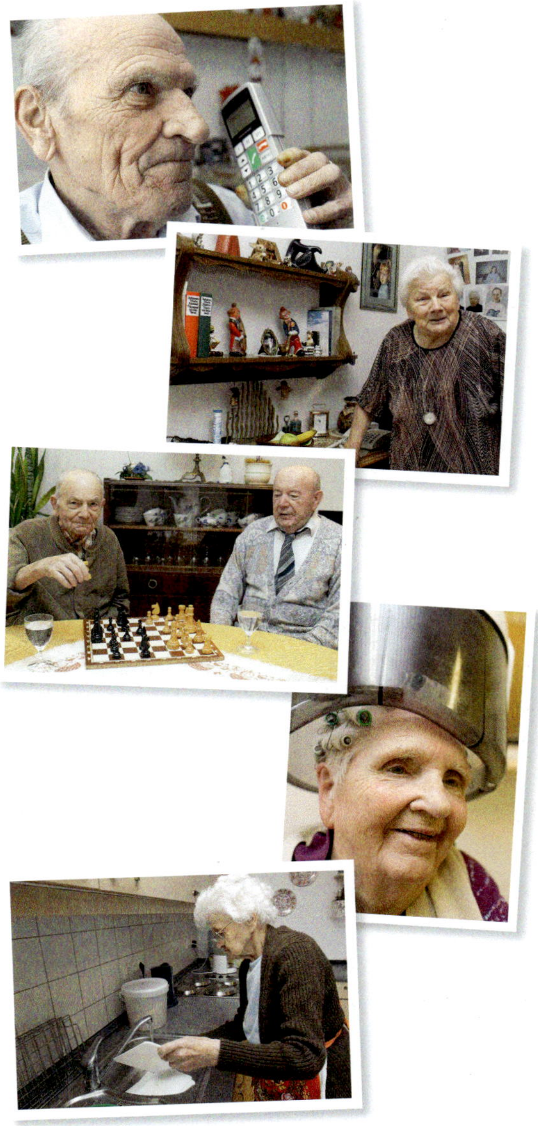

www.bmfsfj.de
> Service
> Publikationen
Die vom Bundesministerium für Familie, Senioren, Frauen und Jugend bereitgestellten Broschüren „Leben und Wohnen für alle Lebensalter" und „Auf der Suche nach der passenden Wohn- und Betreuungsform – Ein Wegweiser für ältere Menschen" enthalten wertvolle Hinweise zu Formen des Wohnens und Lebens in betreuenden Einrichtungen.

Die Eingewöhnungsphase

Die Eingewöhnungsphase nach einem Einzug in ein Heim hängt wesentlich davon ab, ob dieser freiwillig und geplant oder unfreiwillig und akut erfolgt, z. B. auf Grund verstärkter Pflegebedürftigkeit nach einem Krankenhausaufenthalt. Der Gesundheitszustand und finanzielle Mittel spielen ebenso eine Rolle wie das Lebensalter.

Es geschieht nicht selten, dass Pflegende einen neuen Bewohner oder jemanden, der erstmals pflegebedürftig ist, als missmutig, unkooperativ oder niedergeschlagen erleben. Daraus sollten sie aber nicht schließen, dass diese Person „eben so sei". Vielmehr sollten sie sich jedes Mal neu klarmachen, dass dieser Mensch in einer besonderen und schwierigen Situation ist, an die er sich erst gewöhnen muss.

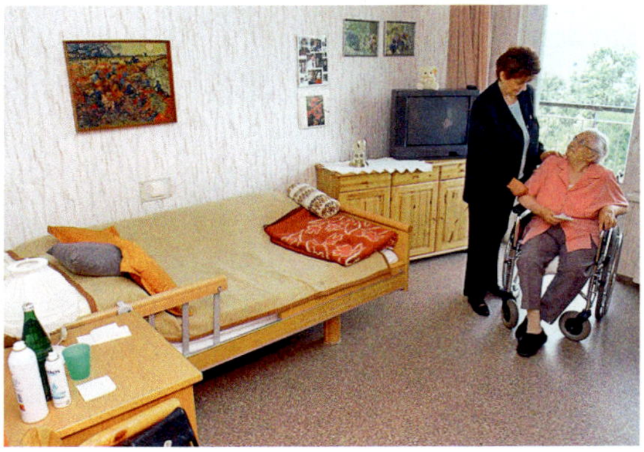

Die Wahl des Altenheims ist auch eine Kostenfrage – das Angebot reicht von eher einfachen Varianten …

Unterstützung beim Heimeinzug

Beim Heimeinzug können i. d. R. nur wenige Möbel und persönliche Dinge des Hausstandes behalten werden. Übernehmen die Angehörigen den Umzug und die Auflösung des bisherigen Haushalts, können sie bei der Einrichtung und Gestaltung des neuen Zimmers/Appartements mitwirken. Am Tag des Einzugs sollte eine Unterstützung durch Hausmeister/-techniker oder Hauswirtschafterin gewährleistet sein.

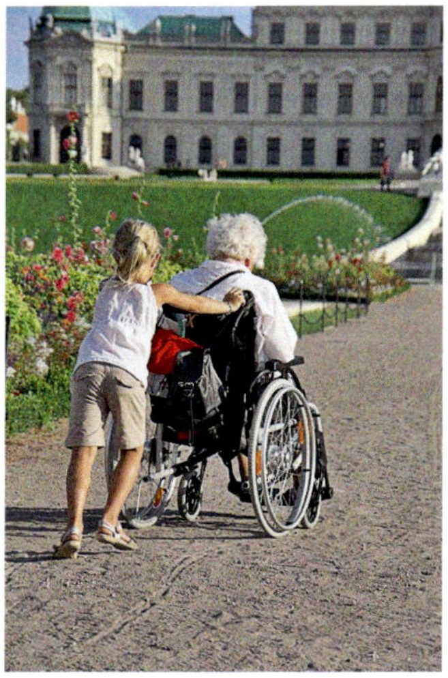

… bis hin zu Altenheimen mit gehobener Ausstattung.

Sie können den Pflegebedürftigen wie folgt beim Einzug unterstützen:

- Stellen Sie sich mit Namen und Funktion vor.
- Bieten Sie einen ersten Rundgang durch den Wohnbereich und ggf. das Heim an und stellen Sie dem Pflegebedürftigen Ihre Kollegen, die Mitbewohner des Wohnbereichs sowie die Heimbeiratsmitglieder vor.
- Händigen Sie dem Pflegebedürftigen und den Angehörigen notwendiges Informationsmaterial aus.
- Erklären Sie technische Gegebenheiten der Sanitäranlagen.
- Zeigen Sie dem Pflegebedürftigen, wo Hilfsmittel, wie z. B. ein Rollator, abgestellt werden können.

Hinweis Pflegeeinrichtungen unterstützen häufig eine möglichst stressarme Eingewöhnung, indem sie jedem Neuankömmling eine Bezugspflegeperson ↗ S. 141 zur Seite stellen.

Das Heim als Institution

Heime sind Institutionen, die für die Erfüllung der Bedürfnisse von Bewohnern zuständig sind. Gleichzeitig müssen sie wirtschaftlich arbeiten, da nicht unbegrenzt Geld zur Verfügung steht. Nicht immer geht das reibungslos zusammen.

So wurde z. B. in vielen Einrichtungen die Zubereitung der Mahlzeiten an externe Dienstleister vergeben. Das spart Kosten, nimmt aber den Bewohnern eine vertraute Beschäftigungsmöglichkeit, weil vielerorts keine hauseigene Küche mehr zur Verfügung steht.

Weiterhin gibt es verschiedene Regelungen, die den Gewohnheiten der Bewohner entgegenstehen können. Dazu gehören die zeitlichen Vorgaben der Mahlzeiten, ein Rauch- oder Alkoholverbot, feststehende Arbeitsabläufe usw. Diese Regeln sind für pflegeunabhängige Bewohner i. d. R. nicht so problematisch, wenn sie sich noch frei bewegen können. Schwerwiegender sind sie für jene, die auf die Hilfe der Pflegenden angewiesen sind und von denen erwartet wird, dass sie sich den Gepflogenheiten eines Heimes anpassen.

Nicht zuletzt ist die Privatsphäre im Gegensatz zum Leben daheim deutlich eingeschränkt, das gilt besonders in Pflegeabteilungen.

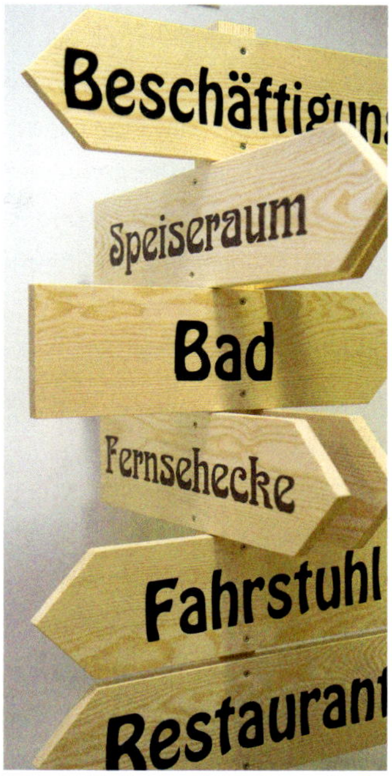

Gut sichtbare Schilder zeigen, „wo es langgeht"

Erleichtern Sie den Umgang mit den institutionellen Gegebenheiten, indem Sie

- heiminterne Regelungen erläutern und ggf. begründen,
- die bisherigen Gewohnheiten erfragen und gemeinsam einen neuen Tagesablauf planen,
- flexibel reagieren, z. B. das Mittagessen zum gewünschten Zeitpunkt aufwärmen,
- wenn möglich, Ihre Zeitabläufe nach den Bewohnergewohnheiten ausrichten, z. B. bei der morgendlichen Körperpflege mit den „Frühaufstehern" beginnen und die „Langschläfer" zum Ende der Runde versorgen und
- individuelle Wünsche soweit wie möglich berücksichtigen.

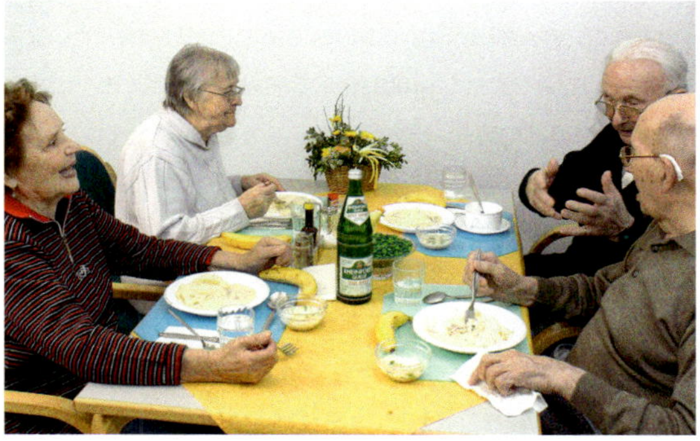

Mahlzeiten zu festen Zeiten bedeuten für viele Bewohner eine Umstellung.

Institution Einrichtung (Organisation), die die Abläufe der dazu gehörigen Menschen in einer bestimmten Weise regeln. Zum Beispiel regelt die Institution Pflegeheim einerseits die Arbeitszeitabläufe der Mitarbeiter, sie regelt aber auch den Tagesablauf der Bewohner.

Anpassung an die Heimbedingungen

Jede Einrichtung hat ihre eigenen Regeln, die das Zusammenleben der Bewohnerinnen organisieren. Die Bewohner müssen daher zumindest auf einen Teil ihrer Selbstbestimmung verzichten. Das verlangt von den neu Einziehenden eine hohe Anpassungsleistung, je nachdem, wie groß ihre persönlichen Einschränkungen sind. Viele von ihnen reagieren darauf mit Stress. Das gilt in besonderem Maße für Menschen mit demenziellen Veränderungen, die oft nicht mehr nachvollziehen können, was mit ihnen geschieht.

In der Eingewöhnungsphase kommt es entsprechend häufiger zu einer Verschlechterung bestehender Beschwerden. Depressionen ↗ S. 480 nehmen ebenso zu wie Verwirrtheitszustände ↗ S. 486. Die Pflegeabhängigkeit steigt, Beschwerden wie Inkontinenz ↗ S. 285 nehmen zu, das Sturzrisiko ↗ S. 238 steigt.

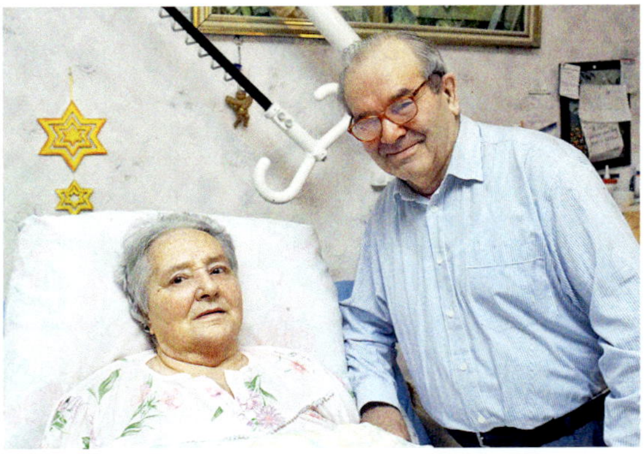

Wie wird das Zusammenleben, wenn Paare nur einen Raum zur Verfügung haben?

Verschlechterung des Allgemeinzustandes

Erfolgt der Einzug in ein stationäres Zuhause auf Grund gesundheitlicher Verschlechterung oder ohne Vorbereitung, ist das Gefühl, nicht mehr gesund zu werden, mit bleibenden Beeinträchtigungen und Beschwerden leben zu müssen, nur schwer auszuhalten. Der Gedanke, das gewohnte Zuhause verlassen zu müssen und von Pflege abhängig zu sein, verstärkt negative oder depressive Gefühle, die auf das Heim und die Pflegenden übertragen werden können. Zeigen Sie Verständnis und lassen Sie dem Bewohner Zeit, sich einzugewöhnen.

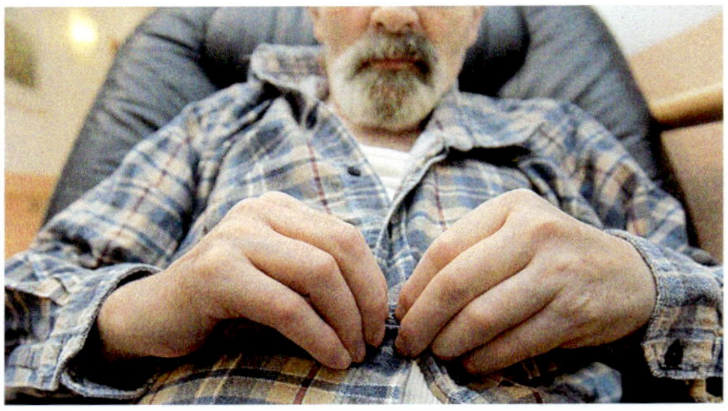

Der wachsende Pflegebedarf beginnt oft bei Kleinigkeiten wie dem Zuknöpfen des Hemdes.

Eingeschränktes Selbstwertgefühl

Beeinträchtigungen, die eine selbstständige Lebensführung behindern, nagen am Selbstwertgefühl. Viele Menschen beziehen ihr Selbstverständnis aus den Leistungen, die sie im Leben erbracht haben. Im Heim dagegen sind sie Bewohner, deren Geschichte und Biografie zwar beeindrucken kann, aber letztlich werden von Pflegenden und Angehörigen ihre Defizite vermehrt wahrgenommen. Und nicht zuletzt orientieren sich die Betroffenen selbst mehr an ihren Mängeln als an ihren Möglichkeiten. Wirken Sie dem mit einer ressourcenorientierten ↗ S. 71 Haltung entgegen.

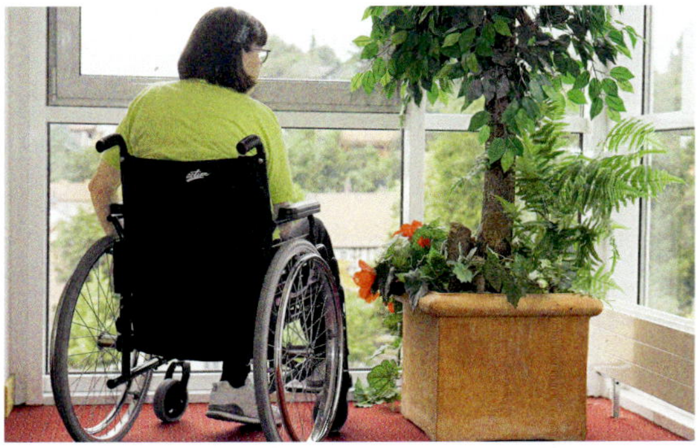

Nicht immer lindert eine freundliche Umgebung den Schmerz um die verlorene Gesundheit.

Immer muss man Rücksicht nehmen

Menschen, die zunächst eine Tagesstätte ↗ S. 572 besuchen, stellen bald fest, dass sie sich ihre Mitbesucher nicht aussuchen können. Im Heim wird das noch offensichtlicher. Das ist wie an einem Arbeitsplatz, wenn ganz verschiedene Menschen zusammentreffen und keiner von ihnen hat sich die Kollegen ausgesucht. Der entscheidende Unterschied besteht darin, dass ein berufliches Zusammensein nach der Dienstzeit zu Ende ist.

Das gilt für Menschen im Heim nur noch sehr begrenzt. Obwohl sie dort zu Hause sind, sind die Möglichkeiten, sich nur mit persönlich sympathischen Menschen zu umgeben, deutlich gemindert. In gemeinsamen Aufenthaltsräumen, bei gemeinsamen Mahlzeiten treffen sie auf ihre Mitbewohner und müssen damit zurechtkommen. Gleichzeitig wird im Interesse aller erwartet, dass bestimmte Regeln eingehalten werden – unabhängig davon, wie die Bewohner früher ihr Leben gestaltet haben.

Die Heimbewohner untereinander entwickeln eine eigene Dynamik entsprechend des Gruppenprozesses ↗ S. 42. Berücksichtigen Sie die Sympathien und ggf. Antipathien, z. B. bei der Zuteilung von Plätzen im Speisesaal oder bei der Planung von Gruppenaktivitäten.

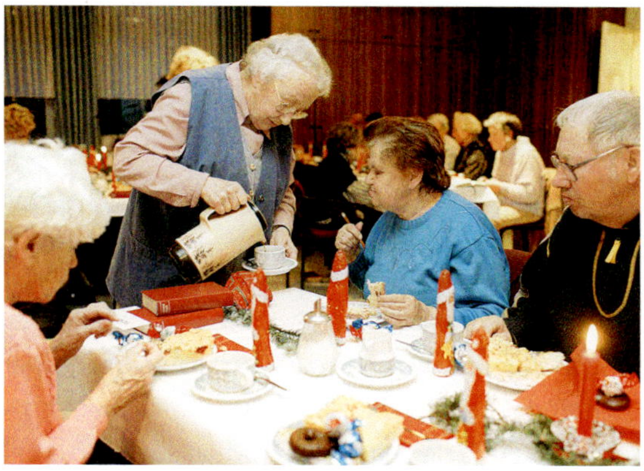

Ein freundlich gedeckter Tisch erleichtert auch sehr verschiedenen Menschen das Zusammensein bei den Mahlzeiten.

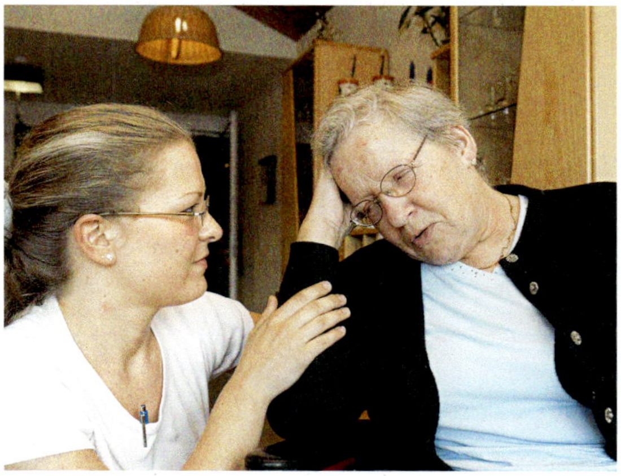

„Ich habe oft Schmerzen und weiß, dass ich bald sterben werde."

Endstation?

Wer an ein Pflegeheim denkt, verbindet damit i. d. R. alte Menschen. Allerdings gibt es in den Einrichtungen auch jüngere Menschen, die auf Grund von Krankheit, Unfall oder Behinderung eine dauerhafte stationäre Pflege benötigen. Für sie alle ist das Heim oft das letzte Zuhause, die Endstation vor dem Tod. Das gilt auch, wenn der Tod noch weit entfernt scheint. Selbst bei bester Ausstattung und optimaler Versorgung im Heim erkennen die Menschen an sich und anderen, wie sich die Spuren von Alter und Krankheit immer weiter eingraben. Der Tod gehört in diesen Einrichtungen dazu und damit das mehr oder weniger ständige Wissen um die eigene Sterblichkeit. Der Umgang mit diesem Wissen bereitet vielen Menschen erhebliche Mühe. Viele Einrichtungen pflegen inzwischen einen offenen Umgang mit dem Thema Sterben und Tod ↗ S. 522 und haben eine eigene Kultur mit dem Thema „Sterben" entwickelt.

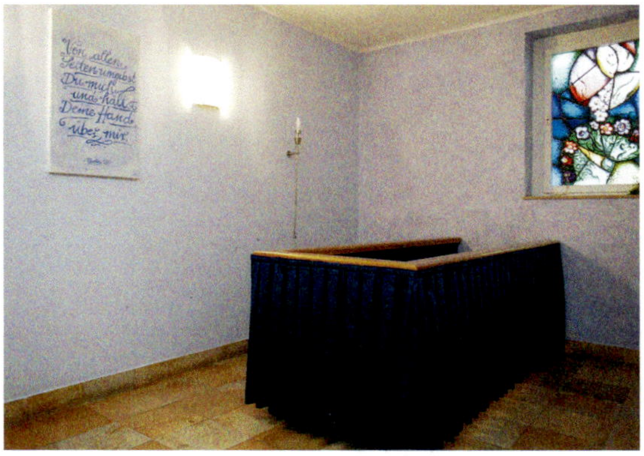

Ein Abschiedsraum bietet Angehörigen, Freunden oder auch nahe stehenden Pflegefachkräften die Möglichkeit, sich von dem Verstorbenen zu verabschieden.

Hinweis Die eigene Sterblichkeit tritt im Heim stärker in das Blickfeld der Bewohner.

Die Angehörigen

Sorgen und Ängste

Für die meisten Menschen gilt, dass Partner, Familienangehörige und Freunde die wichtigsten Bezugspersonen sind. Es gibt nur wenige Ausnahmen, nämlich jene Menschen, die mit anderen weitgehend „nichts am Hut haben". Entsprechend lösen krankheits- oder altersbedingte Veränderungen und beginnende Pflegebedürftigkeit bei allen Beteiligten starke Emotionen aus. Es ist ein Gemisch aus Sorge, Angst, Überforderung, Erschrecken, Zuneigung oder Abwehr, dem sich nur die wenigsten entziehen können.

Wachsende Pflegebedürftigkeit eines angehörigen Menschen wird meist krisenhaft erlebt. Der Grund dafür kann sein, dass man damit überhaupt nicht gerechnet hatte. Oder auch, weil man überzeugt war, die Pflege selbst gewährleisten zu können und jetzt die eigene Überforderung erkennen muss.

Die familiäre Beziehung kehrt sich oft regelrecht um: Waren früher die Eltern für die Kinder zuständig, müssen jetzt Sohn oder Tochter Verantwortung für die Eltern übernehmen.

Auch die Arbeitsteilung zwischen (Ehe)Partnern ändert sich oft, wenn etwa die Frau unvorbereitet alle finanziellen Dinge übernehmen muss, die doch der Mann 40 Jahre lang gemacht hatte, wozu er aber wegen eines Schlaganfalls plötzlich nicht mehr in der Lage ist.

Angehörige können in ein tiefes Loch fallen, wenn sie die Pflege und Betreuung durch den Heimeinzug abgeben. Vermitteln Sie auf Wunsch den Kontakt zu anderen Angehörigen, weisen Sie auf Angebote von Selbsthilfegruppen oder auf andere Möglichkeiten der sozialen Unterstützung ↗ S. 566 hin.

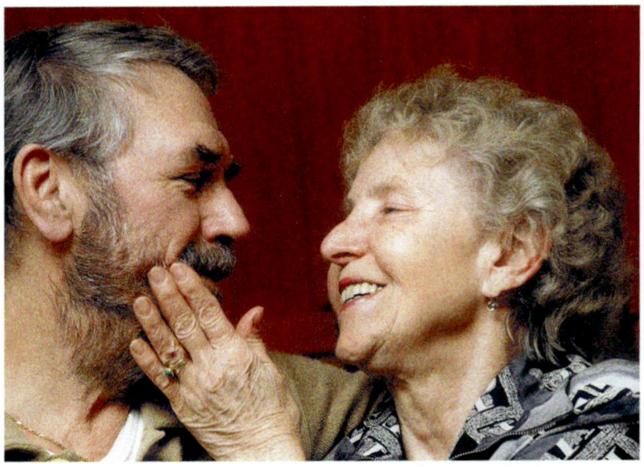

Nicht immer ist die Beziehung zwischen Angehörigen so harmonisch, dennoch bleibt sie oft die wichtigste Form der Begleitung.

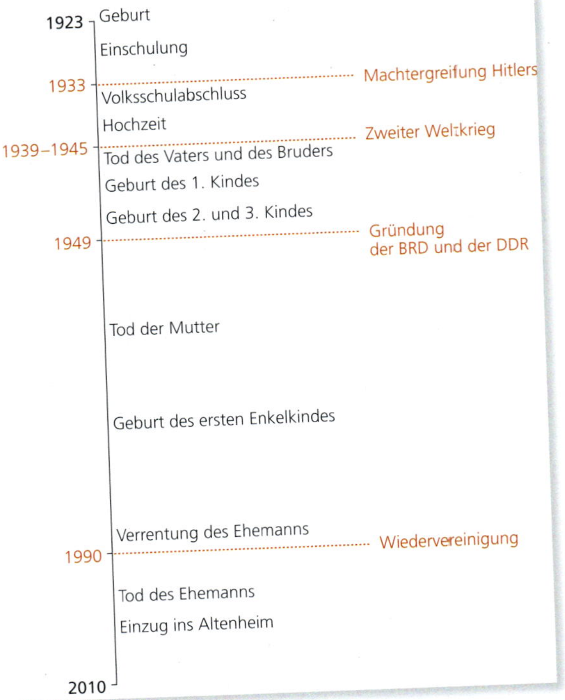

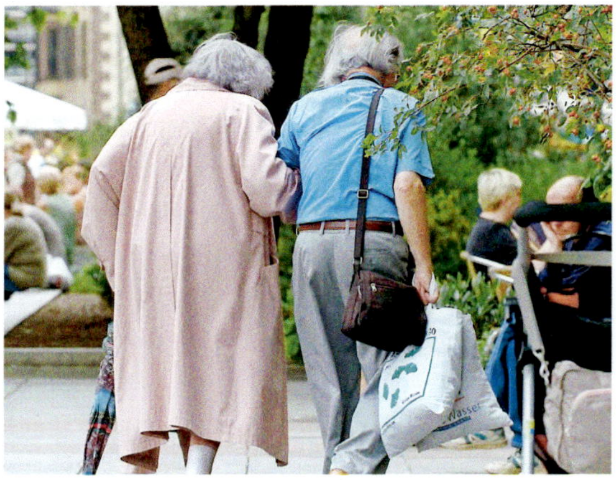

Die Sorge füreinander wird im Laufe der Zeit mühsamer.

Darf ich meinen Vater, meine Frau, meine Tochter in ein Heim geben?

Für die meisten Menschen ist die Heimeinweisung eines pflegebedürftigen Angehörigen problematisch. Oft quälen sie widerstreitende Gefühle, wenn sich herausstellt, dass die Betreuung zu Hause entweder nicht (mehr) zu gewährleisten oder der Pflegende auf Dauer überfordert ist. Folgende Gedanken und Gefühle treten häufig auf:

- Schuldgefühle: „Darf ich das meinem Angehörigen antun?"
- Ein Versprechen in besseren Tagen: „Du musst niemals ins Heim!"
- Selbstvorwürfe: „Hätte ich doch ...!"
- Sich körperliche und psychische Überforderung einzugestehen, heißt, eigene Grenzen anerkennen müssen.
- Aggressionen gegenüber Pflegebedürftigen, weil das eigene (gesunde) Leben wegen des anderen zunehmend aufgegeben werden muss
- Fremdheitsgefühle gegenüber dem Pflegebedürftigen (z. B. wegen Persönlichkeitsveränderung bei bestimmten Krankheitsbildern)
- Wechselbad zwischen Erleichterung und Versagensgefühlen
- Trennungsschmerz und Verlustgefühl, weil nichts mehr so wird, wie es war

Die Kinder sind selbst schon oft in einem Alter, in dem gesundheitliche Beschwernisse relativ häufig auftreten. Oder sie wohnen aus beruflichen Gründen weit entfernt, haben ihre eigenen Familien oder die Wohnung ist zu klein. Die Gründe sind so vielfältig wie die verschiedenen Lebensumstände, aber am schwierigsten bleibt die Angst, dem geliebten Menschen mit dem Heim „etwas anzutun".

Die Kurzzeitpflege bietet Angehörigen und Pflegebedürftigen die Möglichkeit, bereits vor einem Heimeinzug die Entwicklung zu testen und dem Pflegebedürftigen die Vorteile einer Rund-um-die-Uhr-Betreuung erfahren zu lassen.

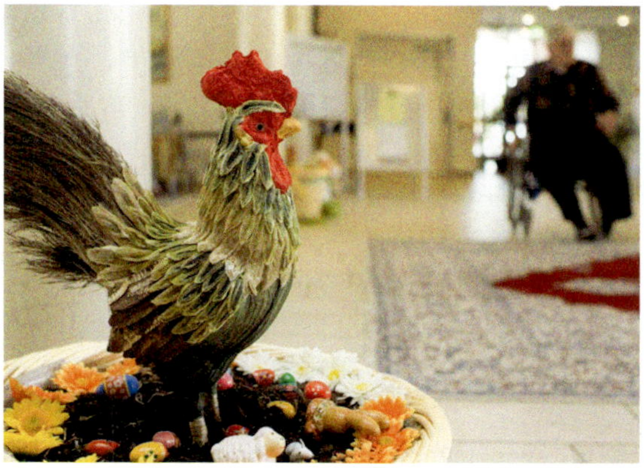

Einen Angehörigen ins Heim zu bringen, kostet viel Kraft und ist von Sorge um dessen Wohl geprägt.

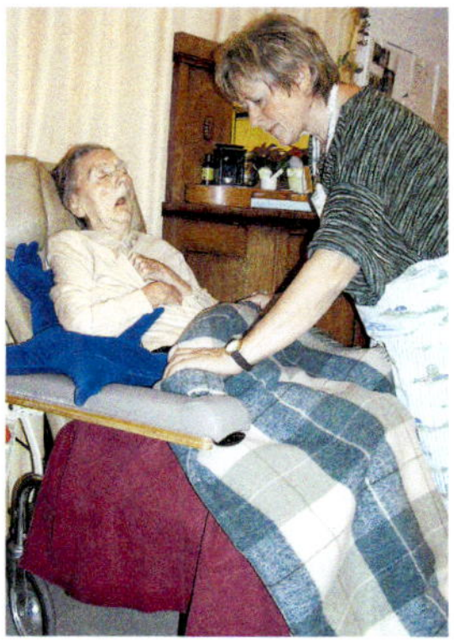

Die Pflege eines Menschen mit fortschreitender Demenz ist aufwändig und belastend.

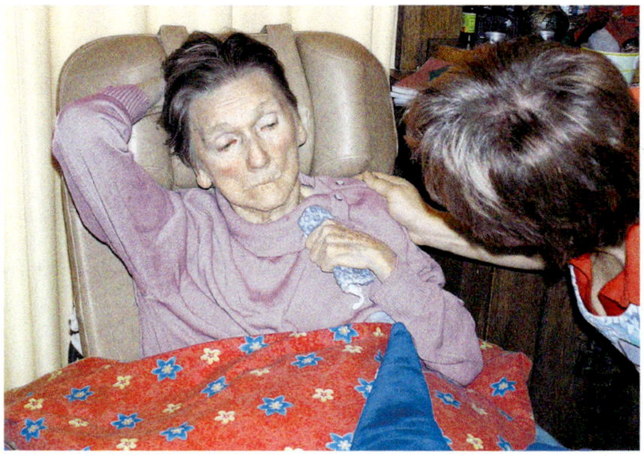

Es ist schwer, die eigene Mutter so abhängig zu erleben.

Hinweis Die Beziehung zwischen den Angehörigen und der pflegebedürftigen Person wird mit der Heimeinweisung oft auf eine harte Probe gestellt. Pflegende können hier „Brückenbauer" sein.

Die Suche nach dem richtigen Heim

Akzeptiert eine pflegebedürftige Person freiwillig einen Umzug ins Heim, lässt sich das recht gut organisieren. Ungleich schwerer ist die Entscheidung zu treffen, wenn sie gegen den Willen des Betroffenen erfolgt, was z. B. bei fortgeschrittener Demenz unumgänglich werden kann. Es beginnt die Suche nach einer geeigneten Einrichtung (Kleine Checkliste Heimeinzug ↑ S. 575):

- Welches Heim ist überhaupt geeignet? Ist es gut erreichbar, damit regelmäßige Besuche möglich sind?
- Wie ist die Pflege im Heim? Gibt es genügend ausgebildetes Personal?
- Wird sich der Betroffene dort wohlfühlen?
- Können eigene Einrichtungsgegenstände mitgenommen werden?
- Welchen finanziellen Spielraum gibt es?

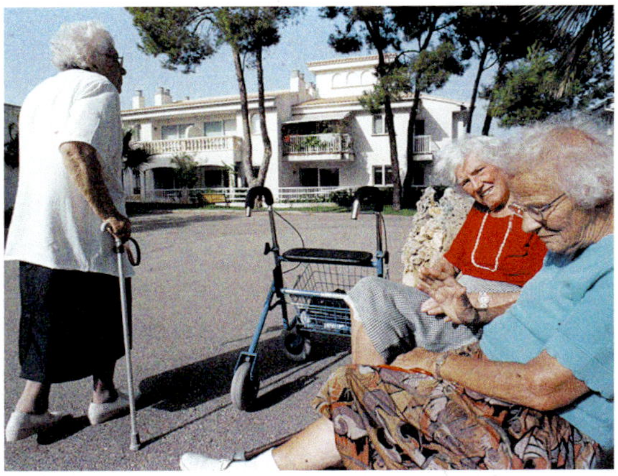

Die Suche nach einer geeigneten Einrichtung hängt auch vom Gesundheitszustand der pflegebedürftigen Person ab.

Abschied von Vertrautem

Angehörige unterschätzen oft den Abschied von Vertrautem, dem Verlustgefühl, das sich einstellen kann, wenn die betreffende Person plötzlich nicht mehr zu Hause ist. Wenn Eltern nicht mehr in dem Haus der eigenen Kindheit leben, ist diese endgültig beendet. Die Wohnung muss aufgelöst werden, Erinnerungen werden wach und wollen abschiedlich durchlebt werden. Der angehörige Mensch hat sich im Zuge wachsender Pflegebedürftigkeit oft sehr verändert, der Heimeinzug bedeutet einen einschneidenden Abschnitt mit der Sicht auf Endgültigkeit.

Noch schwieriger scheint es, wenn betagte Eltern ihre erwachsenen behinderten Kinder aus Altersgründen „weggeben" müssen, weil sie die Versorgung, die sie oft über Jahrzehnte selbst gemacht haben, nicht mehr gewährleisten können. Die Wohnung wirkt leer und verlassen, das eigene Dasein verliert dann scheinbar seinen Sinn, weil der gewohnte Ablauf verloren geht.

Andere Angehörige wiederum erleben den Heimeinzug als Entlastung. Endlich können sie sich wieder um ihr eigenes Leben kümmern, Hobbys und Sozialkontakte wieder beleben.

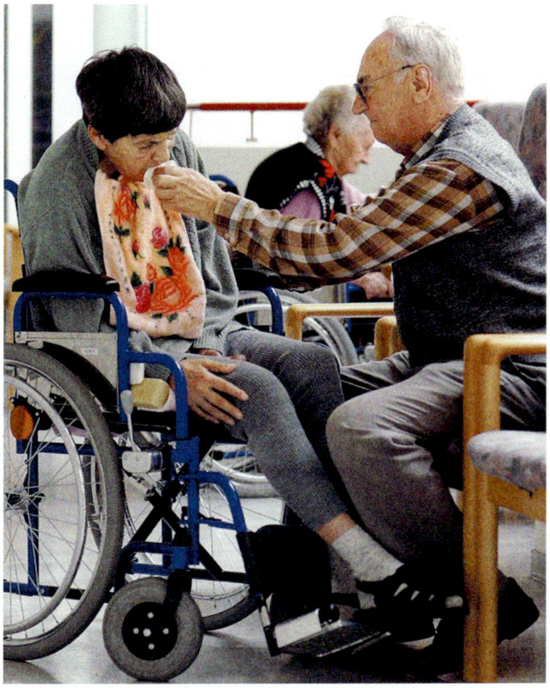

Eltern fällt der Auszug ihrer erwachsenen Kinder mit einer Behinderung in eine Einrichtung oft schwer, auch wenn es dort ein großes Angebot und gute Betreuung gibt.

Hinweis Nicht nur pflegebedürftige Menschen müssen mit Verlusten leben lernen, auch die Angehörigen „verlieren" manchmal einen Teil ihrer vertrauten Normalität einen Teil ihrer Aufgaben und auch Kontrollmöglichkeiten.

Einbindung der Angehörigen in die stationäre Betreuung

Entsprechend der hohen Bedeutung der Angehörigen ist deren Integration, also ihre Einbindung in die Betreuung, sehr wichtig. Das gilt nicht nur für den Heimaufenthalt, sondern auch zu Hause oder in den Tagesstätten. Gelingt es, die Angehörigen zu integrieren, wird die Pflege besser und die Zufriedenheit aller steigt.

Für die Bewohner stellen die Angehörigen und Freunde die **Verbindung nach „außen"** und den Bezug zu ihrem früheren Leben dar. Das gibt emotionale Sicherheit und fördert Vertrauen.

Für die Pflegenden bieten sich Angehörige und Freunde als wichtige und ergänzende Informationsquelle an, weil diese viel Erfahrung und Wissen über die pflegebedürftige Person aus deren bisherigem Leben einbringen können. Das ist insbesondere bei demenzieller Veränderung hilfreich, weil Biografiearbeit ↗ S. 585 mit den Betroffenen selbst nur noch sehr begrenzt möglich ist.

Information und Beratung der Angehörigen sind Aufgaben der Pflegefachkräfte. Daher sollte auch immer eine Pflegefachkraft die Bezugsperson für einen Bewohner und dessen Angehörige sein. Das heißt aber nicht, dass Pflegeassistentinnen nicht auch einen erheblichen Beitrag zur Integration leisten könnten. Da Letztere in vielen Fällen die Basispflege übernehmen, körpernahe Unterstützung leisten, Essen und Trinken anbieten, können sie bei diesen Tätigkeiten die Angehörigen ermutigen, dies auch zeitweilig – im Rahmen ihrer Möglichkeiten – zu übernehmen.

„Brücken zu bauen" gehört zu den Aufgaben aller Pflegenden, wenn das Verhältnis zwischen Bewohnern und Angehörigen von Spannungen geprägt ist (z. B. weil der Bewohner seiner Tochter nicht verzeihen will, dass sie ihn „ins Heim gesteckt hat").

Hinweis Pflegende unterliegen der Schweigepflicht ↗ S. 157 d. h., dass bei Auskünften gegenüber Angehörigen immer nachgefragt werden muss, wem Auskunft über was erteilt werden darf.

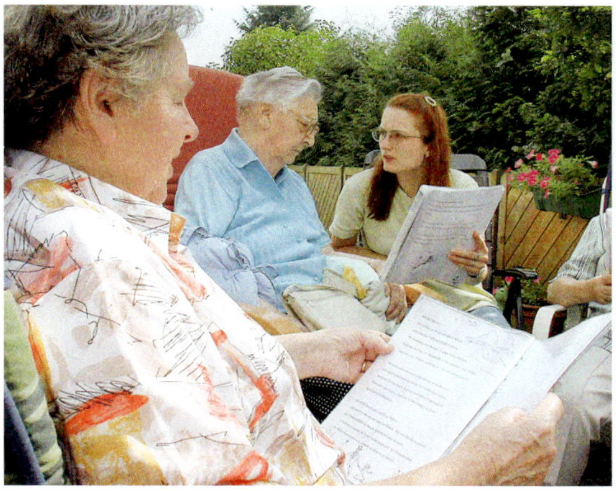

Angehörige und Freunde sind die Verbindung nach „außen", sie kennen das bisherige Lebensumfeld des jetzigen Heimbewohners.

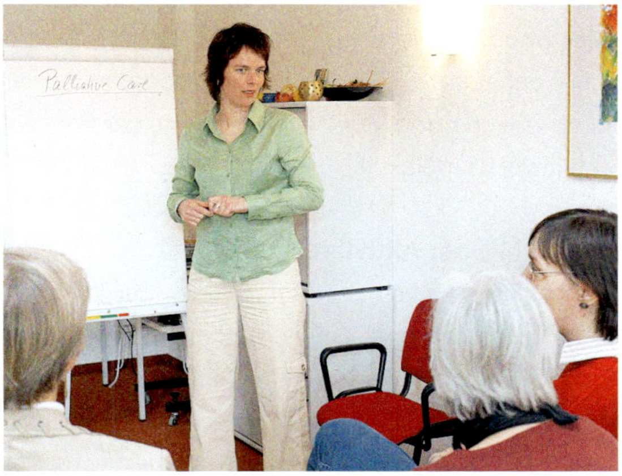

Viele Angehörige sind froh, wenn sie in ihrem Engagement ernst genommen werden und vielleicht zu dem einen oder anderen Thema etwas ausführlichere Information erhalten.

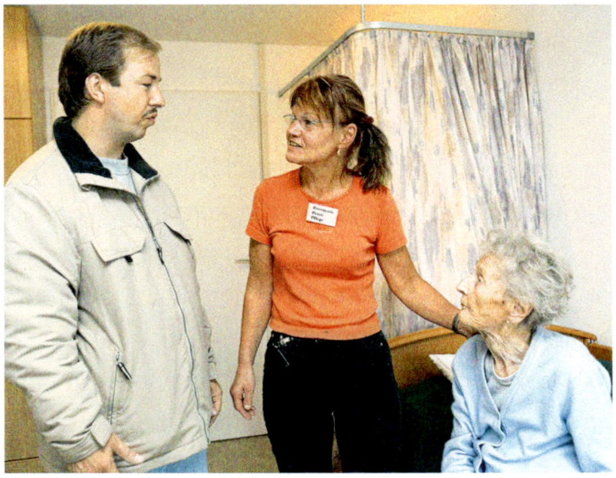

Pflegende vermitteln behutsam zwischen den Angehörigen, wenn sie erkennen, dass Spannungen, Unbeholfenheit oder Unsicherheit die Beziehung belasten.

Aktivierende Angebote

Die Bewohner einer stationären Einrichtung haben viel Zeit, die ihnen täglich zur Verfügung steht. Eine wichtige Aufgabe von Pflegenden ist es, diese Zeit gemeinsam mit ihnen sinnvoll zu gestalten und dadurch den Alltag zu strukturieren. Die Lebenszufriedenheit hängt nicht zuletzt auch davon ab, wie anregend und abwechslungsreich der Alltag organisiert ist. Gruppenangebote befriedigen darüber hinaus auch das Bedürfnis nach Gemeinschaft.

Ziel einer Aktivierung

Ziel einer jeden Aktivierung ist die Förderung der zeitlichen Orientierung, der Wahrnehmung, der Kreativität und Selbstständigkeit.

Auswahl einer Aktivierung

Eine Aktivierung berücksichtigt die individuellen Fähigkeiten und das Interesse der Bewohner. Ältere Menschen sind weniger energiegeladen und ermüden schneller als junge. Kleinere Aktivierungssequenzen sind deshalb oft angemessener und wirkungsvoller als eine groß angelegte Tagesaktivität (10-Minuten-Aktivierung ↗ S. 592).

Ablauf einer Aktivierung

Eine Aktivierung sollte möglichst nach folgendem (Zeit-)Schema ablaufen:

- **Aufwärmphase** (10–15 Minuten): Spielerisch gestaltete Eingangsphase, in der das geplante Angebot vorgestellt wird; bei regelmäßigen Zusammenkünften der Gruppe können gemeinsame Rituale für den Beginn entwickelt werden (Lied, kurze Runde zur aktuellen Befindlichkeit).
- **Aktivitätsphase** (40–60 Minuten): Durchführung des geplanten Angebots
- **Ausklangphase** (10–15 Minuten): Betrachtung und Würdigung des Geschaffenen (Bild, einstudiertes Lied, Tanzschritt) und Ausblick auf kommende Angebote; am Ende kann jeder Teilnehmer in 1–2 Sätzen beschreiben, wie ihm das Angebot gefallen hat und was er sich für das nächste Mal wünscht.

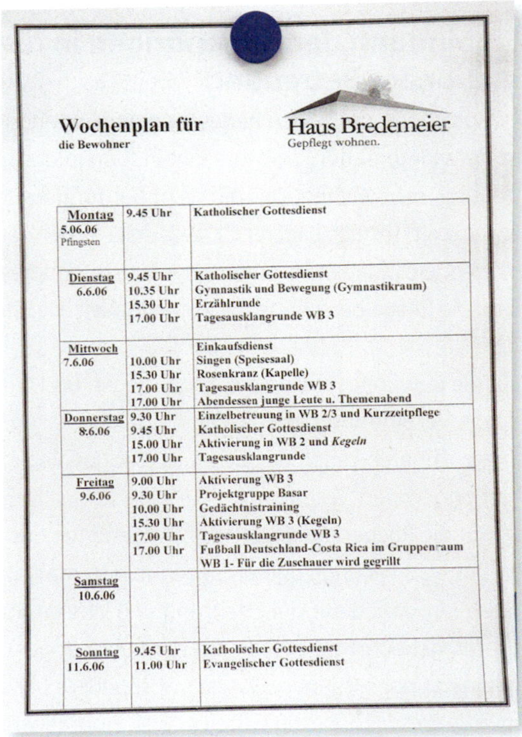

Wochenplan für die Bewohner

Haus Bredemeier
Gepflegt wohnen.

Montag 5.06.06 Pfingsten	9.45 Uhr	Katholischer Gottesdienst
Dienstag 6.6.06	9.45 Uhr 10.35 Uhr 15.30 Uhr 17.00 Uhr	Katholischer Gottesdienst Gymnastik und Bewegung (Gymnastikraum) Erzählrunde Tagesausklangrunde WB 3
Mittwoch 7.6.06	 10.00 Uhr 15.30 Uhr 17.00 Uhr 17.00 Uhr	Einkaufsdienst Singen (Speisesaal) Rosenkranz (Kapelle) Tagesausklangrunde WB 3 Abendessen junge Leute u. Themenabend
Donnerstag 8.6.06	9.30 Uhr 9.45 Uhr 15.00 Uhr 17.00 Uhr	Einzelbetreuung in WB 2/3 und Kurzzeitpflege Katholischer Gottesdienst Aktivierung in WB 2 und *Kegeln* Tagesausklangrunde
Freitag 9.6.06	9.00 Uhr 9.30 Uhr 10.00 Uhr 15.30 Uhr 17.00 Uhr 17.00 Uhr	Aktivierung WB 3 Projektgruppe Basar Gedächtnistraining Aktivierung WB 3 (Kegeln) Tagesausklangrunde WB 3 Fußball Deutschland-Costa Rica im Gruppenraum WB 1- Für die Zuschauer wird gegrillt
Samstag 10.6.06		
Sonntag 11.6.06	9.45 Uhr 11.00 Uhr	Katholischer Gottesdienst Evangelischer Gottesdienst

Übersichtliche Wochenpläne ermöglichen eine Orientierung.

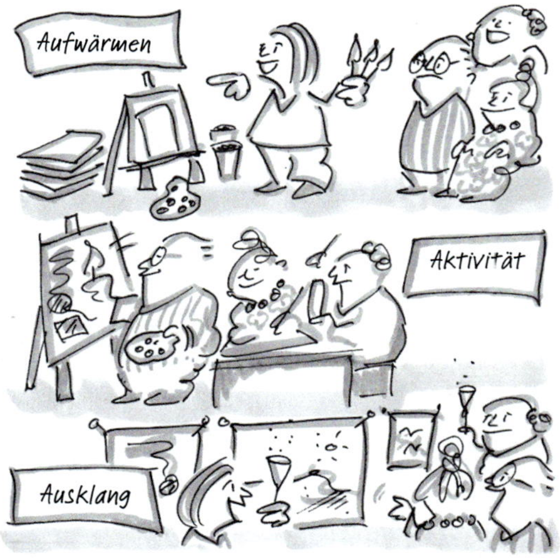

Unter Aktivierung werden hier Angebote für ältere Menschen verstanden, die Körper und Geist anregen.

Biografieorientierte Angebote

Biografieorientierung in der Pflege

Jede Erfahrung hinterlässt Spuren, die in unserem Handeln, Denken und Fühlen erkennbar sind und auch in der Weise, wie wir uns die Welt erklären und mit Konflikten und Krisen umgehen. Um einen Menschen verstehen und angemessen pflegen zu können, ist es hilfreich, etwas über seine Biografie – wenigstens in Auszügen – zu kennen.

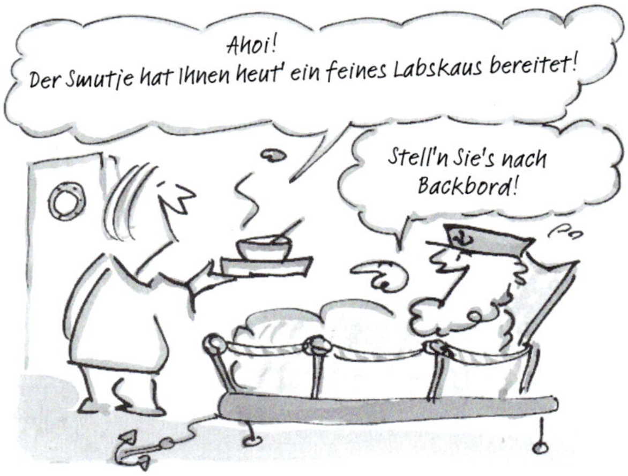

Biografische Anamnese

Jeder Mensch hat eine Biografie, auch wenn sie sich für Außenstehende nicht gleich erschließt. Menschen mit Demenz ↗ S. 584 haben Erinnerungslücken. Ihnen fehlt nicht nur die Erinnerung an Ereignisse aus ihrem Leben, sondern auch Wissen zum Selbst. Das Vergessen von Lebensabschnitten ist für den Betreffenden beängstigend. Es bedeutet einen Teilverlust seiner Identität ↗ S. 353. Biografische Lücken können Sie zusammen mit Angehörigen füllen. Aus Reaktionen von Betroffenen auf Aktivitäten (z. B. Waldspaziergang) oder Reize (z. B. Geruch von Reinigungsmitteln) lassen sich Hinweise auf bedeutsame Lebensereignisse erahnen. Es kann sinnvoll sein, diese Wahrnehmungen schriftlich festzuhalten, damit alle im Team darauf zurückgreifen können.

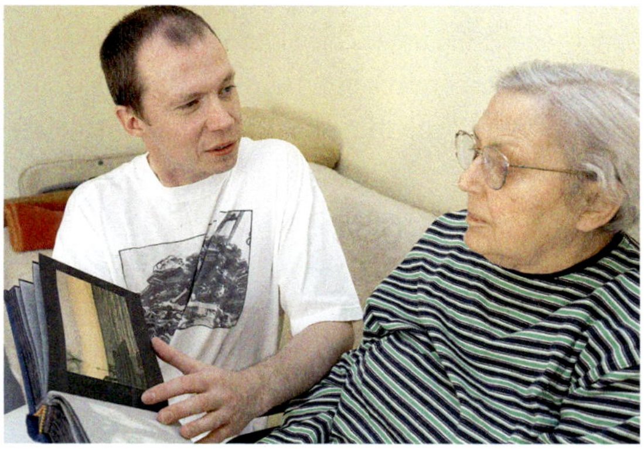

Alte Fotoalben können beim biografischen Interview als „roter Faden" dienen.

Biografisches Interview

Das biografische Interview dient dem Beziehungsaufbau zwischen Pflegenden und einem Bewohner. Es signalisiert ihm Interesse an seiner Person und unterstützt ihn in seiner Lebensrückschau. Ein biografisches Interview erfordert Zeit. Zu Gesprächsbeginn empfiehlt es sich, Fakten aus dem Lebenslauf (z. B. Heimatort, Beruf) zu erfragen. Anschließend ist es sinnvoll, einen Gesprächsschwerpunkt (z. B. Familienleben, Schulerfahrungen) zu setzen oder ein Thema aufzugreifen, welches den Betreffenden gerade beschäftigt. Als Gesprächstechniken ↗ S. 332 sind offene Fragen, aktives Zuhören und Paraphrasieren gut geeignet.

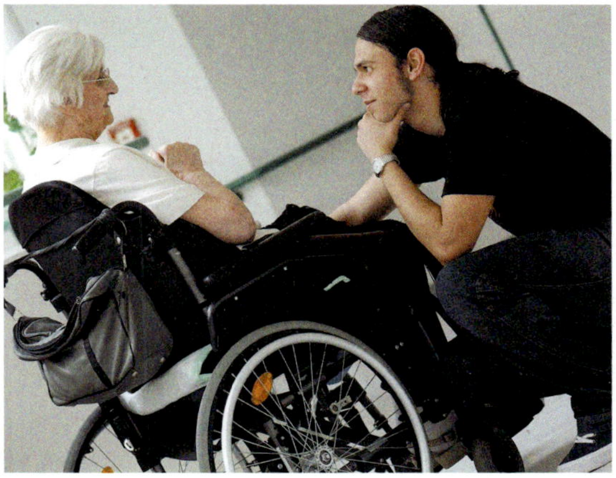

Jede Kontaktaufnahme, ob als Ankündigung einer Pflegemaßnahme oder als Beginn eines Gespräches, sollte möglichst auf Augenhöhe stattfinden, zugewandt und ggf. unterstützt durch eine Berührung.

Biografie Lebensbeschreibung

Familien- und hausarbeitsorientierte Tätigkeiten

Frauen, die ihr Leben lang für den Haushalt bzw. die Versorgung ihrer Familie verantwortlich waren, erfahren durch das Weiterführen hauswirtschaftlicher Tätigkeiten Selbstbestätigung. Dazu zählen z. B. Tätigkeiten rund um die Nahrungszubereitung, An- und Abdecken der Tische, Dekoration der Räumlichkeiten, Wäsche waschen, Kochen, Backen. Dem traditionellen Rollenbild von Männern entspricht eher das Arbeiten im Garten oder die Versorgung von Tieren. Hinweise darauf, wem Sie welches Angebot unterbreiten können, erhalten Sie u. a. aus der Biografie des jeweiligen Menschen.

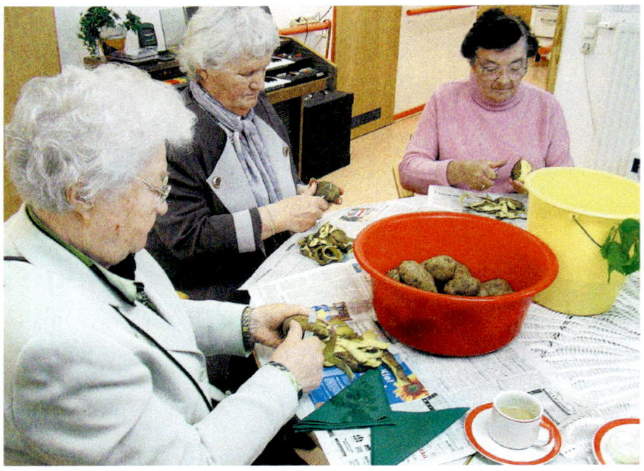

Im Alltag mithelfen – je nach den persönlichen Fähigkeiten und Vorlieben – kann für Bewohner sehr sinnvoll sein.

Handarbeit und Handwerk

Der Umgang mit unterschiedlichen Materialien wie Gips, Ton oder Farben wecken Lebensfreude und aktivieren Gedächtnis, Konzentration und Ausdauer. Auch die Feinmotorik wird geübt. Die fertigen Produkte können als jahreszeitliche Dekoration verwendet oder für eine Ausstellung genutzt werden. Die Angebote sollen nach Möglichkeit für den Bewohner sinnvoll sein. Sicherlich gibt es kleinere Reparaturen im Haus und Garten, die von den Bewohnern selbst erledigt werden können und vielleicht findet sich das eine oder andere Geschirrtuch, das es zu flicken gilt.

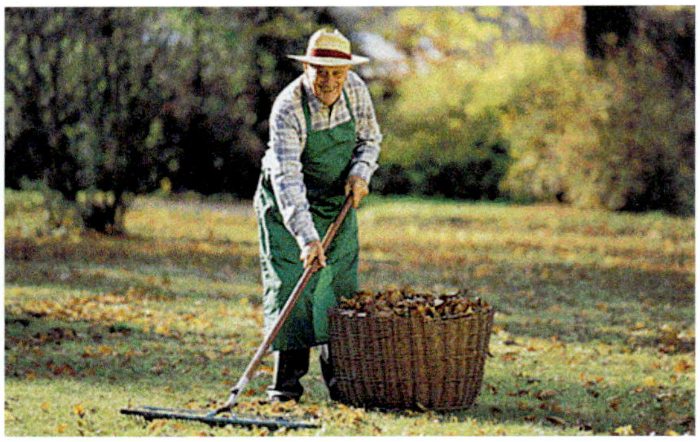

Sind ältere Menschen auf dem Land groß geworden, kann der Kontakt mit Tieren oder Natur viele Erinnerungen wecken.

Hinweis Für die Generation der heute über 70-Jährigen ist es oft noch „selbstverständlich", dass die hauswirtschaftlichen Aufgaben nach dem traditionellen Rollenbild verteilt sind. Setzen Sie diese Aufteilung jedoch nicht voraus, sondern erfragen Sie die individuellen Vorlieben und Gewohnheiten.

Biografisches Schreiben

Beim biografischen Schreiben werden die Bewohner gebeten, über einen ausgewählten Zeitpunkt in ihrem Leben zu schreiben. Da Erinnerungen alte Wunden aufbrechen können, ist es wichtig, dass der Gruppe eine Pflegefrachkraft zur Seite steht, die über geeignete Techniken der Gesprächsführung und Erfahrung im Steuern von Gruppenprozessen verfügt.

Beliebt ist auch das lebensgeschichtliche Nachdenken anhand eines Lebensbaums. Dazu werden Blätter verteilt, auf denen ein Baum abgedruckt ist. Die Eintragungen können Antworten auf folgende Fragen sein:

- Welche Früchte trägt mein Leben?
- Was bereitet mir Freude? Was macht mir Spaß?
- Was sind meine Wurzeln? Woraus schöpfe ich Kraft?

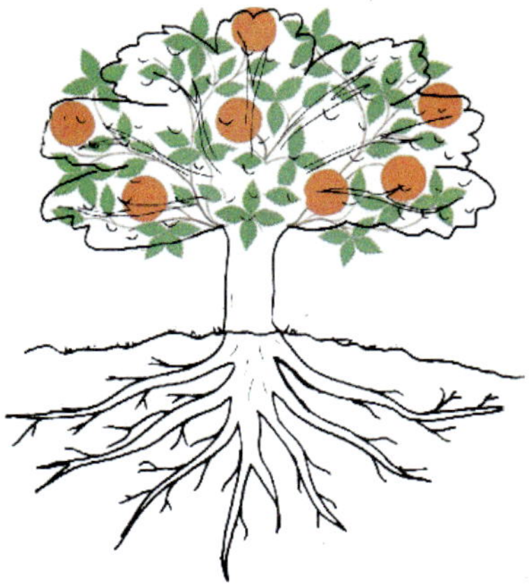

Im Rahmen des biografischen Schreibens kann ein Lebensbaum das Nachdenken über das eigene Leben bereichern.

Musisch-kulturelle Angebote

Musik liegt in der Luft

Beim Hören bestimmter Musikstücke oder Lieder werden Erinnerungen wach. Musikgruppen, die Ihnen heute viel bedeuten, werden Sie in einer späteren Phase Ihres Lebens in die Vergangenheit und in eine ganz bestimmte Stimmung zurückversetzen. Alten Menschen geht es ganz genauso. Das Abspielen von Hintergrundmusik scheint einen positiven Einfluss auf die Gedächtnisleistung zu haben. Musikhören regt zum Mitsummen oder Mitsingen an, auch wenn ein Mensch ansonsten nicht mehr spricht. Der Rhythmus geht in die Beine und animiert manch einen zu (Tanz-)Bewegungen. Das Erraten von Melodien und das Lernen neuer Liedertexte sind zugleich Gedächtnisübungen, die vielen Menschen Freude bereiten.

Wer nicht singen kann oder mag, kann den Chor mit Rhythmusinstrumenten wie Trommeln, Schellen oder Tamburinen begleiten. Auch das Improvisieren mit Besenstielen oder Topfdeckeln oder selbst gebauten Instrumenten (z. B. Joghurtbecher mit Reiskörnern) ist denkbar.

Tanzveranstaltungen („Tanztees") erfreuen sich gerade bei der älteren Generation großer Beliebtheit. Greifen Sie dabei auf die Erfahrung der Teilnehmer zurück und setzen Sie sie als Tanzlehrer ein.

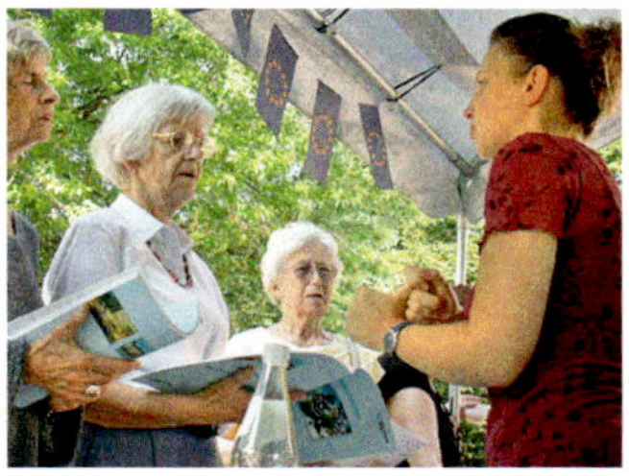

Die Auswahl der Lieder erfolgt in gemeinsamer Absprache mit den Teilnehmern. Gehen Sie nicht automatisch davon aus, dass Menschen sich für Schlager begeistern, nur weil sie alt sind. Beim Singen wird die Atmung trainiert und das Selbstwertgefühl gestärkt, denn Liedertexte werden oft leichter erinnert als andere Wortfolgen.

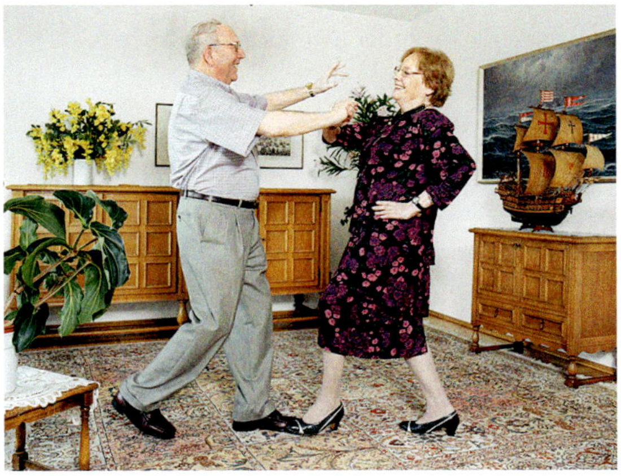

Außer den klassischen Paartänzen gibt es auch die Möglichkeit, Kreistänze (Volkstänze) oder Rollstuhltänze einzuüben, bei denen ein gehender Mensch mit einem Rollstuhlfahrer tanzt.

Bretter, die die Welt bedeuten

Theaterspielen eröffnet die Möglichkeit, sich in eine andere Welt, Zeit und Person zu versetzen. Der Rollenwechsel, das Verkleiden und das gemeinsame Ziel – die Aufführung eines Theaterstücks – stärken das Zusammengehörigkeitsgefühl einer Gruppe und das Selbstbewusstsein der Einzelnen. Beim Einstudieren von Rollentexten wird das Gedächtnis trainiert und die Bewegungen halten Körper und Seele fit.

Wer nicht schauspielern will, kann sich um die Bühnenbilder oder Kostüme kümmern. Wichtig ist, dass alle wissen: Wer sich zur Teilnahme an der Theatergruppe entschieden hat, muss dabeibleiben, denn es sind alle aufeinander angewiesen.

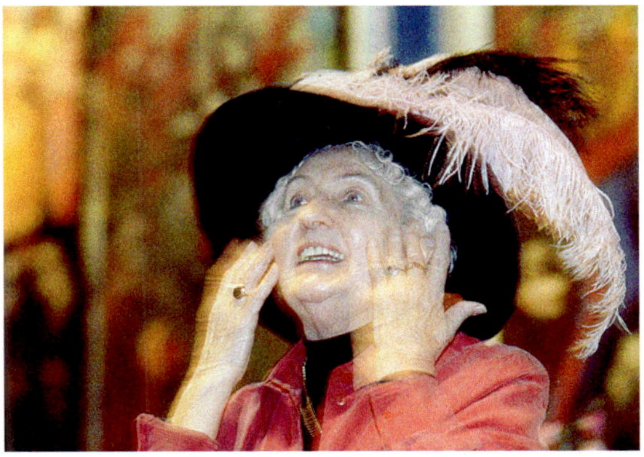

Theaterspielen macht auch im Alter Spaß.

Lesen und schreiben

Lesen bildet

Wer immer gerne gelesen hat, möchte das auch im hohen Alter weiterhin tun. Die nachlassende Sehfähigkeit, Bewegungseinschränkungen in den Händen oder auch die geringere Aufnahmefähigkeit für Neues machen manchen alten Menschen einen Strich durch diese Rechnung. Bemühen Sie sich in diesem Fall um Lesehilfen oder um Alternativen wie Hörbücher und Texte in Großschrift. Ein breites Angebot hält das Interesse am Lesen wach. Wenn die Einrichtung nicht über einen Buch- oder Zeitschriftenvorrat verfügt, bietet sich ein Büchereibesuch an. Immobile Heimbewohner können über die Fernleihe Bücher ausleihen oder den Bücherbus nutzen.

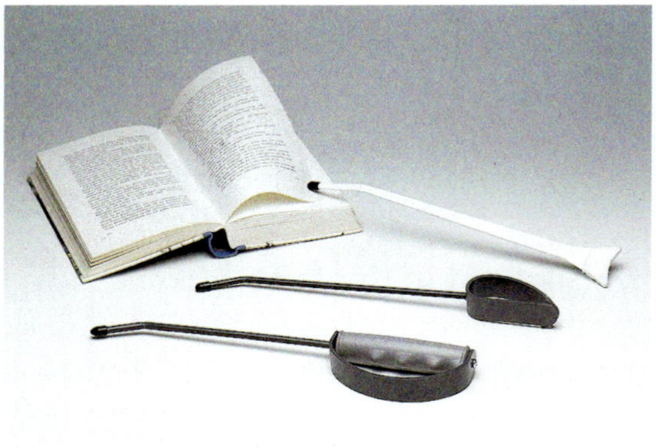

Für das Lesen im Bett lassen sich Leseständer, Lesepulte oder Betttische verwenden, auf denen die Bücher abgelegt werden können. Selbstständiges Lesen kann greifbehinderten Menschen durch verschiedene Blattwender ermöglicht werden. (unten: Spezialgriff; Mitte: Klemmbügel; oben: Mundbedienung)

Freude am Austausch

Eine besonders anregende Aktivität ist der Austausch über Gelesenes. Einigen Sie sich im Vorfeld mit den Interessierten auf einen Text. Dies kann eine Zeitungsreportage, ein Buchkapitel oder ein Gedicht sein. Lesen Sie ihn vor, wenn die Bewohner selbst nicht dazu in der Lage sind, und diskutieren Sie gemeinsam darüber. In so genannten Erzählcafés kommen Interessierte zusammen, die einander an ihren persönlichen Erfahrungen teilhaben lassen möchten. Die Themen können sich spontan ergeben oder unter einem bestimmten Motto stehen (z. B. Nachkriegserlebnisse, Verlust des Partners, Hochzeit). Bei dieser Form des Austauschs ist ein feinfühliger Gesprächsführer wichtig. Er achtet auf die Redezeit und mögliche Grenzüberschreitungen einzelner Teilnehmer. Möglichweise kann es zu Gefühlsausbrüchen kommen. Aus diesem Grund sollte die Aktivität von einer erfahrenen Person begleitet werden.

Hinweis Für Bücherwürmer ist Fernsehen nur eine zweitklassige Alternative.

Schreiben übt

Schreiben regt die Fantasie an, übt das Gedächtnis. Manch einer, dem oft die richtigen Worte fehlen, findet sie vor einem Blatt Papier. Mit ausgewählten Hilfsmitteln können körperliche Einschränkungen ausgeglichen werden. Bewohner können angeregt werden, sich zusammentun und sich über das Geschriebene auszutauschen.

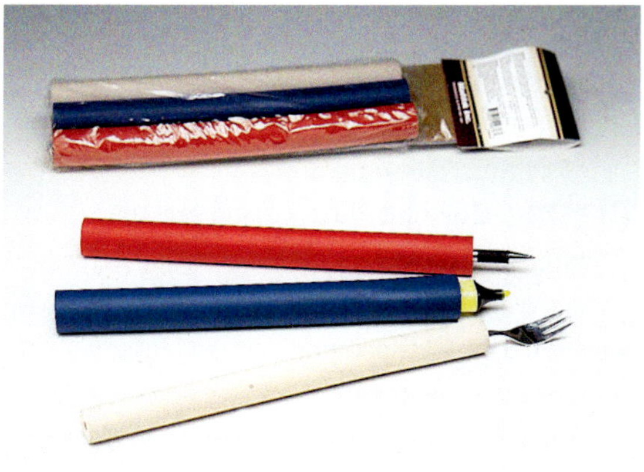

Griffverdickungen, die die Griffe unterschiedlichster Utensilien verdicken und einen sicheren Halt geben

Bewegungs- und Entspannungsangebote

Wer älter wird, muss akzeptieren, dass viele Bewegungsabläufe nicht mehr so reibungslos funktionieren wie früher. Dennoch sind vielen älteren Menschen die körperliche Fitness und eine regelmäßige sportliche Betätigung sehr wichtig. Beim Bewegungstraining im Alter kommt es weniger auf das „Auspowern" an, als auf die Regelmäßigkeit der Durchführung. Folgende Bewegungs- und Entspannungsangebote haben sich in der Praxis bewährt:

- **Seniorengymnastik:** Gymnastische Übungen für Senioren sind besonders gelenkschonend und trainieren die Muskelpartien, die täglich beansprucht werden. Dadurch werden alltägliche Bewegungsabläufe einfacher oder bleiben erhalten.
- **autogenes Training:** Die Methode zielt auf die Fähigkeit ab, sich durch Konzentrationsübungen in einen entspannten Zustand zu versetzen. Bei den Übungen wird dem Gefühl von Schwere, Wärme und Ruhe nachgespürt. Die Methode kann als Einschlafhilfe dienen oder in Stresssituationen helfen.
- **progressive Muskelentspannung:** Die Übungen beruhen auf dem Prinzip, dass Muskelanspannung Wärme erzeugt. Sie werden meistens im Liegen durchgeführt. Nacheinander werden einzelne Muskeln des Körpers für ca. 7 Sekunden angespannt. Darauf folgt eine 30-sekündige Entspannungsphase. Die Methode ist leicht zu lernen. Sie beugt Schlafstörungen vor, lindert Nervosität und Unruhe und soll auch bei Schmerzzuständen helfen.
- **Meditationstechniken:** Ziele meditativer Körperübungen, z. B. beim Yoga, sind Entspannung und Ausgeglichenheit. Sie benötigen ein geeignetes Umfeld.

Hinweis Alle Sport- und Bewegungsangebote sollten von erfahrenen Trainern angeboten werden. Dei Teilnahme sollte nach vorheriger Absprache mit dem behandelnden Arzt erfolgen.

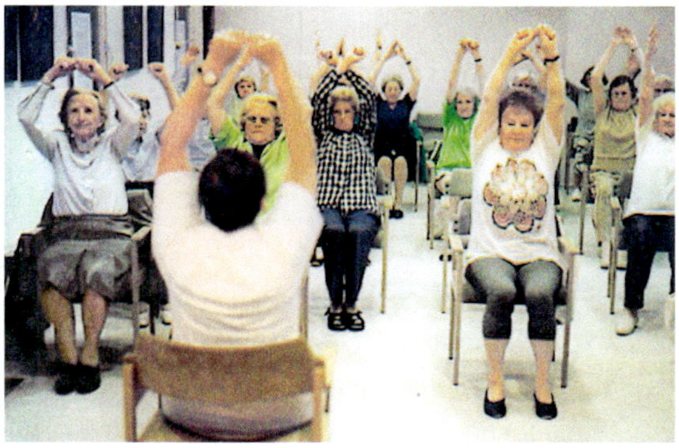

Leistungssportler werden sich kaum mit einem gemäßigten Sportprogramm begnügen. Für andere wiederum mag das Dehnen der Gelenke schon eine Herausforderung darstellen. Die Auswahl der Übungen sollte den individuellen Fähigkeiten und Vorerfahrungen der Teilnehmer angepasst sein.

www.richtigfit-ab50.de
>Projekte
Der Deutsche Olympische Sportbund informiert über seine Initiativen „Bewegungsnetzwerk 50plus" und „Richtig fit ab 50" sowie zur Sturzprävention.
Neben allgemeinen Informationen und Empfehlungen zum bewegungsgesunden Älterwerden, sind auch Beispiele regional angestoßener Aktionen porträtiert.

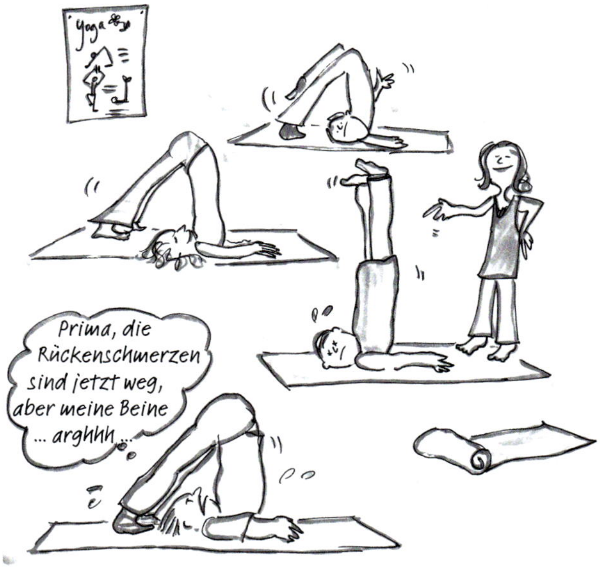

Angebote für Geist und Seele

Bedeutung von Religion, Glauben und Spiritualität

Religiöse und spirituelle Zeugnisse gibt es seit Menschengedenken. Aus den Urformen geistiger Vorstellungen entstanden im Laufe der Zeit verschiedene Religionen. Zu den Weltreligionen zählen auf Grund ihrer weiten Verbreitung

- das Christentum,
- das Judentum,
- der Islam,
- der Hinduismus und
- der Buddhismus.

Das Bekenntnis zu einer religiösen Gruppierung innerhalb einer Glaubensrichtung heißt Konfession. Jede Religion hat ihre Regeln, Wertvorstellungen, Symbole und religiösen Lehren, die in der Heiligen Schrift zusammengefasst sind. Die Heilige Schrift heißt im Judentum Tanach und Talmud, im Christentum Bibel und im Islam Koran. Vieler der darin beschriebenen Gebote haben auch in den Augen von Nichtgläubigen bestand („Du sollst nicht töten."). Der persönliche Glaube kann durchaus von den allgemeinen Regeln der Religionsgemeinschaft abweichen. In ähnlicher Weise verhält es sich mit der Spiritualität, die bei verschiedenen Menschen sehr unterschiedlich ist.

Entlastende Funktion von Religion

Am Ende des Lebens gewinnen oft auch für nicht gläubige Menschen religiöse Einstellungen und Verhaltensweisen an Bedeutung. Gerade bei Grenzerfahrungen – wie dem Verlust eines geliebten Menschen und in der Auseinandersetzung mit der eigenen Endlichkeit – suchen ältere Menschen die Nähe zu Gott (Sterben ↗ S. 525). In den religiösen Lehren, ihren Ritualen und der Glaubensgemeinschaft finden Sie Trost und Zuversicht. Darüber hinaus strukturiert das Kirchenjahr den Alltag durch wiederkehrende Feste (z. B. Adventszeit, Ostern).

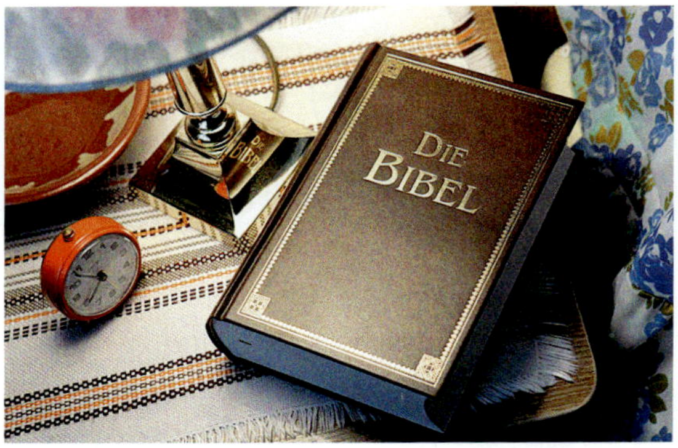

In Deutschland gehören die meisten Menschen einer der beiden großen christlichen Kirchen an: der katholischen oder der evangelischen. Die Bibel ist die Heilige Schrift der Christen und dient vielen Gläubigen als Wegbegleiter.

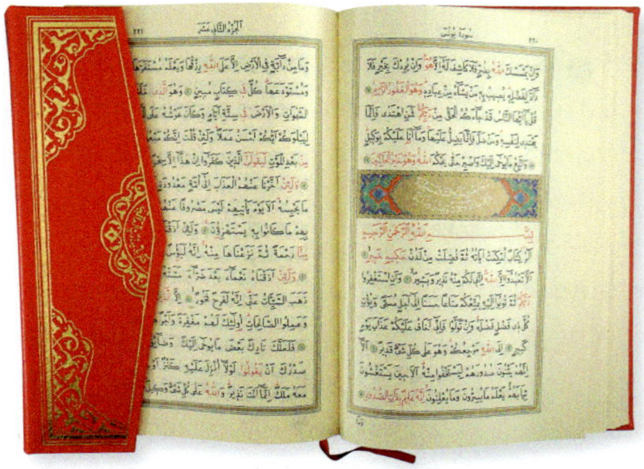

Der Koran ist die Heilige Schrift der Muslime, in ihm sind die Offenbarungen Allahs an den Propheten Muhamad aufgezeichnet.

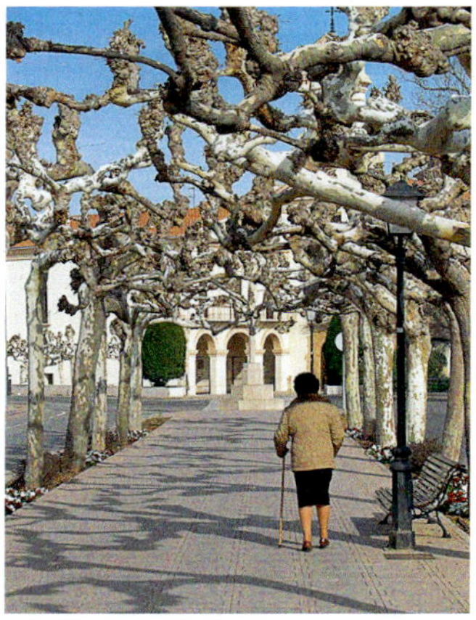

Der Kirchgang ist für viele Gläubige sehr wichtig. Kirchengemeinden bieten für ältere Gemeindemitglieder häufig einen Fahr- und Begleitdienst zum Gottesdienst an.

Religion Sammelbezeichnung für unterschiedliche Erscheinungsformen des Glaubens

Spiritualität Vorstellung einer geistigen Verbundenheit mit etwas Höherem

Glauben leben

Gebet

Das Gebet ist eine zentrale Praxis vieler religiöser Gemeinschaften. Im Gebet öffnet sich ein Mensch Gott mit seinen Wünschen, Hoffnungen und Befürchtungen. Nicht alle Menschen können beten; diejenigen, die es tun, erfahren darin zumeist Entlastung und Geborgenheit. Beten kann man allein oder gemeinsam mit anderen. Es ist nicht an feste Zeiten gebunden oder an einen bestimmten Ort. Unterstützen Sie einen Menschen in seinem Bedürfnis zu beten, indem Sie für ungestörte Zeiten sorgen, ihm einen Kirchenbesuch ermöglichen oder mit ihm zusammen beten.

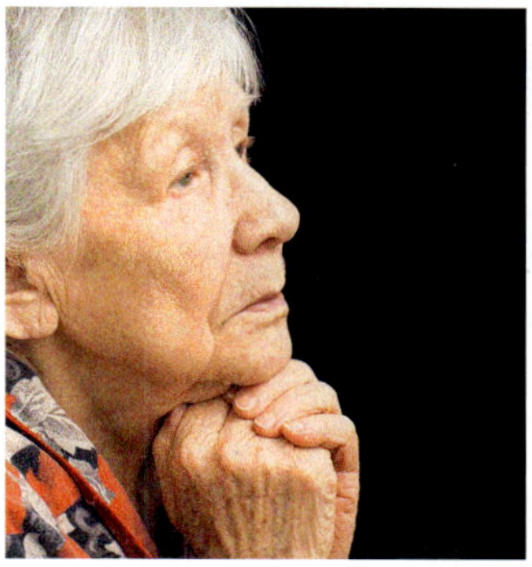

Für gläubige Menschen gehört das Zwiegespräch mit Gott im Alltag oder in schwierigen Situationen zum Leben dazu.

Losungen

Losungen sind Bibelworte für jeden Tag. Sie regen gläubige Menschen zum Nachdenken über die Bedeutung religiöser Aussagen an.

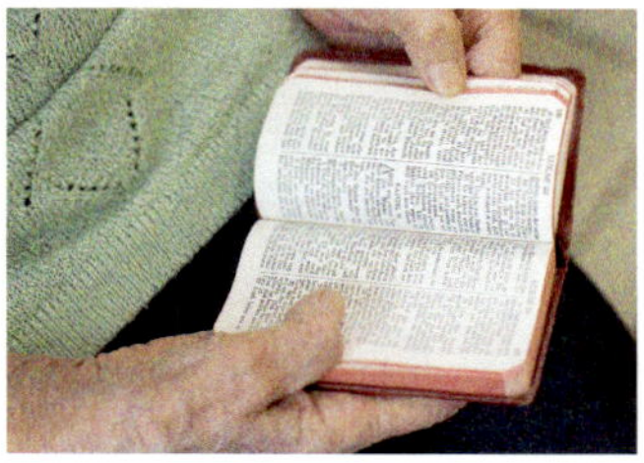

Viele ältere Menschen lesen gern allein oder gemeinsam in der Bibel.

Bibelkreis

Der Bibelkreis richtet sich an religiös interessierte Menschen. Sie kommen regelmäßig zusammen, um über eine Stelle aus der Bibel zu sprechen und was diese für ihr persönliches Leben bedeutet.

www.losungen.de
Über diese Adresse können Sie die täglichen Losungen über E-Mail abonnieren.

www.ekd.de
> Glauben
> Bibelquiz
Hier finden Sie Fragen rund um die Bibel, die Sie z. B. in einem Bibelkreis stellen können.

Seelsorge

Es gibt viele Formen von Seelsorge, z. B. Telefonseelsorge, Krankenhausseelsorge, Notfallseelsorge. Seelsorger begleiten und beraten in Glaubens- und Lebensfragen. Ermöglichen Sie dem Bewohner nach Möglichkeit ein Gespräch mit einem Seelsorger, wenn er es wünscht.

Andachten

Für Andachten eignen sich Texte und Gedichte, die zum Nachdenken über das Leben anregen. Aber auch Postkarten oder Lieder sind geeignet. Fragen Sie die Bewohner nach ihren Ideen und Wünschen. Eine Andacht sollte in einem Raum stattfinden, der das Andächtigsein auch ermöglicht. Das heißt, es soll eine ruhige, möglicherweise auch feierliche Atmosphäre vorherrschen. Andachten können sowohl von Geistlichen als auch von Laien gestaltet werden.

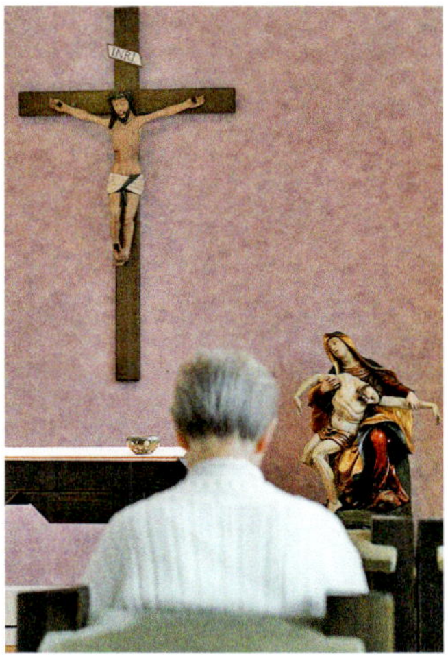

Andachten laden Menschen zum Nachdenken über Gottes Wort ein.

Geistige Anregungen

Medienangebote

Da alte Menschen häufig bewegungseingeschränkt sind, verbringen sie einen Großteil ihrer Zeit in den eigenen vier Wänden, häufig vor Radio und Fernsehen. Dadurch bleiben auch immobile Menschen über das aktuelle Tagesgeschehen auf dem Laufenden. Das Angebot der Massenmedien reicht von Unterhaltung über Information bis hin zu Bildung. Es gibt zahlreiche Hilfsmittel und Medien für Menschen mit eingeschränkten Sinnesfunktionen, z. B. Texte in Blindenschrift, Hörfilmfassungen für Sehbehinderte, Untertitel für Gehörlose. Auch Zeitschriften und Tageszeitungen sowie Hauszeitungen, in denen Bewohner und Mitarbeiter zu Wort kommen, regen die geistige Tätigkeit an.

Beliebt sind Filmveranstaltungen. Dabei werden die Filme am besten mit einem Beamer auf eine Leinwand projiziert.

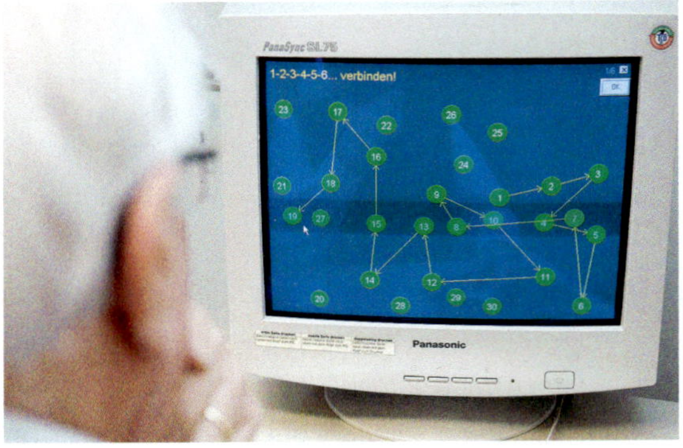

Computernutzung wird auch für ältere Menschen zunehmend selbstverständlich.

www.dbsv.org
Deutscher Blinden- und Sehbehindertenverband e. V.

www.seh-netz.info
>Hörbüchereien
Adressen von Hörbüchereien für Sehbehinderte

www.hoerfilm.de
Deutsche Hörfilm gGmbH, die u. a. Filme mit Audiodeskription produziert und zum Verleih bzw. Kauf anbietet.

Bildungsangebote

Je nach Interesse der Bewohner können Vortragende in die Einrichtung eingeladen werden. Vielleicht können Sie einzelne Bewohner für einen Vortrag gewinnen. Daran kann sich eine lebhafte Diskussion anschließen. Machen Sie den Bewohnern die breit gefächerten Angebote der Volkshochschulen und Seniorenuniversitäten zugänglich. Ältere Menschen genießen es, sich nun den Interessen widmen zu können, für die sich früher nie die Gelegenheit oder Zeit bot.

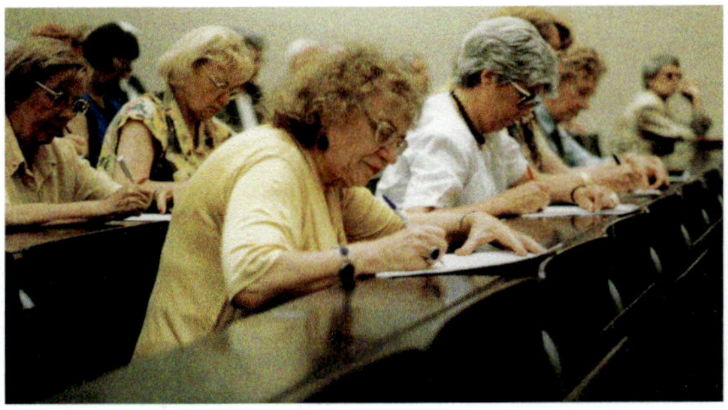

Ältere Menschen nutzen vermehrt das Bildungsangebot an Hochschulen.

10-Minuten-Aktivierung

Die 10-Minuten-Aktivierung trainiert durch regelmäßig wiederholte Übungen das Langzeitgedächtnis. Sie wird hauptsächlich in der Betreuung von Menschen mit Demenz ↗ S. 484 eingesetzt und ist nur wirkungsvoll, wenn sie täglich stattfindet. Die Übung eignet sich insbesondere für Menschen mit einer beginnenden Demenz. Für die 10-Minuten-Aktivierung füllen Sie einen Beutel oder eine Kiste mit täglich wechselnden Gegenständen. Dadurch setzen Sie Erinnerungsimpulse. Dann fragen Sie mit einfachen Sätzen nach dem Namen, der Farbe, dem Material usw. des Gegenstands in Ihrer Hand. Der Bewohner kann den Gegenstand auch selbst erspüren.

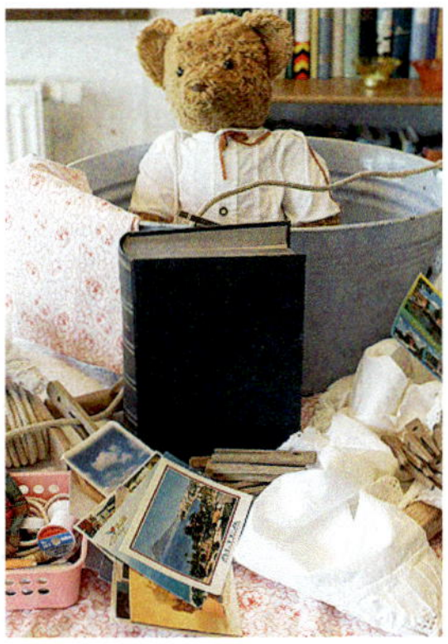

- Wäscheklammern
- Postkarten, Bilder
- alte Spielzeugautos oder Fahrräder
- Spitzendeckchen, Strick- und Nähzeug
- Knöpfe, alte Kochgeräte
- Materialien aus dem Puppenhaus, die realistisch nachgebaut sind (z. B. ein Herd)
- große Schrauben
- Plastikblumen
- Puppen
- Stofftiere

Mögliche Materialien für eine 10-Minuten-Aktivierung

Gedächtnistraining

Ohne Training lässt die Merkfähigkeit im Alter nach. Gedächtnistraining fördert die Wahrnehmung und Konzentration sowie logisches und flexibles Denken.

Findet das Gedächtnistraining in der Gruppe statt, sollte diese nicht mehr als zwölf Teilnehmer haben.

Das Training ist nur dann effektiv, wenn es mindestens 1 x wöchentlich für 1 – 1,5 Stunden durchgeführt wird. Für die Trainingseinheit eignet sich ein ruhiger Raum, der wenig Ablenkungsmöglichkeiten bietet. Stellen Sie auch Getränke bereit. Üben Sie keinen Leistungsdruck auf die Teilnehmer aus und sparen Sie nicht mit Lob.

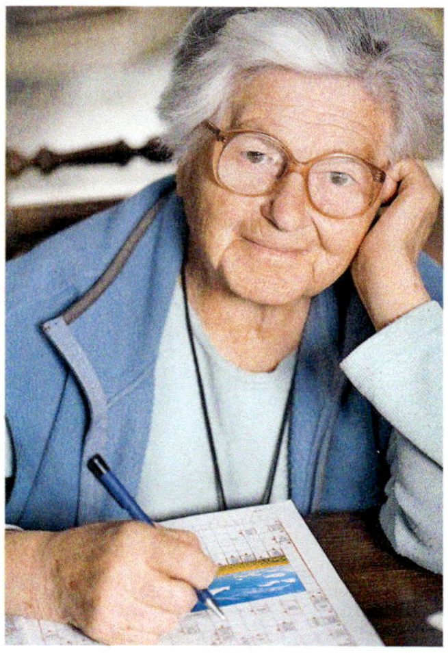

Das Lösen von Kreuzworträtseln ist eine beliebte Form des Gedächtnistrainings.

Gedächtnisspiele

Gedächtnistraining macht besonders dann Spaß, wenn es spielerisch stattfindet. Mögliche Gedächtnisspiele sind:

- Wortketten: Geben Sie ein zweiteiliges Hauptwort vor. Der zweite Wortteil wird zum ersten des nächsten Wortes (Trinkglas – Glasscherbe – Scherbeneimer ...).
- Zerschneiden Sie eine Postkarte und die Teilnehmer erraten, um welches Motiv es sich handelt.
- Puzzle
- Sprichwortsalat: Zwei vermischte Zitate müssen von den Teilnehmern erraten werden. (Der Essen kommt beim Brei. Viele Köche verderben den Hunger.)
- „Alles, was ...": Geben Sie ein Thema vor und lassen Sie die Teilnehmer innerhalb von drei Minuten möglichst viele Antworten zusammentragen („... Musik macht"; „... grün ist"; „... Räder hat").
- Kettenrechnen: Zahlenketten durch Abziehen (minus) und Dazuzählen (plus) bilden (z. B. immer plus 3 oder immer minus 7).
- Memory®
- Sagaland: Brettspiel, bei dem sich die Spieler die Position von Märchensymbolen merken müssen, die auf der Unterseite von tannenbaumförmigen Spielfiguren abgebildet sind; das Spiel ist eine Mischung aus „Memory®" und „Mensch, ärgere dich nicht".
- Gehirn-Jogging am PC: Mittlerweile liegen zahlreiche Spielvarianten für die PC-Nutzung vor.

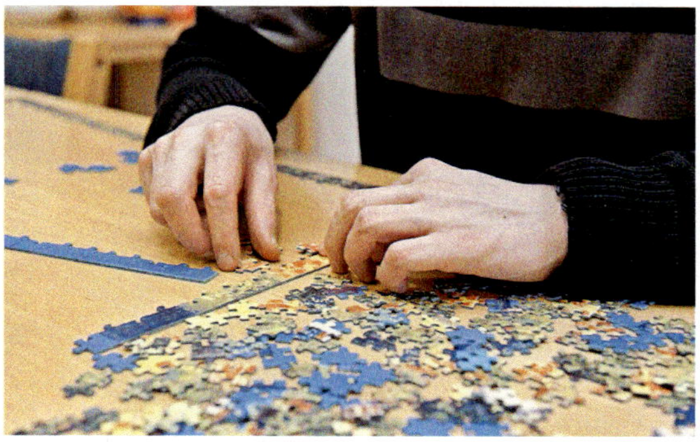

Auch Puzzlespiele können ein spannender Zeitvertreib sein. Sie fördern die Wahrnehmungs- und Konzentrationsfähigkeit.

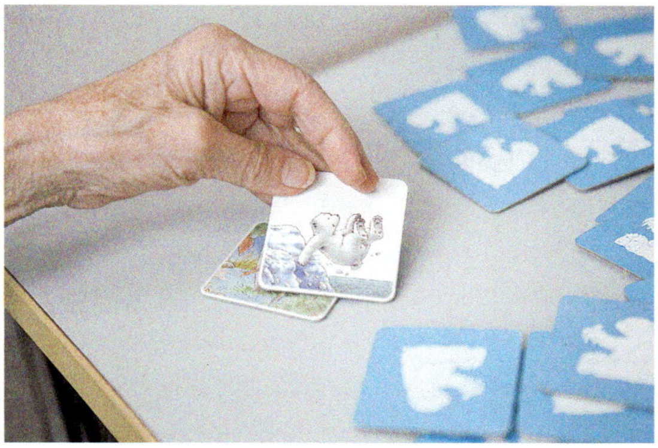

Memory® ist ein bekanntes Gesellschaftsspiel, bei dem Paare gleicher, verdeckt aufliegender Kärtchen erkannt werden müssen.

www.hirnsport.de
> Aufgaben/Rätsel
Hier finden Sie viele Anregungen für Spiele und Übungseinheiten.

Spiele

Bedeutung des Spiels

Spielen ist eine Gemeinschaftsaktivität, die Spaß macht, anregend und entspannend wirkt. Die Spiele sollten so ausgewählt werden, dass sie den einzelnen Bewohner weder über- noch unterfordern. Kennt ein Bewohner die Spielregeln eines Spiels nicht, kann er die ersten Runden mit einem erfahrenen Spieler ein Tandem bilden. Spielen fördert die Kreativität und weckt den Kampfgeist. Für Probleme werden spielerisch Lösungen entwickelt. Dies fördert die Denkfähigkeit.

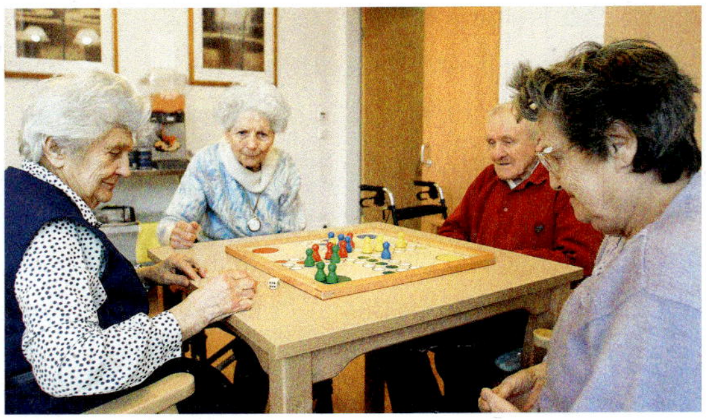

Das Spiel „Mensch, ärgere dich nicht" gibt es auch mit großen Spielfiguren, sodass auch Menschen mit einer eingeschränkten Feinmotorik die Steine gut greifen können.

Spielformen

Es gibt eine schier unerschöpfliche Menge von Spielen, aus denen Sie nach Interesse und Neigung der Bewohner wählen können. Hier einige Beispiele:

- **Kennenlernspiele** dienen dem Einprägen von Namen und helfen den Bewohnern, miteinander in Kontakt zu kommen. Zum Beispiel können sie aufgefordert werden, ihren Namen mit einer typischen Geste ihres Berufs zu verbinden, den der Nebenmann wiederholen muss.
- **Gesellschaftsspiele** für zwei oder mehr Menschen: Es gibt Brett-, Karten-, Würfel- und Strategiespiele.
- **Schreibspiele** fördern die Kreativität. Jeder Teilnehmer notiert einen Satz auf einem Blatt Papier und knickt dieses um, sodass der Nebenmann das Geschriebene nicht erkennen kann. Die Papiere werden reihum weitergegeben, bis jeder auf die gleiche Weise einen Satz dazugeschrieben hat. Am Ende wird die entstandene Geschichte vorgelesen.
- **Ratespiele** können mit unterschiedlich vielen Teilnehmern gespielt werden. Ein klassisches Ratespiel ist das Teekesselchen-Raten oder Kreuzworträtsel.
- **Computer-/Konsolenspiele** gibt es in zahlreichen Varianten und sie erfreuen sich auch bei Senioren immer größerer Beliebtheit. Konsolenspiele, z. B. mit einer Wii, ermöglichen es Senioren, Sportarten auf leichte Weise nachzuspielen. Dazu benötigen Sie ein Fernsehgerät und eine Spielkonsole.

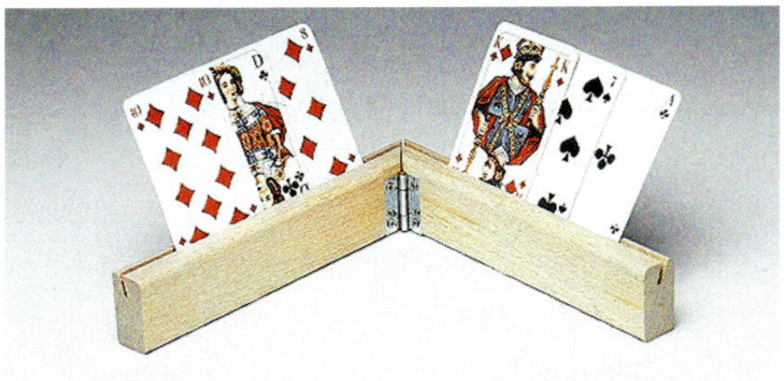

Spielkartenständer und Spielkarten mit extra großen, lesbaren Zahlen und Symbolen für sehbeeinträchtigte Menschen

www.teekesselchen.de
Hier finden Sie eine große Sammlung von Teekesselchen.

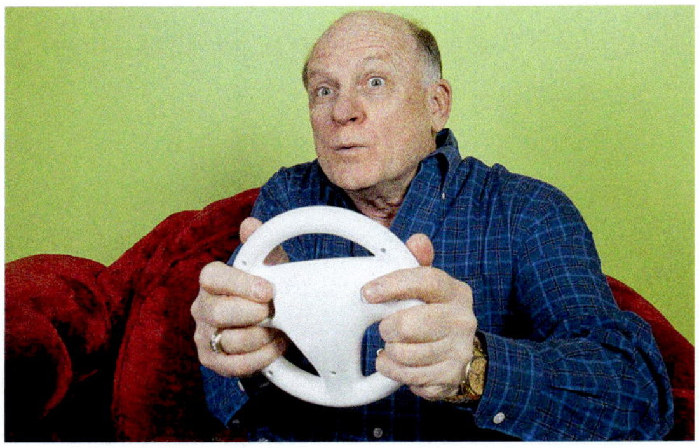

Das Spielen auf einer Wii kann äußerst fesselnd sein.

Tandem Zweiergruppe

Feste und Feiern

Feste stellen eine Abwechslung im Alltag dar, sind meistens fröhliche und ausgelassene Angelegenheiten und wirken gemeinschaftsfördernd. Durch ein Fest kann sich eine Einrichtung auch nach außen öffnen, indem die Nachbarschaft eingeladen wird. Auch Angehörige und Ehrenamtliche können eingebunden werden.

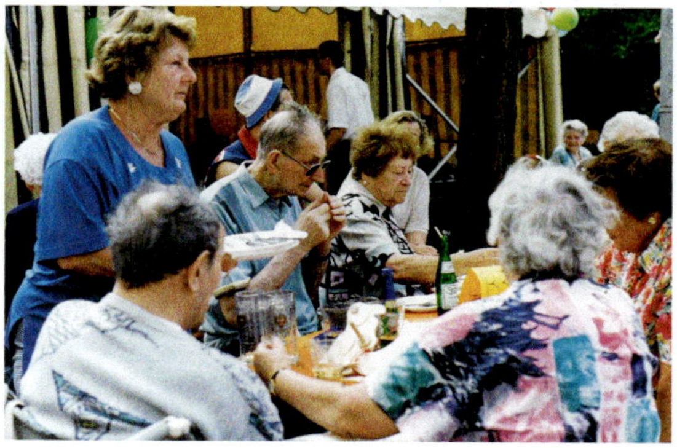

Feiern ist in fast jeder Lebenslage möglich.

Man soll die Feste feiern, wie sie fallen

Im Verlauf eines Jahres bieten sich immer wieder Gelegenheiten, Feste zu begehen. Es gibt:

- jahreszeitliche Feste: Frühlingsfest, Tanz in den Mai, Mittsommerwende, Walpurgisnacht
- Feste im Kirchenjahr (Ostern, Pfingsten, Weihnachten)
- Gedenktage (Tag der Deutschen Einheit, Volkstrauertag)
- Brauchtumstage (Mutter- oder Vatertag)
- persönliche Feste: Geburtstage, Jubiläen, Hochzeitstage, Todestage
- Feste ohne besonderen Anlass

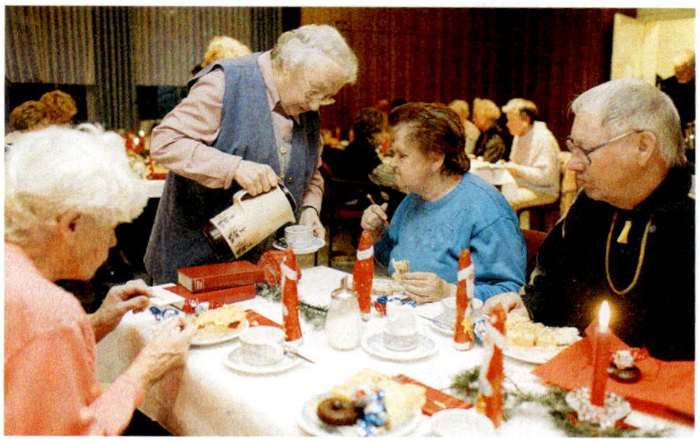

Bei der Weihnachtsfeier können rüstige Bewohner – wenn sie möchten – im „Service" mithelfen.

Organisation eines Festes

Der Nachmittag ist ein günstiger Zeitpunkt für eine Veranstaltung, weil Kaffeetrinken und Abendessen in das Fest eingebunden werden können. Für die Zeit zwischen den Mahlzeiten kann ein festes Programm geplant werden, z. B. Musik- oder Showeinlagen. Auch ein Basar ist denkbar, auf dem Dinge angeboten werden, die in den Bastelgruppen entstanden sind.

Planen Sie genügend Zeit für die Vorbereitung ein. Dazu gehören Plakate und Einladungen, auf denen das kommende Fest angekündigt wird, aber auch die Tischdekoration und die musikalische Untermalung. Lieder, Musikstücke und Gedichte müssen frühzeitig geübt werden. Das steigert die Vorfreude und gibt Sicherheit.

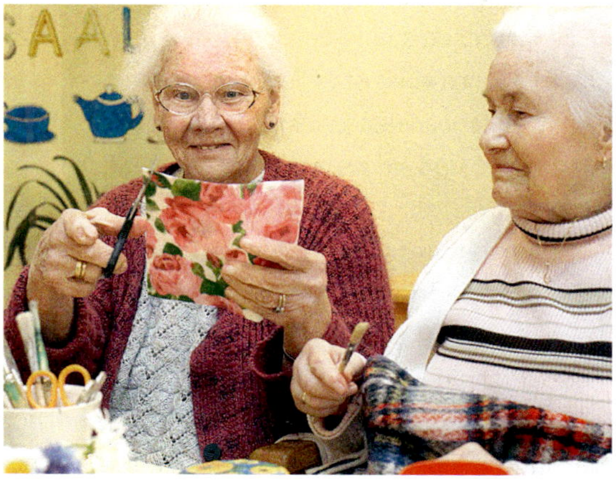

Die Vorbereitung eines Festes steigert die Vorfreude und gibt den Aktivitäten einen Sinn.

www.feiern-online.de
Hier finden Sie zahlreiche Informationen zu Festen und in- und ausländischen Feierlichkeiten.

Ausflüge

Veranstaltungen außerhalb der Einrichtung ermöglichen neue Eindrücke und frischen Erinnerungen von früher auf. **Ausflüge** müssen gut geplant sein und auf die Fähigkeiten und Bedürfnisse der Bewohner ausgerichtet sein. Da die Bewohner eines Heims den überwiegenden Teil ihrer Zeit in der Einrichtung verbringen, ist eine Reise oder ein Tagesausflug ein besonderes Ereignis, von dem viele lange zehren.

Ältere Menschen schließen nicht mehr so schnell Freundschaften. Durch das gemeinsame Erleben wird möglicherweise eine Verbundenheit zwischen den Bewohnern geschaffen, die über eine lange Zeit anhält.

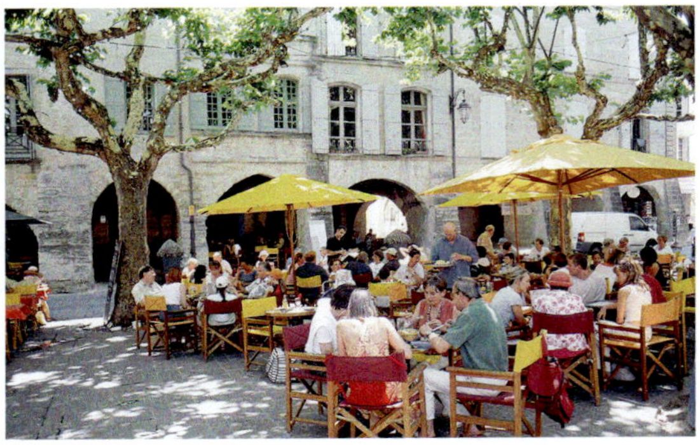

Zum Kaffee ins Gartenlokal

Rüstige ältere Menschen können längere Spaziergänge oder Wanderungen machen. Ein Bus kann sie vom Ziel abholen oder den Rucksacktransport übernehmen. Die Natur hat zu jeder Zeit ihren Reiz und ältere Menschen erfreuen sich daran, ihr Wissen über Tier- und Pflanzenwelt auszutauschen. Fotos, die auf den Wanderungen gemacht werden, können zu Bilderwänden verarbeitet oder als Diashows gezeigt werden.

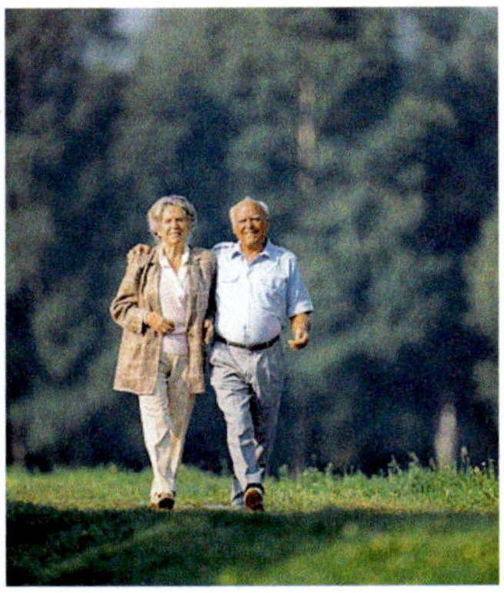

Spaziergang in der Natur

Ermöglichen Sie den Bewohnern einen **Besuch im Zoo**. Viele Menschen empfinden eine besondere Nähe zu Tieren. Manch einer ist vielleicht mit Tieren groß geworden. Das Beobachten kletternder Affen weckt die Lebensgeister und ein neugeborenes Elefantenbaby löst Freude aus.

Wenn es unter den Bewohnern Sportbegeisterte gibt, so sind **Sportveranstaltungen** (Fußballspiel, Leichtathletik usw.) eine Möglichkeit, ihnen eine Freude zu bereiten.

Das Ansehen eines brandneuen Films in einem richtigen **Kino** ist noch ein größeres Erlebnis als eine über Beamer gezeigte DVD. Der Geruch von Popcorn, die Bestuhlung, die Kommentare der Zuschauer sind für Filmbegeisterte ein Fest der Sinne. Im Anschluss an den Film können Sie sich in der Gruppe darüber austauschen.

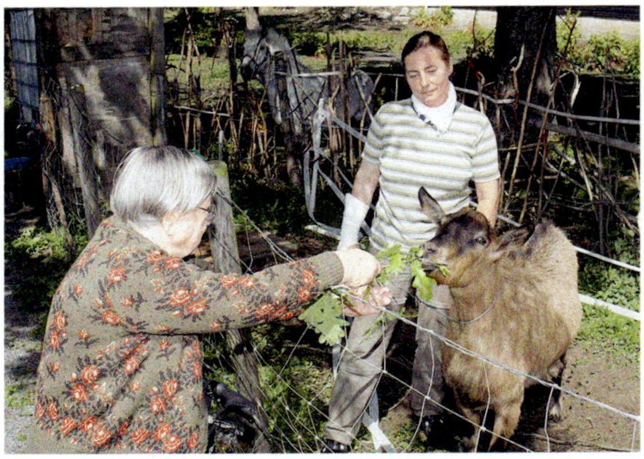

Im Umgang mit Tieren werden oft Erinnerungen wach.

Besondere Angebote für Menschen mit Demenz

Berücksichtigung der Biografie

Wer Angebote für Menschen mit Demenz plant, muss sich in besonderer Weise darauf einlassen. Nur wer bereit ist, die Gefühle und das Erleben des Betroffenen wahrzunehmen und sich auf ihre Wirklichkeit einzulassen, wird einen Zugang zu ihm finden.

Menschen mit Demenz verschließen sich Ihren Bemühungen, wenn es Ihnen nicht gelingt, eine wertschätzende und vertrauensvolle **Beziehung** aufzubauen. Mehr noch als bei anderen Bewohnern ist es wichtig, die Biografie eines Menschen mit Demenz zu erfassen. Nur dann können Sie ihn auch als Menschen, der er einmal war und immer noch ist, wahrnehmen und auf ihn eingehen.

Menschen mit einer Demenz kann man auf der Beziehungsebene ↗ S. 320 kaum etwas vormachen. Sie spüren sehr genau, ob jemand authentisch ist oder nicht.

Aus dem beobachteten Verhalten und aus der Biografie eines Menschen mit Demenz erhalten Sie individuelle Hinweise darauf, welche Aktivität für den Betroffenen sinnvoll sein kann. So kann die Suche nach dem Werkstattschlüssel dazu genutzt werden, dem Suchenden die Möglichkeit zu geben, einen Handwerkskasten einzuräumen. Für eine Frau, die für ihre Kinder Mittagessen kochen möchte, findet sich sicherlich eine Arbeit in der **Küche**. Und ein Mann, der alle Blumen aus den Töpfen reißt, um sie umzutopfen, kann vielleicht im Garten Unkraut zupfen.

Hilfreich sind offene biografisch orientierte Beschäftigungsecken, z. B. mit Bügelbrett und Bügeleisen (ohne Stecker), einer Blumenbank, Wäschekorb mit Handtüchern, Sortierkasten mit Schrauben und Muttern. Auch eine Kiste mit Kleidungsstücken, die die Betroffenen in ihren frühen Jahren getragen haben, oder Spielzeuge, wie z. B. **Puppen**, regen zur Selbstbeschäftigung an.

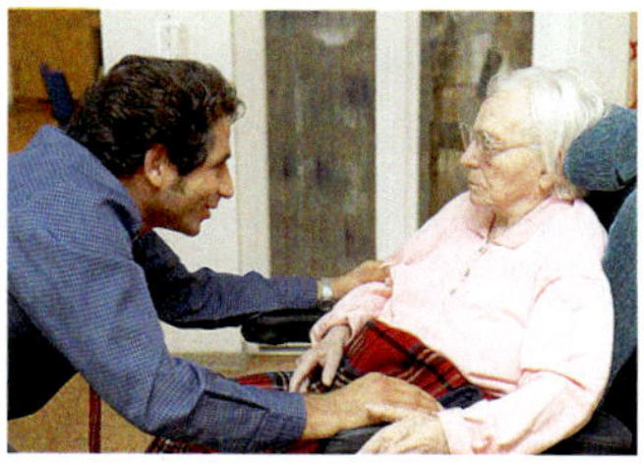

Echtheit in der Beziehung fördert das Vertrauen.

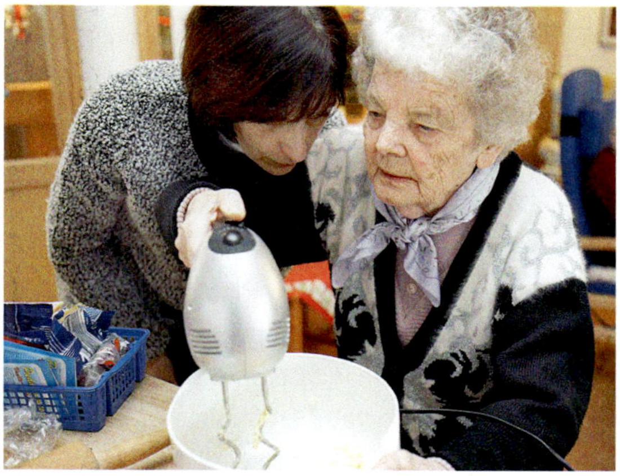

Praktische Fähigkeiten werden so lange wie möglich gefördert.

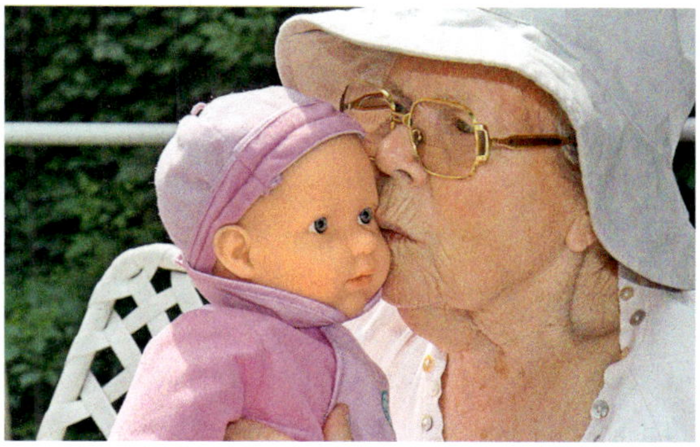

Das Spielen mit Puppen kann Frauen mit Demenz an ihre Kindheit erinnern, Fürsorgebedürfnisse erfüllen und ein Gefühl der emotionalen Geborgenheit geben.

authentisch echt

Sicherheit und Orientierung geben

Menschen mit Demenz brauchen ein Lebensumfeld, das Sicherheit vermittelt. Es muss sich an den verbliebenen Erfahrungs- und Handlungsfähigkeiten der Betroffenen orientieren. Achten Sie auf mögliche Verletzungsquellen und auf umfassende Orientierungsmöglichkeiten. Die Räumlichkeiten müssen überschaubar, wohnlich und in sich abgeschlossen gestaltet sein. Eine Reizüberflutung durch eine Vielfalt an Wandschmuck, Dekoration, musikalischer Untermalung usw. sollte vermieden werden. Eine von Ihnen geplante Aktivität sollte in einem den Teilnehmern vertrauten Umfeld stattfinden. Dadurch erhöht sich die Bereitschaft und die Fähigkeit der Betroffenen, sich auf die Aktivität einzulassen.

Was viele junge Menschen langweilt, gibt Menschen mit Demenz inneren Halt und Sicherheit. Die Rede ist von einem strukturierten, vorhersehbaren Alltag mit den Mahlzeiten als Eckpunkten, an denen sich die Betroffenen orientieren können.

So haben die Mahlzeiten nicht nur eine tagesstrukturierende Funktion, sondern fördern darüber hinaus auch den Kontakt der Bewohner untereinander. Die wenigsten Menschen mit Demenz sind in der Lage, selbst soziale Kontakte zu organisieren. Wer keine Ansprache hat, vereinsamt und zieht sich vollends zurück. Integrieren Sie deshalb die Aktivitäten in den gewohnten Tagesrhythmus und knüpfen Sie an die Alltagserfahrungen der Betroffenen an. Die Bezugsperson für ein bestimmtes Angebot sollte nach Möglichkeit nicht wechseln. Auch dadurch öffnen sich die Betroffenen einem Angebot eher.

Viele Menschen mit Demenz entwickeln gerade in den Nachtstunden ein hohes Maß an Aktivität. Versuchen Sie, das Umfeld darauf abzustimmen und damit Verletzungen vorzubeugen. Folgende Möglichkeiten können eingesetzt werden:

- Nachtcafé für „nachtaktive" Bewohner einrichten
- Licht in den Fluren und Zimmern von Bewohnern mit Demenz angeschaltet lassen, damit sie in der Dunkelheit nicht stürzen
- Beschäftigungsangebot auch für die Nachstunden planen

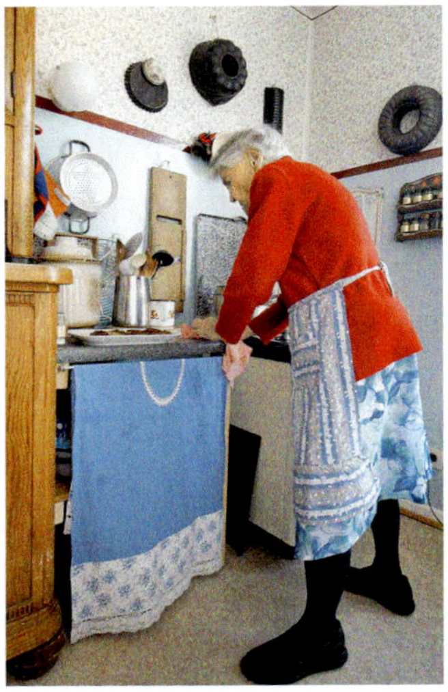

Der Umgang mit älteren Geräten fällt leichter als mit modernen.

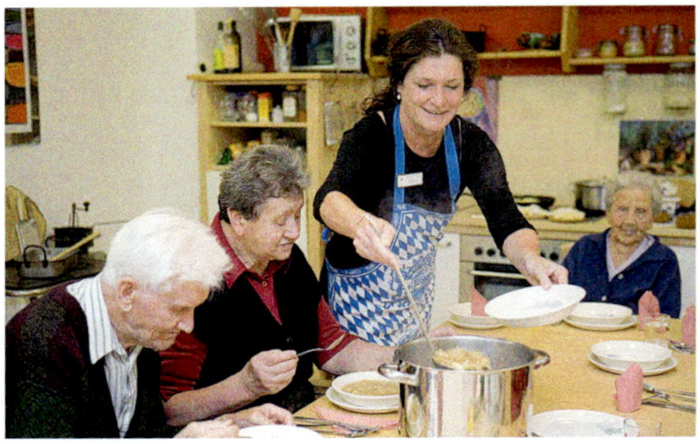

Gemeinsame Mahlzeiten strukturieren den Tag und bilden ein entscheidendes Element des sozialen Austauschs.

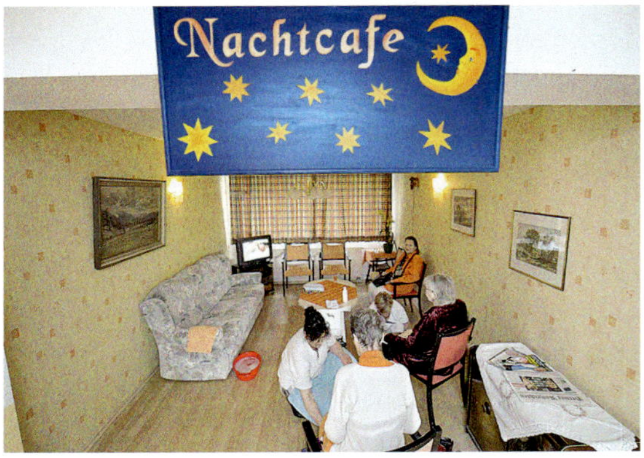

Die Bewohner können das Nachtcafé aufsuchen.

Erinnerungsarbeit

Stellen Sie so genannte Erinnerungsboxen aus Schuhkartons oder ähnlichem Material her, in denen Sie Gegenstände und Bilder sammeln, die bei den einzelnen Personen Lebenserinnerungen wecken. Geeignet sind auch Abbildungen in Geschichtsbüchern oder alte vertraute Haushaltsgeräte. Allein oder in einer Gruppe kann man so in Erinnerungen schwelgen. In einem fortgeschrittenen Stadium der Demenz kann man durch unterschiedliche Gerüche, Gegenstände und Materialien zum Tasten und zum Spielen Erinnerungen wecken. Dazu gehören Stoffbälle, Bürsten, verschiedene Tücher oder auch Bauklötze.

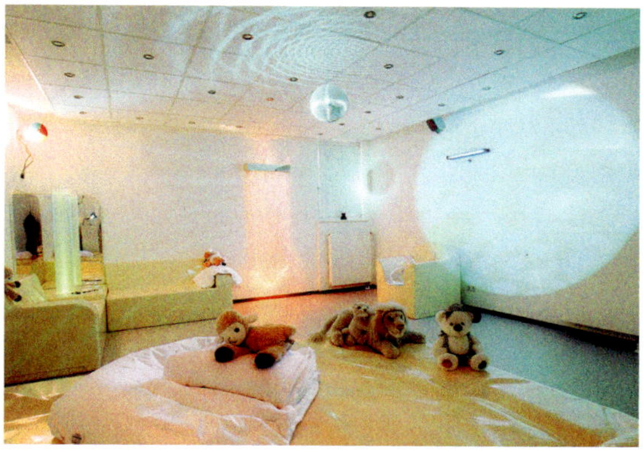

Beim Snoezelen kommen Lichteffekte, sanfte Farben und Klänge und Düfte zum Einsatz. Auch Gegenstände zum Tasten wie Eimer mit Sand, Muscheln usw. werden angeboten.

Sinnesanregungen

In einem späten Stadium der Demenz beschränkt sich die Erlebnisfähigkeit der Betroffenen oft nur noch auf Sinneserfahrungen. Unterstützen Sie diese Menschen, indem Sie ihnen das Schaukeln ermöglichen (schult den Gleichgewichtssinn), ihnen Puppen und Stofftiere zum Streicheln und Herumtragen geben oder es ihnen ermöglichen, ihrem Bewegungsdrang nachzugehen. Über diese „zweckfreien" Tätigkeiten merken die Betroffenen, dass sie selbst noch da sind.

Hinweis Die Basale Stimulation® ist ein weiteres Konzept zur Anregung der Sinne. Sie kann in Fortbildungen erlernt werden.

Snoezelen

Der Begriff **Snoezelen** (sprich: snuselen) ist ein niederländisches Fantasiewort und steht für eine Methode, welche alle Sinne in einer entspannenden Weise anspricht und so die Wahrnehmung von sinneseingeschränkten Personen fördern kann. Dabei werden gezielt einzelne Sinne angesprochen, um eine Reizüberflutung zu vermeiden.

Als Reize für die taktile Wahrnehmung bieten sich z. B. Tastsäulen, **Fühlwände** oder auch Kuscheldecken an. In leere Filmrollen gefüllte Gewürze regen den Geruchssinn an. Musik oder vertraute Lieder setzen akustische Reize. Visuelle Reize werden durch sanftes Licht und helle Farbe erzeugt.

In dem Snoezelen-Raum muss für bequeme Möbel gesorgt sein, wobei alte Menschen allzu weiche und niedrige Sitzgelegenheiten nicht schätzen. Eine Snoezelen-Einheit dauert etwa eine halbe Stunde.

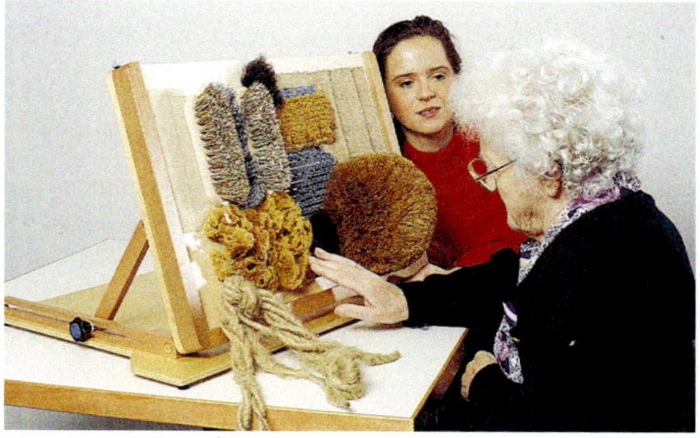

Fühlwände bieten verschiedene Wahrnehmungserlebnisse.

taktil mittels Fühlen/Tasten wahrnehmbar
akustisch mit dem Gehör wahrnehmbar
visuell mit den Augen wahrnehmbar

(Teil-)Stationärer Bereich

1 (Teil-)Stationäre Versorgung

1. Nennen Sie drei Punkte, die ein Heimvertrag beinhalten sollte.
2. Charakterisieren Sie die Aufgaben des Heimbeirats.
3. Erklären Sie, wann Pflegebedürftige Anspruch auf Tages- oder Nachtpflege haben.
4. Schildern Sie, wofür die Versorgung in einer Kurzzeitpflegeeinrichtung dient.
5. Beschreiben Sie fünf Einzelziele von Einrichtungen der Behindertenhilfe.

2 Leben im Heim

6. Nennen Sie drei Gründe für einen Umzug in ein Heim.
7. Geben Sie wieder, mittels welcher Hilfestellungen dem Pflegebedürftigen der Heimeinzug erleichtert werden kann.
8. Formulieren Sie in eigenen Worten, was mit „Stress durch Anpassungsleistung" gemeint ist.
9. Benennen Sie die Schwierigkeiten, die entstehen können, wenn Menschen unvorbereitet ins Heim umziehen müssen.
10. Geben Sie fünf Beispiele für die Probleme vieler Angehöriger bei einem Heimeinzug.
11. Kennzeichnen Sie die Funktion der Pflegenden als „Brückenbauer".

3 Alltagsgestaltung

12. Erläutern Sie die Bedeutung und Planung von Aktivitäten für Menschen in der stationären Versorgung.
13. Beschreiben Sie, welche Bedeutung die Biografieorientierung in der Betreuung von Menschen im Pflegeheim hat.
14. Zählen Sie Prinzipien auf, die Sie bei der Gestaltung von Angeboten für Menschen mit Demenz beachten sollten.

A

B

E

F

G

H

T

S. 34: Cornelsen Verlagsarchiv, **S. 36:** Krüper, W., Bielefeld, **S. 37:** Wirtz, P., Dormagen, **S. 38:** Krüper, W., Bielefeld, **S. 39/2:** Krüper, W., Bielefeld, **S. 40/1–3:** Krüper, W., Bielefeld, **S. 41/1–2:** Krüper, W., Bielefeld, **S. 42/1:** Project-Photos, **S. 42/2:** Picture-Alliance/ DenkouImages/J. Pierini, **S. 46:** Project-Photos, **S. 48/1:** akg-images, **S. 48/2:** Picture-Alliance/Qimonda , **S. 48/3:** Picture-Alliance/ddrbildarchiv.de, **S. 48/4:** Picture-Alliance/MAY, **S. 49/1:** Picture-Alliance/dpa/U. Deck, **S. 49/2:** Shutterstock, **S. 50/1:** Fotofinder/Das Fotoarchiv/M. Matzel, **S. 50/2:** Fotofinder/Visum/I. Hendel, **S. 51/1:** Krüper, W., Bielefeld, **S. 51/2:** Krüper, W., Bielefeld, **S. 51/1:** Wirtz, P., Dormagen, **S. 51/2:** Krüper, W., Bielefeld, **S. 52:** Krüper, W., Bielefeld, **S. 53/1:** Wikipedia, **S. 53/2:** Verlagsarchiv, **S. 60/1:** Wikimedia, **S. 60/2:** Cornelsen Verlagsarchiv, **S. 62:** Kinderschutzengel e. V., **S. 63:** Krüper, W., Bielefeld, **S. 64/1–2:** Shutterstock, **S. 64/3:** Wirtz, P., Dormagen, **S. 66/1–2:** Krüper, W., Bielefeld, **S. 70/1:** Krüper, W., Bielefeld, **S. 70/2:** Wirtz, P., Dormagen, **S. 71/1:** Wirtz, P., Dormagen, **S. 71/2–3:** Krüper, W., Bielefeld, **S. 72:** Krüper, W., Bielefeld, **S. 73:** Borgers, Eckernförde, **S. 74:** Optiplan GmbH Düsseldorf, **S. 75:** Wirtz, P., Dormagen, **S. 80:** Wirtz, P., Dormagen, **S. 84:** Krüper, W., Bielefeld, **S. 86/1:** www.fitkid-aktion.de, **S. 86/2:** BzGA, Köln, Pressebild, **S. 87:** Shutterstock, **S. 88/1:** Krüper, W., Bielefeld, **S. 88/2:** Fotolia/Alexander Rochau, **S. 89/1:** Mair, J., München, **S. 89/2:** Mair, J., München, **S. 89/3:** Krüper, W., Bielefeld, Hainisch G., Berlin, **S. 90/1:** Hempel, B. Leipzig, **S. 90/2:** Picture-Alliance/epa/Olivier, **S. 90/3:** Shutterstock, **S. 91/1:** JOKER/Hartwig Lohmeyer, **S. 91/2:** Krüper, W., Bielefeld, **S. 91/3:** Cornelsen Verlagsarchiv, **S. 92/1:** Corbis/ Hulton Connection, **S. 92/2:** Picture-Alliance/Lehtikuva Markku Ulander/**S. 11430257**, **S. 93/1:** BzGA, Köln, **S. 93/2:** Cinetext, **S. 93/3:** BzGA, Köln, **S. 94/1:** Shutterstock, **S. 94/2–3:** Krüper, W., Bielefeld, **S. 95/1:** Fotolia/Franz Pflueg, **S. 96/1–2:** Krüper, W., Bielefeld, **S. 97:** Picture-Alliance/Kaleaene Jens, **S. 99:** Krüper, W., Bielefeld, **S. 100/1–2:** Krüper, W., Bielefeld, **S. 101:** Krüper, W., Bielefeld, **S. 102/1:** Anja Lull, **S. 102/2:** Krüper, W., Bielefeld, **S. 103/1–2:** Krüper, W., Bielefeld, **S. 103/3:** Cornelsen Verlagsarchiv, **S. 104:** Krüper, W., Bielefeld, **S. 105/1:** Krüper, W., Bielefeld, **S. 105/2:** Lull, A., Berlin, **S. 105/3:** Etac GmbH, Merl, **S. 106/1:** Krüper, W., Bielefeld, **S. 106/2:** Krüper, W., Bielefeld, **S. 107/1–2:** Krüper, W., Bielefeld, **S. 108/1–2:** Hofmann, I., München, **S. 108/3:** Krüper, W., Bielefeld, **S. 109/1–2:** Krüper, W., Bielefeld, **S. 109/3:** Cornelsen Verlagsarchiv, **S. 110/1:** Krüper, W., Bielefeld, **S. 110/2:** FOL/Fabian Mohr, **S. 110/3:** Picture-Alliance/S. Rumpf, **S. 111/1–2:** Krüper, W., Bielefeld, **S. 114/1:** Picture-Alliance/dpa/ Bifab, **S. 114/2:** Wikipedia/GNU/kwdadmin, **S. 115/1:** akg-images, **S. 115/2:** Picture-Alliance/Magno/Austrian archives, **S. 115/3:** Cornelsen Verlagsarchiv, **S. 116/1–2:** akg-images, **S. 116/3:** Picture-Alliance/dpa/Report, **S. 117:** Picture-Alliance/dpa/Report, **S. 118/1:** Wikimedia, **S. 118/2:** Picture-Alliance/akg-images/Gardi, **S. 119/3:** Krüper, W., Bielefeld, **S. 120/1–3:** Krüper, W., Bielefeld, **S. 121/1–3:** Krüper, W., Bielefeld, **S. 124/1:** Picture-Alliance, **S. 124/2:** akg/United Artists, **S. 125:** Picture-Alliance/dpa/ZB/Jens Wolf, **S. 127:** Picture-Alliance/dpaweb/Uli Deck, **S. 129/1:** Krüper, W., Bielefeld, **S. 129/2:** Wirtz, P., Dormagen, **S. 131/1:** Krüper, W., Bielefeld, **S. 131/2:** Fotolia, **S. 131/3:** Fotolia, **S. 132:** Krüper, W., Bielefeld, **S. 138:** Krüper, W., Bielefeld, **S. 139/1:** Project-Photos, **S. 139/2:** Krüper, W., Bielefeld, **S. 142/1–2:** Krüper, W., Bielefeld, **S. 148:** Shutterstock, **S. 152:** Picture-Alliance/dpaweb/Uli Deck, **S. 153/1–2:** Krüper, W., Bielefeld, **S. 158/1:** Hermann Bock GmbH, Verl, **S. 158/2:** Krüper, W., Bielefeld, **S. 159/1:** Wirtz, P., Dormagen, **S. 159/2:** Medical Pictures, **S. 160:** Krüper, W., Bielefeld, **S. 161:** Krüper, W., Bielefeld, **S. 163/1:** Petermann GmbH, **S. 163/3:** Krüper, W., Bielefeld, **S. 163/4:** Uronovis GmbH, Kaiserslautern , **S. 164:** project-photos, **S. 166/1–2:** Krüper, W., Bielefeld,

S. 170: Krüper, W., Bielefeld, **S. 172/1:** Fotolia, **S. 172/2:** Shutterstock, **S. 173:** Krüper, W., Bielefeld, **S. 174:** Krüper, W., Bielefeld, **S. 175/1:** Fotolia, **S. 175/2:** Shutterstock, **S. 178/1:** Picture-Alliance/dpa/Stephan Jansen, **S. 178/2:** Project Photos, **S. 178/3:** Picture-Alliance/dpa/Lehtikuva/Jussi Nukari, **S. 179/1:** argum/Christian Lehsten, **S. 179/2:** Krüper, W., Bielefeld, **S. 179/3:** Krüper, W., Bielefeld, **S. 180/1:** Picture-Alliance/dpa/epa/José Manuel Vidal, **S. 180/2:** GettyImages/D. Miralle, **S. 180/3:** Krüper, W., Bielefeld, **S. 181/1:** face to face, **S. 181/2:** Fotolia, **S. 181/3:** Krüper, W., Bielefeld, **S. 182/1:** Fotofinder/Argus/Hartmut Schwarzbach, **S. 182/2:** Wirtz, P., Dormagen, **S. 182/3:** Shutterstock, **S. 183/1–2:** Fotolia, **S. 183/3:** Krüper, W., Bielefeld, **S. 184/1–2:** Krüper, W., Bielefeld, **S. 184/3:** Wirtz, P., Dormagen, **S. 185/1:** Krüper, W., Bielefeld, **S. 185/2:** Thomashilfen, Bremerförde, **S. 185/3:** Krüper, W., Bielefeld, **S. 186/1–3:** Mair, J., München, **S. 187/1:** Krüper, W., Bielefeld, **S. 187/2:** www.aquamax.de, **S. 188/1–2:** Faust, St., Berlin, **S. 189/1:** Mair, J., München, **S. 189/2:** Faust, St., Berlin, **S. 189/3:** Gating, Dr. Edo, Hamburg, **S. 189/4:** Faust, St., Berlin, **S. 190/1:** docStock, **S. 190/2–3:** Shutterstock, **S. 190/4:** Eucerin, **S. 190/5:** Beiersdorf AG/Pressebild, **S. 191/1:** arteria-photography, **S. 191/2:** Eucerin, **S. 191/3–5:** arteria-photography, **S. 192/1:** Mair, J., München, **S. 192/2:** Raichle, G., Ulm, **S. 192/3–4:** Wikipedia, **S. 193/1:** Mair, J., München, **S. 193/2:** Raichle, G., Ulm, **S. 193/3:** Picture-Alliance/M. Hanschke, **S. 194/1:** Gütt, Dr. S. Hamburg, **S. 194/2:** corbis, Düsseldorf, **S. 194/3:** Beiersdorf AG, **S. 195/1–2:** arteria-photography, **S. 195/3–4:** Krüper, W. Bielefeld, **S. 195/5:** arteria-photography, **S. 195/6:** Cornelsen Verlagsarchiv, **S. 196/1–5:** arteria-photography, **S. 196/6:** Dr. Blankenstein, **S. 196/7:** arteria-photography, **S. 197/1:** Gottwald, J., Berlin, **S. 197/2:** Mair, J., München, **S. 197/3:** Krause und Pachernegg GmbH, **S. 197/4:** Wikimedia, **S. 197/5:** Wikipedia, **S. 198/1–3:** arteria-photography, **S. 199/1:** Picture-Alliance, **S. 199/2:** arteria-photography, **S. 199/3:** Wikipedia, **S. 199/4:** arteria-photography, **S. 200/1:** Krüper, W., Bielefeld, **S. 200/2–5:** Beiersdorf AG, **S. 201:** Wirtz, P., Dormagen, **S. 202/1:** Krüper, W., Bielefeld, **S. 202/2–3:** Wirtz, P., Dormagen, **S. 203/1–3:** Schlund, B., Hamburg, **S. 204/1–3:** Russka, **S. 204/4:** Krüper, W., Bielefeld, **S. 204/5:** Russka, **S. 205/1:** Russka, **S. 205/2:** Thomashilfen, Bremerförde, **S. 205/3:** Russka, **S. 205/4:** Schlund, B., Hamburg, **S. 205/5:** Wirtz, P., Dormagen, **S. 205:** Okapia, Klaus Rose, **S. 206/1:** Krüper, W., Bielefeld, **S. 206/2–4:** Schlund, B., Hamburg, **S. 207/1:** Krüper, W., Bielefeld, **S. 207/2:** Schlund, B., Hamburg, **S. 207/3:** Mair, J., München, **S. 207/4:** Krüper, W., Bielefeld, **S. 208/2:** Picture-Alliance/ZB Fotoreport/Kaleaene, **S. 208/3:** Krüper, W., Bielefeld, **S. 208/4:** Rehaform Medical GmbH, Elmshorn, **S. 208/5–6:** Krüper, W., Bielefeld, **S. 209/1–4:** Krüper, W., Bielefeld, **S. 210/1:** Schlund, B., Hamburg, **S. 210/2:** Krüper, W., Bielefeld, **S. 210/3:** Wikipedia, **S. 210/4:** Krüper, W., Bielefeld, **S. 211/1:** arteria-photography, **S. 211/2:** Krüper, W., Bielefeld, **S. 212/1:** Mair, J., München, **S. 212/2:** Spitta Verlag, Balingen, **S. 212/3:** Mair, J., München, **S. 213/1–3:** Mair, J., München, **S. 214/1:** Schlund, B., Hamburg, **S. 214/2:** Picture-Alliance/dpa/abaca Gerald Holubowicz, **S. 214/3:** invaliditeit.be, **S. 214/4:** Cornelsen Verlagsarchiv, **S. 215/1–2:** Dr. Blankenstein, **S. 215/3:** Dr. Cleve, F., Kevelaer, **S. 215/4:** MDZ-Medizinischer Beratungsdienst der Zahnärzte/Deutsche Zahnarztauskunft, **S. 216/1:** Joachim, Stephanie, Berlin, **S. 216/2:** dentifix prophylaxe-service, **S. 216/3:** Mair, J., München, **S. 217/1:** Schlund, B., Hamburg, **S. 217/2–5:** Krüper, W., Bielefeld, **S. 218/3–6:** Krüper, W., Bielefeld, **S. 219/1:** Fotofinder/Stills-online Bildagentur, **S. 219/2:** Krüper, W., Bielefeld, **S. 220/1–6:** Mair, J., München, **S. 221/1–2:** Mair, J., München, **S. 222/1–2:** Mair, J., München, **S. 222/3:** Krausen, Scott, Düsseldorf, **S. 223/1–4:** Mair, J., München, **S. 224/1–3:** Mair, J., München, **S. 225/1–3:** Mair, J., München, **S. 226/1:** Krischke, K., Marbach, **S. 226/2:** Mair, J., München, **S. 227/1:** Henschel, H., Klein Fredenwalde, **S. 227/2:** Lieder, Ludwigsburg, **S. 228/1–2:** Mair, J., München, **S. 229/1:** Krischke, K., Marbach, **S. 230/1:** Shutterstock, **S. 230/2:** Krüper, W., Bielefeld, **S. 230/3:** Mair, J., München, **S. 231/1:** Picture-Alliance/Mary Evans Picture Library, **S. 231/3:** Krüper, W., Bielefeld, **S. 232/1:** Raichle, G., Ulm, **S. 232/3:** Krüper, W., Bielefeld, **S. 233/1:** Krüper, W., Bielefeld, **S. 233/2:** Universität München/Klinik für Neurochirurgie, **S. 233/3:** Fotofinder/Okapia, **S. 234/1:** Krüper, W., Bielefeld, **S. 234/3:** Krüper, W., Bielefeld, **S. 235/1–2:** Schlund, B., Hamburg, **S. 236/2:** Etac GmbH, Merl, **S. 236/3–5:** www.amandowitz.de, **S. 236/6:** www.centre-barbara-schardt.de, **S. 237/1–4:** Schlund, B., Hamburg, **S. 238:** Krüper, W., Bielefeld, **S. 239/1:** Lohmann & Rauscher GmbH, Neuwied, **S. 240/1–2:** Krausen, Scott, Düsseldorf, **S. 241/1:** Schlund, B., Hamburg, **S. 241/2:** Wirtz, P., Dormagen, **S. 241/3:** Krüper, W., Bielefeld, **S. 242/1–2:** Paul Hartmann AG, **S. 243/1–2:** Cornelsen Verlagsarchiv, **S. 244/1–2:** Mair, J., München, **S. 245/2–7:** Krüper, W., Bielefeld, **S. 247/1:** Cornelsen Verlagsarchiv, **S. 247/3:** Mair, J., München, **S. 247/5:** Prisma (Schröder), **S. 248/1:** Mair, J., München, **S. 248/2:** Wikimedia.com/Welleschik/GNUfree, **S. 248/3:** Mair, J., München, **S. 249/1:** Groenland, Berlin, **S. 249/2:** Mair, J., München, **S. 250/2:** arteria-photography, **S. 251/1:** Lull, A., Berlin, **S. 251/2:** Cornelsen Verlagsarchiv, **S. 251/3:** Universität Regensburg, Prof. Dr. Gabel, **S. 251/4:** Wikipedia, **S. 252/1:** Wikipedia, **S. 252/2:** Shutterstock, **S. 253/1:** Carl Zeiss/Lotu Tec, **S. 253/2–4:** Mair, J., München, **S. 254/1–2:** Krüper, W., Bielefeld, **S. 255/1:** Brillinger, **S. 255/2:** Krüper, W., Bielefeld, **S. 255/3:** Cornelsen Verlagsarchiv, **S. 256/1–2:** Shutterstock, **S. 257/1–2:** Mair, J., München, **S. 258:** Faust, St., Berlin, **S. 259/1–2:** Mair, J., München, **S. 259/3:** Faust, St., Berlin, **S. 260/1–2:** Faust, St., Berlin, **S. 260/3:** Krischke, K., Marbach, **S. 261/1–2:** Faust, St., Berlin, **S. 262/1:** Krausen, Scott, Düsseldorf, **S. 263/1:** Mair, J., München, **S. 263/2:** Faust, St., Berlin, **S. 264/1:** Wirtz, P., Dormagen, **S. 264/2:** Shutterstock, **S. 265:** Wikimedia, **S. 266/1:** seca Deutschland, **S. 266/2:** Shutterstock, **S. 266/3:** arteria-photography, **S. 267/1:** Fotofinder/Zoonar, **S. 267/2:** Krüper, W., Bielefeld, **S. 268:** Fotofinder/Fotex, **S. 269/1–2:** Krüper, W., Bielefeld, **S. 270/1–6:** Thomashilfen, Bremerförde, **S. 270/7:** Krüper, W., Bielefeld, **S. 271/1:** Krüper, W., Bielefeld, **S. 271/2–3:** aid-infodienst, **S. 271/4:** Findus Deutschland GmbH, Bremen, **S. 272/1:** Shutterstock, **S. 272/2:** Pfrimmer-Nitrucia, **S. 273/1–3:** Shutterstock, **S. 274/1:** Heinisch, G. Berlin, **S. 274/3:** Novartis Nutrition, **S. 275/1:** Krüper, W., Bielefeld, **S. 275/2–4:** Fresenius Kapi Deutschland GmbH, Bad Homburg, **S. 276/1–3:** Mair, J., München, **S. 277/1–2:** Mair, J., München, **S. 280/1–2:** Mair, J., München, **S. 280/3:** Cornelsen Verlagsarchiv, **S. 281/1–2:** Mair, J., München, **S. 284/1:** Schäfers Klinik- und Altenheimbedarf, Paderborn, **S. 284/2:** Lohmann & Rauscher GmbH, Neuwied, **S. 284/3–8:** Schlund, B., Hamburg, **S. 285/1–4:** Russka, **S. 285/5:** Paul Hartmann AG, **S. 286/1:** Krüper, W., Bielefeld, **S. 286/2:** Cornelsen Verlagsarchiv, **S. 287:** Schlund, B., Hamburg, **S. 288/1:** Uronovis GmbH, Kaiserslautern, **S. 288/2:** Heinisch, G. Berlin, **S. 288/3:** Coloplast GmbH, Hamburg, **S. 289/1:** Uronovis GmbH, Kaiserslautern , **S. 289/2–3:** Krüper, W., Bielefeld, **S. 289/4:** Krüper, W., Bielefeld, **S. 290:** Mair, J., München, **S. 291/1:** Mair, J., München, **S. 291/2:** Krüper, W., Bielefeld, **S. 291/3:** Mair, J., München, **S. 292/1–4:** Mair, J., München, **S. 293/1–2:** Mair, J., München, **S. 294/1–3:** Mair, J., München, **S. 295/1–2:** Mair, J., München, **S. 296/1:** Schlund, B., Hamburg, **S. 296/2:** Picture-Alliance, **S. 299/1–2:** Mair, J., München, **S. 300/1:** Krüper, W., Bielefeld, **S. 300/2:** Schlund, B., Hamburg, **S. 301/1:** Russka, **S. 301/2–4:** Schlund, B., Hamburg, **S. 302/1:** Mair, J., München, **S. 302/2:** Krüper, W., Bielefeld, **S. 302/3:** Pariboy, **S. 303/1:** Krüper, W., Bielefeld, **S. 303/2:** Picture-Alliance/Jose Otto, **S. 303/3:** Krüper, W., Bielefeld, **S. 304/1–5:** Andreas Fahl/Medizintechnik Vertrieb Gmbh, **S. 305/1:** Mair, J., München, **S. 305/2:** aid-infodienst, **S. 306/1–3:** Mair, J., München, **S. 307:** Mair, J., München, **S. 308/1–3:** Mair, J., München, **S. 309/1–2:** Mair, J., München, **S. 309/3:** Raichle, G., Ulm, **S. 310:** Lethmate, J. Ibbenbüren, **S. 312/2:** www.innovamed.at, **S. 312/3–4:** Krausen, Scott, Düsseldorf, **S. 313/1:** Krausen, Scott, Düsseldorf, **S. 313/2–4:** Schlund, B., Hamburg, **S. 314/2:** Krüper, W., Bielefeld, **S. 315/1:** Shutterstock, **S. 315/2:** Krüper, W., Bielefeld, **S. 320/1:** Project Photos, **S. 320/2:** Ullsteinbild, **S. 321/1:** Krüper, W., Bielefeld, **S. 321/2:** Cornelsen Verlagsarchiv, **S. 321/3:** Krüper, W., Bielefeld, **S. 322/1:** akg-images, **S. 322/2:** Krüper, W., Bielefeld, **S. 323/1:** Krüper, W., Bielefeld, **S. 323/2:** Gottwald, **S. 323/3:** Krüper, W., Bielefeld, **S. 326/1:** Image Source, **S. 326/3:** Krüper, W., Bielefeld, **S. 328:** Picture-Alliance/dpa/U. Anspach, **S. 330/1:** Project Photos, **S. 330/2:** Krüper, W., Bielefeld, **S. 331/1–2:** Krüper, W., Bielefeld, **S. 335:** Krüper, W., Bielefeld, **S. 336/1–3:** Krüper, W., Bielefeld, **S. 337/1:** aif, Tim Dirven, **S. 337/2:** Krüper, W., Bielefeld, **S. 337/3:** alimdi.net/Imagebroker/Siepmann, **S. 337/4:** Ullsteinbild, **S. 337/5:** Pressedienst Paul Glaser, Berlin, **S. 337/6:** Krüper, W., Bielefeld, **S. 338/1–3:** Krüper, W., Bielefeld, **S. 339/1:** Krüper, W., Bielefeld, **S. 339/2:** Wirtz, P., Dormagen, **S. 340/1–3:** Krüper, W., Bielefeld, **S. 341/1:** Krüper, W., Bielefeld, **S. 341/2:** Hofmann, I., München, **S. 341/3:** Krüper, W., Bielefeld, **S. 346/1:** Frank Quade, Berlin, **S. 346/2–3:** Picture-Alliance/dpa/rtl/Stefan Menne, **S. 346/4:** Daniel Josefsohn, Berlin, **S. 346/5–6:** Krüper, W., Bielefeld, **S. 348:** Krüper, W., Bielefeld, **S. 351/1–2:** Krüper, W., Bielefeld, **S. 352/1:** Hulton Collection/Corbis, **S. 352/2:** Picture-Alliance/akg-images/Stauss, **S. 352/3:** Picture-Alliance/Godong/Pascal Deloche, **S. 353/1:** Profimedia/F 1 online, **S. 353/3:** Shutterstock, **S. 354:** Jahreszeiten Verlag/Manutcher Agah, **S. 356/1:** Shutterstock, **S. 356/2:** Krüper, W., Bielefeld, **S. 357:** Krüper, W., Bielefeld, **S. 359/1–2:** Shutterstock, **S. 360:** Shutterstock, **S. 362/1:** Shutterstock, **S. 362/2:** akg-images, **S. 362/3:** DAK/Wigger/Presschild, **S. 362/4:** Fotalia/Benjamin Haas, **S. 363/1–3:** Krüper, W., Bielefeld, **S. 364/1:** Krüper, W., Bielefeld, **S. 364/2:** Shutterstock, **S. 366:** Krüper, W., Bielefeld, **S. 367:** Shutterstock, **S. 368/1–3:** Krüper, W., Bielefeld, **S. 371:** Ullstein Springer-pics, **S. 374/1–2:** Galert, J., Berlin, **S. 374/3–4:** Shutterstock, **S. 375/1–2:** Krüper, W., Bielefeld, **S. 375/3:** Shutterstock, **S. 376/1–3:** Shutterstock, **S. 377/1–2:** Krüper, W., Bielefeld, **S. 377/3–4:** Shutterstock, **S. 378/1:** Raffalski, Rainer, Waltrop, **S. 378/2:** Project Photos, **S. 379:** Bildagentur online/Begsteiger, **S. 380/1:** Luxenburger, **S. 380/2:** Shutterstock, **S. 381/1:** arteria-photography, **S. 381/2:** Shutterstock, **S. 381/3:** Project Photos, **S. 382:** Krüper, W., Bielefeld, **S. 383:** Krüper, W., Bielefeld, **S. 384/1:** Krüper, W., Bielefeld, **S. 384/2:** Shutterstock, **S. 384/3:** Krüper, W., Bielefeld, **S. 385/1–2:** Krüper, W., Bielefeld, **S. 386/1–2:** Krüper, W., Bielefeld, **S. 386:** Krüper, W., Bielefeld, **S. 387/1–3:** Krüper, W., Bielefeld, **S. 388/1:** alimdi.net/Imagebroker/Siepmann, **S. 388/2:** Pressedienst Paul Glaser, Berlin, **S. 388/3–4:** Shutterstock, **S. 390/1:** Cornelsen Verlagsarchiv, **S. 390/2:** Cinetext Bildarchiv, **S. 391/1:** Wikipedia , **S. 391/2:** Picture-Alliance/dpa/Jens Wolf, **S. 394:** Shutterstock, **S. 395:** Shutterstock, **S. 398/1:** Caro/Westermann, **S. 398/2:** Picture-Alliance/dpa/Ulrich Perrey, **S. 398/3:** Picture-Alliance/dpa/Rainer Jensen, **S. 399/1–3:** Krüper, W., Bielefeld, **S. 402:** Krüper, W., Bielefeld, **S. 408/1:** Voller Ernst/Gerd Pfeifer, **S. 408/2:** Shutterstock, **S. 409:** Shutterstock, **S. 412/1:** Wikipedia/GNU, **S. 412/2:** Shutterstock, **S. 414/1:** Shutterstock, **S. 414/2:** Cornelsen Verlagsarchiv, **S. 415/1:** Wikipedia, **S. 415/2–3:** Cornelsen Verlagsarchiv, **S. 415/4:** Shutterstock, **S. 416/1–3:** Robert Koch Institut, **S. 416/4–5:** Focus (SPL), Hamburg, **S. 417:** Schlund, B., Hamburg, **S. 418/1:** Focus (SPL), Hamburg, **S. 418/2:** Okapia, Berlin (Institut Pasteur (CNRJ)), **S. 418/3:** Focus (SPL), Hamburg, **S. 419:** Focus (CNTJ/Science Photo Library), Hamburg, **S. 420/1–2:** Krüper, W., Bielefeld, **S. 423:** Shutterstock, **S. 424:** Krüper, W., Bielefeld, **S. 426/1–3:** Shutterstock, **S. 427/1–7:** Bode-Chemie, Hamburg, **S. 429/1:** Wenze & Kurz GmbH, Niedernberg, **S. 429/2:** Mair, J., München, **S. 432/1:** Biste, G., Schwäbisch-Gmünd, **S. 432/2:** Mair, J., München, **S. 433/1–2:** Mair, J., München, **S. 433/3:** Cornelsen Verlagsarchiv, **S. 434/1–3:** Mair, J., München, **S. 435/1:** Mair, J., München, **S. 436:** Project Photos, **S. 437/1–2:** Mair, J., München, **S. 438:** Krüper, W., Bielefeld, **S. 439/1:** Krüper, W., Bielefeld, **S. 439/2–3:** Cornelsen Verlagsarchiv, **S. 440:** Mair, J., München, **S. 441/1–3:** Cornelsen Verlagsarchiv, **S. 443:** Mair, J., München, **S. 444/1:** Novo Nordisk, Pharma GmbH, Mainz, **S. 444/2:** arteria-photography, **S. 445:** arteria-photography, **S. 445:** arteria-photography, **S. 446/1:** Cornelsen Verlagsarchiv, **S. 446/2:** Krüper, W., Bielefeld, **S. 447/1–3:** Cornelsen Verlagsarchiv, **S. 448/1:** Cornelsen Verlagsarchiv, **S. 448/2:** Shutterstock, **S. 448/3:** Krüper, W., Bielefeld, **S. 449/1–3:** Krüper, W., Bielefeld, **S. 450/1–2:** Mair, J., München, **S. 451/1:** Mair, J., München, **S. 451/2:** Heinisch, Berlin, **S. 451/3:** Schlund, B., Hamburg, **S. 452:** Picture-Alliance/Jens Büttner, **S. 453/1:** Wikipedia, **S. 453/2–3:** Shutterstock, **S. 453:** Shutterstock, **S. 454:** Krausen, Scott, Düsseldorf, **S. 455/1–2:** Shutterstock, **S. 456/1–2:** Schlund, B., Hamburg, **S. 457/1–3:** Schlund, B., Hamburg, **S. 458/2–3:** Paul Hartmann AG, **S. 459/1:** Paul Hartmann AG, **S. 459/2–4:** Deutsches Rotes Kreuz, Ortsverein Bielefeld-Dornberg, **S. 459/6:** Paul Hartmann AG, **S. 459/7–8:** Deutsches Rotes Kreuz, Ortsverein Bielefeld-Dornberg, **S. 460/1–3:** Schlund, B., Hamburg, **S. 461/2–3:** Paul Hartmann AG, **S. 461/4:** Lohmann & Rauscher GmbH, Neuwied, **S. 462/1:** Paul Hartmann AG, **S. 462/2:** Krüper, W., Bielefeld, **S. 462/3:** Schlund, B., Hamburg, **S. 463/1–4:** Krüper, W., Bielefeld, **S. 466/1–2:** Krüper, W., Bielefeld, **S. 467:** Raichle, G., Ulm, **S. 468:** Raichle, G., Ulm, **S. 469:** Cornelsen Verlagsarchiv, **S. 471/1:** Krüper, W., Bielefeld, **S. 471/2:** images.de/Birdsall, **S. 472/1:** Shutterstock, **S. 472/2:** Fotolia/Benjamin Haas, **S. 473/1–3:** Shutterstock, **S. 473/4:** allesalltag, Hamburg, **S. 474:** Krüper, W., Bielefeld, **S. 475/1:** Shutterstock, **S. 475/2:** Wikipedia/GNU/Nicolas Pérez, **S. 476/1–2:** Shutterstock, **S. 476/3:** Krüper, W., Bielefeld, **S. 477/1:** Shutterstock, **S. 477/2:** Krüper, W., Bielefeld, **S. 478/1–2:** Krüper, W., Bielefeld, **S. 478/3:** Shutterstock, **S. 479/1:** Krüper, W., Bielefeld, **S. 479/2–3:** Shutterstock, **S. 480:** Krüper, W., Bielefeld, **S. 481/1–3:** Shutterstock, **S. 482/1:** Wikipedia/CC/Marianstiehler,**S. 482/2–3:** Krüper, W., Bielefeld, **S. 484:** Mair, J., München, **S. 484:** Krüper, W., Bielefeld, **S. 485/1–2:** Krüper, W., Bielefeld, **S. 486/1:** Krüper, W., Bielefeld, **S. 486/2–3:** Shutterstock, **S. 487/1:** Picture-Alliance/dpa/Daniel Karmann, **S. 487/2:** Shutterstock, **S. 488/1–4:** Mair, J., München, **S. 488/5:** Focus (SPL), Hamburg, **S. 489/1–2:** Schlund, B., Hamburg, **S. 490/1–2:** Shutterstock, **S. 491/1–2:** Krüper, W., Bielefeld, **S. 491/3:** Mair, J., München, **S. 492/1:** Raichle, G., Ulm, **S. 492/2:** Krausen, Scott, Düsseldorf, **S. 493/1–3:** Raichle, G., Ulm, **S. 494/1–2:** Groger, Dr. Uta, Bielefeld, **S. 494/3–4:** Cornelsen Verlagsarchiv, **S. 494/5:** Heinisch, Berlin, **S. 494/6–7:** Groger, Dr. Uta, Bielefeld, **S. 495/1:** eeson/Ihr Gesundheitsportal, Dr. Urs Knecht (CH), **S. 495/2:** Cornelsen Verlagsarchiv, **S. 495/3:** aus: Urban & Fischer **S. 2003/**Roche-Lexikon - Medizin, **S. 496/1:** Wikipedia, **S. 496/2:** Pathologie Moers/Dr. Mlynek-Kersjes, **S. 496/3:** Albertinen-Krankenhaus, II. Medizinische Klinik, Hamburg, Dr. Joachim Guntau, **S. 497/1:** Mair, J., München, **S. 497/2:** Cornelsen Verlagsarchiv, **S. 498/1–2:** Shutterstock, **S. 499/1:** ILICO, **S. 499/2–3:** Raichle, G., Ulm, **S. 499/4–9:** Coloplast

GmbH, Hamburg, **S. 500/1:** Mair, J., München, **S. 500/3:** Wikipedia/GNU/Drahreg01, **S. 501/2:** Cinetext Bildarchiv, **S. 501/3:** Mair, J., München, **S. 502/1–2:** Mair, J., München, **S. 503/1:** Mair, J., München, **S. 503/2:** Raichle, G., Ulm, **S. 504/1:** Mair, J., München, **S. 504/2:** Shutterstock, **S. 504/3:** Cornelsen Verlagsarchiv, **S. 504/4:** MedicoConsult GmbH, Berlin, **S. 505/1:** Shutterstock, **S. 505/2:** Schlund, B., Hamburg, **S. 506/1–3:** Mair, J., München, **S. 507:** Shutterstock, **S. 508/1–2:** Mair, J., München, **S. 509/1:** Picture-Alliance, **S. 509/2:** Paul Hartmann AG, **S. 510/1–2:** Mair, J., München, **S. 511/1:** Krausen, Scott, Düsseldorf, **S. 511/2–3:** Krüper, W., Bielefeld, **S. 512/1:** arteria-photography, **S. 512/2:** Krausen, Scott, Düsseldorf, **S. 513:** Shutterstock, **S. 514/1:** Groenland, Berlin, **S. 514/2–3:** Krausen, Scott, Düsseldorf, **S. 515:** Thomashilfen, Bremerförde, **S. 516/1–3:** Krausen, Scott, Düsseldorf, **S. 517/1:** Lieder, Ludwigsburg, **S. 517/2:** Mair, J., München, **S. 517/3–4:** Lieder, Ludwigsburg, **S. 517/5:** Raichle, G., Ulm, **S. 518/1:** Mair, J., München, **S. 519/1–6:** Krausen, Scott, Düsseldorf, **S. 520/1–4:** Mair, J., München, **S. 521/1:** Mair, J., München, **S. 521/2:** arteria-photography, **S. 521/3:** Krausen, Scott, Düsseldorf, **S. 523/1:** Krüper, W., Bielefeld, **S. 524/1:** arteria-photography, **S. 524/2:** arteria-photography, **S. 526/1–3:** Krüper, W., Bielefeld, **S. 527/1–3:** Krüper, W., Bielefeld, **S. 528/1:** Cornelsen Verlagsarchiv, **S. 528/2–3:** Krüper, W., Bielefeld, **S. 529:** Krüper, W., Bielefeld, **S. 532/1–4:** Krausen, Scott, Düsseldorf, **S. 533/1–2:** Mair, J., München, **S. 533/4–9:** Schlund, B., Hamburg, **S. 534/1:** Krüper, W., Bielefeld, **S. 534/2:** Mair, J., München, **S. 534/3:** Schlund, B., Hamburg, **S. 534/4:** Krausen, Scott, Düsseldorf, **S. 535/1–2:** Schlund, B., Hamburg, **S. 535/3:** Shutterstock, **S. 536:** Heinisch, Berlin, **S. 537/1:** Heinisch, Berlin, **S. 537/2:** Mair, J., München, **S. 538:** DRK Generalsekretariat Berlin/Erste Hilfe, **S. 539/1:** Schlund, B., Hamburg, **S. 539/2:** Raichle, G., Ulm, **S. 539/3:** Heinisch, Berlin, **S. 540/1:** DRK Generalsekretariat Berlin/Erste Hilfe, **S. 540/2:** Picture-Alliance/dpa/epa AFP, **S. 541:** Schlund, B., Hamburg, **S. 543/1:** akg-images, **S. 543/2:** Wikipedia, **S. 546/1–2:** Krüper, W., Bielefeld, **S. 547/1–3:** Krüper, W., Bielefeld, **S. 548/1:** Wirtz, P., Dormagen, **S. 549/1:** Cornelsen Verlagsarchiv, **S. 549/2:** Picture-Alliance/ZB Fotoreport/Wied, **S. 550/1–3:** Krüper, W., Bielefeld, **S. 551/1–2:** Krüper, W., Bielefeld, **S. 552/1–3:** Krüper, W., Bielefeld, **S. 553/1–2:** Krüper, W., Bielefeld, **S. 554/1:** Krüper, W., Bielefeld, **S. 554/2–3:** Anker, M., Berlin, **S. 555/1–2:** Hempel, B., Leipzig, **S. 557/1:** Hempel, B., Leipzig, **S. 557/2:** Picture-Alliance/dpa/Rumpenhorst, **S. 557/3:** Krüper, W., Bielefeld, **S. 558:** Krüper, W., Bielefeld, **S. 559/1–2:** Meike Austermann-Frenz, Bremen, Beratung für barrierefreies Bauen und Wohnen, **S. 560/1–3:** Krüper, W., Bielefeld, **S. 562:** www.pixelio.de / Gerd Altmann, **S. 563/1–2:** www.pixelio.de / Paul-Georg Meister, **S. 563/3–6:** www.pixelio.de / Gabi Schoenemann, **S. 564:** Lull, A., Berlin, **S. 565:** Picture-Alliance/dpa/Effner, **S. 566/1–3:** Krüper, W., Bielefeld, **S. 567/1–3:** Krüper, W., Bielefeld, **S. 571:** Krüper, W., Bielefeld, **S. 572/1:** Krüper, W., Bielefeld, **S. 572/2:** GeBeP, Mannheim, **S. 573:** Krüper, W., Bielefeld, **S. 574/1–2:** Krüper, W., Bielefeld, **S. 574/3:** Ullsteinbild/Caro/Trappe, **S. 575/1–5:** Krüper, W., Bielefeld, **S. 576/1–2:** Shutterstock, **S. 577/1–2:** Krüper, W., Bielefeld, **S. 578/1:** Picture-Alliance/ZB/Grubitzsch, **S. 578/2–3:** Krüper, W., Bielefeld, **S. 579/1–3:** Krüper, W., Bielefeld, **S. 580/1:** Wirtz, P., Dormagen, **S. 580/2:** Picture-Alliance/ZB/Grubitzsch, **S. 581/1:** Krüper, W., Bielefeld, **S. 581/2–3:** Borgers, Eckernförde, **S. 582/1:** Argum/Bostelmann, **S. 582/2:** Picture-Alliance/dpa/Pleul, **S. 583/1:** Luxenburger, **S. 583/2–3:** Krüper, W., Bielefeld, **S. 584:** Krüper, W., Bielefeld, **S. 585/1:** Picture-Alliance/ZB/Pleul, **S. 585/2:** Krüper, W., Bielefeld, **S. 586/1:** Borgers, Eckernförde, **S. 586/2:** Project Photos, **S. 587/1:** Krüper, W., Bielefeld, **S. 587/2:** Corbis, **S. 587/3:** Luxenburger, **S. 588/1–2:** Thomashilfen, **S. 589:** Luxenburger, **S. 590/1:** Picture-Alliance/ZB/Pleul, **S. 590/2:** istockphoto, **S. 590/3:** Shutterstock, **S. 591/1–2:** Shutterstock, **S. 591/3:** Picture-Alliance/dpa/O. Killig, **S. 592/1:** Krüper, W., Bielefeld, **S. 592/2:** Luxenburger, **S. 592/3:** Krüper, W., Bielefeld, **S. 593/1:** Shutterstock, **S. 593/2–3:** Krüper, W., Bielefeld, **S. 594/1:** Ullsteinbild/Caro/Trappe, **S. 594/2:** Thomashilfen, **S. 594/3:** istockphoto, **S. 595/1:** Luxenburger, **S. 595/2–3:** Krüper, W., Bielefeld, **S. 596/1:** Project Photo, **S. 596/3:** Krüper, W., Bielefeld, **S. 597/1–2:** Krüper, W., Bielefeld, **S. 597/3:** Shutterstock, **S. 598/1:** Picture-Alliance, **S. 598/2–3:** Krüper, W., Bielefeld, **S. 599/1:** Holger Krull, **S. 599/2:** Riedel

In einigen Fällen war es uns nicht möglich, die Rechteinhaber zu ermitteln. Selbstverständlich werden wir berechtigte Ansprüche im üblichen Rahmen vergüten.

Wir danken den folgenden Krankenhäusern für die freundliche Unterstützung bei der Entstehung der Fotos:
Seniorenresidenz Weserbogen, Bremen
DRK Bielefeld Soziale Dienste
Fachhochschule Hannover Fakultät V
Haus Bostalsee Alten- und Pflegeheim, Nohfelden
Haus am Kappelberg, Fellbach
Seniorenzentrum St. Martinshof, Hannover